常见呼吸系统疾病诊疗策略

韩颖莉　主　编

云南出版集团公司
云南科技出版社

图书在版编目（ＣＩＰ）数据

常见呼吸系统疾病诊疗策略 / 韩颖莉主编. -- 昆明：
云南科技出版社，2018.4
ISBN 978-7-5587-1289-0

Ⅰ. ①常… Ⅱ. ①韩… Ⅲ. ①呼吸系统疾病－诊疗
Ⅳ. ①R56

中国版本图书馆CIP数据核字(2018)第079806号

常见呼吸系统疾病诊疗策略
韩颖莉　主编

责任编辑：王建明　蒋朋美
责任校对：张舒园
责任印制：蒋丽芬
装帧设计：庞甜甜

书　　号：978-7-5587-1289-0
印　　刷：廊坊市海涛印刷有限公司
开　　本：889mm×1194mm　　1/16
印　　张：33.5
字　　数：1072千字
版　　次：2020年6月第1版　2020年6月第1次印刷
定　　价：168.00元

出版发行：云南出版集团公司云南科技出版社
地址：昆明市环城西路609号
网址：http://www.ynkjph.com/
电话：0871-64190889

前　　言

　　呼吸系统疾病是严重危害人民身体健康的常见病、多发病。近年来，随着医学科学的不断进步，呼吸系统疾病的基础研究和诊疗技术有了新的进展。为了及时反映当前我国呼吸系统疾病的现代诊疗水平及学术动态，并适应临床医疗工作的需求，我们组织编写了《常见呼吸系统疾病诊疗策略》这本书。

　　本书包括呼吸系统疾病病史的采集、呼吸系统感染性疾病、气管、支气管疾病、肺血管疾病、间质性肺疾病、胸腔积液、支气管镜检查和支气管肺泡灌洗、呼吸系统危重症疾病的诊疗方法、呼吸睡眠调节异常、支气管肺癌、结核病诊断和预防控制的进展。本书在编写过程中对常见呼吸系统疾病的诊断、检查方法和治疗做了详细的介绍，希望对呼吸内科的临床工作者提供帮助。

　　由于各位编者的临床经验及编书风格有所差异，加之时间仓促，疏漏或不足之处恐在所难免，希望诸位同道不吝批评指正，以期再版时予以改进、提高，使之逐步完善。

目　　　录

第一章　呼吸系统疾病病史的采集 ……………………………………………………（1）

第二章　呼吸系统感染性疾病 ……………………………………………………………（7）

　　第一节　急性上呼吸道感染 ……………………………………………………………（7）

　　第二节　急性气管-支气管炎 …………………………………………………………（17）

　　第三节　急性细支气管炎 ………………………………………………………………（18）

　　第四节　社区获得性肺炎 ………………………………………………………………（22）

　　第五节　医院获得性肺炎 ………………………………………………………………（27）

　　第六节　肺脓肿 …………………………………………………………………………（32）

　　第七节　肺部真菌感染 …………………………………………………………………（38）

　　第八节　高传染性呼吸系统病毒感染 …………………………………………………（52）

　　第九节　肺寄生虫病 ……………………………………………………………………（69）

　　第十节　肺结核与非结合分枝杆菌性肺炎 ……………………………………………（89）

　　第十一节　骨髓及器官移植后肺部感染 ……………………………………………（113）

　　第十二节　类鼻疽 ……………………………………………………………………（120）

第三章　气管支气管疾病 ………………………………………………………………（124）

　　第一节　慢性咳嗽 ……………………………………………………………………（124）

　　第二节　上气道梗阻 …………………………………………………………………（136）

　　第三节　支气管哮喘 …………………………………………………………………（141）

　　第四节　慢性阻塞性肺疾病 …………………………………………………………（159）

　　第五节　支气管扩张 …………………………………………………………………（172）

　　第六节　肺不张 ………………………………………………………………………（178）

　　第七节　弥漫性泛细支气管炎 ………………………………………………………（186）

　　第八节　闭塞性细支气管炎 …………………………………………………………（188）

　　第九节　气管支气管异物 ……………………………………………………………（191）

　　第十节　小儿支气管哮喘 ……………………………………………………………（195）

第四章　肺血管疾病 ……………………………………………………………………（202）

　　第一节　肺血栓栓塞症 ………………………………………………………………（202）

　　第二节　肺血管炎 ……………………………………………………………………（218）

　　第三节　肺动静脉瘘及肺血管畸形 …………………………………………………（227）

　　第四节　肺动脉高压 …………………………………………………………………………（229）
　　第五节　肺源性心脏病 ………………………………………………………………………（234）
第五章　间质性肺疾病 …………………………………………………………………………（245）
　　第一节　特发性间质性肺炎 …………………………………………………………………（245）
　　第二节　非特异性间质性肺炎 ………………………………………………………………（255）
　　第三节　隐源性机化性肺炎 …………………………………………………………………（256）
　　第四节　其他类型的特发性间质性肺炎 ……………………………………………………（257）
第六章　胸腔积液 ………………………………………………………………………………（260）
　　第一节　总论 …………………………………………………………………………………（260）
　　第二节　恶性胸腔积液 ………………………………………………………………………（262）
　　第三节　结核性胸膜炎 ………………………………………………………………………（262）
　　第四节　胸膜间皮瘤 …………………………………………………………………………（268）
第七章　支气管镜检查与支气管肺泡灌洗 ……………………………………………………（271）
　　第一节　纤维支气管镜检查 …………………………………………………………………（271）
　　第二节　其他介入操作 ………………………………………………………………………（279）
　　第三节　支气管肺泡灌洗 ……………………………………………………………………（286）
　　第四节　全肺灌洗 ……………………………………………………………………………（294）
第八章　呼吸系统急危重症 ……………………………………………………………………（296）
　　第一节　慢性阻塞性肺疾病急性加重 ………………………………………………………（296）
　　第二节　重症支气管哮喘 ……………………………………………………………………（303）
　　第三节　呼吸衰竭 ……………………………………………………………………………（309）
　　第四节　重症肺炎 ……………………………………………………………………………（312）
　　第五节　急性肺栓塞 …………………………………………………………………………（321）
　　第六节　自发性气胸 …………………………………………………………………………（328）
　　第七节　肺性脑病 ……………………………………………………………………………（330）
　　第八节　小儿呼吸衰竭 ………………………………………………………………………（341）
第九章　呼吸睡眠调节异常 ……………………………………………………………………（348）
　　第一节　睡眠呼吸暂停综合征 ………………………………………………………………（348）
　　第二节　睡眠低通气 …………………………………………………………………………（362）
　　第三节　高通气综合征 ………………………………………………………………………（368）
第十章　支气管肺癌 ……………………………………………………………………………（373）
　　第一节　支气管肺癌的定义 …………………………………………………………………（373）
　　第二节　肺癌的病因 …………………………………………………………………………（376）
　　第三节　肺癌的病理学 ………………………………………………………………………（378）
　　第四节　肺癌的临床表现 ……………………………………………………………………（389）
　　第五节　支气管镜检查术 ……………………………………………………………………（394）
　　第六节　纵隔镜检查术 ………………………………………………………………………（399）
　　第七节　胸腔镜检查术 ………………………………………………………………………（402）
　　第八节　影像技术导引下经皮肺穿刺活检 …………………………………………………（406）

第九节　脱落细胞学检查 …………………………………………………………（408）

第十节　肺癌的外科手术 …………………………………………………………（415）

第十一节　肺癌治疗常用的化疗药物 ……………………………………………（426）

第十二节　非小细胞肺癌的放疗 …………………………………………………（429）

第十三节　小细胞肺癌的放射治疗 ………………………………………………（443）

第十四节　非小细胞肺癌的化疗 …………………………………………………（448）

第十五节　小细胞肺癌的化疗 ……………………………………………………（456）

第十一章　结核病诊断与预防 …………………………………………………（462）

第一节　结核病细菌学诊断 ………………………………………………………（462）

第二节　结核病影像学诊断 ………………………………………………………（467）

第三节　结核病血清学诊断 ………………………………………………………（482）

第四节　结核性胸膜炎 ……………………………………………………………（492）

第五节　结核性心包炎 ……………………………………………………………（498）

第六节　结核病的预防 ……………………………………………………………（505）

第七节　结核病感染控制 …………………………………………………………（517）

参考文献 …………………………………………………………………………（523）

第一章　呼吸系统疾病病史的采集

在临床工作中,认真询问病史和仔细进行体格检查是诊断疾病的重要基础,在此基础上适当运用某些实验室检查与现代化检查手段,才能获得客观正确的结论,减少漏诊和误诊的机会。为了完整地收集呼吸系统疾病的病史,临床医师不仅要熟悉相关的症状和体征,而且还要掌握各种症状的发生机制及相应疾病的特点,同时还要根据患者的文化水平、意识状态和合作态度,估测所收集病史的可靠性。

一、呼吸系统疾病症状

呼吸系统疾病的症状可分为两大类,即呼吸系统本身的症状和全身性症状。全身性症状有发热、盗汗、乏力和食欲下降等,呼吸系统症状有咳嗽、咳痰、咯血、胸痛和呼吸困难等。下面就询问呼吸系统疾病常见症状时应注意的问题做一阐述。

(一)咳嗽

咳嗽是呼吸系统疾病最常见的症状之一,是呼吸道黏膜受刺激引起的一种防御动作,具有防御异物吸入及清除呼吸道分泌物的作用。呼吸道分泌物或异物刺激、呼吸道受压或牵拉、呼吸道黏膜充血水肿或损伤、胸膜及其他内脏如心脏、食管、胃等刺激均可引起咳嗽。此外,大脑皮质也会影响咳嗽的发生,还可自主产生咳嗽动作。仔细询问有关病史和观察咳嗽的具体表现,有时可发现一定规律,对诊断有提示作用,下列各点可供参考。

1.咳嗽的病程及起病情况　急性咳嗽病程短的只有几小时或几天,长则几周,多见于急性呼吸系统感染性疾病,如急性支气管炎、肺炎等;还可见于胸膜疾病,如急性胸膜炎和肺淤血、肺水肿等。慢性咳嗽的病程多长达数月、数年或几十年,多见于一些慢性病,如慢性支气管炎、支气管扩张、肺结核等。

2.咳嗽的性质　干咳或刺激性咳嗽多见于呼吸道黏膜充血水肿、气道异物或气管受压、支气管内肿瘤等,还见于胸膜受刺激时。部分支气管哮喘患者也可表现为以夜间为主的干咳或刺激性咳嗽。此外,上呼吸道炎症也可引起干咳。湿性咳嗽则多见于感染性疾病,如慢性支气管炎、支气管扩张、肺炎、空洞型肺结核等。

3.咳嗽的节律　单声微咳多见于吸烟者及肺结核初期患者。阵发性咳嗽或痉挛性咳嗽多见于异物吸入、支气管肿瘤或气道炎性损伤等。连续性咳嗽则多见于慢性支气管炎、支气管扩张、肺脓肿及空洞型肺结核等。

4.咳嗽发生的时间　晨起咳嗽多见于上呼吸道慢性炎症、慢性支气管炎、支气管扩张等,且多伴有咳痰。夜间咳嗽多见于肺结核、咳嗽变异型哮喘或左心功能衰竭患者。

5.咳嗽的声音性质　短促轻咳、咳而不爽者多见于胸腹部活动受限或有胸痛者,如干性胸膜炎、气胸、肺炎、胸腹部创伤或手术后。犬吠样咳嗽多见于喉头、声带疾患,还见于气管异物或受压。嘶哑性咳嗽则见于声带炎症,如喉炎、喉癌或声带肿瘤等,以及由于喉返神经受压致声带麻痹。金属音调的咳嗽多由于气管受压所致,如纵隔肿瘤、主动脉瘤或支气管肺癌。

6.咳嗽与体位的关系　当体位变动时出现有痰的咳嗽多见于支气管扩张或脓胸伴支气管胸膜瘘时。体位变动时出现干咳则多见于纵隔肿瘤或大量胸腔积液。左心功能不全引起的咳嗽多在平卧位时加重,在坐位时减轻。

7.与咳嗽有关的职业与环境　长期接触有害粉尘而久咳不愈者,应考虑相应的尘肺。教师、大声说话较多的工作者、大量吸烟者的咳嗽多由慢性咽喉炎引起,也可能属习惯性清咽动作。初次去高原者发生难止的剧烈咳嗽要警惕高原性肺水肿。吸入花粉、屋尘等引起的咳嗽应注意过敏性哮喘。

8.咳嗽患者的年龄与性别　小儿不明原因的呛咳要注意异物吸入。无吸烟史的青壮年长期咳嗽要考虑肺结核和支气管扩张。40岁以上的男性吸烟者应注意慢性支气管炎和肺癌。青年女性长期难以控制的咳嗽应注意支气管内膜结核、支气管腺瘤等。

9.咳嗽的伴随症状　咳嗽伴有发热者多见于呼吸道感染性疾病如肺炎、肺结核等;伴气急者多见于喘息性支气管炎、支气管哮喘、左心功能不全等;伴声嘶者多见于声带炎症或纵隔肿瘤;伴大咯血者应考虑支气管扩张、空洞型肺结核;痰中带血者注意肺癌;伴有胸痛者应注意胸膜疾病或肺部病变,如肺炎、肺癌侵及胸膜;伴大量粉红色泡沫样痰者,要立即想到急性肺水肿。

(二)咳痰

凭借支气管黏膜上皮细胞的纤毛摆动、支气管平滑肌的收缩及咳嗽时的气流冲动,将呼吸道内的分泌物从口腔排出的动作称为咳痰。正常人呼吸道一天可分泌黏液约100ml,用以润泽整个呼吸道黏膜并能黏着吸气时进入呼吸道的尘埃和微生物,这些分泌物一般由纤毛摆动送至喉部被咽下。在病理情况下,当咽、喉、气管、支气管或肺部发生炎症时,黏膜充血水肿,分泌物增多,毛细血管壁通透性增加,浆液渗出,渗出物与黏液、吸入的尘埃等混合而成痰液,借助于咳嗽动作经口腔排出体外。但有人习惯吐唾液,应加以区别。咳痰是机体的一种保护性生理功能。但有的人有咽痰的习惯,尤其是儿童及妇女,在询问时应注意。仔细观察痰的颜色、量、气味、性状等常可提示诊断线索,具体可参考下列各点:

1.痰液的颜色　无色透明或白色黏痰见于正常人或支气管黏膜轻度炎症。黄色痰提示呼吸道化脓性感染。绿色痰可因含胆汁、变性血红蛋白或绿脓素所致,见于重度黄疸、吸收缓慢的大叶性肺炎和肺部铜绿假单胞菌感染。红色或红棕色痰表示痰内含有血液或血红蛋白,如肺梗死、肺癌、肺结核出血时。粉红色泡沫样痰应想到急性左心功能衰竭。铁锈色痰见于肺炎球菌性肺炎。巧克力色或红褐色痰见于阿米巴肝脓肿溃入肺内致肺阿米巴的患者。果酱样痰见于肺吸虫病。胶冻样或带有血液者多见于克雷伯杆菌肺炎。暗灰色或灰黑色痰则见于各种尘肺或慢性支气管炎。

2.痰液的性状　浆液性痰或泡沫样痰常见于肺水肿时。黏液性痰见于支气管哮喘、慢性支气管炎时。黏液脓性痰是由于肺组织化脓性感染形成脓液,同时有大量黏性分泌物相混而成,见于慢性支气管炎急性发作期或肺结核伴感染时等。脓性痰常见于化脓性细菌引起的支气管肺泡炎症。此外,脓胸、肝脏、脊椎或纵隔脓肿溃穿入肺部造成支气管瘘时也可咳出大量脓液和痰液的混合物,类似脓性痰。血性痰则由于呼吸道黏膜受损、毛细血管破坏、血液渗入肺泡等而产生,见于结核、支气管扩张、肺脓肿、肺水肿、肺泡癌、脓胸或肝脓肿溃入肺部并发支气管瘘者。一般来说,痰量增多反映支气管或肺的化脓性炎症进展,痰量减少表示病情减轻,但也要注意有无支气管阻塞使痰液不能顺利排出,尤其在全身症状反而加重时。

3.痰液的气味　一般的痰无臭味,如痰有恶臭味,多提示厌氧菌感染或变形杆菌感染。

4.有无肉眼可见的异常物质　如肺石和硫黄颗粒。肺石是指表面不规则丘状突起的淡黄色或白色坚硬物质,多由肺结核干酪样物质失水后钙化而成,也可因异物侵入肺组织日久钙化所致。硫黄颗粒是指直径大小1~2mm的黄色颗粒,为放线菌菌丝聚集而成,见于肺放线菌病。

(三)咯血

咯血是指喉以下呼吸道及器官病变出血经口咳出。根据咯血量可分为痰中带血、少量咯血(<100ml/d)、中量咯血(100~500ml/d)和大量咯血(>500ml/d)。咯血常由于呼吸系统疾病所致,也见于循环系统或全身其他系统疾病,因此,在询问病史时不仅要考虑呼吸系统疾病,也要考虑其他系统疾病,以免漏诊。

1.首先要确定是否咯血　临床上患者自述咯血时首先要除外口腔、鼻腔或咽喉部出血,必要时做局部检查以明确诊断。其次,要鉴别是咯血还是呕血。还要排除出血性血液病等。

2.患者的年龄与性别　青壮年咯血要考虑支气管扩张、肺结核。40岁以上男性吸烟者则需要警惕支气管肺癌。年轻女性反复咯血要考虑支气管内膜结核和支气管腺瘤。发生于幼年则可见于先天性心脏病。

3.既往史　幼年曾患麻疹、百日咳而后有反复咳嗽咳痰史者首先要考虑支气管扩张。有风湿性心脏病史者要注意二尖瓣狭窄和左心功能衰竭。

4.咯血量　一般来说,不能以咯血量多少来判断咯血的病因和病情轻重。痰中带血多由于毛细血管通透性增加所致,持续数周,经抗感染治疗无效者应警惕支气管肺癌,只有在排除其他原因后才可考虑慢性支气管炎是小量咯血的原因。反复大量咯血要考虑空洞型肺结核、支气管扩张、肺脓肿和风湿性心脏病二尖瓣狭窄。突发急性大咯血应注意肺梗死。估计咯血量时应注意盛器内唾液、痰及水的含量,以及患者吞咽和呼吸道内存留的血量。

5.咯血的诱因　有生食溪蟹或蝲蛄史者要考虑肺吸虫病。在流行季节到过疫区者要考虑钩端螺旋体病或流行性出血热。与月经期有一定关系的周期性咯血要考虑替代性月经。

6.咯血的伴随症状　咯血伴刺激性干咳,老年人多见于支气管肺癌,青少年多见于支气管内膜结核;伴乏力、盗汗、纳差等全身性中毒症状者则肺结核病可能性大;伴杵状指(趾)者多见于支气管扩张、支气管肺癌、慢性肺脓肿等;伴全身其他部位皮肤、黏膜出血者多见于血液系统疾病和传染性疾病;伴局限性喘鸣音者应考虑气道不完全性阻塞,见于支气管肺癌或异物;伴水肿、蛋白尿或血尿者应注意肺出血-肾炎综合征。

(四)呼吸困难

呼吸困难是一种感到气短、呼吸气不够用须加强呼吸的主观症状,客观上表现为呼吸频率、深度和(或)节律的异常。临床上呼吸困难既是症状又是体征,有时诊断容易,有时非常困难,在询问有关病史时应注意以下几点:

1.呼吸频率　正常人呼吸频率为每分钟16~20次,与心搏次数之比约为1:4。呼吸每分钟超过24次称呼吸频率增快,多由于氧气供需矛盾所致,见于呼吸系统疾病、心血管系统疾病、贫血和发热等,呼吸每分钟少于12次称呼吸频率减慢,是呼吸中枢受抑制的表现,见于麻醉安眠药物中毒、颅内压升高(脑出血、脑水肿等)、尿毒症和肝昏迷等。

2.呼吸深度　呼吸加深(Kussmaul呼吸)常见于糖尿病酮症酸中毒及尿毒症酸中毒患者。呼吸变浅见于肺水肿、呼吸肌麻痹和镇静剂过量等。

3.呼吸节律　呼吸节律的改变多为中枢病变或其他部位病变引起呼吸中枢兴奋性降低所致,具体可表现为潮式呼吸(又称Cheyne-Stokes呼吸)或间停呼吸(又称Biot呼吸),多发生于中枢神经系统疾病及某些中毒如巴比妥中毒。此外,还见于脑部血液循环障碍性疾病,如脑动脉硬化、心力衰竭等。

4.呼吸困难的时限　吸气性呼吸困难多为近端气道异物或肿瘤阻塞狭窄所致,也见于肺顺应性降低的疾病,如肺间质纤维化、肺水肿等。呼气性呼吸困难多为远端气道阻塞所致,如支气管哮喘和慢性阻塞性肺疾病等。

5.胸腹式呼吸情况　正常男性和儿童以腹式呼吸为主,女性以胸式呼吸为主。在病理情况下,胸式呼吸减弱、腹式呼吸增强多见于肺、胸膜或胸壁疾病,如肺炎、胸膜炎和肋骨骨折等。反之,腹膜炎、大量腹水、妊娠晚期时,膈向下运动受限,则出现腹式呼吸减弱,胸式呼吸增强。如胸腹部呼吸不同步(矛盾)运动,多见于呼吸肌疲劳。

6.起病情况　呼吸困难起病较缓者多见于慢性心肺疾病,如慢性阻塞性肺疾病、肺源性心脏病、肺结核、心肌病、先天性心脏病等。起病较急者有肺水肿、肺不张、气胸、重症肺炎、迅速增长的大量胸腔积液等。突然发生的呼吸困难应考虑呼吸道异物、张力性气胸、大面积肺栓塞或急性呼吸窘迫综合征(ARDS)等。

7.患者体位　端坐呼吸多见于左心功能衰竭患者。患侧卧位多见于胸腔积液,健侧卧位多见于气胸。慢性阻塞性肺疾病患者常缩唇呼气。

8.年龄与性别　儿童期呼吸困难应注意呼吸道异物、先天性心肺疾病和急性呼吸系统感染。青年则应多想到结核病、胸膜疾病和风湿性心脏病等。老年人应考虑慢性阻塞性肺疾病、肺癌、心力衰竭等。女性突发性呼吸困难还应想到癔症等。

9.基础疾病　心脏病患者出现呼吸困难应考虑心力衰竭。慢性阻塞性肺疾病患者突发呼吸困难应注意合并气胸。近期有胸腹手术史者要想到肺不张。长期卧床或广泛腹部盆腔手术后突发呼吸困难者考虑肺栓塞等。

10.诱发因素　与活动有关的呼吸困难多见于心脏疾病,但也见于慢性阻塞性肺疾病、尘肺、肺纤维化等。有过敏物质接触史者应考虑过敏性哮喘。初次去高原者应想到高原性肺水肿。饲鸽者、种蘑菇者应考虑外源性过敏性肺泡炎。

11.伴随症状　伴突发胸痛者应考虑气胸;伴哮鸣者应考虑支气管哮喘或慢性阻塞性肺疾病;伴咳粉红色泡沫样痰者多由心功能不全引起;伴有神志改变或偏瘫者要考虑神经系统病变或药物中毒等。

(五)胸痛

胸痛是临床上常见症状,一般由胸部(包括胸壁)疾病所引起,疼痛的程度不一定与病情轻重相一致。在询问病史时应注意下列几点。

1.疼痛的部位　带状疱疹的疼痛沿神经分布,不越过中线,多数有小水疱群。胸壁肌肉疼痛要考虑流行性肌痛。第2~3肋软骨疼痛伴局部隆起有压痛应考虑肋软骨炎。胸骨后疼痛要考虑食管疾病、膈疝、纵隔肿瘤、心绞痛和心肌梗死等。一侧胸部剧烈疼痛要考虑自发性气胸、急性胸膜炎、肺栓塞等。

2.疼痛的起病情况　逐渐加重的疼痛要注意肿瘤;反复发作者应考虑心绞痛;突发剧烈的胸痛应考虑自发性气胸、肺栓塞、心肌梗死、主动脉夹层。

3.疼痛的性质　阵发性灼痛或刺痛注意肋间神经痛;酸胀痛常见于肌源性疼痛;锥刺痛多为骨痛;尖锐刺痛要考虑急性胸膜炎;绞窄性疼痛伴窒息感注意心绞痛;隐痛则要考虑支气管肺癌或纵隔肿瘤;撕裂样剧痛应注意主动脉夹层。

4.疼痛的影响因素　劳累或精神紧张时出现胸痛,而休息时缓解者应考虑心绞痛。胸痛于呼吸或咳嗽时加重而屏气时减轻者要考虑急性胸膜炎、自发性气胸、心包炎和肺炎球菌性肺炎。食管疾患的疼痛常在吞咽时加重。而心脏神经官能症的胸痛在活动时好转。

5.疼痛的持续时间　休息或含服硝酸甘油3~5分钟内即可缓解者要考虑心绞痛,无效者注意心肌梗死。持续性隐痛多考虑骨源性或肿瘤所致。

6.年龄与性别　青壮年多考虑胸膜炎、气胸、肋软骨炎和流行性肌痛;青年女性要注意心脏神经官能症;中老年则应注意心血管疾病和支气管肺癌等。

7.疼痛的伴随症状　伴咳嗽者多为支气管、肺、胸膜疾患;伴咯血者应考虑肺结核、支气管肺癌和肺栓塞等;伴吞咽困难者多为食管疾病;伴呼吸困难者要考虑自发性气胸、急性胸膜炎、肺炎球菌性肺炎等。

二、既往史的特点

在询问既往史时要注意以下各点:

1.职业史　特殊职业如接触石棉、矽尘、煤尘、铍以及有机粉尘等可诱发有关疾病。

2.个人史　有时一些个人的特殊习惯、嗜好对疾病的诊断有提示作用,如饲养鹦鹉、鸽、猫、犬可能成为支气管哮喘或过敏性肺泡炎的致病因素。吸烟与慢性阻塞性肺疾病和支气管肺癌密切相关,应详细询问,包括吸烟的时间.量和种类(如香烟或雪茄)。是否有到地方病或寄生虫病流行区旅行的经历,如到肺吸虫病流行区旅行并有生食或醉食石蟹史,有助于肺吸虫病的诊断。长期吸毒、同性恋的患者要考虑获得性免疫缺陷综合征(AIDS)的可能,同时也是诊断卡氏肺囊虫病的线索。此外,许多药物可诱发肺部疾病,因此,对于发病前服用的药物应详细询问。

3.家族史　如 α1 抗胰蛋白酶缺乏和肺泡微石症有家族聚集现象。

4.过去疾病史　如过去有结缔组织病病史可出现肺部表现,在陈旧性结核病灶基础上可发生瘢痕癌。

三、呼吸系统体征

呼吸系统疾病的体检不应只局限在胸部,范围要扩大至全身。虽然随着科学技术发展检查措施越来越多,但详尽、准确的体格检查仍有其不可替代的作用。如持续的局限性哮鸣音提示局部气道阻塞,有时是诊断肺癌的唯一线索,但一些特殊检查可无异常发现。同样,局限性湿性啰音也可在 X 线片上无异常发现,却可成为诊断支气管扩张的重要依据。下面就有关方面作一阐述。

(一)一般状态

要重点注意体形、语调、面容、体位和皮肤等。

1.体型　临床上成年人体型可分为正力型、无力型和超力型。自发性气胸、肺结核患者多为无力型。

2.语调　如声音嘶哑则提示咽喉、声带水肿或喉返神经麻痹等。

3.面容　肺炎球菌性肺炎多表现为急性面容,结核病多为慢性面容。

4.体位　强迫侧卧位应考虑到一侧急性胸膜炎或大量胸腔积液。重度支气管哮喘发作时为便于胸廓辅助呼吸肌易于运动,患者可能会采取强迫坐位。

5.皮肤　尤其注意发绀情况,要仔细观察舌、唇、耳郭、面颊和肢端等皮肤,见于缺氧时。此外,要注意皮肤有无特殊病损或皮疹,有时对诊断有提示作用。

(二)头部

注意有无球结膜水肿、眼球下陷、上睑下垂、瞳孔缩小、鼻翼扇动、口唇发绀、口唇疱疹,注意观察口腔、牙齿、咽后壁及扁桃体等,如龋齿、齿槽溢脓可以是吸入性肺炎的诱因。

(三)颈部

重点应注意颈部血管、气管、淋巴结及皮下气肿等情况。

1.颈静脉怒张　多提示有上腔静脉压升高,可见于右心衰竭、心包积液、缩窄性心包炎和上腔静脉阻塞综合征。如同时看到颈静脉搏动,则提示有三尖瓣关闭不全。

2.气管移位　根据气管偏移的方向可以判断病变的位置,如大量胸腔积液、气胸气管移向健侧,而肺不张、肺纤维化和胸膜粘连可将气管拉向患侧。

3.淋巴结   颈部淋巴结肿大,除非特异性淋巴结炎外,要注意淋巴结核、淋巴瘤和恶性肿瘤的淋巴结转移。尤其锁骨上淋巴结肿大且坚硬者,要特别注意支气管肺癌的可能。

4.皮下气肿   常由于张力性气胸伴纵隔气肿所致。

(四)胸部

1.胸壁及胸廓   重点注意有无皮下气肿、胸壁及胸骨压痛,注意观察胸壁静脉血流方向。

2.肺部   呼吸系统疾病应重点检查。

3.心脏   注意心尖搏动位置、剑突下搏动、震颤、心界大小、肺动脉瓣第二心音强度及三尖瓣听诊区情况。

(1)心尖搏动位置:心尖搏动向左上移位提示右室肥大。心尖搏动向健侧移位见于一侧胸腔积液或积气;向患侧移位提示一侧肺不张或胸膜粘连。心尖搏动减弱除见于心肌或心包病变外,要注意肺气肿或左侧胸腔大量积液或积气。

(2)剑突下搏动:见于肺气肿、慢性肺源性心脏病时,但要与腹主动脉瘤的搏动相鉴别。

(3)肺动脉区第二心音:增强常提示肺动脉压力增高。

(4)三尖瓣区收缩期杂音:为右室扩大引起三尖瓣相对性关闭不全所致。

(五)腹部

应注意腹式呼吸情况、肝脏和脾脏大小、肝颈静脉回流征等。

1.腹式呼吸   正常男性与儿童的呼吸运动以腹式呼吸为主,而成年女性以胸式呼吸为主腹式呼吸减弱提示腹膜炎症、大量腹水、腹腔内巨大肿瘤或妊娠等;腹式呼吸消失则提示胃肠穿孔所致急性腹膜炎或膈麻痹的可能。

2.肝脏触诊   首先要注意有无肝脏下移,肝下移除见于内脏下垂外,要考虑肺气肿或右侧胸腔大量积液导致膈下降。当肝大同时伴颈静脉回流征阳性时,可提示右心衰竭,如慢性肺源性心脏病失代偿期。

(六)其他

重点注意有无杵状指和骨关节肥大。杵状指提示肺脓肿、支气管肺癌、肺内动静脉瘘等。另外,还应注意腹部有无压痛、反跳痛以排除外科情况。不要忘记会阴部、四肢、神经反射等全身性检查。

(徐晟伟)

第二章　呼吸系统感染性疾病

第一节　急性上呼吸道感染

【定义及概况】

上呼吸道的解剖范围包括鼻腔-鼻旁窦、咽(鼻咽、口咽、喉咽)、喉和中耳以及隆嵴以上的气管,因此凡是这些部位的感染统称为上呼吸道感染。

急性上呼吸道感染是最常见的呼吸道感染性疾病,它主要由病毒引起,其次是细菌、真菌及螺旋体,显然它不是一个单独的病原体引起的疾病。它也不是一个疾病诊断,而是一组疾病。其发病不分年龄、性别、职业和地区,每年发病人数约占急性呼吸道疾病的半数以上。某些病种或病原体感染如流行性感冒尚具有很强的传染性。临床可以表现为温和的鼻炎到广泛的播散,甚而致命性的肺炎。其发病率高,部分患者可继发支气管炎、鼻窦炎,甚至肾炎、风湿病等。同时它也是引起慢性支气管炎急性发作的常见原因之一。另外,某些急性传染病的早期常表现为上呼吸道感染的症状,若不仔细辨认,易造成误诊。故正确认识本病非常重要。

【病因】

急性上呼吸道感染绝大部分是由病毒引起,约占 70%～80%,由细菌引起者仅占一小部分。健康人的鼻咽部常有这些微生物寄生,正常情况下不引起炎症,一旦机体抵抗力降低,如受寒、淋雨或局部循环发生障碍等情况下,这些局部寄生的病毒或细菌就可生长繁殖,感染致病。

一、普通感冒

普通感冒是最常见的上呼吸道病毒感染,主要病原体是病毒,临床表现为急性鼻炎和上呼吸道卡他。

【病因】

根据抗原分型感冒病毒有上百种,主要病原体为鼻病毒,其他为流感病毒、副流感病毒(1,3 型)、呼吸道合胞病毒、腺病毒、冠状病毒和肠道病毒中的柯萨奇病毒 A7 和 Az21 型、埃可病毒(V 型),此外,尚有 5～10 种是由肺炎霉浆菌引起。

【流行病学】

主要是通过飞沫传播,也可由手接触病毒而传染。1/3 的鼻病毒和 2/3 的冠状病毒的感染者无临床症状。鼻病毒感染后病毒复制 48h 达到高峰浓度,传播期则持续 3 周。个体易感性与营养健康状况和上呼吸道异常(如扁桃体肿大)及吸烟等因素有关,发病以冬季多见,与气候变化、空气湿度和污染,及年龄、环境有关。但寒冷本身并不会引起感冒,而寒冷季节多见的部分原因与病毒类型有关,也可能因寒冷导致室内家庭成员或人群聚集增加及拥挤有关。感染症状受宿主生理状况影响,过劳、抑郁、鼻咽过敏性疾病、月经期等均可加重症状。

【发病机制】

(一)基本发病机制

普通感冒的病原体主要是鼻病毒,以鼻病毒为例,鼻腔或眼部是其进入机体的门户,鼻咽部是最先感染的部位。腺体淋巴上皮区域的 M 细胞含有鼻病毒细胞间黏附分子-1(ICAM-1)受体,病毒首先在此黏附,并借鼻腔的黏液纤毛活动到达后鼻咽部。此时病毒迅速复制,并向前扩散到鼻道。鼻腔上皮细胞活检及鼻腔分泌物的研究表明炎症介质(缓激肽、前列腺素)、白介素-1 和白介素-8 等分泌增加,可能与感冒的部分临床症状有关。组胺的作用尚不清楚,尽管组胺鼻内滴入可引起感冒症状,但抗组胺药治疗感冒的效果并不肯定。副交感神经阻滞药对解除感冒症状有效,表明神经反射机制在感冒发病机制中可能也存在着一定的作用。免疫反应(IgA、干扰素产生)通常是短暂的,加上病毒抗原的多样性及漂移,所以一生中可反复多次感冒。

(二)非典型发病机制

感冒病毒侵入鼻旁窦、中耳、支气管、消化道可引起相应部位的炎症反应,而出现非典型的感冒症状。

【病理和病理生理】

细胞的病理变化与病毒的毒力及鼻腔的感染范围有关。呼吸道黏膜水肿、充血,出现大量的漏出液和渗出液,但细胞群并未发生任何重要变化,修复较为迅速,并不造成组织损伤。不同病毒可引起不同程度的细胞增殖及变性,鼻病毒及肠道病毒较黏液性病毒更为严重。当感染严重时,连接呼吸道的鼻旁窦、中耳管道可能被阻塞,发生继发感染。

机体的抵抗力,生理状态如疲乏,全身状况,血管舒张神经的反应性,有否鼻炎等都影响机体的免疫力。鼻分泌液是第一道保护屏障,黏液的流动对呼吸道上皮有一定的保护作用,同时鼻分泌液含有 IgG、IgA,IgA 是主要的局部免疫球蛋白。受呼吸道病毒感染后,细胞能产生干扰素,从而抑制病毒的繁殖。

【临床表现】

(一)常见症状

起病急骤,潜伏期短,临床表现个体差异很大。早期有咽部干燥、喷嚏,继以畏寒、流涕、鼻塞、低热。咳嗽、鼻分泌是普通感冒的一特征性症状,开始为清水样,以后变厚,黄脓样,黏稠。鼻塞约 4~5 天。如病变向下发展,侵入喉部、气管、支气管,则可出现声音嘶哑、咳嗽加剧,或有小量黏液痰,1~2 周消失。全身症状短暂,可出现全身酸痛、头痛、乏力、胃纳差、腹胀、便秘或腹泻等,部分患者可伴发单纯性疱疹。

(二)非典型症状

从病原分型发现感冒病毒有上百种,不同病毒感染,必然引起不同的临床表现,包括病程长短及程度轻重,但从临床上很难区分,加之个体的易感性不同,使得这些不同的微生物不可能引起固有的或特异的临床表现。因此在诊断方面应对非典型的临床表现加以重视,以防漏诊或误诊。以下列举几种类型的不典型表现。

1.流行性胸痛 潜伏期为 2~5 天,主要表现为发热和阵发性胸痛,本病有自限性。

2.急性阻塞性喉-气管-支气管炎 儿童多见,可出现痉挛性咳嗽,有大量分泌物,以致造成不同程度的呼吸道阻塞、哮喘和呼吸困难。呼吸道合胞病毒感染在幼儿中常表现为发热、咳嗽、气促、发绀和呼吸困难,需及时进行抢救,病死率为 1%~5%。

（三）并发症

1.鼻窦炎　及中耳炎在鼻旁窦及中耳液中可发现鼻病毒。但在治疗中应注意合并细菌感染所起的作用。

2.急性心肌炎　流感病毒,柯萨奇病毒和埃可病毒的感染可损伤心肌,或进入人体繁殖而间接作用于心肌,引起心肌局限性或弥漫性炎症。一般在感冒1～4周内出现心悸、气急、呼吸困难、心前区闷痛、心律失常,于活动时加剧。

【实验室检查】

白细胞计数正常或稍增,淋巴细胞稍升高。必要时进行病毒分离。

【器械检查】

鼻旁窦及中耳、胸部 X 线摄片可协助诊断。心电图检查可出现心动过速、期前收缩、房室传导阻滞等。

【诊断】

根据病史及临床症状,并排除其他疾病如过敏性鼻炎、癌性感染、急性传染病前驱期的上呼吸道炎症症状,如脑炎、流行性脑膜炎、伤寒、斑疹伤寒等,进行密切观察辅以必要的化验,诊断并不困难。病原的确定需进行病毒分离,由于病毒培养和免疫血清学诊断需要一定的设备,费时耗材,因此在临床工作当中,分离出特异性病毒并不实际,只有在确定流行病因和鉴别继发性细菌感染和真菌感染,才做病毒分离。

【鉴别诊断】

（一）常见表现鉴别诊断

1.鼻炎

(1)过敏性鼻炎:临床上很像伤风,所不同的是起病急骤,持续时间短,常突然痊愈。主要表现为喷嚏频作,鼻涕多,呈清水样,鼻腔水肿,苍白,分泌物中有较多嗜酸粒细胞,经常发作,常伴有其他过敏性疾病如荨麻疹等。

(2)血管舒缩性鼻炎:无过敏史,以鼻黏膜间歇性血管充盈、打喷嚏和流清涕为特点,干燥空气能使症状加重。根据病史以及无脓涕和痂皮等可与病毒性或细菌性相鉴别。

(3)萎缩性鼻炎:鼻腔异常通畅,黏膜固有层变薄且血管减少,嗅觉减退并有痂皮形成及臭味,容易鉴别。

(4)鼻中隔偏曲、鼻息肉:鼻镜检查可明确诊断。

2.急性传染病前驱期　麻疹、脊髓灰质炎、流行性脑膜炎、伤寒、斑疹伤寒、人类免疫缺陷病毒（HIV）等在患病初期常有上呼吸道炎症症状。在这些病的流行区及流行季节应密切观察,并进行必要的化验检查以资鉴别。

（二）非典型表现的鉴别诊断

1.白喉　起病较缓,咽部有灰白色伪膜,不易拭去,剥离后易出血,但局部疼痛不剧烈。咽拭纸培养与锡克试验、亚碲酸钾快速诊断结合流行季节病学资料等可协助诊断。

2.樊尚咽峡炎（奋森咽峡炎）　咽部有污灰色坏死组织形成的假膜,剥离后可见出血和溃疡。全身症状一般不重,可有中度发热,但局部疼痛较重。伪膜涂片检查可见梭形杆菌与樊尚螺旋体。

3.支气管哮喘　急性喉-气管-支气管炎主要表现为吸气性呼吸困难和特征性哮吼声。而支气管哮喘患儿可有家族过敏史,主要表现为发作性呼气性呼吸困难,典型体征为呼气哮鸣音,与呼吸困难同时出现与消失。β_2-受体激动药和氨茶碱治疗后可迅速缓解,借此得以鉴别。

4.其他　在感冒期间出现急性心肌炎并发症时,应除外甲状腺功能亢进症、二尖瓣脱垂综合征及影响心肌的其他疾病如风湿性心肌炎、中毒性心肌炎、冠心病、结缔组织病、代谢性疾病以及克山病(克山病地区)等。如有条件必须进行上述任何一项病原学检查。

【治疗】

(一)常用对症治疗药物

1.抗感冒药　各种抗感冒药大多含有下述几种成分,但不同品种所含成分或剂量有差别,应根据临床症状特点选用相应品种。

(1)伪麻黄碱。作用于呼吸道黏膜 α-肾上腺素能受体,缓解鼻黏膜充血,对心脏和其他外周血管 α-受体作用甚微。可减轻鼻塞,改善睡眠。

(2)抗组胺药。第一代抗组胺药物如马来酸氯苯那敏(扑尔敏)对减少打喷嚏和鼻溢有效,非镇静作用的抗组胺药缺少抗胆碱能作用,效果不肯定。

(3)解热镇痛药。在发热和肌肉酸痛、头痛患者可选用。阿司匹林反复运用增加病毒排出量,而改善症状轻微,不予推荐。

(4)镇咳药。为保护咳嗽反射一般不主张应用,但剧咳影响休息时可酌情应用,以右美沙芬应用较多。

2.治疗矛盾　运用感冒药对症治疗旨在控制症状,防止疾病进一步的发展。但抗感冒药中所含成分的副作用对各种不同人群有着不同的影响,如伪麻黄碱在收缩鼻黏膜血管、减轻鼻塞的同时有可能出现较轻的兴奋、失眠、头痛。抗组胺药如氯苯那敏在减轻打喷嚏及鼻溢的同时有引起嗜睡的作用,最近研究还发现有影响血液系统的改变如血小板减少性紫癜等。解热镇痛药如对乙酰氨基酚(扑热息痛),长期使用或超量使用存在肾功能损害及慢性肾功能衰竭的风险。镇咳药如美沙芬在止咳的同时也使痰不易咳出。有吸烟、支气管哮喘、慢性阻塞性肺疾病等基础疾病者往往痰多黏稠,使用含有美沙芬成分的感冒药,有可能引起痰液阻塞。

3.对策　选用感冒药应因人因症而异,即根据感冒的症状、抗感冒药的组成、感冒病人的年龄、生理特征、职业、并发症、基础病、伴随用药等多方面因素综合考虑。凡驾驶机动车船或其他机械操作、高空作业者在工作期间均应禁用含氯苯那敏的抗感冒药。以免引起嗜睡、头昏而肇事。小儿、老年人、有出血疾病的人,应慎用感冒药。高血压、心脏病、甲亢、青光眼、糖尿病、前列腺肥大患者,慎用含有伪麻黄碱成分的酚麻美敏(泰诺)、白加黑等感冒药。哺乳期妇女慎用速效伤风胶囊,以免引起闭乳,孕期头 3 个月禁用抗感冒药,全程避免使用速效伤风胶囊。有溃疡病的病人不宜选用含有阿司匹林、双氯芬酸等成分的药物,以免引起或加重溃疡出血。痰多不易咳出者可采取多饮水,使呼吸道炎性分泌物黏稠度降低,易于痰液的咳出,并注意室内温度和湿度;也可蒸汽吸入或超声雾化吸入,湿化痰液,有利于排痰;使用祛痰药,如氨溴索(沐舒坦)等稀释痰液。

(二)抗病毒药物的治疗

1.利巴韦林(病毒唑)　其对流感和副流感病毒、呼吸道合胞病毒有一定的抑制作用,临床应用仅限于儿童下呼吸道感染呼吸道合胞病毒时。对鼻病毒和其他呼吸道病毒目前尚无有效的抗病毒药物。

2.治疗矛盾　利巴韦林最主要的毒性是溶血性贫血,在口服治疗后最初 1～2 周内出现血红蛋白下降,其中约 10% 的病人可能伴随心肺方面副作用。已经有报道伴随有贫血的患者服用利巴韦林可引起致命或非致命的心肌损害,并对肝、肾功能有影响,对胎儿有致畸作用。药物少量经乳汁排泄,对乳儿有潜在的危险。

3.对策　定期进行血常规(血红蛋白水平、白细胞计数、血小板计数)、血液生化(肝功能、甲状腺刺激素)检查,尤其血红蛋白检查(包括在开始前、治疗第 2 周、第 4 周)。对可能怀孕的妇女每月进行怀孕测试。不推荐哺乳期妇女服用利巴韦林。

严重贫血患者慎用,有珠蛋白生成障碍性贫血(地中海贫血)、镰刀细胞性贫血患者不推荐使用利巴韦林。有胰腺炎症状或明确有胰腺炎患者不可使用利巴韦林。具有心脏病史或明显心脏病症状患者不可使用利巴韦林。如使用利巴韦林出现任何心脏病恶化症状,应立即停药给予相应治疗。

肝肾功能异常者慎用。肌酐清除率<50ml/min 的患者,不推荐使用利巴韦林。老年人肾功能多有下降,容易导致蓄积,应慎用。

利巴韦林对诊断有一定干扰,可引起血胆红素增高(可高达 25%),大剂量可引起血红蛋白降低。

(三)抗细菌治疗

1.抗生素的应用　一般不应该用、也不需要用抗生素,但婴幼儿患者、年老伴有慢性疾病患者或有继发细菌感染时,则可考虑选用适当的抗菌药物治疗。一项安慰剂对照的研究表明鼻喉冲洗物培养有肺炎链球菌、流感嗜血杆菌或卡他莫拉菌生长。因此在有细菌定植、呼吸道分泌物中粒细胞增加、出现鼻窦炎、中耳炎等并发症,慢性阻塞性肺病(COPD)基础疾病和病程超 1 周者可适当选用针对肺炎链球菌、流感嗜血杆菌、卡他莫拉菌的药物治疗。

2.治疗矛盾　强调积极用药的必要性的同时带来不少不良用药甚至抗生素滥用之间的矛盾。造成抗生素滥用原因在于对病原学的研究重视不够,盲目的经验性用药,或对抗生素的应用缺乏必要的知识和训练。呼吸道吸入抗生素治疗虽可提高局部药物浓度,克服血液支气管肺屏障造成的呼吸道药物浓度不足,但局部应用易诱导耐药。

3.对策　使用抗生素应参考流行病学和临床资料,推测可能的病原体,有针对地选择抗生素,不主张不加区别地普遍采取联合用药和无选择地应用"高级别"的抗生素。联合用药旨在通过药物的协同或相加作用,增强抗菌能力。根据药代学及药动学(PK/PD)的原理制订治疗方案。不推荐呼吸道局部吸入抗生素。

二、流行性感冒

【定义及概况】

流行性感冒(简称流感)是由流感病毒引起的急性呼吸道传染病,病原体为甲、乙、丙三型流行性感冒病毒,通过飞沫传播,临床上有急起高热,乏力、全身肌肉酸痛和轻度呼吸道症状,病程短,有自限性,老年人和伴有慢性呼吸道疾病或心脏病患者易并发肺炎。流感病毒,尤以甲型极易变异,往往造成暴发、流行或大流行。自 20 世纪以来已有五次世界性大流行记载,分别发生于 1900 年、1918 年、1957 年、1968 年和 1977 年,其中以 1918 年的一次流行最为严重,死亡人数达 2000 万人之多。我国从 1953～1976 年已有 12 次中等或中等以上的流行,每次流行均由甲型流感病毒所引起。20 世纪 80 年代以后流感的疫情以散发与小暴发为主,没有明显的大流行发生。

【病因】

流感病毒属正黏病毒科,系 RNA 病毒,病毒颗粒呈球形或细长形,直径为 80～120nm,有一层脂质囊膜,膜上有糖蛋白纤突,是由血凝素(H)、神经氨酸酶(N)所构成,均具有抗原性。血凝素促使病毒吸附到细胞上,故其抗体能中和病毒,免疫学上起主要作用;神经氨酸酶作用点在于细胞释放病毒,故其抗体不能中和病毒,但能限制病毒释放,缩短感染过程。

流感病毒的核酸是 8 个片段的单股 RNA,核蛋白质具有特异性,可用补体结合试验将其区分为甲、乙、丙三型。抗核蛋白质的抗体对病毒感染无保护作用。除核蛋白质外,核心内还有三个多聚酶蛋白(P_1、P_2、P_3),其性质不明。核心外有膜蛋白(M_1、M_2)和脂质囊膜包围。

甲型流感病毒变异是常见的自然现象,主要是血凝素(H)和神经氨酸酶(N)的变异。血凝素有 H_1、

H_2、H_3，而神经氨酸酶仅有 N_1、N_2，有时只有一种抗原发生变异，有时两种抗原同时发生变异，例如1946～1957年甲型流行株为（H_1N_1），1957～1968年的流行株为（H_2N_2）。1968年7月发生的一次流感流行是由甲型（H_3N_2）毒株引起，自1972年以来历次流感流行均由甲型（H_3N_2）所致，与以往的流行株相比，抗原特性仅有细微变化，但均属（H_3N_2）株。自1976年以来旧株（H1N1）又起，称为"俄国株"（H_1N_1），在年轻人中（尤其是学生）引起流行。甲型流感病毒的变异，系由于两株不同毒株同时感染单个细胞，造成病毒基因重新组合，使血凝素或/与神经氨酸酶同时发生变化，导致新型的出现，称为抗原性转变，例如在人群中流行株的血凝素基因与鸟型流感病毒基因重新组合；另一种称为抗原性漂移，在免疫系统压力下流感病毒通过变异与选择而成的流行株，主要的改变在血凝素上氨基酸的替代，1968年以来的 H_3N_2 各流行株都是如此。近年来又出现甲型流感病毒 H_1N_1 株、H_3N_2 亚型的 O 相变异，即病毒株只能在麦丁达比犬肾（MDCK）细胞中复制，而难以在鸡胚中复制。由于 MDCK 的传代细胞有致癌性，这给疫苗的产生带来了困难。

WebsterRG 等1993年报道，根据8株甲型流感病毒 RNA 片段的核苷酸科研序列种系分析，人类宿主的甲型流感病毒来自鸟类流感病毒基因库，作者对意大利猪群中循环的经典 HiNi 株、鸟型 HiNi 株和人类 H3N2 株进行种系分析发现基因重组是在欧洲猪群中鸟类与人类病毒间进行。作者认为欧洲猪群可能作为人类与鸟类宿主的水磨石病毒基因重新组合的混合场所，因此提出下一次世界大流行可能从欧洲开始。

【发病机制】

（一）流行特点

发病率高，起病急且迅速蔓延，流行过程短但可反复多次。

（二）流行环节

1.传染源   病人是主要传染源，自潜伏期末即可传染，病初2～3天传染性最强，体温正常后很少带毒，排毒时间可至病后7天。病毒可存在于病人的鼻涕、口涎及痰液中，并随咳嗽、喷嚏排出体外。由于部分免疫，感染后可不发病，成为隐性感染。带毒时间虽短，但在人群中易引起传播，迄今尚未证实有长期带毒。

2.传播途径   主要通过空气飞沫传播，病毒存在于病人或隐性感染者的呼吸道分泌物中，通过说话、咳嗽、喷嚏等方式散播至空气中，并可保持30min，易感者吸入后即能感染。其传播速度取决于人群的密度，通过污染食具或玩具的接触也可引起传播。

3.易感人群   人群对流感病毒普遍易感，与年龄、性别、职业等均无关。抗体于感染后1周出现，2～3周达高峰，1～2个月后开始下降，1年左右降到最低水平，抗体存在于血液和鼻分泌物中，但分泌物中的抗体仅为血液中的5%左右。流感病毒三个型别之间无交叉免疫，感染后免疫维持时间不长，据临床观察，感染5个月后虽然血中有抗体存在，但仍能再次感染同一病毒。呼吸道所产生的分泌型抗体，能阻止病毒的侵入，但当局部黏膜上皮细胞脱落后，即失去其保护作用，故局部抗体比血液中的抗体更为重要。

（三）基本发病机制

带有流感病毒颗粒的飞沫（直径一般小于 $10\mu m$）吸入呼吸道后，病毒的神经氨酸酶破坏神经氨酸，使黏蛋白水解，糖蛋白受体暴露，糖蛋白受体乃与血凝素（含糖蛋白成分）结合，这是一种专一性吸附。具有特异性，它能被血凝素抗体所抑制，在人的呼吸道分泌物中有一种可溶性黏液蛋白，具有流感病毒受体且能与血凝素结合，从而抑制病毒侵入细胞，但只有在流感症状出现后，呼吸道黏液分泌增多时，才有一定的防护作用。病毒穿入细胞时，其包膜丢失在细胞外。在感染早期，流感病毒 RNA 被转运到细胞核内，在病毒转录酶和细胞 RNA 多聚酶Ⅱ的参与下，病毒 RNA 被转录完成后，形成互补 RNA 及病毒 RNA 合成的换板。互补 RNA 迅速与核蛋白体结合，构成信息 RNA，在复制酶的参与下，复制出病毒 RNA，再移行到细胞质中参加装配。核蛋白在细胞壁内合成后，很快转移到细胞核，与病毒 RNA 结合成核衣壳，然后再移行到细胞膜部位进行装配。病毒成熟前,各种病毒成分已结合在细胞表面,最后的装配称为芽生,局部的细胞膜向外隆起,包围住结合在细胞膜上的核衣壳,成为新合成的有感染性的病毒体。此时神经氨酸酶可水解细胞表面的糖蛋白,释放 N-乙酰神经氨酸,促使复制病毒由细胞释放出。一个复制过程的周期为 4～6h,排出的病毒扩散感染到附近细胞,并使大量呼吸道纤毛上皮细胞受染、变性、坏死和脱落,产生炎症反应。

(四)非典型表现发病机制

流感病毒感染是通过患者污染的呼吸道分泌物传染给易感者而获得。小颗粒气溶胶(直径小于 $10\mu m$)在这种人与人传播的过程中十分重要。一旦病毒停留在呼吸道上皮,除非有特异性分泌抗体,非特异性黏液蛋白或黏液纤毛层机械运动保护,否则病毒将黏附其上通过胞饮作用穿透柱状上皮细胞。导致疾病的主要机制是病毒复制引起细胞死亡。病毒感染后血清和气管分泌物中特异性 IgG 和 IgE 上升,并出现气道反应性增高。

【病理和病理生理】

(一)典型表现病理和病理生理

单纯性流感的病理变化主要是流感病毒入侵呼吸道黏膜上皮细胞,在上皮细胞内繁殖,损害柱状上皮细胞、杯状细胞和分泌腺体,纤毛上皮细胞变性、坏死和脱落,黏膜局部充血、水肿和表浅溃疡等卡他性病变。起病 4～5 天后,基底细胞层开始增生,形成未分化的上皮细胞,2 周后纤毛上皮细胞重新出现和修复。

(二)非典型表现病理和病理生理

流感病毒性肺炎型则有肺脏充血和水肿,切面呈暗红色,气管和支气管内有血性分泌物,黏膜下层有灶性出血、水肿和细胞浸润,肺泡腔内含有纤维蛋白和渗出液,呈现浆液性出血性支气管肺炎,应用荧光抗体技术可检出流感病毒。若合并金黄色葡萄球菌感染,则肺炎呈片状实变或有脓肿形成,易发生脓胸、气胸。如并发肺炎球菌感染,可呈大叶或小叶实变,继发链球菌、肺炎杆菌感染时,则多表现为间质性肺炎。当合并中毒性休克时,肺部可出现肺水肿、肺不张、微血管阻塞。从而导致肺顺应性下降、生理分流及生理死腔增加。如并发 Reye 综合征,可出现脑水肿和缺氧性神经细胞退行性变,肝细胞脂肪浸润。严重细菌感染的漫延可引起严重的后遗症如骨髓炎,海锦体血栓性静脉炎,硬脑膜外或硬脑膜下脓肿,脑膜炎或脑脓肿。但这种并发症极其少见。

【临床表现】

(一)常见症状

本病的潜伏期一般为 1～3 天(数小时至 4 天),临床上可出现发热、肌肉痛和白细胞减低等全身毒血症样表现但不发生病毒血症。也可有急起高热,全身症状较重而呼吸道症状并不严重,表现为畏寒、发热、头痛、乏力、全身酸痛等,体温可达 39～40℃,一般持续 2～3 天后渐退。全身症状逐渐好转,但鼻塞、流涕、咽痛、干咳等上呼吸道症状较显著,少数患者可有鼻衄、食欲不振、恶心、便秘或腹泻等轻度胃肠道症状。

(二)非典型症状

1.肺部症状　可有以下三种类型。

(1)原发性病毒性肺炎:本病较少见,是 1918～1919 年大流行时死亡的主要原因。多见于原有心肺疾病患者(特别是风湿性心脏病、二尖瓣狭窄)或孕妇。肺部疾病以浆液性出血性支气管肺炎为主,有红细胞外渗、纤维渗出物和透明膜形成。临床上有高热持续不退、气急、发绀、阵咳、咯血等症状。

(2)继发性细菌性肺炎:以单纯型流感起病,2～4 天后病情加重,热度增高并有寒战,全身中毒症状明显,咳嗽增剧,咳脓痰,伴有胸痛。

(3)病毒与细菌混合性肺炎:流感病毒与细菌性肺炎同时并存,起病急,高热持续不退,病情较重,可呈支气管肺炎或大叶性肺炎,除流感抗体上升外,也可找到病原菌。

2.肺外症状

(1)Reye综合征:系甲型和乙型流感的肝脏、神经系统并发症,也可见于带状疱疹病毒感染。本病限于2~6岁的儿童,因与流感有关,可呈暴发流行;临床上在急性呼吸道感染热退数日后出现恶心、呕吐,继而嗜睡、昏迷、惊厥等神经系统症状,但脑脊液检查正常。

(2)中毒性休克综合征:多在流感后出现,伴有呼吸衰竭。

(3)横纹肌溶解:系局部或全身骨骼肌坏死,表现为肌痛和肌弱。

(三)常见体征

体检发热是最常见的体征,病人呈急性病容,面颊潮红,眼结膜轻度充血和眼球压痛,咽充血,口腔黏膜可有疱疹,肺部听诊仅有粗糙呼吸,偶闻胸膜摩擦音。症状消失后,仍感软弱无力,精神较差,体力恢复缓慢。

(四)非典型体征

发生病毒性肺炎时,体检双肺呼吸音低,满布哮鸣音,但无实变体征。病程可长达3~4周,患者可因心力衰竭或周围循环衰竭而死亡。抗菌药物治疗无效,病死率较高。继发细菌性肺炎时,体检可见患者呼吸困难、发绀、肺部满布啰音,有实变或局灶性肺炎征。

发生Reye综合征时,有肝肿大,但无黄疸、无脑炎征,病理变化脑部仅有脑水肿和缺氧性神经细胞退行性变,肝细胞有脂肪浸润。病因不明,近年来认为与服用阿司匹林有关。

【实验室检查】

(一)常见表现

1.血象　白细胞总数减少,淋巴细胞相对增加,嗜酸粒细胞消失。合并细菌感染时,白细胞总数和中性粒细胞增多。

2.免疫荧光或免疫酶染法检测抗原　取患者鼻洗液中黏膜上皮细胞的涂片标本,用荧光或酶标记的流感病毒免疫血染色检出抗原,出结果快、灵敏度高,有助于早期诊断,如应用单克隆抗体检测抗原则能鉴定甲、乙、丙型流感。

3.多聚酶链反应(PCR)测定流感病毒RNA　它可直接从患者分泌物中检测病毒RNA,是个快速、直接、敏感的方法。目前改进应用PCR细胞免疫(PCR-EIA)直接检测流感病毒RNA,它比病毒培养敏感得多,且测定快速、直接。

4.病毒分离　将急性期病人的含漱液接种于鸡胚羊膜囊或尿囊液中,进行病毒分离。

5.血清学检查　应用血凝抑制试验、补体结合试验等测定急性期和恢复期血清中的抗体,如有4倍以上增长,则为阳性。应用中和免疫酶学试验测定中和滴度,可检测中和抗体,这些都有助于回顾性诊断和流行病学调查。

(二)非典型表现

血清肌酸磷酸酶升高和电解质紊乱,可有急性肾功能衰竭,表现为血肌酐、尿素氮升高。血液中可有流感抗体上升,气管分泌物可找到病菌,以金黄色葡萄球菌为多见。中毒性休克综合征患者血气分析可出现I型呼吸衰竭。

【器械检查】

(一)常见表现

单纯型流行性感冒胸部摄片无异常发现。

（二）非典型表现

流感肺炎型患者,X 线检查双侧肺部呈散在性絮状阴影。中毒性休克综合征患者胸片可显示急性呼吸窘迫综合征,但肺炎病变不明显。Reye 综合征者,腹部 B 超检查可见肝脏肿大,并有脂肪浸润。

【诊断】

当流感流行时诊断较易,可根据:①接触史和集体发病史;②典型的症状和体征。散发病例则不易诊断,如单位在短期内出现较多的上呼吸道感染患者,则应考虑流感的可能,应做进一步检查,予以确定。

【鉴别诊断】

（一）常见表现鉴别诊断

1.呼吸道感染　起病较缓慢,症状较轻,无明显中毒症状,因而局部症状较全身症状明显,血清学和免疫荧光学等检查可明确诊断。

2.流行性脑脊膜炎（流脑）　流脑早期症状往往类似流感,但流感有明确的季节性,儿童多见。早期有剧烈的头痛、脑膜刺激征、瘀点、口唇疱疹等均可与流感相鉴别。脑脊液检查可明确诊断。

（二）非典型表现鉴别诊断

1.军团菌肺炎　本病多见于夏秋季,临床上表现为重症肺炎,白细胞总数增高,并有肝肾合并症,但轻型病例类似流感。红霉素、利福平等抗生素对本病有效,确诊有助于病原学检查。

2.支原体肺炎　支原体肺炎与原发性病毒性肺炎的 X 线表现相似,但前者的病情较轻,冷凝集试验和 MG 链球菌凝集试验可呈阳性。

3.其他　在诊断 Reye 综合征时,必须排除其他原因引起的急性脑病及肝功能不全,如病毒性肝炎、肝性昏迷及其他遗传代谢性疾病如先天性高氨血症等。可根据其显著的肝功能异常,脑脊液无明显变化等,与化脓性、结核性或病毒性脑膜炎、脑炎区别;又根据本病肝功能虽异常但无黄疸,与重症肝炎、肝性脑病鉴别。某些遗传代谢病如尿素循环酶缺陷,有机酸尿症可酷似 Reye 综合征表现,可通过详细病史,针对代谢病的尿液筛查,以及遗传学诊断进行鉴别。

【治疗】

（一）基本原则

1.尽早应用抗流感病毒药物治疗　现有流感药物有两类,即金刚烷胺及其衍生物金刚乙胺和神经氨酸抑制剂类。前者阻止病毒进入宿主细胞内,后者抑制流感病毒表面的神经氨酸酶,从而防止新的病毒颗粒自感染细胞释放,限制感染扩散。因此抗病毒药物治疗只有早期（起病 1～2 天内）使用,才能取得疗效。

2.加强支持治疗和预防并发症　休息,多饮水,注意营养,饮食要易于消化,特别在儿童和老年患者应予充分强调。密切观察和监测并发症,抗生素仅在明确或有充分证据提示继发细菌感染时才有应用指征。

3.谨慎和合理应用对症治疗药物　早期应用抗流感病毒药物大多能改善症状。必要时联合应用缓解鼻黏膜充血药物（喷雾剂、滴剂或口服剂型,前两者使用不应超过 3 天）、止咳祛痰药物。儿童和少年（<20 岁）忌用阿司匹林药物以及其他水杨酸制剂,因为该类药物与流感的肝脏和神经系统并发症即 Reye 综合征存在相关,偶可致死。

（二）抗流感病毒药物治疗

1.金刚烷胺和金刚乙胺

(1)用药方法:金刚烷胺特异性地抑制甲型流感病毒,阻止病毒进入细胞内,抑制病毒脱壳和释放其核酸,并能改变血凝素构型而抑制病毒装配。盐酸金刚烷胺对于成年人的推荐剂量为 100mg（1 片）,每日 2 次。对于严重肝功能不全、肾衰竭（Clcr≤10ml/min）和老年人家庭护理患者,推荐剂量为每日 100mg（1

片）。金刚乙胺的用药剂量与金刚烷胺相同，但其活性比金刚烷胺强4～10倍，且毒性低。早期应用此类药物半数以上病人能使症状减轻，症状持续时间缩短1～2天，并减少排毒量。在高危患者能否减少流感相关并发症尚无定论。在出现A型流行性感冒的症状和体征时，服用本品越早越好，在48h内服用本品治疗效果更好，从症状开始连续治疗约7天。

（2）治疗矛盾：在应用金刚烷胺和金刚乙胺治疗的同时可发生不良反应，如，消化系统：腹泻、消化不良等；神经系统：注意力下降、运动失调、嗜睡、急躁不安、抑郁等；有的还会出现如步态反常、精神愉快、运动过度、震颤、幻觉、意识模糊、惊厥等；心血管系统：心悸、高血压、脑血管功能紊乱、心脏衰竭、下肢水肿、心脏神经传导阻滞、心动过速、晕厥等；以及呼吸困难、非产后泌乳、皮疹、耳鸣等。目前还没有多剂量的数据可以证实对于肾或肝损伤的受试者是安全的。因为在多剂量期，金刚乙胺的代谢物有可能会积累。据报道，有癫痫病史的患者服用盐酸金刚烷胺后，癫痫发作的发病率增加。

（3）对策：虽然一般而论金刚烷胺的不良反应为轻度和一过性的，但在应用时必须根据患者年龄、体重、肾功能和基础疾病等情况，慎重用药和密切观察。对任何肾功能不全患者应监视其不良反应，必要时调整剂量。如有脑血管病或病史者、有反复发作的湿疹样皮疹病史、末梢性水肿、充血性心力衰竭、精神病或严重神经官能症、有癫痫病史者可增加发作。尤其对有癫痫发作史的患者，发现癫痫样发作仍有活动以及出现中枢神经系统功能失常应立即停药。由于有轻度嗜睡，故高空作业、驾车、机械操作者工作时不宜使用。

2.神经氨酸酶抑制药

（1）用药方法：神经氨酸酶抑制药目前有两个品种即扎那韦尔和奥司托维尔（商品名为达菲）被批准临床使用，目前在中国仅有奥司托维尔。神经氨酸酶抑制剂仅用于流感病毒，而对宿主、其他病毒和细菌的神经氨酸酶很少或者无作用。口服奥司托维尔100mg，3.7h后血清峰浓度达250μg/L，12h后为峰浓度的35%。与金刚烷胺相比，奥司托维尔发生耐药甚少，而且耐药速度产生缓慢，耐药突变株毒力显著降低。推荐剂量和疗程：成人奥司托维尔（胶囊）75mg，2次/天，应用5天。

（2）治疗矛盾：奥司托维尔在治疗的同时可出现恶心、呕吐等消化道反应。腹痛、头痛、头晕、失眠、咳嗽、乏力等服药后症状在试验组与安慰剂组的发生率无差异。

（3）对策：对奥司托维尔或药物的任何成分过敏者禁用。对肌酐清除率小于30ml/min的患者建议做剂量调整。目前尚缺乏足够数据评价怀孕妇女服用奥司托维尔后导致胎儿畸形或药物有胎儿毒性的潜在可能性。同时也尚不知奥司托维尔及其代谢产物两者会不会从人乳中排出。因此肾功能不全患者及孕妇、哺乳期妇女用药应慎重。

3.利巴韦林   利巴韦林在组织培养中显示对甲型、乙型流感病毒有抑制作用，但临床不能肯定其治疗作用。

【预防】

1.早期发现和迅速诊断流感   及时报告，隔离和治疗患者，凡遇到以下情况，应疑有本病流行，及时上报疫情：①门诊上呼吸道病人连续3天持续增加，并有直线上升趋势；②连续出现临床典型病例；③有发热感冒病人2例以上的家庭连续增多。遇上述情况，应采取措施，早期就地隔离，采集急性期患者标本进行病毒分离和抗原检测，以早期确诊和早期治疗，减少传播，降低发病率，控制流行期间应减少大型集会和集体活动，接触者应戴口罩。

2.药物预防   金刚烷胺与金刚乙胺预防甲型流感有一定效果，乙型流感则无效，因此，在流行早期必须及时确定流行株的型别，对无保护的人群和养老院人员进行药物预防。也可试用中草药预防。

3.疫苗预防   流感疫苗可分为减毒活疫苗和灭活疫苗两种，接种后在血清和分泌物中出现抗血凝素抗体和抗神经氨酸抗体或 T 细胞毒反应,前两者能阻止病毒入侵,后者可降低疾病的严重度和加速复原。减毒活疫苗经鼻喷入可在局部产生抗体,阻止病毒吸附,接种后半年至 1 年后可预防同型流感病毒作用,发病率可降低 50%～70%。灭活疫苗采用三价疫苗皮下注射法,在中、小流行中对重点人群使用。

由于流感病毒经常变异,疫苗使用中的主要问题是毒种的选择,制造疫苗的毒株力求接近流行株,根据美国 CDC 实施免疫专家委员会的推荐,1994～1995 年度的三价流感疫苗包括 A/德克斯/36/1(H_1N_1)、A/山东/9193($H2N_2$)和 B 巴拿马/45/90(乙型)三种毒株为宜。老年人除应用流感疫苗外,还应接种肺炎球菌疫苗,以防止下呼吸道并发症。MaderR 等曾报道有 3 例接种流感疫苗后发生系统性脉管炎,虽属少见,但大范围接种应注意。

(苑克德)

第二节　急性气管-支气管炎

【定义及概况】

急性气管-支气管炎是由生物、物理、化学刺激或过敏等因素引起的气管-支气管黏膜的急性炎症。临床主要症状有咳嗽和咳痰。常见于寒冷季节或气候突变时。也可由急性上呼吸道感染蔓延而来。

【病因】

1.微生物　可由病毒、细菌感染致病。常见病毒为腺病毒、流感病毒(甲、乙)、冠状病毒、鼻病毒、单纯疱疹病毒、呼吸道合胞病毒和副流感病毒。常见细菌为流感嗜血杆菌、肺炎链球菌、卡他莫拉菌等,衣原体和支原体感染有所增加。也可在病毒感染的基础上继发细菌感染。

2.物理、化学因素　过冷空气、粉尘、刺激性气体或烟雾(如二氧化硫、二氧化氮、氨气、氯气等)的吸入,对气管-支气管黏膜引起急性刺激和损伤。

3.过敏反应　常见的吸入致敏原包括花粉、有机粉尘、真菌孢子等;或对细菌蛋白质的过敏,引起气管-支气管炎症反应。

【发病机制】

气管、支气管的黏膜有纤毛并分泌黏液,具有清除异物的功能。气道分泌物中尚有非特异性的酶,如干扰素,能抑制病毒的复制。乳铁蛋白有抑菌作用。气管黏膜的浆细胞和淋巴细胞还能分泌型 IgA,在补体和溶酶体存在下,有灭菌和中和病毒的作用。

当人体遇寒、受凉和过度疲劳时,可削弱呼吸道的生理性防御功能和机体的免疫功能而发病。

近年来有人注意到急性支气管炎与气道高反应性之间的关系。在复发性急性支气管炎的病人其哮喘轻度发作较正常人群为多。反之,急性支气管炎病人既往亦多有支气管哮喘或特异质病史,提示支气管痉挛可能是急性支气管炎病人咳嗽迁延不愈的原因。

【病理】

气管、支气管黏膜发生急性炎症,黏膜充血、水肿、黏液腺体肥大,分泌物增加并有淋巴细胞、中性粒细胞浸润,纤毛上皮细胞损伤、脱落,炎症消退后,气管、支气管黏膜的结构和功能可恢复正常。

【临床表现】

(一)常见表现

起病较急,常先有急性上呼吸道感染症状。

1.症状　全身症状一般较轻,可有发热,380C 左右,多于 3～5 天降至正常。咳嗽、咳痰,先为干咳或少量黏液性痰,随后可转为黏液脓性或脓性,痰量增多,咳嗽加剧。咳嗽、咳痰可延续 2～3 周才消失,如迁延不愈,可演变成慢性支气管炎。

2.体征　体征不多,呼吸音常正常,可以在两肺听到散在干、湿性啰音。啰音部位不固定,咳嗽后可减少或消失。

(二)非典型表现

1.咯血　少部分病人可以出现痰中带血。

2.如支气管发生痉挛　可出现程度不等的气促,伴胸骨后发紧感,肺部可闻及哮鸣音。

【实验室检查及器械检查】

周围血中白细胞计数和分类多无明显改变。细菌感染较重时,白细胞总数和中性粒细胞增高,痰培养可发现致病菌。X 线胸片检查,大多数表现正常或仅有肺纹理增粗。

【诊断与鉴别诊断】

根据病史、咳嗽和咳痰等呼吸道症状以及两肺散在干、湿性啰音等体征,结合血象和 X 线胸片检查,可作出临床诊断,进行病毒和细菌检查,可确定病因诊断。本病需与流行性感冒、其他急性上呼吸道感染、支气管肺炎、肺结核、肺癌、肺脓肿、麻疹、百日咳等多种疾病鉴别。

1.流行性感冒　起病急,有流行病史,除呼吸道症状外,全身症状如发热、头痛明显,病毒分离和补体结合试验阳性可鉴别。

2.上呼吸道感染　鼻塞、流涕、咽痛等症状明显,无咳嗽、咳痰,肺部无异常体征。

3.支气管哮喘　急性支气管炎病人如伴有支气管痉挛时,可出现哮喘,应与支气管哮喘相鉴别,后者有发作性呼吸困难、呼气费力、喘鸣及满肺哮鸣音及端坐呼吸等症状和体征。

【治疗】

1.一般治疗　休息、保暖、多饮水、补充足够的热量。

(1)注意保证充足的睡眠和适当的休息,发病时应增加日间卧床休息时间,调整好饮食,保证足够的能量摄入。

(2)注意大量的饮水,水是痰液的最好的生理稀释剂,每日最少饮水 2.0l。如有发热,在此基础上还需增加。

(3)保持居室的温、湿度适宜,空气新鲜,避免呼吸道的理化性刺激(如冷空气、灰尘、刺激性气味等)。

2.抗菌药物治疗　根据感染的病原体及药物敏感试验选择抗菌药物治疗。一般未能得到病原菌阳性结果前,可选用大环内酯类、青霉素类、头孢菌素类和喹诺酮类等药物。

3.对症治疗　咳嗽无痰,可用右美沙芬、喷托维林(咳必清)或可待因。咳嗽有痰而不易咳出,可选用盐酸氨溴索、溴己新(必嗽平)等,也可雾化帮助祛痰。发生支气管痉挛时,可用平喘药如茶碱类、β_2 受体激动药等。发热可用解热镇痛药。

【预防】

增强体质,防止感冒。改善劳动卫生环境,防止空气污染,净化环境。清除鼻、咽、喉等部位的病灶。

(常志强)

第三节　急性细支气管炎

急性细支气管炎是指管径＜2mm 的细支气管的急性炎症,可以是特发的,但更常见于感染后、药物反应、结缔组织病、吸入毒气烟雾和器官移植等,临床上也称为细支气管综合征。既往急性细支气管炎的命名与分类非常混乱,目前临床上的急性细支气管炎常特指下呼吸道感染后的细支气管炎。

【分类】

按病因分类可分为:

1.吸入性损伤　毒气(如氮氧化物)、灰尘、刺激性气体、金属粉尘、有机粉尘、香烟、可卡因、燃烧烟雾。

2.感染后　①急性细支气管炎:是一种以病毒为主的感染性(后)细支气管炎,多发生于1岁以内的婴幼儿,偶见于年长儿童和成人。②闭塞性细支气管炎:单纯疱疹病毒、HIV、巨细胞病毒、风疹病毒、副流感病毒(Ⅲ型)、腺病毒、肺炎衣原体、克雷伯杆菌、流感嗜血杆菌、嗜肺军团菌、黏质沙雷菌、百日咳杆菌、B组链球菌、新型隐球菌、卡氏肺孢子虫。

3.药物性　青霉胺、六甲胺、L-色氨酸、白消安、金制剂、头孢菌素、胺碘酮、醋丁洛尔、百草枯中毒。

4.特发性　①无诱因:隐源性缩窄性细支气管炎、呼吸性细支气管炎相关间质性肺病、隐源性机化性肺炎、弥漫性泛细支气管炎、肺神经内分泌细胞原发性弥漫性增生。②有相关诱因:器官移植相关、结缔组织病相关、阻塞性肺炎、溃疡性结肠炎、慢性嗜酸性粒细胞肺炎、放射性肺炎、吸入性肺炎、恶性组织细胞增生症、急性呼吸窘迫综合征、血管炎和慢性甲状腺炎。根据组织病学则可分为增殖性和缩窄性细支气管炎两类。

本文重点阐述感染后的急性细支气管炎。

【流行病学】

主要侵犯1岁以内的婴幼儿(最多的是6个月左右)。低社会阶层生活拥挤、热带多雨季节、无母乳喂养或母乳喂养少于1个月、年龄小于12周、奶瓶喂养、母亲妊娠时嗜烟、早产、患心肺疾病或抵抗力低下等均是疾病发生的易患因素。呼吸道合胞病毒感染后的急性细支气管炎在男性患者的发生率较女性稍高。一般感染后的潜伏期约4～6天;而病毒可于症状出现前1～2天至症状出现后1～2周内传播,有时甚至可长至1个月。由于感染后自身不能产生永久性免疫抗体,故临床上再感染的发生率极高。

【病因】

呼吸道合胞病毒是最常见的病原体,其次为副流感病毒1、2和3型。此外还有腺病毒、鼻病毒、肠道病毒、流感病毒和肺炎支原体等。不同地区中,这些病原体所占比例存在一定差异。儿童中急性细支气管炎约55%由呼吸道合胞病毒引起。美国1994年报道病毒感染占50%～75%;国内报道为57.9%～88.2%,住院患儿中则更高。副流感病毒引起的感染约占11%,病情多较凶险,病死率高。少见病原体有冠状病毒、风疹病毒、腮腺炎病毒、带状疱疹病毒、A型流感病毒、鼻病毒和微小病毒。其感染方式多经由打喷嚏或咳嗽的飞沫直接接触到幼儿的脸部,或幼儿接触受到飞沫感染的玩具,再由手经眼睛或鼻腔而传染。成人患者则多于感染肺炎支原体后发生,少数因感染呼吸道合胞病毒或细菌后诱发。

【发病机制】

免疫组织学研究表明,急性细支气管炎是呼吸道合胞病毒感染后诱发Ⅰ型变态反应的结果。初次感染呼吸道合胞病毒后,CD4和CD8淋巴细胞亚群参与和终止病毒的复制过程,以CD8细胞起主要作用。IL-4诱导生成的IgE与急性细支气管炎的发生关系密切。急性细支气管炎时体内产生IL-2和IFN-γ的细胞克隆受抑制,而释放IL-4的细胞克隆优先激活,使IL-4分泌增加,IL-4能特异性地诱导B细胞合成IgE,且通过抑制IFN-γ产生而促进IgE生成。IL-4和其他淋巴因子还通过激活中性粒细胞和巨噬细胞脱颗粒,从而引发变态反应。血清和支气管分泌液中特异性IgG和IgE上升导致气道反应性增高。

【病理改变】

病变主要在细支气管.肺泡也可累及。受累上皮细胞纤毛脱落、坏死,继之细胞增生形成无纤毛的扁平或柱状上皮细胞,杯状细胞增多,黏液分泌增加,管壁内淋巴细胞和单核细胞浸润。管腔内充满由纤维素、炎性细胞和脱落的上皮细胞组成的渗出物,使管腔部分或完全阻塞,并可导致小灶性肺萎陷或急性阻塞性肺气肿。细支气管周围有大量炎症细胞浸润,其中绝大多数为单核细胞。黏膜下层和动脉外膜水肿。如病变并不广泛,且其损伤程度不重,炎症消退后,渗出物可被完全吸收或咳出而痊愈。少数患者可因管壁的瘢痕修复,管腔内渗出物发生机化,使细支气管阻塞,形成纤维闭塞性细支气管炎。由于细支管管壁薄,炎症容易扩展累及周围的肺间质和肺泡,导致间质性炎症和渗出液填充肺泡,还可形成细支气管周围炎。

【病理生理】

小支气管和细支气管发生的炎症与一般的炎症相似,但所引起的病理生理改变则非常严重。炎症和水肿易使婴幼儿患者病灶部位的细支气管分泌物引流不畅。坏死物质和纤维蛋白形成的栓子可使细支气管部分或完全阻塞。部分阻塞的管腔远端区域出现过度充气,完全阻塞则导致肺不张。由于细支气管内腔狭窄,尤其是婴幼儿的小气道较成人的明显狭窄,气流阻力增大,气流速度慢,故吸入的微生物易于沉积,加上婴幼儿的特异性和非特异性免疫反应尚未发育成熟,支气管黏膜上的 IgA 水平较低,尚不能起到保护作用,因而在感染呼吸道病毒后较成人更易患细支气管炎。这些病变致气流阻力增加、肺顺应性降低、呼吸频率增快、潮气量下降和通气量降低,加上肺内的气体分布不均和通气/灌注比例不匹配,最终引起低氧血症,甚至发生二氧化碳潴留和高碳酸血症。

【临床表现】

患者临床过程的表现差异很大,且呈动态变化,可出现轻微的呼吸暂停或痰液阻塞,也可表现为严重的呼吸窘迫综合征。最常见的表现为起病急骤,以鼻塞、流涕和喷嚏为首发的先兆。几天后出现咳嗽、喘息、呼吸增快、心率增快、发热和胸部紧缩感,伴有激惹、呕吐、食欲减退等表现。由于细支气管内腔狭窄,管壁又无软骨支撑,发炎时易于阻塞或闭塞,因此患儿最突出的症状是喘憋性呼吸困难。与普通肺炎相比,其喘憋症状更严重,且出现更早。病情严重时呼吸浅快,伴有呼气性喘鸣,呼吸频率可高达每分钟 60～80 次或更快。缺氧严重时多数患者有明显的"三凹征",鼻翼扇动,烦躁不安和发绀,甚至可出现神志模糊、惊厥和昏迷等脑病征象。由于过度换气及液体摄入不足,部分患者有脱水和酸中毒。肺部体检叩诊呈过清音,听诊呼吸音减低,满布哮鸣音或哨笛音,喘憋减轻时可闻及细湿啰音。心力衰竭者较少见,但有时心动过速可成为最显著的症状。如呼吸困难加重,而相应的肺部听诊阳性体征减少时,提示气道阻塞加重、呼吸肌肉疲劳和呼吸衰竭的发生。

【实验室检查】

血常规检查可出现淋巴细胞升高伴或不伴中性粒细胞升高,C 反应蛋白也可升高,但均对感染诊断的帮助不大。中毒症状明显或体温大于 40℃者,尿液或血液细菌培养对是否合并细菌感染有较高的辅助诊断价值。病情严重、出现脱水的患者可有尿素升高和电解质紊乱。动脉血气可提示低氧血症。鼻咽部分泌物病毒免疫荧光检测或 PCR 检测有助于病因的诊断。

【影像学表现与肺功能检测】

胸部 X 线表现在患者间存在很大的差异,多表现正常或伴有肺纹理增粗及肺过度充气的征象,也可出现亚段肺实变和不张。少数患者表现为结节、网状结节和磨玻璃影等类似间质性肺炎的影像特征。胸部 CT 对于本疾病的诊断价值不高,主要用来排除其他疾病,尤其是支气管扩张。通气/灌注肺扫描的不匹配对诊断有一定的帮助。肺功能可表现为正常或阻塞性通气功能障碍。由于目前肺功能在婴幼儿中检测的研究很少,其应用价值很受限。

【病理活检】

开胸肺活检是急性细支气管炎诊断的金标准,根据活检的时间,早期多表现为增殖性细支气管炎,晚期则多表现为缩窄性细支气管炎或两者并存。

【诊断与鉴别诊断】

主要依据流行病学资料、患儿年龄及临床表现特征等诊断。在呼吸道分泌物,特别是鼻分泌物中分离到病毒,可确诊为病毒引起的急性细支气管炎。起病后 3～7 天内可通过组织培养分离出病毒。应用快速病原诊断技术也可在数小时内从呼吸道分泌物中检测出病毒抗原。血清学检查对诊断帮助不大,因为检测恢复期血清至少需要 2～4 周的时间,且婴幼儿可从母体内获得抗体,对诊断有影响。呼吸窘迫对进食的影响、脱水严重程度以及对治疗的反应等均有助于患者病情严重程度的评估。

许多疾病可引起与细支气管炎相似的呼吸困难和喘息表现,不易鉴别。需鉴别的常见疾病有急性喉气管支气管炎、支气管哮喘、喘息性支气管炎和病毒性肺炎。急性喉气管支气管炎主要表现吸气性困难和特征性哮鸣声。支气管哮喘在婴幼儿期不多见,但其临床表现可类似于急性细支气管炎。患儿可有家族过敏史、肾上腺素能受体激动剂或氨茶碱治疗后症状迅速缓解等,可以此鉴别。喘息性支气管炎与轻症急性细支气管炎有时不易区别,鉴别要点为前者无明显的肺气肿存在,咳喘不严重,亦无中毒症状,且可反复发作。腺病毒性肺炎也可有明显的中毒症状,但病程较长,喘憋出现晚,肺炎体征较明显,X 线胸片上可见大片融合灶。此外,喘憋病人尚需与胃液反流、气道异物阻塞、咽后壁脓肿等鉴别。大部分患者可出现发热,但一般为低热,如体温大于 40℃ 时应注意考虑其他诊断的可能。

【治疗】

（一）氧疗

急性细支气管炎导致的气道阻塞明显时可发生通气/灌注异常,引起婴幼儿缺氧。如血氧饱和度(SaO_2)低于 90% 时,应给予低浓度氧疗。可经头罩或氧气帐给予温暖、微湿的氧气,以保持 SaO_2 在 93%～95% 以上。

（二）注意液体出入量的平衡

因患者呼吸急促使不显性失水增加,故应少量多次喝水。对于奶瓶喂养或不能进食者,先予胃管置入进食;重症者应积极静脉补液。脱水的纠正有利于气道阻塞的改善。

（三）抗病毒治疗

尽管目前抗病毒药物利巴韦林已常用于治疗呼吸道合胞病毒引起的细支气管炎,但并没有循证依据的证实,甚至有研究提示对患者可能有害,因此不建议常规使用。临床上常用剂量 $0.8mg/(kg \cdot h)$,每天雾化 12～18 小时,连续 3～5 天。如通过机械通气给予利巴韦林雾化吸入时,需特别注意避免呼吸阀阻塞。

（四）支气管扩张剂

应用支气管扩张剂治疗仍有争议,大多数研究认为患儿气道阻塞的主要原因是病毒感染引起的炎症,而支气管平滑肌收缩对气道阻塞不起主要作用,因此 β-肾上腺素能药物等对肺功能的改善无益,因此不建议作为常规治疗。也有少数研究提示口服或雾化吸入支气管舒张剂可减轻气道阻力。但须注意雾化给药时的气体温度,以免造成支气管狭窄加重。

（五）抗炎治疗

糖皮质激素对病毒性急性细支气管炎的帮助有限,对住院日数、肺功能及临床表现改善也不大。有关孟鲁司特的研究结果也提示不能改善患者的病情。但近年来有研究认为细支气管炎后持续喘息的患儿雾化吸入肾上腺皮质激素有一定的短期疗效。

（六）重症患者的治疗

如患者在高浓度吸氧下仍无法维持 SaO_2 大于 92%,呼吸状态恶化或出现呼吸肌肉疲劳,呼吸暂停发生频率增多时需入住重症监护室,必要时给予机械通气治疗,个别的病情严重患者可考虑肺移植。

【预后与预防】

大多数患者可于病后几天至几周内开始康复,之后是否更易发展为支气管哮喘或 COPD 尚缺乏相关研究结果。少数感染腺病毒的患者在成年后可发展为 Swer-James(MacLeod)综合征。通过积极的预防措施可减少该病的发生与传播:①合理的母乳喂养,增强体质和机体对环境适应力;②父母双亲的戒烟;③注意手卫生、定时清洗玩具、用酒精清除污物等可减少和避免病毒的传播,婴幼儿亦应避免与呼吸道病人接触以减少感染的机会;④对于支气管肺发育不全、早产或心功能不全者可给予呼吸道合胞病毒单抗治疗,预防疾病发生。

(刘艳红)

第四节　社区获得性肺炎

社区获得性肺炎(CAP)又称医院外肺炎,是指在医院外罹患的感染性肺实质(含肺泡壁,即广义上的肺间质)炎症,包括具有明确潜伏期的病原体感染而在入院后平均潜伏期内发病的肺炎。随着社会人口老龄化以及慢性病患者的增加,老年护理院和长期护理机构大量建立。伴随而来的护理院获得性肺炎(NHAP)作为肺炎的一种独立类型被提出。曾经认为 NHAP 在病原谱的分布上介于 CAP 和医院获得性肺炎(HAP)之间,即肺炎链球菌和流感嗜血杆菌趋于减少,而肠杆菌科细菌趋于增加。但近年来的研究表明 NHAP 的病原谱更接近于 HAP,而且以多耐药(MDR)菌为主。

【病原学】

细菌、真菌、衣原体、支原体、病毒、寄生虫等病原微生物均可引起 CAP,其中以细菌性肺炎最为常见。由于地理位置的差异、研究人群的构成比不同、采用的微生物诊断技术及方法各异等原因,各家报道 CAP 病原体分布或构成比不尽一致。近年来 CAP 病原谱变迁的总体情况和趋势是:①肺炎链球菌仍是 CAP 最主要的病原体。据 1966—1995 年 122 篇英文文献荟萃分析,CAP 病原体中肺炎链球菌占 65%。2006 年日本呼吸学会(JRS)发表的 CAP 指南引证的该国资料表明,在全科和大学医院门诊 CAP 中肺炎链球菌分别占 22.10% 和 12.13%;而欧洲 10 个国家 26 篇研究 5 961 例住院 CAP 中肺炎链球菌占 28.1%。近 30 年间北美 15 篇研究显示,住院 CAP 中肺炎链球菌占 20%～60%;门诊 CAP 痰培养肺炎链球菌占 9%～22%;入住 ICU 的重症 CAP 肠杆菌科细菌和军团菌比例增加,但肺炎链球菌仍占 1/3 左右,仍然是最主要的病原体。常规检测技术阴性或所谓"病原体未明"的 CAP,仍以肺炎链球菌最为常见。②非典型病原体所占比例在增加。1995 年以来包括世界不同地区,3 篇病例数≥150 例的 CAP 病原学研究报告显示非典型病原体达 40%,其中肺炎支原体、肺炎衣原体和军团菌分别为 1%～36%、3%～22% 和 1%～16%。国内初步研究前二者亦在 20%～30% 之间。与过去认识不同的是这些非典型病原体有 1/3～1/2 与作为 CAP 主要病原体的肺炎链球菌合并存在,并加重肺炎链球菌肺炎的临床病情,尤其多见于肺炎衣原体。③流感嗜血杆菌和卡他莫拉菌也是 CAP 的重要病原体,特别是合并 COPD 基础疾病者。④酒精中毒、免疫抑制和结构性肺病(囊性肺纤维化、支气管扩张症)等患者革兰阴性杆菌增加,在结构性肺病患者铜绿假单胞菌是相当常见的病原体。⑤有报道耐甲氧西林金黄色葡萄球菌(MR-SA)、分泌杀白细胞素的金黄色葡萄球菌也正成为 CAP 重要病原体。⑥新病原体不断出现,如引起汉塔病毒肺综合征的 SNV 及其相关病毒和引起 SARS 的新冠状病毒(另述)。⑦耐药肺炎链球菌(PRSP)增加,在我国肺炎链球菌对青霉素耐药近年来快速增加,肺炎链球菌对大环内酯类耐药也在增加,对第三代喹诺酮亦出现耐药。

【流行病学】

虽然强杀菌、超广谱抗微生物药物不断问世,CAP仍然是威胁人类健康的重要疾病,尤其是随着社会人口老龄化、免疫受损宿主增加、病原体的变迁和抗生素耐药性的上升,CAP面临着许多问题和挑战。其患病率约占人群的12‰。在美国,人口死亡顺位中肺炎居第六位,每年因肺炎的直接医疗费用和间接劳动力损失约200亿美元。英国每年用于治疗CAP的费用预计高达44亿英镑,其中约32%患者需要住院治疗,这部分患者的医疗支出占总数的90%。美国总体人群CAP预计发病率为258/10万,而在65岁以上人群中962/10万需要住院治疗。我国尚缺乏可靠的CAP流行病学资料。有资料预计一年我国有250万CAP患者,超过12万人死于CAP。如果与美国按人口总数比较,估计国内的上述预计数字显然被低估。年龄、社会地位、居住环境、基础疾病和免疫状态、季节等诸多因素可影响CAP的发病,尤其与CAP病原体的差异密切相关。

【临床表现】

CAP通常急性起病。发热、咳嗽、咳痰、胸痛为最常见的临床症状。重症CAP可有呼吸困难、缺氧、休克、少尿甚至肾衰竭等相应表现。CAP可出现肺外的症状,如头痛、乏力、腹胀、恶心、呕吐、纳差等,发生率约10%~30%不等。老年、免疫抑制患者发热等临床症状发生率较青壮年和无基础疾病者低。患者常有急性病容。肺部炎症出现实变时触诊语颤增强,叩诊呈浊音或实音,听诊可有管状呼吸音或湿啰音。CAP患者外周血白细胞总数和中性粒细胞的比例通常升高。但在老年人、重症、免疫抑制等患者可不出现血白细胞总数升高,甚至下降。急性期C反应蛋白、降钙素原、血沉可升高。

X线影像学表现呈多样性,与肺炎的病期有关。在肺炎早期急性阶段病变呈渗出性改变,X线影像学表现为边缘模糊的片状或斑片状浸润影。在慢性期,影像学检查可发现增殖性改变,或与浸润、渗出性病灶合并存在。病变可分布于肺叶或肺段,或仅累及肺间质。

【诊断】

（一）CAP的临床诊断依据和严重度评价

对于新近发生咳嗽、咳痰和(或)呼吸困难的患者,尤其是伴有发热、呼吸音改变或出现啰音的患者都应怀疑是否存在CAP。老年或免疫力低下的患者往往无发热,而仅仅表现为意识模糊、精神萎靡或原有基础疾病加重,但这些患者常有呼吸增快及胸部体检异常。疑似CAP的患者可以通过X线胸片检查进行确诊,胸片同时可以根据观察是否存在肺脓肿、肺结核、气道阻塞或胸腔积液,以及肺叶累及范围来评价病情严重程度。因此,各国的CAP指南都认为怀疑CAP时应进行胸片检查。一部分免疫受损的CAP患者虽然病史和体格检查高度提示CAP,但胸片检查常为阴性,如肺孢子菌肺炎患者中约30%胸片检查阴性,但在免疫力正常的成人中很少存在这种情况。

具体的诊断依据如下:①新出现或进展性肺部浸润性病变;②发热≥38℃;③新出现的咳嗽、咳痰,或原有呼吸道疾病症状加重,并出现脓性痰,伴或不伴胸痛;④肺实变体征和(或)湿性啰音;⑤白细胞>10×10^9/L或<4×10^9/L伴或不伴核左移。以上①+②~⑤项中任何一项,并除外肺结核、肺部肿瘤、非感染性肺间质病、肺水肿、肺不张、肺栓塞、肺嗜酸性粒细胞浸润症、肺血管炎等,CAP的临床诊断确立。

依据临床必要的实验室资料对CAP病情严重程度作出评估,从而决定治疗场所(门诊、住院或入住ICU),也是选择药物及用药方案的基本依据。评估病情主要有PSI和英国胸科学会(BTS)CRB-65标准简单分类,包括5个易测因素,即意识模糊(经一种特定的精神检测证实,或患者对人物、地点、时间的定向障碍)、BUN>7mmol/L(20mg/dl)、呼吸频率≥30次/分、低血压(收缩压<90mmHg,或舒张压≤60mmHg)、年龄≥65岁,取其首字母缩写即为CURB-65。评分0~1分的患者应门诊治疗,2分者应住院治疗,≥3分者则需进入ICU。其简化版(CRB-65)无须检测BUN,适于社区初诊。回顾性研究显示,按这

些标准入住 ICU 显得过于敏感,特异性较差,2007 年美国指南对重症 CAP 的标准进行了较大修改,凡符合 1 条主要标准或 3 条次要标准即可诊断为重症肺炎(表 2-4-1)。

表 2-4-1　重症肺炎诊断标准

次要标准

　　呼吸频率≥30 次/分

　　$PaO_2/FiO_2 \leqslant 250$

　　多肺段浸润

　　意识模糊/定向障碍

　　尿毒血症[BUN≥7mmol/L(20mg/dl)]

　　感染引起的白细胞减少(白细胞计数<4000 个/mm³)

　　血小板减少(血小板计数<100000 个/mm³)

　　低体温(深部体温<36℃)

　　低血压,须进行积极的液体复苏

主要标准

　　有创机械通气

　　感染性休克,须使用血管升压类药物

(二)病原学诊断

1.痰标本采集、送检和实验室处理检查　痰液是最方便和无创伤性病原学诊断标本,但易受到口咽部细菌的污染。因此痰标本质量的好坏、送检及时与否、实验室质控如何,将直接影响细菌的分离率和结果的解释。

(1)采集:需在抗生素治疗前采集标本。嘱患者先行漱口,并指导或辅助患者深咳嗽,留取脓性痰送检。无痰患者检查分枝杆菌或肺孢子菌可用高渗盐水雾化导痰。

(2)送检:一般要求在 2 小时内送检。延迟送检或待处理标本应置于 4℃保存(不包括疑及肺炎链球菌感染),且在 24 小时内处理。

(3)实验室处理:挑取脓性部分涂片进行瑞氏染色,镜检筛选合格标本(鳞状上皮细胞<10 个/低倍视野、多核白细胞>25 个/低倍视野,或两者比例<1∶2.5)。用血琼脂平板和巧克力平板两种培养基接种合格标本,必要时加用选择性培养基或其他培养基。可用 4 区划分法接种进行半定量培养。涂片油镜见到典型形态肺炎链球菌或流感嗜血杆菌有诊断价值。

2.检测结果诊断意义的判断

(1)确定的病原学诊断:从无污染的标本(血液、胸液、经支气管吸引或经胸壁穿刺)发现病原体,或者从呼吸道分泌物发现不在上呼吸道定植的可能病原体(如结核分枝杆菌、军团菌、流感病毒、呼吸道合胞病毒、副流感病毒、腺病毒、SARS-CoV、肺孢子菌和致病性真菌)。

(2)可能的病原学诊断:①呼吸道分泌物(咳痰或支气管镜吸引物)涂片或培养发现可能的肺部病原体且与临床相符合;②定量培养达到有意义生长浓度或半定量培养中至重度生长。

3.病原学诊断技术的运用和选择　门诊患者病原学检查不列为常规,但对怀疑有通常抗菌治疗方案不能覆盖的病原体感染(如结核)或初始经验性抗菌治疗无反应以及怀疑某些传染性或地方性呼吸道病原体等需要进一步进行病原学检查。住院患者应进行血培养(2 次)和呼吸道分泌物培养。经验性抗菌治疗无效者、免疫低下者、怀疑特殊感染而咳痰标本无法获得或缺少特异性者、需要鉴别诊断者可选择性通过纤支镜下呼吸道防污染采样或 BAL 采样进行细菌或其他病原体检测。非典型病原体(肺炎支原体、肺炎衣原体)血清学检测仅用于流行病学调查的回顾性诊断,不作为临床个体患者的常规处理依据,重症 CAP 推荐进行军团菌抗原或抗体检测。

【治疗】

(一)治疗原则

1.及时经验性抗菌治疗　临床诊断 CAP 患者在完成基本检查以及病情评估后应尽快进行抗菌治疗,有研究显示 30 分钟内给予首次经验性抗菌治疗较 4 小时后给予治疗的患者预后提高达 20%,表明越早给予抗菌治疗预后越好。药物选择的依据应是 CAP 病原谱的流行病学分布和当地细菌耐药监测资料、临床病情评价、抗菌药物理论与实践知识(抗菌谱、抗菌活性、药动学/药效学、剂量和用法、不良反应、药物经济学)和治疗指南等。还应强调抗菌治疗包括经验性治疗尚应考虑我国各地社会经济发展水平等多种因素。

2.重视病情评估和病原学检查　由于经验性治疗缺乏高度专一性和特异性,在治疗过程中需要经常评价整体病情的治疗反应。初始经验性治疗 48～72 小时或稍长一些时间后病情无改善或反见恶化,按无反应性肺炎寻找原因并进行进一步处理。

3.初始经验性治疗　要求覆盖 CAP 最常见病原体按病情分组覆盖面不尽相同(见后)。近年来非典型病原体及其与肺炎链球菌复合感染增加。经验性推荐 β-内酰胺类联合大环内酯类或呼吸喹诺酮类(左氧氟沙星、莫昔沙星、加替沙星)单用。增殖期杀菌剂和快速抑菌剂联合并未证明会产生过去所认为的拮抗作用。

4.减少不必要住院和延长住院治疗　在轻中度和无附加危险因素的 CAP 提倡门诊治疗,某些需要住院者应在临床病情改善后将静脉抗生素治疗转为口服治疗,并早期出院。凡病情适合于住普通病房治疗者均提倡给予转换治疗。其指征:①咳嗽气急改善;②体温正常;③白细胞下降;④胃肠能耐受口服治疗。选择转换药物如 β-内酰胺类口服剂型其血药浓度低于静脉给药,称为降级治疗,不影响疗效;而如果选择氟喹诺酮类或大环内酯类,则其血药浓度与静脉给药相近称为序贯治疗。事实上序贯治疗常与转化治疗概念混用,降级治疗一词应用相对较少。

5.抗菌治疗疗程视病原体决定　肺炎链球菌和其他细菌肺炎一般疗程 7～10 天,肺炎支原体和肺炎衣原体肺炎 10～14 天;免疫健全宿主军团菌病 10～14 天,免疫抑制宿主则应适当延长疗程。疗程尚需参考基础疾病、细菌耐药及临床病情严重程度等综合考虑,既要防止疗程不足,更要防止疗程过长。目前,疗程总体上趋于尽可能缩短。

(二)经验性抗菌治疗方案

1.门诊患者经验性治疗

(1)无心肺基础疾病和附加危险因素患者:常见病原体为肺炎链球菌、肺炎支原体、肺炎衣原体(单独或作为复合感染)、流感嗜血杆菌、呼吸道病毒及其他如军团菌、结核分枝杆菌、地方性真菌。推荐抗菌治疗:新大环内酯类(阿奇霉素、克拉霉素等)、多西环素。在我国抗生素应用水平较低、预计肺炎链球菌很少耐药的地区仍可选用青霉素或第一代头孢菌素,但不能覆盖非典型病原体。大环内酯类体外耐药性测定(MIC)显示耐药特别是 M-表型耐药(mef 基因,MIC≤16μg/ml)与临床治疗失败并无相关,此类药物细胞内和肺泡衬液中浓度高,其对临床疗效的影响较血清水平更重要。

(2)伴心肺基础疾病和(或)附加危险因素患者:这里附加危险因素指:①肺炎链球菌耐药(DRSP)危险性,包括年龄>65 岁、近 3 个月内接受内酰胺类抗生素治疗、免疫低下、多种内科合并症和密切接触托幼机构生活儿童者;②感染肠道革兰阴性杆菌危险性,包括护理院内生活、基础心肺疾病、多种内科合并症、近期接受过抗生素治疗。此类患者常见病原体为肺炎链球菌(包括 DRSP)、肺炎支原体、肺炎衣原体、复合感染(细菌＋非典型病原体)、流感嗜血杆菌、肠道革兰阴性杆菌、呼吸道病毒、卡他莫拉菌、军团菌、厌氧菌、结核分枝杆菌等。推荐抗菌治疗为β-内酰胺类[口服第二、三代头孢菌素、高剂量阿莫西林(3.0g/d)、阿莫西林/克拉维酸、氨苄西林/舒巴坦，或头孢曲松/头孢噻肟与第三代口服头孢菌素转换治疗]+大环内酯类/多西环素，或呼吸喹诺酮类(左氧氟沙星、莫昔沙星、加替沙星)单用。

2.住院(普通病房)患者经验治疗

(1)伴心肺疾病和(或)附加修正因素(同上)：常见病原体为肺炎链球菌(包括 DRSP)、流感嗜血杆菌、肺炎支原体、肺炎衣原体、复合感染(细菌+非典型病原体)、厌氧菌、病毒、军团菌、结核分枝杆菌、肺孢子菌等。推荐抗菌治疗为静脉应用 β-内酰胺类(头孢噻肟、头孢曲松)或 β-内酰胺类-酶抑制剂复方制剂联合口服或静脉应用大环内酯类/多西环素，或呼吸喹诺酮类先静脉给药然后转换为口服给药。

(2)无心肺疾病和附加修正因素(同上)：常见病原体为肺炎链球菌、流感嗜血杆菌、肺炎支原体、肺炎衣原体、复合感染、病毒、军团菌等。推荐抗菌治疗为静脉应用大环内酯类或 β-内酰胺类，或呼吸喹诺酮类。

3.入住 ICU 重症肺炎的经验性治疗

(1)无铜绿假单胞菌危险：主要病原体为肺炎链球菌(包括 DRSP)、军团菌、流感嗜血杆菌、肠道革兰阴性杆菌、金黄色葡萄球菌、肺炎衣原体、呼吸病毒等。推荐治疗方案为静脉应用 β-内酰胺类(头孢噻肟、头孢曲松)+静脉大环内酯类，或喹诺酮类。

(2)伴铜绿假单胞菌危险：其危险因素为结构性肺病(支气管扩张症)、糖皮质激素治疗(泼尼松>10mg/d)、近 1 个月内广谱抗生素治疗>7 天、营养不良等。推荐治疗为静脉抗假单胞 β-内酰胺类(头孢吡肟、哌拉西林/他唑巴坦、头孢他啶、头孢哌酮/舒巴坦、亚胺培南、美罗培南)+静脉抗假单胞菌喹诺酮类(环丙沙星、左氧氟沙星)，或静脉抗假单胞菌 β-内酰胺类+静脉氨基糖苷类+大环内酯类/非抗假单胞菌喹诺酮类。

CAP 抗菌治疗选择存在一个重要争议，即第四代喹诺酮类药物抗肺炎链球菌活性明显提高的莫昔沙星、吉米沙星等呼吸喹诺酮类(也包括左氧氟沙星)是否可以作为第一线选。择 1999 年美国 CDC 肺炎链球菌耐药工作组(DRSPWG)主张呼吸喹诺酮类仅能用于：①大环内酯类和 β-内酰胺类治疗无效或过敏患者；②高水平 PRSP (MIC≥4μg/ml)感染患者。主要是担心其耐药和交叉耐药。但近年来随着研究深入，这一主张已趋于松动。2003 年美国感染病学会(IDSA)发表新修订的 CAP 指南推荐门诊患者近 3 个月内用过抗生素者可首选呼吸喹诺酮类。另一个争议是大环内酯类的地位问题。如前所述如果肺炎链球菌没有耐药危险因素或者大环内酯类仅是 mef 基因介导耐药(泵出机制)，而非 erm 基因介导耐药(靶位改变)，大环内酯类仍可应用，因为它覆盖呼吸道胞外菌和非典型病原体，在无基础疾病的轻症 CAP 可以单用。在中重症或有基础疾病患者大环内酯类和 β-内酰胺类联合治疗是公认"经典"方案，目的是用大环内酯类覆盖非典型病原体。

(三)支持治疗

重症 CAP 需要积极的支持治疗，如纠正低蛋白血症、维持水电解质和酸碱平衡，循环及心肺功能支持包括机械通气等。

无反应性肺炎：应按照以下临床途径进行评估：①重新考虑 CAP 的诊断是否正确，是否存在以肺炎为表现的其他疾病，如肺血管炎等；②目前治疗针对的病原是否为致病病原，是否有少见病原体如分枝杆菌、真菌等感染的可能性；③目前针对的病原体是否可能耐药，判断用药是否有必要针对耐药菌进行抗感染升级治疗；④是否有机械性因素如气道阻塞造成的抗感染不利情况；⑤是否忽视了应该引流的播散感染灶，如脑脓肿、脾脓肿、心内膜炎等；⑥是否存在药物热可能性。

其原因包括：①治疗不足，治疗方案未覆盖重要病原体(如金黄色葡萄球菌、假单胞菌)或细菌耐药(耐药肺炎链球菌或在治疗过程中敏感菌变为耐药菌);②少见病原体(结核分枝杆菌、真菌、肺孢子菌、肺吸虫等);③出现并发症(感染性或非感染性);④非感染性疾病。如果经过评估认为治疗不足可能性较大时,可以更改抗菌治疗方案再进行经验性治疗,一般说如果经过一次更换方案仍然无效则应进一步拓展思路寻找原因并进行更深入的诊断检查,如 CT、侵袭性采样、血清学检查、肺活检等。

【预后】

eta 分析显示不需要住院的 CAP 的病死率小于 1%,需要住院的 CAP 总体病死率为 13.7%,老年患者约 17.6%,并发败血症为 19.6%,而需要入住 ICU 的 CAP 病死率可达36.5%。

【预防】

在流感暴发流行时应用盐酸金刚烷胺可明显减轻症状,缩短病程,能否减少肺炎并发症有待证明。多价肺炎链球菌疫苗可使 85% 以上的健康老年人减少肺炎链球菌肺炎的发生。但是对于有一定基础疾病者保护率较低。流感嗜血杆菌疫苗亦有较好保护效果。

(韩颖莉)

第五节　医院获得性肺炎

医院获得性肺炎(HAP),简称医院内肺炎(NP),是指患者入院时不存在、也不处于感染潜伏期,而于入院 48 小时后在医院内发生的肺炎,包括在医院内获得感染而于出院后 48 小时内发生的肺炎。呼吸机相关肺炎(VAP)是指建立人工气道(气管插管/切开)同时接受机械通气 24 小时后,或停用机械通气和拔除人工气道 48 小时内发生的肺炎,是 HAP-种常见而严重的类型。

目前对医院获得性肺炎的定义未能完全统一。2004 年由美国胸科学会(ATS)和美国感染病学会(ID-SA)发布的诊治指南中,规定医院获得性肺炎(HAP)包括呼吸机相关肺炎和卫生保健相关肺炎(HCAP)。并定义 HCAP 是指以下任何一种情况出现的社区获得性肺炎,即感染发生前 90 天内曾入住急性病医院 2 天以上住于疗养院或一些长期护理机构,或感染发生前 30 天内接受过静脉抗生素治疗或化疗或伤口护理、在医院或血透诊所照料患者的工作人员。2008 年美国 CDC 则对沿用 20 年的医院感染定义进行了大的修订,决定使用"医疗相关感染"或缩写 HAI,不再使用 nosocomial(医院内的)一词。医院获得性肺炎也改用医疗相关肺炎,英文缩写仍为 HAP,停止使用 nosocomial pneumonia 一词。为避免混淆,本节仍采用传统的定义。HCAP 可理解为一组特别的类型,虽然属于社区获得性肺炎,但是病原学构成、抗菌药物选择更接近于 HAP。

【病原学】

HAP 多数由细菌引起,在免疫正常患者很少发生真菌或病毒引起的肺炎。由于患者组成、应用的诊断措施和标准不同,HAP 的病原学报告有所不同。细菌仍是当前 HAP 最常分离到的病原体,约 1/3 为混合感染。国外有报告在明确的 HAP 中,高达 54% 的标本未培养出微生物病原体,可能与细菌培养前患者已使用抗菌药物、检验技术不足或病毒和非典型病原体的检测措施没有常规开展有关。HAP 病原体构成见表 2-5-1。常见细菌包括革兰阴性杆菌,如铜绿假单菌胞、肺炎克雷伯杆菌、不动杆菌;革兰阳性球菌,如金黄色葡萄球菌(金葡菌)特别是 MRSA。金葡菌引起的感染在糖尿病、头颅外伤和 ICU 住院患者中常见。

不同的起病时间、基础状况、病情严重程度,甚至不同的地区、医院和部门,HAP 的病原谱存在明显差异。早发性 HAP,以流感嗜血杆菌、肺炎链球菌、甲氧西林敏感金葡菌(MSSA)和肠杆菌科细菌为常见;晚发性 HAP,则以耐药率高的革兰阴性杆菌,如铜绿假单胞菌、鲍曼不动杆菌、产广谱 β-内酰胺酶(ESBL)的肺炎克雷伯杆菌以及革兰阳性球菌如甲氧西林耐药金葡菌（MRSA）等多重耐药菌常见。多重耐药菌（MDR）引起 HAP 的比例逐年上升，铜绿假单胞菌仍是 HAP 十分重要的病原体。鲍曼不动杆菌近年来则增加显著，在 ICU 中常引起小规模的暴发。肺炎克雷伯杆菌中，产 ESBL 菌株的比例越来越高。除 HAP 起病时间外，先期使用抗菌药物、住护理院等也是多重耐药菌的危险因素，见表 2-5-2。

表 2-5-1   医院内肺炎的病原构成

病原体	构成比（%）
革兰阴性杆菌（铜绿假单胞菌、不动杆菌、肠杆菌科）	50～70
金葡菌	15～30
厌氧菌	10～30
流感嗜血杆菌	10～20
肺炎链球菌	10～20
军团菌	4
病毒（CMV、流感病毒、RSV 等）	10～20
真菌	＜1

表 2-5-2   多重耐药菌（MDR）病原体感染导致 HAP、VAP、HGAP 的危险因素

- 肺炎发病前 90 天内用过抗菌药物
- 肺炎发病前住院时间已超过 5 天
- 所在社区和医院高发的细菌耐药率
- 存在卫生保健相关肺炎（HCAP）的危险因素

  之前 90 天内曾住院超过 2 天

  住在疗养院及其他医疗机构

  家中输液治疗（包括抗生素）

  30 天内进行透析治疗

  家庭伤口护理

  家庭成员存在 MDR 病原体

  - 疾病或治疗引起的免疫抑制

军团菌肺炎罕见，多为散发病例，但在免疫抑制患者中比例增加。在水源被军团菌污染的医院中，军团菌引起的 HAP 常见。国内尚未见到确切的发病统计资料。厌氧菌所致的 HAP 报道少见，可发生于误吸的非插管患者，如容易出现误吸的基础疾病如脑卒中、昏迷，VAP 中少见。

真菌引起的 HAP，多发生于免疫受损患者。虽然痰培养真菌分类率很高，但 HAP 证实由真菌引起者很少。临床分离株中以念珠菌最常见，占 80% 以上，由于念珠菌可定植在免疫健全的患者，因此即使气管内吸引物中分离出念珠菌也并不代表感染，多数不需要治疗；医院内曲霉菌肺炎甚少，多见于粒细胞缺乏症等免疫功能严重受损宿主。

病毒引起的 HAP 可呈现暴发，通常有季节性。成人散发病例中以巨细胞病毒（CMY）为重要，常伴免疫抑制。流感病毒、副流感病毒、腺病毒、呼吸道合胞病毒占病毒性肺炎的 70%。呼吸道合胞病毒引起的细支气管炎和肺炎在儿科病房更常见。这些病毒感染的诊断通常依靠抗原检测、病毒培养和抗体检查以确诊。流感病毒 A 是最常见的引起医院内病毒性肺炎的病原。流感可通过喷嚏、咳嗽等在人与人之间传播。在易感人群中接种流感疫苗，早期抗病毒治疗可有效降低医院或护理机构内流感的传播。

【流行病学】

根据全国医院感染监测资料,HAP是我国最常见的医院感染类型。在欧美等发达国家也居第2~3位。全球范围内HAP的发病率为0.5%~5.0%。文献报告的HAP发病率中,教学医院是非教学医院的2倍;ICU是普通病房的数倍至数十倍;胸腹部手术是其他手术的38倍;机械通气是非机械通气的7~21倍。在美国骨髓移植患者HAP发病率20%,实质脏器移植后最初,3个月有4%发生细菌性肺炎,其中肺移植22%,肝移植17%,心脏移植5%,肾移植1%~2%。

HAP病死率为20%~50%,明显高于社区获得性肺炎的5%~6.3%。感染致死病例中HAP占60%。机械通气患者中,VAP累积发病率为18%~60%。按机械通气日(VDs)计,内外科ICU成年VAP发病率为15~20例次/1000VDs;ARDS患者VAP发病率高达42例次/1000VDs;VAP病死率25%~76%,归因病死率24%~54%。近年来,美国采用组合干预方法后,VAP发病率已经明显下降。在美国,肺炎使患者的住院日平均延长7~9天,每例患者要为此额外付出40000美元以上的费用。

meta分析显示我国HAP总体发病率为2.33%。不同人群HAP发病率差异也很大,老年、ICU和机械通气患者HAP发病率分别为普通住院患者的5倍、13倍和43倍。51篇研究报告共监测的4468例HAP中死亡1076例,病死率为24.08%。上海市监测资料显示,因HAP造成住院日延长31天,每例平均增加直接医疗费用高达18386.1元。

【发病机制与危险因素】

误吸口咽部定植菌是HAP最主要的发病机制。50%~70%健康人睡眠时可有口咽部分泌物吸入下呼吸道。吞咽和咳嗽反射减弱或消失如老年、意识障碍、食管疾患、气管插管、鼻胃管、胃排空延迟及张力降低者更易发生误吸。正常成人口咽部革兰阴性杆菌(GNB)分离率少于5%,住院后致病菌定植明显增加。口咽部GNB定植增加的相关因素还有抗生素应用、胃液反流、大手术、基础疾病和内环境紊乱如慢性支气管肺疾病、糖尿病、酒精中毒、白细胞减少或增高、低血压、缺氧、酸中毒、氮质血症等。

研究表明胃腔内细菌可能是口咽部定植致病菌的重要来源。正常情况下,胃液pH为1.0,胃腔内极少细菌。胃液酸度下降、老年、酗酒、各种胃肠道疾病、营养不良和接受鼻饲者、应用止酸剂或H_2受体阻滞剂可使胃内细菌定植大量增加。胃液pH>4.0时细菌检出率为59%,pH<4.0时仅14%。笔者调查外科术后患者也发现胃液pH 2~8,胃内细菌定植率由13.3%升至100.0%,平均浓度由103.0CFU/ml升至106.3CFU/ml。胃内细菌引起HAP的机制可能为直接误吸胃液,也可能是细菌先逆向定植于口咽部,再经吸入而引发肺炎。

带菌气溶胶吸入是HAP的另一发病机制。曾有报告雾化器污染导致HAP暴发流行。对呼吸机雾化器、氧气湿化瓶水污染引发HAP的危险也不能低估。曾调查国内氧气湿化瓶,微生物污染率为45%,部分细菌浓度高达106CFU/ml。在儿科病房的医院内病毒性肺炎是通过咳嗽、打喷嚏甚至谈话、呼吸散布的飞沫或气溶胶传播。流行病学资料显示,SARS的传播途径主要为近距离飞沫传播,部分可为接触污染分泌物经黏膜感染。受军团菌污染的淋浴水和空调冷凝水可产生气溶胶引起HAP。一般认为,经空气或气溶胶感染HAP的主要病原体为多种呼吸道病毒、结核分枝杆菌、曲霉菌等,而普通细菌经此发病机制引起HAP者较少见。经人工气道或鼻腔/口腔吸痰过程中细菌的直接种植不应忽视,特别是医院感染管理不严、控制措施实施不佳的ICU。血道播散引起的HAP较少,多见于机体免疫功能低下、严重腹腔感染、大面积皮肤烧伤等易于发生菌血症的患者。

宿主和治疗相关因素导致防御功能降低在肺炎发病中起了重要作用。HAP多见于大于65岁的老年人、有严重基础疾病、免疫抑制状态、心肺疾病、胸腹手术后的患者。危险因素可分为四大类。

1.患者自身的因素,如高龄(70岁以上),营养不良,导致免疫抑制的严重基础疾病包括烧伤、严重外伤。

2.增加细菌在口咽部和(或)胃部的定植,如抗菌药物的应用、入住 ICU、慢性呼吸系统疾病、用西咪替丁预防应激性胃出血(不论是否用制酸剂)。

3.促进气溶胶或定植菌吸入和反流,包括平卧位,中枢神经系统疾病,意识障碍特别是闭合式颅脑损伤或昏迷,气管插管,鼻胃管留置,头颈部、胸部或上腹部的手术,因严重创伤或疾病导致的活动受限。其中气管内插管/机械通气损坏了患者的第一线防御,是 HAP 最重要的危险因素。

4.医护人员的手被细菌污染、有细菌定植、被污染的呼吸设施使用延长,或呼吸机回路管道频繁更换(≤24 小时)、近期有过支气管镜检查等。

【临床表现】

多为急性起病,但不少可被基础疾病掩盖,或因免疫功能差、机体反应削弱致使起病隐匿。咳嗽、脓痰常见,部分患者因咳嗽反射抑制而表现轻微甚至无咳嗽,甚至仅表现为精神萎靡或呼吸频率增加;不少患者无痰或呈现少量白黏痰;在机械通气患者仅表现为需要加大吸氧浓度或出现气道阻力上升。发热最常见,有时会被基础疾病掩盖,应注意鉴别。少数患者体温正常。重症 HAP 可并发急性肺损伤和 ARDS、左心衰竭、肺栓塞等。查体可有肺湿性啰音甚至实变体征,视病变范围和类型而定。

胸部 X 线可呈现新的或进展性肺泡浸润甚至实变,范围大小不等,严重者可出现组织坏死和多个小脓腔形成。在 VAP 可以因为机械通气肺泡过度充气使浸润和实变阴影变得不清,也可以因为合并肺损伤、肺水肿或肺不张等发生鉴别困难。粒细胞缺乏、严重脱水患者并发 HAP 时 X 线检查可以阴性,肺孢子虫肺炎有10%～20%患者 X 线检查完全正常。

【诊断】

(一)HAP 的临床诊断

X 线显示新出现或进展性肺部浸润性病变合并以下之一者,在排除其他基础疾病如肺不张、心力衰竭、肺水肿、药物性肺损伤、肺栓塞和 ARDS 后,可作出临床诊断。①发热＞38℃;②近期出现咳嗽、咳痰,或原有呼吸道症状加重,并出现脓痰,伴或不伴胸痛;③肺部实变体征和(或)湿性啰音;④WBC＞$10×10^9$/L 伴或不伴核左移。早期诊断有赖于对 HAP 的高度警惕性,高危人群如昏迷、免疫功能低下、胸腹部手术、人工气道机械通气者,出现原因不明发热或热型改变;咳嗽、咳痰或症状加重、痰量增加或脓性痰;氧疗患者所需吸氧浓度增加,或机械通气者所需每分通气量增加,均应怀疑 HAP 的可能,及时进行 X 线检查。

值得指出的是,现行有关 HAP 诊断标准中,普遍存在特异性较低的缺陷,尤其是 VAP。肺部实变体征和(或)湿啰音对于 VAP 很少有诊断意义。脓性气道分泌物虽有很高的敏感性,但特异性差。据尸检研究发现,气道脓性分泌物而 X 线阴性,可以是一种肺炎前期征象。另外,有研究显示机械通气患者出现发热、脓性气道分泌物、白细胞增高和 X 线异常,诊断特异性不足50%。即使经人工气道直接吸引下呼吸道分泌物进行细菌培养,特异性也不理想。研究表明采用综合临床表现、X 线影像、氧合指数和微生物检查的"临床肺部感染评分(CPIS)"法诊断 VAP 可提高其敏感性和特异性。CPIS≥6 分时,VAP 的可能性较大。最早的 CPIS 系统需要病原学结果,不能被用来筛查 HAP。有人应用改良的 CPIS 系统,无须病原学结果。另一种方法是利用 BAL 或保护性毛刷(PSB)采样标本的革兰染色结果计算 CPIS 得分,证实 VAP 患者得分较未证实的 VAP 患者得分明显升高。一些临床低度怀疑 VAP 的患者(CPIS 得分不超过 6 分)可在第 3 天之后安全停用抗生素。

(二)病情严重程度评价

出现以下任何一项者,应认为是重症 HAP:①需入住 ICU;②呼吸衰竭需要机械通气或 FiO_2＞35%才能维持 SaO_2＞90%;③X 线上病变迅速进展,累及多肺叶或空洞形成;④严重脓毒血症伴低血压和(或)器官功能紊乱的证据(休克:收缩压<90mmHg 或舒张压<60mmHg,需要血管加压药>4 小时;肾功能损害:尿量<20ml/h 或<80ml/4h,除外其他可解释原因),急性肾衰竭需要透析。除重症外均归入轻中症。晚发 HAP 和 VAP 大多为多重耐药菌感染,在处理上不论其是否达到重症标准,一般亦按重症治疗。

(三)病原学诊断

虽然一些基础疾病和危险因素有助于对感染病原体的判定,如昏迷、头部创伤、近期流感病毒感染、糖尿病、肾衰竭者容易并发金葡菌肺炎;铜绿假单胞菌的易感因素为长期住 ICU,长期应用糖皮质激素、广谱抗生素,支气管扩张症,粒细胞缺乏症,晚期 AIDS;军团菌的易感因素则为应用糖皮质激素、地方性或流行性因素;腹部手术和吸入史者,则要考虑厌氧菌感染,但由于 HAP 病原谱复杂、多变,而且多重耐药菌频发,应特别强调开展病原学诊断。

呼吸道分泌物细菌培养要重视半定量培养,HAP 特别是 VAP 的痰标本病原学检查存在的问题主要是假阳性。培养结果意义的判断需参考细菌浓度,同时建议常规进行血培养。普通咳痰标本分离到的表皮葡萄球菌、除诺卡菌外的其他革兰阴性杆菌、除流感嗜血杆菌外的嗜血杆菌属细菌、微球菌、肠球菌、念珠菌属和厌氧菌临床意义不明确,一般不予考虑。建立人工气道的患者,则可将气管插管吸引物(ETA)送检,污染可减少。对于部分重症肺炎在经验性治疗失败后,应尽早衡量利弊开展微创伤性病原学采样技术如 PSB 采样和防污染 BAL。

应用 ETA、BAL、PSB 标本定量培养的方法判断肺炎病原体:细菌生长浓度超过规定阈值,可判断为肺炎的病原体;低于规定阈值浓度则可认为是定植或污染菌。ETA 采用 10^6 CFU/ml 的阈值,诊断肺炎的敏感性为 76%±9%,特异性为 75%±28%;BAL 标本采用 10^4 CFU/ml 或 10^5 CFU/ml 的阈值。含较多鳞状上皮的标本提示可能存在上呼吸道分泌物污染,敏感性为 73%±18%,特异性为 82%±19%。应用回收细胞的胞内含病原诊断肺炎的敏感性为 69%±20%,特异性为 75%±28%,此法可快速得出肺炎的诊断,但不能准确判断病原体种类;PSB 的阈值为 10^3 CFU/ml,标本质量较难确定,敏感性和特异性分别为 66%±19% 和 90%±15%。不能用支气管镜采集 BAL 或 PSB 时,可用盲法取样。盲法取材与经支气管镜取材的敏感性及特异性类似,应用同样的阈值,前者的阳性率更高。

在免疫损害宿主应重视特殊病原体(真菌、肺孢子菌、分枝杆菌、CMV)的检查,临床采样可考虑经支气管肺活检甚至开胸活检。开胸肺活检采集标本进行病原学检查是诊断肺炎最准确的方法,临床较少使用,仅限于病情持续恶化,经多种检测无法证明感染或需尽快作出某种特异性诊断时。

【治疗】

包括抗感染治疗、呼吸治疗如吸氧和机械通气、免疫治疗、支持治疗以及痰液引流等,以抗感染治疗最重要。早期正确的抗生素治疗能够使 HAP 患者的病死率至少下降一半。对于那些使用了错误的经验性抗菌药物的患者,即使根据微生物学资料对药物进行调整,也不能显著改善病死率。因此,在临床怀疑 HAP 时,尤其是重症肺炎,应立即开始正确的经验性抗感染治疗。

选择经验性抗菌药物时,需要考虑患者的病情严重程度、早发还是晚发、有无 MDR 危险因素等诸多因素,力求覆盖可能的致病菌。2005 年美国 ATS/IDSA 发布的指南,将 HAP 分成两类,即无 MDR 危险因素的早发性 HAP 和有 MDR 危险因素的晚发或重症 HAP,可能的致病菌和推荐的抗菌药物。

【预防】

1.只要无反指征,应采取半卧位(头部抬高 30°),以有效减少吸入和 HAP 的发病。尽量避免使用可抑制呼吸中枢的镇静药、止咳药。

2.口腔卫生。对降低 HAP 非常重要和有效。国外积极推荐对 ICU 患者要求每天多次刷牙。自主活动困难,尤其是昏迷患者或气管插管患者,要用 0.1%～0.3% 氯己定冲洗口腔,每 2～6 小时 1 次。

3.对呼吸治疗器械要严格消毒、灭菌。直接或间接接触下呼吸道黏膜的物品,如面罩、气管插管和气管套管、呼吸机的管道回路、Y接口、纤维支气管镜及其配件、直接喉镜、咬口、肺功能测试管道、湿化器、雾化器与储液罐、人工口和鼻、吸引管等,须经灭菌或高水平消毒。高水平消毒可采用76℃30分钟加热,或选用有关的化学消毒剂浸泡20分钟。化学消毒后的物品应经适当的水淋洗、干燥、包装,处理过程中要避免物品再次污染。

4.尽量使用无创通气预防VAP。

5.使用气囊上方带侧腔的气管插管有利于积存于声门下气囊上方分泌物的引流,减少VAP发生。对同一患者使用的呼吸机,其呼吸回路管道,包括接管、呼气活瓣以及湿化器,目前主张更换时间不要过于频繁即短于48小时的间隔,除非有肉眼可见的分泌物污染;不同患者之间使用时,则要经过高水平消毒。在呼吸回路的吸气管道与湿化罐之间放置滤菌器对预防HAP的作用不确切。湿化器水要用无菌水。呼吸机的内部机械部分,不需常规灭菌或消毒。不同患者间进行下呼吸道吸引时,要更换整个长条吸引管和吸引瓶。去除吸引管上的分泌物,要用无菌水。连接呼吸机管道上的冷凝水要及时除去,操作时要当心避免冷凝水流向患者侧。使用热-湿交换器(人工鼻)可减少或避免冷凝水形成。尽早撤去呼吸机,拔除气管插管前应确认气囊上方的分泌物已被清除。

6.手部清洁和洗手是预防HAP简便而有效的措施。严格执行手卫生规则,可减少ICU内HAP至少20%~30%。不论是否戴手套,接触黏膜、呼吸道分泌物及其污染的物品之后,或接触带气管插管或气管切开的患者前后,或接触患者正在使用的呼吸治疗设施前后,或接触同一患者污染的身体部位后,均应进行手卫生。WHO推荐使用含有皮肤保护成分的酒精擦手液进行手卫生,替代常规洗手(当手部明显可见污垢时须洗手),消毒效果和临床对手卫生的依从性明显增加。

7.对粒细胞减少症、器官移植等高危人群,除应用粒细胞巨噬细胞集落刺激因子(GM-CSF)外,应采用保护性隔离技术如安置于层流室,医务人员进入病室时戴口罩、帽子和穿无菌隔离衣。

8.预防应激性溃疡时,要使用不会导致胃液pH升高的药物,如采用硫糖铝而避免使用H_2受体阻滞剂和抗酸剂。有研究报告鼻饲液酸化可降低胃腔细菌定植,在进一步证实其有效性以前,不推荐常规应用。

9.选择性胃肠道脱污染和口咽部脱污染,虽然能减少HAP发病,但有诱发耐药菌株的危险,研究显示此法并不能明显降低重症患者的死亡率,因此不提倡普遍使用。为减少耐药菌产生,要避免呼吸道局部使用抗生素。

10.细菌疫苗在肺炎链球菌肺炎的预防上取得较明显效果,对易感人群如老年、慢性心肺疾病、糖尿病、免疫抑制者,可采用肺炎链球菌酯多糖疫苗预防感染,但对于其他细菌感染尚无有效的特异性疫苗供应。

在强调各种预防措施的同时,不能忽视感染控制教育的重要性。研究表明,单纯依靠感染控制教育,可以使肺炎的发病率从4.0%下降至1.6%。

(唐国清)

第六节　肺脓肿

【定义及概况】

肺脓肿是表现为肺实质破坏的化脓性感染,产生一个或多个大的空腔,可形成液气平面。有学者把类似表现的多发的直径小于2cm的小脓腔的肺部感染定义为坏死性肺炎。肺脓肿和坏死性肺炎是同一病理过程的不同表现。其早期表现与普通肺炎相类似,没有产生空腔或脓肿,但由于得不到有效治疗,疾病进展为肺脓肿或坏死性肺炎。

【病因及发病机制】

肺脓肿最重要的背景因素是吸入,通常与意识改变相关,常见的包括酗酒、脑血管意外、全身麻醉、药物过量或吸毒、癫痫发作、糖尿病昏迷等。其他容易引起吸入的因素还包括因食管疾病或神经系统疾病引起的吞咽困难、肠梗阻、扁桃体切除术、拔牙,以及70%影响贲门括约肌功能的情况,如鼻饲管、气管插管等。有研究用放射性示踪技术发现,70%深昏迷的患者和45%处于深睡眠状态的健康人存在吸入。而吸入在深昏迷的病人更频繁、更广泛。正常的清除机制受损或大量吸入,超过机体清除能力导致肺部感 H2 酗酒和住院或护理院的病人,通常口咽部有革兰阴性杆菌定植,特别是气管插管和服用 H2 受体阻滞剂或制酸剂的病人。导致肺脓肿或坏死性肺炎的第二类常见因素是牙周病或牙龈炎。没有牙齿的人很少发生肺脓肿。如果这类病人患有肺脓肿,需警惕支气管肺癌的可能。其他的一些易患因素包括支气管扩张,肺栓塞继发感染、脓栓栓塞、吸入细菌气溶胶、腹腔感染蔓延等。支气管阻塞继发化脓性感染是另一个重要机制。其他一些因素还包括糖尿病昏迷、恶性肿瘤、获得性免疫缺陷性疾病以及其他一些免疫妥协的情况。接受免疫抑制剂治疗的病人可因奴卡菌或其他细菌感染出现多发性肺脓肿。

病原体常为上呼吸道、口腔的定植菌,包括需氧、厌氧、兼性厌氧菌。90%的患者合并有厌氧菌感染,通常是混合感染,毒力较强的厌氧菌在部分患者可单独治病。常见的其他病原体包括金黄色葡萄球菌、化脓性链球菌、肺炎克雷白杆菌和铜绿假单胞菌。大肠埃希菌和流感嗜血杆菌也可引起坏死性肺炎。根据感染途径,肺脓肿可分为吸入性肺脓肿、继发性肺脓肿、血源性肺脓肿。

一项对于26例肺脓肿的前瞻性研究发现:26例经气管吸引的标本中24例培养出厌氧菌,其中16例只检出厌氧菌,包含4例为单一厌氧菌菌株,其余8例同时培养出需氧菌及兼性需氧菌;平均每个病人分离出3.1株细菌(厌氧菌2.6株)。分离出的厌氧菌以革兰阴性杆菌和革兰阳性球菌多见。

另一研究显示,28例厌氧性坏死性肺炎中,20例只检出厌氧菌,所有病人中平均每例含2.3株厌氧菌和0.4株需氧菌。分离出的厌氧菌主要包括坏死梭杆菌、其他一些类杆菌属、厌氧或微厌氧的链球菌、球菌等。放线菌可直接引起坏死性肺炎。

对厌氧性或混合厌氧性脓胸的回顾性研究表明,平均每个标本含3.5株厌氧菌和1.1株需氧菌或兼性厌氧菌。另46例肺脓肿的研究表明,只分离出厌氧菌的仅19例,主要的非厌氧菌是溶血性链球菌,主要的厌氧菌主要为有色或无色的普氏菌属、类杆菌属(包括脆弱杆菌属、核粒梭杆菌、消化链球菌)等。尽管梭状菌属,包括梭状芽孢杆菌,可引起坏死性肺炎、脓胸和其他一些厌氧菌肺部感染,但相关的临床研究却不多。

来源于社区或者住院患者吸入的病原有很大差别。社区获得性吸入性肺炎主要是厌氧菌感染,有研究表明38例患者中35例分离到厌氧菌,其中25例为单一菌株。而院内获得性吸入性肺炎的病原体与其他院内感染的病原体相类似,主要包括葡萄球菌、各种需氧或兼性需氧的革兰阴性杆菌,如肺炎克雷白杆菌、绿脓杆菌、变形杆菌等。最近,社区获得性肺脓肿细菌谱出现一个重要改变,21%肺脓肿由肺炎克雷白杆菌感染所致,另外,青霉素及克林霉素耐药的厌氧菌及米勒链球菌感染比例亦较以往明显增加。Nichols 和 Smith 的研究表明,与正常人相比,十二指肠溃疡出血或梗阻、胃溃疡、恶性肿瘤等患者的胃中含更复杂的菌群,包括口咽部的各种细菌如链球菌、各种厌氧菌以及大肠杆菌,甚至脆弱杆菌。这部分病人吸入胃内容物更容易引起肺部感染,且引起感染的细菌与常规的又有所差别。长期服用 Hz 受体拮抗剂和制酸剂的患者,胃液 pH 值改变,胃及口咽常出现革兰阴性杆菌逆行性定植。

引起坏死性肺炎常见的其他几个细菌包括金黄色葡萄球菌、化脓性链球菌、肺炎克雷白杆菌、铜绿假单胞菌等。肺炎链球菌偶然也可导致肺脓肿的发生。另外,一些革兰阴性杆菌,如大肠杆菌、军团菌甚至变形杆菌等可导致肺坏死。其他一些不常见的但值得注意的细菌还包括奴卡(放线)菌属、红球菌属、沙门菌、分枝杆菌等。一些非细菌性病原体亦可致肺脓肿,包括寄生虫(如并殖吸虫属、阿米巴属等)、真菌(如曲霉、隐球菌、组织胞浆菌、芽生菌属、球孢子菌属等)。

血源性肺脓肿主要由三类细菌血行播散到肺引起,包括革兰阳性球菌、尤其是葡萄球菌、革兰阴性肠杆菌以及厌氧菌。多发的肺脓肿很可能是血源性的,常因为菌血症或脓栓栓塞引起。最常见的引起血源性肺脓肿的是葡萄球菌菌血症。革兰阴性肠杆菌感染导致的血源性肺脓肿常与尿路感染、诊疗性操作、肠道手术、人工流产术后以及一些院内感染等相关。厌氧性或微厌氧性链球菌和革兰阴性厌氧杆菌感染性肺脓肿常继发于腹部或盆腔感染。其他一些导致血源性肺脓肿的罕见病原包括炭疽、鼠疫、霍乱弧菌等。

【病理】

感染物阻塞细支气管,小血管炎性栓塞,致病菌繁殖引起肺组织化脓性炎症、坏死,形成肺脓肿,继而坏死组织液化破溃并经支气管部分排出,形成有气液平的脓腔,空洞壁表面常见残留坏死组织。病变有向周围扩展的倾向,甚至超越叶间裂波及邻接的肺段。若脓肿靠近胸膜,可发生局限性纤维蛋白性胸膜炎,发生胸膜粘连;如为张力性脓肿,破溃到胸膜腔,则可形成脓胸、脓气胸或支气管胸膜瘘。如在早期抗生素干预了此自然过程,病变可完全吸收或仅剩少量纤维瘢痕。

如急性肺脓肿治疗不彻底,或支气管引流不畅,导致大量坏死组织残留脓腔,炎症迁延3个月以上称慢性肺脓肿。脓腔壁成纤维细胞增生,肉芽组织形成,使脓腔壁增厚,并可累及周围细支气管,至其变形或扩张。

【临床表现】

(一)症状

1.常见症状　取决于肺脓肿的致病菌,是厌氧菌还是非厌氧菌。单纯厌氧菌性肺脓肿患者多有吸入史,患者多有齿、口、咽喉的感染灶,或手术、醉酒、劳累、受凉和脑血管意外等病史。在就诊前就可存在数周至数月的症状,表现为不适、乏力、低热、盗汗、食欲缺乏、咳嗽等,后咳嗽等症状逐渐加重,痰量增加,大量脓臭痰以及消瘦、贫血等,可有咯血或胸膜炎表现。

非厌氧菌感染引起的肺脓肿起病与普通肺炎相似。急性起病,畏寒、高热,体温达39~400C,伴有咳嗽、咳黏液痰或黏液脓性痰。炎症累及壁层胸膜可引起胸痛,且与呼吸有关。病变范围大时可出现气促。此外还有精神不振、全身乏力、食欲减退等全身中毒症状。如感染不能及时控制,可于发病后10~14天,突然咳出大量脓臭痰及坏死组织,每日可达300~500ml。痰带臭味多提示合并厌氧菌感染。一般在咳出大量脓痰后,体温明显下降,全身毒性症状随之减轻,数周内一般情况逐渐恢复正常。约有1/3患者有不同程度的咯血,偶有中、大量咯血而突然窒息致死。

真菌、奴卡菌属和分枝杆菌引起的肺脓肿起病较缓慢,可仅有一般的呼吸道感染症状,多无胸痛。继发性肺脓肿发病前多伴原发病的临床表现,多起病缓慢,较少咳脓臭痰及咯血。血源性肺脓肿多先有原发灶(肺外感染)引起的畏寒、高热等感染中毒症的表现。经数日或数周后才出现咳嗽、咳痰,痰量不多,极少咯血。

慢性肺脓肿患者常有咳嗽、咳脓痰、反复不规则发热和咯血,持续数周到数月。以及贫血、消瘦等慢性中毒症状重。

阿米巴肺脓肿通常在肺部症状前就有肝脓肿的症状,因肝脓肿向上蔓延,穿透膈肌侵犯肺脏引起,表现为逐渐加重的咳嗽,咳巧克力或果酱样痰,无明显臭味。阿米巴肺脓肿起病隐匿,突然出现剧烈咳嗽伴大量红褐色痰。可追问到腹泻和旅行的病史。

2.非典型表现　随着抗生素的不规范使用或原有慢性基础疾病、免疫功能受抑制,如糖尿病、恶性肿瘤、化疗等肺脓肿患者可缺乏上述典型表现,称为不典型肺脓肿。临床上可无高热、大量脓臭痰,仅表现为低热、反复痰中带血。

(二)常见体征

肺部体征与肺脓肿的大小、部位、病情严重程度、有无并发症等有关。早期肺部可无阳性体征,或患侧可闻及湿啰音;病变继续发展,出现肺实变体征,可闻及支气管呼吸音;肺脓腔增大时,可出现空瓮音;但现今因抗生素的早期使用,很少能听到空瓮音或空洞性呼吸音的。病变累及胸膜可闻及胸膜摩擦音后呈现胸腔积液体征,包括叩诊浊音、纵隔向对侧移位、患侧呼吸音减弱或消失等。慢性肺脓肿常有杵状指(趾)。血源性肺脓肿肺部多无阳性体征。

(三)典型体征

可无典型的实变体征。

【实验室检查】

(一)血常规

急性肺脓肿血白细胞总数明显升高,可达$(20\sim30)\times10^9/L$,中性粒细胞占90%以上,核明显左移,常有中毒颗粒。慢性患者的血白细胞可稍升高或正常,可有贫血表现,红细胞和血红蛋白减少。

(二)病原学诊断

肺脓肿的病原学诊断有赖于微生物学检查,包括痰涂片革兰染色,痰、胸腔积液和血培养(包括需氧培养和厌氧培养),以及抗菌药物敏感试验,如怀疑结核可行痰涂片找抗酸杆菌,如怀疑阿米巴肺脓肿可痰找虫卵、寄生虫等。详细的微生物学检查有助于确定病原体和选择有效的抗菌药物。但经口咳出的痰液培养并不能很好地明确诊断,因为患者口腔有很多定植菌,致使痰培养的结果不可靠,但对分枝杆菌、真菌、寄生虫或细胞学检查是必需的。结合胸腔积液和血培养阳性时更有意义。必要时经气管穿刺、经支气管镜保护性毛刷、经肺泡灌洗等有创的方法取得的标本,对病原学诊断更有价值。

(三)影像学检查

1.X线检查　早期炎症表现为大片浓密模糊浸润阴影,边缘不清,或为团片状浓密阴影,分布在一个或数个肺段。在肺组织坏死、肺脓肿形成后,脓液经支气管排出,脓腔出现圆形透亮区及液气平面,其四周被浓密炎症浸润所围绕。脓腔内壁光整或略有不规则。经脓液引流和抗生素使用后,肺脓肿周围炎症先吸收,逐渐缩小至脓腔消失,最后仅残留纤维条索阴影。慢性肺脓肿脓腔壁增厚,内壁不规则,有时呈多房性,周围有纤维组织增生及邻近胸膜增厚,肺叶收缩,纵隔可向患侧移位。并发脓胸时,患侧胸部呈大片浓密阴影。若伴发气胸可见气液平面。结合侧位X线检查可明确脓肿的部位及范围大小。血源性肺脓肿,病灶分布在一侧或两侧,呈散在局限性炎症,或边缘整齐的球形病灶,中央有小脓腔和气液平。炎症吸收厚,亦可能遗留有局灶性纤维化或小气囊阴影。

2.胸部CT检查　CT能更准确定位及鉴别肺脓肿和有气液平的局限性脓胸、发现体积较小的脓肿和葡萄球菌肺炎引起的肺气囊腔,并有助于做体位引流和外科手术治疗。

(四)纤维支气管镜检查

有助于明确病因和病原学诊断,并可用于治疗。如有气道内异物,可取出异物时气道引流通畅。如疑为肿瘤阻塞,则可取病理标本。还可取痰液标本行需氧和厌氧培养。可经纤维支气管镜插入导管,尽量接近或进入脓腔,吸引脓液、冲洗支气管及注入抗生素,以提高疗效与缩短病程。

(五)影像学检查

1.胸部X线平片　胸部X片见孤立的边缘光滑含液平的空洞,病灶可出现在左肺。

2.胸部CT　不典型肺脓肿的CT征象按影像形态可分为孤立的团块状型或不规则浸润型。常表现为下列几种影像改变：①偏心或中心性局限性融解或小空洞；②局部充血征；③病灶边缘粗长条索影；④邻近胸膜增厚粘连；⑤病灶边缘局限浸润片状阴影；⑥部分病例可见纵隔淋巴结肿大。孤立团块型还可见边缘细毛刺、棘突征或纵隔淋巴结钙化征象。常需与周围型肺癌或肺结核鉴别。

【并发症】

肺脓肿破入胸腔引起脓胸、胸膜纤维化、肺塌陷、呼吸衰竭、支气管胸膜瘘等。

【诊断与鉴别诊断】

对有口腔手术、昏迷呕吐或异物吸入史，突发畏寒、高热、咳嗽和咳大量脓臭痰的患者，结合影像学表现，可做出急性肺脓肿的诊断。有皮肤创伤感染、疖、痈等化脓性病灶，或静脉吸毒者患心内膜炎，出现高热不退、咳嗽、咳痰等症状，X线胸片显示两肺多发性肺脓肿者，可诊断血源性肺脓肿。痰、血培养，包括厌氧菌培养以及抗菌药物敏感试验，对确定病因诊断、抗菌药物的选用有重要价值。

肺脓肿应与下列疾病相鉴别。

1.细菌性肺炎　早期肺脓肿或坏死性肺炎与普通细菌性肺炎在症状和X线表现上很相似，但常见的肺炎链球菌肺炎多伴有口周疱疹、铁锈色痰而无大量脓臭痰，X线胸片显示肺叶或段性实变，边缘模糊不清，没有空洞形成。当用抗生素治疗后高热不退，咳嗽、咳痰加剧并咳出大量脓痰时应考虑为肺脓肿。

2.空洞性肺结核继发感染　空洞性肺结核是一种慢性病，起病缓慢，病程长，可有长期咳嗽、午后低热、乏力、盗汗、食欲减退或有反复咯血。X线胸片显示空洞壁较厚，一般无气液平面，空洞周围炎性病变较少，常伴有条索、斑点及结节状病灶，或肺内其他部位的结核播散灶，痰中找到结核杆菌。当合并肺炎时，可出现急性感染症状和咳大量脓臭痰，且由于化脓性细菌的大量繁殖，痰中难以找到结核分枝杆菌，此时要详细询问病史。如一时不能鉴别，可按急性肺脓肿治疗，控制急性感染后，X线胸片可显示纤维空洞及周围多形性的结核病变。痰结核杆菌可阳转。

3.支气管肺癌　支气管肺癌阻塞支气管常引起远端肺化脓性感染，但形成肺脓肿的病程相对较长，因有一个逐渐阻塞的过程，毒性症状多不明显，脓痰量亦较少。阻塞性感染由于支气管引流不畅，抗生素效果不佳。因此对40岁以上出现肺局部反复感染且抗生素疗效差的患者，要考虑有支气管肺癌所至阻塞性肺炎的可能，可行痰找癌细胞和纤维支气管镜检查，以明确诊断。肺鳞癌也可发生坏死液化，形成空洞，但一般无毒性或急性感染症状，X线胸片显示空洞壁较厚，多呈偏心空洞，残留的肿瘤组织使内壁凹凸不平，空洞周围亦少炎症浸润，肺门淋巴结可有肿大，故不难与肺脓肿区别。

4.肺囊肿继发感染　肺囊肿继发感染时，囊肿内可见液气平面，周围炎症反应较轻，无明显中毒症状和脓痰。如有以往X线胸片作对照，更容易鉴别。

【治疗】

（一）抗生素治疗

肺脓肿的首要治疗是抗生素治疗。为了避免复发，疗程可能需要2～4个月。监测的指标包括体温、痰量及影像学改变等。

1.抗生素的使用　对细菌性肺脓肿而言，经验性抗生素治疗应覆盖临床怀疑的所有可能的病原体。明确社区获得性肺炎病史或住院时肺脓肿形成病史对抗生素的选择非常重要。对于继发于院内感染的肺脓肿患者，抗生素的选择应覆盖克雷白菌属、肠杆菌属和假单胞菌属。

肺脓肿或坏死性肺炎大多继发于吸入，其主要病原菌是厌氧菌。早期的一线治疗首选青霉素G（240万～1000万单位/天），但随着细菌耐药的出现，尤其是产生β-内酰胺酶的革兰阴性厌氧杆菌的增多，青霉素G的治疗效果欠佳，甚至治疗失败。甲硝唑和克林霉素，辅以青霉素G，对严重的厌氧菌肺炎是一种有效的选择(克林霉素 600mg 静脉滴注 q8h)。青霉素 G 对某些厌氧球菌的抑菌浓度需达 8μg/ml,故所需治疗量非常大(成人需 1000 万～2000 万单位/天)。因此目前青霉素 G、氨苄西林、阿莫西林不再推荐单独用于中重度厌氧性肺脓肿或坏死性肺炎的治疗。而对于轻症患者,静脉青霉素,甚至口服青霉素或头孢菌素也能取得令人满意的效果。

大多数厌氧菌对四环素耐药,因此不推荐用作治疗厌氧菌感染。除某些消化性链球菌、变形梭杆菌、产气荚膜杆菌等菌株,克林霉素对大多数厌氧菌有效。但亦有一些数据显示,超过 20% 脆弱杆菌出现对克林霉素耐药。因此,克林霉素与青霉素 G 合用,虽可扩大抗菌谱,但可能仍不能覆盖脆弱杆菌。甲硝唑对所有革兰阴性厌氧菌有很好的抗菌效果,包括脆弱杆菌和一些产 β-内酰胺酶的细菌。某些厌氧球菌、多数微需氧链球菌、放线菌等对甲硝唑耐药,因此,甲硝唑在治疗厌氧性肺脓肿或坏死性肺炎时,也常需与青霉素 G(或红霉素)联用。头孢西丁、羧基青霉素(羧苄西林和替卡西林)和氧哌嗪青霉素对脆弱杆菌属、一些产 β-内酰胺酶的拟杆菌、大多数的厌氧菌以及肠杆菌科细菌有效。头孢西丁对金葡菌有效,而哌拉西林对铜绿假单胞菌有很好的抗菌活性。三代头孢菌素对厌氧菌的效果,尤其是对脆弱杆菌的效果不如头孢西丁和半合成青霉素。亚胺培南和美洛培南对所有厌氧菌都有很好的抗菌活性。β-内酰胺/β-内酰胺酶抑制剂,如替卡西林/克拉维酸、氨苄西林/舒巴坦对厌氧菌、金葡菌和很多革兰阴性杆菌有效。氯霉素对大多数厌氧菌,包括产 β-内酰胺酶厌氧菌有效。新一代喹诺酮类抗生素对厌氧菌和其他一些病原菌也有较好的效果。

血源性肺脓肿常为葡萄球菌感染,可选用耐青霉素酶的青霉素。当青霉素过敏时,可选择静脉用头孢菌素及万古霉素。万古霉素用于耐甲氧西林金葡菌感染,而青霉素 G 用于 A 组葡萄球菌感染。对于肺炎克雷白杆菌或其他一些兼性或需氧革兰阴性杆菌,氨基糖苷类抗生素是个不错的选择。因庆大霉素的耐药率升高,所以更推荐选用阿米卡星。半合成青霉素、某些新一代头孢菌素、氨曲南以及 β-内酰胺/β-内酰胺酶抑制剂也有很好的效果。复方磺胺甲噁唑和新一代喹诺酮对很多非厌氧的革兰阴性杆菌有效,常用于联合治疗。在重症患者,特别是免疫抑制的患者,β-内酰胺类抗生素与氨基糖苷类的组合是个很好的选择。亚胺培南和美洛培南基本能够覆盖除耐甲氧西林金葡菌以外的大部分细菌。

其他的抗生素,如红霉素或利福平用于军团菌感染,磺胺类抗生素用于奴卡菌感染。结核杆菌感染应行正规的抗结核治疗。

最近,有研究发现肺炎克雷白杆菌成为社区获得性肺脓肿的一个重要致病菌(21%),对青霉素及克林霉素耐药的厌氧菌及米勒链球菌感染比例亦明显增加。鉴此,作者推荐 β-内酰胺/β-内酰胺酶抑制药,或二代、三代头孢菌素联合克林霉素或甲硝唑作为社区获得性肺脓肿的经验性治疗方案。

2.治疗反应　肺脓肿大多对抗生素治疗敏感,临床改善可表现为抗生素治疗 3～4 天后体温下降,7～10 天体温恢复正常。恶臭痰可在 3～10 天内消失。影像学改变通常较缓慢,往往在第 1 周浸润阴影有扩大,甚至有新的空洞出现,2～3 周浸润病灶边缘清楚,以后可转变为薄壁空洞或残存条索状影。如治疗超过 2 周后仍存在发热提示治疗失败,应进一步检查以明确治疗失败的原因。

抗生素疗效差的原因包括异物或新生物阻塞支气管;所选抗生素未能覆盖到病原体(如分枝杆菌、真菌),或耐药;空洞范围大(直径超过 6cm),出现脓胸、支气管胸膜瘘等并发症,常需要延长疗程或外科介入处理;以往存在的囊肿、肺大疱等的感染可能是抗生素治疗效果欠佳的原因。另外还需考虑是否存在无菌性肺空洞、肺癌、肺栓塞或韦格纳肉芽肿的可能。

(二)脓液引流

肺脓肿患者应行体位引流以促进痰液排出,从而减轻症状,改善气体交换。引流的体位应使脓肿处于最高位,每日 2～3 次,每次 10～15min。经纤支镜冲洗及吸引也是引流的有效方法。经皮肺穿刺引流,主要适用于肺脓肿药物治疗失败,患者本身条件不能耐受外科手术,肺脓肿直径>4cm,患者不能咳嗽或咳嗽障碍不能充分的自我引流;均质的没有液气平面的肺脓肿。CT引导下的经皮肺穿刺可增加成功率,减少其副作用。

(三)外科治疗

多房的、厚壁、诊断不清的肺脓肿需外科手术治疗。另外,存在恶性肿瘤、出血、脓胸和大块坏死组织的肺脓肿也要求外科手术治疗。

【预后】

在抗生素出现以前,1/3 的肺脓肿患者死亡,1/3 自然痊愈,1/3 发展为慢性疾病进入反复复发的肺脓肿、慢性脓胸、支气管扩张或其他慢性化脓性病变。目前抗生素治疗后肺脓肿的预后常较好。超过 90% 肺脓肿在单独内科治疗后可痊愈,除非是癌继发的支气管阻塞引起的肺脓肿。但免疫功能低下或支气管阻塞引起的肺脓肿,病死率仍高达 70%。

【预防】

预防吸入对减少肺脓肿的发生最为重要。对无咽反射的患者应早期插管和保护呼吸道。仰卧患者倾斜 30 度可减少吸入的风险。呕吐患者应侧卧。老年衰弱患者应注意口腔卫生和牙齿护理,可减少吸入性肺脓肿的发生。

(刘艳红)

第七节　肺部真菌感染

【定义及概况】

肺部真菌感染是一种深部真菌感染,是真菌感染肺部及支气管产生的炎性病变。

近年来,随着器官移植免疫抑制剂的使用、癌症放疗化疗的增多以及留置静脉导管等介入性操作的增多,广谱抗菌药物的滥用和艾滋病的流行,免疫功能低下者不断增多,深部真菌感染作为一种并发病,感染率越来越高,当前已进入快速上升期。有资料显示,院内真菌感染的发生率高达 40%,肺部真菌感染占内脏真菌感染的首位,约占 50%~60%。支气管、肺感染以念珠菌和曲霉菌最常见,其次为新型隐球菌和毛霉菌。

由于肺部真菌感染的复杂性、病原学检查的不可靠性、病理检查的困难性及临床表现的非特异性等问题使临床诊断困难,治疗难度加大,且感染患者多为年老体弱、基础条件差、病情重者,因此,病死率高,成为日益严重的临床问题。

肺真菌感染分为原发性感染和继发性感染。原发性感染是真菌直接侵入支气管、肺部而发生的感染。继发性真菌感染则是由肺周围器官感染的真菌直接蔓延而来,或为远处器官感染的真菌经血行或淋巴播散至肺部而产生的感染。

临床上,有几个与肺部真菌感染有关的诊断术语,应予以澄清并统一、规范。

1.肺真菌病　指由真菌引起的肺部疾病,主要指肺和支气管的真菌性炎症或相关病变,包括过敏性疾病,如变态反应性支气管肺曲霉病(ABPA),广义地讲可以包括胸膜甚至纵隔。虽然常与肺部真菌感染混用,但由于存在隐匿性感染,故感染不同于发病,作为疾病状态,肺真菌病较肺部真菌感染定义更严格。因此,2007 年中华医学会呼吸病学分会感染学组和中华结核和呼吸杂志编辑委员会《肺真菌病诊断和治疗专家共识》主张应用肺真菌病概念。

2.真菌性肺炎或支气管炎　指真菌感染而引起的以肺部(或支气管)炎症为主的疾病,是肺部真菌病的一种类型,不完全等同于肺真菌病。

3.侵袭性肺真菌病(IPFI)　指真菌直接侵犯(非寄生、过敏或毒素中毒)肺或支气管引起的急、慢性组织病理损害所导致的疾病。IPFI是不包括真菌寄生和过敏所致的支气管肺部真菌感染,分为原发性和继发性两种类型。临床上患有慢性肺部疾病的免疫功能正常者,痰液真菌培养阳性大多为真菌在呼吸道寄生(或称定植)。此外,曲霉作为过敏原还可引起支气管哮喘发作,包括变应性支气管肺曲霉病。以上这些情况均不属于侵袭性肺部真菌感染。原发性IPFI是指免疫功能正常、有或无临床症状的肺部真菌感染,而继发性IPFI是伴有宿主因素和(或)免疫功能受损的肺部真菌感染,后者在临床上较常见。

4.播散性肺真菌病　指侵袭性肺真菌病扩散和累及肺外器官,或发生真菌血症,与原发于肺的系统性真菌病大体同义。

【病因】

广泛生长在土壤中的各种真菌(主要是致病菌)或寄植于人体内的真菌(主要是条件致病菌)是导致肺部真菌感染的病因。

按真菌的致病性可以分为致病真菌和条件致病真菌两类,其区别如下。

1.致病性真菌或称传染性真菌　属原发性病原菌,常导致原发性外源性真菌感染,可侵袭免疫功能正常的宿主,免疫功能缺陷的患者易致全身播散。病原性真菌主要是双相型真菌,有组织胞浆菌、球孢子菌、副球孢子菌、皮炎芽生菌、足癣菌和孢子丝菌等,常经呼吸道感染,使正常人发病,预后较好,也有危重病例。致病真菌往往有明确的地域分布。

2.条件致病真菌或称机会性真菌　如念珠菌属、曲霉属、隐球菌属、毛霉属、青霉属、根霉属、犁头霉属、镰刀霉及肺孢子菌等。这些真菌多为腐生菌或植物致病菌,对人体的病原性弱,但在宿主存在真菌感染的易患因素或机体免疫力低下时感染发病。可导致深部真菌感染,偶尔临床上也可见无明确宿主因素的病例。条件致病真菌种类最多,感染率最高,危害性最大,无地域性分布。病情和预后与宿主免疫和防御功能损害程度有关。

其中肺孢子菌原称肺孢子虫或卡氏肺囊虫,现已从原虫类划归为真菌类的类霉菌。某些抗真菌药物,如棘白霉素类对肺孢子菌感染有治疗作用。

【发病机制】

(一)基本发病机制

肺真菌感染分为原发性感染和继发性感染。真菌对人体的致病力呈条件性和机会性侵害。肺部真菌感染的发生和发展取决于真菌的特性和暴露的数量、宿主的免疫功能、环境条件。肺部真菌感染的途径为:①内源性;②外源性;③继发性侵袭性感染。原发性感染中以外源性为主,即吸入生活或生产环境中真菌孢子而发病;内源性感染由于口腔或上呼吸道寄生的真菌在机体抵抗力降低时侵入肺部而发病。继发性真菌感染系由肺周围器官感染的真菌直接蔓延而来,或为远处器官感染的真菌经血行或淋巴播散至肺部。机体感染真菌后临床症状轻重各异,取决于机体的免疫功能状态与真菌致病力之间相互作用的结果。如果免疫功能健全,通过炎症反应和吞噬作用将病原抑制,临床表现为气管炎或支气管炎症状。如果不能完全消灭,致病菌的持续存在将引起机体的迟缓反应,肉芽肿形成,或超敏的Ⅰ型变态反应,表现为哮喘症状。如果免疫功能极度抑制,则发生侵袭性肺真菌病,或因全身性真菌播散而致命。

致病性真菌主要通过吸入方式引起外源性或原发性感染,多属双相性真菌,如荚膜组织胞浆菌和球孢子菌。致病性真菌感染可发生于免疫功能正常患者,但大部分健康患者可不治自愈。免疫功能低下或缺损者,如艾滋病、恶性肿瘤,或用大量皮质激素和免疫抑制剂,或吸入大量孢子后,则可形成肺部感染病灶,继后通过淋巴或血行播散到全身。播散性感染可发生于首次暴露后或既往感染的潜伏性病灶重新活动时,但大多数由急性肺型恶化引起。当人体吸入真菌孢子后,视机体的反应不同,可表现为急性感染或慢性感染。急性感染主要表现为急性炎性反应,逐渐出现增生性反应。慢性感染以增生为主。

条件致病性真菌多为腐生菌,正常寄植于人的口腔、咽喉、上呼吸道、阴道及肠道黏膜,一般不致病,当患有严重的慢性消耗性疾病、长期应用广谱抗生素、激素或免疫抑制药等致机体抵抗力降低时,病原体侵入支气管或肺引起疾病,如念珠菌、毛霉菌和放线菌等;或存在于体内成为携带者或隐性感染,当机体抵抗力下降或免疫损害时发病,如隐球菌、奴卡菌、肺孢子菌等;或经呼吸道吸入真菌孢子而感染,如曲菌、隐球菌、奴卡菌等;或其他部位感染经血液播散至肺部而发病,或经腹部邻近脏器感染直接蔓延而致,如放线菌。

真菌急性感染是由于真菌在肺内大量生长繁殖,释放细胞毒性物质,引起肺部急性炎性反应,损伤肺组织。白色念珠菌释放的磷脂酶 A 和溶血磷脂酶能破坏机体上皮细胞,保护其自身的生长繁殖,使真菌很容易侵入机体的细胞内进行繁殖,其细胞壁上的甘露多糖及其分解代谢产物可明显抑制细胞免疫功能,从而增强了其致病能力。曲霉菌、毛霉菌等可释放各种蛋白酶,如弹力蛋白酶、胶原酶、胰蛋白酶、溶血素、曲霉菌素等引起组织坏死,形成空洞,或破坏血管,使真菌侵入血管生长,导致血管栓塞,并经由血管产生全身播散。有的真菌还易侵犯颅内,产生脑脓肿、脑膜炎等,如隐球菌和奴卡菌;或侵犯肋骨、胸膜和胸壁等,如奴卡菌和放线菌等。

肺曲霉菌病发病机制较为复杂,其病变形式包括腐生性寄植、过敏反应和侵袭性曲菌病。腐生性曲菌病是最常见的类型,其通常表现为曲菌球。对肺曲霉球的形成机制有两种观点。①寄生空洞性(继发性):即肺内原有空洞或空腔,在腔内继发曲菌生长,真菌丝、孢子和黏液纤维素、炎性细胞形成曲霉球,多继发于肺结核、肺脓肿、支气管扩张、肺大疱等疾病形成空洞或空腔后。②原发性:曲菌感染后造成肺组织梗死、坏死而致空洞,曲菌在空洞内繁殖生长,演变成曲霉球。新近将此种类型的曲菌球归类于侵袭性肺曲菌病中的慢性肺曲菌病(CPA)。

过敏反应包括过敏性支气管哮喘、支气管肺曲菌病(ABPA)、支气管中心性肉芽肿病和外源性变应性肺泡炎。

曲霉菌过敏性支气管哮喘是具有特应性体质患者由于吸入曲霉菌孢子作为变应原而产生的机体体液超敏反应所致,发病机制同支气管哮喘,通常无支气管和肺组织侵袭。

ABPA 由 I 型和 III 型变态反应的联合作用所致。吸入的短链曲菌孢子陷在较大的节段支气管分泌黏液中,形成菌丝体,其抗原与 IgE 致敏肥大细胞发生特异性结合,释放介质,导致支气管痉挛,支气管黏膜通透性增加,抗原进入组织,引起肺和血内嗜酸粒细胞增多。与单纯曲霉菌性支气管哮喘比较,ABPA 有支气管和肺组织的侵袭。

支气管中心性肉芽肿病是一种少见的曲霉菌变态反应性支气管曲菌病,目前认为是 AB-PA 严重的局部病变,正常支气管黏膜被坏死性肉芽组织取代,其突出特征是细支气管嗜酸粒细胞浸润和纤维化。发病机制可能是曲菌抗原与 IgG 抗体结合形成免疫复合物,在补体参与下引起支气管及其周围肺组织慢性炎症,导致支气管破坏、扩张和肺纤维化。后期形成肉芽肿,此提示 IV 型变态反应起一定作用。

外源性变应性肺泡炎是由反复或大量吸入曲霉菌孢子或菌丝体,由 III 型和 IV 型变态反应产生的肺泡急性炎症反应。

侵袭性曲菌感染有 4 种类型:①侵袭性肺曲菌病或侵袭性肺曲菌感染(IPA);②侵袭性支气管曲菌病,包括曲霉菌性气管支气管炎、假膜性气管支气管炎和溃疡性气管支气管炎;③侵袭性支气管残端感染;④慢性肺曲菌病(CPA),包括慢性坏死性肺曲菌病(CNPA)、慢性空洞性肺曲菌病(CCPA)和慢性纤维化性肺曲菌病(CFPA)。侵袭性曲霉菌感染多见于慢性消耗性疾病、菌群失调、免疫功能降低或长期免疫抑制剂治疗患者中。IPA是由寄生在上呼吸道内的曲菌侵入肺组织或吸入曲霉菌孢子或菌丝体导致的急性坏死性、出血性或化脓性肺炎,病灶边缘可有小动脉栓塞。曲菌侵入肺血管导致血行播散,累及全身其他脏器。侵袭性支气管曲菌病主要侵犯大气道,造成支气管黏膜炎症、坏死,或形成假膜或黏膜溃疡(见于肺移植气管吻合处)。侵袭性支气管残端感染见于肺切除患者的支气管吻合口处。慢性肺曲菌病发病呈慢性经过,可长期无症状性进展。气道黏膜纤毛清除功能损害是其发病的重要因素,分枝杆菌感染、肺气肿、肺大疱、肺尘埃沉着病(尘肺)、肺癌、强直性脊柱炎肺纤维化等是其易感因素。

(二)非典型表现发病机制

肺部真菌感染发病特点及临床表现主要与真菌的生物学特性及机体的反应性有关,因此,常常表现不典型,缺乏特异性。机体抵抗力和免疫功能正常时,除对曲霉菌产生过敏反应致病外,侵入机体的真菌可被免疫系统抑制或杀灭而不出现真菌侵袭性感染,或常常呈隐性感染,并无临床症状,如组织胞浆菌病、隐球菌和奴卡菌等。真菌感染常常发生在慢性发病疾病基础上,成为合并症,临床表现易被掩盖。有些真菌感染易侵及肺外器官,如隐球菌和奴卡菌侵犯颅脑,放线菌和奴卡菌易侵犯胸壁、肋骨和胸膜等,可不以肺部表现发病,而首发为肺外相应表现。毛霉菌易侵犯血管而首发表现为大咯血。

【病理与病理生理】

(一)基本病理和病理生理

肺念珠菌病的病理变化随病程急缓而异。初期病变以急性化脓性炎症伴脓肿形成为主,肉眼观察为大片实变,中心为灰白色的凝固性病灶;镜下呈大片干酪性坏死伴脓肿形成,病灶周围有菌丝和吞噬细胞浸润。后期呈干酪样坏死、空洞形成、纤维化及肉芽肿。

曲菌球空洞壁和周围的肺组织部分破坏、肺泡内出血、有大量慢性炎症细胞浸润和许多增生的小动、静脉呈瘤样扩张,一般无菌丝侵入。洞内有黄褐色球状物,较松脆,切面有色素沉着,含成堆的有隔分支菌丝体,夹杂大量嗜酸性无定形物质和红细胞。

ABPA患者由于变态反应导致支气管壁和肺实质大量嗜酸粒细胞和单核细胞浸润及肉芽肿形成,管腔内有曲菌菌丝,但无菌丝侵入组织。支气管内大量含有嗜酸粒细胞且菌丝的黏液可浓缩成管型或黏液栓阻塞支气管,导致相应肺萎陷,严重者支气管黏膜上皮变性坏死,表面有纤维素和炎性细胞渗出,与菌丝和组织碎片混合形成假膜,阻塞支气管。若假膜脱落,可导致黏膜糜烂或溃疡。更严重者可形成以支气管为中心的肉芽肿,局部以纤维母细胞和巨噬细胞增生为主,最终可导致严重的支气管狭窄,称为支气管中心性肉芽肿病。

IPA患者由于曲霉菌直接侵犯肺组织,亦可侵犯血管,导致肺组织中性粒细胞浸润,组织出血坏死,血栓形成或梗死,主要表现为出血凝固性坏死,坏死区域可见菌丝。也可形成化脓性坏死,形成脓肿,脓液排出后形成空洞。若侵犯胸膜,可形成气胸。菌丝侵入大血管,可导致全身播散,称为播散性或败血性曲霉菌病。

隐球菌感染病理学检查镜下多为肉芽肿型,可见大小不等的结核样肉芽肿,也可在胸膜下形成小结节,一般无干酪坏死和空洞,钙化和肺门淋巴结肿大极为罕见,多形成凝固性坏死,可见黏液样物质,上皮样细胞及多核巨细胞弥漫分布,多核巨细胞体积巨大、核多,呈异物巨细胞样,于增生的组织细胞及多核巨细胞胞浆内可见大量隐球菌芽孢,PAS、黏卡及六胺银染色可证实为隐球菌。隐球菌菌体外膜的黏多糖厚膜,黏液卡红染色阳性,是与其他真菌感染及结核和其他肉芽肿性病变鉴别的重要特点。

放线菌感染病理表现为化脓性肉芽肿,脓肿内可见到硫黄颗粒,周围为类上皮细胞、多核巨细胞、嗜酸粒细胞和浆细胞,再外围为纤维性病变。病变累及胸膜或胸壁软组织,引起胸膜炎或脓胸,并可穿破胸壁形成瘘管。本病特点为破坏和增生同时进行,在病变结疤痊愈的同时,仍可向周围组织扩展。如同时并发其他细菌感染,病变常迁延不愈。

奴卡菌肺部损害最常见表现为多发性脓肿。脓肿以多融合、少包裹为特征,便于全身播散。奴卡菌可逃避机体杀菌系统。机体中性粒细胞可抑制奴卡菌,但却不能杀之。活化巨噬细胞激发的细胞免疫和具有淋巴细胞介导的细胞毒性作用是杀死奴卡菌所必需的。病理改变为化脓性炎症,可产生肺组织弥漫性炎性浸润,肺叶实变,组织坏死则呈现许多大小不一的小脓肿,可侵犯胸膜引致脓胸。病变周围可见革兰阳性球杆菌或分支状菌丝。有时见到肉芽肿样病变。

毛霉菌感染病理特征是血管梗塞和组织坏死。肺呈实变,弹性差,切面显示大片出血伴新近的梗死。镜下见不同程度的水肿、充血、大片出血、坏死,伴中性粒细胞和浆细胞浸润,有时见到巨噬细胞;组织常呈化脓性变化,很少形成肉芽肿。在组织中,HE染色菌丝呈淡蓝色,乌洛托品银染色显示最清楚。在病变的血管壁、血管腔、坏死组织中均可找到大量粗大、约 $10\sim20\mu m$ 粗的菌丝,菌丝内不分隔,少见直角分支,此是与其他真菌感染鉴别的特征性表现。

肺球孢子菌吸入后,体液免疫首先反应,先IgM,随后是IgG,而细胞免疫,尤其是T细胞则是决定疾病康复的关键因素。先形成化脓性感染,继之出现肉芽肿和无钙化的干酪化。支气管感染首先表现为支气管内膜炎。依据机体免疫反应情况,临床可发展为以下几种情况:原发性球孢子菌肺炎(5%)、肺内结节病变(5%~7%)、肺内空洞病变(5%)、慢性进展性球孢子菌肺炎和全身播散性球孢子菌病。全身播散可引起骨髓炎、关节炎、滑膜炎、脑脊髓膜炎、淋巴结炎及皮肤病变等。肺球孢子菌感染病理表现组织结构复杂多变,可见单核细胞、多核巨细胞,淋巴细胞、浆细胞及中性白细胞等炎性细胞浸润,形成巨细胞炎性肉芽肿病灶。同时,病理切片中可见有大量的肺球孢子菌,菌体圆形,大小不等,直径 $10\sim80\mu m$,此菌在各种实验室检查包括痰涂片、痰培养、组织培养等难以查找到。

(二)非典型表现病理和病理生理

继发性肺部真菌感染,常常被基础疾病掩盖或表现病理和病理生理的不典型。球孢子菌病理表现酷似结核肉芽肿改变和干酪样病变,易将其误诊为结核,因此,应仔细检查,特别是注意观察巨噬细胞内有无组织胞浆菌;组织胞浆菌在骨髓检查时,也可被误认为是中毒颗粒而漏检。少数慢性局限性肺毛霉菌病常被忽视和漏诊。因其他原因致死的病例尸检时,偶尔见到局限性肺毛霉菌感染的病灶。在支气管扩张或慢性空洞性肺部疾病手术切除的肺标本中,偶尔发现"毛霉菌球"。

【临床表现】

(一)常见症状

肺部真菌感染临床症状无特异性,且常常与基础病合并而被掩盖。常见症状有发热、咳嗽、咳痰,可有胸痛、咯血等各种呼吸道症状,多为慢性病程,可有乏力、消瘦等全身中毒性表现。发热多为低热,急性侵袭性感染时可为高热、畏寒。可为干咳,呈刺激性,但多有咳痰,常为黏液脓性痰,呈白色或黄色、灰白色或灰黄色,较为特征性的是痰液多呈黏液丝状,黏液丝可以较长,有时不易咳出。

组织胞浆菌病有90%~95%表现为无症状型。急性肺型者可有畏寒、发热、咳嗽、咳血、无痰或少痰、胸痛、肌肉痛及体重减轻等,发热多呈弛张热,最高可达40℃以上,早期常被误认为一般上呼吸道感染,严重者可出现低氧血症和呼吸衰竭表现。播散型患者除上述症状外,尚可出现乏力、全身不适及纳差、腹部不适等症状。播散型感染可分为慢性、亚急性和急性三种临床症候群,均可引起肾上腺功能不全的表现。慢性肺型者症状可持续数周到数月以上,除咳嗽、咳痰、胸痛、咯血、呼吸困难、全身不适外,可有明显的盗汗、体重下降和低热等。

念珠菌病临床上分为支气管炎型和肺炎型两种。支气管炎型全身情况良好,症状轻微,一般不发热。

主要表现剧咳,咳少量白色黏液痰或脓痰,部分患者可有硬块痰。肺炎型大多见于免疫抑制或全身情况极度衰弱的病人,呈急性肺炎或败血症表现,出现畏寒、发热～咳嗽、咳白色黏液胶冻样痰或脓痰,常带有血丝或坏死组织,呈酵母臭味,甚至有咯血、胸痛、呼吸困难、食欲减退和消瘦等。不易咳出的黏液痰或黏丝痰是肺念珠菌病较具特征性的表现。

肺曲菌病依发病形式不同症状有所不同。曲菌病患者临床上可无症状,但有的可出现咳嗽、咯血和胸痛。临床特点主要是间断性不等量咳血痰或咯血,多无发热、胸痛等全身性症状,痰中常可查到致病曲霉菌。ABPA 一般发生在特应性体质基础上,呈反复发作性喘息、发热、咳嗽、咳出棕色痰栓、咯血。IPA 患者病情严重,病死率较高。有发热、咳嗽、咳脓性痰、胸痛、咯血、呼吸困难,以及播散至其他器官引起的相应症状和体征。咯血是 IPA 一个严重的症状,是导致死亡的主要原因之一。

肺隐球菌病可单独存在,或与其他部位的隐球菌病同时发生。约 1/3 病例无任何症状,常在胸部 X 线检查中被发现,有时误诊为肺癌。多数患者可有轻度咳嗽、咳少量黏液痰或血痰、胸痛等呼吸道症状,也可有低热、乏力、盗汗及体重减轻等全身症状。少数病例呈急性肺炎表现,表现为胸痛和呼吸困难,但其肺部影像的严重程度与临床症状多不相符,即相对于严重的影像改变,临床症状较轻。当并发脑脊髓膜炎时,则症状明显且严重,常有中等度发热,偶可高热达 40℃,并出现脑膜脑炎的症状。

放线菌病临床表现多样,以肺部慢性炎症表现多见,开始有低热或不规则发热、咳嗽,咳出少量黏液痰,因常合并其他细菌感染,痰液常为黄色。典型者可咳黄色颗粒(即所谓的"硫黄颗粒")。随着病变的进展,肺部形成多发性脓肿时,则症状加重。可出现高热、剧咳、大量黏液脓性痰且痰中带血或大咯血,伴乏力、盗汗、贫血及体重减轻。病变延及胸膜可引起剧烈胸痛,侵入胸壁有皮下脓肿及瘘管形成,经常排出混有菌块的脓液。瘘管周围组织有色素沉着,典型者脓液和瘘管周围可见"硫黄颗粒"。瘘管口愈合后在其附近又可出现瘘管。如纵隔受累,可致呼吸或吞咽困难,严重者可导致死亡。

奴卡菌病的初发部位 70%～85% 为肺,可经血行播散致全身脏器感染。早期症状不明显,往往被原发疾病的症状所掩盖。病灶扩散时出现发热、乏力、食欲减退、盗汗及消瘦等中毒症状。呼吸道症状开始有干咳,以后有黏液脓性痰和血痰。如有空洞形成,可有大咯血。侵犯胸膜可有胸痛。累及胸壁则形成皮下瘘管,经久不愈。经血行播散,引起相应部位的症状和体征,最常见为脑脓肿,可有皮下脓肿及心包炎等症状。

毛霉菌病开始为急性支气管炎症状,累及肺时引起肺实变及肺脓肿,并伴有血栓形成和梗塞的征象。突然发病时,严重者出现发热、咳嗽、痰中带血、胸闷、气急、呼吸困难、胸痛等,当累及肺动脉时,可引起致命性大咯血。本病一般呈进展性,病死率高,文献报道达 65%。大多在 3～30 天内死亡,多死于真菌脓毒症(48%)、呼吸衰竭(28%)、咯血(13%)及合并细菌性脓毒症(5%)。

球孢子菌病的慢性感染者可无明显临床症状。可有轻度的流感样症状,有咳嗽(73%)、咳痰、胸痛(44%),重者除可有呼吸困难 32%)等呼吸道症状外,可有发热(76%)、寒战(29%)、乏力 9%)等全身症状。出现全身其他部位播散时,则会出现相应症状。

(二)非典型症状

肺部真菌感染无特异性临床表现,可出现呼吸道疾病的各种症状,常与基础肺病症状重叠而被掩盖,有的可无呼吸道症状而表现为其他症状,如消化道症状、神经系统症状,或长期乏力、消瘦等,临床上往往不会成为首先考虑真菌感染的诊断。在原发病基础上感染时,常被忽视或认为是原发病转归减缓或治疗耐受,从而造成病程延长或迁延不愈,如肺结核合并念珠菌感染时,常被认为是结核病本身的变化如出现类赫氏反应、结核恶化、药物热或合并结核性支气管扩张。肺隐球菌病可突发咯血或剧烈的干咳。有的患者首先以脑脊髓膜炎表现就诊,而没有呼吸道症状。有的放线菌感染患者可急性起病,急性进展,出现咯血、呼吸困难,使临床表现不典型,诊断往往首先考虑普通细菌感染而进行治疗。由于放线菌感染治疗用药与普通细菌有重叠,如青霉素、红霉素、磺胺类及头孢菌素类等,治疗往往有效,更坚定了细菌性感染的诊断,但放线菌感染疗程长,因此,容易治疗不彻底,导致疾病迁延。奴卡菌感染可以肺外感染为主,特别是出现脑脓肿、皮下脓肿等,易使肺内感染被掩盖或忽视。继发于慢性基础病和免疫功能降低者,感染奴卡菌后,极易出现全身播散,侵犯重要脏器,病情复杂,有时难以判断是原发病恶化或是合并其他并发症。由于病情进展快,常在确诊之前即死亡,增加了诊断的难度。毛霉菌容易侵犯肺血管,有的患者可直接以肺栓塞或大咯血发病,甚至很快死亡,容易误诊。慢性局限性病变相对特殊,基本上不能做出及时诊断,常常在尸检或手术标本中被发现,如可在扩张的支气管或肺空洞内查到"毛霉菌球"。免疫功能低下的患者,在感染毛霉菌后可迅速经血液播散至其他脏器,如脑、肝、肾和大血管,甚至造成多处血管的栓塞,从而掩盖了肺脏的表现,延误诊断,以至于死亡后尸检才发现。

(三)常见体征

无症状真菌感染常常无明显体征。侵袭性感染可有肺部湿啰音、痰鸣音。肺浸润、实变或阻塞性肺不张时,局部可出现病理性呼吸音或呼吸音降低。侵及胸膜,可出现胸腔积液体征。ABPA患者听诊两肺布满哮鸣音、痰鸣音。念珠菌病支气管炎型检查可发现口腔、咽部及支气管黏膜上被覆散在点状白膜。出现其他部位播散者,可有相应的体征。

(四)非典型体征

肺部真菌感染的非典型体征多为以肺外病变为首发或为主,而此时常常掩盖或忽视肺部体征。当侵犯颅脑出现脑脓肿或脑膜炎时,有相应神经系统体征,如隐球菌病和奴卡菌病。当累及胸壁、皮下肋骨或脊椎,或形成瘘管,则有相应的体征,如放线菌病、奴卡菌病和球孢子菌病。有皮肤病变者,主要表现为皮疹,如多形性红斑、结节性红斑等,如球孢子菌病。有的可有长期的肝脾肿大、淋巴结肿大等,而没有呼吸道体征。

【实验室检查】

(一)常见表现

化验检查血液白细胞升高、血沉增快、C反应蛋白升高等炎症表现,也可出现肝、肾功能异常。但念珠菌病化验的一个重要特点是外周血白细胞和中性粒细胞可不增加,血沉也不增快。ABPA可有嗜酸粒细胞增多,血清IgE浓度升高。放线菌病痰液或脓液可查到"硫黄颗粒",但阳性率较低。

痰液、尿液、血液、支气管抽吸分泌物或其他分泌物直接涂片或培养,可查到相应真菌。应该强调标本直接涂片镜检对真菌感染的诊断价值,有的可能是唯一的病原学检查手段,如毛霉菌感染。如抗酸染色可查奴卡菌,墨汁染色查隐球菌等。但查到念珠菌需要与正常定植菌或污染菌区分。

血清学检查真菌抗原或抗体阳性,如组织胞浆菌、曲霉菌和球孢子菌等,但隐球菌血清检测阳性率低。肺曲霉菌感染,血清 1,3-β-D-葡聚糖抗原检测(G 试验)和血清半乳甘露聚糖抗原检测(GM 试验)阳性。

抗原皮试阳性,如组织胞浆菌素皮内试验阳性,说明过去或现在有感染。曲菌浸出液做皮内试验可呈双相反应:试验 15~20min 后,出现风团和红晕反应,约 0.5~2h 消退(Ⅰ型反应);4~10h 再次观察,在皮试局部出现 Arthus 反应,约 24~36h 消退(Ⅲ型反应)。患者含曲菌特异性沉淀素,用浓缩的血清标本测定,阳性率达 92%。

(二)非典型表现

真菌感染有时对血细胞系统可呈抑制表现,特别是在感染后期或慢性期,白细胞不升高,反而降低,并有贫血和血小板降低等;有的患者结核菌素试验可阳性,甚至是强阳性更容易误诊为结核病,如肺组织胞浆菌病。

【器械检查】

(一)常见表现

肺部真菌感染 X 线及 CT 表现特点是病变形式多样,如片状、斑片状阴影、毛玻璃样阴影、孤立结节或多发结节阴影、粟粒样阴影、团块状阴影、实变或不张阴影、空洞或空腔或囊状阴影、线状或网格状阴影,病变分布可呈弥漫性、小叶中心性或全小叶性,但多沿支气管血管束分布。典型病变周围有"晕征",为病变周围肺泡出血所致。

组织胞浆菌病胸部 X 线及 CT 检查急性肺型和播散型患者,肺部呈弥漫性粟粒样、结节状或斑块状致密阴影,结节大小不一,可出现在肺尖。可出现空洞,洞壁可不规则,也可出现肺门及纵隔淋巴结肿大。慢性肺型者,X 线显示早期常为边缘清楚的肺实变,后期呈结节状肿块,90%的患者病变在肺上叶,部分患者常在肺尖部出现空洞,有时肺尖空洞可能是唯一的表现。

念珠菌病 X 线表现:胸片表现为单侧或双侧肺纹理增深,或呈弥漫性小片状或斑点状阴影,部分可融合成低密度、均匀的大片云絮状阴影,边缘模糊,形态多变,发展迅速。病变大多位于中下肺野。一般不侵及肺尖部。部分病例伴胸膜改变。慢性病变呈纤维条索状阴影和代偿性肺气肿。

曲霉菌病胸部 X 线影像:曲菌球主要表现为肺内孤立的新月形透亮区球型灶,为其典型 X 型表现,可分为三型。游离型:曲菌球寄生于直径 3cm 以上的薄壁空洞中,附于空洞底部,呈圆形或椭圆形,随体位变化而活动。附壁结节型:曲菌球寄生于直径 3cm 以上的厚壁空洞,附着于空洞壁的中下部,形态大小不等。充满型:普通 X 线片很难辨认,很易误诊;CT 片表现为新月形空气征,即"新月征",空洞中可见有球形块影。

ABPA 患者 X 线表现为肺叶、段分布的浸润病灶,常为游走性;肺实变,或因黏液栓塞支气管致肺段或肺叶不张,但无叶间裂移位。长期反复发作可导致中心支气管扩张,受累的段或亚段支气管呈囊状扩张,而远端正常。车轨线样、平行线、环状、带状或指套状等阴影亦常能见到。

IPA 患者 X 线早期可出现局限性或双肺多发性浸润,或结节状阴影,病灶常迅速扩大融合成实变或坏死形成空洞;或突然发生大的、楔形的、底边对向胸膜的阴影,类似"温和的"肺梗死。少数出现胸腔积液征象。CT 表现呈"晕轮征"或"日晕征",即肿块周围密度略低于肿块密度,而且明显高于肺实质密度。

隐球菌病影像学表现具有多样、多态、多病灶和大小不一的特点,但缺乏特异性。可有以下表现:①孤立性块影,此型多见于原发性肺隐球菌病(占 81%);②大片致密影伴小透亮区;③单发或多发性结节影,直径 0.4~4cm,边缘有毛刺,部分结节周围可伴磨玻璃样改变,可发生于双肺各叶,多累及下叶,右肺多于左肺;④单发或多发性斑片状浸润影,常为继发性;⑤弥漫性粟粒影;⑥间质性肺炎型,此型少见。后二者常见于免疫功能低下者。另外也可表现为空洞,偶见厚壁空洞,一般无钙化,可见胸腔积液及肺门淋巴结肿大。

放线菌病胸部 X 线影像表现多样,病灶形态以片状阴影、团块影及肺不张多见,可有厚壁空洞及胸水,常表现为单侧或双侧肺散在不规则斑片状浸润阴影,可融合成实变,其中有不规则透亮区,亦可伴有胸腔积液,纵隔淋巴结可增大。CT 下特征性的影像表现是空洞内见球形阴影。病变蔓延到肋骨和脊椎时,可见到骨膜炎征象,肋骨或脊椎破坏。

奴卡菌病胸部 X 线检查缺乏特征性。可表现为结节状或片状炎性病变,多数有空洞形成。原发病灶位于肺,其广泛程度与感染呈正比。肺部病灶可为大叶性或小叶性,也可见孤立的肺脓肿或急性化脓性肺炎或散在的粟粒样浸润。慢性病灶有进行性纤维化。可累及胸膜引起脓胸,形成瘘管。也可侵犯脊椎,引起压缩性、溶骨性变化。

毛霉菌病胸部 X 线通常表现为肺段、叶或多叶实变影,大多呈迅速进展的大片肺实变阴影,亦可呈团块或结节状,少数呈小结节状阴影。可有空洞、新月形,胸腔积液、肺门及气管旁肿块、肺不张或肺梗死阴影等。

球孢子菌病胸部 X 线检查在无症状患者正常。肺部病变表现可以从单个或多发的实变的炎性浸润阴影,到结节或空洞阴影,最终可能形成弥漫性网格状阴影,也可在上肺形成瘢痕。约 5% 病人呈结节状改变,有的呈孤立性结节,长期无变化,表现为炎性假瘤。

真菌感染的纤支镜检查镜下无特征性,可见管口浸润性狭窄、灰白色或灰黄色息肉样物、坏死物质及金黄色物质等,可有支气管内肉芽肿及支气管阻塞。

(二)非典型表现

肺部真菌感染常合并其他疾病,因此,X 线或 CT 表现可不典型或被掩盖,如没有出现特征性的"晕征",有的容易出现钙化灶,也不易与肺癌、结核病等区别。特别是对于肺部病变消失,而仅表现为继发其他部位孤立病变如纵隔的脓肿或包块等更易被忽视。有的患者可能仅表现为胸膜肥厚和少量胸腔积液,肺内仅见钙化灶而无明显实质性阴影,影像诊断困难。有的患者 X 线影像可表现为长期存在的节段性阴影,变化缓慢,似节段性肺炎,又似肺小栓塞。

【诊断】

目前,对真菌过敏反应导致的疾病如 ABPA、过敏性哮喘和外源性变应性肺泡炎尚无统一的诊断标准。一般有典型的临床表现如发作性支气管哮喘、周围血嗜酸粒细胞增多、血清 IgE 升高等,加上血清学、皮肤试验及分泌物涂片或培养查到真菌即可做出诊断。

对于侵袭性真菌感染(IPFI),2006 年由感染学、呼吸病学和微生物学等领域 10 多位专家组成的中国侵袭性肺部真菌感染工作组,讨论制定了侵袭性肺部真菌感染的诊断标准与治疗原则(草案),参照国外有关指南,将诊断分为确诊、临床诊断和拟诊 3 个级别。IPFI 的诊断由宿主因素、临床特征、微生物学检查和组织病理学 4 部分组成,要充分结合宿主因素,除外其他病原体所致的肺部感染或非感染性疾病。

宿主因素:

(1)外周血中性粒细胞减少,中性粒细胞计数<0.5×10⁹/L,且持续>10 天。

(2)体温>38℃或<36℃,并伴有以下情况之一:①之前 60 天内出现过持续的中性粒细胞减少(>10 天);②之前 30 天内曾接受或正在接受免疫抑制剂治疗;③有侵袭性真菌感染病史;④患有艾滋病;⑤存在移植物抗宿主病的症状和体征;⑥持续应用类固醇激素 3 周以上;⑦有慢性基础疾病,或外伤、手术后长期住 ICU,长期使用机械通气、体内留置导管、全胃肠外营养和长期使用广谱抗生素治疗等。

临床特征:主要特征:①侵袭性肺曲霉感染的胸部 X 线和 CT 影像学特征为:早期出现胸膜下密度增高的结节实变影,数天后病灶周围可出现晕轮征,约 10~15 天后肺实变区液化、坏死,出现空腔阴影或新月征;②肺孢子菌肺炎的胸部 CT 影像学特征为:两肺出现毛玻璃样肺间质病变征象,伴有低氧血症。次要特征:①肺部感染的症状和体征;②影像学出现新的肺部浸润影;③持续发热 96h,经积极抗菌治疗无效。

微生物学检查:①合格痰液经直接镜检发现菌丝,真菌培养 2 次阳性(包括曲霉属、镰刀霉属、接合菌);②支气管肺泡灌洗液经直接镜检发现菌丝,真菌培养阳性;③合格痰液或支气管肺泡灌洗液直接镜检或培养新生隐球菌阳性;④支气管肺泡灌洗液或痰液中发现肺孢子菌包囊、滋养体或囊内小体;⑤血液标本曲霉菌半乳甘露聚糖抗原(GM)(ELISA)检测连续 2 次阳性;⑥血液标本真菌细胞壁成分 1,3-β-D-葡聚糖抗原(G 试验)连续 2 次阳性;⑦血液、胸液标本隐球菌抗原阳性。血液标本真菌抗体测定作为疾病动态监测指标有临床意义,但不能用于早期诊断。血液标本各种真菌 PCR 测定方法,包括二步法、巢式和实时 PCR 技术,虽然灵敏度高,但容易污染,其临床诊断价值有待进一步研究。

（一）确诊 IPFI

至少符合 1 项宿主因素,肺部感染的 1 项主要或 2 项次要临床特征及下列 1 项微生物学或组织病理学依据。

1.霉菌　肺组织标本用组织化学或细胞化学方法检出菌丝或球形体(非酵母菌的丝状真菌),并发现伴有相应的肺组织损害。肺组织标本、胸液或血液霉菌培养阳性,但血液中的曲霉属和青霉属(除外马尼菲青霉)真菌培养阳性时需结合临床,要排除标本污染。

2.酵母菌　肺组织标本用组织化学或细胞化学方法检出酵母菌细胞和(或)假菌丝。肺组织标本、胸液或血液酵母菌培养阳性,或经镜检发现隐球菌。

3.肺孢子菌肺组织标本　染色、支气管肺泡灌洗液或痰液中发现肺孢子菌包囊、滋养体或囊内小体。

（二）临床诊断 IPFI

至少符合 1 项宿主因素,肺部感染的 1 项主要或 2 项次要临床特征及 1 项微生物学检查依据。

（三）拟诊 IPFI

至少符合 1 项宿主因素,肺部感染的 1 项主要或 2 项次要临床特征。

【鉴别诊断】

（一）常见表现鉴别诊断

肺真菌病临床上常常要与肺结核、肺炎、肺癌、结节病、淋巴瘤等鉴别,特别是与肺结核有许多相似表现。单靠临床表现,包括 X 线和 CT 检查有时很难鉴别。

组织胞浆菌病在组织切片上要与新型隐球菌、申克孢子丝菌、芽生菌、球拟酵母菌、粗球孢子菌、黑热病原虫及弓形体的包囊相鉴别。HE 染色、PAS 反应结合 Gridley 等特殊染色法,能清楚地显示本真菌,并可与其他真菌或原虫鉴别。在与卡氏肺孢子菌病的鉴别诊断中,有的学者认为可将乳酸脱氢酶作为组织胞浆菌病的实验室诊断指标,若血清乳酸脱氢酶大于 6001U/L 时多提示为组织胞浆菌病,而不是卡氏肺孢子菌病。

念珠菌病可通过 X 线表现与肺结核、转移性肺癌、支原体肺炎和慢性支气管炎继发感染等相鉴别。肺念珠菌病为单侧或双侧低密度、均匀的大部融合的云絮状阴影。一般分布于肺的中下野,不侵犯肺尖部。此点可与部分浸润型肺结核相鉴别。而肺炎支原体肺炎常见于单侧节段或亚节段性肺部浸润,呈斑片状均匀模糊阴影,其病变以肺下叶,近肺门处,似为放射状分布为多见。肺部出现浸润病灶后,可在肺门的其他部位相继出现新鲜病灶的特征性 X 线表现。而肺部转移性肺癌的 X 线表现为多发性或单发性的粟粒状、结节状、索条或网状纹理改变,其特点为密度较高、边缘清楚,病变持续恶化,无缓解可能。由于肺癌、肺结核和肺心病等慢性消耗性疾病可合并支气管肺念珠菌感染,因此,及时的病原学检查是鉴别诊断的最重要依据。

由于肺曲菌病可导致过敏反应,ABPA 发作时容易误诊为支气管哮喘;影像学改变有时可误诊为肺肿瘤;侵入性肺曲菌病有时容易确诊为肺栓塞,但有报道肺曲菌病本身即可阻塞肺血管导致肺栓塞。掌握肺曲菌病典型的影像学表现,及时进行病原学鉴定可用于鉴别诊断。

隐球菌病影像学表现的结节影一般密度较低,空洞壁一般较光滑,位于胸膜下的结节一般不引起胸膜凹陷,这些特点有助于与肺癌鉴别;结节内一般无钙化的特点有助于与结核鉴别。最终的鉴别还要靠病理检查。

放线菌病与奴卡菌病在临床、X 线表现及致病菌的形态方面颇相似,应注意鉴别。放线菌病较奴卡菌病更易形成瘘管,其痰液和分泌物可查到"硫黄颗粒",抗酸染色阴性,而奴卡菌抗酸染色阳性;奴卡菌常侵犯中枢神经系统,很少形成胸壁瘘管,痰内无硫黄颗粒,属需氧菌。

肺奴卡菌病弱抗酸染色阳性应与结核或非结核分枝杆菌鉴别,结核或非结核分枝杆菌与奴卡菌的纤细分枝分节菌丝不同。多发性脓肿应与金葡菌血行播散型脓肿相鉴别,后者多在中下肺,而奴卡菌脓肿可在上肺,且病变多样。痰、分泌物和脓液抗酸染色和培养有助于鉴别诊断。

毛霉菌病临床上需与暴发性细菌性肺炎、病毒性肺炎及虫霉菌鉴别。以上疾病一般不侵犯血管。出现肺栓塞时,应与血栓性肺栓塞鉴别。组织切片中,该菌应与曲菌和念珠菌鉴别。

球孢子菌病的孤立性病灶在 X 线和大体标本上形态酷似真性肿瘤,极易误诊为肺癌和其他肿瘤。病变的病理改变由多种细胞成分增生的肉芽肿构成,这一特征有别于肺癌,肺癌以单一细胞相对无限增殖,有丝分裂活跃,缺少肉芽基质和炎性细胞浸润的特点。另外,其肉芽肿病变难以与肺结核和其他肉芽肿性疾病鉴别。其他部位播散者要与相应的病变鉴别。病原学发现是鉴别的重要依据。

(二)非典型表现鉴别诊断

肺真菌病常与其他基础性肺病合并,临床表现常不典型,造成鉴别诊断困难。病原学检查或血清学检查或皮试可能是鉴别的唯一依据,但临床上这些检查也常常出现假阳性,因此,需要综合各方面因素来判断,甚至诊断性治疗观察。对于以肺外表现为首发症状者,如脑脓肿,应与神经系统相应病变鉴别;如首发症状为大咯血,应与支气管扩张症等疾病鉴别;如出现肺部栓塞表现,应与肺血栓栓塞症鉴别。

【治疗】

肺真菌病常见于院内感染,患者大多存在明确的发病危险因素,病情严重或呈快速进展,活检组织病理学诊断受到限制,需要根据临床症状(包括影像学)结合危险因素,并尽可能获得微生物学检测资料,及早进行经验性治疗或先发治疗。肺真菌病亦可以是社区感染,患者大多没有基础疾病或相关危险因素,除侵袭性感染外,尚有其他类型(如过敏型),临床表现多样,诊断技术和方法不尽相同,不应盲目采取经验性治疗。抗真菌治疗药物的选择与疗程应根据真菌种类、病情严重程度、患者肝肾功能、药物不良反应与药物相互作用仔细选择。严重感染的患者可以考虑联合用药。疗程取决于真菌种类、感染部位、宿主危险因素有无消除以及治疗反应等。真菌性肺炎的抗真菌治疗至少应持续至肺炎基本吸收。抗真菌治疗在过敏或寄生所致肺真菌病中的作用尚不明确。另外,肺真菌病除抗真菌治疗外,尚应积极治疗基础疾病,消除危险因素,增强免疫功能。

由于侵袭性肺真菌病的确诊需要从肺组织同时获得病理学和微生物学的证据,按此要求在临床上势必造成多数患者失去早期治疗的机会,为此,在侵袭性肺真菌病的治疗方面提倡预防和治疗相结合的系统化策略,按一般预防、靶向预防、拟诊治疗(经验性治疗)、临床诊断治疗(先发治疗,)和确诊治疗(靶向治疗)的概念将预防和治疗系统化,这其中拟诊治疗和临床诊断治疗既可以认为是治疗,也可以认为是预防,预防和治疗的"整合"可以使有疾病指征的患者及早得到治疗或预防,以减少发病,改善预后。

1.一般预防　包括医院感染控制技术措施和化学(抗真菌药物)预防,后者主要指造血干细胞移植和某些实体器官(如肝、心、肺)移植的围手术期预防用药。

2.靶向预防　对高危患者预防某种特定的真菌感染及其所致真菌病。

3.拟诊治疗　即经验性治疗,在高危患者临床表现和影像学征象提示真菌性肺炎(拟诊)时,即给予抗真菌药物治疗。

4.临床诊断治疗　即先发治疗,与经验性治疗的区别在于患者已经具备微生物学(分泌物或体液真菌培养和/或血液真菌抗原及其他血清免疫学检测)阳性证据,但尚无组织病理学确诊证据,即符合临床诊断,其抗真菌治疗已有较强的选择性用药指征。

5.确诊治疗　即靶向治疗,按不同真菌选择用药。

（一）药物治疗

1.氟康唑　为三唑类抗真菌剂。①抗菌谱。应用于酵母菌中念珠菌与隐球菌属感染,对白色念珠菌与新生隐球菌效果较好,但对光滑念珠菌及克柔念珠菌基本无活性,对酵母菌以外的真菌无效。②药代动力学。口服迅速吸收,进食对药物吸收基本无影响;血浆消除半衰期长,每日只需给药1次;氟康唑在脑脊液中的浓度约为其血药浓度的60%。

(1)用药方法:用于预防及治疗白色念珠菌感染,对隐球菌病也有效。治疗念珠菌血症、播散性念珠菌病和其他侵袭性念珠菌感染的常用剂量为第1天400mg,随后每天200mg,对重症患者每日剂量可增至400mg。治疗侵袭性隐球菌病的常用剂量为每日400mg。疗程根据临床治疗反应来确定,隐球菌病的疗程一般不少于6～8周。预防用药的剂量范围为每日50～400mg,具体剂量可根据患者发生真菌感染的危险程度而定。对有严重或迁延性中性粒细胞减少等系统性真菌感染高危因素的患者,推荐预防剂量为每日400mg,一般需要在预计可能出现的中性粒细胞减少症前数日开始服用,并持续用药至中性粒细胞计数超过 1.0×10^9 后7天。

(2)治疗矛盾:该药可使抗凝药香豆素、磺脲类、氢氯噻嗪、苯妥英钠等药物代谢延长、血药浓度增加,使利福平血药浓度降低,而这些药物可使氟康唑半衰期缩短。

(3)对策:及时调整各自药物剂量。

2.伊曲康唑　属于三唑类抗真菌药,在体内其代谢产物羟基伊曲康唑与伊曲康唑有同等抗菌活性。①抗菌谱。包括念珠菌属、曲霉、隐球菌和组织胞浆菌等致病真菌,对镰刀霉活性较低,对毛霉感染无效。②药代动力学。为脂溶性,其口服溶液制剂生物利用度比胶囊制剂提高了约60%,应用伊曲康唑和环糊精复合物制成的静脉注射剂型可以进一步提高伊曲康唑的生物利用度,环糊精几乎均以原型从肾脏排泄,未发现在体内蓄积,伊曲康唑在脑脊液中浓度较低。

(1)用药方法:可用于曲霉、念珠菌属、隐球菌属和组织胞浆菌等引起的真菌感染的治疗以及曲霉和念珠菌感染的预防。推荐剂量为第1、第2天200mg/次,2次/天,静脉滴注;第3～1.4天200mg静脉滴注,1次/天,滴注时间不少于th,其后口服200mg,2次/天;在同种异体干细胞移植患者预防性应用伊曲康唑100mg,1次/天,侵袭性真菌感染的发生率为9%,显著低于对照药氟康唑的25%;对持续发热的粒细胞减少患者,采用伊曲康唑进行经验性抗真菌治疗的疗效与两性霉素B相当,但药物相关的不良反应少。

(2)治疗矛盾:可能存在药物之间相互作用,如伊曲康唑合并西沙必利或阿司咪唑可能出现致命性心律失常。

(3)对策:应避免同时应用。

3.伏立康唑　属于三唑类抗真菌药。①抗菌谱。念珠菌属(包括光滑念珠菌及克柔念珠菌)、新生隐球菌、曲霉属、镰刀霉和荚膜组织胞浆菌等致病真菌,对接合菌(如毛霉等)无活性。②药代动力学。口服生物利用度可达90%,约80%由肝脏代谢,仅有1%以原型从尿中排泄;广泛分布于人体各组织和体液,可透过血脑屏障。研究结果表明,伏立康唑与食物同服时,生物利用度约下降20%。

(1)用药方法:临床可用于治疗念珠菌病(包括氟康唑耐药念珠菌引起的感染)、侵袭性曲霉病、镰刀霉引起的感染。第1天静脉给药6mg/kg(或体重≥40kg者400mg,<40kg者200mg),1次/12h;第2天起200mg,1次/12h(<40kg者减半量)。

(2)治疗矛盾:患者在用药后发生短暂视觉障碍的比例可达30%。与其他药物相互作用,可使环孢素、华法林等血药浓度升高至中毒水平。利福平、长效巴比妥类及卡马西平等可降低其血药浓度。

(3)对策:及时调整药物剂量。

4.泊沙康唑　是一种新型三唑类广谱抗真菌药物,从伊曲康唑结构基础上衍生出来,目前只有口服制剂。①抗菌谱。对念珠菌、新型隐球菌、曲霉、毛孢子菌、接合菌、组织胞浆菌、镰刀霉等具有较好的抗真菌活性,但对光滑念珠菌、克柔念珠菌疗效较差。②药代动力学。50~800mg 剂量范围内血药浓度和药时曲线下面积与剂量呈等比例增长,能够较好地透过血脑屏障。

(1)用药方法:用于治疗曲霉、镰刀霉和结合菌等引起的难治性、对其他药物不能耐受或对其他药物耐药的真菌感染。口服混悬液,每次 100mg,每日 2 次,疗程为 2 周。重者可 400mg,每日 2 次。

(2)治疗矛盾:目前尚缺乏应用资料。与环孢素等免疫抑制剂有相互作用。

(3)对策及时调整药物剂量。

5.卡泊芬净　为棘白菌素类抗真菌药。①抗菌谱。包括念珠菌属和曲霉,但对新生隐球菌、镰刀霉和毛霉等无活性。②药代动力学。血药浓度和药时曲线下面积与剂量呈等比例增长,蛋白结合率>96%,不能透过血脑屏障。③临床应用。侵袭性念珠菌病、念珠菌血症及侵袭性曲霉感染。

(1)用药方法:第 1 天 70mg,第 2 天起 50mg,1 次/天,缓慢静脉滴注 th。一项随机对照研究结果表明,卡泊芬净对侵袭性念珠菌病的有效率为 73.4%,而两性霉素 B 为 61.7%,但卡泊芬净组不良反应发生率显著低于两性霉素 B 组。对两性霉素 B 或伊曲康唑疗效不佳的侵袭性曲霉感染患者,卡泊芬净的有效率为 45%。因此,对那些传统药物治疗无效或不能耐受的侵袭性曲霉病患者,卡泊芬净是一种较为安全的替代药物。

(2)治疗矛盾:可能存在药物间相互作用。

(3)对策:严重肝功能受损者应避免用药。调整相应药物剂量。

6.米卡芬净　属棘白菌素类抗真菌药。①抗菌谱。对白色念珠菌(包括耐氟康唑菌株)和大多数非白色念珠菌和曲霉(包括耐两性霉素 B 的土曲霉)敏感。对新生隐球菌无活性。②药代动力学。血药浓度和药时曲线下面积与剂量成正比,消除半衰期为 13.6h,血浆蛋白结合率>99%,在肺、肝、脾、肾等脏器浓度高,但很少进入脑脊液。

(1)用药方法:临床可用于念珠菌及曲霉所致呼吸道、胃肠道和血液感染的治疗与预防。米卡芬净治疗念珠菌病一般用量为 50mg,1 次/天,静脉滴注;治疗曲霉病一般用量为 50~150mg,1 次/天,静脉滴注;重症和难治性念珠菌病或曲霉病患者,均可根据病情谨慎地增加至 300mg/天;米卡芬净治疗白色念珠菌和非白色念珠菌感染的有效率分别达 92.0%和 88.9%,治疗侵袭性肺曲霉病有效率为 77.8%。

(2)治疗矛盾:同卡泊芬净。

(3)对策:同卡泊芬净。

7.安尼芬净　属棘白菌素类抗真菌药。①抗菌谱。体外抗真菌谱与卡泊芬净、米卡芬净相似,对几乎所有念珠菌(包括耐氟康唑菌株)均具有强大的杀菌活性,对曲霉则表现为抑菌活性,相比较而言,安尼芬净对烟曲霉、土曲霉以及黑曲霉的抑菌活性更强,而对黄曲霉的抑菌活性较弱,对新生隐球菌以及毛霉、根霉和犁头霉等接合菌无活性。②药代动力学。血药浓度和药时曲线下面积与剂量成正比,血浆蛋白结合率>80%,在体内不经过肝、肾代谢,而是在血液中进行缓慢的化学降解,消除半衰期长达 40~50h,在肝、肾功能不全者体内无蓄积,不需要调整剂量。

(1)用药方法:已批准的适应证为念珠菌血症、腹腔念珠菌脓肿、念珠菌腹膜炎以及食道念珠菌。对于念珠菌血症、腹腔念珠菌脓肿或念珠菌腹膜炎,推荐剂量为首剂 200mg 静脉滴注,然后以 100mg/天静脉滴注维持,疗程应持续至末次阳性血培养后 14 天。疗程取决于临床反应,通常需要达到或超过 14 天,或持续至症状消失后 7 天。

(2)治疗矛盾:同卡泊芬净。

(3)对策:同卡泊芬净。

8.两性霉素及其含脂制剂　两性霉素B属多烯类抗真菌药,一般加有一定量的脱氧胆酸钠助溶以便静脉注射。为降低肾毒性,现已研制了3种含脂类的两性霉素B制剂:两性霉素B脂质分散体、两性霉素B脂质复合物和两性霉素B脂质体。①抗菌谱。对除土曲霉及放线菌属外的多数致病真菌敏感,包括念珠菌、新生隐球菌、曲霉属、毛霉、荚膜组织胞浆菌、申克孢子丝菌、厌酷球孢子菌、巴西副球孢子菌、马内菲青霉等。②药代动力学。脑脊液中浓度较低,几乎不被肠道吸收,血浆蛋白结合率高,可通过胎盘屏障,血浆半衰期为24h。

(1)用药方法:临床可用于曲霉、念珠菌、隐球菌、组织胞浆菌等引起的感染,静脉给药每天0.5～1mg/kg,开始以1～5mg/天小剂量给药,视耐受情况每日或隔日增加5mg,滴注时间不短于6h,注意避光;含脂制剂的推荐剂量为两性霉素B脂质分散体3～4mg/kg,两性霉素B脂质复合物5mg/kg,两性霉素B脂质体3～5mg/kg,亦主张从低剂量开始逐渐增加。两性霉素B脂质体对侵袭性曲霉感染、念珠菌病及隐球菌病的疗效分别为49%、74%和58%,普通两性霉素B分别为32%、79%和41%。

(2)治疗矛盾:两性霉素B制剂具有严重的肾脏毒性,需对患者进行严密的肾功能及血钾水平监测。

(3)对策:严格适用证,不宜作为常规抗真菌药应用。避免与其他肾毒性药物合用。应于静滴前给予解热镇痛、抗组胺药和输液中加用小量糖皮质激素可减轻毒性反应。

9.氟胞嘧啶　氟胞嘧啶类化合物属抑菌剂。①抗菌谱。对隐球菌和念珠菌包括非白色念珠菌有良好的抗菌作用(其他真菌则多耐药);单独应用易导致耐药,多与两性霉素B联合使用。②药代动力学。口服生物利用度为78%～90%,达峰时间2h,血清蛋白结合率低,可广泛分布于各器官组织,脑脊液中浓度可达血药浓度的50%～100%,清除半衰期为2.4～4.8h,90%以上以原型自尿中排出。

(1)用药方法:每天100～150mg/kg,分4次口服,静脉滴注分为2～4次给药;成人一般每次2.5g,滴速为40～100mg/min。肾功能不全者需减量。注意监测血液和肝脏不良反应。严重肾功能不全及对本品过敏者禁用,孕妇慎用,哺乳期妇女不宜使用。

(2)治疗矛盾:阿糖胞苷可使本品抗真菌作用失活。本品不宜与骨髓抑制药物同时使用。

(3)对策:避免同时应用。

10.抗真菌药物的联合应用　理论上,联合应用抗真菌药物可能具有以下好处:①由于不同药物的作用机制和作用靶位不同,联合用药可能产生协同或相加的抗真菌效应,或者可以更快地产生抑菌或杀菌效应;②由于不同药物的抗真菌谱并不完全相同,联合用药可能获得更广的抗真菌谱;③可以减少真菌发生继发耐药的机会;④可以减少毒性较大的药物的剂量,从而降低药物不良反应的发生率。值得注意的是,体外实验和动物实验往往并不能准确预测联合治疗方案的体内疗效,目前,只有少数几个针对侵袭性念珠菌病或隐球菌病的联合治疗方案得到了随机对照临床试验结果的支持。

(1)侵袭性念珠菌病的多药联合治疗:对于侵袭性念珠菌病,目前国内外普遍认可的联合治疗方案为两性霉素B+氟胞嘧啶及两性霉素B+氟康唑。美国感染性疾病学会(IDSA)建议,两性霉素B+氟康唑可用于念珠菌血症的治疗,而两性霉素B+氟胞嘧啶可用于念珠菌血症、肝脾念珠菌病、念珠菌脑膜炎、念珠菌心内膜炎以及念珠菌眼内炎。

(2)侵袭性曲霉病的多药联合治疗:临床最为常用的联合治疗方案包括两性霉素B+氟胞嘧啶(有效率为68.3%)、两性霉素B+伊曲康唑(有效率仅48.8%)以及两性霉素B+利福平(有效率为66.7%)。近年来受到普遍关注的联合治疗方案主要是两性霉素B或两性霉素B脂质制剂+棘白菌素类药物以及具有抗曲霉活性的三唑类药物+棘白菌素类药物。对于危及生命的侵袭性曲霉病或标准治疗失败的侵袭性曲霉病,这两者新的联合治疗方案可望成为新的治疗选择,但其有效性尚待大样本的随机对照临床试验结果进一步证实。

（3）隐球菌病的多药联合治疗：已有多项随机对照临床试验结果证实，两性霉素 B 和氟胞嘧啶联合治疗隐球菌病的疗效明显优于两性霉素 B 单药治疗，三唑类药物（氟康唑或伊曲康唑）联合氟胞嘧啶治疗隐球菌病的疗效也明显优于三唑类药物单药治疗，因此，这两类联合方案已经成为治疗隐球菌脑膜炎以及播散性隐球菌病的标准方案。

【预后】

肺真菌病的预后与患者的基础疾病、机体免疫功能、真菌种类发病形式及治疗是否及时、合理有关。无症状真菌感染，治疗及时、合理一般预后较好；机体免疫功能太差，急性、侵袭性感染，如侵袭性曲霉菌感染、侵袭性毛霉菌感染等，有肺外侵袭，如颅脑感染，或有大血管侵袭导致大咯血者预后差。因临床情况复杂，不能及时诊断和治疗的侵袭性感染预后也差。

（徐晟伟）

第八节　高传染性呼吸系统病毒感染

一、传染性非典型肺炎（SARS）

传染性非典型肺炎（SARS）是由 SARS 冠状病毒（SARS-CoV）引起的一种具有明显传染性、可累及多个脏器系统的特殊肺炎，世界卫生组织（WHO）将其命名为严重急性呼吸综合征（SARS）。临床上以发热、乏力、头痛、肌肉关节酸痛等全身症状为首发症状，随后出现干咳、胸闷、呼吸困难等呼吸道症状，严重者导致急性低氧性呼吸衰竭，并可迅速发展成为急性呼吸窘迫综合征（ARDS）。SARS 已被列入《中华人民共和国传染病防治法》法定传染病进行管理，是需要重点防治的重大传染病之一。

【发现经过和流行病学】

（一）发现的经过

最早证实的病例是在 2002 年 11 月，广东省河源市有 2 例重症肺炎病人，经过多种抗菌药物治疗无效，出现呼吸困难和低氧血症。因为治疗无效用救护车转诊到广州市，随后发现护送和参与医治病人的 8 名医务人员先后发生肺炎。考虑到有传染病的可能，马上报告广东省卫生厅。广东省卫生厅马上成立专家组到现场调查和采集标本。随后，在广东省中山市、佛山市顺德区等地先后出现类似的重症肺炎病例，多种药物联合应用无效，容易发展为急性肺损伤（ALI）/急性呼吸窘迫综合征（ARDS）。以后病例逐渐增多，并显示出明显的传染给家属以及在医院内传染给医务人员、探视人员和陪护人员等，其传染性越来越明显，引起管理部门和社会的特别重视。经过全球 9 个国家 13 个网络实验室的科学家的共同努力，最后在香港大学首先证实其病原体是新型冠状病毒（SARS-CoV）。

（二）流行经过

从 2002 年 11 月开始，从局部散发病例，到局部暴发，经历了两个月后形成大流行，扩散到我国内地 24 个省、自治区、直辖市。在全球共波及亚洲、美洲、欧洲等 32 个国家和地区。呈现出典型的局部散发、局部暴发—大流行的传染病流行规律。截至 2003 年 8 月 7 日，全球累计发病例数为 8422 例，依据报告病例计算的平均病死率达到了 9.3％。经过有效的防控措施后，于 2003 年 6 月后流行终止。2003 年 12 月至 2004 年 1 月，广东省出现散发的 4 例 SARS 患者，由于得到及时的诊断和隔离，没有导致流行。2004 年北京的病毒研究室出现 2 名工作人员感染 SARS，在诊治和照顾过程中导致 5 例密切接触者感染。通过及时的隔离防控措施,疫情控制在萌芽之中。

（三）发现和流行经过给人们的提示

回顾整个发生与流行的经过,尽管当时有对 SARS 的认识不足等众多的学术和社会原因,但仍不乏需要总结反思的问题。

1.对新发传染病的准备不足　在当今急性传染病发病逐渐减少的年代,不少的大城市三甲医院的非传染病专业的医务人员在传染病的诊治方面的经验不足,警惕性有待提高。相关的管理部门对突发传染病的监控与应对能力和警惕性较低。如何把传染病诊治知识进行规范化的普及教育,加强有关部门对新发传染病的监控能力,对及时发现新发传染病具有重要的意义。

2.建立监控报告系统和防控措施落实过迟　从首例报告病例到建立系统报告、诊断原则和防控措施之间相隔有 2 个月以上。

3.早期应对力度不足与防控措施不够果断　在早期,没有马上落实早期隔离、当地处理和预防控制感染等措施,导致多个城市重复几乎同样的"流行故事"。河源市、中山市和佛山市顺德区的病人转诊到广州,接诊的医院没有准备好足够的感染控制措施,后来又在广州市的医院之间转诊,导致广州市的大流行。山西的病人转诊到北京,然后又在北京的医院之间转诊,导致北京的大流行。香港多家医院在知道广东省有 SARS 流行的情况下,没有充分做好感染控制的措施,是导致医务人员感染的重要因素。

4.对新发感染病原体的检测的技术平台不足　广东省卫生厅和疾病控制中心（CDC）在 2002 年 11 月已经采集了标本,分别在广州市、广东省和国家 CDC 等有关单位进行系统的检测,经过 3 个多月的研究,排除了炭疽、鼠疫、军团病、禽流感、流感、腺病毒、衣原体感染等常见的呼吸道感染病原体,但仍然没有找到新的病原体。最后在中国香港特别行政区等实验室发现冠状病毒。检测新的病原体的技术平台和力量不足可能是重要的原因。当时,钟南山院士提出一个明确的观点,"在我们没有弄清楚感染的病原体以前,谈不上实现有效控制"。这一观点提示了检测新发病原体的技术平台的重要性。

（四）流行病学

1.病原体　SARS 的病原体是一种新的冠状病毒。此病毒基因组为单股正链 RNA,由大约 30000 个核苷酸组成,与经典冠状病毒仅有约 60% 同源性,但基因组的组织形式与其他冠状病毒相似,并将其命名为 SARS 冠状病毒（SARS-CoV）。经过分子生物学的研究发现,SARS-CoV 的基因与已知三个群经典冠状病毒均不相同,第一群病毒血清可与 SARS-CoV 反应,而 SARS 病人血清却不能与已知的冠状病毒反应。因此将 SARS-CoV 归为第四群。

2.传染源　传染源包括两方面的问题:SARS-CoV 的来源和临床病例的主要传染源。从临床资料分析来看,SARS 病人是导致疾病流行的最主要传染源。SARS 病人的传染性存在个体差异,有的病人可造成多人甚至几十人感染（即超级传播现象）,但有的病人却未传播任何人。这种传染性的差异的具体机制尚不清楚,可能与病毒的基因突变、病人的身体状况、病人体内的病毒量和排出情况、环境因素（通风状况、易感人群的多少等）等因素有关。主要的传播时期是从发热开始到疾病的恢复期,共 3～4 周的时间,没有依据认为潜伏期、康复出院后或隐性感染者具有传染性。关于 SARS-CoV 病毒的来源,目前尚没有确定的结论。广东省 SARS 动物溯源等科技攻关组通过大量的研究,提出如下的假设。自然界动物中存在少量的 SARS 冠状病毒,但病毒的数量不足以致病。果子狸对 SARS.CoV 特别敏感,接触到带有 SARS-CoV 的动物后发病,导致病毒大量复制,然后传染给人。支持上述假设的研究依据包括有:①在蝙蝠等野生动物中,可以检测到少量的 SARS-CoV;②广东省的野生动物市场中,将果子狸与众多的野生动物通过铁笼子混合叠放,造成较长时间密切接触的机会;③尽管北方的果子狸没有发现冠状病毒,而在广东省的果子狸中抗 SARS-CoV 的 IgG 抗体阳性率接近 80%;④广东省从果子狸中分离的病毒与 SARS-CoV 的基因序列高度符合;⑤动物模型的研究证实,果子狸对病人中分离的 SARS-CoV 高度敏感,接种后出现类似病人的临床和病理学改变。此外,2003 年底广东省再次出现 4 例 SARS 病人,其中 3 例先后到过同一个销售果子狸的饭店(包括其中 1 例是该饭店的服务员)。随后,广东省政府在争取专家组的意见后,于 2004 年 1 月 5 日始动了严禁销售或食用果子狸的政策,至今广东省没有发现新的 SARS 病例。

3.传播途径　临床流行病学调查的结果显示,近距离呼吸道飞沫传播是 SARS 传播最重要的途径,尤其是近距离接触病人、抢救病人的过程(尤其是气管插管过程)。是否存在气溶胶传播途径是特别令人关注的问题。香港特别行政区的陶大花园不同楼层之间的传播的情况提出可能存在气溶胶传播的可能性。但在多数医院的调查中发现,空气传播的方式是短途径的,不支持气溶胶传播的途径。

4.人群易感性　一般认为人群普遍易感。SARS 抗体调查的结果显示,正常人群的抗体阳性率为 2.5%(弱阳性);在密切接触过 SARS 病人的医务人员(没有发病者)中,抗体阳性率与普通人群没有区别。这一调查结构显示,正常人群中基本上不存在天然的免疫,也基本上没有隐性感染而获得免疫力的人群。已证实 SARS 病人可以产生体液免疫,发病后 540 多日时血清抗 SARS-CoVIgG 仍呈阳性且有中和能力,但比抗体滴度高峰(发病后 60～90 日)有所下降,随后的变化规律有待深入研究。

5.流行特征　从人群分布来看,广东省早期或首发的病例调查显示与野生动物接触的人员,如厨师、采购员等为多,但缺乏严格的对照数据。后期的发病有明显的家族聚集和医务人员聚集性,主要与患者接触的密切程度有关。从发病年龄来看,以青壮年为主,儿童病例相当低。其机制尚不清楚,可能与接触传染源的机会的差异和存在易感性的差异有关。

【发病机制】

SARS 的发病机制还不清楚,现有的资料主要来源于细胞和动物模型上研究的结果。发病机制包括病毒的入侵、体内复制和扩散以及体内致病过程等环节。

(一)SARS-CoV 对宿主细胞的侵入

影响 SARS 致病力的首要因素是 S 蛋白。S 蛋白是病毒通过受体介导的内吞侵入宿主细胞的主要结构蛋白。细胞和动物模型上的研究发现,血管紧张素转化酶(ACE)的同源体 ACE2 可能是 SARS-CoVS 蛋白的受体,其他可能的受体正在探索中。阐明 SARS-CoV 入侵入体的途径对寻找防治的切入点具有重要的意义。

(二)体内扩散和致病过程

SARS-CoV 由呼吸道进入人体,在呼吸道黏膜上皮内复制,进一步引起病毒血症。SARS-CoV 对人体细胞的感染是多器官的,肺部是最常见受累的器官。感染后的宿主细胞出现细胞溶解或凋亡,随后引发一系列的炎症反应,众多的炎症细胞和细胞因子参与其发病过程,导致多器官损害和免疫功能的异常,也是容易继发感染。

【病理变化】

SARS-CoV 可以累及全身各个器官,包括肺、心、肝、肾、脑、免疫器官、横纹肌等,多数以肺部和免疫系统病变最为严重。

(一)肺

以弥漫性肺泡损伤为基本特征。发病机制可能为病毒所造成的肺泡上皮及毛细血管严重损伤,急性期以肺水肿及肺泡和细支气管的纤维素性渗出性炎为主要表现,其病理改变与 ARDS 类似,可以看成是 SARS-CoV 病毒感染导致的急性肺损伤(ALI)/ARDS。恢复期病变逐渐吸收好转,但部分病例出现明显的肺纤维增生,导致肺纤维化。

（二）免疫器官

主要受累的免疫器官包括脾和淋巴结,表现为淋巴细胞的减少,甚至耗竭。脾小体不清,脾白髓萎缩,淋巴细胞稀疏,数量减少;红髓充血,出血、坏死明显,组织细胞增多。淋巴结的淋巴结淋巴滤泡均有不同程度的萎缩或消失,淋巴细胞分布稀疏,数量减少。

（三）其他器官的改变

全身多器官的病变可能是病毒感染、继发的炎症反应所致或并发症的结果。由于目前的病理资料主要来源于死亡病例的尸体解剖的结果,难以代表全部病例或轻症病例的情况。

1.心　SARS病人心脏的肥大比较常见,一般表现为左右心均匀性增厚。心肌间质水肿较明显,间质可有散在淋巴细胞及单核细胞浸润。部分病例可见到心肌细胞空泡变性、灶性心肌炎改变或心肌小灶性坏死。

2.肝　多数病例可见到肝细胞轻度水样变性、灶性脂肪变性和肝细胞索解离。汇管区有少量淋巴细胞浸润,部分病例可见到明显的中央静脉周围肝细胞坏死。

3.肾　大部分病例可见肾小球明显充血,肾小管上皮细胞变性。部分病例肾小球毛细血管内可见广泛的纤维素性血栓,部分病例可见髓质内小灶状坏死及淋巴细胞和单核细胞浸润。

4.胃肠道　胃、小肠和结肠各段黏膜下淋巴组织减少,淋巴细胞稀疏,间质水肿。部分病例胃可见表浅的糜烂或溃疡。

【临床表现】

SARS的临床表现是一个动态的过程,可以人为地分为潜伏期、发病早期、进展期和恢复期,但各期之间并没有明确的界线。

（一）临床分期及相应的临床表现

1.潜伏期　接触传染源后至发热开始,此期无症状。

2.发病早期　自发热开始至病程第7日左右。通常急性起病,以发热及相关症状为主,表现为持续发热(一般高于38℃),可伴有畏寒、肌肉酸痛、关节酸痛、头痛、乏力。在早期,使用退热药可有效,逐渐出现难以用退热药控制的高热,但使用糖皮质激素可对热型造成干扰。在这一时期,通常呼吸道症状不明显,可有咳嗽,少痰,偶有咽痛,常无上呼吸道卡他症状。部分病人出现腹泻、恶心、呕吐等消化道症状。

3.进展期　病程第8~14日左右。这一时期呼吸系统症状逐渐明显,尤其是渐出现呼吸困难,严重者呼吸窘迫和低氧血症。在重症SARS中,通常出现多器官功能损害,包括心脏、肝、血液系统的异常。这一时期也容易合并肺部或全身的细菌或真菌感染,尤其是需要使用有创通气者。

4.恢复期　疾病的高峰期过后,病情逐渐稳定好转而进入恢复期。通常在病程15日以后。首先发热减退,肺的氧合功能改善,呼吸困难改善,各个器官功能开始好转,肺部炎症影吸收好转。恢复期的长短与病情严重程度有关。普通病人可能经历14~21日,但重症SARS病人可能需要2个月或更长时间恢复。部分病人遗留有肺的纤维化,表现为持续的呼吸困难和限制性通气功能障碍。

（二）体征

SARS病人的肺部体征常不明显,部分病人可闻少许湿啰音,或有肺实变体征。偶有少量胸腔积液的体征。

【实验室和辅助检查】

实验室检查包括一般的检查、胸部影像学和SARS病原学相关的检查。

（一）一般实验室检查

1.外周血象　白细胞计数一般正常或降低；常有淋巴细胞计数减少（若淋巴细胞计数<0.9×10^9/L，对诊断的提示意义较大）；部分重症病人血小板减少。

2.T淋巴细胞亚群计数　常于发病早期即见$CD4^+$、$CD8^+$细胞计数降低，二者比值正常或降低。

3.其他检查　包括肝功能、心肌酶、肾功能、血电解质等检查。在重症SARS中容易出现异常，需要动态监测。对于有呼吸困难的病人，动脉血气分析是判断肺的氧合功能和诊断ALI/ARDS的重要指标。

（二）胸部影像检查

胸部影像学改变是与疾病的不同阶段有关的，主要特点是多肺叶受累和多样性，重症者可以发展为ALI/ARDS的表现。考虑到传染性的问题，通常用X线平片检查来评估。CT有助于发现早期病变和更加准确评价，但不宜作为常规的检查。

1.发热至出现胸片改变的时间　从发热开始至出现胸部X线平片异常的时间是早期鉴别诊断中重要的问题。回顾分析显示最早为2～3日，最长为10日左右。

1.发热至出现胸片改变的时间　从发热开始至出现胸部X线平片异常的时间是早期鉴别诊断中重要的问题。回顾分析显示最早为2～3日，最长为10日左右。

2.早期的改变　早期肺部影像学异常是出现不同程度的片状、斑片状磨玻璃密度影，少数为肺实变影。阴影小或淡薄，或其位置与心影和（或）大血管影重合时，X线胸片可能难以发现。需每2～3日动态复查。若有条件，可安排胸部CT检查，有助于发现早期轻微病变或与心影和（或）大血管影重合的病变。

3.进展期　病变呈进展趋势，阴影常为多发和（或）双侧改变，部分病例进展迅速，短期内融合成大片状阴影，重症病例发展为ALI/ARDS的表现。

4.恢复期　肺部病变逐渐吸收好转。与普通肺炎相比，病变的吸收相对缓慢，肺间质的改变或类似肺纤维化的改变需要经过1～2个月才基本吸收，部分病人遗留有肺纤维化。

5.SARS的并发症的影像学表现　在SARS的诊治过程中，除了注意评估SARS本身的病变外，还要注意评估是否有并发症的出现，如合并肺部细菌或真菌感染、自发性气胸、纵隔气肿、心功能不全等。

（三）SARS病原学检测

SARS病原学检查包括两个方面：早期诊断相关的检查和确诊相关的检查。

1.早期诊断　早期快速诊断相关的检查在防控SARS中具有重要的意义，是落实"四早"防控原则（早发现、早报告、早隔离、早治疗）的关键步骤。经过众多科学工作者的努力，对早期快速诊断的检查方法进行了探索，目前已经建立了核酸检测、N抗原检测等快速诊断的检测方法。

（1）SARS-CoVRNA检测：SARS-CoVRNA检测在发热开始的3天内的阳性率较高，对早期诊断具有较重要的意义。采用RT-PCR方法检测呼吸道分泌物、血液或粪便等人体标本。然而，RT-PCR方法容易受到污染及技术等问题的影响导致假阴性或假阳性，不同的实验室同时检查和结合临床综合分析有助于判断结果。

（2）血清或血浆SARS-CoV核衣壳（N蛋白）抗原检测：以抗SARS-CoVN蛋白抗原的单克隆抗体作为一抗、兔抗SARS-CoVN蛋白抗原的多克隆抗体作为二抗、羊抗兔IgG抗体作为酶标记抗体，采用双夹心ELISA法，检测受试者血清或血浆标本中的SARS-CoVN蛋白抗原，发病10日以内的阳性率可达80%以上，但发病10日以后的阳性率很低，对SARS的早期诊断具有重要参考价值。

（3）其他早期诊断方法：免疫荧光抗体试验检测和基因芯片技术等检测方法，尚有待进一步研究。

2.确诊相关的检查　目前主要是采取恢复期（发病14～21天后）血清抗SARS-CoV特异性IgG抗体检阳转或抗体滴度呈4倍及以上升高的方法。此外，病毒培养分离阳性可以作为确诊的标准，但只能在特定的实验条件下进行,而且其阳性率低和需要较长的检测时间,不作为临床常规诊断的方法。

【诊断与鉴别诊断】

(一)诊断

诊断的总体原则是综合考虑流行病学史、临床表现、胸部 X 线影像学变化、一般实验室检查和 SARS 病原学检测,并注意与其他类似的疾病进行鉴别。目前,中华医学会制定的 SARS 诊疗指南中的诊断标准如下:

1.临床诊断　对于有 SARS 流行病学依据,有症状,有肺部 X 线影像改变,并能排除其他疾病诊断者,可以作出 SARS 临床诊断。

在临床诊断的基础上,若分泌物 SARS-CoVRNA 检测阳性,或血清 SARS-CoV 抗体阳转,或抗体滴度 4 倍及以上增高,则可作出确定诊断。

2.疑似病例　在 SARS 流行期间,对于缺乏明确流行病学依据,但具备其他 SARS 支持证据者,可以作为疑似病例,需进一步进行流行病学追访,并安排病原学检查以求印证。

对于有流行病学依据,有临床症状,但尚无肺部 X 线影像学变化者,也应作为疑似病例。对此类病例,需要进行病原学检查,动态复查 X 线胸片或胸部 CT,通过观察,多数可以明确判断。

3.医学隔离观察病例　在 SARS 流行期间,对于近 2 周内有与 SARS 病人或疑似 SARS 病人接触史,但无临床表现者,应应与前者脱离接触之日计算,进行医学隔离观察 2 周。

(二)鉴别诊断

多种肺部感染性疾病(如流感病毒性肺炎、获得性免疫缺陷病合并肺部感染等)和非感染性疾病(如风湿病导致的肺部病变等)的临床表现和影像学异常与 SARS 有类似之处。在作出 SARS 诊断前,需要排除能够引起类似临床表现的其他疾病。由于涉及需要鉴别诊断的疾病较多,目前建议采取专家组会诊、相关病原学检测(尤其是快速诊断的检测)、规范的抗菌药物治疗试验和动态观察病情变化规律的策略,能够对多数的病人给出合理的建议和诊断。随着病原学检测方法的进步,其在诊断与鉴别中的作用显得越来越重要。

(三)病情严重程度评估

疾病严重程度的评估对 SARS 的治疗决策非常重要。"非重症"的 SARS 病例主要是隔离和对症处理,而重症 SARS 是可能危及生命的,需要密切监护。中华医学会的 SARS 诊疗指南中重症 SARS 的诊断标准如下:

具备以下三项之中的任何一项,均可以诊断为重症 SARS。

1.呼吸困难,成人休息状态下呼吸频率≥30 次/分,且伴有下列情况之一。

(1)胸片显示多叶病变或病灶总面积在正位胸片上占双肺总面积的 1/3 以上。

(2)病情进展,48 小时内病灶面积增大超过 50% 且在正位胸片上占双肺总面积的 1/4 以上。

2.出现明显的低氧血症,氧合指数低于 300mmHg(lmmHg=0.133kPa)。

3.出现休克或多器官功能障碍综合征(M_0DS)。

此外,一些基础因素或疾病对 SARS 的预后有一定的影响,需要重视是否存在下列与 SARS 病死率相关的高危因素:

1.年龄超过 50 岁。

2.存在心脏、肾脏、肝脏或呼吸系统的严重基础疾病,或患有恶性肿瘤、糖尿病、严重营养不良、脑血管疾病等其他严重疾病。

3.近期外科大手术史。

4.外周血淋巴细胞总数进行性下降或血小板降低。

5.经积极治疗,血糖仍持续居高不下。

【临床处理和治疗原则】

SARS 的临床处理是一个动态的过程。通常来说,遇到临床上考虑有 SARS 可能性的病例,首选考虑给予暂时的相对隔离,同时进行相关的诊断和鉴别诊断的程序。如果符合临床诊断的标准,则按照 SARS 临床诊断病例进行隔离和治疗。同时,需要在病程的 21 日以后复查抗体来论证最终的诊断。

(一)临床疑似病例的处理

"四早"原则是防控 SARS 的关键问题之一,其中在疑似病例的处理上特别重要,应该马上采取适当的隔离措施。广州市防控 SARS 临床救治专家组建议的处理原则如下:

1.单独隔离原则:有条件则应该单独房间隔离,但同一群体发病者可以公用隔离房间。不应该将疑似病例与临床诊断病例混合隔离。

2.充分积极应用抗菌药物、观察临床变化。

3.按需使用解热镇痛药,不宜使用糖皮质激素。

4.进行病原学的快速诊断的检测。

5.动态密切观察病情,3 日后重新评估。达到临床诊断标准,则按临床病例处理。如果达到下列排除 SARS 诊断的标准,则转为临床常规治疗:①自然退热 3 天以上;②退热后 3 日,复查胸片无明显异常,或原有的异常改变恢复正常。如果隔离观察到发病 14 天(从开始发热之日计算起),则通过抗体检测和临床动态变化规律进行诊断与鉴别。

(二)临床诊断病例的治疗

目前尚缺少针对病因的治疗,主要是对症支持治疗和针对并发症的治疗。应避免盲目应用药物治疗,尤其应避免多种药物(如抗生素、抗病毒药、免疫调节剂、糖皮质激素等)长期、大剂量地联合应用。

1.一般治疗与病情监测   卧床休息,注意维持水、电解质平衡,避免用力和剧烈咳嗽。密切观察病情变化,根据病情需要,每日定时或持续监测脉搏容积血氧饱和度(SpO_2)。定期复查血常规、尿常规、血电解质、肝肾功能、心肌酶谱、T 淋巴细胞亚群(有条件时)和 X 线胸片等。

2.对症治疗

(1)发热>38.5℃,或全身酸痛明显者,可使用解热镇痛药。高热者给予冰敷、酒精擦浴、降温毯等物理降温措施。儿童禁用水杨酸类解热镇痛药。

(2)咳嗽、咳痰者可给予镇咳、祛痰药。

(3)有心、肝、肾等器官功能损害者,应采取相应治疗。

(4)腹泻病人应注意补液及纠正水、电解质失衡。

3.抗病毒治疗   目前尚未发现针对 SARS-CoV 的特异性药物。临床回顾性分析资料显示,利巴韦林等常用抗病毒药对 SARS 无效。蛋白酶抑制剂类药物克力芝[洛匹那韦-利托那韦]的疗效尚待验证。

4.免疫治疗   胸腺肽、干扰素、静脉用丙种球蛋白等非特异性免疫增强剂对 SARS 的疗效尚未肯定,不推荐常规使用。SARS 恢复期血清的临床疗效尚未被证实,对诊断明确的高危病人,可在严密观察下试用。

5.抗菌药物的使用   抗菌药物的应用目的主要为两个,一是鉴别诊断的需要,以便排除普通的肺炎;二是用于治疗和控制继发细菌、真菌感染。

考虑到与社区获得性肺炎(CAP)鉴别的问题,在诊断不清时可选用新喹诺酮类或 β-内酰胺类联合大环内酯类药物试验治疗。继发感染的致病原包括革兰阴性杆菌、耐药革兰阳性球菌和真菌,应有针对性地选用适当的抗菌药物。

6.重症 SARS 的治疗原则　　大约有 30％的 SARS 病例属于重症病例,其核心的问题是对 AIUARDS 以及多器官功能损伤(M₀DS)的处理。

(1)密切监护:重症病人还应加强对生命体征、出入液量、心电图及血糖的监测,尤其是 SpO_2 监测。防治继发感染和营养支持也十分重要。

(2)呼吸支持治疗

1)氧疗:有低氧血症者,通常需要较高的吸入氧流量,使 SpO_2 维持在 93％或以上,必要时可选用面罩吸氧。应尽量避免脱离氧疗的活动(如上洗手间、医疗检查等)。

2)无创正压人工通气(NPPV):NPPV 可以改善呼吸困难的症状,改善肺的氧合功能,有利于病人度过危险期,有可能减少有仓1通气的应用。应用指征为:①呼吸频率＞30 次/分;②吸氧 5Umin 条件下,SpO_2＜93％。禁忌证为:①有危及生命的情况,需要紧急气管插管;②意识障碍;③呕吐、上消化道出血;④气道分泌物多和排痰能力障碍;⑤不能配合 NPPV 治疗;⑥血流动力学不稳定和有多器官功能损害。

NPPV 常用的模式和相应参数如下:① 持续气道正压通气(CPAP),常用压力水平一般为 6～12cmH₂O;②压力支持通气(PSV)＋呼气末正压通气(PEEP),PEEP 水平一般 4～10cmH₂O,吸气压力水平一般 10～18cmH₂O。吸入氧气浓度(FiO_2)调节到维持动脉血氧分压(PaO_2)≥70mmHg,或 SpO_2≥93％。

应用 NIPPV 时应注意以下事项:①选择合适的密封的鼻罩或面罩;②全天持续应用(包括睡眠时间),间歇应短于 30 分钟;③咳嗽剧烈时应考虑暂时断开呼吸机管道,以避免气压伤的发生;④若 NPPV 治疗后 2 小时,FiO_2＞0.6～0.7,仍无法维持 SpO_2≥90％,或气促无改善,或治疗过程中病情进展,应尽快考虑改为有创通气。

3)有创正压人工通气:对 SARS 病人实施有创正压人工通气的指征为:①使用 NIPPV 治疗不耐受,或病情进一步恶化;②有危及生命的临床表现或多器官功能衰竭,需要紧急进行气管插管抢救。

对重症 SARS 的有创通气应该按照 ARDS 的同期策略进行,即"肺保护性通气策略"、合理的 PEEP 设置和镇静药物的使用。

(3)糖皮质激素的使用:糖皮质激素(简称激素)在 SARS 中的应用是具有争议的问题。应用激素的目的在于抑制异常的免疫病理反应,减轻严重的全身炎症反应,以期望减轻肺损伤,防止或减轻后期的肺纤维化,但激素降低免疫能力等不良反应也是非常明确的。因此应用激素治疗应该权衡利弊。广州的 SARS 病例回顾分析的结果显示,在达到急性肺损伤或 ARDS 的诊断标准的病人中使用激素可以降低病死率和缩短住院时间,但不支持在非重症的 SARS 病人中使用。

激素应用的合理剂量和疗程又是另一个具有挑战性的问题。由于缺乏相关的研究,无法推荐一个有依据的治疗方案。目前多数采用类似 ARDS 中激素应用的方案,即用相当于甲泼尼龙每日 2mg/kg 的开始剂量,当临床表现改善或胸片显示肺内阴影有所吸收时,应及时减量停用。一般每 3～5 日减量 1/3,总疗程一般不超过 4 周,不宜过大剂量或过长疗程。

7.中医药治疗　　SARS 属于中医学瘟疫、热病的范畴。不少中医学的名家提出"重祛邪、早扶正、防传变"的治疗原则。在北京的中药治疗的研究结果表明,中药治疗对改善症状有一定的作用。

【预后与转归】

尽管 WHO 报告的全球 SARS 的病死率为 9.3％,但广东的报告病例的病死率只有 3.8％,在广州市的 401 例确诊病例(恢复期抗 SARS-CoVIgG 抗体阳转)中,病死率为 6.23％。总的来说,多数 SARS 病人可以康复。在广州市的随访调查中显示,采用 MRI 调查发现股骨头缺血性坏死率为 3.2％,但多数没有症状,3～4 年的随访影像学的异常有逐渐好转。部分病人留有肺纤维化,但多数肺功能的损害属于轻度限制性通气功能障碍伴轻度的弥散功能下降。此外,部分病人还有心理障碍等问题。

【预防和总体防控】

SARS 作为一种传染病,其预防和防控可以从三个方面人手:即隔离传染源、切断传染途径和减少易感人群。在隔离传染源方面,重点是避免接触野生动物、及时发现和隔离 SARS 病人(包括疑似病例)。在切断传染途径方面,重点应该做好收治医院的消毒隔离和做好医务人员的防护。在减少易感人群方面,重点是发展疫苗和抗 SARS-CoV 血清的研发工作。随着对 SARS 的认识加深,SARS 将会成为可防可治的疾病。

二、甲型 HIN1 流感

甲型 HIN1 流感(HIN1)最早于 2009 年 3 月在墨西哥、美国和加拿大出现,并迅速向全球扩散,成为继 1968 年流感大流行以来新的全球大流感。据世界卫生组织统计:截止 2010 年 3 月,全球所有国家和地区都出现甲型 HIN1 流感病毒感染病例,死亡 17700 例。

我国最早 3 例甲型 HIN1 流感于 2009 年 5 月 10 日到 15 日确诊,均为北美留学生,年龄分别为 30 岁、18 岁和 19 岁,2 男 1 女。3 例均于回国后 1～3 天发病,表现为上呼吸道感染症状,包括发热(38.8～39.4℃)、头痛及咽痛。发热持续时时 2～3 天。早期病例虽然症状轻,预后好,但是 2009 年下半年开始重症和死亡病例逐渐增多,截止 2010 年 3 月,我国共确诊甲型 HIN1 流感 127000 例,死亡 793 例。

【病因】

甲型 HIN1 流感是由新甲型 HIN1 流感病毒感染引起的主要累及上、下呼吸道的全身性疾病。

(一)病毒学

不同于以往季节性流感,甲型 HIN1 流感是由一种新型的流感病毒感染引起的。该病毒属于正黏病毒科,甲型流感病毒属,为单股负链 RNA 病毒。典型病毒颗粒呈球状,直径为 80～120nm,有囊膜。囊膜上有许多放射状排列的突起糖蛋白,分别是红细胞血凝素(HA)、神经氨酸酶(NA)和基质蛋白 M_2。基因组约为 13.6kb,由来自人流感病毒、猪流感病毒和禽流感病毒三种不同来源的大小不等的 8 个独立基因片段组成。代表病毒株为 A/Califomia/7/2009,包括中国在内的世界各地分离到的病毒株基本同源。

(二)传染源、传播途径和易感人群

1.传染源　甲型 HIN1 流感病人为主要传染源,无症状感染者也具有传染性。目前尚无动物传染人类的证据。

2.传播途径　主要通过飞沫经呼吸道传播,也可通过口腔、鼻腔、眼睛等处黏膜直接或间接接触传播。接触患者的呼吸道分泌物、体液和被病毒污染的物品亦可能引起感染。通过气溶胶经呼吸道传播未得到证实。

3.易感人群　人群普遍易感。与季节性流感相比,青少年和青壮年发病率高是甲型 HIN1 流感的显著特点。

(三)感染后易成为重症病例的高危人群

1.妊娠期妇女。

2.伴有以下疾病或状况者:慢性呼吸系统疾病、心血管系统疾病、肾病、肝病、血液系统疾病、神经系统及神经肌肉疾病、代谢及内分泌系统疾病、免疫功能抑制(包括应用免疫抑制剂或 HIV 感染等致免疫功能低下)、19 岁以下长期服用阿司匹林者。

3.肥胖者(体重指数≥30kg/m²)。

4.年龄＜5 岁的儿童(年龄＜2 岁更易发生严重并发症)。

5.年龄≥65 岁的老年人。

【发病机制】

甲型 HIN1 流感是一种流感病毒急性感染,发病机制既与病毒复制并直接造成细胞损伤和死亡有关,也与机体和病毒的免疫作用有关。

(一)病毒复制

与季节性流感不同,甲型 HIN1 流感病毒表面的血凝素既可以与主要分布于上气道的 α-2,6-唾液酸受体结合,也可以与主要分布于下呼吸道和肺泡上皮细胞的 α-2,3-受体结合。甲型 HIN1 流感病毒在下呼吸道的复制是重症病毒性肺炎的发病基础。

轻症甲型 HIN1 流感病毒载量在出现呼吸道症状时达到高峰,之后病毒载量逐渐下降,平均排毒时间为 6 天(1～17 天),年龄小于 14 岁、男性和起始抗病毒治疗晚是排毒时间长的危险因素。重症甲型 HIN1 流感病毒性肺炎患者排毒时间长于轻症患者;免疫缺陷患者排毒时间明显延长。

(二)抗病毒免疫

天然免疫和适应性免疫过度是甲型 HIN1 流感发病的重要环节,其中树突状细胞、巨噬细胞,以及 Thl 和 Th17 淋巴细胞在发病中起重要作用。与轻症患者比较起来,重症和死亡甲型 HIN1 流感患者血清 IL-6、IL-10 以及 IL-15 水平升高,另外,重症患者 IL-1α、IL-8、干扰素诱导蛋白 10、肿瘤坏死因子的水平也明显升高。

(三)继发感染

美国 CDC 对 2009 年 5～8 月 77 例甲型 HIN1 流感患者尸检发现,22 例(29%)继发细菌感染。2009 年 7～8 月因感染甲型 HIN1 病毒死亡的 21 例巴西患者尸检也发现:8 例(38%)存在细菌感染。肺组织中存在大量中性粒细胞往往提示伴有细菌感染。与美国和巴西报道相似,2009 年 11 月～2010 年 1 月北京朝阳医院感染和临床微生物科收治的重症甲型 HIN1 流感继发细菌感染 10 例(14.1%,10/71),包括鲍曼不动杆菌 4 例,铜绿假单胞菌 2 例,肺炎克雷伯菌 2 例,产气肠杆菌 1 例,金黄色葡萄球菌 1 例。其中一例病死者 24 小时内尸检肺组织同时培养出大肠杆菌和肺炎克雷伯菌。

【病理】

病理发现主要来自尸体解剖。主要的病例改变为:支气管和肺泡上皮细胞损伤,肺泡腔渗出、水肿,肺泡出血,中性粒细胞、淋巴细胞及单核样细胞浸润,部分肺组织形成以中性粒细胞浸润为主的脓肿灶。其他病理改变包括肺血栓形成和嗜血现象。

【临床表现】

(一)潜伏期

与季节性流感相似,甲型 HIN1 流感潜伏期 1～3 天。少数病例可达 7 天。

(二)临床表现

甲型 HIN1 流感临床谱多种多样,既可表现为体温正常的上呼吸道感染,也可表现为急性进展的致死性病毒性肺炎。

大多数病例有典型的流感样症状,表现为发热、咳嗽、咽痛和流鼻涕。大约 8%～32%病例不发热。全身症状多见,如乏力、肌肉酸痛、头痛。恶心、呕吐和腹泻等消化道症状比季节性流感多见。

严重症状包括:气短、呼吸困难、长时间发热、神志改变、咯血、脱水症状、呼吸道症状缓解后再次加重。重症病毒性肺炎急性进展很常见,多出现起病后 4～5 天,可导致严重低氧血症、急性呼吸窘迫综合征

（ARDS）、休克、急性肾功能衰竭。合并 ARDS 的重症患者可以出现肺栓塞。

约 14％～15％甲型 HIN1 流感表现为 COPD 或哮喘急性加重，或其他基础病急性加重。少见的临床综合征包括：病毒性脑炎或脑病，出现意识不清、癫痫、躁动等神经系统症状；以及急性病毒性心肌炎。

新生儿和婴儿典型流感样症状少见，但可表现为呼吸暂停、低热、呼吸急促、发绀、嗜睡、喂养困难和脱水。儿童病例易出现喘息，部分儿童病例出现中枢神经系统损害。

妊娠中晚期妇女感染甲型 HIN1 流感后较多表现为气促，易发生肺炎、呼吸衰竭等。妊娠期妇女感染甲型 HIN1 流感后可导致流产、早产、胎儿宫内窘迫、胎死宫内等不良妊娠结局。

【辅助检查】

（一）血常规检查

白细胞总数一般正常，重症病例可表现为淋巴细胞降低。部分儿童重症病例可出现白细胞总数升高。

（二）血生化检查

部分病例出现低钾血症，少数病例肌酸激酶、天门冬氨酸氨基转移酶、丙氨酸氨基转移酶、乳酸脱氢酶升高。

（三）病原学检查

1.病毒核酸检测　以 RT-PCR（最好采用 real-timeRT-PCR）法检测呼吸道标本（咽拭子、鼻拭子、鼻咽或气管抽取物、痰）中的甲型 HIN1 流感病毒核酸，结果可呈阳性。

2.病毒分离　呼吸道标本中可分离出甲型 HIN1 流感病毒。

3.血清抗体检查　动态检测双份血清甲型 HIN1 流感病毒特异性抗体水平呈 4 倍或 4 倍以上升高。

（四）胸部影像学检查

甲型 HIN1 流感肺炎在 X 线胸片和 CT 的基本影像表现为肺内片状影，为肺实变或磨玻璃密度，可合并网、线状和小结节影。片状影为局限性或多发、弥漫性分布，病变在双侧肺较多见。可合并胸腔积液。发生急性呼吸窘迫综合征时病变进展迅速，双肺有弥漫分布的片状影像。儿童病例肺炎出现较早，病变多为多发及弥漫分布，动态变化快，合并胸腔积液较多见。

【诊断】

（一）诊断标准

具有临床表现，以下 1 种或 1 种以上的病原学检测结果呈阳性者，可以确诊为甲型 HIN1 流感。

1.甲型 HIN1 流感病毒核酸检测阳性［可采用实时（real-time）RT-PCR 和 RT-PCR 方法］。

2.甲型 HIN1 流感病毒分离培养阳性。

3.急性期和恢复期双份血清的甲型 HIN1 流感病毒特异性 IgG 抗体水平呈 4 倍或 4 倍以上升高。

（二）重症与危重病例

1.出现以下情况之一者为重症病例

（1）持续高热＞3 天，伴有剧烈咳嗽，咳脓痰、血痰，或胸痛。

（2）呼吸频率快，呼吸困难，口唇发绀。

（3）神志改变：反应迟钝、嗜睡、躁动、惊厥等。

（4）严重呕吐、腹泻，出现脱水表现。

（5）合并肺炎。

（6）原有基础疾病明显加重。

2.出现以下情况之一者为危重病例

（1）呼吸衰竭。

（2）感染中毒性休克。

（3）多脏器功能不全。

（4）出现其他需进行监护治疗的严重临床情况。

【鉴别诊断】

（一）普通感冒

轻型甲型 HIN1 流感易与普通感冒相混淆。通常,甲型 $H1N_1$ 流感的全身症状比普通感冒重;追踪流行病学史有助于鉴别;普通感冒的流感病原学检测阴性,或可找到相应的感染病原证据。

（二）其他类型

上呼吸道感染包括急性咽炎、扁桃体炎、鼻炎和鼻窦炎。感染与症状主要限于相应部位。局部分泌物流感病原学检查阴性。

（三）下呼吸道感染

甲型 HIN1 流感有咳嗽症状或合并气管-支气管炎时需与急性气管-支气管炎相鉴别;合并肺炎时需要与其他肺炎,包括细菌性肺炎、衣原体肺炎、支原体肺炎、病毒性肺炎、真菌性肺炎、肺结核等相鉴别。根据临床特征可作出初步判断,病原学检查可资确诊。

（四）其他非感染性疾病

甲型 HIN1 流感还应与伴有发热,特别是伴有肺部阴影的非感染性疾病相鉴别,如结缔组织病、肺栓塞、肺部肿瘤等。

【治疗】

（一）一般治疗

休息,多饮水,密切观察病情变化;对高热病例可给予退热治疗。

（二）抗病毒治疗

此种甲型 $H1N_1$ 流感病毒目前对神经氨酸酶抑制剂奥司他韦、扎那米韦敏感,对金刚烷胺和金刚乙胺耐药。

对于临床症状较轻且无合并症的甲型 HIN1 流感病例,无须积极应用神经氨酸酶抑制剂。

感染甲型 HIN1 流感的高危人群应及时给予神经氨酸酶抑制剂进行抗病毒治疗。开始给药时间应尽可能在发病 48 小时以内(以 36 小时内为最佳),不一定等待病毒核酸检测结果,即可开始抗病毒治疗。孕妇在出现流感样症状之后,宜尽早给予神经氨酸酶抑制剂治疗。

对于就诊时即病情严重、病情呈进行性加重的病例,须及时用药,即使发病已超过 48 小时,亦应使用。

奥司他韦:成人用量为 75mg 每日 2 次,疗程为 5 天。对于危重或重症病例,奥司他韦剂量可酌情加至 150mg 每日 2 次。对于病情迁延病例,可适当延长用药时间。1 岁及以上年龄的儿童患者应根据体重给药:体重不足 15kg 者,予 30mg 每日 2 次;体重 l5～23kg 者,予 45mg 每日 2 次;体重 24～40kg 者,予 60mg 每日 2 次;体重大于 40kg 者,予 75mg 每日 2 次。对于儿童危重症病例,奥司他韦剂量可酌情加量。

扎那米韦:用于成人及 5 岁以上儿童。成人用量为 10mg 吸入每日 2 次,疗程为 5 天。5 岁及以上儿童用法同成人。

（三）其他治疗

1.如出现低氧血症或呼吸衰竭,应及时给予相应的治疗措施,包括氧疗或机械通气等。

2.合并休克时给予相应抗休克治疗。

3.出现其他脏器功能损害时,给予相应支持治疗。

4.出现继发感染时,给予相应抗感染治疗。

5.妊娠期的甲型 HlN1 流感危重病例,应结合病人的病情严重程度、并发症和合并症发生情况、妊娠周数及病人和家属的意愿等因素,考虑终止妊娠的时机和分娩方式。

6.对危重病例,也可以考虑使用甲型 HlN1 流感近期康复者恢复期血浆或疫苗接种者免疫血浆进行治疗。

对发病 1 周内的危重病例,在保证医疗安全的前提下,宜早期使用。推荐用法:一般成人 100~200ml,儿童酌情减量,静脉输入。必要时可重复使用。使用过程中,注意过敏反应。

三、高致病性人禽流感

高致病性人禽流感(简称"人禽流感")是人类在接触该病毒感染的病(死)禽或暴露 A/H5Nl 污染环境后发生的感染。在 2003 年下半年世界上多个国家暴发家禽和野生禽类的 A/H5Nl 病毒感染,其中有 15 个国家出现人禽流感病例。截至 2010 年 8 月 31 日,由世界卫生组织报道的全球确诊病例共 505 例,其中 300 例患者死亡,病死率为 59.4%。我国大陆从 2005 年 10 月底确诊第一例人禽流感病例以来,现已确诊 39 例,其中 26 例患者死亡,病死率为 66.7%。因此,如对 H5Nl 等禽流感的监测不力,则有可能在人间形成感染链,暴发流感大流行。

【病因】

高致病性人禽流感由甲型流感病毒 A/H5Nl 所致,与甲型流感病毒一样,呈多形性,其中球形直径为 80~120nm,有囊膜,为流感病毒属,基因组由 8 个节段的单股负链 RNA 组成,负责编码病毒所有结构蛋白和非结构蛋白。其囊膜上也存在 3 种突起,即 H、N 和 m^2 蛋白,血凝素(H)和神经氨酸酶(N)为 2 种穿膜糖蛋白,它们突出于脂质包膜表面,分别与病毒吸附于敏感细胞和从受染细胞释放有关。第 3 种穿膜蛋白是 m^2 蛋白,这是一种离子通道蛋白,为病毒进入细胞后脱衣壳所必需。

【发病机制】

(一)禽流感病毒在人体内的初始感染过程

甲型流感病毒主要是依据其病毒亚型的不同而感染不同糖苷唾液酸受体类型,主要在是通过感染上气道上皮细胞后,在细胞内复制繁殖,引起感染的一系列临床表现。人甲型流感病毒主要识别和结合宿主细胞表面的特异性受体为 α-2,6-糖苷唾液酸;禽流感病毒主要感染的特异性受体为 α-2,3-糖苷唾液酸。人类上气道和气管上皮细胞主要分布 α-2,6-糖苷唾液酸;而 α-2,3--糖苷唾液酸主要分布在人类肺泡上皮细胞,而人类上气道上皮细胞基本不含有这一受体;禽类上气道和气管上皮细胞主要分布 α-2,3-糖苷唾液酸;而猪的上气道和气管上皮细胞既有 α-2,3-糖苷唾液酸,又有 α-2,6-糖苷唾液酸的分布。可见,人上气道和气管上皮细胞由于不含 α-2,3-糖苷唾液酸,不仅降低了人感染 A/H5Nl 的可能性,也大大降低了通过飞沫进行人间传播的可能性。

另外,A/H5Nl 基因组中无人流感病毒基因节段,其连接肽含碱性氨基酸数目与人流感病毒也有所不同。所有人流感病毒 HA 蛋白分子上,HA1 与 HA2 之间的连接肽仅含一个碱性氨基酸即精氨酸(R),经呼吸道上皮细胞中的 Clara 细胞所分泌的类胰蛋白酶裂解,发生感染。而 A/H5Nl 流感病毒 HA1 与 HA2 之间的连接肽含 4 个或以上碱性氨基酸(如 R-K-K-R,其中 R 为精氨酸,K 为赖氨酸),最多可达 8 个碱性氨基酸(如 R-E-R-R-R-K-K-R),其裂解酶为类福林蛋白酶,将其裂解为双碱性氨基酸,但该酶在人呼吸道上皮细胞基本不存在。因此,只有机体抵抗力下降和(或)A/H5Nl 病毒负荷载量过大时,才会发生以散发病例为主的感染。

（二）细胞因子学说

目前,有人提出禽流感 A/H5N1 病毒介导的细胞因子失调和高细胞因子血症学说在人禽流感的发病机制中占有很重要的地位。1997 年香港和 2005 年大陆人禽流感死亡病例尸检结果均显示嗜血细胞综合征改变的病例改变,外周血中 T 淋巴细胞数量下降,细胞因子包括 IL-2 受体、IL-6 和 γ-干扰素水平均升高。故推测这些人禽流感病例死亡的原因与感染病毒后病毒在呼吸道中复制、继发高细胞因子血症及合并反应性嗜血细胞综合征等因素有关。

体外研究证实。A/H5N1 病毒后的原代培养的巨噬细胞上调 TNF-α 和干扰素-β 表达的水平,且与病毒的感染剂量正相关,同时与其他类型的甲型流感病毒相比,A/H5N1 病毒更有能力使原代培养的巨噬细胞上调化学趋化因子 CCL2、CCL3、CCL5 和 CXCL10 的表达。除此之外,A/H5N1 病毒可诱导人肺泡上皮细胞和支气管上皮细胞大量表达 IP-10、IFN-B、RANTES 和 IL-6 的细胞因子和化学趋化因子。其结果是使大量中性粒细胞、淋巴细胞、单核细胞等不同类型的炎性细胞在肺泡腔内和肺间实质中募集,而这些炎性细胞会释放出更多的炎性介质,使肺组织损伤进一步加重。

Uiprasertkul 等从 A/H5N1 死亡病例肺组织中检测 TNF-αmRNA 和蛋白的表达水平,其结果显示肺组织局部 TNF-αmRNA 和蛋白水平的表达均明显上调。而且,A/H5N1 感染可导致全身炎症反应明显加重,在致死性 A/H5N1 小鼠模型中发现,即使在肺组织炎性反应降低时,脑组织中的 IFN-γ、IL-1β 仍然处于高水平表达状态,由此可见,脑组织局部细胞因子的高表达也可能是导致死亡的原因之一。

（三）病毒血症学说

从传统意义而言,甲型流感病毒感染人体后主要是在呼吸道上皮细胞中复制繁殖,有时也会引起胃肠道上皮细胞感染,引起相应的胃肠道症状,并不引起病毒血症,主要是全身炎症反应导致的多器官功能损伤,而非不直接导致全身多器官病毒感染性损伤。而顾江等人用 NASBA 检测方法对重症 A/H5N1 感染死亡患者的研究发现,A/H5N1 不仅可以同时感染多个器官组织,而且可以通过胎盘屏障感染胎儿,同时发现胎儿肺组织中 A/H5N1 病毒载量明显高于母体肺组织中病毒载量。这一发现诠释了临床上 A/H5N1 感染的孕妇病例为何预后不良,可能主要是因为胎儿作为病毒储存的场所持续释放复制繁殖的病毒,使全身炎症反应形成恶性循环。

总之,人感染高致病性禽流感的发病机制正在被逐渐认识,由于禽流感病毒在不断变异,其致病性、感染能力、与受体的结合能力、体内复制能力、对靶细胞的破坏能力及与免疫系统的互动可能处于动态演变过程中,因此,对于这种新发传染病的发病机制研究至关重要。对发病机制的正确认识将对人感染高致病禽流感的预防、诊断和治疗有重要指导意义。

【病理】

虽然人感染 A/H5N1 高致病性禽流感的病死率很高,但目前的病理解剖资料仍十分有限。目前的报道可见肺脏仍为主要的病变器官,其早期病理改变包括肺组织水肿、出血、炎性渗出、弥漫性肺泡损伤、透明膜形成,晚期患者除了可见一系列炎症反应、肺透明膜形成、肺组织机化之外,还可见肺泡腔内大量鳞状上皮化生。除此之外,还可见全身其他多个器官和组织的病理改变。

（一）肺脏

A/H5N1 感染患者早期发生急性呼吸窘迫综合征(ARDS)时,大体可见主要以肺水肿改变为主,表现为肺膜表面较光滑,富于液体,切面肺组织轻度实变,肺泡腔内的渗出较轻,间质成分增多。晚期出现 ARDS 时,肺水肿改变相对较轻,表现为肺膜表面光滑,渗出性改变较轻,切面显示肺泡腔实性变,呈粉色、细腻,似脂肪肝样改变。

显微镜可见病变主要呈急性弥漫性肺泡损伤(DAD)伴急性间质性肺炎。早期肺部病理改变是以急性渗出性为主,可见大部分肺泡皮脱落,肺泡腔内有明显的单个核细胞及中性粒细胞浸润,偶见红细胞,并可见大量丝网状物(纤维素)及浆液性渗出(肺水肿);肺泡壁及小气道表面广泛透明膜形成,部分肺泡塌陷,少数肺泡腔代偿性扩张。晚期肺部病理改变是以增生和纤维化病变为主,部分区域肺泡间隔明显增宽伴间质纤维化,部分细支气管及肺泡上皮坏死、脱落、增生及鳞状上皮化生;鳞状上皮化生的肺泡多位于细支气管周围,呈灶状分布;部分增生的肺泡上皮细胞核大,核仁明显,具有一定的异型性;大多数肺泡腔含气减少,代之以大量渗出改变,包括浆液性、纤维素性、红细胞、巨噬细胞和中性粒细胞等,部分渗出物机化,部分肺泡腔仍可见肺透明膜。

(二)淋巴造血系统

A/H5N1危重症死亡病例可见患者全身淋巴组织萎缩伴活跃的嗜血现象。脾脏白髓内淋巴细胞显著减少,伴灶状组织细胞增生,增生的组织细胞体积大,有一定的异型性,部分胞质内见吞噬的红细胞;红髓可见出血征象。淋巴结内滤泡萎缩、消失,B淋巴细胞和T淋巴细胞明显减少;淋巴窦扩张,窦组织细胞增生,细胞质内可见吞噬的淋巴细胞、红细胞和细胞碎片,呈现活跃的噬血现象。

(三)其他主要脏器的病理改变

1.心血管系统　显微镜可见部分心肌细胞胞质嗜酸性增强,心肌细胞水肿,有肌浆凝聚,心肌束间偶见单个核细胞浸润,提示有间质性心肌炎。

2.消化系统　可见胃黏膜、小肠及直肠黏膜表面见坏死,间质血管严重淤血。肝组织呈淤血状,可见肝细胞内小泡状脂肪变性,部分肝细胞有胞质疏松化;汇管区见少许淋巴单核细胞浸润;可见肝细胞核分裂象,提示肝细胞增生活跃。

3.泌尿生殖系统　肾小球损伤不明显,可见近端肾小管上皮空泡变性,下肾单位肾小管上皮崩解坏死,细胞管型形成。肾间质稀疏,内有少许淋巴单核细胞浸润,个别小血管内见微血栓。

4.中枢神经系统　大体上两者均有脑水肿和脑淤血改变。其中A1见小脑扁桃体疝形成。显微镜下见蛛网膜下腔少许淋巴、单核细胞浸润,脑实质内部分神经元嗜酸性变,部分嗜碱性变,轴索扭曲,脑血管周围间隙增宽呈脑水肿改变,部分区域脑血管周围有脱髓鞘现象。

5.胎儿及胎盘病理改变　胎盘绒毛间见中性粒细胞及淋巴、单核细胞浸润,散在钙化及滋养叶细胞坏死。胎儿肺间质内见分叶核细胞浸润,其余脏器未见显著改变。

【临床表现】

人禽流感病例的临床表现也可表现为以流感样症状发病,累及呼吸道、消化道、心脏、泌尿和中枢神经系统等多个器官和组织。

人禽流感患者临床上常见的症状主要表现为高热、咳嗽、咳痰、呼吸困难等,其中呼吸困难多呈进行性加重,可在短时间内出现急性呼吸衰竭。相当比例病人在病初表现为流感样症状(肌痛、咽痛、流涕等)和消化系统症状(呕吐、腹痛、腹泻等)等。个别患者在病程中出现精神神经症状,如烦躁、谵妄。但由于绝大部分确诊病例均来自重症"不明原因肺炎",故单纯以"上呼吸道感染"诊断者甚少。肺部体征主要与肺内受累的部位和范围有关。

【辅助检查】

(一)肺部影像学

A/H5N1感染肺部后,患者X线胸片和肺CT检查可见肺内片状高密度影,且动态变化较快。疾病早期(发病3天左右或较长时间)肺内出现局限性片状影像,可呈肺实变或磨玻璃状改变,多局限于一个肺段或肺叶内的病灶。绝大多数病例肺内病灶在短期内进展迅速,发展为大片状或融合斑片状影,其间可见"支气管充气征",累及多个肺叶或肺段,严重时发展为"白肺"样改变。少数病人可合并单侧或双侧胸腔积液。一些病例在初次影像检查时病变已经累及较大肺野,呈多叶段病变。

(二)实验室检查

大部分患者在病程中存在外周血白细胞、淋巴细胞和血小板不同程度减少,并可见肝脏和心肌损伤的多种酶学异常,如丙氨酸氨基转移酶、谷草转氨酶、磷酸肌酸激酶、乳酸脱氢酶等。而且我国人禽流感患者中,相当比例患者出现蛋白尿(+～++++),甚或镜下血尿。

【诊断】

(一)诊断人禽流感

人禽流感 A/H5N1 的诊断主要依据流行病学资料,并结合典型临床表现确定,但在流行初期,对散发或轻型的病例诊断比较困难。对散发病例而言,其确诊需实验室病毒分离、病毒特异性抗原、病毒核酸或血清特异性抗体等检测,包括以下几个方面:

1.病毒分离　病毒分离阳性并经亚型鉴定确认。

2.血清学检查

(1)患者恢复期血清进行红细胞凝集抑制(HI)试验(抗体效价≥40)。

(2)微量中和试验(MN),抗体阳性(抗体效价≥40)。

(3)恢复期血清抗体滴度比急性期血清高 4 倍或以上。

3.病毒抗原及核酸检测　从患者的临床标本检查到流感病毒特异性的核酸或特异的 H 亚型抗原。

(二)人禽流感流行病学史定义

1.发病前 7 天内,接触过病、死禽(包括家禽、野生禽鸟),或其排泄物、分泌物,或暴露于其排泄物、分泌物污染的环境。

2.发病前 14 天内,曾经到过有活禽交易、宰杀的市场。

3.发病前 14 天内,与人禽流感疑似、临床诊断或实验室确诊病例有过密切接触,包括与其共同生活、居住,或护理过病例等。

4.发病前 14 天内,在出现异常病、死禽的地区居住、生活、工作过。

5.高危职业史:从事饲养、贩卖、屠宰、加工、诊治家禽工作的职业人员;可能暴露于动物和人禽流感病毒或潜在感染性材料的实验室职业人员;未采取严格的个人防护措施,处置动物高致病性禽流感疫情的人员;未采取严格的个人防护措施,诊治、护理人禽流感疑似、临床诊断或实验室确诊病例的医护人员。

(三)人禽流感的诊断标准

1.疑似病例　具备流行病学史中任何一项,且无其他明确诊断的肺炎病例。

2.临床诊断病例

(1)诊断为人禽流感疑似病例,但无法进一步取得临床检验标本或实验室检查证据,而与其有共同接触史的人被诊断为确诊病例,并且没有其他疾病确定诊断依据者。

(2)流行病学史中任何一项,伴有相关临床表现,实验室病原检测患者恢复期血清进行红细胞凝集抑制(HI)试验或微量中和试验(MN)A/H5N1 抗体阳性(HI 抗体或中和抗体效价≥40)。

3.确诊病例　有流行病学接触史和临床表现,从患者呼吸道分泌物标本或相关组织标本中分离出特定病毒,或经两个不同实验室证实禽流感病毒亚型特异抗原或核酸检查阳性,或发病初期和恢复期双份血清禽流感病毒亚型毒株抗体滴度 4 倍或以上升高者。

另外,在流行病学史不详的情况下,根据临床表现、辅助检查和实验室检查结果,特别是从患者呼吸道分泌物或相关组织标本中分离出特定病毒,或经两个不同实验室证实禽流感病毒亚型特异抗原或核酸检查阳性,或发病初期和恢复期双份血清禽流感病毒亚型毒株抗体滴度 4 倍或以上升高,也可以确定诊断。

【治疗】

1.隔离患者　隔离限制病人只在病室内活动,原则上禁止探视、不设陪护,与病人相关的诊疗活动尽量在病区内进行。

2.一般管理和监护　在住院隔离治疗期间应予以良好的监护条件,包括生命体征和外周脉氧饱和度等;具备完善的供氧设施,保证鼻管、面罩、无创和有创通气顺利实施。所在救治单位应具备动态监测病情变化的条件,如外周血实验室检测指标(血常规、血生化等)、床旁影像仪器及动脉血气分析等。

对轻症患者主张尽可能卧床休息,清淡饮食,多饮水。对食欲减退者,可给予适当补充液体和营养,维持水电解质平衡。重症患者主张保守的液体平衡策略,避免短期内迅速调整液体入量。改善营养状态,保证机体所需热量。对症治疗,可选用物理降温、非甾体类药物及中成药退热治疗,注意保护消化道黏膜,避免消化道出血。预防下肢深静脉血栓形成,必要时给予适当抗凝治疗。对合并心力衰竭和(或)肾功能衰竭者,可考虑实施床旁血滤(CRRT)。

小儿患者由于病情变化较快,应尽早转入重症监护病房治疗。由于存在 Reye 综合征的风险,18 岁以下 A/H5N1 感染疑似或确诊患儿退热时不宜使用阿司匹林(乙酰水杨酸)或水杨酸制剂。

3.抗病毒药物治疗　主张早期使用(起病 48 小时内),可能取得较好的临床疗效。其现有药物包括离子通道 M_2 阻滞剂和神经氨酸酶抑制剂两类,前者包括金刚烷胺和金刚乙胺,对抗流感病毒的药理作用主要是通过抑制病毒在胞质内脱壳,从而阻断了病毒在细胞内的复制;神经氨酸酶抑制剂奥司他韦和扎那米韦的抗病毒机制主要是抑制病毒在出芽后脱离病毒时神经氨酸酶的水解活性,抑制成熟病毒自细胞膜脱落,感染新的细胞。

(1)离子通道 M_2 阻滞剂:这类药物包括金刚烷胺和金刚乙胺,在我国现有分离的病毒株中尚未发现耐药,仍可考虑使用。在发病 24～48 小时内使用,可减轻发热和全身症状,减少病毒排出,防止病毒扩散。金刚烷胺在肌酐清除率≤50ml/min 时酌情减少用量,并密切观察其副作用,必要时停药。血透对金刚烷胺清除的影响不大。肌酐清除率<10ml/min 时,金刚乙胺应减为 100mg/d;对老年和肾功能减退患者应监测不良反应。不良反应主要包括中枢神经系统有神经质、焦虑、注意力不集中和轻微头痛等,其发生率金刚烷胺高于金刚乙胺;胃肠道反应主要表现为恶心和呕吐。这些不良反应一般较轻,停药后大多可迅速消失。因 m^2 抑制剂易发生耐药,一般不主张与神经氨酸酶抑制剂联合应用。

(2)神经氨酸酶抑制剂:神经氨酸酶抑制剂在我国临床普遍使用的仍以奥司他韦为主,扎那米韦尚未广泛使用。①用法和剂量:奥司他韦:成人 75mg,每日 2 次,连服 5 天,应在症状出现 2 天内开始用药。扎那米韦:6 岁以上儿童及成人剂量均为每次吸入 10mg,每日 2 次,连用 5 天,应在症状出现 2 天内开始用药。6 岁以下儿童不推荐作用。②不良反应:奥司他韦不良反应少,一般为恶心、呕吐等消化道症状,也有腹痛、头痛、头晕、失眠、咳嗽、乏力等不良反应的报道。扎那米韦吸入后最常见的不良反应有头痛、恶心、咽部不适、眩晕、鼻出血等。③肾功能不全的患者无须调整扎那米韦的吸入剂量。对肌酐清除率<30ml/min 的患者,奥司他韦减量至 75mg,每日 1 次。

4.免疫调节和预防性抗生素治疗　流感和人禽流感一般不主张给予肾上腺糖皮质激素和预防性抗生素治疗,但对肺内浸润影进展迅速、在短期内出现呼吸衰竭者,可靠给予小剂量肾上腺糖皮质激素治疗[泼尼松龙或甲泼尼龙 0.5～1.0mg/(kg·d),或其等效剂量];对出现呼吸衰竭需给予有创通气或有明确病原学依据者,可给予经验或基于病原学的特异性抗生素治疗。

5.其他治疗　包括有效氧疗(包括无创、有创序贯治疗)和对合并症的治疗,至于治愈患者的恢复期血浆或特异性免疫血浆治疗仍在探索阶段。

(曹　丽)

第九节　肺寄生虫病

一、肺包虫病

肺包虫病即肺棘球蚴病,是由于细粒棘球绦虫或多房棘球绦虫的幼虫在人体肺部寄生而引起的一种人畜共患寄生虫病,多发生于牧区,也是一种地方病。

【病原学】

棘球绦虫主要有以下四种:细粒棘球绦虫、多房棘球绦虫、少节棘球绦虫和福氏棘球绦虫,其中细粒棘球绦虫和多房棘球绦虫对人危害最大。由细粒棘球绦虫的蚴虫寄生引起的包虫病称囊型包虫病(CE),较多见。由多房棘球绦虫的幼虫寄生引起的包虫病称泡型包虫病(AE),较少见。细粒棘球绦虫终宿主为狗或狼,中间宿主以羊为主,还包括牛、马、猪、牦牛或骆驼等有蹄动物。多房棘球绦虫终宿主为狐、猫、狗及其他肉食动物,中间宿主是以鼠类为主的啮齿类动物。它们的虫卵随同宿主的粪便排出,污染水源、草场和食物。虫卵被吞食后,在中间宿主的十二指肠内孵化为六钩蚴钻入肠壁,经肠系膜小静脉血管,侵入各器官和组织的毛细血管。定居寄生的主要部位是肝、肺,其次是脑、纵隔、胸壁、膈肌等,并可相互转移。侵入器官的六钩蚴常受巨噬细胞攻击,其中不少可被消灭。存活下来的继续发育,细粒棘球绦虫的幼虫期称棘球蚴(俗称包虫),通常为单房型,以囊泡状态寄生于宿主体内;多房棘球绦虫的幼虫期称多房棘球蚴,又称泡球蚴,为许多囊泡性侵蚀结构寄生于宿主组织内。囊泡内含原头蚴头节及胶状物。中间宿主动物的内脏被狗或狼等动物吞食,原头蚴即可在小肠内发育为成虫,完成其生活循环。

细粒棘球绦虫、多房棘球绦虫的成虫寿命不长,但棘球蚴和泡球蚴在宿主体内可以生存很久,20～30年并不少见,常以囊肿或囊泡及子囊、孙囊的形态在肺、肝、脑等组织中存活。

人因密切接触狗或羊,或饮食不洁,误吞虫卵而感染。据调查,终宿主(狗)排出的粪便中常有成堆的虫卵,若虫卵颗粒飞扬,可通过呼吸道吸入人体,造成感染。无论男女老少均为易感人群。该病为自然疫源性疾病,分布广泛,遍及全球,主要流行于畜牧区。我国主要见于甘肃、新疆、青海、宁夏、内蒙古等省区,也散发于陕西、河北、河南、湖北、湖南等地。

【发病机制和病理】

细粒棘球绦虫的幼虫六钩蚴进入肺内发育,其周围有大量巨噬细胞和嗜酸性粒细胞浸润,大多数六钩蚴被机体免疫力杀灭,仅少数存活。约在 3 周后发育成囊状体,直径约 2mm,其周围可有肉芽肿改变。至第 5 个月,直径可达 1cm,此时开始产生育囊和原头蚴。多数幼虫在 5 年左右死亡,但少数继续生长,形成巨大囊肿,容积从数百毫升至数千毫升不等。囊状体及周围组织形成囊肿,囊肿分内、外两层。外囊为人体组织反应形成的纤维包膜。内囊为虫体本身,又分两层:外层为角皮层,质地脆弱,极易破裂;内层为胚层,又称生发层,能产生育囊、原头蚴及子囊。育囊、原头蚴及子囊可以脱落,漂浮或沉淀在囊液中称为囊砂。子囊又可产生孙囊,在较大、较老的囊泡中可有数百个子囊,子囊相互撞击或囊壁震动可产生棘球蚴囊泡震颤。原头蚴如播散到中间宿主的其他组织内可形成继发性囊肿,如被终宿主吞食,则可发育为成虫。生发层分泌囊液,囊液为微碱性,pH7.6～7.8。囊液澄清,主要水样液体,含有氯化物、卵磷脂、蛋白质、葡萄糖、钠、钾、钙、磷、非蛋白氮、尿素、淀粉酶和碱性磷酸酶等。囊液中含有毒性白蛋白,可能是囊肿破裂、囊液漏出时产生不同程度过敏反应的原因之一。囊液中含有十几种抗原,以弧 5 抗原和抗原 B 为主,另外生发层和原头蚴亦具有抗原性。囊泡因损伤而退化或自动死亡后,囊液逐渐被吸收,其内容物转变为浑浊胶冻样,最后变性、干酪化、纤维化而形成结核瘤样包块。母囊和子囊均可有钙化,外囊壁钙化者少见。

本病常为慢性经过,多年无明显症状,呈亚临床带虫状态。但当含有原头蚴头节的囊肿合并继发感染,或因外伤破裂时,可促使棘球蚴在胸内扩散感染,引起急性肺脓肿、脓胸、脓气胸或血气胸;如一旦破入心包,可突然发生心脏压塞,心力衰竭,威胁患者生命;有时囊肿破裂,大量囊液、碎片涌入气管内,可造成窒息死亡;如果能度过急性危险期,囊液及其碎片等内容物经气管全部咯出,则有可能获得痊愈。

与细粒棘球蚴不同,多房棘球绦虫的幼虫泡球蚴一般只在肝脏内寄生。肺部泡球蚴病总是继发于肝脏泡球蚴病。泡球蚴在肺部先发育成小囊泡,囊泡内的角质层可以不完整,生发层的原头蚴(子囊)较少,囊腔含液较少,呈胶状物和组织碎屑。小囊泡不断向外芽生增殖,向周围组织浸润扩散,在肺内形成团块状或弥漫性结节状损害,其临床过程与恶性肿瘤相似,又称为"虫癌"。棘球蚴过度增殖生长,较大病灶中心营养供应不足,可发生变性、坏死、液化,形成没有明确囊壁的不规则团块样病灶。泡球蚴角质膜周围或虫体常发生钙盐沉积或钙化,呈现为弥散性粉末状、分枝状、点状或不规整块状钙化灶,有的角质膜周围形成环状或半环状钙化。但钙化并不代表病变停止增殖生长扩散,甚至出现生长与钙化同时进行的特征。由泡球蚴所致者临床情况较为复杂,预后一般较差。

【临床表现】

肺棘球蚴病的潜伏期很长,常自感染后5年左右发病,有的达20年,甚至30年以上。患者多在儿童期感染,至成年后才产生症状,为病程极其缓慢的寄生虫病。肺棘球蚴囊肿的发病年龄约80％在40岁以下。男女之比约为2:1。

早期患者一般无明显症状,多于常规体检时发现。多数患者感染后至囊肿逐渐长大引起压迫或并发炎症时,可出现咳嗽、咳痰、胸痛、咯血等症状。囊肿破裂并与支气管相通时,咳粉皮样痰,具有特征性。巨大囊肿或囊肿位于肺门附近时,则引起呼吸困难。肺尖部囊肿可压迫臂丛和颈交感神经而引起患侧肩臂疼痛等症状。部分患者有周身中毒和过敏症状,包括发热、乏力、食欲不振、荨麻疹、哮喘等。患者多数无明显阳性体征。较大囊肿可引起胸廓畸形,尤其少年儿童。会有呼吸运动减弱和呼吸音降低;部分患者可压迫上腔静脉和锁骨下静脉,而导致相应的浅表静脉怒张和上臂水肿等。少数病例有杵状指、肺功能障碍、肝脏肿大、黄疸。

【辅助检查】

1.血常规 血中嗜酸性粒细胞增多见于半数病例,但一般不超过10％,也有偶达70％者。肺棘球蚴囊肿破裂后,血中嗜酸性粒细胞可有显著增高现象。

2.囊肿液检查 如有囊肿破裂,应作痰液、胃液或胸腔积液的抽取、沉淀、涂片、显微镜检查,如发现棘球蚴的子囊、囊砂(原头蚴节),或粉皮样囊壁碎片,即可确诊。

3.免疫学检查 常用包虫皮内试验,以囊液抗原注射入前臂内侧,15～20分钟后观察反应,红晕达1cm者为弱阳性,2cm以上者或出现伪足为强阳性。少数病例于6～24小时出现阳性的延迟反应,也作为阳性。血清免疫学检查有十余种,特异性和敏感性尚不足,造成诊断上的困难。在诊断时,常以皮内试验结合二至三种血清学检查,以提高诊断的准确性。

4.胸部X线检查 囊肿直径在1cm以下时,表现为边缘模糊的浸润性阴影,直径大于2cm时出现轮廓清晰的类圆形阴影。临床诊断时往往已达6～10cm,此时具有典型X线征象,表现为肺部单发或多发的圆形、椭圆形阴影,边缘清晰锐利,密度均匀而稍淡,一般低于心影或实质性肿瘤的密度,周围极少炎性反应。少数阴影可于吸气相变大,呼气相变小,称为包虫呼吸征。较大囊肿可呈分叶状或多环状。巨大囊肿可引起纵隔压迫移位、横膈下移。少数病例可合并肺不张或胸膜炎。囊壁破裂,气体进入外囊时囊顶部出现新月形影,内、外囊同时进入空气时呈双顶征,并可见气液平面,内囊塌陷浮于液面时呈水上浮莲征。内囊全部咳出时呈薄壁环形影。当内容物全部咳出,但内囊壁仍贴在外囊之内时,呈日环食征。当内囊蜷曲成团,在外囊内可随体位而改变位置,称内囊滚动征。血源性继发肺棘球蚴囊肿的 X 线表现为双侧多发、分布均匀、边缘锐利、大小密度相似的圆形或椭圆形阴影。如多数阴影集中于某一肺叶或肺段且其近端有老的囊肿,则可能为支气管播散型。

5.胸部 CT 检查　CT 可见单发或多发的圆形、类圆形均一液性密度病灶,边缘清晰,病灶可含气体及塌陷、折叠的内囊膜,病灶内见子囊可确诊。增强后病灶周边呈环状强化具有特征性。

6.MRI 检查　胸部 MRI 检查更利于确定巨大包虫囊肿的位置、与纵隔大血管的关系,可以检出囊腔残留的极少量的液体,对内外囊、子母囊的显示较为清晰,有助于诊断。

7.超声检查　B 超可见液性暗区,与正常组织有明显界线,边缘清晰,暗区内有时可见散在小光团游动。棘球蚴囊肿后壁显示清晰,其周围肺实质受压,血管、气管走行方向受压改变。多囊性棘球囊肿,病灶区可见多个大小不等、边界清晰的液性暗区,暗区内散布小光点。棘球蚴囊肿合并感染可见内外囊壁间隙增宽。囊肿破裂,内囊脱落卷曲或破碎成片,超声下显示絮状或网状回声。囊肿机化,超声显示实质样占位,与肿瘤不易区分。

8.经胸壁穿刺活检　不作为常规检查,当包虫血清免疫学检测阴性、病灶性质不明时,可在口服抗包虫病药物前提下,在 B 超引导下进行细针穿刺,穿刺液中找到头节或头钩可确诊。

9.纤维支气管镜检查　不作为常规检查,可用于包虫囊泡破入支气管而未明确诊断者。

【并发症】

1.囊肿破裂　约有 1/3~1/2 的肺棘球蚴病患者发生囊肿破裂,多有外力震荡、剧烈运动、剧烈咳嗽、摔倒或屏气等诱因,病情严重而急迫。大量囊液和囊膜骤然进入气管、支气管,可引起严重呼吸困难,甚至窒息死亡;破入心包、大血管时,常引起猝死。

2.囊肿合并细菌感染　可引起类似肺脓肿的症状,如高热、胸痛、咳嗽、脓痰、白细胞增高、血沉加快等。呼吸道的继发感染和加重的刺激性咳嗽,常是囊肿破裂的诱因。细菌感染严重者可导致虫体死亡。

3.囊肿播散　囊肿破裂后,使其子囊、囊砂进入附近组织或血流内,而在其他组织、器官内形成继发性棘球蚴囊肿,引起相应临床表现。其中血源性播散型经过一段时间在肺内发育为多发性囊肿,在 X 线上与转移瘤很相似。经支气管肺内播散型,1~3 年后形成继发性囊肿,其特点为囊肿数量多而密集,多呈肺叶或肺段分布,以下叶为多。直接蔓延型由原位包囊穿入邻近肺内、胸膜腔内,形成新的包囊。

【诊断】

(一)诊断标准

1.有在流行区居住、工作、旅游或狩猎史,或与犬、牛、羊等家养动物或狐、狼等野生动物接触史;在非流行区有从事来自流行区的家畜运输、宰杀、畜产品和皮毛产品加工等接触史。

2.B 超、X 线检查、CT 或 MRI 检查发现包虫病的特征性影像。

3.痰液、胃液、胸水找到包虫囊壁、子囊、囊砂等。

4.包虫皮内试验结合二至三种血清学检查阳性。

5.排除其他原因所致肺部占位性疾病。

确诊需要病原学依据,如无病原学依据,根据典型 X 线胸片、CT 或 B 超表现也可确诊。不典型病例可根据皮内试验结合血清学检查考虑疑诊。

(二)分型

根据包囊的自然演化及治疗后 B 超表现,WHO 包虫病非正式工作组(IWGE)在 2001 年提出基于 B

超影像学的囊性包虫病分型(表 2-9-1)。

表 2-9-1   WHO-IWGE 2001 年囊性包虫病 B 超影像学分型

	B 超图像特点	超声诊断	包囊生物活性
CE 型 囊型病灶	单囊,均匀无回声,圆形或卵圆形	多为 CE,不能确诊,需结合血清学检查	活跃,疾病早期,为不育囊
CE1 型 单囊型	单囊,可见双层囊壁,不均匀性无回声,可见雪花征,囊壁可见圆形或卵圆形的育囊	超声诊断可确诊 CE	活跃状态
CE2 型 多子囊型	单囊,可见双层囊壁,多子囊,多隔膜,不均匀性无回声,可见"蜂巢"征或"轮状"征	超声诊断可确诊 CE	活跃状态
CE3 型 内囊破裂型	单囊,含子囊,可见分离的内囊(角质层),不均匀性无回声,可见"飘带"征或"水上浮莲"征	超声诊断可确诊 CE	过渡状态
CE4 型 实变型	子囊消失,内囊退化,不均匀性低弱回声或增强回声,可见"羊毛"征或"脑回"征	超声诊断可部分确诊 CE	不活跃状态
CE5 型 钙化型	病灶部分或全部钙化,多为圆形或弧形钙化	超声诊断可部分确诊 CE	不活跃状态

【鉴别诊断】

肺棘球蚴病应首先与非寄生虫性的、先天性或后天获得性肺、支气管囊肿相鉴别;其次,在临床和 X 线上与肺癌、肺转移癌、肺脓肿、肺结核病、纵隔肿瘤、包裹性胸腔积液、心包囊肿等鉴别。必要时开胸探查,没有明确以前不能轻易进行经皮肺穿刺,以防感染扩散。

【治疗】

(一)外科手术

外科手术是根治本病的主要疗法。90%的肺囊型包虫病和泡型包虫病可以手术治疗,因肺包虫合并破裂与感染率较高,故宜在确诊后早期手术,术前及术后均应预防性应用抗包虫药。手术原则上应尽可能剥除或切除包虫外囊,减少并发症,降低复发率;泡型包虫病外科治疗应早发现早根治,减少并发症,提高生存率和生活质量。根据病灶的不同情况有多种手术方式,各类肺包虫均适用内囊穿刺摘除,外囊缝合闭锁的方法。外囊部分突出肺表面,无合并感染、破裂的包虫病灶可采用内囊完整摘除术,位于肺边缘的包虫病灶可采用全囊切除术,累及肺段的较大的包虫病灶可采用肺段切除术,累及肺门部较大的包虫或伴有严重感染者可采用肺叶或全肺切除术。

(二)经皮穿刺引流治疗

在有效化疗的同时,对不适宜手术处理的厚壁包虫囊肿病例,在 B 超引导下穿刺引流,可以免除外科手术危险,达到治疗目的。操作的主要步骤是

穿刺—引流—注射抗包虫药物—再次引流,简称 PAIR。进行介入治疗前 7 天及治疗后 28 天需要口服抗包虫药物治疗。

(三)药物治疗

由于药物治疗治愈率较低,约 20%~30%,且肺包虫在治疗一段时间后,容易发生破裂,故药物治疗只能作为肺包虫病的辅助治疗手段,主要在术前或术后预防性用药。

1.治疗对象　　1996 版 WHO 包虫病治疗指南中建议药物治疗只应该在不能接受手术的原发性肝或肺棘球蚴病患者，以及侵犯两个或两个以上器官的多发包虫病患者中进行。

2.药物选择　　首选阿苯达唑（丙硫咪唑），其次可选用甲苯咪唑，该类药物可引起生发层和原头蚴退化变质，约 50%患者有效。吡喹酮对原头蚴有杀伤作用，但不破坏生发层，难以达到治愈效果，与阿苯达唑联合使用有报道可提高疗效，但数据尚不充分。

3.服药方法

(1)阿苯达唑：我国卫生部疾病预防控制中心 2007 年发布的《包虫病防治技术方案（试行）》中推荐：①阿苯达唑片剂（规格：200mg/片），15mg/(kg·d)，分早晚 2 次餐后服用，连续服用 6～12 个月或以上。②阿苯达唑乳剂（规格：12.5mg/ml），0.8ml/(kg·d)，14 岁以下儿童 1.0ml/(kg·d)，分早晚 2 次餐后服用，连续服用 6～12 个月，或更长时间。

(2)甲苯咪唑：由于生物利用度较低，基本已被阿苯达唑替代，1996 年 WHO 包虫病治疗指南推荐：40～50mg/(kg·d)，分 3 次服，手术后患者疗程不少于 2 年，不能手术患者疗程＞2 年。

(3)吡喹酮：40～50mg/(kg·d)，根据患者耐受情况每日 1 次至每周 1 次口服，与阿苯达唑联合应用。

4.禁忌证及注意事项

(1)妊娠期间和哺乳期的妇女、2 岁以下儿童、有蛋白尿、化脓性皮炎及各种急性疾病患者禁用。

(2)有肝、肾、心或造血系统疾病、胃溃疡病史者和 HIV 感染者，应到县级或县级以上医院检查后确定治疗方案。

(3)有结核病的包虫病患者，应参照结核病治疗方案进行治疗，治愈后再进行包虫病治疗。

(4)服药期间应避免妊娠。

（四）随访等待

部分患者包虫病患者可自愈，对无症状的小病灶，或不活跃的包囊病灶可采用随访观察的策略，但须告知患者存在风险。

【预防】

不要让狗吃生的家畜内脏。不论是在屠宰场或村舍里，宰杀家畜的内脏和死亡牲畜要防止被狗吃掉。用减少狗数量的方法和对狗用集体驱虫治疗的方法减少棘球绦虫的生物量。个人防护方面，应注意避免密切接触狗等可能受感染的肉食动物。

二、肺吸虫病

肺吸虫，又称肺并殖吸虫病，或肺蛭病，是因肺吸虫在体内寄生繁殖所致的急性或慢性寄生虫病。人因吞食生的或半生的含肺吸虫囊蚴的蝲蛄（小龙虾）、溪蟹或沼虾等而感染，主要是由于成虫、童虫虫体和虫卵在人体的肺、支气管、胸膜及其他器官组织内游走、寄生和沉着或其代谢物等抗原物质所造成的机械性、毒素性炎症及免疫病理反应损害。其临床表现复杂，以咳嗽、咳棕红色果酱样痰、胸痛等呼吸系统症状最为突出，常伴神经、腹部和皮下组织病变。临床经过可为急性，也可迁延多年。除人类外，其他多种肉食动物包括野生动物亦能感染，因此，本病是一种重要的自然疫源性疾病。

【病原学】

目前世界公认的肺吸虫有 20 余种，其中对人体致病者约 10 种；我国主要有卫氏肺吸虫和斯氏肺吸虫（又称四川肺吸虫）两种。肺吸虫主要分布于东南亚、拉丁美洲、非洲北部地区。肺吸虫在我国分布于除新疆、西藏、青海、内蒙古等高原地区以外的大部分地区，浙江、安徽、东北各省以卫氏并殖吸虫为主，四川、江西、陕西、云南等十余省以斯氏并殖吸虫为主。肺吸虫主要寄生于人或哺乳动物的肺部,也常至脑脊髓、腹腔和皮下组织,造成相应损害。虫卵随痰液或粪便(患者将含有虫卵的痰液咽下)排出,虫卵在水中发育为毛蚴并侵入第一中间宿主(川卷螺),经过发育形成尾蚴,尾蚴侵入第二中间宿主(蝲蛄或溪蟹)体内,尾部脱落形成囊蚴。人因生吃、腌吃、醉吃溪蟹或蝲蛄而感染,也可因饮用含有囊蚴的生水而受感染。哺乳动物生食溪蟹或蝲蛄等感染囊蚴并成为保虫宿主。患者和保虫宿主是本病的传染源,传播需通过中间宿主,不同年龄、性别的人群均为易感人群。

【发病机制】

囊蚴被吞入人体内后,经消化液作用囊壁破裂,童虫逸出,穿过肠壁进入腹腔,徘徊于各内脏之间或侵入组织,主要是肝脏。经1～3周窜扰后穿过横膈、胸膜腔进入肺脏,自感染约2个月后发育为成虫,在肺内形成囊肿,通常一个囊肿内有2个成虫。有的童虫在移行过程中侵入其他组织器官,或由于宿主抵抗力因素影响在未发育为成虫时即死亡。寄生于人体的成虫数量一般为20条以内,常固定在某一部位,有时可游走移动,波及较多脏器,最严重的是虫体沿颈动脉周围软组织上行而进入颅内。这些异位寄生的虫体成熟需要更长的时间,有些不能发育至成熟阶段。成虫在体内一般可活5～6年,有时可长达20年。另外,由于人不是斯氏肺吸虫的适宜终宿主,虫体不能适应人体环境而发育成熟产卵,也极少进入肺脏形成囊肿,绝大多数虫体只能到处窜扰,形成以游走性皮下包块、渗出性胸膜炎、气胸、肺脓肿或肺囊肿。

【病理】

肺吸虫的致病作用主要由童虫和成虫虫体所引起,主要包括两方面:

1.虫体在组织内游走或定居,对脏器造成机械性损害以及虫体代谢产物等抗原物质引起的免疫病理反应,病变的发展可分三期。

(1)脓肿期:虫体移行穿破组织引起局部组织出血和坏死,虫体周围有单核细胞、嗜酸性粒细胞浸润,最终形成脓肿,由于虫体移行,大多为多房性。

(2)囊肿期:形成脓肿的炎性细胞死亡崩解发展为囊中,其壁由肉芽组织和纤维性囊壁构成,囊腔内含有特殊的棕红色果酱状黏稠液体。镜检可见坏死组织,夏科一雷登结晶和大量虫卵,有时可见幼虫或成虫。囊壁因大量肉芽组织增殖而肥厚,肉眼观察呈周界清楚的结节状或球囊状。囊肿与囊肿之间由于虫体的移行,可见"隧道"或"窟穴",相互沟通,切面呈多房性囊肿状。如与支气管相通,囊肿内容物可从痰中咳出。

(3)纤维瘢痕期:当囊内虫体死亡或移行其他组织,或囊肿与支气管相通,囊肿内容物逐渐排除或吸收,囊壁塌陷吸收,最后留下纤维组织瘢痕。以上3期病变可同时见于同一脏器。

2.虫卵对人体组织仅产生机械性、异物刺激作用。在疏松结缔组织内,虫卵可聚集而引起周围结缔组织增生和嗜酸性粒细胞及单核细胞浸润,形成粟粒大小的假结节,最后逐渐纤维化。由斯氏肺吸虫引起的各种损害中,均未见有虫卵。

【临床表现】

肺吸虫病是以肺部病变为主的全身性疾病,其临床表现与入侵虫种、受累器官、感染程度、免疫状态、机体反应等多种因素有关,临床表现多变而复杂。

(一)症状和体征

潜伏期长短差异悬殊,可自数天至十余年,大多数在一年内。起病多缓慢,有轻度发热、盗汗、乏力、纳差、咳嗽、胸痛及棕红色果酱样痰等,也可伴有腹痛、腹泻或荨麻疹等其他系统表现。急性肺吸虫病起病较急骤,高热、毒血症状较为严重。

（二）临床类型

根据受累脏器特点结合临床症状主要分四型。

1.胸肺型　肺为卫氏肺吸虫最常寄生部位,常以咳嗽、咳痰、胸痛为首发症状。以后可出现棕红色果酱样痰,约90%患者可有反复咯血。虫体进入胸膜腔可引起渗出性胸膜炎、胸腔积液、单侧或双侧,或左右交替出现,胸水呈草黄色或血色,可呈包裹性积液或胸膜增厚。虫体破坏胸膜可产生气胸、液气胸。少数患者可有荨麻疹或哮喘发作。

2.腹型　以腹痛、腹泻为主要表现。虫体穿过肠壁进入腹腔,损伤肠黏膜,发生出血、溃疡,出现腹痛、腹泻、大便带血或有恶心、呕吐。腹痛部位不固定,多局限于下腹及中腹部,一般为隐痛。并发腹膜炎或肠梗阻时腹痛转为剧烈。腹腔内脓肿或囊肿偶尔向肠腔破溃,出现棕褐色黏稠脓血便,其中可找到成虫和虫卵。斯氏肺吸虫常侵及肝脏,形成片状或带状出血性坏死区及嗜酸性脓肿,引起肝肿大,严重者可致死亡。

3.神经系统型　可再分为脑型和脊髓型,以脑型多见。脑型多见于儿童与青壮年,感染较为严重者。临床表现随侵犯部位与范围而异,常见症状有阵发性剧烈头痛、癫痫、肢体瘫痪、感觉异常或神志改变等。脊髓型较少见,主要表现为下肢感觉、运动障碍,甚至截瘫、小便潴留等。脑脊液检查可正常或有细胞和蛋白增多。

4.皮肤肌肉型　以游走性皮下或肌肉结节为主要表现。本型多见斯氏肺吸虫感染,发生率可达50%~80%。皮下结节最多见于上腹部、胸部和背部,大小不等,自黄豆大小至鸡蛋大小,最大可达9cm×10cm。初起时边界不清,有显著水肿,以后逐渐缩小实变。皮下结节常呈游走状态,形成多发性结节或索条状纤维块,虫体有时可从皮下自行钻出。卫氏肺吸虫病约20%引起皮下结节,以下腹部至大腿间为多,或在皮下深部肌肉内,游走性较少,直径1~6cm,大者较软,小者较硬,可连成串,略有压痛或痒感。

【辅助检查】

（一）血常规

视病程早晚及病变活动程度而异。白细胞总数可正常或增高,嗜酸性粒细胞普遍增多,一般在5%~10%之间,在急性期可达80%以上。斯氏肺吸虫病的血象变化较卫氏肺吸虫病显著。

（二）血沉

半数以上病例中等度或高度增快。

（三）病原学

1.痰液　卫氏肺吸虫病患者肺部病变较显著,痰检重要。每日痰量、痰色变化与虫卵排出数有关。24小时痰集卵计数在10000以上者,其棕红色痰均为蛤肉样或蚯蚓样条状,日痰量50~100ml。虫卵在100以下者,其痰量少且痰色不典型,镜检痰内可见嗜酸性粒细胞、夏科-雷登结晶与肺吸虫卵。斯氏肺吸虫病患者痰内可查见较少的嗜酸性粒细胞与夏科-雷登结晶,且极少能找到虫卵。

2.粪便　在卫氏肺吸虫病的粪便内,约15%~40%可找到虫卵。粪便中的虫卵常系痰液咽下所致。斯氏肺吸虫病患者痰内虫卵少,粪便中亦难找到虫卵。

3.脑脊液、胸水、腹水　脑脊液可正常或轻度异常,胸水、腹水可找到夏科-雷登结晶、胆固醇结晶和虫卵。

（四）免疫学检查

1.皮内试验　以1:2000的肺吸虫抗原0.1ml前臂内侧皮试,15~20分钟后观察,若硬结直径>1cm、红晕直径>2cm,伪足>1个者为阳性。阳性预测值可高达95%以上。因与其他吸虫有交叉反应,只能作为初筛。皮试阳性仅提示有过吸虫感染。

2.检测血清抗体　用并殖吸虫成虫抗原检测患者血清中的特异性补体结合抗体,当体内有活虫时阳性率可达 100％,但与其他吸虫有交叉反应。由于有效治疗后,患者肺吸虫血清特异性抗体 6～12 个月内会下降,该试验可用于疗效监测。

3.检测血清中循环抗原 单克隆抗体-抗原斑点试验(McAb-AST)和双抗体夹心(ELISA)法检测血清中并殖吸虫的循环抗原,敏感性高,特异性强,首选用来筛查早期肺吸虫感染,但不能区分感染为活动性还是静止的。

(五)X 线检查

病变以中下肺野和内侧带较多,可广泛分布于全肺,也可单独存在。早期为 1～2cm 大小云絮状、边缘模糊、密度不均匀、圆形或椭圆形浸润阴影,多在中下肺野,单侧(较多)或双侧。病灶位置变迁较多,反映肺吸虫在肺部不断移行所引起的过敏性炎症反应和肺组织的出血性病灶。囊肿期表现为在片状或结节状阴影中见数个蜂窝状小透明区,单房或多房,大小不等的实质或空泡性阴影,这是肺吸虫在肺内移行形成隧道所致,在诊断上具有特征性。虫体引起的纤维增殖性改变在 X 片上也具有特征性表现,为均匀、边缘光滑锐利的类圆形阴影,亦有带小泡的囊性阴影(肺吸虫慢性脓肿与支气管沟通所致),大小不一,数量不等。纤维瘢痕期表现为与肺纹理并行走向的增粗增多的条索影或大小不等的致密斑点状阴影或均质钙化灶。胸膜粘连与增厚极为普遍。横膈可示局限性隆起,胸腔积液、气胸、肺萎缩、纵隔胸膜粘连、心包积液亦可见到。

(六)CT 表现

肺吸虫病肺部 CT 表现在疾病的各个时期不同。

1.感染早期可表现为

(1)支气管周围炎样改变,支气管周围淡薄小片状及毛玻璃样影,与童虫移行所致肺部过敏反应有关。

(2)浸润性改变,多发、散在分布,以肺边缘多见,可见窦道形成,为并殖吸虫在肺组织穿凿迁移而引起的出血和局部过敏性反应混合影。CT 表现为扭曲小条状、枯枝状及小点状密度增高影,周围见淡片状月晕征。

(3)隧道样改变,CT 表现斑片状影中出现隧道样低密度影,即隧道征。隧道纤维化后表现为不规则管样索条影。以上三种表现可同时或单独出现。常伴有少量胸水或气胸。浸润性病灶短期内复查变化快,即一处浸润性病变吸收,其他肺野或对侧又有新病灶出现,即"游走"现象。

2.感染后期可表现为

(1)囊肿形成期,童虫或成虫在肺组织挖穴、定居于窦道末端后,窦壁肉芽组织增生形成阔锁性囊肿。CT 表现为片状阴影中出现小囊状透亮区,多发者呈蜂窝状,周围炎性浸润吸收,可有液平或无,内壁可出现附壁小结节,系虫体或卵团与肉芽组织增生所致。

(2)静止愈合期,CT 表现常多样化,包括薄壁囊肿,内壁光整或附壁结节或小点状虫体钙化,周围见斑片状、索条状、结节状影及弯曲、边缘锐利的纤维性隧道。

(七)活体组织病理检查

肺吸虫所致的皮下、肌肉结节或包块,肿大淋巴结、阴囊结节、腹腔、胸腔组织标本,经病理学检查,可找到虫卵、幼虫、成虫和包囊,以及与肺吸虫病有关的特殊性组织病变。典型的形态改变为:在弥漫性嗜酸性粒细胞浸润的背景上有清楚的坏死腔穴和窦道形成,穴道的内容物为凝固性坏死性物质,其主要成分有大量坏死和已崩解的嗜酸性粒细胞、红细胞、纤维素、血浆蛋白、夏科-雷登结晶等,穴道周围则形成肉芽组织壁。

【诊断】

根据流行病学史,患者有疫区居住史,且有生食或进食不熟的石蟹、蝲蛄、沼虾,生饮溪水等病史;反复咳嗽、咯血、咳果酱样痰,可伴有低热、盗汗。斯氏肺吸虫病尚可见腹部、胸背部等处的游走性皮下结节或包块;胸部影像学见边缘模糊的圆形或椭圆形囊样阴影、结节状阴影,阴影可呈游走性,病变以中、下肺野多见,常伴有少量胸腔积液;血嗜酸性粒细胞明显增多,需要考虑肺吸虫病可能。皮内试验、循环抗原试验阳性有助于诊断。痰直接涂片或 24 小时浓缩法找到肺吸虫卵者可确诊(斯氏肺吸虫病痰中可找不到虫卵)。皮下结节或肿块做活体组织检查,发现嗜酸性肉芽肿,内有虫卵或肺吸虫幼虫者可确诊。

【鉴别诊断】

肺吸虫病由于临床表现多样性,需与多种疾病如肺结核、结核性胸膜炎、支气管扩张症、肺炎、肺部肿瘤、结核性脑膜炎、脑肿瘤、肝炎等相鉴别。

【治疗】

肺吸虫病的治疗主要包括:

(一)病原治疗

1.三氯苯达唑　对肺吸虫的成虫与幼虫均有杀虫作用,副作用较吡喹酮少,耐受性好,10mg/(kg・d),连续 3 天;或 20mg/(kg・d),分 2 次口服,服用 1 天,治愈率高达 98.5%。

2.吡喹酮　广谱、高效驱虫药,25mg/(kg・次),一日 3 次,每次间隔 4 小时,连服 2 天为一个疗程,必要时可服 2 个疗程,治愈率 80%~90%。

3.硫氯酚(硫双二氯酚,别丁)　对肺吸虫病具良好疗效,成人每日 3g,分 3 次口服,小儿每日 50mg/kg,连续服用 10~15 日,或隔日服用 20~30 日为一疗程,重症可用两个疗程。治愈率约 80%~90%。

(二)对症治疗

根据病情可用止咳、祛痰、止血剂等,注意休息、营养支持以及纠正水、电解质紊乱。

(三)胸腔积液处理

需要进行反复穿刺引流,可在抗寄生虫治疗的同时短期口服糖皮质激素加速胸水吸收。

(四)外科治疗

对脑型和脊髓型有一定压迫症状者,在药物治疗配合下可采取手术治疗。皮下结节或包块可手术摘除。

【预防】

控制病兽、病畜等传染源,注意饮食卫生,避免食用生溪蟹和蝲蛄,不饮用生溪水等,切断传播途径。

三、肺血吸虫病

肺血吸虫病是主要的异位血吸虫病,由于血吸虫的童虫、成虫在肺内移行、发育、寄生,或其虫卵在肺组织内沉着,引起肺内出现血吸虫性炎症、脓肿、肉芽肿、假结核等病变。临床上除一般血吸虫病症状外,常表现为发热、咳嗽、咳痰、咯血、胸痛或哮喘等呼吸道症状。

【病原学】

血吸虫主要分布于热带和亚热带地区,已公认有 6 种血吸虫致病:日本血吸虫、曼氏血吸虫、埃及血吸虫、间插血吸虫、湄公血吸虫和马来血吸虫。埃及血吸虫主要影响泌尿生殖系统,广泛分布于非洲大陆,中东和印度也存在局部流行。曼氏血吸虫广泛传播于非洲及拉丁美洲。在非洲和西亚,不少国家同时有埃及血吸虫和曼氏血吸虫的分布。日本血吸虫仅见于亚洲,主要在中国和菲律宾。可引起肠道血吸虫病的湄公血吸虫见于老挝和柬埔寨,间插血吸虫分布于中部非洲。马来血吸虫分布限于泰国和马来西亚的局部地区。我国只有日本血吸虫病,主要流行于长江两岸及其以南地区,尤以长江中下游流行严重。血吸虫患者的排泄物粪、尿、痰含有活卵,尤其是粪便中的活卵,为主要传染源。这些含有活卵的排泄物可以污染水源、沟塘,造成不同程度的疫区。传播媒介主要是钉螺,钉螺体内的尾蚴可陆续逸出至少一年半以上。传播途径主要是通过皮肤与疫水接触,如游泳、洗衣、捕鱼等,亦可在饮用生水时从口腔黏膜侵入体内。任何性别、年龄、职业的人群均为易感人群,在流行区因有重复感染,故感染程度随年龄增高。一般以夏秋季获得感染为最多。

【发病机制】

尾蚴在疫水中,当与人体接触时侵入皮肤,脱去尾部变为童虫,童虫在皮下停留5~6小时,即进入小血管和淋巴管,一般在侵入后第二天随血流经右心、肺动脉到达肺部毛细血管,约在侵入后第8~9天童虫可穿过肺泡壁毛细血管而进入胸腔、横膈进而达腹腔,进入门脉系统。童虫到达门脉系统寄生并发育为成虫,之后成虫逆行到痔上静脉及肠系膜下静脉内寄生并产卵,自感染至产卵一般为4~6周。血吸虫主要在人体门脉系统的血管中寄生,成虫产出的虫卵主要沉积在肠黏膜下及肝组织内。如果成虫寄生和虫卵沉着在超出此范围以外的器官组织并造成损害时,则称为异位血吸虫病。肺血吸虫病是血吸虫异位寄生于肺组织所造成的损害,移行途径有以下几种:①虫卵循门脉侧支循环经右心入肺,诱导产生虫卵肉芽肿反应,严重的可引起弥漫性、闭塞性肺小动脉炎,少数可引起肺动脉高压和心力衰竭,以慢性血吸虫病肝纤维化患者多见。②尾蚴侵入皮肤,沿血液或淋巴液移行至肺组织,发生肺部变态反应性炎症,临床症状常呈一过性,为急性血吸虫病的早期表现。③偶有血吸虫在肺内异位寄生,甚至雌虫、雄虫合抱产卵。

【病理】

童虫移行至肺部,可引起肺组织充血、出血和嗜酸性细胞浸润等过敏性肺炎的病理变化,这些病变常于感染后1~2周出现,很快消失。虫卵沉积肺部引起的反应因其发育成熟程度而异:成熟的虫卵可引起组织坏死与急性渗出性炎症,虫卵沉积处常有血管内膜炎、嗜酸性肉芽肿,感染严重时可形成急性脓肿,随着虫卵的死亡,脓肿渐被吸收并形成肉芽肿,该肉芽肿含有大量类上皮细胞并杂有异物巨细胞,与结核结节很相像,被称为"假结核",小的肉芽肿可逐渐纤维化,虫卵死亡后偶可钙化;未成熟的虫卵所引起的组织反应较轻,虽也有"假结核"形成,但嗜酸性粒细胞和中性粒细胞浸润不多。肺慢性血吸虫病主要是由于沉积在肺内的血吸虫卵的机械性或化学性刺激,引起肺间质、支气管黏膜下层充血、水肿、溃疡形成,支气管、细支气管管腔狭窄、黏膜上皮和纤维组织增生、细胞浸润等物理改变。

【临床表现】

发病季节多在夏秋季,随侵入病原体的多寡和肺部病变范围而异。在急性感染后1~2周,由于童虫在体内移行过程中所产生的机械性损害和人体对童虫代谢产物的反应,有不同程度的症状。如弛张热或低热(少数有高热)、咳嗽、咳痰和带血丝、胸痛或哮喘,也可有腹痛、瘙痒、荨麻疹等过敏症状。在初次受大量感染一个月后,最短10余天,最长达2个月,相当于成虫大量产卵时期,多数急性起病,严重程度不等,临床表现主要有发热,以间歇热、弛张热为多见,早晚波动幅度较大。另外患者可有干咳、气急、胸痛、心悸,肺部听诊可闻及干、湿啰音。此期亦可引起严重过敏反应,有荨麻疹、支气管哮喘、血管神经性水肿、淋巴结肿大等。当虫卵周围有急性脓肿形成时,可以有气急、哮喘、胸痛咯血痰或脓血痰。伴随恶心、呕吐、腹痛、腹泻等腹部症状在早期相当多见,可以是过敏反应的一部分,但持久的腹泻都由于虫卵对肠黏膜刺激所致。肺血吸虫病慢性期可表现为血吸虫性慢性支气管炎、反复发作的过敏性肺炎、支气管扩张症等。

【辅助检查】

(一)血常规

急性期白细胞总数和嗜酸性粒细胞计数增高,嗜酸性粒细胞一般占15%~20%,偶可达70070,嗜酸性粒细胞的增多程度与感染轻重不成比例,重症患者可不增多,或反见减少,或代以中性粒细胞增多,为病情凶险之兆。慢性血吸虫病患者的嗜酸性粒细胞一般不超过 20%,而晚期病例则增多不明显。亦可伴有血红蛋白降低。

(二)病原学检查

粪便检查直接涂片或采用沉淀和孵化法找虫卵或毛蚴。痰也可通过直接涂片法或沉淀和孵化法找到虫卵或毛蚴。直肠黏膜活检或压片可找到虫卵。支气管刷检、支气管黏膜活检也可找到血吸虫卵。

(三)免疫学检查

1.抗体检测　有辅助诊断价值。以皮内试验、尾蚴膜试验、环卵沉淀试验特异性较高而应用较多。一般此类方法不作确诊依据。

(1)皮内试验:前臂皮内注射肝卵抗原成虫抗原 0.03ml。作直径约 0.5cm 的丘疹,15 分钟后风团直径达 0.8cm 或以上为阳性。少数患者在潜伏期及发病初期即可出现阳性,多数患者在感染后 8 周出现阳性,阳性率一般在 95% 以上,偶有假阳性反应。皮肤试验对诊断有参考价值,不能作为疗效考核标准。

(2)尾蚴膜试验:取患者血清 1~2 滴于玻片上,加入活的或冻干的血吸虫尾蚴 5~10 条,加生理盐水 2~3 滴,混合后,置 37℃ 温箱,3~4 小时后镜检,可见尾蚴周围有膜状物形成。阳性率达 95%,感染后 7~12 天即可出现阳性反应,少有假性反应,有早期诊断价值。因与肺吸虫及中华支睾吸虫有交叉反应,又因尾蚴供应困难,故不易推广。

(3)环卵沉淀试验(COPT):取活卵悬液一滴于无菌玻片上,加患者血清等量,加盖玻片石蜡密封,置 37℃ 温孵 24~48 小时,于低倍镜下观察,可见虫卵周围出现球状、指状、丝状、菊花状等形态的沉淀物。观察 100 个成熟虫卵,计算沉淀物大于 $10\mu m$ 的虫卵数所占的百分数,环沉率 5% 以上者为阳性。感染后 7~12 天出现反应,阳性率达 95% 以上,具有早期诊断价值。

(4)间接血凝试验:采用血吸虫卵抗原致敏红细胞测定患者血清中的抗体,明显凝集者为阳性,特异性与敏感性高,阳性率在 90% 以上,观察结果快,用血量少及操作简便,本试验与肺吸虫有交叉反应。

(5)酶联免疫吸附试验(ELISA):以纯化成虫或虫卵抗原与过氧化物酶或碱性磷酸酶结合,测定患者血清或尿中的血吸虫抗体,敏感性及特异性高,阳性率在 95% 以上,操作简便,适用于大规模现场使用。

2.抗原检测　抗原的明显优点为循环抗原(CAg)的存在表明活动性感染。血清(和尿)中 CAg 水平一般与粪虫卵计数有较好相关性。治疗后 CAg 较快消失,故有可能用于考核药物疗效。

用 Dot-ELISA 检测急、慢性血吸虫病患者血清样本,敏感性分别为 90% 和 85% 左右,特异性为 98%。

(四)X 线检查

大多有明确的肺实质性改变,可见肺纹理增加,片状阴影,粟粒状改变,肺门阴影增大等。早期两肺纹理增强,继而两肺出现散在点状浸润,边缘模糊,以中下部肺野为多。随着病情发展,肺部阴影趋于致密,并有互相融合的倾向,形似支气管肺炎。当虫卵死亡,周围组织反应消失,病变逐渐吸收缩小,边缘转为清晰整齐,遗留点状阴影,与粟粒状肺结核的表现近似,以后点状阴影逐渐减少,有时可见钙化现象。典型 X 线病变一般在 3~6 个月内逐渐消失。少数病例肺小动脉广泛闭塞可引起肺动脉高压及右心肥厚表现。如有多次疫水接触史而反复感染,肺野可有新旧不一,密度不等且大小不均的粟粒状阴影。慢性肺血吸虫病可表现有密度增高的片状阴影,与健康肺组织有明确边界,状如炎性假瘤或肿瘤。

(五)胸部 CT 检查

急性肺血吸虫病患者可见一过性的微结节影(2~5mm)出现,也可表现为较大结节(5~15mm),结节中心部分密度较高,边缘不清晰,周围可见磨玻璃样的渗出影,呈现"晕征"。此期还可以见到病变处的支气管壁增厚征象。慢性肺血吸虫病,CT 扫描可见肺野内裂隙状的渗出影,肺内有多发纤维条索影,典型的结节或微结节影。结节多分布于两肺中下叶,胸膜下或者支气管分叉处。

(六)纤维支气管镜检查

肺血吸虫病急性期,部分病例在纤维支气管镜下观察可见支气管黏膜充血、水肿和黏膜下黄色颗粒;慢性期则有浅表溃疡,粟粒状结节、瘢痕,支气管管腔狭窄,分泌物潴留等。可通过支气管刷检、支气管黏膜组织活检找到血吸虫卵。所见虫卵以钙化壳或空壳(黑色)最为常见,偶见成熟或未成熟活卵,活卵无色透明,其中毛蚴清晰可见。如虫卵形态变化可能为死卵,血吸虫的死卵可长期存留在组织中不消失。

【诊断】

有血吸虫流行区居住和与疫水接触史,伴有呼吸道症状,血嗜酸性粒细胞计数增高,X线胸片、CT提示肺内有小结状或粟粒状病变或炎性病变,需考虑肺血吸虫病的可能。血吸虫抗原皮内试验、循环抗原阳性,或粪便、直肠黏膜活检或压片找到虫卵均高度提示肺血吸虫病可能。痰找到虫卵或毛蚴,支气管刷检、支气管黏膜活检找到血吸虫卵即可确定诊断。

【鉴别诊断】

肺部血吸虫病,主要应与粟粒性肺结核、矽肺、慢性支气管炎、支气管扩张及非特异性小叶肺炎等相鉴别。

【治疗】

肺部血吸虫病,临床治疗与一般血吸虫病治疗相同。目前治疗血吸虫病的药物首选吡喹酮。吡喹酮对各种血吸虫均有良好杀虫作用,对日本血吸虫的作用尤强。血吸虫与药物接触后,立即发生痉挛性麻痹而迅速"肝移",部分虫体在门脉中即死亡。吡喹酮对移行期童虫无杀灭作用,但对成熟的虫卵有毒性作用,未成熟的虫卵则不受影响。

吡喹酮治疗各型血吸虫病的剂量与疗程:

1.慢性血吸虫病　住院患者总剂量60mg/kg、体重以60kg为限,分2天4～6次餐间口服。儿童体重<30kg者,总剂量70mg/kg。现场大规模治疗:轻、中度流行区用总剂量40mg/kg,一剂疗法;重流行区可用50mg/kg,一天分2次口服。

2.急性血吸虫病　成人总剂量为120mg/kg(儿童为140mg/kg),4～6天疗法,每日剂量分2～3次服,一般病例可给10mg/kg,每日3次,连服4天。

3.晚期血吸虫病　晚期病例多数伴有各种夹杂症。药物代谢动力学研究表明,慢性与晚期患者口服吡喹酮后,药物吸收慢、在肝脏内首次通过效应差、排泄慢、生物半衰期延长,且药物可由门静脉经侧支循环直接进入体循环,故血药浓度明显增高。因而药物剂量宜适当减少。一般可按总剂量40mg/kg,1次或分2次服,一天服完。

急性患者按上述剂量治疗,粪便孵化于第18～20天转阴、6～12个月远期疗效在90%左右。慢性患者,在轻流行区无重复感染者,6个月粪便孵化阴转率在98%左右,12个月时为90%;但在重流行区可能由于重复感染,远期疗效为68%～85%。

【预防】

积极治疗患者、病畜,以控制传染源,管理粪便,减少水污染,灭钉螺以消灭中间宿主,避免接触疫水。对难以避免接触疫水者,可使用防护药、具,如穿长筒胶靴、经氯硝柳胺浸渍过的防护衣或涂擦苯二甲酸二丁酯油膏等防护药物。青蒿素衍生物蒿甲醚和青蒿琥酯对童虫有很好的杀灭作用,对已接触过疫水者,在接触疫水后第7天至第10天服用青蒿琥酯,成人每次服300mg,儿童按6mg/kg计算,以后每周服用1次,离开疫水后再加服1次,可达到早期治疗的目的。

四、肺胸膜阿米巴病

肺和胸膜的阿米巴病系指溶组织内阿米巴原虫感染人体后,经直接或间接途径,侵入肺、支气管、胸膜所引起的疾病。主要表现有阿米巴肺炎、肺脓肿、脓胸等,是全身阿米巴感染的肺部表现。在肠外阿米巴病中,发病率仅次于肝脏。

【病原学】

阿米巴原虫属叶足纲、阿米巴目。由于生活环境不同可分为内阿米巴和自由生活阿米巴。内阿米巴寄生于人和动物,主要有 4 个属,仅有内阿米巴属的溶组织内阿米巴具有致病性。自由生活阿米巴主要有 5 个属,生活在水和泥土中,其中的耐格里属阿米巴和棘阿米巴偶可引起脑膜脑炎和眼部感染。过去认为全球溶组织内阿米巴感染率约为 10%,现在已经清楚其中大部分为非致病性的迪斯帕内阿米巴,还有小部分为莫氏阿米巴,莫氏阿米巴检出率与溶组织内阿米巴相似,是否具有致病性还不确定。后两种阿米巴与溶组织内阿米巴形态相同,从形态学上难以区分,需通过生化或 PCR 检测进行进一步鉴定。溶组织内阿米巴原虫的形态:①大滋养体,也称组织型滋养体,属致病型,直径 20~60μm,大多为 20~30μm。常伸出单一伪足,做定向移动,形态多变;②小滋养体,又称共栖或囊形滋养体,它生活在肠腔中,以肠道细菌和肠内含物为营养,不吞噬红细胞。直径 12~30μm;③包囊,圆球形,直径 5~20μm,囊壁厚约 0.5μm,透明,折光性强。包囊-小滋养体-包囊是生活史的基本过程。大滋养体是致病型,小滋养体是滋养体与包囊的中间过渡类型,成熟包囊具有感染性,有较强的抵抗外界能力,在粪便中存活 2 周以上,在水中存活 5 周以上,是传播疾病的唯一形态。

该病全球分布,多见于热带与亚热带。任何性别、年龄的人群均为易感人群,高流行区内可发生重复感染。其感染率高低与各地环境卫生、经济状况、饮食习惯和阿米巴致病力等密切相关。在我国阿米巴病的分布一般农村高于城市,近年来由于我国卫生状况和生活水平的提高,除个别地区外,已较为少见,大多为散发病例,据统计人群感染率大约在 1%~2% 之间。每年全球约有 10 万人死于阿米巴病,在寄生虫感染引起的死亡中,其病死率仅次子疟疾。

【发病机制】

溶组织内阿米巴的传播方式有以下几种:①包囊污染水源可造成该地区的暴发流行;②在以粪便作肥料的未洗净和未煮熟的蔬菜也是重要的传播因素;③包囊污染手指、食物或用具而传播;④蝇类及蟑螂都可接触粪便,体表携带和呕吐粪便将包囊污染食物而成为重要传播媒介。

当人吞入被包囊污染的食物或水后,因包囊有抗胃酸作用,故顺利到达小肠下段,借助于胰蛋白酶的催化作用,囊内虫体脱囊而出,分裂成小滋养体,在肠腔内定居。在结肠功能正常情况下,小滋养体停止活动,分泌囊壁形成包囊,随粪便排出。当宿主机体抵抗力下降或肠功能紊乱时,小滋养体侵入肠壁,大量增殖,转变为大滋养体。大滋养体首先通过 260kD 凝集素吸附于宿主结肠上皮,分泌穿孔素、半胱氨酸蛋白酶等水解酶破坏肠黏膜上皮屏障和穿破细胞,引起组织溶解坏死。滋养体黏附、破坏红细胞、中性粒细胞,可释放更多的酶,加重组织炎症和破坏,形成脓肿。

肺、胸膜阿米巴病 90% 为肝源性。可由肝脓肿穿破到胸膜和肺;经肝、膈、肺粘连处组织间隙、血管侵入肺;经肝静脉入下腔静脉至肺和胸膜。肠源性滋养体从肠壁病灶经肠道淋巴管、胸导管入上腔静脉或直肠下静脉入下腔静脉侵入肺。

【病理】

肺、胸膜阿米巴病是溶组织内阿米巴原虫感染所致的肺及胸膜化脓性炎症。阿米巴原虫在肺内大多首先形成局限性炎性实变、阿米巴肺炎,病情发展为肺脓肿,亦可转向痊愈。肝穿破至肺者,脓肿内容物往往为巧克力色,含变性红细胞、溶解物质及阿米巴。穿破性脓肿多为单发,位于肺下叶,肝、膈、肺间常有粘连,脓肿的基底部有时即为粘连的膈所构成。血源感染性脓肿可位于任何肺叶,呈多发性。肝脓肿穿破至胸腔后,胸膜发生急性炎变,转成阿米巴脓胸。偶有反应性胸膜炎。穿破支气管形成肝支气管瘘。由于肝、胸膜、肺紧密相邻,故病变常为混合性,即肺脓肿、脓胸或瘘任何形式的组合。

【临床表现】

本病多发于青年,男性多于女性,患者大多有阿米巴肝脓肿或阿米巴痢疾病史。急性起病者多有发热、寒战。慢性起病或疾病慢性期,患者有营养不良、消瘦、贫血等出现。早期阿米巴脓肿刺激膈肌引起下胸部疼痛,并可反射至肩颈部。若侵入胸腔,则可有干咳或咳少量黏性痰或脓痰,脓肿破入支气管则咳出大量酱红色或巧克力色黏稠脓性痰。每日痰量可达数百毫升,亦可大量咯血。继发细菌感染痰液常呈黄绿色。肝胆道支气管瘘咳出苦味胆汁痰。

肺部体征亦因疾病类型不同而异。一般表现有肺部呼吸音减弱,散在干湿性啰音,肺实变体征及胸腔积液体征。肝可肿大,有压痛,肝区可隆起,季肋区可有叩击痛。慢性者可有杵状指(趾)。

【辅助检查】

(一)血常规

血白细胞及其分类升高,血沉增快。慢性期白细胞或正常可接近正常,血红蛋白或血浆蛋白可降低。

(二)病原学检查

痰或胸腔积液直接查找阿米巴原虫。慢性感染者一般检测其包囊,常采用稀释的卢戈碘液加以识别。

阿米巴培养:常用洛克营养琼脂培养基。在标本中原虫量不多,一般直接镜检难以检测时,采用培养可提高检测阳性率。

(三)血清免疫学方法

检测阿米巴抗体,有间接荧光抗体(IFA)、间接血凝(IHA)、酶标记免疫吸附试验(ELISA)等方法。

(四)X线检查

阿米巴肺炎在炎症早期仅呈充血性变化,表现肺纹理增多,实变期肺野有斑絮状阴影。肺脓肿可表现为肺野大片絮状阴影,密度不均,阴影中可见透亮区或液平。肝穿破性肺阿米巴病变,多位于右肺下叶的前基底段。合并胸腔积液,可见外高内低的弧状阴影。

(五)超声检查

明确有无肝脓肿,或肺脓肿、胸腔积液,或应用于定位或引导下穿刺引流。

【诊断】

肺胸膜阿米巴病确诊主要根据:

(1)病史中患者是否有阿米巴肠病、阿米巴肝病或痢疾病史("腹泻"),居住区是否有阿米巴病流行存在等。

(2)临床有发热、白细胞增多,或贫血、营养不良,咳嗽、胸痛、呼吸困难,咯大量脓痰或巧克力痰。

(3)胸部X线和B超检查发现肺或胸腔内多发病灶或积液,膈肌抬高、肝脓肿。

(4)痰或胸腔积液检测到阿米巴原虫。

(5)临床症状和X线、超声检查所见异常,经抗阿米巴原虫治疗后消失或显著改善。

(6)手术证明。

如具备(1)～(2)可拟诊本病;具备(1)～(4)或(1)(2)(3)(5),可确诊为本病;手术病理见阿米巴原虫即可确诊。

【鉴别诊断】

本病需注意与肺囊肿继发感染、肺部细菌性脓肿、细菌性脓胸、肺结核、肺部肿瘤、支气管扩张、膈下脓肿等相鉴别。

【治疗】

（一）药物治疗

1.甲硝唑（灭滴灵） 为广谱抗原虫药物，系肠外阿米巴病的首选药物。口服吸收完全、迅速，且对各种形态的阿米巴原虫有疗效。剂量为 1.2～2.4g/d，分 3 次口服，疗程 5～10 天。必要时可重复一疗程。严重的阿米巴病可用甲硝唑静脉滴注，首剂 15mg/kg，继之以 7.5mg/kg，每隔 8～l2 小时重复。可有恶心、呕吐、腹泻、头晕、头痛等症状。可能致胎儿畸形，故孕妇、哺乳期妇女慎用。

2.替硝唑（甲硝乙基磺酰咪唑） 系硝基咪唑衍生物，对各种形态的阿米巴原虫均有效。疗效与甲硝唑相似。吸收快，毒副反应小。每日 2g，1 次口服，连用 5 天，可根据病情需要重复 2～3 疗程。偶有腹部不适，便秘、腹泻、恶心、纳差、瘙痒等。

3.氯喹 口服能完全吸收，血药浓度高，尤适用于体弱者。成人 0.6g/d，连服 2 天，后改为 0.3g/d，2～3 周为一疗程。毒性较轻，大剂量时可有头痛、胃肠道反应、皮疹等改变。

（二）穿刺引流治疗

对于阿米巴脓胸在给予积极药物治疗的同时，应穿刺引流排脓。穿刺时间选择在药物治疗开始后 3～5 天，根据病情需要可重复穿刺引流，若呈包囊性者则在 B 超引导下穿刺为更佳。

（三）外科手术治疗

对于肝支气管瘘或支气管瘘持续长期存在者，慢性肺脓肿、脓胸后肺不张或脓胸引流排脓不畅，内科保守治疗无效或疗效欠佳者均可考虑手术治疗。通常采用脓腔开放引流或闭式引流或肺叶、肺段切除，或胸膜剥脱术等。

【预防】

注意个人卫生，加强粪便管理，防止水源污染，彻底治疗患者和带虫者，消灭传染源。

五、肺弓形虫病

肺弓形虫（或弓形体）病系由刚地弓形虫所致的肺部炎症。该原虫侵入人体产生血行播散最易侵犯中枢神经系统，肺部亦可受累。弓形虫累及肺部虽早有报道，但直至在细胞免疫功能缺损宿主中经常发现该原虫时才引起人们的重视。近十几年来，弓形虫已成为免疫功能抑制尤其是艾滋病患者中重要的机会性感染。

【病原学】

弓形虫发育过程需要两个宿主，经历无性生殖和有性生殖两个世代的交替。猫科动物为终宿主，在终宿主小肠上皮细胞内进行有性生殖，同时也可在肠外其他组织细胞内进行无性增殖，故猫是弓形虫的终宿主兼中间宿主。弓形虫的中间宿主很广泛，包括哺乳动物（猪、羊、狗、牛、鼠、兔），禽类（鸡、鸭、鸽为主）和人，在中间宿主体内弓形虫只能进行无性增殖。其发育阶段有五种不同的形态，即滋养体、包囊、裂殖体、配子体和囊合子。前两者主要见于中间宿主，亦可见于终末宿主。后三者仅见于终末宿主猫的小肠黏膜上皮细胞内。典型滋养体呈香蕉形、新月形或弓形，一端尖，另一端钝圆，$(3.5\sim8)\mu m\times(1.5\sim4)\mu m$ 大小，吉姆萨或瑞氏染色胞质呈蓝色，核呈红色，主要见于急性感染期。包囊呈圆形或椭圆形，内含数百至数千个囊殖体，主要出现在慢性感染期。裂殖体及配子体在终末宿主猫的小肠黏膜上皮细胞内进行有性繁殖，产生囊合子，通过猫粪排出体外。囊合子需要在外界发育 1～2 天或更长时间，才具有传染性。囊合子抵抗力较强，在潮湿的土壤里可活数月乃至数年。

【发病机制】

当猫粪内的囊合子或动物肉类中的包囊或假包囊被人吞食后，在肠内逸出子孢子、缓殖子或速殖子，随即侵入肠壁经血或淋巴进入单核一吞噬细胞系统的细胞内寄生，并扩散到全身各组织器官，如脑、淋巴结、肝、心、肺、肌肉等，进入细胞内并发育增殖，形成假包囊，破裂后，速殖子侵入新的组织细胞，主要以内二芽殖法增殖。在免疫功能正常的机体，部分速殖子侵入宿主细胞后，特别是脑、眼、骨骼肌的虫体增殖速度减慢，形成囊壁而成为包囊，包囊在宿主体内可存活数月、数年或更长。当机体免疫功能低下或长期应用免疫抑制剂时，组织内的包囊可破裂，释出缓殖子，进入血流并到其他新的组织细胞形成包囊或假包囊，继续发育增殖、破坏宿主细胞。

刚地弓形虫呈世界性分布，人群普遍易感，但多为隐性感染，但当机体抵抗力降低时可转为活动性，在幼儿、肺结核患者、免疫低下老年患者易形成急、慢性感染，在器官移植、艾滋病患者中可造成致命性机会性感染。孕妇感染弓形虫可能造成胎儿流产或成为婴儿先天视力障碍与畸形的原因。

【病理】

肺弓形虫病肉眼可见受累的肺坚实、充血，切面是棕红色，胸膜有出血点，支气管旁淋巴结中度肿大。光镜下可见肺泡腔内浆液渗出，偶有透明膜形成或纤维蛋白脓性渗出物，少量中性粒细胞浸润，肺泡壁细胞增生和脱落，上皮细胞和巨噬细胞内可见弓形虫滋养体和（或）包囊。肺间质可有淋巴细胞、浆细胞浸润，并可见成纤维细胞和巨噬细胞。肺组织内亦可见肉芽肿改变，其中央为带状或局部性坏死，周围有淋巴细胞和少量多核巨细胞。肉芽肿内很难发现弓形虫，边缘及附近正常组织内却可见到游离的弓形虫。

【临床表现】

取决于原虫感染的时间、部位及机体反应性，弓形虫病分先天性及后天获得性两类。绝大部分病例临床无症状。

后天获得性弓形虫病系指出生后人体经口或接触感染外界猫粪中的卵囊或肉类中的包囊，患者多见于年长儿，病情轻重不一。有症状者分局限性感染及全身性感染两种。局限性者表现为淋巴结炎，以颌下及颈部淋巴结肿大多见，累及肺部者急性期可有上感样症状如头痛、肌痛、干咳等，咳嗽为阵发性，少数咳多量黏液痰或黏液血痰，慢性经过可有类似慢性支气管炎、喘息性支气管炎或支气管哮喘发作的临床表现。全身性感染多见于免疫功能低下者，几乎均是由于播散性弓形虫病累及肺部所致，常为弥漫性肺部炎症，症状严重，可有高热、咳嗽、发绀和呼吸困难，或出现皮疹、淋巴结肿大、脑膜炎症状。

先天性肺弓形虫病多由于母体妊娠晚期急性感染所致。新生儿出生时可出现视网膜脉络膜炎、脑积水，小脑或大脑畸形，抽搐或精神运动障碍，肝脾肿大等表现。若出生后呈带虫状态，则经过数周至数月后逐渐出现症状，以神经系统异常为主，表现为视网膜脉络膜炎、斜视、失眠、癫痫、精神运动或智力迟钝或伴发肺炎。

体格检查肺部可闻及干、湿啰音，可有皮疹，肝、脾、淋巴结肿大。

【辅助检查】

（一）血、生化检查

血常规可正常或伴有轻度白细胞升高或轻度贫血，在 HIV 感染者中，血 LDH 常升高并大于 600U/L。

（二）病原学检测

直接光镜检查：痰液、支气管肺泡灌洗液、血液、尿液等其他体液，以及淋巴结、肺组织、肌组织或其他活组织等标本可采用直接涂片或印片。

（三）血清免疫学检查

1.染色试验　染色试验是诊断弓形虫病的一种经典方法，具有高度的特异性和敏感性。当将活弓形虫滋养体与正常血清混合，在37℃孵育1小时后，大多数虫体失去原有的新月形特征，而变为圆形或椭圆形，此时若用碱性亚甲蓝染色则胞质深染。相反，当将虫体与免疫血清和补体（辅助因子）混合时，则仍保持原有形态，对碱性亚甲蓝也不着色。镜下计数100个弓形虫速殖子，统计着色和不着色速殖子比例数。以50%虫体不着色的血清稀释度为该份受试血清的最高稀释度。以血清稀释度1：8阳性者判断为隐性感染；1：125阳性者为活动性感染；1：1024及以上阳性者为急性感染。

2.间接血凝试验（IHA）　1：64表示过去感染，1：256表示新近感染，1：1024表示活动感染。

3.间接免疫荧光抗体试验（IFA）　1：64表示过去感染，1：256表示新近感染，1：1024表示活动感染。

4.酶联免疫吸附试验（ELISA）　用于检测宿主的特异循环抗体或抗原，已有多种改良法广泛用于早期急性感染和先天性弓形虫病的诊断。目前临床上多采用同时检测IgM、IgG。

5.免疫酶染色试验（IEST）　效果与IFA相似，用一般光学显微镜观察，便于基层推广应用。

（四）X线胸片

免疫功能正常或轻度抑制的患者多表现为肺部结节状、斑片状或大片浸润影，也可表现为两肺毛玻璃样浸润影或囊状阴影，可伴少量胸腔积液，病灶进展缓慢。重度免疫抑制的患者多表现为两肺弥漫性肺泡性渗出影。

（五）胸部CT

重症免疫抑制的患者肺部CT多表现为双肺毛玻璃样浸润影或弥漫性肺泡性渗出影，也可因小叶间隔、叶间胸膜增厚形成"铺路石"样病灶，可伴有单侧或双侧少量胸腔积液。

（六）纤维支气管镜检查

对于不能明确诊断的患者积极进行纤维支气管镜活检及支气管肺泡灌洗找弓形虫是明确诊断的关键。

【诊断】

有与猫、狗等宠物、家畜密切接触史，患者免疫功能低下，有发热、呼吸道症状或伴神经系统症状。X线胸片见肺部维节、斑片浸润或两肺弥漫性渗出影，需考虑弓形虫感染可能，血液、体液活组织病理检查找到弓形虫虫体即可确诊。由于弓形虫检测阳性率较低，弓形虫IgG、IgM检测有助于判断病情和诊断。

【鉴别诊断】

先天性弓形虫病应与巨细胞病毒（CMV）感染、新生儿溶血症等鉴别。后天获得性感染应与传染性单核细胞增多症及各种发热性疾病鉴别。免疫抑制患者还需要与伊氏肺孢子菌鉴别。

【治疗】

（一）非AIDS患者

1.磺胺嘧啶和乙胺嘧啶　均可干扰弓形虫体内的叶酸代谢，从而抑制弓形虫滋养体的分裂繁殖，但对包囊无效。两药均可通过血脑屏障，故对潜在或症状性弓形虫脑膜炎均有肯定效果。两药常联合使用，亦可单独应用。磺胺嘧啶80mg/(kg·d)，分3～4次口服，首剂加倍，15天为1疗程（或＋复方磺胺甲噁唑2片，每日2次，首剂加倍，15天为1疗程）。乙胺嘧啶25mg每日2次，首剂加倍，15天为1疗程。服用乙胺嘧啶时需要肌内注射亚叶酸钙,成人 10mg/d,以减轻乙胺嘧啶对骨髓的抑制作用。

2.乙酰螺旋霉素　3~4g/d,分 3 次口服,20 天为 1 疗程,可与磺胺类药物联合应用,用法同上。

3.阿奇霉素　5mg/(kg·d),首剂加倍,10 天为 1 疗程,可与磺胺类药物联合应用,用法同上。

4.克林霉素　10~30mg/(kg·d),分 3 次口服,10~15 天为 1 疗程,可与磺胺类药物联合应用,用法同上。

根据病情,以上治疗可间隔 5~7 天后重复 1~2 个疗程。

(二)AIDS 患者

急性期疗程加倍,病情控制后以磺胺嘧啶 500mg 每日 4 次口服,联合乙胺嘧啶 25mg 每日 1 次口服,终生维持。

【预防】

注意饮食卫生,肉类要充分煮熟,同时预防熟食污染。注意宠物卫生,每天清除猫粪,处理猫粪后要用肥皂认真洗手。

六、线虫病的肺部表现

线虫属的寄生虫一般不寄生肺内,但其幼虫在发育过程中能在人体内移行,引起内脏幼虫移行症(VLM),在肺部移行可出现一过性肺部病变。偶有成虫异位寄生肺部并产卵,可引起肺部症状。

【病原学】

线虫属于线形动物门,线虫纲,种类极多,其中寄生于人体的有 10 余种。常见的引起肺部病变的线虫主要有蛔虫、钩虫、丝虫、粪类圆线虫和旋毛虫等,偶见蛲虫累及肺部。此外动物寄生线虫如犬恶丝虫、猪蛔虫、犬弓蛔虫、猫弓蛔虫、棘颚口线虫、肝毛细线虫、美丽筒线虫及喉比翼线虫等也偶见引起人体肺部病变,多为幼虫在人体肺部移行所致。

【发病机制】

1.幼虫移行于肺部　线虫产卵后,卵在不同的环境下发育成幼虫,幼虫可经过各种途径到达肺部,成为造成肺部病变的最主要的原因。其中钩虫、蛔虫和粪类圆线虫的幼虫在发育过程中都需经过血液到达肺部毛细血管,再穿过血管壁到达肺泡,在肺泡腔内长期或短期停留,之后沿支气管、气管到达咽部,再进入肠道,这三种线虫是引起肺部线虫病最常见的病原体。丝虫和旋毛虫的幼虫经过血液分别到达肝脏、肌肉组织,有时也可累及肺,但发病率相对前三者更低。

2.成虫寄生于肺部　蛔虫的成虫偶可经肝脓肿侵入胸腔引起胸膜炎或穿入静脉最后到达肺动脉引起肺栓塞,亦有报道成虫经咽部进入气管、支气管,造成窒息。丝虫成虫可到达肺血管引起肺栓塞。蛲虫幼虫不能通过血液、淋巴到达肺部,其成虫偶可经过口、鼻吸入肺内,并在肺内产卵引起病变。粪类圆线虫的幼虫偶可在细支气管内发育为成虫。

3.虫卵沉积于肺部　雌性成虫寄生肺部可排出大量虫卵,引起肉芽肿性病变。

【病理】

线虫的幼虫、成虫和虫卵滞留肺部可引起以嗜酸性粒细胞为主的炎症浸润或肉芽肿反应。肺泡内有浆液性渗出,细支气管也有嗜酸性细胞浸润,支气管分泌物增加,并可出现支气管痉挛。幼虫在肺中移行,可穿过毛细血管进入肺泡,引起点状出血,大量幼虫移行可引起出血性肺炎;幼虫经细支气管、支气管、咽喉移行时可引起支气管肺炎、支气管炎、喉炎。幼虫或成虫进入肺动脉可引起肺栓塞,深部淋巴管阻塞可引起乳糜胸或血性乳糜胸。幼虫或成虫侵入胸腔可引起胸腔积液或脓胸。旋毛虫侵及呼吸肌可引起呼吸疼痛,侵及平滑肌可引起咳嗽和气急。另外偶见蛔虫成虫进入气管、支气管引起窒息。

【临床表现】

线虫幼虫在肺内移行可引起一系列临床症状,其共同特征有发热、咳嗽、血丝痰、黏液痰以及气急和哮喘,可伴有皮肤荨麻疹和腹痛、腹胀、便秘、腹泻等消化道症状。

蛔蚴、钩蚴一般在感染后1周左右起病,并可持续两周左右。蛔蚴感染严重者可引起哮喘急性发作,具有地方流行性特点。蛔虫成虫通过肝脏肿入肺,可引起胸膜炎;穿入静脉入肺可引起肺梗死;逆行至咽部进入气管、支气管可引起窒息。钩蚴可引起喉炎及声音嘶哑。

粪类圆线虫感染者多生活于流行区、与土壤有接触史,感染较轻者,其症状类似蛔、钩蚴感染,当机体免疫力低下时感染较严重,可有支气管肺炎、肺梗死、胸腔积液及哮喘,严重者可有多器官功能衰竭。

丝虫感染时微丝蚴血症一般不不起病变,在特殊情况下,个别死亡微丝蚴可由嗜酸性粒细胞等包绕在肺部形成小结节,可无临床症状。反应严重者可表现如热带嗜酸性粒细胞增多症,起病缓慢,约1/3有中度发热、乏力、纳差,阵发性痉挛性干咳伴少量黏液痰和痰血,常伴淋巴结、肝脏肿大。丝虫病慢性期可引起乳糜胸或血性乳糜胸,丝虫成虫也可引起肺梗死。

旋毛虫的呼吸道症状类似蛔、钩虫所引起者,感染2～3周后可累及肌肉而引起呼吸疼痛及气急。

蛲虫罕见呼吸道症状,偶报道引起哮喘。

【辅助检查】

(一)血常规

可见嗜酸性粒细胞计数升高,可达 10%～80%,白细胞计数正常或升高。

(二)病原学检查

粪便中可查蛔虫、钩虫的虫卵或成虫,也可查粪类圆线虫的杆状蚴。痰液或胸水中找到虫卵或幼虫、成虫即可确诊。周围血中可检查丝虫的微丝蚴。肛周皮肤查找蛲虫卵或成虫。肌肉活检查找旋毛虫幼虫及包囊。

(三)血清免疫学检查

线虫抗原十分复杂,感染后可产生一定获得性免疫,包括体液免疫和细胞免疫两方面,产生一定保护性免疫,减少重复感染。临床上多采用皮内试验测抗原,间接血凝法或免疫酶联吸附法等测定抗原或抗体,有辅助诊断及流行病学调查的价值,但多不能作为治疗的依据。

(四)分子生物学技术

可采用 DNA 探针、PCR 技术、PCR-ELISA 法检测丝虫。

(五)X 线胸片

X 线胸片表现为一过性炎性浸润,中、下肺野出现小点状、片状阴影,可呈游走性,并可伴肺纹理增粗、肺门影增浓,一般在两周左右消退。线虫幼虫感染临床表现程度各不相同,但大多较轻,严重者少见。

(六)纤维支气管镜检查

灌洗液嗜酸性粒细胞增多,肺组织活检可见嗜酸性粒细胞浸润或嗜酸性肉芽肿,还可见到虫卵、幼虫或成虫。

【诊断】

须根据流行病学、临床表现和实验室检查进行综合诊断。病原的发现可确定诊断,免疫学检查仅作为辅助方法。

【治疗】

（一）对症和支持治疗

有呼吸道症状可进行止咳、平喘、祛痰、止痛治疗,伴有细菌感染加用抗生素。伴有消化道症状也需要选用止泻、助消化药物。以过敏反应为主要表现的可加用激素。

（二）病原治疗

一旦明确诊断,均应及早给予特效驱虫药治疗。

1.蛔虫、钩虫、蛲虫治疗常用药物有

(1)首选阿苯达唑,400mg,1 次顿服。

(2)甲苯咪唑,100mg,每日 2 次口服,连服 3 天。

(3)噻嘧啶,5～10mg/kg,晚上 1 次顿服。

2.丝虫治疗常用药物

(1)首选呋喃嘧酮,对微丝蚴与成虫均有杀灭作用,对马来丝虫和班氏丝虫均有良好效果,疗效优于乙胺嗪。用于班氏丝虫病,20mg/(kg·d),分 3 次餐后口服,连续 7 日为 1 个疗程;用于马来丝虫病,15～20mg/(kg·d),分 3 次餐后服用,连续 6 日为 1 个疗程。

(2)乙胺嗪(海群生),对马来丝虫的疗效优于班氏丝虫,对微丝蚴的作用优于成虫。治疗班氏丝虫病,200mg 每日 3 次餐后口服,连续 7 日为 1 疗程;治疗马来丝虫病,200mg 每日 3 次餐后口服,连续 3 日为 1 疗程。间隔 1～2 个月后可重复 2～3 个疗程。患者服药后可因大量微丝蚴的死亡而引起变态反应,出现发热、寒战、头痛等症状。

(3)伊维菌素,具有广谱抗丝虫活性,对微丝蚴具有强大的杀灭活性,但对成虫无活性。可影响盘尾丝虫的微丝蚴在雌虫子宫内的正常发育,并抑制其从孕虫宫内的释放,迅速减少患者皮肤内的微丝蚴数量,为治疗盘尾丝虫病的首选药,0.15～0.2mg/kg,单剂顿服,间隔 6～12 个月复治 1 次。

3.粪类圆线虫常用药物

(1)首选噻苯唑,25mg/(kg·d),分 2 次日服,3 日为一疗程,对播散性粪类圆线虫病者,疗程为 5 日,幼虫移行症疗程 7～10 天。

(2)阿苯达唑,400mg/d,连服 6 日。

(3)伊维菌素,对噻苯唑、阿苯达唑耐药的粪类圆线虫,0.2mg/kg,单剂顿服。

4.旋毛虫常用药物

(1)首选阿苯达唑,400mg/d,5 日一疗程。

(2)噻苯唑,能抑制雌虫产幼虫,并可驱除肠道内的早期幼虫和杀死肌纤维间的幼虫,25mg/kg,每日 2 次口服,连服 5～10 日。在病原治疗时宜注意赫氏反应发生,若体温过高或出现心脏和中枢神经系统受累的征象及严重的毒血症时,可辅以肾上腺皮质激素治疗,利用其非特异性的消炎和抗变态反应的作用以缓解症状。可选泼尼松 20～60mg/d,口服 3～4 日,然后逐渐减量,10～14 日后停药。

【预防】

注意个人和饮食卫生,饭前便后洗手。加强粪便管理。

（徐晟伟）

第十节 肺结核与非结合分枝杆菌性肺炎

一、肺结核

肺结核是一种由结核分枝杆菌引起的慢性呼吸道传染病,曾经肆虐全球,被视为"白色瘟疫"。20 世纪 40 年代后随着链霉素、异烟肼、对氨基水杨酸以及 60 年代利福平等抗结核药物的先后问世,结核病进入了化学治疗(以下简称为化疗)时代,在联合化疗原则和现代结核病控制策略 DOTS 指导下,新发现结核病的治愈率可达到 95% 以上。但 20 世纪 80 年代中期以后,结核病出现了全球恶化趋势。其原因一方面是人类免疫缺陷病毒(HIV)感染的流行、多重耐药结核分枝杆菌感染的增多、贫穷、人口增长和移民等客观因素的影响,以及因政府缺乏对结核病流行回升的警惕性和结核病控制复杂性的深刻认识,放松和削弱了对结核病控制工作的投入和管理等主观因素,致使世界卫生组织(WHO)于 1993 年发布结核病处于"全球紧急状态"的警示。

在我国结核病被列为危害公众健康的重大传染病之一,肺结核被列为乙类传染病,依照《中华人民共和国传染病防治法》乙类传染病报告的要求,对肺结核病例限时进行报告,各级医疗机构发现肺结核或疑似患者需要填报"传染病报告卡",并需将患者转诊至结核病专科医院或结核病防治机构进一步确诊及治疗。

【结核病的流行病学】

根据世界卫生组织的估算,目前,全球已有 20 亿人感染结核分枝杆菌,活动性结核患者数达 1500 万,每年新发结核患者达 800 万~1000 万,有 180 万人因结核病死亡。我国是全球 22 个结核病流行严重的国家之一,同时也是全球 27 个耐多药结核病流行严重的国家之一。目前我国结核病年发病人数约为 130 万,占全球发病人数的 14.3%,位居全球第 2 位。我国 2008 年结核病耐药基线调查数据显示,我国耐多药结核病的发病率为 8.32%,广泛耐药结核病发病率为 0.68%,估算我国每年新发耐多药结核病患者约 12 万例,广泛耐药患者约 1 万例。2010 年全国第五次结核病流行病学现场调查结果显示我国 15 岁及以上人群肺结核的患病率为 459/10 万,其中传染性肺结核患病率为 66/10 万;肺结核疫情地区间差异显著,西部地区传染性肺结核患病率约为中部地区的 1.7 倍和东部地区的 2.4 倍,农村地区患病率约为城镇地区的 1.6 倍。

【结核病的病原学】

1882 年德国科学家 Robert Koch 发现了结核病的致病菌为结核分枝杆菌,为现代结核病的控制奠定了基础。结核分枝杆菌在分类学上属于原核生物界、厚壁菌门、放线菌纲、放线菌目、分枝杆菌科、分枝杆菌属。结核分枝杆菌复合群包括人型、牛型、非洲型和田鼠型。人类肺结核的致病菌 90% 以上为人型结核分枝杆菌,少数为牛型和非洲型分枝杆菌。

结核分枝杆菌的生物学特性表现为:

(一)多形性

典型的结核分枝杆菌是细长稍弯曲,两端圆形的杆菌,大小约为 $(0.3\sim0.6)\mu m \times (1\sim4)\mu m$,单个排列,或偶呈串状,呈蜿蜒样同轴向平行索状生长,似有分枝生长倾向。在不同生长环境中,结核分枝杆菌可以改变代谢途径,呈现多种形态,以适应环境。临床样本中常见串珠状颗粒存在,也可呈现为 T、V、Y 字形以及丝状、球状、棒状等多种形态。

（二）抗酸染色性

结核分枝杆菌富脂质外壁,特别是细胞壁的分支菌酸决定了其抗酸染色性,可抵抗盐酸酒精的脱色作用,故称为抗酸杆菌。但其胞壁损伤也会降低着色的抗酸性。抗酸染色性并不是一个完全稳定的特性,可随着分支菌酸的变化而变化。有报道指出,在缺乏甘油、某些糖苷等成分的人工培养物和陈旧培养物,以及干酪性病灶、冷性脓肿中的菌体,特别是异型相如 L-型,颗粒型结核分枝杆菌中显示出抗酸染色性的减弱甚至完全丧失。非结核分枝杆菌、奴卡菌、红球菌属、短棒杆菌属也有不同程度的抗酸染色的特性,因此"抗酸杆菌"的概念不完全等同于结核分枝杆菌,尚需做进一步的菌种鉴定。

（三）生长缓慢

结核分枝杆菌是兼性需氧菌,生长缓慢,增代时间为 14～20 小时。结核分枝杆菌对营养有特殊要求,5％～10％的 CO_2 能刺激其生长,适宜生长温度为 37℃,培养时间耗时长,一般 2～4 周才能形成菌落。

（四）抵抗力强

结核分枝杆菌对干燥、冷、酸、碱等抵抗力强。湿热 80℃ 5 分钟、95℃ 1 分钟或煮沸 100℃ 5 分钟可杀死结核分枝杆菌;5％石炭酸或 1.5％煤酚皂溶液需要 24 小时才可以杀死痰标本中的结核分枝杆菌;70％乙醇 2 分钟内可杀死结核分枝杆菌;太阳光直射下痰中结核分枝杆菌经 2～7 小时即可被杀死,10W 紫外线灯距照射物 0.5～1m,照射 30 分钟具有明显杀菌作用。

（五）菌体结构复杂

结核分枝杆菌菌体结构复杂,主要由类脂质、蛋白质和多糖类组成,与结核分枝杆菌的免疫原性及致病力密切相关。结核分枝杆菌致病一方面由细菌的直接侵袭导致,另一方面感染机体对结核分枝杆菌菌体蛋白产生的变态反应造成的免疫损伤导致。

（六）耐药性严重

由于结核分枝杆菌缺乏碱基错配修复机制,使得细菌在复制过程中出现的错配突变得到更多的固定,导致高耐药频率的现象。一旦抗结核药物作用的靶位发生突变,很容易固定下来,而表现对该药物的耐药,而多个药物作用靶位突变累积的结果是对多种药物耐药。在自然菌群中,天然存在少量耐药突变菌。如治疗过程中单用一种药物或药物搭配不当,致使菌群中大量敏感菌被杀死,但少量自然耐药变异菌仍存活,并不断繁殖,最后完全替代敏感菌而成为病灶中的优势菌群,即发展成为耐药结核病。

【结核病在人群中的传播】

结核病在人群中的传播需具有三个要素:

（一）传染源

结核病的主要传染源是涂片和培养均为阳性的继发性肺结核患者,尤其是未经治疗的排菌结核病患者的传染性最大。传染性的大小取决于患者排出结核分枝杆菌量的多少,化疗后的患者痰中结核分枝杆菌的数量呈对数减少,化疗两周后即可减少到原有菌量的 5％,4 周减少至 0.25％,化疗后不但细菌数量减少,细菌的活力也减弱或丧失,而传染性明显下降或消失。

（二）传播途径

飞沫传播是结核病的主要传播途径,经消化道和皮肤等其他途径传播现已少见。肺结核患者通过咳嗽、喷嚏、大笑、大声谈话等方式把含有结核分枝杆菌的微滴排到空气中而传播。

（三）易感人群

机体免疫功能低下的人群均是结核病的易感人群。婴幼儿、老年人、HIV 感染者、免疫抑制剂使用者、慢性疾病患者、血糖控制不理想的糖尿病患者都是结核病的易感人群;另外生活贫穷、居住拥挤、营养不良人群以及由自然感染率低的地区移居至结核病高发地区的新移民,因缺乏对结核分枝杆菌的获得性特异性免疫力而成为易感人群。

【结核病的发生与发展】

当机体接触结核分枝杆菌后,发病与否由细菌及宿主两方面因素决定。

首先是细菌的数量及毒力。虽然人体吸入多少结核分枝杆菌可以引起感染尚未知晓,但是在通气不良环境中接触排菌量大的患者增加感染机会是不争的事实;其次是细菌的毒力即致病力,结核分枝杆菌的致病力与某些菌体成分有关,如索状因子、脂阿拉伯甘露糖、磷脂、侵袭性蛋白、纤维结合素、溶血素、热休克蛋白、超氧化物歧化酶、分支菌酸等。不同菌株其致病力不同,多次传代可导致毒力降低乃至无毒,卡介苗和无毒结核分枝杆菌株 H37Ra 就分别是牛型结核分枝杆菌和有毒株 H37Rv 经过多次培养而获得的无毒株,而毒力有所下降的菌株通过动物接种可恢复其毒力。

其次是宿主清除和限制感染结核分枝杆菌的能力。宿主接触到结核分枝杆菌后,首先宿主的各种防御反射起到清除结核分枝杆菌的作用。如由呼吸道进入的结核分枝杆菌到达上呼吸道时,可为鼻、咽喉、气管、支气管的黏液捕捉,并为纤毛运动形成的喷嚏、咳嗽、咳痰等动作清除掉;又如从消化道进入的细菌与唾液、食物等混合,到达胃部时大部可为胃液和酶消灭,部分经肠道排出体外。即使宿主受到结核分枝杆菌的感染后,结核菌素皮肤试验呈阳性,其一生中结核病的发病机会仅为 10%。

目前有关结核病的发病机制还不十分清楚,但可能影响结核病发病和发展的因素有如下几方面:

1.细胞介导的免疫和超敏感反应　宿主抗结核免疫主要通过 T 细胞介导的巨噬细胞的细胞免疫反应,CD_4^+ 淋巴细胞在抗结核病免疫防御方面起着主导作用。实验证明去除了 CD_4^+ 细胞的小鼠难以抵御牛结核分枝杆菌的感染。而临床上,HIV(+)的病人,随着 CD_4^+ 细胞数的下降,其罹患结核病的风险及结核病的严重程度、肺外结核病的发病率进行性增多。发挥免疫保护作用的主要是 Th1 类细胞因子,该类细胞因子可促进巨噬细胞吞噬结核分枝杆菌的杀菌和抑菌,也参与结核感染的早期炎性反应和肉芽肿的形成过程。Th2 类细胞因子包括 IL-10、IL-4 等可以抑制宿主的免疫保护作用,并且导致免疫病理损伤。CD_8^+ 细胞介导的免疫保护作用一方面通过其对结核分枝杆菌感染所中发挥的细胞毒作用,另一方面则与 CD_4^+ 细胞协同介导免疫保护作用。除上述细胞外 NKT 细胞、CD1 限制的 T 细胞以及 B 细胞等细胞也参与抑制结核分枝杆菌的作用以及肉芽肿的形成。但是感染的 Mtb 较多或其毒力较强或机体抗 Mtb 免疫力差时,结核肉芽肿不能有效形成,就会引起活动性结核病。

2.单核细胞因子在调节控制 T 细胞活性和靶细胞溶解方面起重要作用　单核细胞因子包括 IL-1、IL-6、IL-10、TNF-α 及转化生长因子(TGF-β)及 IL-12。被激活的巨噬细胞代谢增加,吞噬、消化、分泌和处理抗原能力均增加,并产生大量活性氧代谢产物,各种蛋白分解酶活化,增加其杀菌的能力。

3.肿瘤坏死因子-α(TNF-α)和白介素-1β(IL-1β)在结核病免疫中具有"双刃剑"的作用　一方面在肉芽肿形成及维持中以及防治潜伏结核活化中具有重要作用,另一方面病变局部的因子水平升高会导致严重的免疫病理损伤,全身因子水平的升高还可能导致结核病的发热、消瘦、盗汗等症状。

总之,结核病的细胞免疫是由多种 T 细胞克隆参与,通过其细胞因子活化巨噬细胞的抗菌活性而达到保护性免疫作用。

4.宿主遗传因素　人类白细胞抗原(HLA)是目前已知的最复杂的人类基因系统,有报告,结核病与 HIA 第 1 类抗原 HLA-B 位点抗原关系密切;还有作者报告结核病病人的 BW15 的频率为 20%,而对照组仅为 3%,相对危险比为 8∶1,也有作者报告结核病患儿 BW35 的频率明显高于对照组,与 HLA-Ⅱ类抗原的关系,有报告 DRw6 抗原、DRw5 抗原与结核病有关。

总之,结核病发生、发展的机制目前还不十分明了,它取决于感染结核分枝杆菌的数量、毒力、宿主的保护性免疫反应与病理性免疫反应间的平衡,以及宿主的遗传因素所决定的自然免疫保护作用,各种因素互相制约,一旦失衡,导致结核病发病、进展及恶化。

【结核病的病理】

结核病的基本病理变化是炎性渗出、增殖和干酪样坏死。结核病的病理过程特点是破坏与修复常同时进行,故上述三种病理变化多同时存在,也可以某一种变化为主,而且可相互转化。这主要取决于感染结核分枝杆菌的数量、毒力大小以及机体的抵抗力和变态反应状态。

渗出为主的病变主要出现在结核性炎症初期阶段或病变恶化复发时,可表现为局部中性粒细胞及淋巴细胞浸润,继之由巨噬细胞可相互融合形成多核巨细胞取代,增强吞噬能力,达到消灭结核分枝杆菌的作用。组织学检查与非特异性渗出性炎症不易区别,多核巨细胞为其特征性表现。

增殖为主的病变表现为典型的结核结节,直径约为 0.1mm,数个融合后肉眼能见到,由淋巴细胞、上皮样细胞、朗汉斯巨细胞以及成纤维细胞组成。结核结节的中间可出现干酪样坏死。上皮样细胞呈多角形,由巨噬细胞吞噬结核分枝杆菌后体积变大而形成,染色呈淡伊红色。大量上皮样细胞互相聚集融合形成多核巨细胞称为朗汉斯巨细胞。增殖为主的病变发生在机体抵抗力较强、病变恢复阶段。

干酪样坏死为主的病变多发生在结核分枝杆菌毒力强、感染菌量多、机体超敏反应增强、抵抗力低下的情况。干酪坏死病变镜检为红染无结构的颗粒状物,含脂质多,肉眼观察呈淡黄色,状似奶酪,故称干酪样坏死。

【结核病分类及各型特点】

(一)我国于 1999 制订了结核病新分类方法,并于 2002 年 1 月 1 日执行

1.原发性肺结核　　原发性肺结核为原发结核分枝杆菌感染所致的临床病征。包括原发综合征及胸内淋巴结核。

结核分枝杆菌第一次进入人体称之为结核分枝杆菌原发感染,但只有约5%～15%发展成临床活动性结核病。肺内原发结核的典型病变称之为原发综合征,它包括三个部分:①初染结核病灶,可在肺内任何部分。②支气管淋巴结结核。③初染病灶与淋巴结之间的淋巴管炎。也可发生初染病灶周围胸膜炎症反应。原发综合征多发生于肺,由于结核分枝杆菌第一次进入人体的途径不同亦可发生于肝脏、咽部。先天性结核或官内感染结核病亦可发生肝原发综合征,该综合征只是短暂过程。临床上原发结核病以肺门淋巴结结核多见。极少数的结核分枝杆菌由淋巴进入血流而形成血行播散性结核病。

2.血行播散性肺结核　　包括急性血行播散性肺结核(急性粟粒型肺结核)及亚急性、慢性血行播散性肺结核。

在机体免疫力低下时,大量毒力较强的结核分枝杆菌一次或间隔时间极短,进入血液循环导致发生粟粒性肺结核,造成两肺弥漫性损害,临床上可出现败血症表现者。常同时罹患肺外脏器结核病,例如肝、脾结核、结核性脑膜炎、肾结核。

3.继发性肺结核　　继发性肺结核是肺结核中的一个主要类型,包括浸润性、纤维空洞及干酪性肺炎等。

结核分枝杆菌初次感染机体后(多在儿童期),经早期菌血症播散至体内的潜伏病灶中的结核分枝杆菌重新活动,引起病灶复燃或再次由外界感染结核分枝杆菌而发生的肺结核病,称为继发性肺结核。本型可以发在原发感染后任何年龄,以成人多见。

4.结核性胸膜炎　　临床上已排除其他原因引起的胸膜炎。

包括结核性干性胸膜炎、结核性渗出性胸膜炎、结核性脓胸。

5.其他肺外结核　　其他肺外结核,按部位及脏器命名,如骨关节结核、结核性脑膜炎、肾结核、肠结核等。

（二）根据治疗经过，将肺结核分为初治肺结核病及复治肺结核

1.初治肺结核的定义　①尚未开始抗结核治疗的患者；②正进行标准化疗方案用药而未满疗程的患者；③不规则化疗未满 1 个月的患者。有上列情况之一者谓初治肺结核。

2.复治肺结核的定义　①初治失败的患者；②规则用药满疗程后痰菌又复阳的患者；③不规律化疗超过 1 个月的患者；④慢性排菌患者。有上列情况之一者为复治肺结核。

（三）根据是否排菌将结核病分为菌阴肺结核及菌阳肺结核

1.菌阳肺结核　包括涂阳肺结核和仅培阳肺结核。

涂阳肺结核：凡符合下列三项之一者为涂阳肺结核病例。

(1)2 份痰标本直接涂片抗酸杆菌镜检阳性。

(2)1 份痰标本直接涂片抗酸杆菌镜检阳性加肺部影像学检查符合活动性肺结核影像学表现。

(3)1 份痰标本直接涂片抗酸杆菌镜检阳性加 1 份痰标本结核分枝杆菌培养阳性。

仅培阳肺结核：同时符合下列两项者为仅培阳肺结核病例。

(1)痰涂片阴性。

(2)肺部影像学检查符合活动性肺结核影像学表现加 1 份痰标本结核分枝杆菌培养阳性。

2.菌阴肺结核　中华医学会结核病学分会 2001 年颁布的《肺结核诊断和治疗指南》对菌阴肺结核的定义为：三次痰涂片及一次培养阴性的肺结核，其诊断标准为：

(1)典型肺结核临床症状和胸部 X 线表现。

(2)抗结核治疗有效。

(3)临床可排除其他非结核性肺部疾患。

(4)PPD(5IU)强阳性；血清抗结核抗体阳性。

(5)痰结核分枝杆菌 PCR＋探针检测呈阳性。

(6)肺外组织病理证实结核病变。

(7)纤维支气管镜灌洗液(BALF)检出抗酸分枝杆菌。

(8)支气管或肺部组织病理证实结核病变。

具备(1)～(6)中 3 项或(7)、(8)条中任何 1 项可确诊。

（四）根据所感染结核分枝杆菌对药物的敏感性将结核病分为敏感肺结核和耐药肺结核

1.敏感肺结核　所感染的结核分枝杆菌在体外试验中被证实对所有抗结核药物均敏感。

2.耐药结核病　所感染的结核分枝杆菌被体外试验证实对一种或几种抗结核药物耐药的现象，根据耐药种类不同，将耐药肺结核分为：

(1)单耐药结核病：指结核患者感染的结核分枝杆菌在体外试验被证实对一种抗结核药物耐药。

(2)多耐药结核病：指结核患者感染的结核分枝杆菌在体外试验被证实对不包括同时对耐异烟肼、利福平的一种以上的抗结核药物耐药。

(3)耐多药结核病(MDR-TB)：指结核患者感染的结核分枝杆菌在体外被证实至少同时对异烟肼和利福平耐药。

(4)广泛耐药结核病(XDR-TB)：指结核病患者感染的结核分枝杆菌在体外被证实除至少同时对异烟肼、利福平耐药外，还对任何氟喹诺酮类抗生素产生耐药，以及三种二线抗结核注射药物(卷曲霉素、卡那霉素和阿米卡星)中的至少一种耐药。

【肺结核病的诊断】

肺结核的诊断主要依据病史及临床表现，胸部影像学检查，痰结核分枝杆菌的检查，而结核的免疫学

检查、纤维支气管镜检查以及肺组织活检等方法可以协助肺结核的诊断和鉴别诊断,对于多种方法都不能诊断的肺部疾病,可以在密切观察下进行诊断性治疗。

(一)临床表现及病史

结核病是一种慢性传染病,临床表现多样,病情轻重不等,部分患者可无临床症状,在健康体检中发现。影响临床表现的因素主要包括患者的年龄、机体免疫状态、营养状态、并存疾病、是否接种过卡介苗、入侵的结核分枝杆菌的毒力、菌量以及病变的部位及严重程度有关。

1.全身中毒症状

(1)发热:发热是结核病最常见的症状,特点是体温逐渐升高,而且发热的持续时间较长,多达数周以上,呈不规则热,常呈低度或中等度发热,体温 37~38℃,之间,病变急剧进展或全身播散时可呈弛张性高热,发热多见于午后,至次日晨自行退热,任何形式的发热均预示着疾病的活动。发热的原因是由于结核分枝杆菌的毒素及其代谢产物刺激中枢神经系统,造成大脑皮层功能失调,从而引起一系列的自主神经功能紊乱。

(2)盗汗:盗汗是结核病患者的中毒症状之一。临床医师在询问病史时应注意区分盗汗和出汗。盗汗是指患者熟睡时出汗,觉醒后汗止,常发生于体质虚弱的患者。其原因是由于结核分枝杆菌的毒素及其代谢产物刺激中枢神经系统,导致自主神经系统功能紊乱的结果。轻度盗汗在入睡后仅表现头、颈部或腋窝处出汗;较重者胸背和手心足心等处也出汗;严重者全身皆出汗。

(3)疲乏无力:约有 50% 的结核病患者表现为疲乏无力。虽然该症状非结核病所特有症状,但长期疲乏无力,排除工作、生活劳累因素外,应敦促患者及时就医,进行结核病筛查。

(4)体重减轻:轻型结核病患者由于食欲不振以及发热消耗等致体重下降;重者由于长期厌食、发热等慢性消耗,以致极度消瘦,呈现恶液质状态。

(5)血液系统异常:结核病患者血象检查可正常或有轻度白细胞增多、淋巴细胞比例较高及轻度贫血;少数患者可有类白血病反应,或白细胞减少、单核细胞或嗜酸性粒细胞增多;有时还可出现全血细胞减少,提示骨髓抑制,罕见继发性骨髓纤维化。

(6)内分泌功能紊乱:由于结核分枝杆菌代谢产物的作用,可导致内分泌功能紊乱,表现最为突出的是女性月经失调和闭经。

(7)结核超敏感综合征:由机体对结核分枝杆菌产生变态反应引起,类似风湿热,包括结核性风湿性关节炎、疱疹性结膜角膜炎及结节性红斑。发生频率为 10%~20%,青年女性患者多见。结节性红斑或环形红斑多见于下肢胫前或踝关节附近,常表现为多发性、易于融合、周围组织水肿等特点。

2.呼吸系统症状

(1)咳嗽、咳痰:是肺结核最常见症状。咳嗽较轻,干咳或少量黏液痰。有空洞形成时,痰量增多,若合并细菌感染,痰可呈脓性。若合并支气管结核,表现为刺激性咳嗽。

(2)咯血:约 1/3~1/2 的患者有咯血。咯血量由咯血

痰至大咯血不等,多数患者为小量咯血,少数为大咯血。结核病灶的炎症使毛细血管的通透性增强,常表现血痰,病变损伤小血管则出血量增加,若空洞内的动脉瘤破裂则可引起大咯血。出血可源自肺动脉和或支气管动脉。

(3)胸痛:结核病变累及胸膜时可表现胸痛,为针刺样疼痛或钝痛。可随呼吸运动和咳嗽加重。

(4)呼吸困难:多见于病变广泛致呼吸面积减少者,诸如干酪样肺炎和大量胸腔积液患者。

3.体征   长期慢性消耗可出现营养不良、贫血。胸部体征因肺部病变范围、程度、有无并发症而差异很大。肺部病变较广泛时可有相应体征,如局部叩浊,病变局部可闻及支气管肺泡呼吸音。大面积浸润病

变、干酪性肺炎、肺不张时可闻管状呼吸音。局限性的中小水泡音常提示有空洞或并发支扩,空瓮性呼吸音提示有巨大空洞。广泛肺损害可呈现呼吸衰竭和发绀及杵状指(趾)等体征,结核性胸膜炎出现胸水时可出现胸腔积液的相应体征。

少数患者可以有类似风湿热样表现,多见于青少年女性,常累及四肢大关节在受累关节附近可见结节性红斑,间歇出现,称为结核性风湿热。

(二)影像学诊断

影像学检查是诊断肺结核最基本的方法,可以确定病变部位、范围、性质,评价治疗转归具有重要价值。正侧位X线胸片,是常规检查方法,可以清晰显示肺内病变。肺结核病变好发于双肺上叶尖段、后段、下叶尖段及后基底段,由于结核病多呈慢性经过,因此经常渗出、增殖、硬结、钙化多种性质病变并存,病变进展、吸收缓慢;病变干酪液化经支气管排出后形成空洞病变,并伴有引流支气管像,病变沿支气管播散是结核病恶化的常见表现。急性粟粒型肺结核时,肺内粟粒状阴影其分布、大小及密度均匀一致;亚急性及慢性血行播散时,多分布在上中肺野,下肺病变较少,部分病变可见钙化。

CT检查能提供横断面的图像,减少重叠影像,可以发现隐蔽的病变而减少微小病变的漏诊;比普通胸片更早期显示微小的粟粒结节;能清晰显示各型肺结核病变特点和性质,与支气管关系,有无空洞,以及准确显示病变进展或吸收好转的变化;能准确显示纵隔淋巴结有无肿大。常用于对肺结核的诊断以及与其他胸部疾病的鉴别诊断,也可用于引导穿刺活检、引流和介入性治疗等。

(三)细菌学诊断

1.痰涂片法　标本涂片抗酸染色法是应用最长久、最广泛、最为简便的检测结核分枝杆菌的方法。具有简便、快速、价廉、特异性高等优点,对结核病早期诊断起着重要作用。但痰标本直接涂片的阳性检出率不高,一般在$30\%\sim40\%$,痰液中菌量必须多于$5\times10^6/L$才能检出,并且与痰标本的质量、检测者的技术和责任心等有关。浓缩集菌后抗酸染色能提高检测的敏感度,敏感度可达$60\%\sim70\%$。抗酸染色法简单易行,节约时间,但敏感度不高,并且无法区分结核分枝杆菌和非结核分枝杆菌,不能区别死菌与活菌。

2.痰结核分枝杆菌培养法　培养法结核分枝杆菌检出率高于涂片法,传统培养法采用固体培养基其中改良罗氏培养基(L-J)应用最广泛,同时可以进行菌种的初步鉴定,是结核病诊断的"金标准",但需4~6周才能出结果,加上药敏试验还需4周,费时太长,影响临床及时诊断应用。7H9、7H10、7H11液体变色培养基将结果提前1~2周,阳性率与改良罗氏培养基相似,但仍不能完全满足临床需要。20世纪80年代,建立了结核分枝杆菌自动及半自动液体培养体系,培养时间明显缩短,包括有放射性的BACTEC460培养体系和无放射性的MB/BACT、BACTEC960、MGIT培养体系。BACTEC460培养体系平均9日即可判定结果,敏感性好,培养速度快,但存在放射性污染,临床应用逐渐减少。目前临床应用较广的是BACTEC960、MGIT,两者的敏感度和培养速度基本等同于BACTEC460,但明显高于固体培养基,缺点是污染率稍高。

3.聚合酶链反应(PCR)和其他核酸体外扩增技术　PCR是一种根据DNA复制原理设计的体外DNA或RNA扩增方法,自1989年引入结核病的诊断以来,很快成为结核病诊断领域中备受关注的焦点。经过数年的努力,方法不断完善,已成为灵敏、特异、快速检测结核分枝杆菌的方法。PCR的技术操作并不复杂,但要求较高的实验条件和技术质量控制。目前已开发出新的PCR技术,如反转录PCR、巢式PCR、单管巢式反转录PCR、实时荧光PCR、酶联PCR等,在一定程度上提高了PCR方法的敏感度和特异度。PCR的特异性关键取决于所选靶序列的特异度,目前较多选用HSP65基因片段作为扩增的基础。PCR的敏感度很高,一般可以检出1~100fg的纯化的DNA,相当于1~20个结核分枝杆菌,PCR还可以检出培养阴性标本中的结核分枝杆菌DNA,从而大大提高了以传统方法结核分枝杆菌阴性结核病诊断的准确率。但临床上存在一定的假阳性,有待进一步解决。

（四）免疫学诊断

1.结核菌素皮肤试验（TST）　结核菌素皮肤试验应用近一个世纪,曾经是长期以来用以快速诊断结核感染的唯一手段。以结核分枝杆菌纯蛋白衍生物为抗原,0.1ml(51U)皮内注射于前臂屈侧中上部1/3处,48～72小时观察和记录结果。手指轻触硬结边缘,测量硬结的横径和纵径,得出平均直径＝（横径＋纵径）/2,而不是测量红晕直径,硬结为特异性变态反应,而红晕为非特异性反应。硬结直径≤4mm为阴性,5～9mm为弱阳性,10～19mm为阳性,≥20mm或虽<20mm但局部出现水泡和淋巴管炎为强阳性反应。

该方法最大的优点是价格低廉,操作方便,不受时间和空间的限制,可以在人群中大面积进行。但该方法存在许多不足之外,如需要受试者回访,皮试的操作和结果的解释存在主观臆断性,可能会激发记忆性免疫反应等。但其最主要的缺点是其结果受BCG接种的影响。我国属结核病高流行国家,实行BCG普遍接种的策略,使结核菌素试验方法出现了较高的假阳性率,诊断特异性较低。其次,结核菌素试验对于近期免疫受抑制的病人特别是合并HIV感染、重症疾病者、年幼儿童及营养不良者,缺乏足够的灵敏度。目前国内外学者通过动物模型或临床试验研究纯化抗原、合成多肽和重组蛋白,筛选仅在致病性结核分枝杆菌表达而BCG不表达的、诱导皮肤迟发型变态反应（DTH）的特异抗原,以期研发新的结核皮肤诊断试剂。

2.血清学检测　血清学诊断一般是以结核分枝杆菌菌体特异性蛋白作为抗原,检测血清中其特异性抗体的存在而对结核病做出诊断,特点是简便快速,易获得标本,但受所选用蛋白特异性及患者免疫状态等因素的限制,其敏感性及特异性均未达到理想水平,仅作为辅助性诊断依据,近年来研究较多的抗原有38kD,脂阿拉伯甘露糖（LAM）、A60抗原30/31kD等,为提高其诊断价值,不少作者主张采用数种特异性抗原联合应用,以期提高其敏感性和特异性。

3.体外干扰素-γ检测　1991年澳大利亚学者首先进行了体外干扰素-γ检测诊断结核病的研究,并证实其敏感性和特异性均高于结核菌素皮肤试验。其原理是人体初次感染结核分枝杆菌后使T淋巴细胞转化为记忆T淋巴细胞,当人体再次接触结核分枝杆菌后,会迅速产生效应T淋巴细胞,释放多种细胞因子,其中干扰素-γ（IFN-1）是最关键的细胞因子。在机体外用结核分枝杆菌特异抗原刺激受试者外周血单个核细胞（PBMC）,若其中含有记忆T淋巴细胞,就会分泌大量IFN-γ,然后用酶联免疫吸附法（ELISA）或酶联免疫斑点（ELISPOT）法检测IFN-γ浓度或计数分泌IFN-γ的细胞数量。若其中不含有记忆T淋巴细胞,则不会检测到大量的IFN-γ。体外干扰素-γ检测最关键的是抗原的选择。目前的体外干扰素-γ检测多采用ESAT-6和CFP-10这两种结核分枝杆菌特异抗原。近10年该方法得到普遍认可,并生产出商用试剂盒。体外干扰素-γ检测除特异性较高外,还有以下一些优点,结果判读较为客观,24～48小时可完成,不需受试者回访,由于在体外操作不会激发记忆性免疫反应。但其最大的缺点是价格昂贵,在发展中国家及结核病高感染率国家应用的临床价值受到质疑。

（五）纤维支气管镜检查

纤维支气管镜检查是呼吸系统疾病的重要检查手段,是诊断气管、支气管结核的重要方法。

1.有助于肺结核、支气管结核、肺癌的鉴别诊断,纤维支气管镜刷检活检可以显著提高结核分枝杆菌及细胞学的阳性检出率。

2.它可直接观察到支气管内的病变情况,明确气管、支气管结核的临床分期,并进行镜下治疗。

3.明确肺不张原因,通过镜下吸痰等治疗措施使肺复张。

4.协助判断咯血原因及部位,通过镜下治疗达到止血目的。

（六）活体组织检查

包括浅表淋巴结活检、经纤维支气管镜活检、经皮肺穿刺活检、胸膜活检及开胸肺活检。活检可为诊断不明的肺部疾病提供可靠的细菌学及组织学诊断依据。

（七）诊断性治疗

临床对高度怀疑结核病又无结核病诊断确切依据的患者,必要时可行抗结核药物试验治疗,试验性治疗期间应注意:

1.密切观察患者病情的动态变化包括体温、症状、体征及影像学变化,每2～4周行胸片或CT检查。

2.抗结核药物尽量避免选用具有广谱抗菌作用的药物,如氨基糖苷类、利福类、氟喹诺酮类。

3.应该联合应用抗结核药物,避免耐药结核病的产生。

4.注意观察抗结核药物的不良反应,每2～4周复查肝、肾功能、血常规。

【鉴别诊断】

1.肺炎　病史:起病急骤,寒战,高热,患者一般状态较肺结核差,常伴有咳嗽、咳痰,痰的颜色和性质具有特征性。如肺炎双球菌肺炎为铁锈色痰,克雷伯杆菌肺炎为砖红色稠胶样痰,铜绿假单胞菌肺炎为黄脓痰或翠绿色脓痰,厌氧菌性肺炎常咳恶臭脓性痰。体征:体温38～40℃,呈稽留热,病变部位可闻及湿啰音,多以双下肺及背部为主。实验室检查:白细胞总数明显升高,中性粒细胞内可见中毒颗粒,痰普通培养可找到致病菌。影像:病变好发于中下肺野,阴影为斑片状、浓淡不均、边缘模糊不清,可互相融合,不规则,侵及大叶可呈叶性实变,金黄色葡萄球菌肺炎和克雷伯杆菌肺炎时肺内可形成空洞,内有液平,肺内病变短期内(1～2周)进展或吸收较快,支原体肺炎影像常呈游走性,多于2周内消散。转归:抗感染治疗后症状及体征迅速好转,肺内病变多在2～4周内完全吸收。

2.肺癌　病史:部分患者有长期吸烟史;病程中多无发热;刺激性干咳;反复发作的同一部位的肺炎;痰中反复带血较多见,伴有胸痛、胸闷,发病多无明显诱因。体征:体温多正常,肿瘤压迫支气管时可闻及干鸣音,引起阻塞性肺炎时远端可闻及湿啰音;晚期常伴有锁骨上淋巴结转移,上腔静脉压迫综合征,Homer综合征,声音嘶哑。实验室检查:血白细胞正常,血清CEA可有明显增高,痰反复检查癌细胞可获得阳性结果,经纤维气管镜检查可以发现支气管内的癌性病变,刷检和活检可以提高癌细胞的检出率。影像:中心型肺癌特点:肺门阴影增大或肿块,密度高而均匀,有长短毛刺,中心极少见钙化,可引起局限性过度充气、肺不张和阻塞性肺炎,右肺上叶中心型肺癌时可呈现"反S征"。周围型肺癌特点:多位于肺前方(上叶前段、中叶和舌段),呈片状或块状阴影,密度均匀,CT值约40～60HU,边缘多见毛刺及切迹,其中常见小溶解区,肿瘤周围肺血管成聚拢状,瘤周围多无卫星病灶,相邻胸膜可见三角形胸膜皱缩影。肺泡细胞癌特点:多发生在双侧中下肺野,影像呈斑片或斑点状影,密度不均匀,阴影肺门部浓密,外周减少,肺纹理增强紊乱,无钙化征象。以上三种肺癌均常见伴纵隔内多组淋巴结肿大,且肿大淋巴结无钙化,常伴有胸腔积液。转归:抗感染治疗症状略见好转或无效,症状及肺内病变呈现进行性恶化。

3.非结核分枝杆菌肺病　非结核分枝杆菌与结核分枝杆菌同属于抗酸杆菌,其引起肺部感染的症状及影像表现极其相似,但其经常规抗结核治疗无效,与耐药结核病很难鉴别,其影像学特征为空洞发生率较高,约80%,空洞为多发性,壁较薄,直径多较大(>4cm),纵隔、肺门淋巴结无肿大,其与肺结核病最终鉴别依据是细菌培养及菌型鉴定。

4.囊状支气管扩张　囊状支气管扩张可形成多发透亮区与结核性多发空洞临床上需仔细鉴别。首先囊状支气管扩张症具有自幼年起可出现反复咯血,咳大量黄痰病史,抗感染治疗有效,无明显结核中毒症状。影像学上其多发生在双肺中下肺野,形成多个簇聚的透亮区,大小相似,呈圆形或椭圆形,壁薄,1～2mm,当有继发性感染时小腔内可有多发液平,感染时透亮区周围呈斑片状阴影,抗感染治疗后可于短期内吸收,但透亮区仍存在,CT常见柱状透亮支气管与囊腔相通,且呈支气管分支走行。结核性空洞发生于结核病好发部位,空洞大小不一致,壁厚,多在3mm以上,且薄厚不均匀,周围常伴有纤维索条或硬结、钙化病灶,抗感染治疗无效。临床上尚需反复行痰查找结核分枝杆菌以明确诊断。

【肺结核病的化学治疗】

自 1944 年链霉素问世后,结核病的治疗进入了化学治疗(简称化疗)时代,随着异烟肼、吡嗪酰胺、利福平等药物的上市,在联合治疗原则下,新发肺结核的治愈率达到 95% 以上,化学治疗成为治愈结核病、控制传染源的最重要手段。

(一)常用抗结核药物

1.异烟肼

(1)药理作用及作用机制:对结核分枝杆菌具有强大的杀菌作用,是全效杀菌药。对结核分枝杆菌的最低抑菌浓度(MIC)为 $0.02\sim0.05\mu g/ml$,可杀灭细胞内或细胞外的结核分枝杆菌。但单药应用易产生耐药性。异烟肼口服后几乎完全吸收,生物利用度达 90%,口服 300mg 的剂量,1~2 小时达高峰浓度,服药后 24 小时口服量的 50%~70% 从尿中排出,1% 由粪便中排出。药物可分布到全身组织和体液,可透过血-脑脊液屏障进入蛛网膜下腔,并可进入胸膜腔、腹膜腔、心包腔、关节腔等。因此是各器官系统,各类型结核病和结核病预防治疗的首选药物。适用于初治、复治的各型肺结核病及各种肺外结核,是结核性脑膜炎的必选药物。

(2)不良反应:常见的有末梢神经炎、中枢神经系统障碍、肝损害、变态反应及其他少见的不良反应。

(3)用法及用量:成人口服一次 0.3g,每日 1 次顿服。采用间歇疗法时按体重计算服药量:大于或等于 50kg 者 0.6g,小于 50kg 者 0.5g,两日或三日 1 次顿服或分 3 次服用。急性粟粒型肺结核、结核性脑膜炎适当增加剂量,每日 0.4~0.6g。静脉滴注:一日 0.3~0.6g 稀释后滴注。雾化吸入:0.1~0.2g 溶于 10~20ml 生理盐水中。

2.利福平(RFP,R)

(1)药理作用及作用机制:具有广谱抗菌作用,对结核分枝杆菌、非结核分枝杆菌、麻风分枝杆菌等均有杀菌作用,单药应用易迅速产生耐药,对结核分枝杆菌和其他分枝杆菌的最低抑菌浓度(MIC)为 $0.39\sim1.56\mu g/ml$,最低杀菌浓度(MBC)为 $0.78\sim3.125\mu g/ml$,对细胞内、细胞外、任何生长环境、生长状态的结核分枝杆菌均有杀菌作用,是一种完全杀菌药。口服后迅速而较完全的吸收,口服 600mg 的剂量,2 小时达高峰血药浓度,10%~20% 从尿中排出,60% 由粪便中排出,少量从泪液、汗液、痰液、唾液排出。药物分布至全身脏器和体液,依次以肝、胆、肾和肺浓度最高,亦可分布到胸膜腔、腹膜腔、心包腔、关节腔、空洞、房水和胎儿循环中,脑脊液中较少,但脑膜炎时渗入增加。可用于各类型初、复治肺结核、肺外结核病和各种非结核分枝杆菌病的治疗,亦可用于骨关节结核和淋巴结伴有瘘管者的局部用药。

(2)不良反应:肝毒性、变态反应、类流感样综合征、胃肠道症状、类赫氏反应,偶致胎儿畸形。

(3)用法及用量:成人体重大于或等于 55kg,每日 600mg;小于 55kg,每日 450mg,空腹顿服,每日 1 次。

3.利福喷丁(RFT,L)

(1)药理作用及作用机制:为利福类药物的衍生物,具有广谱抗菌作用,抗菌谱同利福平。其抗结核活性比利福平强 2~10 倍,对结核分枝杆菌的 MIC 为 $0.195\sim0.39\mu g/ml$,比利福平低 2~8 倍,MBC 为 $0.195\sim0.78\mu g/ml$,比利福平低 4~6 倍,具有长效强杀菌作用,对各种生长状态和各种生长环境的结核分枝杆菌均有杀灭作用,是全效杀菌药。在骨皮质和网状结构中的药物浓度较利福平高,对骨关节结核的疗效肯定。

(2)不良反应:肝毒性发生率低于利福平,多数患者的肝损害呈可逆变化,表现为一过性转氨酶升高,肝肿大,少数病人可出现轻度粒细胞或血小板减少。少见过敏反应及胃肠道反应。

（3）用法及用量：成人 600mg 每周 1 次或 450mg 每周 2 次，顿服。

4.吡嗪酰胺（PZA，Z）

（1）药理作用及作用机制：对人型结核分枝杆菌有较好的抗菌作用，对其他非结核分枝杆菌不敏感，其在酸性环境中有较强的杀菌作用，在 pH5.5 时杀菌作用最强，在体内的抑菌浓度 12.5μg/ml，达 50μg/ml 时可杀灭结核分枝杆菌。广泛分布于全身各组织，并可透过血脑屏障，5 小时后脑脊液的浓度与血药浓度相近，口服后吸收迅速，经肾排出，尿中浓度较高。可用于治疗各系统、各类型的结核病，常与异烟肼、利福平联合用于初治结核病的强化期起到协同杀菌作用，是短程化疗的主要用药之一，亦是除异烟肼以外治疗结核性脑膜炎的必选药物。

（2）不良反应：肝毒性、胃肠道反应、痛风样关节炎、过敏反应、偶可引起溃疡病发作、低色素贫血及溶血反应。

（3）用法及用量：成人口服一次 0.25～0.5g，每日 3 次。

5.乙胺丁醇（EMB，E）

（1）药理作用及作用机制：仅对各种生长繁殖状态的结核分枝杆菌有抑菌作用，对静止状态的细菌几无影响。最低抑菌浓度 5μg/ml，抑菌活性在 pH6.8～7.2 时最高，与其他抗结核药物联合应用可延缓其耐药的产生。不易透过血脑屏障，但脑膜炎时脑脊液中的含量约为血药浓度的 15%～40%，可达到足够治疗的浓度。70% 由尿中排出，10%～20% 经粪便排出。用于各型肺结核和肺外结核。

（2）不良反应：视神经损害、末梢神经炎、过敏反应、胃肠道反应。

（3）用法及用量：成人体重大于或等于 55kg，每日 1.0g；小于 55kg 者，0.75 每日 1 次顿服。采用间歇疗法时 1.0g，1 次顿服，每周 2～3 次。

6.链霉素（S）

（1）药理作用及作用机制：为氨基糖苷类的广谱抗生素，具有较强的抗结核分枝杆菌的作用。因仅对吞噬细胞外碱性条件下的结核分枝杆菌具有杀菌作用，故为半效杀菌药。可渗入胸膜腔、腹膜腔、心包腔、关节腔等体液中，但难以透过血脑屏障。主要用于治疗各系统各类型结核病，采用短程化疗时多用于强化期。

（2）不良反应：对第Ⅷ对脑神经的毒性作用、肾毒性、神经肌肉阻滞、过敏反应。

（3）用法及用量：成人 0.75g，每日 1 次，疗程 2 个月。60 岁以上老人用量酌减，0.5g 每日 1 次或 0.75g 隔日 1 次。

7.卡那霉素

（1）药理作用及作用机制：对结核分枝杆菌有较强的抑菌作用，但不如链霉素。除铜绿假单胞菌外对革兰阳性菌如大肠杆菌、克雷伯杆菌、变形杆菌、沙门菌和耐青霉素的金葡萄球菌等亦有抑菌作用。对非结核分枝杆菌和其他细菌、病毒无作用。在结核病治疗中，主要作为对链霉素耐药病例治疗方案的配伍用药。其抑菌作用机制是与结核分枝杆菌 30S 亚单位核糖体结合，干扰蛋白质的合成，阻止细菌生长。肌注 0.5g，1 小时达血液高峰浓度，可维持 12 小时；并可渗入胸膜腔，腹膜腔，心包腔；不易透过血脑屏障，虽然脑膜炎时可进入蛛网膜下腔，但脑脊液含量不能达到有效浓度。半衰期 2.5 小时，用药后 24 小时内由尿中排出。肾功能正常时体内无蓄积，当肾功能减退时其排出量明显减少。

（2）常见不良反应：①第Ⅷ对脑神经的毒性：对听神经的毒性大于链霉素，而对前庭神经损害较链霉素轻。②肾毒性：主要损害肾小管引起蛋白尿，严重者出现管型尿、血尿及肾功能减退。在氨基糖苷类药物中，卡那霉素的肾毒性最大。③神经肌肉阻滞：主要表现箭毒样反应，引起面部、口唇麻木，严重者偶有心肌抑制和呼吸衰竭。④过敏反应：同链霉素，但较少发生过敏性休克。

(3)用法及用量:成人结核病,常规用量 0.75g,肌肉注射,每日 1 次,疗程 2 个月。老年患者用量酌减,0.5g,每日 1 次,或 0.75g,肌肉注射,隔日 1 次。

8.阿米卡星

(1)药理作用及作用机制:为氨基糖苷类广谱抗生素,具有较强的抗结核分枝杆菌作用,对非结核分枝杆菌亦有良好的抗菌作用。对大肠杆菌、克雷伯杆菌、沙雷菌、不动杆菌等均有抗菌作用。抗结核治疗主要用于对链霉素耐药者的治疗,其作用机制同卡那霉素。静脉滴注 7.5mg/kg 后,1.5 小时达血液高峰浓度,维持 12 小时,可广泛分布于组织和体液中,可进入胸、腹膜腔,但不能透过血脑屏障。24 小时内 94%～98%的药物由尿中排出,肾功能障碍者排出量显著减少。

(2)常见不良反应:同卡那霉素。

(3)用法及用量:常规用量 0.4g/d,肌肉注射,不能耐受注射部位疼痛者亦可静脉滴注,每日 1 次,疗程 2～6 个月。老年人酌减。WHO 推荐用于耐多药结核病治疗剂量为 0.5～1.0g/d。

9.卷曲霉素(Cm)

(1)药理作用和作用机制:是多肽类药物,对结核分枝杆菌和部分非结核分枝杆菌如堪萨斯分枝杆菌具有抑菌作用。但作用不及链霉素,而略强于卡那霉素。对结核分枝杆菌的最低抑菌浓度 3.13～6.25µg/ml,卷曲霉素易产生耐药性,并且与卡那霉素有单项交叉耐药作用,故需注意用药顺序。作用机制同氨基糖苷类抗生素。肌肉注射后 1～2 小时达血液高峰浓度,迅速分布到全身组织和体液中,并可进入胸膜腔、腹膜腔,但不能透过血脑屏障,可通过胎盘进入胎儿循环,大部分药物从肾脏排出。

(2)常见不良反应:①卷曲霉素可致电解质紊乱,造成低血钾、低血钠、低血钙等,严重者出现抽搐,昏迷。②其他毒性反应同氨基糖苷类药物。但听神经损害程度低于链霉素,而肾毒性较链霉素多见并较严重,亦有神经肌肉传导阻滞作用。

(3)用法和用量:常规用量 0.75g,肌肉注射,每日 1 次,疗程 2～6 个月。

10.氟喹诺酮类

(1)药理作用和作用机制:包括氧氟沙星(Ofx),左氧氟沙星(Ux)及莫西沙星(Mfx)等,为广谱抗菌药,主要作用于细菌的拓扑异构酶,对细胞内及细胞外的人型结核分枝杆菌和除鸟分枝杆菌复合群以外的其他非结核分枝杆菌有不同程度的杀菌和抑菌作用,抗结核效力依次为氧氟沙星<左氧氟沙星<莫西沙星=加替沙星,氟喹诺酮类因其与异烟肼、利福平等药物作用位点不同,因此被 WHO 推荐作为治疗耐多药结核病的核心药物,也是治疗非结核分枝杆菌病的首选药物,临床上也应用于不能耐受一线药物的初治结核病患者。氟喹诺酮类单独应用极易产生耐药,故不推荐用于可疑结核病患者确诊前的抗感染治疗。由于加替沙星影响糖代谢,在有些国家已经退市,但由于其高效的抗结核作用,及相对低廉的价格,故在发展中国家仍在使用,但需要密切监测血糖。

(2)不良反应:中枢神经系统损害,表现为头痛、头晕、失眠,重者出现幻觉甚至诱发癫痫发作,其他不良反应还表现过敏反应和光敏反应,胃肠道反应,肝肾毒性,血液系统毒性和骨关节损害,18 岁以下儿童禁用。

(3)用法鳄鱼用量:氧氟沙星 600mg/d,左氧氟沙星 600mg/d,莫西沙星 400mg/d,加替沙星 400mg/d;WHO 推荐用于耐多药结核病治疗剂量为氧氟沙星 800～1000mg/d,左氧氟沙星 750～1000mg/d。

11.对氨基水杨酸钠(PAS,p)

(1)药理作用及作用机制:对结核分枝杆菌有选择性的抑制作用,仅作用于细胞外的结核分枝杆菌。可分布于全身组织器官和体液,药物浓度依次为肾、肝、肺,并可渗入到干酪病灶中,其浓度近似于血药浓度,也能分布到胸膜腔、腹膜腔,但不易渗入细胞内和通过血脑屏障。但当脑膜有炎性改变时,血脑屏障通透性增加,PAS在脑脊液中的浓度可达血药浓度的30%～50%,故可用于治疗结核性脑膜炎。PAS与其他抗结核药物联合应用治疗各种类型的结核病,但不做首选药。

(2)常见不良反应:胃肠道反应、过敏反应、肝、肾功能损害等。

(3)用法及用量:静脉滴注4～12g/d,用生理盐水或5%葡萄糖稀释成3%～4%浓度,避光下2～3小时滴完,新鲜配制,变色不能用。

12.丙硫异烟胺(Pto)

(1)药理作用及作用机制:是异烟肼的衍生物,对结核分枝杆菌和某些非结核分枝杆菌有较强的抑菌作用,能迅速而广泛地分布至各组织和体液中,组织中的浓度与血药浓度相近,并可透过血脑屏障进入蛛网膜下腔,并能达到有效浓度,亦可进入胸膜腔和干酪病灶中。治疗各类型的结核病,多用于复治、耐药病例或用于不能耐受其他药物治疗者。亦用于非结核分枝杆菌病的治疗。

(2)不良反应:胃肠道反应、肝功能损害、少数有糙皮病表现、多发性神经炎、偶有体位性低血压、内分泌紊乱;亦引起烟酰胺的代谢紊乱,营养不良、糖尿病和酗酒者需慎用,长期服用者需定期检测肝功能,慢性肝病、精神障碍,孕妇和12岁以下儿童禁用。

(3)用法及用量:成人一日0.3～0.6g,分3次服用,WHO推荐用于治疗耐多药结核病的剂量为0.5～1.0g/d。

13.固定剂量复合剂　固定剂量复合剂是将两种以上的抗结核药物按固定剂量组合成一种药,其每种药物的生物利用度不能低于相对应的单药,进入体内后其溶解度较好,可使每一药物成分均达到有效血药浓度,其中利福平的生物利用度决定着复合剂的质量。目前在我国有多种固定剂量复合剂在临床应用:异烟肼、利福平、吡嗪酰胺、乙胺丁醇复合片剂;异烟肼、利福平、吡嗪酰胺复合片剂;以及异烟肼、利福平复合片剂。固定剂量复合剂具有许多优点,如高疗效低毒性;避免单药治疗从而防止和减少耐药的发生;防止用错药和用错剂量,简化化疗方案,提高患者服药的依从性,便于执行DOTS等,缺点为如果患者对复合剂中的某一种成分不能适应或过敏则不能选用该复合剂。

常见不良反应:与组成复合剂的异烟肼、利福平、吡嗪酰胺、乙胺丁醇散装药相同,有极个别患者对复合剂中的赋形剂过敏,即服用异烟肼、利福平、吡嗪酰胺散装制剂时无过敏,但服用相同成分的复合剂时出现过敏反应。

14.板式组合药　将每次顿服的多种抗结核药的片剂或胶囊,按规定方案和一定剂量压在同一片铝泡眼上,病人每次服药将组合板上的各种药片全部服下即为组合药,组成成分、药理作用及不良反应与单独包装时完全相同,优势是防止患者漏服、错服药物,保证联合用药。

(二)抗结核化学治疗的细菌学基础及原则

1.Mitchson提出的菌群学说　20世纪中叶Mitchson提出的菌群学说为现代结核病短程化疗法提供了细菌学依据。他将宿主体内的结核分枝杆菌按生长代谢速度分为A、B、C、D四群。A群为快速生长菌群,代谢旺盛,多存在于巨噬细胞以外的空洞或干酪病灶中,多数抗结核药物对其有效,其中异烟肼的作用最强,利福平次之;B菌群为存在于巨噬细胞内酸性环境中生长缓慢的菌群,吡嗪酰胺对该菌群最敏感,发挥作用最强;C菌群为大部分时间处于休眠状态,仅有短暂突发性旺盛生长的菌群,利福平对该菌群的作用最佳;D菌群为完全休眠菌。研究证明,不同代谢菌群之间可以互相转化,A菌群可以转化为B或C菌群,B或C菌群也可以转化为A菌群,互相转化的机制各不相同。根据Mitchson的菌群学说,为达到尽最大可能消灭病灶内的结核分枝杆菌,合理的化疗方案所包括的药物应能杀灭所有生长代谢状态的结核分枝杆菌。

基于自身的特性,各种抗结核药物对不同菌群有着不同的作用。快速生长菌群在化疗的最初2周内可大部分或全部被杀死。6个月的短程化疗余下的4～5个月以上的时间是用来杀灭B群和C群。利福平和吡嗪酰胺是在酸性环境下缓慢生长B菌群的有效药物,此菌群一般可在1～2个月内的强化期内被消灭。利福平是唯一对突发代谢的C群有效的药物。

2.结核分枝杆菌的寄存部位又可以把结核分枝杆菌分为两群

(1)细胞外菌群:生长在空洞腔内、结核结节以及在液化和干酪灶中,此菌群使痰集菌或涂片阳性,化疗后痰菌阴转并不代表细胞内菌群也被消灭,只是药物消灭细胞外菌群的标志,耐药菌总是存在于细胞外菌群中,早期化疗失败也主要由此群引起。结核分枝杆菌在细胞外迅速增殖的时机,除此嗪酰胺外的大多数抗结核药物均可发挥有效抗菌作用。

(2)细胞内菌群:此菌群数量较少,细菌繁殖慢,处于细胞内的酸性低氧环境中,痰集菌或涂片常显示为阴性,只有少部分药物能渗入细胞内酸性环境中发挥作用。此部分细胞内菌群为化疗后痰菌复阳与结核病复发的病原菌。

异烟肼、利福平等对细胞内外菌群均有杀灭作用,链霉素只对细胞外碱性环境中的菌群有杀灭作用,吡嗪酰胺只对细胞内酸性环境中的菌群有杀菌作用,因此化疗方案中必须以异烟肼、利福平、吡嗪酰胺联合才能起到同时杀灭细胞内及细胞外的菌群,从而彻底消灭病灶内结核分枝杆菌、减少复发的概率,达到治愈结核病。

3.抗结核药物的渗透能力　抗结核药物分子大小不同,其渗透力也不相同,其所渗入的生物膜不同,疗效也不相同。异烟肼、吡嗪酰胺能渗入各种生物膜,如血脑屏障、组织细胞膜、巨噬细胞膜,其中的浓度与血中的浓度接近,故对细胞内外的结核分枝杆菌均有杀灭作用。链霉素不能渗入细胞内,对细胞内细菌无杀灭作用。异烟肼、吡嗪酰胺,丙硫硫烟胺,环丝氨酸等能自由通过血脑屏障,更能通过炎症性的血脑屏障,具有杀菌作用,是结核性脑膜炎的首选药物,而链霉素、利福平与乙胺丁醇只能部分通过存在炎性反应的血脑屏障。

4.抗结核药物浓度与抑菌和杀菌的关系　结核病灶中的药物浓度与耐药菌的数量呈反比,药物浓度不同,其治疗效果也不同,只有在服用常规剂量抗结核药物后,其血药浓度能达到试管内最小抑菌浓度(MIC)至少10倍或以上,才能起到杀菌作用,在10倍以下只能起到抑菌作用,抗结核药按作用浓度分为杀菌药与抑菌药,杀菌药又分为全杀菌药与半杀菌药。

(1)全杀菌药:此类药物有异烟肼、利福平、利福喷丁以及利福布丁等,此类药物对细胞内、外,酸性环境以及碱性环境中的结核分枝杆菌均有杀灭作用,为全杀菌药。

(2)半杀菌药:包括链霉素、卡那霉素以及吡嗪酰胺。链霉素只在细胞外、碱性环境中其浓度可以达到MIC的10倍以上,对结核分枝杆菌有杀灭作用,而对细胞内、酸性环境中的结核分枝杆菌没有作用;卡那霉素与链霉素相同;而吡嗪酰胺只在细胞内、酸性环境中其浓度可达到MIC的10倍以上,有杀灭结核分枝杆菌的作用。故将链霉素与吡嗪酰胺联合应用,其作用相当于一个全杀菌药。杀菌药在化疗中起主要作用,尤其是短程化疗方案中必须应用杀菌药,且要达到两个或两个以上。

(3)抑菌药:除杀菌药外均为抑菌药,这类药在细胞内外的药物浓度只能达到MIC的10倍以下,其在化疗中起辅助作用,只能延缓杀菌药物耐药性的产生。包括对氨基水杨酸钠、丙硫异烟胺、乙胺丁醇等。

因此,在短程化疗方案中要求必须包括两种杀菌药物即异烟肼和利福平,吡嗪酰胺和链霉素联合应用,可以确保在酸、碱两种环境中均有可发挥杀菌作用的药物。

5.结核分枝杆菌的延缓生长期　结核分枝杆菌与抗结核药物接触后,当除去药物后,并不能立即恢复生长,需经过一段时间调整后才能再度生长,从撤除药物至细菌重新生长的时间即为延缓生长期,利用结核分枝杆菌的这一特性,可以设计出间歇给药的化疗方案,便于督导管理及减少药物不良反应。

6.结核分枝杆菌的耐药性　遗传学的研究表明结核分枝杆菌的耐药性是基因突变的结果,结核分枝杆菌在复制过程中每个碱基突变频率在 10^{-10} 左右,和其他细菌相当。但是,由于结核分枝杆菌缺乏碱基错配修复机制,使得在复制过程中出现的错配突变得到更多的固定,导致高耐药频率的现象。但是这种突变在自然条件下发生的概率非常低,其中结核分枝杆菌针对异烟肼和利福平发生突变的概率分别是 10^{-6} 和 10^{-8},在两药联合应用时发生多耐药性突变的概率为 10^{-14},因此,自然条件下出现多耐药性的情况几乎是不可能的。但在治疗过程中如单用一种药物或药物联合不当,致使病灶菌群中大量敏感菌被杀死,而少量自然耐药变异菌仍存活,并不断繁殖,最终完全替代敏感菌而成为病灶中的优势菌群。在临床上表现为短期好转或治愈后病情再次恶化,成为难以治愈的耐药结核病。因此在结核病的化疗方案中包含两种以上敏感药物是有效预防耐药结核病产生的重要措施。

综上所述,结核病化学治疗不但要达到临床治愈,还要达到生物学治愈的目的。

1978年,我国在总结国内外成功的化疗经验的基础上,结合结核分枝杆菌的代谢特点及抗结核药物的作用特点制订了结核病化疗的基本原则,即"早期、联合、适量、规律、全程"的五项原则。早期:即是指发现和确诊结核病后立即开始抗结核治疗,此时病灶以炎性渗出为主,病灶局部药物浓度高,此时药物主要杀灭活跃生长的 A 菌群;联合:指根据病情及抗结核药物的作用特点,联合应用至少两种以上敏感的抗结核药物,以增强和确保疗效,减少耐药菌的产生;适量:指根据不同病情及不同个体规定不同给药剂量,发挥最大杀菌以及抑菌作用,同时使用合适的剂量减少药物不良反应的产生;规律:即存规律的坚持治疗,不可随意更改方案或无故随意停药;全程:指患者必须按照方案所定的时间坚持治疗,尽可能杀死缓慢生长的 B 菌群以及 C 菌群,减少复发的机会。一般而言,感染了敏感菌株的初治结核病患者按早期、联用、适量、规律和全程的原则规范治疗,治愈率可达 95%,大大减少了复发的比率。

(三)常用抗结核治疗方案及剂量

根据结核病化学治疗原则,为规范结核病治疗,便于各级结核病防治机构执行国家免费结核病治疗政策,卫生部疾病预防控制局、卫生部医政司、中国疾病预防控制中心编写了《中国结核病防治规划实施工作指南(2008版)》,制订了结核病标准化学治疗方案,标准治疗方案适用于一般肺结核患者,在具体实施化疗的过程中,临床医生需根据患者的具体病情,遵循化疗原则,调整治疗方案,制定出适宜的治疗方案,以达到治愈的目的。

1.初治活动性肺结核化疗方案　新涂阳和新涂阴肺结核患者可选用以下方案治疗(药名前数字代表月份,药名下数字代表每周服药次数):

(1)$2H_3R_3Z_3E_3/4H_3R_3$

强化期:异烟肼、利福平、吡嗪酰胺、乙胺丁醇隔日 1 次,共 2 个月,用药 30 次。

继续期:异烟肼、利福平隔日 1 次,共 4 个月,用药 60 次。

全疗程共计 90 次。

(2)2HRZE/4HR

强化期:异烟肼、利福平、吡嗪酰胺、乙胺丁醇每日 1 次,共 2 个月。用药 60 次。

继续期:异烟肼、利福平每日 1 次,共 4 个月。用药 120 次。

全疗程共计 180 次。

2.复治涂阳肺结核化疗方案　(1)$2H_3R_3Z_3E_3S_3/6H_3R_3E_3$

强化期:异烟肼、利福平、吡嗪酰胺、链霉素、乙胺丁醇隔日 1 次,共 2 个月,用药 30 次。

继续期:异烟肼、利福平、乙胺丁醇隔日 1 次,共 6 个月,用药 90 次。

全疗程共计 120 次。

（2）2HRZES/6HRE

强化期：异烟肼、利福平、吡嗪酰胺、乙胺丁醇、链霉素每日 1 次，共 2 个月，用药 60 次。

继续期：异烟肼、利福平、乙胺丁醇每日 1 次，共 6 个月，用药 180 次。

全疗程共计 240 次。

对于治疗无效的病例应及时分析失败原因，及时送检痰结核分枝杆菌药敏试验，明确是否为耐药结核病，根据药敏结果及临床治疗效果调整化疗方案。

（四）耐药结核病的治疗

WHO 将抗结核药物分为五组，方便在制定耐药结核病化疗方案时选择药物。

第一组：一线口服抗结核药物，包括异烟肼、利福平、吡嗪酰胺、乙胺丁醇、利福布丁。

第二组：注射用抗结核药物，包括链霉素、卡那霉素、阿米卡星、卷曲霉素。

第三组：氟喹诺酮类药物，包括氧氟沙星、左氧氟沙星、莫西沙星、加替沙星。

第四组：二线口服抑菌药物，乙硫异烟胺、丙硫异烟胺、环丝氨酸、特立齐酮、对氨基水杨酸钠。

第五组：疗效不确切未被推荐用于常规治疗的药物，克拉霉素、阿莫西林/克拉维酸钾、氯法齐明、亚胺培南、利奈唑胺、大剂量异烟肼。

中国防痨协会根据 WHO 的《耐药结核病规划管理指南》制订了我国的《耐药结核病化学治疗指南》，指南制定了针对耐药结核病的化疗原则：

1.化疗方案中至少选择 4 种以上有效药物组成方案。治疗耐多药结核病药物品种可达 5 种以上。应以二线注射剂（卡那霉素、阿米卡星、卷曲霉素）和氟喹诺酮（氧氟沙星、左氧氟沙星、莫西沙星）各一种为核心，配以 2～3 种口服二线尚敏感的一线药物组成方案。目前我国推行的耐多药结核病治疗方案：6Lfx，Am，Pto，PAS，PZA/18Lfx，Pto，PAS，PZA。

2.未获药敏结果前应根据患者的既往用药史，选择未曾应用的或估计敏感的药物组成方案，待获得药敏结果后再以药敏结果为依据调整方案。

3.方案中须包括一种敏感的注射剂，耐药结核病至少连续应用 3 个月，耐多药和广泛耐药结核病分别至少连续应用 6～12 个月。

4.在 1～4 组抗结核药物不足以组成有效的耐药结核病化疗方案时，可考虑选择第 5 组药物，组成有效的治疗方案。

5.单耐药和多耐药结核病总疗程 9～18 个月（注射期 3 个月，继续期 6～15 个月）耐多药和广泛耐药结核病需要 24 个月以上（注射期 6 个月，继续期 18～24 个月）。

6.耐药结核病治疗分两个阶段，第 1 阶段为注射期，第 2 阶段为非注射期。

7.全程采用每日用药法，为减少二线口服药物的胃肠道反应，提高患者的可接受性，可采用一日量分次服用法，长时间使用注射剂或在药物毒性增加的情况下，可考虑采用每周 3 次的间歇疗法。

8.实施全程督导下化学治疗管理（DOT）。

（五）特殊人群的抗结核治疗

1.老年结核病人群的化疗　　老年人因年龄大，机体各脏器功能衰退，药代动力学和药效学的发生相应变化，药物不良反应发生率高，对药物的耐受性差、接受治疗顺应性差；另外老年结核病患者的合并症多，同时服用的药物种类多，用药过程中要注意药物间的相互作用，治疗上应采取相应措施。

首先老年人肾血流量、肾小球滤过率、肾小管的分泌功能的降低均可能影响药物在体内的消除，增加药物的不良反应。因此要根据肾功能、肌酐清除率调整用药剂量或延长用药间隔时间。一般说，氨基糖苷类药物不宜采用，需要时可酌情减量。对有肾功能减退（肌酐清除率＜30ml/min）和接受血液透析者，美国胸科协会、美国疾病控制预防中心及美国感染病学会 2003 年建议吡嗪酰胺、乙胺丁醇、左氧氟沙星应隔日使用,为了提高药物的峰值浓度,隔日用药优于药物减量。

另外老年人肝血流量减少,肝药酶活性降低,药物的生物转化与合成反应降低,药物灭活减少,而且,老年人血浆蛋白合成减少,降低了药物的蛋白结合率,游离部分增多而增加药物不良反应。

不少老年肺结核患者常有较多并存症及并发症,因此,既要注意到其耐受性及不良反应,又要考虑到药物间的相互作用。利福平是肝药酶的强诱导剂,可加速在肝内代谢药物的灭活:包括抗凝剂、磺脲类降糖药、苯妥英钠、强心苷、普萘洛尔、维拉帕米、糖皮质激素、茶碱、西咪替丁等。异烟肼可增加苯妥英钠的血药浓度,还可增加香豆素类抗凝药、降压药及三环抗抑郁药的作用。

老年患者推荐的化疗方案:

(1)初治病例:可采用 2HRZE/4HR 或 2HR2/4HR 或 9HRE 方案,还可以利福喷丁(L)代替利福平(R)、以对氨基水杨酸异烟肼(D)代替异烟肼(H),以左氧氟沙星代替吡嗪酰胺(Z)。

(2)复治病例:根据复发产生的原因而选择不同的治疗方案。对于未完成标准初治方案者,可采用初治方案治疗,严格督导用药。但对于反复治疗的慢性患者(可能为耐药患者),应该在药敏结果指导下制定新的化疗方案,新方案中应该包括 2 种或以上敏感药物(如无药敏结果,新方案中应该包括)2 种或以上既往未用过的新药或应用较短时间的药物。

(3)耐多药(MDR-TB)病例:对于有明确药敏结果的 MDR-TB 患者可根据既往用药史及药敏结果选用至少含 3~4 种未用过的敏感药物的 4 至 5 药联用方案,方案中可能包括卷曲霉素、阿米卡星、丙硫异烟胺及三代氟喹诺酮类药物,具体药物的选择要根据患者的肝肾功能情况决定,用药期间要严密监测药物不良反应。疗程常需 18~21 个月。

2.妊娠妇女的结核病化疗　从优生优育及保护妇女健康的角度出发,活动性结核病患者和正在接受抗结核药物治疗及停药后不满两年的育龄妇女应该采取可靠的避孕措施,避免妊娠。对于妊娠妇女的化疗药物选择,既要尽避免造成胎儿畸形,又要保证孕妇得到有效的抗结核治疗,避免妊娠中或产后结核病进一步恶化。在妊娠期间发现的结核病者,尤其是在妊娠中后期发现的结核病患者,一般可不必终止妊娠,给予适当的抗结核治疗,尽快控制结核病病情,并密切监测药物不良反应。

(1)产程中及产后处理:结核病患者在临产时应住院待产,以保证孕妇充分休息及保持良好的心态。产程中,有人认为第二产程延长对产后肺结核控制不利,可导致结核病的恶化,故主张对病情较重者或产程延长者,应予以手术助产来结束分娩,在胎儿娩出后要即刻复查胸片等,观察生产后结核病的变化,在产后的一年内要密切监测结核病的病情。根据病情需要,可在产后加强抗结核治疗(比如选用妊娠期不能应用的药物)。

(2)抗结核药物的应用:妊娠前 3 个月,抗结核药物对胎儿有高度致畸作用,应特别注意药物的选择。

我国防痨协会 1993 年提出妊娠结核病治疗原则:

1)怀孕 3 个月内不应使用利福平。

2)避免使用氨基糖苷类。

3)避免使用磺胺类药物。

4)禁用喹诺酮类药物。

(3)中断妊娠的指征

1)重症活动性结核病:如急性血行播散性结核病,慢性排菌的纤维空洞型肺结核和毁损肺。

2)合并肺外结核,病情较重。

3)耐多药结核病。

4)结核病伴有慢性基础病如糖尿病、肾病、肾功能不全、肝病和心脏病等不能耐受妊娠者。

5)严重妊娠反应,影响抗结核药物吸收致结核病恶化。

6)肺结核反复咯血。

7)艾滋病并发结核病。

对存在以上情况的结核病患者应该劝告其采取避孕措施,一旦妊娠应于妊娠3个月内中止妊娠,以避免逾期需采用引产或剖宫术而导致严重并发症、增加病死率及出血、感染等危险。除以上条件外妊娠期患结核病可继续妊娠,但是必须经过结核科和妇产科医生共同评估,在有效抗结核治疗的情况下方可继续保留妊娠。患者在妊娠及产后应密切配合监测,监测应该包括结核病、药物不良反应及胎儿(新生儿)生长发育状况,以保证母亲得到有效的抗结核治疗,胎儿健康发育。

3.儿童结核病的治疗　对于儿童结核病的治疗原则同成人结核病一样,仍然遵循早期、联合、适量、规律和全程这一原则,但是由于儿童生理特点及机体各器官系统功能尚未完全发育成熟,在治疗方面又有其特殊性。

药物选择:抗结核药物异烟肼、利福平、吡嗪酰胺、乙胺丁醇、丙硫异烟胺和链霉素等药物均可使用。但是应注意链霉素对第Ⅷ对脑神经有损害作用,因此年幼儿童不能正确表达听力变化者应避免使用,如确需使用,则需在脑干测听监视下使用;乙胺丁醇有视神经的损害,须注意监测视力视野,如年幼儿童不能正确表达视力改变者亦应避免使用。喹诺酮类药物因可能影响骨骺发育,因此在儿童中忌用。

药物剂量:儿童抗结核药物的剂量均需根据千克体重计算,由于儿童体重变化较快,应该随时根据体重变化,调整剂量,治疗过程中需密切监测肝、肾功能的变化。

4.艾滋病合并结核病的化疗　艾滋病患者由于机体的细胞免疫功能受到破坏,因此是结核病的易感人群,结核病也是艾滋病最重要的机会感染,尤其是在结核病高发国家。对于艾滋病和结核病双重感染者,要兼顾抗病毒和抗结核治疗。两种治疗既相互促进又相互影响。抗病毒药物能改善机体的免疫功能,缓解症状,延长患者的生命,为抗结核治疗提供前提条件;抗结核治疗可以控制结核病对患者生命安全的威胁,另外某些抗结核药物会影响抗病毒药物治疗的效果。

(1)抗结核药物与抗病毒药物相互影响:利福平通过增加肝细胞色素 P450 通道使蛋白酶抑制剂的生物利用度减少而降低血药浓度,可导致抗病毒治疗失败及对抗病毒制剂产生获得性耐药,而抗病毒药物治疗可引起结核病及其他感染性疾病一过性恶化。因此,倾向于用利福布丁代替利福平。如果 $CD_4{}^+$ T 淋巴细胞数$>400\times10^6$/L,病毒载量 RNA 拷贝数<30000/L,可不予抗病毒治疗。

(2)抗病毒治疗

1)鸡尾酒疗法(高效抗反转录病毒疗法):2 种核苷类反转录酶抑制剂和 1 种蛋白酶抑制剂联合使用。

2)中药治疗:单味中药如天花粉、黄芪、苦瓜、甘草、夏枯草、紫花地丁等均有抑制 HIV,增强免疫功能的作用。

3)免疫治疗:IL-2、IFN-γ,y 和 TNF 可增强细胞免疫功能。

(3)抗结核治疗:化疗强化期应包括异烟肼、利福布丁、吡嗪酰胺和链霉素(或阿米卡星、卷曲霉素),同时进行抗病毒治疗;巩固期可应用异烟肼和乙胺丁醇,并加入抗病毒治疗。如化疗方案中不含利福类药物或以利福布丁代替利福平,总疗程均应延长。美国疾病控制中心和美国胸科协会推荐 HIV 感染者合并结核病在抗结核治疗后在痰菌阴转后,至少还需要进行 6 个月化疗。如未用异烟肼或利福平的患者,疗程应>18个月。

5.糖尿病合并结核病者的化疗　糖尿病患者由于胰岛素相对或绝对不足,血糖升高,导致患者糖、脂肪、蛋白质代谢紊乱,巨噬细胞和白细胞的吞噬功能受到抑制,机体内环境有利于结核分枝杆菌的生长,而不利于结核病变组织的修复;因此糖尿病合并结核病者,临床表现为病情较重,病变进展迅速,并以干酪渗出性为主,而纤维增殖型病变较少。因此保证糖尿病合并结核病治疗成功的关键是一方面要强有力的化学治疗,另一方面要控制血糖,纠正机体代谢紊乱。

(1)结核病的治疗方案:糖尿病合并肺结核主张应用包括异烟肼、利福平、吡嗪酰胺和链霉素的强化治疗,其中吡嗪酰胺由于在酸性环境中的杀菌能力较强,特别适用于肺结核合并糖尿病者,如无严重不良反应,应该尽量在治疗方案中保留;当存在糖尿病血管神经病变时,应慎用氨基糖苷类药物和 EMB,避免加重肾脏和视网膜病变,在血糖控制良好的情况下,抗结核治疗的疗程与标准治疗方案相同,但当血糖控制不理想时,应适当延长结核病治疗时间。

(2)糖尿病的治疗

饮食治疗:是糖尿病治疗的基本措施,其热量供给以能维持理想体重为宜。活动性肺结核、有结核中毒症状及消瘦者摄入的热量需酌情增加,同时蛋白质的摄入也应有所增加。

运动疗法:适用于 2 型糖尿病肥胖者血糖较高者和稳定期的 1 型糖尿病,当合并活动性肺结核时,应根据两病的病情而定,一般在活动性结核病的早期,当结核感染中毒症状较重、咯血等情况存在时,应注意休息,而在抗结核治疗的巩固期患者的临床症状显著改善以后,可适当增加运动量。

药物治疗:包括口服降糖药和胰岛素。

在患有活动性肺结核时,由于存在结核中毒症状,增加了机体对胰岛素的需求量,可使隐性糖尿病发展为临床糖尿病,或加重原有糖尿病,诱发糖尿病酮症酸中毒等急性并发症;一些抗结核药物可能会影响糖代谢或加速口服降糖药的灭活;一些抗结核药物会引起肝功能或肾功能的损伤,而口服降糖药也会有类似的不良反应,因此在肺结核合并糖尿病时,建议首选胰岛素降糖治疗,尽快使血糖趋于正常,纠正代谢紊乱,以利于结核病的痊愈。

(六)肺结核化学治疗过程中的监测

在肺结核治疗过程中需要对治疗的有效性及安全性进行监测,以及时调整抗结核治疗方案,保证取得化疗的成功。

1.抗结核治疗有效性检测指标　临床症状:观察抗结核治疗后结核中毒症状好转、消失情况,一般情况下,患者接受抗结核治疗后最早表现为结核中毒症状好转消失,体温恢复正常,乏力、盗汗消失,食欲改善,体重增加。

影像学评价:病灶改变评判标准:①显著吸收:病灶吸收大于或等于≥1/2 原病灶;②吸收:病灶吸收<1/2 原病灶;③不变:病灶无明显变化;④恶化:病灶扩大或播散。空洞临床评判标准:①闭合:闭合或阻塞闭合;②缩小:空洞缩小≥原空洞直径 1/2;③不变:空洞缩小或增大<原空洞直径 1/2;④增大:空洞增大>原空洞直径 1/2。

细菌学监测指标:痰涂片及痰结核分枝杆菌培养是肺结核治疗过程中重要的有效性监测指标,当连续两个月痰结核分枝杆菌培养阴性则判断为痰结核分枝杆菌阴转,治疗有效,传染性消失。

2.抗结核治疗安全性监测指标

(1)临床症状:体温、皮疹、食欲、精神状态、听力、视力改变等。

(2)实验室检查指标:血、尿常规,肝、肾功能,为常规监测指标,须在服用抗结核药物前、服药后每四周进行常规检查,如出现症状则随时进行相应检查;根据抗结核治疗方案所选用药物及出现的不良反应临床表现,进行相应化验检查,如方案中包括卷曲霉素则应该监测电解质,出现甲状腺功能低下症状则应行甲状腺功能检查。

【结核病的外科治疗】

抗结核药物的不断问世和合理化疗方案的实施,使绝大部分的肺结核患者可以通过内科的化疗而获得痊愈,肺结核患者在严格的管理下完成全程化疗者,治愈率可以达到 95％ 以上,需要外科手术治疗的肺结核患者较 40 年前已经显著减少。但是临床上仍然有些肺结核病患者因为各种原因延误诊断、治疗,结核病变造成肺结构上的永久破坏,内科化疗手段无法修复、治愈,持续排菌或遗留下反复咯血、感染等合并症,手术治疗是行之有效的方法;近年来,由于耐药结核病的流行,在缺乏有效的抗结核新药的情况下,手术治疗无疑是化疗手段的有效补充措施,在减少和消灭结核病传染源、减少结核病发病率中起到相当重要的作用。由于结核病治疗的复杂性,手术适应证的掌握是手术能否获得预期效果的重要保证,术前需要结核内科医生和胸外科医生共同评估患者的结核病病情、术后复发风险、心肺功能状态等情况,作出合理选择。

一般情况下手术指征是:①内科手段不能控制的大咯血;②结核病变导致的局部支气管扩张形成,反复咯血或感染;③一侧损毁、支气管结核管腔狭窄伴远端肺不张或肺化脓症;④结核性脓胸或支气管胸膜瘘;⑤规律化疗 12 个月后痰菌仍阳性的干酪病灶、厚壁空洞;⑥内科治疗不易闭合的空洞性病变,如邻近肺门、靠近纵隔、胸膜下的空洞;⑦病变局限的耐药结核病,如经合理化疗病变吸收好转不明显者;⑧因各种原因不能耐受长期化疗者,而非肺内病变局限者。

肺结核外科治疗前、后需经有效的抗结核治疗(大咯血需紧急手术者术前可无化疗),一般情况下术后需化疗 6 个月,耐药结核病需治疗 12 个月,化疗方案的制定需根据既往用药史、药物敏感试验结果、患者的耐受性等因素综合考虑,制定出有效的化疗方案。

【结核病的预防】

(一)卡介苗(BCG)与卡介苗接种

卡介苗是一种无毒活菌疫苗,1908 年法国内科医生卡美特和兽医介兰把一株毒力很强的牛型结核分枝杆菌在甘油、牛胆汁、马铃薯培养基上移植培养,历经 13 年、230 代,该菌株对任何动物(豚鼠、马、猴、牛等)均不致病,但对结核病的免疫力仍保持高水平,于 1920 年将这株减毒而又能产生免疫的活的结核分枝杆菌,用两位科学家英文名字的字头命名为"卡介菌",简称 BCG。用它制造的菌苗称为"卡介苗"(BCG)。

WHO 认为,卡介苗仍然是一个行之有效的预防结核病方法,特别是可以有效预防儿童血型播散性结核病和结核性脑膜炎的发病。接种卡介苗的目的是通过接种无毒的 BCC,使机体产生一次轻微的、无临床发病危险的原发感染,从而对结核分枝杆菌产生特异的免疫力。卡介苗预防血型播散性结核病和结核性脑膜炎的作用为 46％～100％,但是 BCG 接种对肺结核的免疫保护作用各个研究结果差异甚大,2％～48％ 不等。所以,在结核病患病率和发病率均高的国家,应尽可能在婴儿出生或 1 岁以内接种 BCG。近年来国际上对卡介苗复种效果深入研究,发现卡介苗复种并不能带来额外的保护作用,在合格的卡介苗接种后,复种并没有实际意义,而且停止复种还大大减少因接种引起的不良反应,对已种过 BCG 者将不再提倡复种。

在全球结核病正处于紧急状态的今天,加紧研制新的更为有效的预防性和治疗性新疫苗对结核病的控制将有重大意义。

(二)结核病化学药物预防

人类肺结核的发生主要是由于体内潜伏感染结核分枝杆菌活化引起,抗结核药物预防可以减少活动性结核病的发生,尤其是在 HIV 感染等免疫功能低下的人群中具有重要意义。

结核病化学药物预防的重点对象主要有:新发现菌阳肺结核患者家庭内受感染的儿童;少年儿童中结核分枝杆菌素试验硬结≥15mm 者;HIV/TB 双重感染者;已受结核分枝杆菌感染的其他结核病高发人

群,如糖尿病、矽肺、胃切除后以及应用免疫抑制剂者。

预防性化疗方案:异烟肼 300mg 每日 1 次顿服(成人)或 5~10mg/(kg·d)(儿童),疗程 6 个月;利福平 600mg 每日 1 次,疗程 3 个月;利福平 600mg+异烟肼 300mg 每日 1 次,疗程 3 个月;有研究表明以上三种方案有相似的效果,均好于对照组。另外 2 个月的利福平加吡嗪酰胺方案也有较好的预防效果,但是不良反应多;应用 3 个月的异烟肼加利福喷丁方案,不良反应少,也有较好的保护率。

但是药物预防不能阻止再次结核分枝杆菌感染的发生,而且随着耐多药结核病的不断增加,非结核分枝杆菌病的暴发流行,结核病化学预防正面临着严峻的挑战,迫切需要研究新的短程化疗有效药物及方案,以适应不同高发人群的需要。

二、非结核分枝杆菌肺病

非结核分枝杆菌(NTM):指结核分枝杆菌复合群(结核分枝杆菌、牛分枝杆菌、非洲分枝杆菌、田鼠分枝杆菌)和麻风分枝杆菌以外的分枝杆菌,NTM 广泛存在于自然界,是一种条件致病菌,健康人呼吸道中可以有某些类型 NTM 寄生。非结核分枝杆菌病则是指人类感染 NTM 并引起相关组织或脏器的病变,常累及皮肤、淋巴结、肺部及全身播散性病变,其中最常见的是非结核分枝杆菌肺病,由其临床表现、胸部影像表现酷似结核病,且痰中可发现抗酸杆菌,经常被误诊为肺结核。本节以介绍非结核分枝杆菌肺病为主。

【病原学】

NTM 广泛存在于自然界,20 世纪 50 年代初才确定其致病性,目前已经发现 NTM 有 150 余种,其中 37 种已有病例报告。1959 年 Runyon 根据细菌在试管内培养时的菌落形态、产色以及光照对其的影响、培养温度和生长速度将其分为四群,而 Bergy 细菌鉴定手册则根据生长速度(固体培养基上 7 日内是否可见菌落)将其分为缓慢生长菌及快速生长菌。

Ⅰ群:光产色菌:缓慢生长菌,在固体培养基上,菌落不见光时为淡黄色,光照后变为黄色或橙色。本群主要有堪萨斯分枝杆菌、猿猴分枝杆菌、海分枝杆菌,前两种均可引起肺部病变,后者常经皮肤感染。

Ⅱ群:暗产色菌:缓慢生长菌,培养基上无光时菌落产生黄色或红色。本群主要有苏尔加分枝杆菌、戈登分枝杆菌、蟾蜍分枝杆菌和瘰疬分枝杆菌,后者常侵犯淋巴结。

Ⅲ群:不产色菌:缓慢生长菌,光照与否,菌落均不产生色素,亦可呈灰白色或淡黄色。本群有鸟胞内分枝杆菌复合群、玛尔摩分枝杆菌、土分枝杆菌、溃疡分枝杆菌、嗜血分枝杆菌等,其中 MAC 是免疫功能低下者最常见的非结核分枝杆菌肺病的致病菌。

Ⅳ群:快速生长分枝杆菌(RGM):培养基上 3~5 天内即可有肉眼可见的菌落,多数 1 周内即生长很旺盛。主要有偶然分枝杆菌、龟分枝杆菌、脓肿分枝杆菌、耻垢分枝杆菌、母牛分枝杆菌等,主要侵犯皮肤、软组织,偶也可以引起肺部病变。

【流行病学】

由于各国地理、环境、社会经济发展和医疗技术水平的差异,世界各地 NTM 病的发生率差异很大,经济发达国家报告较多,而发展中国家则较少,海洋型气候国家多于内陆型气候的国家,潮热、沿海或沼泽地带为多。NTM 肺病的致病菌在世界各国的分布情况也不一致,美国、英国、荷兰等地以堪萨斯分枝杆菌为主,日本、澳大利亚、中国以鸟胞内分枝杆菌为主,墨西哥以Ⅳ群快速生长分枝杆菌为主。我国在 1990 年及 2000 年结核病流行病学抽样调查中,NTM 占总分枝杆菌培养阳性菌株率分别为 4.9% 和 11.1%,十年间有明显增加,在地域分布上南方高于北方,沿海地区高于内地,农村高于城镇。

【传播途径】

NTM是一种广泛存在于自然界中的条件致病菌,主要存在于各种水源、土壤及气溶胶中。吸入含菌气溶胶可能是NTM肺病的主要感染方式,人与人间的传播及动物与人间的传播均未获得确切证据,目前认为人的感染是从外界环境中获得的。近年来NTM引起的院内感染不容忽视,主要由消毒灭菌不严格或差错,手术器械或注射器污染导致创口感染、败血症,致病菌主要是快速生长分枝杆菌。

【病理】

NTM肺病与肺结核的基本病理改变十分相似:组织学上以类上皮细胞结节多见,以淋巴细胞,巨噬细胞浸润和干酪样坏死为主的渗出性反应;以类上皮细胞、朗汉斯巨细胞肉芽肿形成为主的增殖性反应;浸润细胞消退伴有肉芽细胞的萎缩,胶原纤维增生为主的硬化性反应等三种病理组织变化。此外,该病尚可发生非坏死性组织细胞反应、中性粒细胞浸润、嗜酸性粒细胞增多等,有的缺乏类上皮细胞反应。肺部病变为肉芽肿性,有类上皮细胞和淋巴细胞聚集成结节病灶,但不如结核结节典型。肺内亦可见坏死和空洞形成,可单发或多发,侵及两肺,位于胸膜下,以薄壁空洞为多见。NTM病亦可全身播散,在多处骨骼可见到抗酸杆菌,肺内则呈弥漫性小分散灶。

【临床表现】

NTM肺病临床症状和体征,与感染的NTM种类有关。NTM肺病的临床表现与肺结核病也十分相似,多呈慢性经过,由于NTM的致病力弱,其病变程度及临床症状较结核病轻。

NTM肺病好发人群为HIV/AIDS患者、酗酒及(或)嗜烟男性,肺气肿、慢性支气管炎、支气管扩张、尘肺、肿瘤、长期使用肾上腺皮质激素患者。

咯血较多见,也可有发热、咳嗽、咳痰、胸痛。

由堪萨斯分枝杆菌引起的肺病可同时侵犯皮肤、淋巴结、骨关节、脑膜、泌尿生殖系统,也可引起全身播散。由瘰疬分枝杆菌引起的肺病常合并有浅表淋巴结和肠系膜淋巴结病变。感染偶然、脓肿、龟分枝杆菌等NTM,则可引起局部脓肿。

堪萨斯及鸟胞内分枝杆菌肺病胸部影像表现多为薄壁空洞,空洞周围浸润病变少,结节性阴影不多见,无支气管播散、胸膜纤维增生性反应少见,病变部位以上叶居多,也可位于中叶和舌段,偶可伴有胸膜炎或脓胸,但NTM肺病的胸部影像表现也不排除浸润、弥漫、播散、纤维病变类型。

【诊断】

NTM肺病的病理改变、临床症状、胸部影像表现乃至病理均酷似结核病,而且痰涂片抗酸染色在形态上也难与结核分枝杆菌区别,二者的鉴别须经菌种鉴定才能确定。在临床上常误诊为结核病而接受抗结核治疗.因此,临床上对于可疑者应积极进行痰培养及菌种鉴定以获得正确诊断,NTM肺病可疑者包括:①肺内以空洞性病变为主,或薄壁空洞、周围浸润病变少、支气管播散病变少,以纤维增生病变为主;②抗结核治疗无效,痰菌持续阳性或初治结核病患者但对一线抗结核药物耐药者;③合并有上述基础病变者,尤其是HIV/AIDS患者;④分枝杆菌培养阳性但菌落形态及生长情况不同于结核分枝杆菌。

NTM细菌学鉴定方法:

常用的方法是对硝基苯甲酸(PNB)生长试验,结核分枝杆菌复合群在含有PNB培养基上生长受抑制,而大多数NTM菌种对一定浓度的PNB有耐受性,所以PNB生长考虑为NTM。另外28℃生长实验、耐热触酶试验也可用于分枝杆菌菌群的鉴定。菌群鉴定被归为NTM菌群的分枝杆菌,通过相关实验进行生长速度、色素产生情况、菌落形态特征等生长特征的观察,以及在各种鉴别培养基上的生长情况,包括苦味酸培养基生长实验、5%NaCl培养基生长实验等进一步NTM的菌种鉴定。

近年来以分子生物学手段进行基因测序方法对菌种进行鉴定更为准确迅速。

2000 年中华医学会结核病学会分会颁布了《非结核分枝杆菌病诊断与处理指南》,制定了非结核分枝杆菌肺病诊断标准:具有呼吸系统和(或)全身性症状,经放射影像学检查发现有肺内病变,已排除其他疾病,在确保标本无外源性污染的前提下,符合以下条件之一者结合放射影像学和临床做出 NTM 肺病的诊断:①痰 NTM 培养 3 次均为同一致病菌。②痰 NTM 培养 2 次均为同一致病菌,1 次抗酸杆菌(AFB)涂片阳性。③支气管灌洗液 NTM 培养 1 次阳性,阳性度＋＋以上。④支气管灌洗液 NTM 培养 1 次阳性,AFB 涂片阳性度＋＋以上。⑤支气管肺组织活检物 NTM 培养阳性。⑥肺活检见与 NTM 改变相似的肉芽肿,痰或支气管灌洗液 NTM 培养阳性。

【治疗】

目前尚无治疗 NTM 的特效药物,故 NTM 病的治疗困难,预后不佳。

近年出现了一些新抗生素,其中一些对 NTM 病有效。如利福类中的利福布丁(RFB)、苯恶嗪利福霉素 1648(KRM-1648),氟喹诺酮类(FQ)的莫西沙星(MFX),新大环内酯类的克拉霉素(CTM)、阿奇霉素(ATM),另外还有头孢霉素类的头孢西丁(CXT)、头孢美唑(CMZ),碳青霉烯类的亚胺培南/西司他丁(IPM),烷酮类抗生素利奈唑胺等,四环素的衍生物甘氨酰环素,酮内酯类药物如泰利霉素。最近也发现了对 NTM 有活性的老一代抗生素。如磺胺类中的磺胺甲噁唑(SMZ)及其加增效剂的复方磺胺甲噁唑(TMP/SMZ,SMZco),四环素类的多西环素(又称强力霉素,DCC)和米诺环素(MOC),氨基糖苷类的妥布霉素(TOB)和阿米卡星(AMK),和抗麻风药氯法齐明等。

(一)NTM 病的治疗原则

1.目前对 NTM 病化疗方案和疗程没有统一的标准,对不同的 NTM 种属用药的种类和疗程有所不同。

2.根据药敏试验结果和用药史结合 NTM 种属特点,选择 4～5 种药联合治疗,强化期共 6～12 个月,巩固期 12～18 个月;在抗酸杆菌阴转后继续治疗 18～24 个月,至少 12 个月。

3.药敏试验结果有局限性,因为体外药敏试验有时与体内实际情况不一致,临床医生必须根据治疗效果来评估药敏试验的状况,选择用药。

4.不建议对疑似 NTM 肺病进行诊断性或经验性治疗。

5.对于肺外病变及肺内病变,如病灶局限,应尽量手术清创治疗或进行病变部位的切除。

(二)治疗方法

1.缓慢生长 NTM 病

(1)MAC 病:对 MAC 肺病的治疗方案:核心药物包括 ATM(500mg,每日 1 次)或 CTM(500mg,每日 2 次)和 EMB[15mg/(kg·d)],当肺内空洞性病变或伴有支气管扩张症时可加用 RFP600mg,每日 1 次,或 RFB150～300mg/d,每日 1 次;AMK[10～15mg/(kg·d)],莫西沙星(400mg/d)。CTM 与 RFB 联合应用时需密切监测肝功能。

预防播散性 MAC 的治疗方案:当成人 AIDS 患者 CD_4^+ T 细胞计数少于 $50\mu l$ 时应进行预防性化疗,包括 ATM(1200mg,每周 1 次)或 CTM(500mg,每日 2 次),EMB[15mg/(kg·d)]。

免疫机制正常者应该接受至少 18～24 个月的治疗,AIDS 患者须终身服药,除非其经抗病毒治疗后,CD_4^+ T 细胞维持在 $100/\mu l$ 以上一年。

CTM＋RFB 方案对于儿童淋巴结炎有效。

(2)堪萨斯分枝杆菌病:堪萨斯分枝杆菌为光产色菌,是引起 NTM 病的第二位主要病原菌。体外试验结果表明,该菌绝大多数对 RFP 敏感,对 INH、EMB、SM 轻度耐药,对 PZA 完全耐药。

堪萨斯分枝杆菌肺病的标准治疗方法是 INH(300mg,每日 1 次)、RFP(600mg,每日 1 次)、EMB

（15mg/kg，每日 1 次），疗程 18 个月，痰菌阴转后至少 12 个月。对不能耐受 INH 的患者，应用 RFP 和 EMB 治疗，最初 3 个月加或不加 SM 治疗。

如分离菌株对 RFP 耐药，推荐以体外敏感的克拉霉素或阿奇霉素、莫西沙星、乙胺丁醇、链霉素和磺胺甲噁唑为基础组成新的化疗方案。亦可用 INH900mg，每日 1 次，加维生素 B6（吡哆醇，500mg/d）、EMB［25mg/（kg·d）］。注：该剂量不是一个安全的剂量，必须密切监督该药物的眼毒性反应和 SM2（3.0g/d）18～24 个月。该治疗方案可和 SM 或 AMK 联用，每日用药或每周用药 5 次，连用 2～3 个月，然后间歇使用 SM 或 AMK 至少 6 个月。

堪萨斯分枝杆菌引起的播散性疾病是 AIDS 患者仅次于 MAC 引起的播散性疾病，其治疗原则与肺病相同，但由于利福霉素对抗反转录酶药效的影响，建议使用大环内酯类或莫西沙星来代替利福霉素。疗程与播散性 MAC 病相同。

（3）海分枝杆菌病：表现为肢体皮疹，尤其在肘、膝以及手足背部，可能发展至浅溃疡和瘢痕形成，也有肺部感染的报告。主要采取外科清创治疗，对微小损伤可单纯医学观察。体外药敏试验的结果显示海分枝杆菌对利福霉素、乙胺丁醇、克拉霉素、SMZco 敏感，对链霉素、DCC 中敏，对 INH 和 PZA 耐药。可接受的化疗方案：DCC（100mg，口服，每日 2 次）加 SMZco（TMP160mg/SMZ800mg，每日 2 次）；或 RFP（600mg/d）加 EMB［15mg/（kg·d）］；总疗程至少 3 个月。最近研究表明，CTM（500mg/d）单药治疗海分枝杆菌可能有效。

（4）瘰疬分枝杆菌病：NTM 淋巴结炎中瘰疬分枝杆菌感染占第二位，也有肺部感染的报告。体外试验对 INH、RFP、EMB、PZA、AMK、CIP 耐药，对 CTM、SM、红霉素（ETM）敏感。对局部病变手术清除。药物治疗可用 CTM 加 CLO，伴或不伴 EMB 和 INH、RFP、SM 加环丝氨酸（CS）等化疗方案均可考虑使用，疗程据病情而定。

（5）溃疡分枝杆菌病：溃疡分枝杆菌可引起 Bairnsdale 溃疡。该菌体外试验对 RFP、SM、CLO 敏感。化疗方案为 RFP 加 AMK（7.5mg/kg，每 12 小时 1 次或每日 2 次）或 EMB 加 SMZco 每日 3 次，亦可使用 RFP 加 CTM，疗程 4～6 周，需进行手术清除。术后化疗可防止复发和病灶扩散。

（6）蟾蜍分枝杆菌病：在加拿大、英国等国家，蟾蜍分枝杆菌是引起 NTM 肺病的第二位主要病原菌。其体外药敏试验的结果不一，有的显示对大多数一线抗结核药物敏感，有的显示对 RFP、EMB 耐药，对 INH 低度耐药。对蟾蜍分枝杆菌的治疗应包括 CTM、RFP 和 EMB，可加用 SM（强化期使用）和氟喹诺酮（最好选用莫西沙星），疗程应维持痰菌阴转后 12 个月。

（7）其他：苏加分枝杆菌、玛尔摩分枝杆菌、猿猴分枝杆菌、嗜血分枝杆菌和土地分枝杆菌引起的肺部或肺外播散型感染，在加拿大和欧洲的报道越来越多。AIDS 患者，尤其易患播散型疾病，初始治疗应包含 INH、RFP 和 EMB，加或不加 SM 或 AMK。最佳疗程仍未知，但至少 18～24 个月。也有建议对播散型猿猴分枝杆菌病与对播散型 MAC 病治疗一样，开始即应用 CTM＋EMB＋CLO＋SM 或 AMK 四种药物联合治疗。

2.快速生长 NTM 病　偶然分枝杆菌、龟分枝杆菌、脓肿分枝杆菌均为快速生长 NTM，对传统抗结核药物高度耐药，但对某些抗生素敏感。

（1）脓肿分枝杆菌病：脓肿分枝杆菌肺病在美国的发病率仅次于 MAC 和堪萨斯分枝杆菌肺病，脓肿分枝杆菌对传统的结核药物均耐药，一般对 CTM，AK，CXT，CLO 敏感，有时对亚胺培南和利奈唑胺敏感。对于严重的骨、软组织和皮肤病，需使用 CTM（1000mg/d）、AK［10～15mg/（kg·d）］、CXT（12g/d）或亚胺培南（500mg 每日 2 次至每 6 小时 1 次），重症者至少 4 个月的强化治疗，任何治疗方案必须包括对感染伤口的外科清创术或异物切除。可根据临床好转情况和药物敏感试验结果，在巩固期，考虑改用两药联合口服治疗,如 CTM 加 FQ。脓肿分枝杆菌肺病的起始方案包括 CTM、AK、CXT 或亚胺培南,巩固期使用 CTM 加 FQ,但是肺病的疗效不及肺外疾病,手术联合多药化疗治疗局限性脓肿分枝杆菌肺病,可能是唯一的治愈方案,药物治疗虽不能根治,但可控制症状并防止病灶进展。目前一些新的抗生素可能对脓肿分枝杆菌有效,如利奈唑胺(600mg 每日 2 次)长期使用,甘氨酰环素类抗生素如替加环素有一定的效果,泰利霉素在体外有效,但缺乏临床疗效的数据。

(2)偶然分枝杆菌病:体外试验表明该菌对 DCC、MOC、CXT、IMP、SM、AK、TMP/SMZ、CIP、OFLX、ATM、CTM 等均敏感。治疗时根据药敏试验结果,至少两种药物联合治疗,肺病的疗程应在痰菌阴转后 12 个月,肺外疾病治疗应外科清除感染部位,同时用 AMK+CXT+丙磺舒 2～6 周,然后口服 TMP/SMZ 或 DCC 2～6 个月。建议试用新大环内酯类治疗。

(3)龟分枝杆菌病:该菌在体外对妥布霉素、CTM、ATM、利奈唑胺、亚胺培南、AK、CLO、DCC 和 CIP 敏感,对 CXT 耐药。外科清除有助于对皮下脓肿的治疗。可以使用 CTM 加上其他药敏试验显示为敏感的药物。肺病的疗程在痰菌阴转后 12 个月,肺外疾病在清创后至少 4～6 个月。

3.预防性治疗　对于 HIV/AIDS 患者,NTM 是重要的机会感染的病原菌,可以考虑预防性使用抗生素,以减少发生播散性 MAC 病的概率。可选用药物主要有 RFB (300mg/d)、ATM(1200mg/周)和 CTM (1000mg/d),ATM 或 CTM 既可以单用,也可以与 RFB 联合使用。所有 $CD_4^+<50/\mu l$ 的患者均需进行预防性治疗。

（张　伟）

第十一节　骨髓及器官移植后肺部感染

随着基础免疫生物学的发展和临床监护技术的进步,从 20 世纪 60 年代开始的器官移植和造血干细胞移植(HSCT)的成功是医学史上的巨大进步。实体器官移植现已广泛用于疾病的终末期治疗。造血干细胞移植除治疗血液系统恶性肿瘤及实体肿瘤外,也可治疗非恶性疾病,如再生障碍性贫血、地中海贫血、先天性免疫缺陷综合征及一些遗传性疾病等。近年来,随着外科技术的提高和器官保存方法的改良、术后抗排异及抗感染等药物的有效应用,器官移植的成功率逐步提高。但是器官移植后的并发症、特别是感染性并发症,导致移植后受者发生感染并发症的危险和病死率居高不下。因肺脏组织相当脆弱,且与外界直接相通,最容易遭受环境中微生物的侵袭,再加上病房特殊的环境因素、有创或无创机械通气等均使得器官移植患者肺部感染的风险增加,肺部感染是最常见的感染部位,具有较高的发病率和病死率。

在实体器官移植的患者中,肺部感染是心肺移植首要的感染部位,其次是消化和泌尿系统,再次为其他部位的感染。根据国际多个移植中心的统计,器官移植术后第一年约有 75% 的受者发生过各种不同程度的感染,10%～20% 的受者直接死亡原因是感染。而早期大约 60% 的 HSCT 患者会发生肺部并发症,包括感染性并发症和非感染性并发症,目前随着监护技术的显著提高和预防性抗感染药物的应用,其肺部感染的并发症已明显下降并降至第二位,但病死率仍然较高。

一、感染的危险因素

1.实体器官移植术后患者发生感染的危险取决于供体的情况、受体免疫功能受抑制程度和所暴露环境中病原体的流行病学状况等因素。

供体引起移植后的感染的危险因素尽管目前对真正供者移植物来源的感染、外源性感染和复发的潜伏感染进行鉴别存在一定困难,但应注意的病原微生物包括:

(1)巨细胞病毒(CMV)、肝炎病毒、西尼罗河病毒、淋巴球性脉络膜脑膜炎病毒。有些病毒如西尼罗河病毒和淋巴球性脉络膜脑膜炎病毒在正常人具有自限性,但在移植后免疫缺陷的受体中常常起病快、进展迅速,损伤神经系统并可导致死亡。

(2)细菌,特别是移植前有院内感染的供体感染了对术后常规预防性应用的抗生素耐药的细菌,这些病原菌常可导致移植后的感染。

(3)结核菌、克鲁斯锥虫等。仔细筛查有助于降低供者或移植物传播感染的发生率。

受体因素可分为移植前、移植术中和移植后。

(1)移植术前:器官移植患者术前常因慢性疾病而应用糖皮质激素、环磷酰胺等,易造成免疫功能低下或受损害。同样,糖尿病、营养不良、严重贫血、长期低蛋白血症、血清补体与免疫球蛋白缺乏、白细胞减少等也易影响免疫功能状态。长期住院、术前使用抗生素使菌群发生改变,术前未被确认或未能彻底治疗的感染,均为移植术中或术后发生感染的危险因素。同时注意有些患者因术前旅行可能携带特殊病原菌,饲养鸽子可能感染新型隐球菌。

(2)移植术中:术中感染的相关危险因素包括手术或麻醉时间延长、移植物损伤或缺血时间延长、出血或多次输血、器官保存液被微生物污染等。受者因腹部或胸腔外科手术时麻醉气管插管引起气管损伤、咳嗽减弱导致清除呼吸道分泌物的功能下降,尤其常见于心肺联合移植或肺移植受者。

(3)移植术后:由于抗排斥等需要采用各种免疫抑制剂治疗包括冲击和维持应用,并联合多种免疫抑制剂、抗体诱导和抗排斥联合治疗、类固醇冲击治疗、维持剂量疗程长短均系感染相关危险因素。移植术后的排斥反应也损害肺部上皮细胞膜和微小血管内皮,均可造成呼吸膜通透性改变和局部抗感染能力的下降。术后的各种相应处理是否恰当与感染发生密切相关,如导管、支架、气管插管、机械通气和吻合口破裂或吻合口瘘、积液或失活组织、术后早期再探查、患者住院期间应用各种广谱抗生素、住院时间延长、细菌对抗生素耐药率增加等因素亦可增加术后感染发生率。

所暴露环境中病原体的流行病学状况:患者在等待移植手术时一般住在医院,接触或携带的致病菌如MRSA、VRE、难辨梭菌和耐药革兰阴性菌,容易发生院内感染并常在移植后出现。出院后所暴露环境中病原体与当地流行病学相似。

2.就 HSCT 而言,除上述一些相关的感染危险因素外,移植前采用清髓性预处理、造成粒细胞减少症发生,移植后为预防和治疗移植物抗宿主病(GVHD)使用外源性免疫抑制剂造成原有体液免疫和细胞免疫受到破坏,以及 GVHD 本身等,这些均成为诱发肺部感染的危险因素。

二、感染大致阶段

1.实体器官移植后的肺部感染的发生主要集中在移植术后半年内,发生越早,死亡率越高。随着受者抗排斥免疫抑制剂治疗方案的标准化,术后不同时间点免疫功能受损程度不同,并发感染的病原体分布也呈现明显的时间差异,但感染过程是相似的,Fishman 和 Rubin 将其划分为三个阶段。

(1)术后第 1 个月内:患者处于手术创伤打击后、强力免疫抑制药物治疗,并暴露于医院环境的特殊状态下,机会性感染并不多见。此期感染分为供者来源的感染、受者原有感染、手术相关的感染和医院获得性肺炎四类,病原微生物的监测及组织活检对此期的感染诊断最具意义。病原菌以 G-杆菌、肺炎链球菌、金黄色葡萄球菌、难辨梭菌为主。真菌感染多在术后 2～3 周,但肝移植患者可早在术后第 1 周发生。

（2）术后2～6个月：出现的肺部感染可分为两类。一类是由病毒引起的感染，最常见的为CMV、肝炎病毒、腺病毒、BK病毒、EB病毒和流感病毒等。另一类为各种机会病原体所致的感染，卡氏肺孢子菌、李斯特菌、真菌、诺卡尔菌属、粪类圆性线虫和刚地弓形虫等是肺部感染常见病原体。此期应特别注意CMV肺炎的发生。器官移植受者发生CMV感染的最大危险在于CMV血清学阴性受者接受了阳性供者的器官。这类患者移植后的感染率高达90%，约60%的患者出现症状，导致CMV疾病，病死率较高。

（3）6个月以后：随着移植器官的功能恢复和免疫抑制剂剂量的逐步减少，感染的风险也逐渐下降，临床表现和病原体则与通常人群的社区感染相似。在移植后功能不佳者、发生排斥反应的患者其需要高剂量免疫抑制剂治疗，常发生多种免疫调节相关病毒的肺部感染，并存在致命性机会感染的高度危险，包括新型隐球菌、卡氏肺孢子菌、李斯特菌和诺卡菌感染等，也有患者为CMV的慢性感染者，可进一步导致病变器官的功能和结构的持续破坏。

2.Soubani等总结了HSCT后肺部感染性并发症的微生物谱及大致阶段：①在移植后的第1个月，既往化疗导致的持续粒细胞缺乏，此阶段可能发生细菌、真菌和病毒感染。以细菌为主，需氧革兰阳性菌包括凝固酶阴性葡萄球菌、草绿色链球菌、金黄色葡萄球菌和棒状杆菌属，肠道和非肠道革兰阴性需氧菌和兼性厌氧菌（主要是来源于胃肠和口腔黏膜的革兰阴性菌）均可发生感染。此时还可能发生HSV的复发；②移植后100天内，巨细胞病毒（CMV）感染多集中在这一阶段，机会感染（卡氏肺囊虫等感染）、革兰阳性和革兰阴性菌感染也多见；③移植后的100天之后，感染主要累及呼吸道，由呼吸道病毒和带有荚膜的细菌如肺炎链球菌和流感嗜血杆菌引起。CVHD引起的黏膜皮肤损害也使得这些患者容易出现皮肤定植菌的感染。还有常见水痘一带状疱疹病毒等感染。

三、诊断

临床表现多为低热、干咳、气急等症状，但早期症状常不典型。患者一般仅有发热表现，因呼吸道症状轻或隐匿而不易被察觉，故与非感染性因素如急性排斥反应所导致的发热难以鉴别。部分患者临床症状较为明显，有明显气急，病情进展往往非常迅速，如不及时采取积极有效的治疗，可在1～2天内迅速进展至呼吸困难，甚至呼吸衰竭。但肺部体征常缺如或仅闻及少许啰音，出现症状与体征不平行或分离的现象。

影像学表现：胸部X线片多表现为浸润性改变且出现较晚，与免疫功能健全者存在较大差异。普通细菌性感染多见肺部片状影伴实变，偶有间质或结节浸润影。真菌性感染表现为片状实变或结节浸润影。病毒性肺炎多为间质性改变，偶有实变影。肺结核影像改变除了有与免疫健全患者相似的结节状浸润影外，还有部分呈实变影。支原体、衣原体、卡氏肺孢子菌肺炎主要为间质性改变。CT应当作为早期诊断指标。胸部CT检查，不仅能帮助临床发现隐匿病灶，而且能发现很多平片不能发现的重要征象，对病灶的定位定性很有帮助。细菌感染最常见的CT表现为实变影，其次是磨玻璃影，主要原因是致病菌导致肺实质或间质的炎性渗出。细菌感染中网格或线样影征象出现比例高，同时下肺出现较上肺多，常伴随磨玻璃影于两肺弥漫出现，并可转化为磨玻璃影而逐渐消散。巨细胞病毒感染CT表现为双肺弥散性分布的细砂粒样影，也可表现为多发斑片状、团块样、网格样或毛玻璃样影，同时伴有纵隔淋巴结肿大；真菌性肺炎表现为双肺随机分布的团块样、棉絮状影，部分呈"暴风雪"样改变；肺结核多数为急性或亚急性粟粒性肺结核，CT表现为双肺均匀或不均匀分布的粟粒样影，密度不均匀，大小不一致，并可见斑片状融合病变，伴有纵隔淋巴结肿大及胸腔积液。

实验室检查：常规血、痰、咽拭子培养、PPD试验、痰找抗酸杆菌、血TB-PCR、CMV-IgC、IgM及白细胞

CMV 抗原检查,一若怀疑军团菌感染,需尿中查找军团菌抗原。血清细菌感染的标志物前降钙素,因其在严重细菌感染时浓度升高,在病毒感染和非特异性炎症时保持较低水平,可用来指导初期的抗生素的经验治疗。对病原学获取困难的可进一步行气管镜支气管肺泡灌洗液培养、肺活检,必要时开胸肺活检。许多研究表明,侵入性检查手段能够影响抗生素的使用。支气管肺泡灌洗(BAL)及保护性毛刷(PSB)的支气管镜检查是很安全的,两者在细菌的检出率上相当,但 BAL 对巨细胞病毒及卡氏肺囊虫的检出要更有优势。并且,双侧 BAL 检查比单侧阳性率高。TBLB 对结核、卡波西肉瘤、真菌感染及恶性血液系统肿瘤的诊断阳性率更高,对于卡氏肺囊虫病的诊断,TBLB 与 BAL 两者无明显差别,但对于巨细胞病毒性肺炎的诊断,BAL 效果更好。通过检测肺泡灌洗液中 IL-6 及血浆 C 反应蛋白水平还可以评价炎症反应的严重程度,以便于对肺部并发症的治疗提供合适的干预措施。

四、几种常见和重要的肺部感染及治疗

(一)细菌性肺部感染

目前细菌仍是各种器官移植患者术后感染的主要致病菌。在移植术后 1 个月内及 6 个月后均有可能出现。根据感染发生的时间、致病菌及预后的不同将细菌性肺炎分为医院获得性肺炎和社区获得性肺炎。在器官移植后肺部感染的诊断和治疗中,病原体的诊断非常关键。

1.医院获得性肺炎　多出现在术后 1 个月内。致病菌主要为革兰阴性杆菌(假单胞菌、肠杆菌科、沙雷菌属和不动杆菌属)、金黄色葡萄球菌,有时可见军团菌,而耐甲氧西林葡萄球菌性肺炎的发病率也呈上升趋势,脆弱拟杆菌等厌氧菌有时也可导致肺部感染。危险因素主要为机械通气时间的延长。其次,与胸部或上腹部手术后的剧烈疼痛使咳嗽受限有关。在肺移植患者,支气管吻合口狭窄、去神经所致的咳嗽反射减弱或消失及气道黏膜的损伤也是增加感染的危险因素。另外,潜伏在供体肺组织的病原菌在移植术后免疫功能低下时易引发感染。在肝移植患者,术前大量腹水,术后长时间留置胃管也是肺部感染的重要危险因素。军团菌肺炎多出现在该疾病流行时,其传播与吸入污染的水或空调系统中的军团菌有关。临床表现:高热、咳嗽、脓痰、呼吸困难,肺部湿性啰音。胸片示早期肺纹理增粗,后呈局灶性肺实变和肺结节影。抗生素的选择:以术前患者咽部或痰培养的结果为依据选用。经验性治疗多选用对革兰阴性需氧菌有效并能兼顾葡萄球菌的第三代头孢菌素,根据细菌培养结果调整抗生素。HSCT 患者临床上通常以发热为前驱表现,但呼吸道症状和体征在粒细胞减少症患者可以缺如。可能是由于缺乏中性粒细胞。胸片表现常很轻微,或者根本没有异常表现。但胸部高分辨 CT 可以发现 50% 以上患者有细小病灶。在所有可疑细菌性肺炎的病例,应尽快使用广谱抗生素并静脉应用免疫球蛋白。

2.社区获得性肺炎　多发生在移植术 6 个月后,常见致病菌:金黄色葡萄球菌、流感嗜血杆菌、肺炎链球菌、军团菌。在有支气管扩张的患者常可出现铜绿假单胞菌。移植术后早期阶段,奴卡菌肺炎相对常见。近年还有少数报道的马红球菌肺炎。术后较晚阶段有闭塞性细支气管炎的患者更易出现下呼吸道感染,表现为反复出现的化脓性支气管炎和肺炎。如果术前预防性应用磺胺,奴卡菌肺炎的发病率可以降低。奴卡菌肺炎可以亚急性起病,出现发热、咳嗽、胸膜样胸痛、呼吸困难、咯血及体重减轻,30% 的人会出现向脑、皮肤、软组织的扩散。典型影像学表现为一个或数个结节影,有时可以出现空洞。抗生素的选择:对于奴卡菌肺炎选用磺胺类药物,对磺胺过敏者可选用四环素、阿米卡星、亚胺培南、头孢曲松等。

(二)结核感染

在欧美等发达国家中,移植后结核杆菌感染并不常见,而在印度等流行地区,移植受者的感染率可高达 15qo。移植后发生结核感染,有学者认为,潜在感染的复活是移植后发生活动性结核的主要发病机制,

但目前这个假设并未得到证实;患结核病的移植患者中,仅有5%在移植前有感染史,仅有12%在胸片上可见到先前感染的征象。其他感染形式还有院内暴发流行,以及供者通过感染的肾、肺、肝等同种移植物直接传播等。Singh和Peterson等分析了1967～1997年511例结核患者的资料,总结了实体器官移植受者发生结核感染后的临床表现:感染发生的中位时间是移植后的9个月,大约有2/3病例在一年内发病;感染部位以局限在肺内为最多,其次是全身播散性,局限在肺外的最少;发热是最常见的症状,全身播散性结核患者中90%以上有发热,而肺内结核患者中发热者占66%;胸片可见到多种表现,包括局限性浸润影、粟粒样结节、胸腔积液、肺内空洞和弥漫性间质浸润等。治疗方法同普通人群的标准联合化疗方案相同。需要特别注意的是:异烟肼可诱导肝坏死,在肝移植患者中发生的危险性尤高,大约一半左右的患者需要停用该药。其他器官移植的患者对此药的耐受性良好,停药率低。利福平是肝P450微粒体酶系统诱导剂,能增加环孢素和他克莫司的清除率,因而降低了这些药物的血中浓度,增加了排斥风险。在与免疫抑制剂同用时,应监测药物浓度,以便维持药物疗效。由于具有活动结核的移植人群具有较高的发病率和病死率,通常主张在移植前预先治疗潜在感染,推荐的方案有9个月疗程的异烟肼或4个月疗程的利福平或2个月利福平加吡嗪酰胺。目前,器官移植术后肺结核的病死率为25%～40%。

(三)非结核分枝杆菌(NTM)

感染NTM是一种自然界中普遍存在的病原体,其中以鸟分枝杆菌常见,在免疫功能健全的宿主很少引起疾病,而在器官移植等免疫功能受损者中则可致病,可能与接受移植的人数增加、强化应用免疫抑制剂、移植受者生存期延长、诊断方法改进等有关。在肺移植中,由其引起的肺部感染易发生于移植后晚期,超过半数的病例与慢性排斥反应有关。由于NTM的疏水性及细胞内结构特性,使得治疗相对复杂,初始治疗方案提倡大环内酯类+乙胺丁醇+第三种药物(氯法齐明、环丙沙星等)。及时恰当的治疗可以使一半患者临床症状改善,且没有直接因这些感染而死亡的病例。

(四)病毒性肺炎

1.巨细胞病毒性肺炎　　正常人群中,巨细胞病毒(CMV)的自然携带率为40%～100%。受体感染有三种模式:①原发感染,血CMV阴性受者接受血CMV阳性供体的已有潜在巨细胞病毒感染的细胞,随着病毒的复活导致感染的发生,此种感染的危险性最大。②继发性感染或感染再发,血CMV阳性受者在移植后自身隐匿的病毒复活。③超级感染或再感染。CMV肺炎通常在移植术后开始的几个月内发生。开始阶段血液、尿液和肺内分泌物存在病毒,但无临床症状。有时CMV排毒可维持数月或数年,其临床意义尚不清楚。异基因HSCT受者发生CMV肺炎的危险性高,主要与延迟重组细胞毒性T细胞反应等有关。自体HSCT后CMV感染率显著低于异基因HSCT,原因主要是无GVHD以及移植后很少使用免疫抑制剂,其次,自体移植后免疫重建往往早于异基因HSCT。部分患者表现为自限性发热和全身性的症状,如乏力、厌食、迁移性关节痛、肌肉酸痛、腹部胀气、压痛、直立性低血压、白细胞减少和血小板减少、干咳、呼吸困难、发绀、肺部听诊可闻及干、湿性啰音,且呼吸困难呈缓慢或进行性加重,可出现严重的低氧血症,可以进一步抑制免疫系统,导致频发的和其他机会致病菌的感染,由此可以解释CMV感染常合并真菌、肺囊虫感染等。它还与后来出现的移植物器官功能不全和丧失有关。胸部X线片示发病初期可无异常改变,随着病程进展出现两肺弥漫性间质性浸润,常以两中下肺、肺底累及为主,也可呈粟粒性病灶。高分辨CT是诊断CMV肺炎较为敏感的方法。如合并肺实质性病变则提示并发细菌性或真菌性感染,外周血粒细胞下降或丙氨酸氨基转氨酶升高提示可能为CMV肺炎。降低病死率的主要问题在于区别潜伏性感染与活动性感染、预测是否有器官累及和判断治疗后复发等。最主要和常用的采样方法为BAL和TBLB。偶尔采用经皮肺穿刺和开胸肺活检获取肺组织标本。CMVmRNA阳性出现最早,敏感性和特异性均高,耗时少,能区别潜伏性感染与活动性感染,在CMV肺炎的监测及早期诊断方面具有价值。治疗:更昔洛韦,推荐 5～10mg/kg 静脉用药,每日 2 次,疗程 2～3 周,作为标准的治疗方案。抗病毒药物只能暂时抑制病毒复制,故复发率高,为减少复发率,建议继续口服更昔洛韦,有人报道术后 12 周内口服更昔洛韦能有效预防巨细胞病毒性疾病,但对晚期阶段(术后 3 个月至 1 年)无明显预防作用。阿昔洛韦,口服小剂量的阿昔洛韦(600～800mg/d)对肾移植术后患者可减少病毒感染,减少 CMV 的阳性率。预防性治疗方案:已有大量证据表明,预防性抗病毒治疗可以降低 CMV 的感染率。所有接受血 CMV 阳性供者器官的 CMV 阴性受者都应接受静脉或口服途径的更昔洛韦的预防性治疗。对于血 CMV 阳性的受者,若血 CMV 病毒负荷增加,也建议预防治疗。移植术后静脉应用 2 周更昔洛韦[6mg/(kg・d)],继以口服 12 周更昔洛韦(1g,每 8 小时 1 次)。对更昔洛韦耐药者可以选用膦甲酸钠,但要注意其肾毒性。

2.其他呼吸道病毒性肺炎　常见病原体有流感病毒、副流感病毒、腺病毒、呼吸道合胞病毒、疱疹病毒、多瘤病毒属等。在以急性呼吸道疾病住院的 HSCT 受者中 30% 是由这些病原体引起的,其中,RSV 是最常被分离出的病毒,也是造成肺炎的最常见病原体。临床表现可以有发热、咳嗽、呼吸困难、喘鸣等。影像学:肺部可以有磨玻璃样改变、网状改变、结节影等。诊断依赖于鼻咽拭子或支气管肺泡灌洗液中找到病毒,病毒培养阳性为其金标准,但耗时太长。应用酶联免疫吸附试验或免疫荧光试验能够达到快速诊断的目的。目前尚无明确有效的治疗方案。因其具有高度的传染性,故在预防方面应减少同传染源的接触,增加洗手的次数,还可给器官移植患者注射灭活流感病毒疫苗。在流感流行期间,与确诊流感患者有过接触的移植患者可予金刚烷胺或神经酰胺酶抑制剂进行预防。

(五)真菌感染

1.肺曲菌病　各种真菌均可在器官移植受者中引起肺部感染,其中,曲菌是最常见的致命性真菌。侵入性曲菌病通常在移植后的最初 6 个月内被诊断,几乎都累及到肺脏;在少数患者可以播散到远隔部位,如脑等。侵入性曲菌病的症状是非特异性的,包括咳嗽、胸痛、发热、咯血等。胸部影像学可见到单发或多发结节影、空洞或肺泡实变。"晕环征"在造血干细胞移植(HSC)人群中是比较特征性的表现,且具有非特异性。诊断依赖于真菌培养和鉴定,包括痰液、支气管肺泡灌洗液等的培养,以及经皮肺穿刺、开胸肺活检等组织标本的鉴定;提高诊断意识、早期诊断、早期治疗将有助于改善预后。

支气管内膜曲菌病是一种仅见于肺移植人群中的曲菌感染,发病率约 5%。在大多数病例,感染局限于支气管吻合口,这里失活的软骨组织和外源性缝合线等为曲菌生长提供了良好的环境。在移植后的最初 6 个月内,曲菌也可沿气道成簇生长,而患者常没有明显症状,多由纤维支气管镜检查时发现。少数情况下,感染表现为弥漫性溃疡型支气管炎伴假膜形成。另外,支气管狭窄或软化也有报道。

2.肺部念珠菌感染　白念珠菌可以是宿主胃肠道正常菌群,常成为受者发生肺部念珠菌感染的一个主要病原体储存库。伤口、引流导管和痰中存在的白念珠菌,不一定提示处于活动性感染阶段。因此,受者的临床表现成为判断白念珠菌培养阳性是否具有临床意义的关键所在。有研究表明,若供体器官或支气管树中寄生念珠菌,肺移植后易发展成为播散性念珠菌病。肺部影像学呈现为非特异性的、广泛的肺泡实变。有较多患者呈现类似于急性呼吸窘迫的弥漫性肺泡损伤,支气管充气征常见。肺部组织学镜检可见在广泛弥漫性肺泡损伤的背景下有念珠菌脓肿。

3.其他真菌肺部感染　毛霉菌,毛霉菌是常引起肺部感染的霉菌之一,但是在受者中感染率极低。感染者起病急,临床症状缺乏特征性。胸部影像学多为细菌性肺炎样的局部肺泡浸润,偶尔见结节状影,部分呈现空洞。新型隐球菌,单纯肺部新型隐球菌感染尽管在受者中有报道,但是大多与其他系统包括中枢神经系统、骨髓、皮肤和黏膜等感染合并存在。临床症状相对较少。影像学表现为单个或多个肺部结节,伴有或不伴有空洞,局部肺泡和间质模糊影、胸腔积液可为肺部新型隐球菌感染早期的征象。肺组织、呼吸道标本包括胸腔积液或肺外标本的直接镜检或培养找到新型隐球菌是诊断最可靠的依据。

治疗：两性霉素B过去是治疗严重真菌感染的主要用药，由于其可与环孢素相互作用及其肾脏毒性限制了其应用。目前临床使用的脂质体两性霉素肾毒性小，并且可以和环孢素等同时使用。三唑类药物：伏立康唑、氟康唑和伊曲康唑。伏立康唑有口服和针剂两种剂型，口服吸收好，对曲霉菌感染的治疗有效，并对其他常规抗真菌药耐药的侵袭性真菌感染有效且毒副作用小。氟康唑也有两种剂型，对念珠菌及隐球菌有效，但对曲霉菌感染无效，且近年随着其广泛的应用，耐药菌株明显增加。伊曲康唑有口服针剂两种剂型，耐受性较好，可用于长期维持治疗，移植术后预防性用药可与氟康唑同样减少真菌的定植，减少重症真菌感染的发生率。卡泊芬净：与三唑类及多烯类作用于细胞膜上麦角固醇不同，它作用于细胞壁葡聚糖，目前已证实其抗真菌作用与两性霉素B相当，耐受性与三唑类相当，且不具备与这两类药的交叉耐药。

（六）卡氏肺孢子虫肺炎（PCP）

是由卡氏肺孢子虫引起的肺部机会性感染，多发生于免疫功能严重受损者，是艾滋病（AIDS）患者发生机会性感染和致死的主要原因。在各种移植人群中，PCP也很常见，其中，心肺联合移植者发生率尤高。随着低剂量复方磺胺甲噁唑或其他药物的预防应用，现在PCP可得到有效预防。发生PCP最危险的阶段是移植后第2～6个月，除肺移植和HSCT外，其他器官移植人群在移植后第1年之后发生PCP的危险度会明显下降。移植受者PCP典型表现为亚急性过程，发热、呼吸困难、咳嗽是最常见的症状，影像学表现为双肺间质性或肺泡性病变，以及磨玻璃样阴影等。支气管肺泡灌洗、经纤维支气管镜肺活检等对该病有较高的诊断率，其中，单用支气管肺泡灌洗诊断率可达90%，采用经纤维支气管镜肺活检可提高诊断的阳性率。目前一线药物仍为大剂量增效磺胺甲异噁唑[60～70mg/(kg·d)，12～14mg/(kg·d)]，喷他脒为其二线用药，静脉给药。肝移植患者预防性应用小剂量增效磺胺甲异噁唑（480mg）可以明显降低PCP的发病率。有顽固性急性或慢性排异反应而加强免疫抑制治疗的患者及肺移植的患者应用小剂量的增效磺胺甲异噁唑预防PCP。

【治疗】

器官移植术后患者肺部感染起病急、进展快，早期即可出现低氧血症，甚至进展至ARDS，死亡率高达50%以上，故治疗应采取综合性措施。①早期联合应用抗生素，强调用药要早、剂量要足、疗程够长及抗菌谱要广。在病原体未明确时，应结合临床表现、流行病学、X线表现，经验性抗感染治疗十分重要，通常联合使用β-内酰胺类（一种抗假单胞头孢菌素与一种抗假单胞青霉素如哌拉西林或美洛西林），或一种抗假单胞β-内酰胺加万古霉素，或一种碳青酶烯（亚胺培南或美罗培南）加万古霉素，对重度感染者联合应用抗真菌、抗病毒药物，一旦明确病原体诊断，再行抗病原体针对性治疗。②免疫药物调整：器官移植术因应用免疫抑制剂后患者免疫功能极度受损的状态下，是引起器官移植术后发生肺部感染的重要原因之一，感染扩散迅速，易导致多器官功能衰竭，及时调整免疫抑制剂和药物的用量是十分重要的。对重症患者必要时停药，同时应用胸腺肽、免疫球蛋白增强机体抗感染能力。③加强营养支持治疗，及时补充白蛋白或新鲜血浆，纠正重症肺部感染机体高分解代谢所致的低蛋白血症，有利于减轻肺间质水肿。④患者出现低氧血症，及时给予面罩吸氧，若不能纠正或病情加重时，应采用人工呼吸机辅助通气。⑤患者均合并不同程度的水、电解质和酸碱平衡紊乱，因此，在营养支持中，还应严密监测各项生化指标，尤其是水、电解质平衡、肝肾功能、血糖水平、氮平衡状态等等。

【预防】

目前观点认为预防性治疗能够明显降低受者感染并发症的发病率和病死率，因此移植后预防感染的最佳策略已成为当前研究的热点。预防感染的三种策略：接种疫苗、广谱抗生素的预防性应用和抢先治疗。

（一）接种疫苗

需要接种的疫苗有：麻疹、风疹、百日咳、白喉、破伤风、乙型肝炎、脊髓灰质炎、水痘、流感、肺炎链球菌等疫苗，在肺移植前评估并接种。其中肺炎链球菌疫苗可以 3～5 年接种一次，流感疫苗需每年接种。移植后接种活疫苗是禁忌的，因为会在免疫抑制的宿主中导致感染扩散。

（二）广谱抗生素的预防性应用

根据不同器官的移植和病原菌的流行病学情况合理的应用抗生素预防感染。肝移植时应覆盖到皮肤的定植菌、胆道的肠球菌、厌氧菌和肠杆菌。肺移植时应覆盖革兰阴性菌、霉菌、地方性的真菌。预防用药时还应考虑到定植的假单胞菌、MASA、VRE 和真菌等。注意对 CMV、HCV 等病毒的预防性治疗。目前大多数的移植中心应用 SMZ 来预防 PCP 的感染，应用时间为至少 3 个月，有的甚至终身使用。SMZ 的应用还可以预防刚地弓形虫、贝氏孢子球虫.卡晏环孢子球虫、诺卡菌属、李斯特菌属等。

（三）抢先治疗

根据敏感的血清分子生物学检测和抗原抗体的检测等，在还没有出现症状前予针对性治疗，并及时调整免疫抑制剂。在移植术后早期，加强药物浓度监测，在保证不发生排斥反应的基础上，及时调整免疫抑制剂到合适的剂量。

（四）其他方面

改进生活方式可以减少病原菌的接触。注意饭前便后、劳动后等洗手；尽量避免近距离接触呼吸道感染的患者，少去致病菌多的地方；饮食方面：不喝井水、湖水，不吃生食和未洗的水果蔬菜。

对于 HSCT 患者来说，移植早期的无菌环境的隔离，无菌护理和无菌食物的提供最为关键。

总的来说，器官移植后的感染是一个动态的过程，其出现和进展与应用免疫抑制剂的类型剂量、移植器官的种类、外科技术水平、术后监护、预防性用药、各医院内部环境等均相关。

（常志强）

第十二节　类鼻疽

类鼻疽是由类鼻疽伯克菌所感染的疾病引起，此菌在土壤、水池及积水环境中存在，会感染马、羊、猪等动物以及人类，属人畜共有的传染病，但人不会将此细菌传染给其他人或动物，动物也不会传给人或动物。其流行区域主要以东南亚、大洋洲北部等热带地区为主要流行区域，中国主要分布于台湾、海南、广东、广西南部的边缘热带和南亚热带地区。主要通过皮肤伤口接触到受病原菌污染的土壤或水，或经由吸入、食入受污染的土壤或水，或吸入受污染的尘土而受感染，部分也可被吸血昆虫叮咬而染病。本病一般散发，无明显季节性。主要侵犯的器官是肺部，常造成肺炎、肺部空洞，也可能侵犯肝、脾、肾、皮肤等器官，其临床症状表现差异很大，从不显性感染到致命率极高的败血病都有可能；其他的临床症状包括恶寒、发热、咳嗽、血痰、下痢、出血斑等。

【病原学】

类鼻疽杆菌属革兰染色阴性，与鼻疽杆菌同属单胞菌。两者的致病性、抗原性和噬菌体敏感性均类似。有鞭毛，无芽孢，无荚膜，需氧，在普通培养上生长良好。在 4％甘油营养琼脂上培养 24 小时，形成正圆形，中央微隆起，呈光滑型菌落，48～72 小时后变为粗糙型，表面出现蜂窝状皱褶，并呈同心圆状，培养物有强烈的霉臭味。这种形态和生物学特征有助于临床识别。此菌对青霉素、第一、二代头孢菌素、氨基糖苷类、大环内酯类等多种抗生素有自然耐药性。该菌耐酸，在缺乏营养的条件下仍可在水中长期存活。类鼻疽杆菌含有两种主要抗原,一为特异性耐热多糖抗原,另一为与鼻疽杆菌相同的不耐热蛋白质共同抗原;其次还有鞭毛抗原。根据其不耐热抗原的有无,又可分为两个血清型:Ⅰ型菌具有耐热和不耐热两种抗原,主要分布于亚洲地区;Ⅱ型菌只有耐热抗原,主要分布于澳大利亚和非洲地区。Ⅰ型菌常可产生两种不耐热毒素,即坏死性毒素和致死性毒素,后者可使豚鼠、小鼠、家兔感染而致死。由于该菌毒力强,感染后患者死亡率高,美国国立卫生研究院(NIH)和美国疾病控制预防中心(CDC)将其与布鲁菌、鼻疽伯克菌和Q热立克次体都列为B类生物战剂微生物。

【流行病学】

类鼻疽大多发生在北纬20°至南纬20°之间的热带地区,从美洲的巴西、秘鲁、加勒比地区、非洲中部及马达加斯加岛到亚洲的南亚、东南亚和澳洲北部均为类鼻疽疫区。中国主要分布于海南、广东、广西南部。

1.传染源　本病的传染源以往认为与野生动物有关,特别是鼠类曾被认为是主要带菌者和病原体在外环境中的播散者,但迄今尚无足够的证据。近年来大量的调查证明,本病的感染来源主要是流行区的水和土壤,类鼻疽杆菌在流行区的水或土壤中是一种常居菌,可以在外界环境中生长,不需要任何动物作为它的贮存宿主。水土的性状可能与类鼻疽杆菌生存更密切,据报告,在马来西亚采集的5621份水样,阳性率为7.6%,其中稻田水最高(14.6%~33%),可能与水中有机质的含量有关。土壤也以稻田泥土为最高。

2.传播途径

(1)直接接触含有致病菌的水或土壤,经破损的皮肤而受感染,这是本病传播的主要途径。

(2)吸入含有致病菌的尘土或气溶胶,经呼吸道感染。

(3)食用被污染的食物,经消化道感染。

(4)被吸血昆虫(蚤、蚊等)叮咬而造成感染。动物实验证明,类鼻疽杆菌能在印度客蚤和埃及伊蚊的消化道内繁殖,并保持传染性达50天之久。

(5)人与人间传播,已有报道可通过家庭密切接触、性接触等途径。

3.人群易感性　人群对类鼻疽杆菌普遍易感。患有糖尿病、结核病、慢性肾功能衰竭、血液系统疾病、酗酒、接受免疫抑制剂治疗是发生肺炎并发败血症的重要危险因素。流行区的患者主要与接触含有本菌的水和土壤有关,所以长期在稻田中作业的农民感染率最高。人群隐性感染率在流行区约7%~10%。

4.流行特征　以散发多见,少有暴发流行。暴雨和洪涝天气可促进类鼻疽病的流行。2004年3月新加坡的连场暴雨导致了类鼻疽伯克霍尔德菌的传播,半年内患病人数达57人。

【发病机制】

主要通过类鼻疽杆菌不耐热的外毒素,包括坏死性毒素与致死性毒素,以及耐热的内毒素和几种组织溶解酶致病。由于这些毒力在发病中的真正作用尚不明,故导致的临床症状差异也很大。一般分为急性败血型、亚急性、慢性及亚临床四种。其中急性败血型最凶险,致病菌可以扩散至全身各器官,尤以肺、肝、脾和淋巴结最严重。肺部病变主要为多发性小脓肿形成,脓肿内有坏死组织、中性粒细胞和大量致病菌,有时小脓肿融合成空洞可造成肺出血。慢性类鼻疽以肺部及淋巴结病变最突出,病灶呈现由中性粒细胞组成的中心坏死及周围肉芽肿混合而成,并可见巨细胞。病灶内致病菌稀少。

【临床表现】

因病原菌可侵犯全身多个脏器,且不同毒素引起的感染病理差异,类鼻疽临床表现复杂,多样化。既往将其分为急性败血症型、亚急性型、慢性型及亚临床型四种。国外则划分为六个类型:播散性败血症型、非播散性败血症型、局限型、一过性菌血症型、可疑型、亚临床型。无论何种分型,其共同特点都是广泛波及全身多个脏器,其中以肺部最常见,本节作重点介绍。

1.急性肺部感染　可通过败血症型血源播散而致,也可通过直接吸入含有致病菌的尘土或气溶胶而感染。若为败血症型,全身症状重,表现为起病较急,寒战高热,并有气急、肌痛等,肺部以肺脓肿最为多见,好发于肺上叶并可累及胸膜,也可为遍及全肺的、大小不规则的结节状阴影,此时患者多有咳嗽、胸痛、咯血性和脓性痰,胸部可闻及干、湿性啰音及胸膜摩擦音,并有肺实变及胸膜腔积液(脓胸)的体征。肺部病灶可融合成空洞。由吸入因素导致的肺部感染也可发生进行性肺内播散或血源性播散发展为败血症。此外,致病菌可通过血源播散至其他脏器如肝、脾、脑膜、皮肤等,出现有腹痛、腹泻、黄疸、头痛、肝脾肿大及皮肤脓疱等。

2.亚急性肺部感染　多数病人属此型,病程可达数周。原发损害在皮肤则出现脓疱或脓肿,这些脓肿可形成瘘管,长期不愈,成为慢性型,病人逐渐消瘦衰弱。可伴淋巴结炎、淋巴管炎,严重者出现坏血症或全身多脏器脓肿;吸入感染则以肺部症状为主。绝大多数患者有发热及全身性感染表现。

3.慢性肺部感染　病程达数年。常由于脓肿溃破后造成瘘管,长期不愈。典型病例以肺上叶空洞性病变(肺化脓症)为主,常被临床误诊为肺结核病。曾有报道一例骨类鼻疽脓肿患者病程长达18年。此型患者在漫长的病程中,常有间歇性发热、咳嗽、咯血性或脓性痰,体质逐渐消瘦、营养不良及衰竭等。除肺部表现外,还可出现内脏转移性小脓肿,患者常有发热及衰竭或严重的荨麻疹表现。

【诊断】

本病有较严格地区性,一个在流行区居住或有旅行史的患者,发生任何不能解释的化脓性疾病或发热性疾病,肺部影像学提示大量结节或渗出性病灶,并伴有败血症休克全身表现,或在X线片上表现为结核病而又分离不出结核杆菌等情况时均应考虑有类鼻疽病的可能,血和无菌体液标本培养出类鼻疽杆菌可确诊,或结合其他实验室检查也可作出诊断。

【实验室检查】

1.血象　患者大多有贫血。急性期白细胞总数增加,以中性粒细胞增加为主。

2.细菌培养　和动物接种血液、痰、脑脊液、尿、粪便、局部病灶的脓性渗出物作免疫荧光涂片检查,细菌培养或动物接种可分离出类鼻疽杆菌,Strauss反应阳性。有作者发现,做血培养细菌定量检测,可预测患者预后。若在抗生素治疗后血培养仍出现细菌生长,预测死亡率高。

3.血清学检测　间接红细胞凝集试验是流行区筛查的常规方法,效价在1∶40以上为阳性。补体结合试验效价在1∶8以上有诊断意义。病后1周即可阳性,4～5周阳性率可达90%以上,抗体滴度可维持1年左右。此外,在泰国,采用单抗乳胶凝集试验检测200kD特异蛋白抗原是早期诊断类鼻疽的常用方法,敏感率达95%。

4.影像学检查　影像学检查可为诊断类鼻疽提供重要依据。因细菌常累及多个脏器,除肺部表现为结节影、脓肿病灶或空洞外,其他脏器如肝脾、脑、骨骼等部位脓肿病灶可为诊断提供依据。

【鉴别诊断】

在急性期需注意与伤寒、疟疾、真菌感染、急性葡萄球菌败血症或葡萄球菌肺炎相鉴别;慢性期应注意与肺结核相鉴别。

【治疗】

1.抗菌治疗　急性类鼻疽杆菌肺炎或败血症病情进展较快,死亡率高,对疑诊患者必须采取及时、强有力的抗菌治疗。联合、大剂量应用有效抗生素是抗菌重要原则。由于类鼻疽杆菌通常对青霉素、一、二代头孢菌素、部分三代头孢菌素、氨基糖苷类和喹诺酮类耐药,早期经验性治疗应避免使用该类药物。在流行区如澳大利亚、泰国等常规推荐头孢他啶或阿莫西林/克拉维酸(静脉制剂)为首选药物,经济不发达地区也推荐氯霉素＋多西环素＋复方磺胺甲噁唑联合治疗方案。近年国外临床研究提示碳氢霉烯类、头孢哌酮/舒巴坦也可作为治疗的首选药物,特别是碳氢霉烯类具有体外抗菌活性强、耐药率低、时间-杀菌效应强、杀菌后释放内毒素低等优势,对降低初始治疗失败率及患者死亡率都不逊于头孢他啶,可作为急性期经验性首选药物。

由于急性期抗菌治疗选药单一,或剂量、疗程不足,约有 13%～23% 的急性期治疗患者,可在 6～8 个月后复发,复发患者的死亡率和初发相似。为降低复发率,在急性期治疗后,一般还需进行病原清除期治疗。主要以阿莫西林/克拉维酸、复方磺胺甲噁唑和氯霉素等口服药物为主,剂量小于急性期,疗程一般为 20 周。

亚急性或慢性病例的抗菌治疗与类鼻疽病原清除期治疗方案相似,药物是急性期的半量,但给药时间宜更长,共 60～150 天,根据抗菌药物的副作用适当加以调整。对脓肿者宜外科切开引流。对内科治疗无效的慢性病例,可采用病灶手术切开引流。

2.急性肺炎和(或)败血症型的其他治疗 由于类鼻疽败血症型死亡率较高(泰国约 60%,澳大利亚约 20%),在进行抗菌治疗同时,其余综合治疗也不可少。如针对休克进行早期集束化治疗措施对降低患者死亡率是有益的。但是,由于类鼻疽常见于发展中国家,而且这些国家的地方疫源性传染病如疟疾、登革热出血性休克综合征,与类鼻疽早期症状相似,可否按早期集束化治疗仍然存在争议。

糖皮质激素在类鼻疽败血症型的治疗地位也存在争议。由于糖尿病是类鼻疽发生败血症休克的重要危险因素,在休克治疗中应平衡血糖水平与糖皮质激素疗效关系。相比而言,强化血糖控制对降低患者死亡率更有益。

活性蛋白C是近年认为对降低类鼻疽严重休克患者死亡率的药物,国外调查显示,类鼻疽严重休克患者血中活性蛋白C水平低,补充外源性活性蛋白C有益,但缺乏证据表明其在类鼻疽休克型比其他 G-杆菌休克治疗中更有益,而且由于价格昂贵也限制了在发展中国家的应用。

粒细胞集落刺激因子(G-CSF)是治疗类鼻疽败血症型疗效较肯定的药物。泰国一项随机对照研究显示,粒细胞集落刺激因子应用可将类鼻疽败血症型死亡率由 95% 降低至 10%,尽管也有报道提示,G.CSF 仅延长患者生存时间而未明显减低死亡率,但鉴于该药对类鼻疽发病的重要环节(中性粒细胞降低),并提高细胞内抗生素浓度,国外类鼻疽治疗指南将其推荐为在抗菌治疗时的合并用药,$300\mu g$,疗程 10 天以上。

【预后】

在抗生素问世前,重型患者病死率高达 90% 以上。如诊断及时并及时采用较长时间抗生素治疗,病死率明显下降。但败血症患者病死率仍高达 50% 以上。

【预防】

尚无特效的预防方法,主要防止本菌污染的水和土壤经皮肤黏膜感染。在可能有污染细菌尘土的条件下,工作人员应戴好防护口罩。病人及病畜的排泄物和脓性渗出物应以漂白粉消毒。在流行区有皮肤擦破和撕裂者应严格清洗伤口,疫源地应进行终末消毒,并需采取杀虫和灭鼠措施。对可疑受染者应进行医学观察 15 天。从疫源地进口的动物应予以严格检疫。

(王玉姮)

第三章　气管支气管疾病

第一节　慢性咳嗽

　　临床上通常将以咳嗽为唯一症状或主要症状,时间超过 8 周、胸部 X 线检查无明显异常者称为不明原因慢性咳嗽,简称慢性咳嗽。慢性咳嗽的常见病因主要为咳嗽变异型哮喘、上气道咳嗽综合征、嗜酸性粒细胞性支气管炎、胃食管反流性咳嗽,这些病因占慢性咳嗽的 70％～95％,另外 5％～30％为其他慢性咳嗽病因或原因不明的慢性咳嗽。这些慢性咳嗽病因虽然比例不高,但涉及病因种类繁多。这些少见病因中相对常见的病因包括变应性咳嗽、慢性支气管炎、支气管扩张等。

一、嗜酸性粒细胞性支气管炎

　　有一类慢性咳嗽患者,临床上表现为慢性刺激性干咳或咳少许黏痰,诱导痰嗜酸性粒细胞(Eos)增高,糖皮质激素治疗效果良好,但患者肺通气功能正常,无气道高反应性、峰流速变异率正常,无法诊断为支气管哮喘,澳大利亚学者 Gibson 于 1989 年首先将其定义为嗜酸性粒细胞性支气管炎(EB)。近年来国内外研究发现有 10％～30％的慢性咳嗽是由 EB 引起。EB 作为慢性咳嗽的常见病因已成为广大专家的共识,2005 年中国《咳嗽的诊断与治疗指南》和 2006 年美国咳嗽的诊断与治疗指南均将 EB 作为一种独立的疾病列入慢性咳嗽的常见病因。

【病因与发病机制】

　　本病的病因尚未明了。部分患者存在变应性因素,与吸入变应原有关,如尘螨、花粉、蘑菇孢子等,也有职业性接触化学试剂或化学制品所致的报道,如乳胶手套、丙烯酸盐、布西拉明。为何 EB 患者存在类似哮喘的嗜酸性粒细胞性炎症却缺乏气道高反应性,机制并未完全明确,可能与气道炎症分布的类型、部位,以及气道重塑的差异有关。诱导痰检查 EB 和 CVA 患者的嗜酸性粒细胞水平无明显差异,支气管黏膜病理检查表明 EB 和哮喘的气道炎症病理特点存在类似之处,均涉及多种炎症细胞,包括 Eos、T 淋巴细胞和肥大细胞等,但 EB 的气道炎症程度比哮喘更轻,炎症范围更为局限。相对于哮喘,EB 的炎症细胞往往以浸润气道黏膜的黏膜层为主,因此,这些炎症细胞分泌的炎性介质或细胞因子对黏膜下层平滑肌的作用相对减弱,可能是 EB 不出现气道高反应性的原因之一。肥大细胞定位、数量及活化不同也是 EB 缺乏气道高反应性的原因。EB 患者支气管刷样本中肥大细胞数量明显高于哮喘患者,而哮喘患者气道平滑肌中肥大细胞浸润的数量明显高于 EB 患者和健康对照组,痰液中组胺与前列腺素 D_2 浓度增加只见于 EB,提示气道浅部结构的肥大细胞激活是 EB 的特征。肥大细胞数量与浸润部位与气道高反应性有关,其在平滑肌浸润引起气道高反应性与气道阻塞,而在上皮浸润引起支气管炎与咳嗽。而 EB 中增高的组胺和前列腺素

D_2 是与咳嗽密切相关的炎症介质。此外,有研究报道,EB 患者可保持气道构型能预防发展成 AHR,而哮喘患者气道增厚可能加速 AHR 发生。

【临床表现】

本病可发生于任何年龄,但多见于青壮年,男性多于女性。主要症状为慢性刺激性咳嗽,一般为干咳,偶尔咳少许黏痰,可在白天或夜间咳嗽,相对哮喘夜间咳嗽的比例要低,部分患者对油烟、灰尘、异味或冷空气比较敏感,常为咳嗽的诱发因素。患者病程可长达数年以上。部分患者伴有变应性鼻炎症状。体格检查无异常发现。

【辅助检查】

外周血象正常,少数患者 Eos 比例及绝对计数轻度增高。诱导痰细胞学检查 Eos＞2.5％,多数在 10％～20％,个别患者可高达 60％以上。肺通气功能正常,支气管扩张试验,组胺或醋甲胆碱激发试验气道高反应阴性,气道峰流速变异率正常。X 线胸片或 CT 检查无异常表现,偶见肺纹理增粗。呼出气一氧化氮水平显著增高,有可能用于 EB 患者的辅助诊断:辣椒素咳嗽敏感性增高。部分患者皮肤过敏原点刺试验可呈阳性反应。

【临床诊断】

临床上以刺激性干咳或伴少许黏痰为唯一症状或主要症状,肺通气功能正常,无气道高反应性,诱导痰 Eos＞2.5％,糖皮质激素治疗有效即可诊断为 EB。通过诱导痰与治疗反应可与其他慢性咳嗽病因相鉴别。须注意与咳嗽变异性哮喘(CVA)相鉴别:CVA 与 EB 均以刺激性咳嗽为主要临床症状。诱导痰 Eos 增高,通气功能正常,但 CVA 表现为气道反应性增高,组胺或醋甲胆碱支气管激发试验阳性,或气道峰流速变异率＞20％。支气管扩张剂治疗能够有效缓解 CVA 咳嗽症状可作为鉴别点。

【治疗】

通常采用吸入中等剂量的糖皮质激素进行治疗,二丙酸倍氯米松 250～500μg/次,或等效剂量的其他吸入型糖皮质激素治疗,每日 2 次,持续应用 4～8 周。严重的病例需加用泼尼松口服 10～30mg/d,持续 3～7 天。EB 对糖皮质激素治疗反应良好,治疗后很快咳嗽消失或明显减轻,痰 Eos 数明显下降至正常或接近正常。个别病例需要长期吸入糖皮质激素甚至系统应用糖皮质激素治疗,才能控制痰 Eos 增高。

【预后】

关于 EB 患者的预后,治疗结束后病情是否会反复,目前尚无确定的结论。据笔者的初步临床观察,多数患者治疗后症状消失,部分患者还有轻微的咳嗽症状,亦有些患者出现症状复发。后者需注意有无持续接触变应原,或合并胃食管反流、鼻后滴流综合征、支气管扩张等疾病,部分患者症状反复,少数患者发展成支气管哮喘。国外还有 EB 患者发展为 COPD 的个案报道。

二、咳嗽变异性哮喘

咳嗽变异性哮喘(CVA)是指以慢性咳嗽为主要或唯一临床表现,没有明显喘息、气促等症状,但有气道高反应性的一种特殊类型哮喘。CVA 最早由 Glause 于 1972 年提出,我国对 CVA 的研究主要从 20 世纪 80 年代开始。国内一项多中心的支气管哮喘大型流行病学调查,显示 CVA 占全部哮喘患者的 8.4％。成人可能高于此比例。国内外多项研究发现,CVA 是成人慢性咳嗽最常见的病因,比例从 10％～50％不等。广州呼吸疾病研究所的研究显示 CVA 占成人慢性咳嗽病因的 140/0～28％。

【病因与发病机制】

CVA 的病因还不十分清楚,目前认为与典型哮喘类似,同时受遗传因素和环境因素的双重影响。

发病机制与气道高反应性、神经机制、多种细胞参与的气道慢性炎症和 IgE 介导的变态反应有关,但程度可能相对较轻。之所以 CVA 仅出现咳嗽而无明显喘息,目前认为主要有以下原因:①CVA 咳嗽敏感性相对较高;②CVA 气道反应性较哮喘低;③CVA 喘鸣域值较典型哮喘高,其需更大程度的刺激才能生产气道痉挛和喘鸣。目前认为咳嗽反射敏感性与气道反应性是两种独立存在而又相互关联的反射类型。咳嗽受体主要分布在大气道,炎症介质的化学刺激和支气管收缩致气道机械性变形的物理刺激,均可作用于大气道的咳嗽受体,患者表现以咳嗽为主。在相对缺乏咳嗽受体的小气道产生病变,主要症状多为喘息。

【临床表现】

CVA 主要表现为刺激性干咳,通常咳嗽比较剧烈,夜间咳嗽为其重要特征。感冒-冷空气、灰尘、油烟等容易诱发或加重咳嗽。患者通常有反复发作的咳嗽史,多于天气转变(尤其是春秋季)时发病,夜间或清晨出现咳嗽或加重。多为比较剧烈的刺激性的咳嗽,干咳或咳少量白色黏液痰。较严重的病例,在剧烈咳嗽时可伴有呼吸不畅、胸闷、呼吸困难或不典型的喘息。

【辅助检查】

1.血常规　一般正常,少数患者外周血检查嗜酸性粒细胞轻度增高。

2.血清 IgE　部分患者增高。

3.皮肤点刺试验　60%～80%对变应原呈阳性反应,最常见的变应原屋尘螨、粉尘螨。

4.诱导痰检查　多数患者诱导痰嗜酸性粒细胞也常可增高,但研究报道其增高比例不如典型哮喘。诱导痰分析不仅可用于 CVA 的辅助诊断,还可判断气道炎症程度及治疗反应,指导临床治疗。有报道显示,结合诱导痰检测来指导哮喘的临床治疗要优于单纯依靠症状及肺功能指标。另外有研究显示,诱导痰嗜酸性粒细胞较高者发展为典型哮喘的概率较高。

5.呼出气 NO 检测　呼出气 NO 检测的水平能反应气道炎性细胞的总数、嗜酸性粒细胞的气道炎症以及气道高反应性。对诊断支气管哮喘其阳性预测值为 100%,阴性预测值为 80%。

6.支气管激发试验　诊断 CVA 最关键和最有价值的方法,目前激发剂常照组胺或醋甲胆碱,其敏感性高,特异性相对较低,但同样存在假限性情况。最终的结果判断还需要结合操作过程的患者配合程度和近期用药情况等综合分析。治疗有效方可明确诊断。

7.支气管舒张试验　目前国内以 FEV,增加>15%,绝对值增加>200ml 为阳性标准,是判断存在可逆气道阻塞的重要指标。由于 CVA 的通气功能一般正常,因此对 CVA 的诊断价值不大。

8.最高呼气流量(PEF)监测　阳性判断标准是日内变异率>20%,提示存在可逆的气道阻塞。敏感性和特异性均较低,不宜用 PEF 监测作为 CVA 的常规诊断方法。

【诊断】

CVA 诊断标准需要满足下列 4 个条件:①慢性咳嗽,常为明显的夜间或清晨刺激性咳嗽。②支气管激发试验阳性,或支气管舒张剂试验阳性或 PEF 日内变异率>20%。③支气管扩张剂、糖皮质激素治疗有效。④排除其他原因导致的慢性咳嗽。

【鉴别诊断】

1.慢性支气管炎　慢性支气管炎患者多为中老年,病史较长,常有明显的咳痰症状,支气管激发试验和诱导痰细胞学检查可资鉴别。

2.嗜酸性粒细胞性支气管炎　临床表现类似,诱导痰检查嗜酸性粒细胞比例亦同样增高,但气道高反应性测定阴性,PEF 日间变异率正常,对支气管扩张剂治疗无效。

3.支气管结核　少数患者以咳嗽为唯一症状,X 线检查未见明显异常,有时可闻及喘鸣音。但与哮喘不同的是,喘鸣音较局限,以吸气期为主。支气管扩张剂无效。纤维支气管镜检查和刷检涂片可确诊。

4.胃食管反流性咳嗽、上气道咳嗽综合征等。

【治疗】

CVA 的治疗原则与哮喘治疗相同,大多数患者吸入小剂量糖皮质激素加 β 受体激动剂即可,很少需要口服糖皮质激素治疗。治疗时间不少于 8 周。多数患者对治疗有非常好的反应,病情缓解后可数年不复发。但部分病人停药后复发,需要长期使用预防治疗。对于采用 ICS 和支气管舒张剂治疗无效的难治性 CVA 咳嗽,排除依从性差和其他病因后,可加用白三烯受体拮抗剂或中药治疗。有报道白三烯受体拮抗剂孟鲁斯特联合 $β_2$ 受体激动剂克伦特罗可显著抑制 CVA 所致干咳,并可增加早晚 PEF 值。

【预后】

大约 30%～40% 的 CVA 患者会逐渐发展为典型哮喘,发展为典型哮喘的危险因素包括诱导痰嗜酸性粒细胞过高、重度气道高反应性等。对于具有高危因素的患者,长期吸入糖皮质激素具有积极的预防作用。

三、上气道咳嗽综合征

上气道咳嗽综合征(UACS)是指引起咳嗽的各种鼻咽喉疾病的总称,既往称之为鼻后滴流综合征(PNDS)。UACS 是慢性咳嗽的常见病因,在欧美一些研究甚至为慢性咳嗽的第一病因,占慢性咳嗽病因 41%,在国内相对较低,大约为 18%。

鼻后滴流感、频繁清喉,咽后黏液附着、鹅卵石样征为其典型表现。UACS 的基础疾病以各种类型的鼻炎、鼻窦炎最为常见。临床诊断需结合基础疾病、咳嗽及相关症状、鼻咽检查及治疗反应进行综合判断。在建立诊断以前应排除引起慢性咳嗽的其他常见原因。其治疗的选择取决于其基础疾病。对于病因明确的病人需要制定具有针对性的病因治疗方法。而病因不明确,应在明确诊断之前可给予经验性药物治疗。第一代抗组胺药联合盐酸伪麻黄碱是常用的经验治疗药物。

【病因与发病机制】

UACS 的基础疾病主要为变应性鼻炎与鼻窦炎,其他病因包括慢性咽喉炎、慢性扁桃体炎、血管舒缩性鼻炎、嗜酸性粒细胞增多性非变应性鼻炎、感染性鼻炎、细菌性鼻窦炎、真菌变应性鼻窦炎、解剖异常诱发的鼻炎、理化因素诱发的鼻炎、职业性鼻炎、药物性鼻炎、妊娠期鼻炎等。一般而言,除变应性鼻炎外其他类型的鼻炎均可归入非变应性鼻炎的范畴,约占鼻炎患者的 20%～50%。

临床研究发现,上气道咳嗽综合征引起咳嗽的机制是通过兴奋上气道咳嗽反射的传入神经起作用。其中一种可能的机制是鼻腔或鼻窦的分泌物流入下咽部或喉部,并兴奋分布在这些区域的咳嗽感受器。同时,在上气道咳嗽综合征诱发的咳嗽病人中,上气道的咳嗽反射比普通人更加敏感。另外可能的机制是咳嗽反射的传入神经被周围的各种物理或化学刺激物直接兴奋,从而导致部分咳嗽中枢反应的增强。此外,上气道咳嗽综合征引起的咳嗽还可以由吸入鼻腔分泌物通过刺激下气道咳嗽感受器来诱发;但目前还缺乏大量的数据来支持这种机制。

【临床表现】

UACS 的咳嗽多伴咳痰,以日间为主,入睡后很少有咳嗽。常伴有鼻后滴流感、清喉、喉痒、鼻塞、流涕等,有时还会主诉声音嘶哑。多有上呼吸道疾病的病史。典型者查体可见咽部黏膜鹅卵石样观、咽部黏液附着。这些临床表现比较常见,但并不具有特异性,其他病因咳嗽的患者也常有这些表现。

少数 UACS 患者并没有相应的上呼吸道症状或体征,但对第一代抗组胺剂和减充血剂的治疗有效,Irwin 等认为这是隐匿性 UACS 所致。笔者认为单凭治疗反应来诊断 UACS 依据不足。因为 AC、EB 等可能亦有类似的反应。

【诊断】

咳嗽特征、时间和伴随症状对典型 UACS 的诊断具有一定的价值。但单纯依靠临床表现诊断 UACS 的特异性和敏感性并不高。UACS 涉及多种鼻部基础疾病,其诊断主要是根据病史和相关检查综合判断,所以在建立诊断以前应排除引起慢性咳嗽的其他常见原因。中国《咳嗽的诊断与治疗指南　诊断(草案)》提出的 PNDs(UACS)标准如下:①发作性或持续性咳嗽,以白天咳嗽为主,入睡后较少咳嗽;②鼻后滴流和(或)咽后壁黏液附着感;③有鼻炎、鼻窦炎、鼻息肉或慢性咽喉炎等病史;④检查发现咽后壁有黏液附着、鹅卵石样观;⑤经针对性治疗后咳嗽缓解。

长期以来用以 UACS 的经验性治疗的第一代抗组胺剂可能有有一定的中枢镇咳作用,因此,缺乏 PNDS 征象的咳嗽患者使用第一代抗组胺剂治疗,咳嗽缓解并不能完全确定 UACS 的诊断。咳嗽对第一代抗组胺剂和减充血剂的治疗反应较慢,通常需要几天或几周,治疗药物也有可能直接影响外周组胺水平,从而减少组胺对咳嗽受体的刺激作用,与 UACS 是否存在无关。

【治疗】

对于 UACS,其治疗的选择某种程度上取决于其基础疾病。对于病因明确的病人则需要制定具有针对性的特异性治疗方法。而病因不明确,应在明确诊断之前给予有效的经验性药物治疗。对每种疾病的针对性治疗将在下面讨论,而一般治疗可分为:①避免诱因;②消除或减少炎症反应和分泌物;③抗感染;④异常组织结构的修复。

(一)变应性鼻炎

对于变应性鼻炎,通过改善环境、避免接触变应原是最有效的治疗方法,但是往往难以完全实现。鼻吸入皮质激素类药物、抗组胺类药物是治疗变应性鼻炎的一线药物,并能有效治疗变应性鼻炎引起的咳嗽。无镇静作用的第二代抗组胺类药物优于第一代抗组胺药物。抗组胺药/减充血剂联合用药(A/D)是治疗变应性鼻炎的有效方法,可以通过抗组胺作用减少肥大细胞的脱颗粒、通过血管收缩作用减少血浆渗出和黏膜水肿,阻止炎性细胞进入抗原沉积区域。也有文献显示白三烯受体阻滞剂可以有效缓解变应性鼻炎的症状。

如有明确的变应原且药物治疗效果不佳时,可考虑特异性变应原免疫治疗,但需时较长。如果通过改善环境和鼻内药物治疗,变应性鼻炎的咳嗽和其他症状得以控制,则未必一定要进行变应原免疫治疗。

(二)血管运动性鼻炎

第一代 A/D 制剂治疗通常有效,异丙托溴铵鼻腔喷雾也一定效果。如果第一代 A/D 制剂治疗无效或者有禁忌证如青光眼、良性前列腺肥大等,可先选用异丙托溴铵治疗。鼻用皮质类固醇血管运动性鼻炎的疗效尚不确定。

(三)细菌性鼻窦炎

虽然通常认为鼻窦炎是由细菌感染引起,但急性鼻窦炎大多由于病毒侵入引起。由于临床上难以区分急性细菌性鼻窦炎和急性病毒性鼻窦炎,所以延迟使用抗生素而先给予第一代 A/D 治疗 1 周更为合理。急性鼻窦炎并发细菌感染,最常见病原菌为肺炎链球菌和流感嗜血杆菌,其他病原菌包括厌氧菌、卡他莫拉菌、金黄色葡萄球菌等,卡他莫拉菌尤其在儿童多见。

急性细菌性鼻窦炎的治疗包括抗生素、鼻内皮质激素以及减充血药。不管急性还是慢性鼻窦炎,鼻内皮质激素治疗均有帮助。

慢性鼻窦炎诊断明确后,内科药物治疗为首选。应用抗生素治疗宜先进行细菌培养与药物敏感试验,经验治疗可选择广谱耐 β-内酰胺酶类抗生素,如头孢噻肟、阿莫西林-克拉维酸等。通常抗流感嗜血杆菌、口腔厌氧菌、肺炎链球菌治疗至少3周。单纯抗生素治疗效果并不明显,特别是合并过敏因素者,需联合使用抗组胺药、减充血剂、鼻用激素及促纤毛运动药。口服第一代A/D制剂至少3周,鼻黏膜减充血剂一天2次,用药5天。使用上述方法治疗咳嗽消失后,鼻内激素治疗还应持续3个月。慢性鼻窦感染对药物治疗不敏感且存在解剖异常导致鼻腔阻塞的病人,应考虑鼻内镜手术治疗。

（四）变应性真菌性鼻窦炎

对于变应性真菌性鼻窦炎的治疗,主要是手术清除过敏霉菌黏液。功能性鼻内镜手术是首选有效的治疗方式,术中可以彻底清除鼻窦内的病变黏膜、变应性黏蛋白及真菌成分,减少机体对真菌的免疫反应,对所累及的鼻窦进行通气引流治疗。

与变应性支气管肺曲菌不同,不主张使用类固醇激素治疗。局部抗真菌剂具有一定的疗效。变应性真菌性鼻窦炎与侵袭性真菌性鼻窦炎的治疗原则也不相同,抗真菌药多具有严重的毒副作用,一般不主张全身使用,手术治疗的患者可在术前应用。

（五）理化刺激性鼻炎

当环境刺中明确实存在刺激物时,避免暴露,增强通风,采取相应的个人防护措施,如使用带有高效空气微粒过滤器防尘、防雾或防烟面具。

（六）药物性鼻炎

治疗的关键是停止使用当前药物,有时可一次一侧鼻内用药,A/D制剂或者鼻内皮质激素治疗较为合理,但其效果没有确切的数据考究。

四、胃食管反流性咳嗽

胃食管反流(GER)是指胃酸和其他胃或十二指肠内容物反流进入食管的现象,正常人也存在一定程度的反流,称为生理性反流。非生理性的GER可以引起临床症状,甚至组织病理学的改变。当引起食管症状与并发症,和(或)组织病理学的改变时,统称为GERD。GERD在西方国家较为常见,患病率约为7%~15%,甚至更高,而国内的患病率相对要低,但有上升的趋势。

胃食管反流病(GERD)的特征性症状为反酸、嗳气、烧心或胸骨后烧灼感,其食管外表现为咳嗽、胸闷、喘息、咽喉疼痛、心前区痛等。其中,以慢性咳嗽为主要临床表现的GERD称为胃食管反流性咳嗽(GERC)。GERC是慢性咳嗽的常见原因,占慢性咳嗽病因的8%~41%。笔者的研究结果显示GERC约占慢性咳嗽病因的12%。

【病因与发病机制】

很多因素可以加重或诱发胃食管反流性疾病。

1.药物　①阿仑唑奈(治疗绝经后骨质疏松的药物);②口服激素;③支气管扩张药物:β_2-肾上腺素能激动剂,氨茶碱;④前列腺素类;⑤钙通道阻滞剂;⑥抗胆碱能药物;⑦吗啡、哌替啶。

2.肥胖。

3.吸烟、酒精、咖啡因、高脂肪食物/巧克力、刺激性食物、柑橘类酸性饮料等。

4.剧烈运动。

5.长期胃肠插管、肺移植、肺切除术、腹膜透析。

6.支气管哮喘、阻塞性睡眠呼吸障碍等。

7.职业致使腹压增加的一些职业,如歌剧歌手、管弦乐器家、长笛及双簧乐器家等。

GERC的发病机制涉及食管-支气管反射、微量误吸、食管运动功能失调、自主神经功能失调与气道炎症等,传统观点认为微量误吸起着主要作用,但食管 pH 监测发现 GERC 多数情况下只存在远端反流,现在认为食管-气道之间的神经反射引起的神经源性炎症及相关神经肽可能起着更为重要的作用。

【临床表现】

多为刺激性干咳,亦可表现为有痰的咳嗽。绝大多数为白天咳嗽,个别表现为夜间咳嗽。笔者观察发现 72% 以白天咳嗽为主,28% 日夜均有咳嗽,没有发现以夜间咳嗽为主的患者。过去认为 GERC 常发生在夜间,通过 24 小时食管 pH 监测表明,实际上反流多发生于清醒和直立体位时。因为,熟睡后以及平卧位状态时,食管下段的括约肌为收缩状,发生一过性的括约肌松弛和反流的可能性比日间小。相反,直立体位时,食管下段括约肌发生松弛,出现 GERC 的可能性反而更大。52.2% 的患者在进食,尤其是进食刺激性食物后有咳嗽加重的表现。因为,进食也可以导致反流加重,其机制主要有:进食后使胃扩张,并通过咽-食管反射导致短暂的食管下段括约肌松弛;食物直接作用导致食管下段压力降低;进食刺激性食物损伤食管黏膜等。

典型反流症状表现为胸骨后烧灼感、反酸、嗳气、胸闷等。有微量误吸的 GERD 患者,早期更易出现咳嗽及咽喉部症状。很多患者合并反流相关症状,但临床上也有不少 GERC 患者完全没有反流症状,咳嗽是其唯一的临床表现。

【辅助检查】

检查手段包括食管 pH 监测、胆汁反流测定、腔内阻抗测定、食管钡餐、食管镜、食管内压力测定等。

(一)食管 pH 监测

通过食管 24 小时 pH 监测观察反流情况以及咳嗽与症状相关概率(SAP)是目前诊断 GERC 最敏感、最特异的方法。食管 pH 监测虽是目前最好的检测方法,但仍存在如下问题:①若反流间歇发生,可能导致假阴性结果;②非酸反流如胆汁反流,酸性反流合并碱性反流时其 pH 可能正常,所以结果阴性者也不能完全排除 GERC 诊断。最终确诊 GERC,需要根据抗反流治疗的效果来判断。

(二)腔内阻抗监测

可动态测定气、液体在食管腔内的运动情况,根据特定的阻抗变化图形,可以识别 95% 的食管反流。若同时进行 24 小时食管 pH 监测可以精确观察酸和非酸反流事件。对于临床上经充分抗酸治疗后仍有症状者,可评价其是否仍有持续存在的反流和非酸反流,从而为进一步确诊或调整治疗方案提供依据。

(三)胆红素测定

可诊断胆汁反流。

(四)食管压力测定

通过连续灌注导管测压系统进行食管测压,能了解 LES 长度、位置和压力、食管体部吞咽蠕动波的振幅和速度,从而为 GERD 患者食管运动功能提供客观、定量的数据资料。

(五)内镜检查

内镜检查是诊断反流性食管炎的主要方法,尤其对有食管炎症、糜烂甚至溃疡的患者,内镜检查意义更大。但多数 GERC 无食管炎的表现,胃镜检查也不能确定反流与咳嗽的相关性。

(六)其他检查

除以上检查方法外,钡餐、放射性核素、食管内灌酸试验、B 超等也可用于诊断胃食管反流病。钡餐检查特异性低,敏感性也仅为 26%~33%,除非考虑合并食管裂孔疝等解剖学变异,一般不用钡餐检查诊断 GERC。

【诊断标准】

GERC 的诊断应结合病史、检查结果(尤其是食管 pH 监测)及治疗反应综合考虑。根据中国《咳嗽的诊断与治疗指南(2009 年版)》,GERC 的诊断标准如下:

1.慢性咳嗽,以白天咳嗽为主。

2.24 小时食管 pH 监测 Demeester 积分≥12.70,和(或)SAP≥75%。

3.排除 CVA、EB、PNDs 等疾病。

4.抗反流治疗后咳嗽明显减轻或消失。

抗反流治疗有效是诊断 GERC 最重要的标准,但抗反流治疗无效并不能完全排除 GERC 的存在,因为可能抗反流治疗力度不够,或内科药物治疗无效,或者为非酸性反流等。

对于高度怀疑 GERC 或没有 pH 监测仪器或患者不能耐受检查时,可进行经验性诊断治疗。一般采用奥美拉唑口服(20mg,每日 2 次),连续 2～4 周。

GERC 的鉴别诊断要涵盖常见的慢性咳嗽病因。由于 GERD 的发病较为常见,要注意鉴别在部分合并有反流症状或反流病的咳嗽患者中,其反流症状或反流病可能仅仅是伴随现象,并非是导致咳嗽的原因。

【治疗】

(一)一般措施

主要是生活饮食习惯的调整,如高蛋白低脂饮食,少食多餐,睡前忌食。避免食用松弛食管下端括约肌的食物,如脂肪、咖啡、坚果、巧克力等;忌烟酒、酸性或辛辣刺激性饮料或食物,如薄荷、洋葱、大蒜。若患者夜间平卧时症状明显,可予以抬高床头,左侧卧位。

(二)制酸治疗

根据制酸药的作用机制,目前制酸药分为 2 种类型:

1.H_2 受体阻断药　通过阻断壁细胞上 H_2 受体,抑制基础胃酸和夜间胃酸的分泌,对促胃液素及 M 受体激动药引起的胃酸分泌也有抑制作用。常用的 H_2 受体阻断药有西咪替丁(甲氰咪胍)、雷尼替丁、法莫替丁等。

2.质子泵抑制剂　通过抑制胃 H^+-K^+-ATP 酶,发挥强力抑酸作用,作用持久,可使胃内 pH 升高至 7.0,一次用药大部分胃酸分泌被抑制 24 小时以上。其对幽门螺杆菌也有一定的抑制作用。奥美拉唑为第一代质子泵抑制剂,新一代质子泵抑制剂如泮托拉唑和雷贝拉唑抑制胃酸作用更强。

(三)促胃动力药

促胃动力药如多潘立酮、西沙必利等可增加贲门括约肌张力,松弛幽门,加速胃的排空,防止食物反流。

(四)胃黏膜保护剂

胃黏膜保护剂。如前列腺素衍生物类(米索前列醇、前列膜素)、硫糖铝、枸橼酸铋钾、替普瑞酮等可通过增强胃黏膜的细胞屏障和(或)黏液-碳酸氢盐屏障功能发挥作用。

药物治疗多为联合应用或单用质子泵抑制剂、H_2 受体阻滞剂及胃肠促动药。部分患者单用抑酸治疗即有效。如果采用 H_2 受体阻滞剂无效,改用质子泵抑制剂可能有效。临床研究表明,质子泵抑制剂奥美拉唑相比 H_2 受体阻滞剂雷尼替丁具有更好的治疗效果。药物治疗起效快者数天,慢者需 2～4 周以上方可起效。咳嗽消失后一般再继续治疗 3 个月。

（五）手术治疗

如采用足够的强度和疗程治疗,咳嗽仍无改善时,可以考虑采取抗反流手术治疗。手术治疗效果各家报道不一,咳嗽缓解率大约在41%～82%,国内缺乏这方面的资料。由于手术可能发生胃轻瘫等并发症,且有一定的复发率,因此应严格把握手术治疗指征。

五、变应性咳嗽

变应性咳嗽于1989年由日本学者藤村政树定义,当时命名为过敏性支气管炎,1992年改名为变应性咳嗽。患者通常存在特应征的基础因素,唯一或最主要的临床症状是慢性咳嗽,无气道高反应性或可逆性气道阻塞,支气管舒张剂治疗无效,抗组胺药物和(或)糖皮质激素能有效控制咳嗽。由于大部分患者诱导痰嗜酸性粒细胞(Eos)升高,可以诊断为非哮喘性嗜酸性粒细胞性支气管炎,部分诱导痰嗜酸性粒细胞正常而抗组胺药物治疗有效者可能为沉默型鼻后滴流综合征,因此变应性咳嗽未得到除日本和我国外的其他国家承认。国内虽采用变应性咳嗽的名称,但未将非哮喘性嗜酸性粒细胞性支气管炎包括在内,定义与日本有所不同。

变应性咳嗽在日本占慢性咳嗽36%～49%,是最主要的慢性咳嗽病因。国内报道占慢性咳嗽的13%,作为慢性咳嗽的病因不如咳嗽变异型哮喘、鼻后滴流综合征和非哮喘性嗜酸性粒细胞性支气管炎重要。鉴于变应性咳嗽在定义和临床表现上与非哮喘性嗜酸性粒细胞性支气管炎和鼻后滴流综合征界限不清,很可能是两者的混合体,能否作为一种独立的疾病尚需明确。

【病因】

尚不清楚。特应征体质和环境职业因素可能是发病的危险因素。理论上导致气道变应性炎症的各种特异性吸入物如尘螨、花粉和动物毛屑,呼吸道感染或定植的细菌和真菌及部分食物等均可为病因,但目前仅证实来自环境中或上呼吸道感染及定植的真菌如白念珠菌、担子菌、皮状丝孢酵母、季也蒙毕赤酵母、棕黑腐质霉和白色链霉菌等吸入可以引起变应性咳嗽。

【病理和病理生理】

80%以上患者诱导痰中Eos比例升高,气管或支气管黏膜下层组织内存在明显的Eos浸润,但程度轻于哮喘或咳嗽变异型哮喘患者。支气管肺泡灌洗液中Eos不增多可能是与非哮喘性嗜酸性粒细胞性支气管炎的最大区别,提示变应性咳嗽的嗜酸性粒细胞气道炎症仅累及支气管树的中央部位,而不涉及外周小气道。变应性咳嗽气道是否存在咳嗽变异型哮喘或非哮喘性嗜酸性粒细胞性支气管炎的基底膜增厚等气道结构重构改变尚无报道。

变应性咳嗽的病理生理特征包括肺通气功能正常,无气道可逆性和高反应性,但咳嗽敏感性明显增高。经治疗咳嗽缓解或消失后,咳嗽敏感性可以恢复正常。

国内定义的变应性咳嗽尚缺乏病理及病理生理改变的研究。

【临床表现】

可发生于任何年龄,但好发于中年人,尤以中年女性最多见,男女之比约为1:3。常可追溯到既往过敏史和家族过敏史,但无哮喘病史。

（一）症状

咳嗽是唯一或最主要的临床症状,常为干咳,多为阵发性,夜间睡眠或清晨起床后咳嗽较剧烈。吸入油烟、灰尘、冷热空气、刺激性气体、汽车尾气、讲话、运动和大笑等可诱发或加重咳嗽。可伴有咽喉痒或痰液黏附在咽喉的感觉。女性患者可因咳嗽出现压力性尿失禁。

（二）体征

无明显阳性体征

（三）辅助检查

1.血液检查　可有外周血 Eos 比例或绝对数升高，或血清总 IgE 增高，血清过敏原特异性 IgE 抗体阳性。

2.诱导痰细胞学检查　80%～90%的患者诱导痰 Eos 比例增高（>2.5%）。但国内定义的变应性咳嗽诱导痰 Eos 比例正常。

3.咳嗽敏感性检查　常明显增高。

4.过敏原皮试检查　过敏原皮肤针刺试验可阳性。

5.肺功能检查　肺通气功能正常。支气管舒张试验和激发试验阴性，峰流速变异率正常。

6.影像学检查　X 线胸片或胸部 CT 检查无异常发现或仅见肺纹理增多。

7.纤维支气管镜检查　没必要常规进行。除支气管黏膜充血外，一般无其他异常发现。支气管黏膜活检病理检查可见黏膜下层较多 Eos 浸润。支气管肺泡灌洗液中 Eos 无明显增多。

8.咽拭子真菌培养　部分患者可检出白念珠菌等。

【诊断】

应综合分析症状、体征和辅助检查结果建立。

日本呼吸病学会制定的临床研究条件下的变应性咳嗽诊断标准为：

1.干咳 8 周或以上，无喘息和呼吸困难。

2.诱导痰中嗜酸性粒细胞增多，或有下列 1 个及 1 个以上特应性体质表现　①目前或既往不包括哮喘在内的过敏性疾病史；②外周血 Eos 增多；③血清总 IgE 升高；④过敏原特异性 IgE 抗体阳性；⑤过敏原皮肤针刺试验阳性。

3.无气道可逆性　即支气管舒张试验阴性，表现为应用足够剂量的支气管扩张剂后 FEV_1 增加 <10%。

4.支气管激发试验阴性。

5.咳嗽敏感性增高。

6.口服或吸入支气管扩张剂 1 周或以上治疗无效。

7.胸片正常。

8.肺通气功能正常　FEV_1>80%预计值，FVC>80%预计值，FEV_1/FVC>70%。

符合上述所有条件，可诊断为变应性咳嗽。如再加上下列条件，对确诊有帮助：①气管或支气管活检标本黏膜下层有 Eos 浸润；②支气管肺泡灌洗液中缺乏 Eos；③抗组胺药物和（或）糖皮质激素治疗能控制咳嗽。

日本呼吸病学会为一般临床应用制定的简化变应性咳嗽诊断标准为：

1.干咳 3 周以上，无喘息和呼吸困难。

2.支气管扩张剂治疗无效。

3.诱导痰中嗜酸性粒细胞增多，或有下列 1 个及 1 个以上特应性体质表现：①目前或既往不包括哮喘在内的过敏性疾病史；②外周血 Eos 增多；③血清总 IgE 升高；④过敏原特异性 IgE 抗体阳性；⑤过敏原皮肤针刺试验阳性。

4.抗组胺药物和（或）糖皮质激素治疗能控制咳嗽。

符合上述所有四项条件，可以做出变应性咳嗽的临床诊断。从日本的诊断标准可以看出，日本定义的变应性咳嗽事实上包括了嗜酸性粒细胞性支气管炎的诊断。

中华医学会呼吸病学分会提出的变应性咳嗽诊断标准为：

1.慢性咳嗽。

2.肺通气功能正常，气道高反应性检测阴性。

3.具有下列指征之一：①过敏物质接触史；②过敏原皮肤针刺试验阳性；③血清总 IgE 或特异性 IgE 增高；④咳嗽敏感性增高。

4.排除咳嗽变异型哮喘、非哮喘性嗜酸性粒细胞性支气管炎、鼻后滴流综合征等其他原因引起的慢性咳嗽。

5.抗组胺药物和(或)糖皮质激素治疗有效。

和日本的诊断标准相比，我国制定的诊断标准中不包括诱导痰 Eos 增高条件，因此中国定义的变应性咳嗽不包括嗜酸性粒细胞性支气管炎的诊断，将嗜酸性粒细胞性支气管炎作为一种单列的病因。

【鉴别诊断】

主要和引起慢性咳嗽的其他疾病相鉴别。

（一）非哮喘性嗜酸性粒细胞性支气管炎

临床上表现为慢性咳嗽，胸片和肺通气功能正常，气道反应性检查阴性，支气管扩张剂治疗无效以及糖皮质激素能控制咳嗽等与变应性咳嗽非常相似，两者具有较多的共同点而不易鉴别。日本较少使用非哮喘性嗜酸性粒细胞性支气管炎的病名，变应性咳嗽的定义中事实上包括非哮喘性嗜酸性粒细胞性支气管炎。我国定义的变应性咳嗽没有诱导痰中 Eos 增高的诊断条件，与非哮喘性嗜酸性粒细胞性支气管炎鉴别并不困难。

（二）咳嗽变异型哮喘

慢性咳嗽的主要病因，大部分患者诱导痰中 Eos 可增高，气道高反应性阳性，支气管扩张剂治疗有效等可鉴别。需要注意的是极个别咳嗽变异型哮喘患者气道高反应性检查可呈假阴性，此时可给予 1 周或以上的支气管扩张剂进行诊断性治疗，如咳嗽不缓解基本可以排除咳嗽变异型哮喘的诊断。

（三）鼻后滴流综合征

鼻后滴流综合征也有慢性咳嗽的症状，抗组胺药物治疗有效，变应性鼻炎引起者可有特应性体质表现，甚至合并无症状的嗜酸性粒细胞性支气管炎，应注意与变应性咳嗽相鉴别。典型鼻后滴流综合征有慢性鼻炎病史，伴有鼻后滴流感或咽喉清洁感，少部分患者有鼻塞和流涕症状，鼻黏膜充血或咽后壁淋巴细胞增生呈卵石样外观可资鉴别。美国将缺乏慢性鼻病史和上呼吸道症状体征及抗组胺治疗有效者称"沉默型鼻后滴流综合征"，可能事实上就是所定义的变应性咳嗽。

（四）病毒感染后咳嗽

病毒感染后咳嗽绝大多数为急性或亚急性咳嗽，但个别可能持续达数月之久，用抗组胺药物治疗咳嗽能减轻或消失，有时易与变应性咳嗽相混淆，但病毒感染后咳嗽在咳嗽症状出现前有明确的上呼吸道感染史。

（五）慢性支气管炎

慢性支气管炎多与吸烟或空气污染有关，除咳嗽外，多有咳痰，戒烟或脱离污染环境 1 个月后咳嗽能明显减轻，抗胆碱能药物、支气管扩张剂和祛痰剂有助于改善症状等可与变应性咳嗽鉴别。

【治疗】

（一）抗组胺药物

抗组胺药物治疗对 60% 左右的变应性咳嗽有效。可供选择的抗组胺药物品种很多，不同药物对变应性咳嗽的疗效有无可差别尚不清楚。常用药物有氯雷他定、西替利嗪、依巴斯汀和非索非那定等。

（二）糖皮质激素

抗组胺药物虽能明显缓解咳嗽，但要完全消除咳嗽常需加用糖皮质激素治疗。吸入糖皮质激素是最合适的方法。对咳嗽剧烈或不适合吸入糖皮质激素者，短期（1～2 周）每天口服泼尼松 20～30mg 有助于快速控制症状。

（三）TH_2 细胞因子抑制剂

如甲磺司特，为 TH_1/TH_2 平衡调节剂，是一种新颖抗变态反应药，有研究显甲磺司特 300mg/d 治疗 4 周能提高变应性咳嗽患者的咳嗽阈值，并可降低外周血中嗜酸性粒细胞水平和血清 IgE 水平。

（四）其他治疗

如针对病因治疗，避免接触过敏原。有日本学者证实气道担子菌感染引起的 AC，用低剂量抗真菌药伊曲康唑（50～100mg/d）治疗 2 周后缓解，并认为低剂量抗真菌药可能是治疗真菌在气道定值引起 AC 的治疗策略。

【预后】

本病呈良性经过，不会向哮喘或慢性阻塞性肺病演变。长期随访肺功能下降速度与正常人无异。但咳嗽控制停药后，约 50% 的患者在 4 年内复发。

六、慢性咳嗽其他病因

慢性咳嗽的常见病因主要为咳嗽变异型哮喘、嗜酸性粒细胞性支气管炎、胃食管反流性疾病、上气道咳嗽综合征，这些病因占慢性咳嗽的 70%～95%，另外 5%～30% 为相对少见的其他慢性咳嗽病因或原因不明的慢性咳嗽。这些少见的慢性咳嗽病因虽然比例不高，但涉及病因种类繁多。

（一）慢性支气管炎

慢性支气管炎定义为咳嗽、咳痰达 3 个月以上，连续 2 年或更长，并除外其他已知原因引起的慢性咳嗽。

慢性支气管炎约占慢性咳嗽病因 5%～10%。由于慢支诊断标准缺乏客观依据，因此容易造成误诊。国内广州呼吸疾病研究所调查显示，近 80% 慢性咳嗽患者被诊断为"支气管炎、慢性支气管炎或慢性咽喉炎"，其中绝大多数系误诊，对慢性咳嗽病因认识不足和未开展相关慢性咳嗽检查是主要原因。

（二）支气管扩张症

支气管扩张症是由于慢性炎症引起气道壁破坏，导致非可逆性支气管扩张和管腔变形，主要病变部位为亚段支气管。临床表现为咳嗽、咳脓痰甚至咯血。典型病史者诊断并不困难，无典型病史的轻度支气管扩张症则容易误诊。X 线胸片改变（如卷发样）对诊断有提示作用，怀疑支气管扩张症时，最佳诊断方法为胸部高分辨率 CT。

（三）气管-支气管结核

气管-支气管结核在慢性咳嗽病因中所占的比例尚不清楚，但在国内并不罕见，多数合并肺内结核，也有不少患者仅表现为单纯性支气管结核，其主要症状为慢性咳嗽，可伴有低热、盗汗、消瘦等结核中毒症状，有些患者咳嗽是唯一的临床表现，查体有时可闻及局限性吸气期干啰音。X 线胸片无明显异常改变，临床上容易误诊及漏诊。

对怀疑气管，支气管结核的患者应首先进行痰涂片找抗酸杆菌。部分患者结核杆菌培养可阳性。X

线胸片的直接征象不多,可发现气管、主支气管的管壁增厚、管腔狭窄或阻塞等病变。CT 特别是高分辨率 CT 显示支气管病变征象较胸片更为敏感,尤其能显示叶以下支气管的病变,可以间接提示诊断。支气管镜检查是确诊气管-支气管结核的主要手段,镜下常规刷检和组织活检阳性率高。

(四)ACEI 诱发的咳嗽

咳嗽是服用 ACEI 类降压药物的常见副作用,发生率约在 10%~30%,占慢性咳嗽病因的 1%~3%。停用 ACEI 后咳嗽缓解可以确诊。通常停药 4 周后咳嗽消失或明显减轻。可用血管紧张素Ⅱ受体拮抗剂替代 ACEI 类药物。

(五)支气管肺癌

支气管肺癌初期症状轻微且不典型,容易被忽视。咳嗽常为中心型肺癌的早期症状,早期普通 X 线检查常无异常,故容易漏诊、误诊。因此在详细询问病史后,对有长期吸烟史,出现刺激性干咳、痰中带血、胸痛、消瘦等症状或原有咳嗽性质发生改变的患者,应高度怀疑肺癌的可能,进一步进行影像学检查和支气管镜检查。

(六)心理性咳嗽

心理性咳嗽是由于患者严重心理问题或有意清喉引起,又有文献称为习惯性咳嗽、心因性咳嗽。小儿相对常见,在儿童 1 个月以上咳嗽病因中占 30%~10%。典型表现为日间咳嗽,可表现为轻微或剧烈干咳,专注于某一事物及夜间休息时咳嗽消失,常伴随焦虑症状。

心理性咳嗽的诊断系排他性诊断,只有其他可能的诊断排除后才能考虑此诊断。儿童主要治疗方法是暗示疗法,可以短期应用止咳药物辅助治疗。对年龄大的患者可辅以心理咨询或精神干预治疗,适当应用抗焦虑药物。儿童患者应注意与抽动秽语综合征相鉴别。

(七)其他病因

肺间质纤维化、支气管异物、支气管微结石症、骨化性支气管病、纵隔肿瘤及左心功能不全等。近年来笔者还发现以慢性咳嗽为主要表现的心律失常(期前收缩)、颈椎病、舌根异位涎腺症等罕见病因。

(苑克德)

第二节 上气道梗阻

上气道梗阻(UAO)是一类由多种原因所致的上气道气流严重受阻的临床急症,其临床表现不具特异性,易与支气管哮喘及慢性阻塞性肺疾病等疾病相混淆。临床上,该症以儿童多见,在成人则较为少见。引起上气道梗阻的原因较多,其中,以外源性异物所致者最为常见,其余较常见者有喉运动障碍、感染、肿瘤、创伤以及医源性等。对上气道梗阻的及时认识和治疗具有极为重要的临床意义,因为大多数患者既往身体健康,经有效治疗后可以完全康复。

一、上气道解剖

呼吸系统的传导气道包括鼻、咽喉、气管、主支气管、叶支气管、段支气管、细支气管直至终末细支气管等部分。根据周围小气道和中心大气道在机械力学等呼吸生理功能上的不同,一般将呼吸道分为三个部分,即:①小气道,指管径小于 2mm 的气道;②大气道,指隆凸以下至直径 2mm 的气道;③上气道,为自鼻至气管隆凸的一段呼吸道,包括鼻、咽、喉及气管等。

　　通常以胸腔入口或胸骨上切迹为界将上气道分为胸腔外上气道和胸腔内上气道两个部分。胸腔外上气道包括下颌下腔(包括可产生 Ludwig 咽峡炎的区域)、咽后腔(包括可生产咽后脓肿的区域)和喉部。广义的喉部范围上至舌根部,下至气管,可分为声门上喉区(会厌、杓会厌皱襞及假声带)、声门(包括杓状软骨的声带平面内的结构)和声门下区(为一长约 1.5～2.0cm,由环状软骨所包绕的气道)。

　　成人气管的总长度为 10～13cm,其中胸腔内的长度约 6～9cm。胸腔外气管的长度约为 2～4cm,从环状软骨的下缘至胸腔入口,其在前胸部约高于胸骨上切迹 1～3cm。正常气管内冠状直径,男性为 13～25mm,女性为 10～21mm。引起气管管径缩小的因素有以下几种:①Saber 鞘气管;②淀粉样变性;③复发性多软骨炎;④坏死性肉芽肿性血管炎;⑤气管支气管扁骨软骨成形术;⑥鼻硬结病;⑦完全性环状软骨;⑧唐氏综合征。

二、上气道梗阻的病理生理学

　　正常情况下,吸气时,呼吸肌收缩使胸内压力降低,气道内压力低于大气压,气体由外界进入肺内;相反,呼气时,呼吸肌松弛使胸内压力升高,气体由肺内排出体外。急性上气道阻塞则可直接影响机体的通气功能,外界的氧气不能被吸入肺内,机体代谢所产生的二氧化碳亦不能排出体外,引起急性呼吸衰竭,如未能获得及时救治,每因严重缺氧和二氧化碳潴留导致患者死亡。

　　上气道的胸外部分处于大气压之下,胸内部分则在胸内压作用之下。气管内外两侧的压力差为跨壁压。当气管外压大于胸内压,跨壁压为正值,气道则趋于闭合;当跨壁压为负值时,即气管内压大于气管外压,气管通畅。上气道阻塞主要影响患者的通气功能,由于肺泡通气减少,在患者运动时可产生低氧血症,但其弥散功能则多属正常。上气道阻塞的位置、程度、性质(固定型或可变型)以及呼气或吸气相压力的变化,引起患者出现不同的病理生理改变,产生吸气气流受限、呼气气流受限,抑或两者均受限。临床上,根据呼吸气流受阻的不同可将上气道阻塞分为以下三种:可变型胸外上气道阻塞、可变型胸内上气道阻塞和固定型上气道阻塞。

(一)可变型胸外上气道阻塞

　　可变型阻塞指梗阻部位气管内腔大小可因气管内外压力改变而变化的上气道阻塞。可变型胸外上气道阻塞,见于患气管软化及声带麻痹等疾病的患者。正常情况下,胸外上气道外周的压力在整个呼吸周期均为大气压,吸气时由于气道内压降低,引起跨壁压增大,其作用方向为由管外向管内,导致胸外上气道倾向于缩小。存在可变型胸外上气道阻塞的患者,当其用力吸气时,由于 Venturi 效应和湍流导致阻塞远端的气道压力显著降低,跨壁压明显增大,引起阻塞部位气道口径进一步缩小,出现吸气气流严重受阻;相反,当其用力呼气时,气管内压力增加,由于跨壁压降低,其阻塞程度可有所减轻。

(二)可变型胸内上气道阻塞

　　可变型胸内上气道阻塞,见于胸内气道的气管软化及肿瘤患者。由于胸内上气道周围的压力与胸内压接近,管腔外压(胸内压)与管腔内压相比为负压,跨壁压的作用方向由管腔内向管腔外,导致胸内气道倾向于扩张。当患者用力呼气时,Venturi 效应和湍流可使阻塞近端的气道压力降低,亦引起阻塞部位气道口径进一步缩小,出现呼气气流严重受阻。

(三)固定型上气道阻塞

　　固定型上气道阻塞指上气道阻塞性病变部位僵硬固定,呼吸时跨壁压的改变不能引起梗阻部位的气道口径变化者,见于气管狭窄和甲状腺肿瘤患者。这类患者,其吸气和呼气时气流均明显受限且程度相近,出现明显的呼吸困难。

【病因】

临床上,上气道阻塞虽较为少见,但可由多种疾病引起,这类原因主要包括:①气道瘢痕狭窄:多为气管结核、外伤、气管插管或切开术等治疗所致;②气道壁病变:如咽喉部软组织炎、咽后壁脓肿、扁桃体肿大、声带麻痹、喉或气管肿瘤、气管软化以及复发性多软骨炎等;③气道腔内病变:以气道内异物为多见,以及带蒂气管内息肉或肿瘤和炎性肉芽肿;④气道外部压迫:气道周围占位性病变如甲状腺癌、食管癌、淋巴瘤、脓肿、血肿或气体的压迫;⑤气道内分泌物潴留:呼吸道出血或大量痰液未能咳出,胃内容物大量吸入等。兹将引起成人和儿童不同解剖部位上气道阻塞的常见原因,总结于表 3-2-1,供临床诊断时参考。极少数情况下,功能性声带异常或心理性因素,亦可引起上气道阻塞。

表 3-2-1   成人和儿童上气道阻塞的常见原因

1.化脓性腮腺炎

2.扁桃体肥大/扁桃体周围脓肿

3.化脓性颌下腺炎(Ludwig 咽峡炎)

4.舌:①巨舌症;②舌下血肿;③舌蜂窝织炎

5.咽后壁脓肿

6.喉:①喉癌;②错构瘤;③喉部狭窄;④喉部水肿:乱血管性水肿:过敏反应;Cl 酯酶抑制剂缺乏;血管紧张素转换酶抑制剂;b.气管插管拔管后;c.烧伤;⑤喉结核;⑥会厌:会厌炎;杓会厌皱襞肥大;⑦声带:a.息肉及乳头状瘤;b.声带麻痹:单侧麻痹(鳞癌;喉返神经损伤;迷走神经损伤);双侧麻痹(喉张力障碍:帕金森病,Gerhardt 综合征,镇静药物过量,Shy-Drager 综合征;橄榄体脑桥小脑萎缩;代谢原因:低血钾,低血钙;复发性多软骨炎;颅内肿瘤);喉运动障碍:类风湿关节炎;c.异物

7.气管:①气管软化;②肿瘤:a.鳞癌,腺样囊腺癌.b.霍奇金淋巴瘤.c.卡波西肉瘤;③气管受压迫:乱甲状腺肿/甲状腺癌;b.食管源性:食管异物,食管癌,食管失迟缓症;c.血管原因:动脉穿刺出血,胸主动脉破裂,上腔静脉阻塞,主动脉创伤,肺血管悬吊,无名动脉瘤;d.液体从中心导管外渗;e.支气管囊肿;f.霍奇金淋巴瘤纵隔转移;④气管狭窄:a.声门下狭窄:喉气管支气管炎,坏死性肉芽肿性血管炎;b.气管:气管切开后,气管插管后,外伤,气管结核;⑤气管缩窄;⑥气管导管源性黏液瘤;⑦气管炎;⑧异物

【临床表现】

上气道阻塞的症状和体征与气道阻塞的程度和性质有关。上气道阻塞早期一般无任何表现,往往在阻塞较严重时始出现症状。急性上气道阻塞起病急骤,病情严重,甚至导致窒息而死亡,常有明显的症状和体征。上气道阻塞的临床表现并无特异性,可表现为刺激性干咳、气喘和呼吸困难,患者往往因呼吸困难而就诊;其呼吸困难以吸气困难为主,活动可引起呼吸困难明显加重,且常因体位变化而出现阵发性发作。少数患者夜间出现打鼾,并可因呼吸困难加重而数次惊醒,表现为睡眠呼吸暂停综合征。吸入异物所致者,可有呛咳史,常有明显的呼吸窘迫,表情异常痛苦,并不时抓搔喉部。偶见慢性上气道阻塞引起肺水肿反复发生而出现肺水肿的表现。

临床上所见的大多数上气道阻塞为不完全性阻塞。主要体征为吸气性喘鸣,多在颈部明显,肺部亦可闻及但较弱,用力吸气可引起喘鸣明显加重。出现喘鸣提示气道阻塞较为严重,此时气道内径往往小于5mm。吸气性喘鸣多提示胸外上气道阻塞,多见于声带或声带以上部位;双相性喘鸣提示阻塞在声门下或气管内;屈颈时喘鸣音的强度发生变化多提示阻塞发生于胸廓入口处。儿童出现犬吠样咳嗽,特别是夜间出现,多提示为喉支气管炎,而流涎、吞咽困难、发热而无咳嗽则多见于严重的会厌炎。一些患者可出现声音的改变,其改变特点与病变的部位和性质有关,如单侧声带麻痹表现为声音嘶哑;双侧声带麻痹声音正

常,但有喘鸣;声门以上部位病变常出现声音低沉,但无声音嘶哑;口腔脓肿出现含物状声音。

【特殊检查】

(一)肺功能检查

气道阻塞时,流量-容积曲线出现明显的变化,具有一定的诊断价值。但肺功能检查对有急性窘迫的患者不能进行,且对上气道梗阻的敏感性并不高。因此,目前已逐渐为内镜检查所替代。

(二)影像学检查

1.颈部平片 气道平片对上气道阻塞的诊断虽可提供重要信息,但其准确性较差,应与病史和体征相结合进行判断,目前已较少使用。

2.CT扫描 气道CT扫描可以了解阻塞处病变的大小和形态,气道狭窄的程度及其与气道壁的关系,以及病变周围组织的情况,是目前诊断上气道梗阻的主要检查手段之一。对疑为上气道梗阻的患者应进行颈部和胸部的CT扫描,必要时进行气道三维重建。增强CT扫描尚有助于明确病变的血供情况。对气道内占位性病变,CT扫描可清楚地显示。

3.MRI检查 具有很好的分辨能力,可预计气道闭塞的程度和长度,对评价纵隔情况具有较好的价值。

(三)内镜检查

内镜如纤维喉镜或纤维支气管镜检查能直接观察上气道情况,观察声带、气管环的变化以及呼吸过程中病变的动态特征,且可采集活体组织进行病理学检查,故对诊断具有决定性作用。其价值优于影像学检查。因此,对疑为上气道阻塞者,均应考虑进行内镜检查。但严重呼吸困难者不宜进行检查,且对血管性疾病严禁进行活组织检查。

【诊断】

要对上气道梗阻作出及时而准确的诊断,关键在于要考虑到上气道梗阻的可能性。虽然呼吸困难为上气道梗阻的主要表现,但呼吸困难常见于其他疾病。因此,对临床上存在以下情况者,应及时进行CT扫描和内镜检查:①以气促、呼吸困难为主要表现,活动后明显加重,有时症状的加重与体位有关,经支气管扩张剂治疗无效者;②存在上气道炎症、损伤病史,特别是有气管插管和气管切开史者;③肺功能检查显示最大呼气流速、最大通气量进行性下降,肺活量不变,FEV_1降低不明显,与最大通气量下降不成比例者。根据影像学检查和内镜检查,即可作出上气道梗阻的诊断。

【治疗】

由于引起上气道梗阻的原因较多,治疗方法的选择须根据其病因和严重程度而定。对严重的上气道梗阻应采取紧急处理措施,解除呼吸道阻塞,挽救患者生命。对一些类型的上气道梗阻,改变体位可以使其症状得以减轻;对感染性疾病所致者,如会厌炎、咽后壁脓肿等应及时给予敏感而有效的抗生素治疗。

急性上气道梗阻常发生在医院外,如不能及时获得诊断和处理,易导致患者死亡。由于上气道梗阻不可能允许进行临床治疗的对比研究,其治疗措施均基于有限的临床观察资料,且存在较大的争议。但有关内镜下治疗上气道梗阻,近年来获得长足的发展,取得了较为满意的疗效。

(一)上气道异物阻塞的救治

1.吸入异物的急救手法 首先使用牙垫或开口器开启口腔,并清除口腔内异物;以压舌板或食指刺激咽部,同时以Heimlich手法使患者上腹部腹压急速增加,可排出一些气道内异物;对清醒可直立的患者,施救者可从患者后面抱住其上腹部,右手握拳,拇指指向剑突下方,左手紧压右拳,急速地向上向内重压数次;对于仰卧的患者,施救者可面向患者跪于其双腿两侧,上身前倾,右手握拳置于剑突下方,左手置于右手之上,急速地向下向前内重压上腹部。

2.支气管镜摘除异物　经上述手法不能取出的异物,或不适宜手法取出的异物如鱼刺,应尽快在喉镜或支气管镜的窥视下摘除异物。

(二)药物治疗

对于喉或气管痉挛所致的上气道梗阻,以及一些炎症性疾病引起的黏膜水肿所致上气道梗阻,药物治疗具有重要的价值。对这类上气道梗阻有效的药物主要为肾上腺素和糖皮质激素,常可挽救患者的生命;但应注意,这两类药物对会厌炎的治疗效果不佳,甚至导致不良反应而不宜使用。

1.肾上腺素　可兴奋 α 肾上腺素受体,引起血管收缩,减轻黏膜水肿,对喉支气管炎具有良好的治疗作用,也可用于治疗喉水肿。使用时,多采用雾化吸入或气管内滴入,每次 1～2mg,亦可选用皮下或肌肉注射,每次 0.5～1mg,起效迅速,但维持时间短暂,应多次用药。

2.糖皮质激素　具有消除水肿,减轻局部炎症的作用,可用于多种原因所致的上气道阻塞,如气管插管后水肿等。对于病毒性喉支气管炎,吸入激素具有良好的效果。Durward 等发现给予布地奈德吸入治疗,可明显降低插管率。但激素治疗对上气道瘢痕或肿瘤性狭窄所致者无效。

(三)气管插管或气管切开术

气管插管或切开可建立有效的人工气道,为保持气道通畅和维持有效呼吸提供条件。尤其对需要转院治疗者,气管插管可明显降低患者的死亡率。对于喉水肿、喉痉挛、功能性声带功能失调、吸入性损伤、咽峡炎、会厌炎、喉和气管肿瘤等,可考虑进行气管插管或切开。但应注意,气管插管或切开本身亦可引起上气道阻塞,故对接受这类治疗的患者更应密切观察。

(四)手术治疗

对于喉或气管肿瘤或狭窄所致的上气道阻塞,可采用喉气管切除和重建进行治疗,87%的患者可获得良好的治疗效果。对于扁桃体肥大的上气道阻塞,进行扁桃体摘除可使其症状明显改善。对于口咽部狭窄所致者,进行咽部手术具有一定的治疗作用。对于内镜下无法摘除的异物,亦应行手术治疗。

(五)激光治疗

激光治疗可使肿瘤、肉芽肿等病变组织碳化、缩小,并可部分切除气管肿瘤,从而达到解除气管狭窄,缓解症状,具有一定的治疗作用。激光治疗可经纤维支气管镜使用。目前临床上使用的激光主要是以钇铝石榴石晶体为其激活物质的激光(Nd:YAG 激光),其穿透力较强。

(六)气管支架

气道支架置入即通过气管镜将支架安置于气道的狭窄部位,以达到缓解患者呼吸困难的目的。可用于气管肉芽肿、瘢痕所致的良性狭窄或肿瘤所致的恶性狭窄。近年来,纤维支气管镜下支架置入在临床使用较多且疗效显著。诸多文献对其疗效及并发症等进行评价,大部分作者认为,支架置入的近期疗效显著,并发症较少,远期疗效尚待评估。目前广泛使用的镍钛记忆合金制备的气管支架,具有较好的临床效果,且长期置入后无变形及生锈变色等,对气道不产生严重的炎症反应和刺激。一般先将支架置于冰水中冷却并塑形为细管状,并装入置入器内,经纤维支气管镜检查将导引钢丝送入狭窄气道,让患者头部尽量后仰,将置入器沿导引钢丝置入气道狭窄部位,然后拔出导引钢丝。再次纤维支气管镜检查确定支架良好地置于狭窄部位。置入后,支架受机体温度的影响,恢复其原有形状与气道紧密贴合,并逐渐将狭窄部位撑开扩张,达到解除狭窄的效果。

(王富霞)

第三节　支气管哮喘

支气管哮喘(简称哮喘)是由多种细胞包括气道的炎性细胞(如嗜酸性粒细胞、肥大细胞、T淋巴细胞、中性粒细胞)和结构细胞(如平滑肌细胞、气道上皮细胞等)以及细胞组分参与的气道慢性炎症性疾病。这种慢性炎症导致气道高反应性,通常表现为可逆性的气流受限,并引起反复发作性的喘息、气急、胸闷或咳嗽等症状,常在夜间和(或)清晨发作、加剧,多数患者可自行缓解或经治疗缓解。若哮喘反复发作,随病程的延长可产生一系列气道结构的改变,称为气道重构。气道重构使患者出现不可逆或部分不可逆的气流受限,以及持续存在的气道高反应性,降低对吸入激素治疗的敏感性。而规范的治疗可使多数哮喘患者得到良好的控制,降低治疗费用。因此,合理的防治对哮喘的控制至关重要,全球哮喘防治创议(GINA)和我国支气管哮喘防治指南是防治哮喘的重要指南。

【流行病学】

目前全球约有3亿、我国约有3000万哮喘患者。各国哮喘患病率从1%～30%不等,且呈逐年上升趋势。一般认为儿童患病率高于青壮年,成人男女患病率大致相同,发达国家高于发展中国家,城市高于农村。约40%的患者有家族史。

在欧美等发达国家的儿童及青少年中,哮喘及哮喘症状患病率在近20年增加了近一倍。哮喘患病率最高的国家和地区是英国(>15%)、新西兰(15.1%)、澳大利亚(14.7%)、爱尔兰共和国(14.6%)、加拿大(14.1%)以及美国(10.9%)。在北美,大约3350万人,即十分之一的人口患有哮喘,某些种族甚至发病率会更高,如非洲裔美国人以及西班牙人。

在我国哮喘流行病学调查中,涉及人群和地区最广泛的是2000年全国儿童哮喘防治协作组对全国31个省43个城市43万儿童哮喘患病率、相关危险因素及对家庭和社会影响的调查。从目前结果看,我国哮喘患病率为0.4%～5.0%,地区间差别较大。对城市14岁以下儿童调查表明,儿童哮喘患病率从1990年的0.91%升至2001年的1.50%。10年间上升64.84%以上,说明我国的儿童哮喘患病率有明显上升趋势。资料显示上海市儿童哮喘患病率高达4.52%,而粤西农村成人哮喘患病率也高达6.0%。哮喘的发病存在地理及季节性差别。2007年西安市随机选取西安市碑林区和新城区0～14岁儿童12613例进行调查,发现儿童哮喘累计患病率为1.74%,现患率为1.31%,较10年前显著升高。其中男、女性别之比为162:100,发病季节以冬季为主,性别、呼吸道感染、过敏及遗传因素与哮喘发作有关。2003年11月至2004年2月对淮南市10721名0～14岁儿童进行流行病学调查的结果显示,其累计患病率为4.11%,现患率为3.02%,其中男、女儿童的现患率分别为3.68%和2.32%,差异有显著性(P<0.01)。主要发病诱因为呼吸道感染,现患儿一、二级亲属中有哮喘史占42.59%,既往诊断与本次流行病学调查符合率为42.59%。我国成人的哮喘患病率情况尚缺乏大规模的流行病学资料。

有关哮喘病死率的资料尚不多。由于不同国家对疾病分类及诊断标准的不同,研究所得结论也有较大差异,加上部分死于哮喘的老年患者中,其真正的死因可能是由于COPD或心功能不全等病症所表现出的类似于哮喘的临床症状,这样就使得哮喘死亡率资料的价值受到了一定的影响。然而对于35岁以下诊断为死于哮喘的患者,其影响和干扰因素相对较少,其准确率往往超过80%。目前全世界大约每年由于哮喘死亡约18万人,大多数哮喘患者的死亡发生于45岁以上的患者,大部分是可以预防的,多与长期控制不佳,最后一次发作时没有及时获得医疗救援有关。在2003年CINA公布的数据中,哮喘病死率在(1.6～36.7)/10万哮喘患者。哮喘病死率的高低,与患者的社会经济状况、医疗保障条件及既往病史等有关。哮喘死亡排在前 10 位的大多为一些经济欠发达的发展中国家。而这些国家的哮喘患病率都不是很高,这在一定程度上反映出包括中国在内的发展中国家,哮喘的防治工作任重而道远。

【病因与发病机制】

哮喘的病因和发病机制非常复杂,至今尚未完全阐明。20 世纪 50 年代曾认为哮喘是一种气道平滑肌功能异常性疾病。20 世纪 80 年代后提出了哮喘的本质是气道慢性炎症和 AHR。近十多年来,随着分子生物学、遗传学、免疫学、细胞生物学等技术的广泛应用,哮喘的发病机制研究已取得很大进展。

(一)病因

哮喘的病因还不十分清楚,患者个体过敏体质及外界环境的影响是发病的危险因素。哮喘与多基因遗传有关,同时受遗传因素和环境因素的双重影响。

1.遗传因素　哮喘是一种复杂的,具有多基因遗传倾向的疾病。所谓的多基因遗传,是指不同染色体上多对致病基因共同作用,这些基因之间无明显的显隐性区别,各自对表现型的影响较弱,但具有协同或累加效应,发病与否受环境因素的影响较大。多基因遗传的这些特点使得哮喘具有明显的遗传异质性,这就意味着某些群体中发现的遗传易感基因在另外的群体中不一定能发现,也使得哮喘相关基因的寻找和鉴定成为一个庞大的工程。传统的遗传易感基因研究从病例和家系入手,通过连锁分析或关联分析方法来寻找哮喘相关基因。哮喘遗传协作研究组(CSGA)通过三个种族共 140 个家系研究分析,将哮喘遗传易感基因粗略分为三类:①决定变态性疾病易感性的 HLA-Ⅱ类分子基因遗传多态性(如 6p21-23);②T 细胞受体(TCR)高度多样性与特异性 IgE(如 14q11.2);③决定 IgE 调节及哮喘特征性气道炎症发生发展的细胞因子基因及药物相关基因(如 11q13,5q31-33)。Sq31-33 区域内含有包括细胞因子簇(IL-3,IL-4,IL-9,IL-13,GM-CSF)、$β_2$ 肾上腺素能受体、淋巴细胞糖皮质激素受体(GRL)、白三烯 C4 合成酶(LTC4S)等多个与哮喘发病相关的候选基因。这些基因对 IgE 调节以及对炎症的发生发展很重要,因此 5q31-33 又被称为"细胞因子基因簇"。

以上基于病例和家系的研究主要缺陷是样本数不够,许多结果不能重复。近年来,点阵单核苷酸多态性(SNP)基因分型技术,也称为全基因组关联研究(GWAS)的发展给哮喘的易感基因研究带来了革命性的突破。GWAS 不需要大样本的家系研究,同时又能得到更为有力的统计结果。最近 2 年采用 GWAS 鉴定了多个哮喘易感基因,并且得到了很好的重复。

近年来对哮喘易感基因的研究更进一步深入到基因-环境相互作用的领域。比如,内毒素通过衔接 T1R4 和 CD14 起作用,在基因表达中 CD14 的多态性发生功能改变。基因编码的 T1R4 可以改变对内毒素的反应,在内毒素浓度较低的环境中 CD14C-260T 等位基因的个体结合可延缓哮喘病程的进展,而在内毒素浓度较高的环境中,这种表型可使哮喘的患病概率增高。尘螨抗原 DerpI 可以调节 TGF-3I 基因多态性,改变相应的免疫应答模式而影响哮喘表型。尘螨还可通过改变 IL-10 和树突状细胞相关核蛋白 1(DC-NPl)的基因多态性调节抗原特异性 IgE 的产生。研究发现被动吸烟增加儿童哮喘发生率与 TNF-α 基因和染色体 17q21 区域的 SNP 多态性有关。

2.环境因素　主要包括变应原性和非变应原性因素,其中吸入性变应原是哮喘最重要的激发因素,而其他一些非变应原性因素也可以促进哮喘的发生。

(1)变应原性因素

1)室内变应原:尘螨是最常见的室内变应原,常见的有四种:屋尘螨、粉尘螨、宇尘螨和多毛螨。90%以上螨类存在于屋尘中,屋尘螨是持续潮湿的气候中最主要的螨虫。屋尘螨抗原由螨虫身体各部分、分泌物和排泄物组成。尘螨主要抗原为 DerpI 和 DerpⅡ,主要成分为半胱氨酸蛋白酶或酪氨酸蛋白酶,这些变应原具有蛋白溶解活性,使它们更容易进入具有免疫活性的细胞。1g 尘土中屋尘螨的变应原>0.5g 成为对螨过敏的危险因素,可激发哮喘症状。家养宠物如猫、狗、鸟等也是室内变应原的重要来源,这些变应原存在于它们的皮毛、唾液、尿液与粪便等分泌物中。猫是这些动物中最重要的致敏者,其主要变应原成分Feldl,存在于猫的皮毛、皮脂分泌物和尿液中,是引起哮喘急性发作的主要危险因子。狗产生 2 种重要的致敏蛋白(Canfl 和 Canf2),来自于狗的变应原特征和来自猫的变应原相似,因此,猫和狗的致敏物质有轻微程度的交叉反应。蟑螂也是常见的室内变应原,常见的与哮喘相关的有蟑螂美洲大蠊、德国小蠊、东方小蠊和黑胸大蠊,我国以黑胸大蠊常见。真菌也是存在于室内空气中的变应原之一,特别在阴暗潮湿及通风不良的地方,此外真菌也容易生长在制冷、加热、湿化系统中,室内湿化器促进了真菌生长及增加空气传播的危险性。常见真菌有青霉、曲霉、分枝孢子菌和念珠菌等。

2)室外变应原:花粉和草粉是最常见的引起哮喘发作的室外变应原,其对哮喘的影响随气候和地域条件变化。木本植物(树花粉)常引起春季哮喘,而禾本植物的草类和莠草类花粉常引起秋季哮喘。我国东部地区主要为豚草花粉,北部主要为蒿草类。真菌也是室外重要变应原,其诱发哮喘也有季节性。

3)职业性变应原:可引起职业性哮喘的常见的变应原有油漆、谷物粉、面粉、木材、饲料、茶、咖啡豆、家蚕、鸽子、蘑菇、异氰酸盐、邻苯二甲酸、松香、活性染料、过硫酸盐、乙二胺等。

4)食物:如鱼、虾、蟹、蛋类、牛奶等均是常见的变应原,食物中的添加剂如防腐剂、染色剂也可以引起哮喘急性发作。

5)药物:阿司匹林和一些非糖皮质激素类抗炎药是药物所致哮喘的主要变应原,其他一些药物如普萘洛尔(心得安)、抗生素(青霉素、头孢霉素)、水杨酸酯等也可以引起哮喘发作。

(2)非变应原性因素

1)大气污染:空气污染(SO_2、NOx)以及职业中接触的氨气等可致支气管收缩、一过性气道反应性增高并能增强对变应原的反应。日常生活中诱发哮喘的常见空气污染有煤气、油烟、杀虫喷雾剂及蚊香等。

2)吸烟:香烟烟雾是一种重要的哮喘促发因子。吸烟对哮喘的影响已有明确的结论,主动吸烟会加重哮喘患者肺功能的下降,加重病情并降低治疗效果。被动吸烟也是诱发哮喘的重要因素,特别是对于那些父母抽烟的哮喘儿童,常因被动吸烟而引起哮喘发作。母亲在妊娠期间吸烟也会影响胎儿的肺功能及日后发生哮喘的易感性。

3)感染:流行病学证据证实呼吸道病毒感染与儿童和成人的哮喘急性发作均有密切关系。呼吸道感染常见病毒有呼吸道合胞病毒(RSV)、腺病毒、鼻病毒、流感病毒、副流感病毒、冠状病毒,以及某些肠道病毒。与成人哮喘有关的病毒以鼻病毒和流感病毒为主;RSV、腺病毒、副流感病毒和鼻病毒则与儿童哮喘发作关系较为密切。RSV 是出生后第一年的主要病原,在 2 岁以下的感染性哮喘中占 44%,在大儿童哮喘中也有 10% 以上与其感染有关。因急性 RSV 感染住院的儿童在 10 年后有 42% 发生哮喘。婴幼儿期的细菌感染,尤其是肺炎衣原体,对成年后哮喘的发生也起着重要的作用。

4)月经、妊娠等生理因素:有些女性哮喘患者在月经期前 3~4 天有哮喘加重的现象,这与经前期黄体酮的突然下降有关。妊娠也是诱发哮喘加重的因素之一。妊娠 9 周的胎儿胸腺已可产生 T 淋巴细胞,第 19~20 周,在胎儿各器官中已产生 B 淋巴细胞,由于在整个妊娠期胎盘主要产生辅助性Ⅱ型 T 细胞(Th2)细胞因子,因而在胎儿肺的微环境中,Th2 反应是占优势的。若母亲已有特异性体质,又在妊娠期接触大量的变应原(如牛奶中的乳球蛋白,鸡蛋中的卵蛋白或螨虫的 DerpI 等)或受到呼吸道病毒特别是 RSV 的感染,即可能加重其 Th2 调控的变态反应,增加胎儿出生后变态反应和哮喘发病的可能性。

5)精神和心理因素:部分哮喘的发生和加重与精神和心理因素有关。有报道称 70% 的患者哮喘发作受心理因素参与,哮喘病人常见的心理异常表现为焦虑、抑郁、过度的躯体关注等。精神因素诱发哮喘的机制目前还不清楚。

　　6)运动:运动诱发支气管哮喘发作是较为常见的问题。跑步、爬山等运动尤其容易促使轻度哮喘或稳定期哮喘发作。

　　7)其他:有报道称微量元素缺乏,主要是缺铁、缺锌等可能诱发哮喘。也有研究认为肥胖或高体重指数与哮喘高患病率之间存在相关性,但还需要进一步证实。

(二)发病机制

　　哮喘的发病机制非常复杂,主要包括气道炎症机制、免疫与变态反应机制、气道神经调节机制以及遗传机制等。T细胞介导的免疫调节的失衡与慢性气道炎症的发生是最重要的哮喘发生机制。气道重构与慢性炎症和上皮损伤修复相关,并越来越受到重视。气道慢性炎症与气道重构共同导致气道高反应性的发生。

　　1.气道炎症机制　哮喘气道炎症反应涉及众多炎症细胞、炎症介质和细胞因子的参与和相互作用。

　　(1)气道炎症产生的途径:当过敏原进入机体后,被抗原递呈细胞(如树突状细胞、单核巨噬细胞等)内吞并激活T细胞,活化的辅助性T细胞(主要是Th2细胞)产生白介素(11)-4、IL-5、IL-13等进一步激活B淋巴细胞,由B细胞分泌的特异性IgE可借助于肥大细胞和嗜碱性粒细胞表面的高亲和力受体(FcsRI)和在中性白细胞、巨噬细胞和NK细胞表面的低亲和力IgE受体(FC8RⅡ,又称CD23),固定在细胞表面,使细胞处于"致敏状态"。当再次接触同种过敏原,就会引起异染性细胞释放多种介质和细胞因子。这些介质会引起气道平滑肌痉挛,黏膜微血管通透性增加,气道黏膜水肿、充血,黏液分泌亢进,并诱发气道高反应性。在上述过程中所分泌的细胞因子IL-3、IL-5、GM-CSF和黏附分子、趋化因子,使嗜酸性粒细胞分化、激活,延长其寿命并浸润于气道。激活的嗜酸性粒细胞会释放一些细胞因子和四种细胞毒蛋白质。ECP、EPO和MBP能使气道上皮细胞脱落、坏死,暴露气道上皮的神经末梢,使其受损或易感,也能诱发气道高反应性以及气道重建。新近ShenHH等的研究采用Eos过继转移、Eos缺陷、IL-5及Eotaxin-2双转基因小鼠证实了Eos与哮喘发病之间存在直接的因果关系,更重要的是这些研究还揭示了Eos在哮喘发病中不仅仅是终末效应细胞,还在于其免疫调节作用,即Th2免疫效应细胞向肺部炎症局部的募集依赖于Eos以及抗原递呈作用。这些炎症细胞在介质的作用下又可分泌多种介质,使气道病变加重,炎症浸润增加,产生哮喘的临床症状。

　　(2)Th1/Th2免疫失衡:Th2免疫应答占优势的Th1/Th2免疫失衡是哮喘重要的发病机制之一。活化的Th2细胞分泌的细胞因子,如IL-4、IL-5、IL-13等可以直接激活肥大细胞、嗜酸性粒细胞及肺泡巨噬细胞等多种炎症细胞,使之在气道浸润和募集。这些细胞相互作用可以分泌出许多种炎症介质和细胞因子,如组胺、前列腺素(PG)、白三烯(LT)、嗜酸性粒细胞趋化因子(ECF)、中性粒细胞趋化因子(NCF)、转化生长因子(TCF)、血小板活化因子(PAF)等,构成了一个与炎症细胞相互作用的复杂网络,使气道收缩,黏液分泌增加,血管渗出增多。Th17细胞是Th家族的新成员,对其在哮喘发生中的作用还处在认知过程中。Th17主要产生IL-17A/F和IL-22,IL-17可促进气道成纤维细胞、上皮细胞和平滑肌细胞的活化,使这些细胞高表达IL-6、IL-8、C-CSF等因子。其中IL-8是中性粒细胞趋化因子,而IL-6和G-CSF可以促进粒细胞增殖,产生中性粒细胞炎症。目前认为Th17细胞在部分以中性粒细胞浸润为主的激素耐受型哮喘和重症哮喘中起重要作用。调节性T细胞具有抑制T细胞免疫应答的功能,其在哮喘发病中的作用还有待进一步证实。

　　(3)细胞因子网络的形成及其作用:哮喘气道炎症反应涉及炎症细胞、炎症介质和细胞因子的相互作用。细胞间的相互作用是维持这种炎症的重要基础,而介导细胞间的相互作用主要由2个免疫"通讯"系统来完成。即:①可溶性蛋白质分子(细胞因子和脂质类介质);②白细胞表面受体与靶细胞表面分子(配体)之间的相互作用。这两个系统密切联系构成复杂的细胞因子网络,通过增强或诱导细胞间的作用或控制细胞对炎症介质的反应,实现细胞特异性和选择性地移到炎症反应部位。许多细胞因子在哮喘的气道炎症中起重要作用,尤其是 IL-5 可能在控制嗜酸性粒细胞介导的气道炎症反应中起核心作用,IL-4 在 B 细胞合成 IgE 的调节过程中起关键作用,IL-17、调节性 T 细胞等均在哮喘气道炎症发生中起重要作用。但由于细胞因子网络错综复杂,所谓网络的"启动子"至今尚未能确定,因此进一步从细胞水平和分子水平研究细胞因子作用的调节机制,将对哮喘的防治起到重大推动作用。

2.气道重构机制　气道重构也是哮喘的重要特征,表现为气道上皮细胞黏液化生、平滑肌肥大/增生、上皮下胶原沉积和纤维化、血管增生等。气道重构使得哮喘患者对吸入激素的反应性降低,出现不可逆或部分不可逆的气流受限,以及持续存在的气道高反应性。气道重构的发生主要与持续存在的气道炎症和反复的气道上皮损伤/修复有关。

(1)气道炎症:参与哮喘发生的多种炎症细胞,包括嗜酸性粒细胞、肥大细胞、Th2 细胞、巨噬细胞等可分泌一系列与气道重构发生相关的炎症因子,促进成纤维细胞增生、胶原沉积、平滑肌增生肥大以及微血管增生。多种炎症介质参与哮喘的气道重构过程,其中最主要的有:TCF-β、血管内皮生长因子(VECF)、白三烯、基质金属蛋白酶-9(MMP-9)、解聚素和金属蛋白酶-33(ADAM-33)。

TCF-β:可来源于气道上皮细胞、平滑肌细胞和炎症细胞如嗜酸性粒细胞、中性粒细胞等,具有广泛的调节细胞增殖分化、促进结缔组织蛋白合成的作用,在哮喘气道重构中起着重要作用。TGF-3 刺激成纤维细胞分泌细胞外基质蛋白(胶原,纤维粘连蛋白),同时又抑制细胞外基质降解酶(如胶原酶)的产生,从而促进细胞外基质的沉积。表达 TGF-β 的嗜酸性粒细胞是气道重构的一个重要的促进因素。在气道嗜酸性粒细胞浸润明显的重症哮喘患者中 TGF-p 表达尤其增高。

VEGF:哮喘患者肺组织血管增生,痰液、支气管肺泡灌洗液和支气管活检标本中 VEGF 及其受体表达增加。研究发现肺组织靶向的 VECF 转基因小鼠出现哮喘样的改变,不仅表现有血管增生,还有气道炎症、水肿、黏液化生、肌细胞增生以及气道高反应性,表明 VEGF 不仅是血管重构的介质,也是血管外重构、气道炎症的介质。一氧化氮(N_0)是 VEGF 血管外重构效应的重要介质。

白三烯:白三烯 D4 能促进表皮生长因子诱导平滑肌细胞增殖。应用白三烯抑制剂能显著抑制 OVA 诱导的小鼠哮喘模型气道上皮下纤维化、平滑肌增生和杯状细胞增生。人体研究发现 CysLT 受体 1 抑制剂可抑制气道肌成纤维细胞的增生。

MMP-9:属细胞外蛋白酶家族,在组织重构过程中负责细胞外基质的降解。哮喘患者支气管肺泡灌洗液、血液,痰中 MMP-9 水平明显增高。

ADAM-33:与 MMP-9 一样,ADAM-33 也是一个金属蛋白酶,在慢性气道损伤和修复中起作用。中重度哮喘患者肺组织表达 ADAM-33mRNA 水平较轻度哮喘者和正常人明显增高,免疫组化显示重度哮喘患者气道上皮、黏膜下细胞和平滑肌细胞表达 ADAM-33 较轻度哮喘患者明显增高。

(2)气道上皮损伤/修复:除气道炎症外,由环境因素或变应原直接导致的气道上皮的损伤及伴随发生的修复过程在气道重构的发生发展中起了重要作用。Plopper 等最先提出了上皮间质营养单位(EM-TU)这一概念,指出气道上皮受环境刺激损伤后,一些炎症介质如 TGF-β、表皮生长因子(EGF)等分泌增加,同时细胞间粘连蛋白减少,上皮细胞发生变形,并高分泌基质金属蛋白酶和细胞外基质,该过程称为上皮间质转化(EMT)。紧靠上皮的星形成纤维细胞在各种因素刺激后也发生变化,转化为肌成纤维细胞,分泌细胞外基质(ECM),同时也释放一系列前炎症介质,促进气道重构的发生。

3.AHR 发生机制　AHR 是指气道对多种刺激因素如过敏原、理化因素、运动、药物等呈现高度敏感状态,是哮喘的一个重要特征。早在 20 世纪 40 年代,Curry 就提出了哮喘病人存在气道反应性增高。但由于受到气道反应性测定技术的限制,这一论点一直被人们所忽视。直到 1975 年 Chai 介绍标准的气道反应性测定技术以来,越来越多的证据表明气道高反应性是哮喘的基本特征,有症状的哮喘病人几乎都存在气道高反应性。AHR 的发生与气道炎症、气道重构和神经调节的异常相关。

气道炎症是导致 AHR 的重要机制之一,多种炎症细胞与 AHR 发生相关,最主要的有嗜酸性粒细胞,T 淋巴细胞(尤其是 Th2 淋巴细胞)和肥大细胞。动物研究和多项临床研究表明嗜酸性粒细胞与 AHR 相关,但是一项 IL-5 抗体的临床研究却发现虽然 IL-5 抗体可明显降低嗜酸性粒细胞水平,但却不能降低 AHR。肥大细胞是组胺、前列腺素 D2 和半胱氨酰白三烯的重要来源,有研究认为气道平滑肌层中的肥大细胞的增加与 AHR 的增高尤为相关。中性粒细胞与 AHR 发生的相关性还不清楚。

气道重构尤其是气道周围平滑肌层的增厚也在 AHR 中发挥重要作用。气道平滑肌中含有多种收缩功能蛋白,如平滑肌肌动蛋白等,当受到变应原或炎症因子刺激后,气道平滑肌收缩致使气道狭窄,气道反应性增高。采用影像学手段研究发现,气道重构可使哮喘患者的支气管树收缩出现广泛不一致,这种现象称为气道收缩的异质性。部分区域气道平滑肌严重收缩致气道陷闭。研究表明 AHR 的发生不仅是因为气道狭窄,气道收缩异质性和气道陷闭的存在同样起了重要的作用。气道收缩异质性和气道陷闭越明显的哮喘患者 AHR 越高。部分哮喘患者在气道炎症消退后仍存在明显的气道高反应性,即可能与气道重构的存在相关。但也有研究认为,当气道重构发展到一定程度后,增厚的气道壁变得坚固而影响平滑肌的收缩,反而降低气道反应性。因此,气道重构对 AHR 的影响可能还与重构的严重程度有关。此外,异常的神经调节也在 AHR 中发挥作用。支气管受复杂的自主神经支配。除胆碱能神经、肾上腺素能神经外,还有非肾上腺素能非胆碱能(NANC)神经系统。支气管哮喘与 β-肾上腺素受体功能低下和迷走神经张力亢进有关,并可能存在有 α-肾上腺素能神经的反应性增加。NANC 能释放舒张支气管平滑肌的神经介质如血管活性肠肽(VIP)、N_0,及收缩支气管平滑肌的介质如 P 物质、神经激肽,两者平衡失调,则可引起支气管平滑肌收缩。

虽然 AHR 是哮喘的主要病理生理特征,然而出现 AHR 者并非都是哮喘,如长期吸烟、接触臭氧、上呼吸道病毒感染、慢性阻塞性肺疾病(COPD)等也可出现 AHR。

4.免疫与变态反应机制　自从 1967 年日本学者石板等发现 IgE 抗体是导致速发型变态反应的"反应素"以来,Ⅰ型变态反应已被公认为过敏性哮喘的重要发病机制。Ⅰ型变态反应指的是已免疫机体在再次接触同样过敏原刺激时所产生的反应。它主要涉及过敏原、抗体、细胞、受体和介质 5 个环节。当外源性过敏原通过吸入、接触或食入途径进入机体,在 T 淋巴细胞协助下,使 B 淋巴细胞转化为浆细胞,产生 IgE 抗体。IgE 黏附于支气管黏膜下肥大细胞和血循环中的嗜碱性粒细胞表面的 IgEFc 受体上,使这些效应细胞致敏。当机体再次接触相同抗原时,抗原即以抗原桥联形式与效应细胞上的 IgE 结合,通过抗原-抗体相互作用,使肥大细胞和嗜碱性粒细胞脱颗粒。近年来还发现嗜酸性粒细胞、巨噬细胞、淋巴细胞和血小板上还存在第二类 IgE 受体(FceR-Ⅱ)。它虽属于低亲和力 IgE 受体,但在 IgE 与抗原存在的情况下,可使这些效应细胞直接地、特异性地参与变态反应及其炎症反应过程。和哮喘发病相关的免疫-变态反应有两种类型,即哮喘的速发反应和哮喘的迟发反应。

(1)哮喘速发反应(EAR):患者在吸入抗原 10 分钟后 FEV,下降,15～30 分钟达高峰,持续 1.5～3 小时后缓解,此为 EAR。

(2)哮喘迟发反应(LAR):患者在吸入抗原后 3～4 小时可再次出现 FEV,下降,8～12 小时达高峰,可持续数日或数周,此为 LAR。约半数以上病人出现 LAR。

5.气道的神经-受体调节机制　20 世纪中叶以前,人们一直认为哮喘发病是由神经机制所致,此后免疫学及炎症发病学说逐渐占优势。最近由于证实呼吸道广泛存在神经肽网,故又重提神经异常发病机制,认为气道的炎症反应可影响神经和神经肽调控机制,而神经机制反过来又影响炎症反应。

(1)肾上腺素能神经-受体失衡机制:肾上腺素能神经系统包括交感神经、循环儿茶酚胺、α-受体和β-受体,任何一方面的缺陷或损伤均可导致气道高反应性,并引起哮喘发病。

1)β受体功能异常:在人类气道及肺组织内存在高密度的β受体,肺组织中β2受体和β1受体的比例为3:1,但中央及外周气道平滑肌上全部为β2受体。从大气道直到终末细支气管,且无论动物和人,β受体的密度随气道管径变小而逐渐增高,由此可见β受体激动剂是支气管和细支气管的强力扩张剂。β受体功能低下、β2受体自身抗体的产生是哮喘发病的一个重要环节。但哮喘病人的β受体功能异常可能并非哮喘病本身所固有,即不是原发的改变,而是继发性改变的结果。这种改变的可能原因为:①气道炎症引起β受体功能低下;②长期应用β受体激动剂产生耐受性;③产生β受体自身抗体。

2)α受体功能异常:与β受体相比较,肺内α受体分布相对少得多。α受体主要位于细支气管和黏膜下腺体,大气道很少有α受体。当α受体激活时可导致气道平滑肌痉挛。但α受体功能异常在哮喘发病的重要性尚不清楚,有人认为该机制只有在β受体阻滞剂或有内毒素存在时才起作用。

(2)胆碱能神经-受体失衡机制:胆碱能神经系统是引起人类支气管痉挛和黏液分泌的主要神经,包括胆碱能神经(迷走神经)、神经递质乙酰胆碱(Ach)、胆碱受体。从大气道到终末细支气管的气道平滑肌和黏液腺体内均有胆碱能神经分布,但随着气道变小,胆碱能神经纤维的分布也越来越稀疏,至终末细支气管只有极少的胆碱能神经纤维分布,而在肺泡壁则缺如。当胆碱能神经受刺激其末梢释放Ach,后者与M受体结合引起气道痉挛和黏液分泌增加。其作用大小与胆碱能神经的分布相似,即胆碱能神经对大气道的作用显著大于对小气道的作用,同样抗胆碱药物对大、中气道的扩张作用亦明显大于对小气道的作用。哮喘患者对吸入组胺和醋甲胆碱反应性显著增高,其刺激阈值明显低于正常人,提示可能存在一种胆碱能神经张力的增加,同时也可能意味着哮喘患者的气道对内源性Ach的反应性增高。近年来发现哮喘患者体内M1、M3受体数量增加、功能亢进,而M2受体数量减少、功能低下,故易导致大气管平滑肌收缩和黏液分泌亢进。

(3)非肾上腺素能非胆碱能神经功能失调与神经源性炎症:气道的自主神经系统除肾上腺素能和胆碱能神经系统外,尚存在第三类神经,即非肾上腺素能非胆碱能(NANC)神经系统。NANC神经系统又分为抑制性NANC神经系统(iNANC)及兴奋性NANC神经系统(e-NANC)。NANC神经系统与气道平滑肌功能、肺的生理功能及其调节有密切关系,其在哮喘发病中的作用已日益受到重视。

i-NANC功能异常:i-NANC可能是人类唯一的舒张支气管的神经。其神经递质为血管活性肠肽(VIP)和N_0。VIP具有扩张支气管、扩张肺血管、调节支气道腺体分泌的作用,它是最强烈的内源性支气管扩张物质,这种扩张作用不依赖于肾上腺素能受体,不受肾上腺素能及胆碱能阻滞剂的影响。目前认为VIP可能是支气管张力主要调节剂。哮喘时VIP合成和释放减少,因哮喘发作而死亡的患者其VIP可完全缺如。N_0是体内内皮细胞、中性粒细胞、巨噬细胞、神经组织在一定刺激下所产生,气管和肺组织中也有N_0存在。在哮喘发病机制中,N_0具有自相矛盾的双重作用,一方面可舒张肺血管和支气管平滑肌,使哮喘症状减轻;另一方面大量N_0合成使其毒性作用加强,哮喘不仅不能缓解,症状反而加重。哮喘病人呼出气N_0含量较正常人高2～3倍。临床研究证实,吸入低浓度N_0具有舒张支气管和降低气道阻力的作用,而吸入高浓度N_0则产生毒性作用。

e-NANC功能异常:e-NANC神经在解剖上相当于感觉神经C纤维。其神经递质为感觉神经肽,包括P物质(SP)、神经激肽A(NKA)、神经激肽B(NKB)、降钙素基因相关肽(CGRP)。感觉神经肽受体分为NK1、NK2和NK3三个亚型。这些肽类递质通过局部轴索反射从感觉性神经中释放后,直接参与了哮喘的气道炎症反应。

6.神经源性炎症 气道的感觉神经末梢受到刺激时,通过传入神经元轴突的其他分支引起感觉神经末梢释放介质(如 sP、CGRP 等),引起多种末梢反应,该过程称为局部轴突反射。从感觉神经末梢释放的 sP、CGRP 及 NKP 等导致血管扩张、血管通透性增加和炎症渗出,此即为神经源性炎症。神经源性炎症能通过局部轴突反射释放感觉神经肽而引起哮喘发作。

【病理】

疾病早期,肉眼观解剖学上很少见器质性改变。随着疾病发展,病理学变化逐渐明显。肉眼可见肺膨胀及肺气肿,肺柔软疏松有弹性,支气管及细支气管内含有黏稠痰液及黏液栓。支气管壁增厚、黏膜肿胀充血形成皱襞,黏液栓塞局部可出现肺不张。

显微镜下,支气管哮喘气道的基本病理改变为气道炎症和气道重构。气道炎症表现为上皮下多种炎症细胞,包括肥大细胞、巨噬细胞、嗜酸性粒细胞、淋巴细胞与中性粒细胞浸润。气道黏膜下组织水肿,微血管通透性增加,支气管内分泌物潴留,支气管平滑肌痉挛,纤毛上皮细胞脱落,基底膜露出,杯状细胞增生及黏液分泌增加等病理改变。若哮喘长期反复发作,则出现气道重构的改变,表现为支气管平滑肌层增厚,气道上皮下纤维化、气道与血管周围胶原沉积增加、基底膜增厚和透明样变、血管增生等。

【临床表现】

(一)症状

典型的哮喘表现为发作性的咳嗽、胸闷和呼气性呼吸困难。部分患者咳痰,多于发作趋于缓解时痰多,如无合并感染,常为白黏痰。发作时的严重程度和持续时间个体差异很大,轻者仅感呼吸不畅,或胸部紧迫感。重者则可感到极度呼吸困难,被迫采取坐位或呈端坐呼吸,甚至出现发绀等。哮喘症状可在数分钟内发作,经数小时至数天,用支气管舒张药后缓解或自行缓解,也有少部分不缓解而呈持续状态。在夜间及凌晨发作和加重常是哮喘的特征之一。不少患者发作有一定季节性,好发于春夏交接时或冬天。也有部分女性患者在月经前或期间哮喘发作或加重。

此外,临床上还存在部分非典型表现的哮喘。如咳嗽变异性哮喘(CVA),咳嗽为唯一的表现,常于夜间及凌晨发作,运动、冷空气等诱发加重,气道反应性测定存在高反应性,抗生素或镇咳、祛痰药治疗无效,使用支气管解痉剂或吸入皮质激素治疗有效。有些青少年患者,其哮喘症状表现为运动时出现胸闷、咳嗽和呼吸困难,称为运动性哮喘。还有部分哮喘患者,在症状良好控制的情况下,会突然发生致死性的哮喘发作,称为"脆性哮喘"。新近笔者发现还存在胸闷作为唯一症状的不典型哮喘类型,取名为"胸闷变异性哮喘"(CTVA),患者以中青年多见,病程往往较长,起病隐匿,胸闷可以在活动后诱发,部分病人夜间发作较为频繁,可有季节性,但无咳嗽、喘息,亦无痰、无胸痛。部分病人因为怀疑"心脏疾病"而接受心导管、动态心电图、心脏超声、平板试验等检查。还有部分病人被长期误诊为心因性疾病,甚至出现躯体化精神障碍。这类病人肺通气功能往往正常,气道反应性增高,PEF 变异率>20%,诱导痰 Eos 增高不明显,对哮喘治疗效果明显,但对治疗的反应相对典型哮喘而言起效比较慢,部分病人需要辅助心理治疗。该特殊类型哮喘的临床特征和治疗转归还有待进一步探讨。

(二)体征

典型的体征是呼气相哮鸣音,这是判断哮喘处于发作期还是缓解期的重要指标。一般哮鸣音的强弱和气道狭窄及气流受阻的程度平行,哮鸣音越强,往往说明支气管痉挛越严重。哮喘症状缓解时,支气管痉挛减轻,哮鸣音也随之减弱或消失。但需注意,不能靠哮鸣音的强弱和范围来作为估计哮喘急性发作严重度的根据。当气道极度收缩加上黏液栓阻塞时,气流反而减弱,这时哮鸣音减弱,甚至完全消失,表现为"沉默肺",这是病情危笃的表现。哮喘发作时还可以有肺过度充气体征,如桶状胸,叩诊过清音,呼吸音减弱等,呼吸辅助肌和胸锁乳突肌收缩增强,严重时可有发绀、颈静脉怒张、奇脉、胸腹反常运动等。非发作期体征可无异常。

【实验室和其他检查】

（一）呼吸功能检查

1.通气功能检测　在哮喘发作时呈阻塞性通气功能改变,呼气流速指标均显著下降,1秒钟用力呼气容积（FEV_1）、1秒率[1秒钟用力呼气量占用力肺活量比值（FEV_1/FVC）]以及最高呼气流量（PEF）均减少。肺容量指标可见用力肺活量减少、残气量增加、功能残气量和肺总量增加,残气占肺总量百分比增高。缓解期上述通气功能指标可逐渐恢复。病变迁延、反复发作者,其通气功能可逐渐下降。

2.支气管激发试验（BPT）　用以测定气道反应性。常用吸入激发剂为醋甲胆碱、组胺、甘露醇等。吸入激发剂后其通气功能下降、气道阻力增加。运动亦可诱发气道痉挛,使通气功能下降。一般适用于通气功能在正常预计值的70％以上的患者。如FEV_1下降≥20％,可判断为激发试验阳性。通过剂量反应曲线计算使FEV_1下降20％的吸入药物累积剂量（$PD_{20}-FEV_1$）或累积浓度（$PC_{20}-FEV_1$）,可对气道反应性增高的程度作出定量判断。

3.支气管舒张试验（BDT）　用以测定气道可逆性。有效的支气管舒张药可使发作时的气道痉挛得到改善,肺功能指标好转。常用吸入型的支气管舒张剂如沙丁胺醇、特布他林及异丙托溴铵等。舒张试验阳性诊断标准:①FEV_1较用药前增加12％或以上,且其绝对值增加200ml或以上;②PEF较治疗前增加60L/min或增加≥20％。

4.呼气峰流速（PEF）及其变异率测定　PEF可反映气道通气功能的变化。哮喘发作时PEF下降。此外,由于哮喘有通气功能时间节律变化的特点,常见夜间或凌晨发作或加重,使其通气功能下降。若24小时内PEF或昼夜PEF波动率≥20％,也符合气道可逆性改变的特点。PEF可采用微型峰流速仪测定,操作方便,适合于患者自我病情监测与评估。

（二）痰液检查

如患者无痰咳出时可通过诱导痰方法进行检查。涂片在显微镜下常可见较多嗜酸性粒细胞。

（三）血嗜酸性粒细胞计数

哮喘患者可增高,有助于与慢性支气管炎等疾病鉴别。

（四）特异性过敏原检测

哮喘患者大多数伴有过敏体质,对众多的过敏原和刺激物敏感。测定过敏性指标结合病史有助于对患者的病因诊断和脱离致敏因素的接触。

1.血清免疫球蛋白E（IgE）测定　约有50％成年哮喘和80％以上儿童哮喘患者增高,特异性IgE（针对某种变应原）的增高则更有意义。

2.皮肤过敏原测试　用于指导避免过敏原接触和脱敏治疗,临床较为常用。需根据病史和当地生活环境选择可疑的过敏原进行检查,可通过皮肤点刺等方法进行,皮试阳性提示患者对该过敏原过敏。

（五）动脉血气分析

哮喘发作时由于气道阻塞且通气分布不均,通气/血流比值失衡,可致肺泡-动脉血氧分压差（$A-aDO_2$）增大;严重发作时可有缺氧,PaO_2降低。由于过度通气可使$PaCO_2$下降,pH上升,表现呼吸性碱中毒。若重症哮喘,病情进一步发展,气道阻塞严重,可有缺氧及CO_2滞留,$PaCO_2$上升,表现呼吸性酸中毒。若缺氧明显,可合并代谢性酸中毒。

（六）胸部X线检查

早期在哮喘发作时可见两肺透亮度增加,呈过度通气状态;在缓解期多无明显异常。如并发呼吸道感染,可见肺纹理增加及炎性浸润阴影。同时要注意肺不张、气胸或纵隔气肿等并发症的存在。

【诊断】

（一）诊断标准

1.反复发作喘息、气急、胸闷或咳嗽，多与接触变应原、冷空气、物理、化学性刺激以及病毒性上呼吸道感染、运动等有关。

2.发作时在双肺可闻及散在或弥漫性、以呼气相为主的哮鸣音，呼气相延长。

3.上述症状和体征可经治疗缓解或自行缓解。

4.除外其他疾病所引起的喘息、气急、胸闷和咳嗽。

5.临床表现不典型者（如无明显喘息或体征），应至少具备以下 1 项试验阳性：①支气管激发试验或运动激发试验阳性；②支气管舒张试验阳性 FEV_1 增加≥12％，且 FEV_1 增加绝对值≥200ml；③PEF 昼夜（或 2 周）变异率≥20％。

符合 1～4 条或 4、5 条者，可以诊断为支气管哮喘。

（二）分期

根据临床表现可分为急性发作期、慢性持续期和临床缓解期。慢性持续期是指每周均不同频度和（或）不同程度地出现症状（喘息、气急、胸闷，咳嗽等）；临床缓解期系指经过治疗或未经治疗症状、体征消失，肺功能恢复到急性发作前水平，并维持 3 个月以上。

（三）分级

1.病情严重程度的分级　主要用于治疗前或初始治疗时严重程度的判断，在临床研究中更有其应用价值。

2.控制水平的分级　这种分级方法更容易被临床医师掌握，有助于指导临床治疗，以取得更好的哮喘控制。控制水平的分级。

3.哮喘急性发作时的分级　哮喘急性发作是指喘息、气促、咳嗽、胸闷等症状突然发生，或原有症状急剧加重，常有呼吸困难，以呼气流量降低为其特征，常因接触变应原、刺激物或呼吸道感染诱发。其程度轻重不一，病情加重，可在数小时或数天内出现，偶尔可在数分钟内即危及生命，故应对病情作出正确评估，以便给予及时有效的紧急治疗。哮喘急性发作时病情严重程度的分级，见表 3-3-1。

表 3-3-1　哮喘急性发作时病情严重程度的分级

临床特点	轻度	中度	重度	危重
气短	步行、上楼时	稍事活动	休息时	
体位	可平卧	喜坐位	端坐呼吸	
讲话方式	连续成句	单词	单字	不能讲话
精神状态	可有焦虑,尚安静	时有焦虑或烦燥	常有焦虑、烦躁	嗜睡或意识模糊
出汗	无	有	大汗淋漓	
呼吸频率	轻度增加	增加	常>30 次/分	
辅助呼吸肌活动及三凹征	常无	可有	常有	胸腹矛盾运动
哮鸣音	散在,呼吸末期	响亮、弥漫	响亮、弥漫	减弱乃至无
脉率(次/分)	<100	100～120	>120	脉率变慢或不规则

续表

临床特点	轻度	中度	重度	危重
奇脉	无,<10mmHg	可有,10~25mmHg	常 有,＞ 25mmHg(成无,提示呼吸肌疲劳人)	
最初支气管扩张剂治疗后占预计值或个人最佳值百分数	＞80%	60%~80%	＜ 60% 或 ＜100Umin 或作用持续时间<2h	
PaO₂(吸空气,mmHg)	正常	≥60	＜60	＜60
PaCO₂(mmHg)	＜45	≤45	＞45	＞45
SaO₂(吸空气,%)	＞95	91~95	≤90	≤90
pH			降低	

【鉴别诊断】

(一)左心衰竭引起的喘息样呼吸困难

过去称为心源性哮喘,发作时的症状与哮喘相似,但其发病机制与病变本质则与支气管哮喘截然不同,为避免混淆,目前已不再使用"心源性哮喘"一词。患者多有高血压、冠状动脉粥样硬化性心脏病、风湿性心脏病和二尖瓣狭窄等病史和体征。阵发性咳嗽,常咳出粉红色泡沫痰,两肺可闻及广泛的湿啰音和哮鸣音,左心界扩大,心率增快,心尖部可闻及奔马律。病情许可作胸部 X 线检查时,可见心脏增大,肺淤血征,有助于鉴别。若一时难以鉴别,可雾化吸入 β₂ 肾上腺素受体激动剂或静脉注射氨茶碱缓解症状后,进一步检查。

(二)慢性阻塞性肺疾病(COPD)

多见于中老年人,有慢性咳嗽史,喘息长期存在,有加重期。患者多有长期吸烟或接触有害气体的病史。有肺气肿体征,两肺或可闻及湿啰音。但临床上严格将 COPD 和哮喘区分有时十分困难,肺功能检查及支气管激发试验或舒张试验有助于鉴别。COPD 也可与哮喘合并同时存在。

(三)上气道阻塞

可见于中央型支气管肺癌、气管支气管结核、复发性多软骨炎等气道疾病或异物气管吸入,导致支气管狭窄或伴发感染时,可出现喘鸣或类似哮喘样呼吸困难、肺部可闻及哮鸣音。但根据临床病史,特别是出现吸气性呼吸困难,以及痰液细胞学或细菌学检查,胸部 X 线摄片、GI 或 MRI 检查或支气管镜检查等,常可明确诊断。

(四)变态反应性肺浸润

见于热带嗜酸性粒细胞增多症、肺嗜酸性粒细胞增多性浸润、多源性变态反应性肺泡炎等。致病原为寄生虫、原虫、花粉、化学药品、职业粉尘等,多有接触史。X 线胸片可见弥漫性肺间质病变成斑片状浸润,血嗜酸性粒细胞显著增高,有助于鉴别。

(五)变态反应性支气管肺曲病

变态反应性支气管肺曲菌病(ABPA)常以反复哮喘发作为特征,伴咳嗽,咳痰,痰多为黏液脓性,有时伴血丝,可分离出棕黄色痰栓,常有低热,肺部可闻及哮鸣音或干啰音,X 线检查可见浸润性阴影,段性肺不张,牙膏征或指套征(支气管黏液栓塞),周围血嗜酸性粒细胞明显增高,曲菌变应原皮肤点刺可出现双向皮肤反应(即刻及迟发型),血清 IgE 水平通常比正常人高 2 倍以上。

(六)胃食管反流(GER)

在食管贲门迟缓症、贲门痉挛等疾病中,常出现胃或十二指肠内容物通过食管下端括约肌反流入食管的现象,反流物多呈酸性。只要有少量被吸入气管,即刻刺激上气道感受器通过迷走神经反射性地引起支气管痉挛,而出现咳嗽和喘鸣。有报道认为在严重哮喘病人,其 GRE 的发生率可接近 50%,说明 CRE 至少是使哮喘病人不断发作、症状难以控制的重要诱因,对 CRE 进行针对性治疗,可明显改善哮喘症状。

(七)鼻后滴漏综合征(PNDS)

常见于慢性鼻窦炎,其分泌物常在患者平卧时通过后鼻道进入气管,可引起类似哮喘的咳嗽和喘鸣症状,同时也是部分哮喘患者反复发作及治疗不佳的重要因素。

(八)肺栓塞

肺栓塞是指各种栓子堵塞肺动脉系统而致血流不通的一组疾病,主要症状表现为胸闷、憋气、呼吸困难,有时易与哮喘混淆。但肺栓塞患者一般肺部听不到哮鸣音,平喘药治疗无效,血气分析显示明显的低氧血症。进一步的确诊需借助核素肺通气/灌注扫描、肺动脉造影、肺部螺旋 CT 及 MRI 检查等。

(九)高通气综合征

这是一组由于通气过度超过生理代谢所需而引起的病症,通常可由焦虑和某种应激反应所引起。过度通气的结果是呼吸性碱中毒,从而表现呼吸深或快、呼吸困难、气短、胸闷、憋气、心悸、头昏、视物模糊、手指麻木等症状。严重者可出现手指,甚至上肢强直、口周麻木发紧、晕厥、精神紧张、焦虑、恐惧等症状。这组综合征不同于哮喘,它不由器质性疾病所引起。因此,各项功能检查一般都正常,无变应原诱发因素,肺部听诊无哮鸣音,支气管激发试验(醋甲胆碱或组胺吸入)阴性,过度通气激发试验有助于本病诊断。

【哮喘控制的评估和气道炎症监测】

(一)哮喘控制的评估

临床上可以通过对哮喘患者进行简易问卷方法、肺功能监测、气道炎症监测以及哮喘患者的生命质量评估的控制水平进行评估。

目前证实有效的评估哮喘控制的工具如哮喘控制测试(ACT)、哮喘控制问卷(ACQ)、哮喘治疗评估问卷(ATAQ)、哮喘控制评分系统等,也有助于评估哮喘的严重程度和控制水平。ACT 是一种简便的测试工具,不需要肺功能检查,在中国进行的多中心可行性研究证实与 ACQ 评分、肺功能指标和呼吸专科医生的评估具有很好的一致性。

(二)气道炎症监测

哮喘气道炎症的持续是临床症状反复发作的病理基础,长期持续的慢性炎症还与气道结构改变即所谓气道重构密切相关。哮喘治疗的根本目的应当是消除气道炎症,而监测、评估气道炎症应作为哮喘管理的重要内容,其目的在于:①评估哮喘的严重程度;②预测哮喘急性发作;③评价药物治疗的效果;④指导哮喘治疗方案的调整。

多种方法可用于评价哮喘气道炎症,大体上可分为有创技术和无创技术。有创检测技术如经支气管镜黏膜活检、支气管肺泡灌洗术(BAL)以及外科手术标本的病理学研究。近年来多种无创技术用于气道炎症的监测与评估,包括:

1.气道反应性测定　气道反应性测定能够间接反映气道炎症,是目前最重要的能够实际运用于临床的检测技术,不仅可以作为排除或确定哮喘(特别是非典型哮喘)诊断的有力依据,也可用于评估哮喘病情轻重,连续观察气道反应性,有助于判断病情发展、治疗效果和预后等。国内外均有研究证明以气道反应性高低指导哮喘治疗方案的调整,更有利于控制气道炎症,有助于取得更好的哮喘控制。此外气道反应性消失的患者通常表示哮喘完全控制,停药之后哮喘复发的风险相对较低。支气管激发试验不能用于肺功能较差(FEV$_1$%<70%)的患者,敏感性高而特异性相对较低,因此作为哮喘长期监测、评估的工具尚难以普遍推广。

2.诱导痰检查　哮喘患者在没有自发痰或痰量不足时,可通过吸入高渗盐水刺激气道分泌物的方式取得诱导痰。诱导痰当中多种成分可以用于哮喘病情评估与监测。包括:

(1)嗜酸性粒细胞计数(EOS)及其衍生产物测定:多数研究表明,哮喘患者诱导痰中 EOS 计数增高,且与哮喘急性症状相关。抗感染治疗可使痰 EOS 计数降低,哮喘症状复发或加重时,痰 EOS 又复升高,表明诱导痰 EOS 作为哮喘气道炎性标志之一,能及时反映哮喘气道炎症水平,也是一个对糖-皮质激素治疗非常敏感的即刻反应指标。

(2)一氧化氮(NO)及其代谢产物:一般通过测定呼出气和诱导痰中 NO$_2^-$/NO$_3^-$,推算出 NO 含量。哮喘病人诱导痰中 NO$_3^-$-/NO$_2^-$ 的含量显著增加,并与呼出气中 NO 浓度平行。

(3)白三烯(LTs):半胱氨酸白三烯(Cys-LTs,包括 LTC4、LTD4、LTE4)是哮喘气道炎症中的重要的炎性介质。哮喘患者诱导痰当中 Cys-LTs 水平增高,且在糖皮质激素治疗后仍维持较高水平,提示白三烯是不依赖于糖皮质激素的炎症反应途径。

3.呼出气一氧化氮(NO)检测　NO 是目前研究最为广泛的呼出气标志物,通过专门的设备,可以测定呼出气 NO 分压(FeNO)。

除了诊断目的外,FeNO 测定还可用于:①评估哮喘控制水平:FeNO 与哮喘控制的指标如症状评分、应急用药使用次数以及气道阻塞的可逆性等相关,可用于评估哮喘的控制程度。②预测哮喘的病情恶化:FeNO 常于其他参数如肺功能和嗜酸性粒细胞发生明显改变之前就出现增高,因此可作为哮喘失控的早期警告指标。③评估哮喘环境控制效果。④评估治疗效果:与嗜酸性粒细胞类似,FeNO 也是一项对激素治疗极为敏感的"快速反应"的标志物。⑤评估患者对 ICS 治疗的依从性。⑥筛查出激素抵抗性哮喘。

4.呼出气冷凝物检测　呼出气冷凝液(EBC)检测的基本原理是冷却呼出气体得到冷凝液,而后通过测定冷凝液中的各种炎症介质水平来反映肺部疾病的炎症状态。呼出气冷凝液中包含的介质众多,现已经发现的超过 200 多种。通过测定 EBC 中多种产物可以评估哮喘患者肺部炎症和氧化应激水平,常用的指标包括 H$_2$O$_2$、NO 代谢产物(NO$_2^-$/NO$_3^-$)、丙二醛、硝基酪氨酸、RS-NOs、8-前列烷以及 pH 等。EBC 当中尚可测定白三稀(LTs)和腺苷水平,其意义与检测诱导痰和外周血相似,但能直接反映肺部炎性状态是其优点。

EBC 的采集过程对生理功能无任何不良影响,适用范围广,具有广阔的应用前景。尚待解决 EBC 的收集及检测过程的标准化问题,特别需要提高对低浓度介质的分析测试手段。

5.其他　通过外周血检测炎性细胞和介质是一种传统的方法,标本采集方便,检测技术成熟,其缺陷在于外周血指标很难真实、适时地反映气道炎症。外周血细胞因子的生物活性受到多种因素的干扰,其水平与肺内水平相关性不高。某些炎性介质如白三烯、血清阳离子蛋白和可溶性 IL-2 受体的临床价值正在研究当中。此外,尿液中某些成分也可用于哮喘的监测,如尿液 LTE4 水平与血清 EBC 浓度具有较好的相关性。

【治疗】

(一)确定并减少危险因素接触

部分患者能找到引起哮喘发作的变应原或其他非特异刺激因素,应指导患者脱离变应原的接触和避免危险因素的暴露。尽管对已确诊的哮喘患者应用药物干预,对控制症状和改善生活质量非常有效,但仍应尽可能避免或减少接触危险因素,以预防哮喘发病和症状加重。

许多危险因素可引起哮喘急性加重,被称为"触发因素",包括变应原、病毒感染、污染物、烟草烟雾、药物。减少患者对危险因素的接触,可改善哮喘控制并减少治疗药物需求量。早期确定职业性致敏因素,并防止患者进一步接触,是职业性哮喘管理的重要组成部分。

(二)药物治疗

治疗哮喘的药物可分为控制性药物和缓解性药物。①控制性药物:是指需要长期每天使用的药物。这些药物主要通过抗炎作用使哮喘维持临床控制,其中包括吸入糖皮质激素(简称激素)、全身用激素、白三烯调节剂、长效 β_2-受体激动剂(LABA,须与吸入激素联合应用)、缓释茶碱、色苷酸钠、抗 IgE 抗体及其他有助于减少全身激素剂量的药物等。②缓解性药物:是指按需使用的药物。这些药物通过迅速解除支气管痉挛从而缓解哮喘症状,其中包括速效吸入 β_2-受体激动剂、全身用激素、吸入性抗胆碱能药物、短效茶碱及短效口服 β_2-受体激动剂等。

1.激素

激素是最有效的控制气道炎症的药物。给药途径包括吸入、口服和静脉应用等,吸入为首选途径。

(1)吸入给药:吸入激素的局部抗炎作用强;通过吸气过程给药,药物直接作用于呼吸道,所需剂量较小;并且通过消化道和呼吸道进入血液药物的大部分被肝脏灭活,因此全身性不良反应较少。研究结果证明,吸入激素可以有效减轻哮喘症状、提高生命质量、改善肺功能、降低气道高反应性、控制气道炎症,减少哮喘发作的频率和减轻发作的严重程度,降低病死率。当使用不同的吸入装置时,可能产生不同的治疗效果。多数成人哮喘患者吸入适当剂量激素即可较好的控制哮喘。过多增加吸入激素剂量对控制哮喘的获益较小而不良反应增加。由于吸烟可以降低激素的效果,故吸烟患者须戒烟并给予较高剂量的吸入激素。吸入激素的剂量与预防哮喘严重急性发作的作用之间有非常明确的关系,所以,严重哮喘患者长期大剂量吸入激素是有益的。

吸入激素在口咽部局部的不良反应包括声音嘶哑、咽部不适和念珠菌感染。吸药后及时用清水含漱口咽部,选用干粉吸入剂或加用储雾器可减少上述不良反应。吸入激素的全身不良反应的大小与药物剂量、药物的生物利用度、肝脏首过代谢率及全身吸收药物的半衰期等因素有关。已上市的吸入激素中丙酸氟替卡松和布地奈德的全身不良反应较少。目前有证据表明成人哮喘患者每天吸入低至中等剂量激素,不会出现明显的全身不良反应。长期高剂量吸入激素后可能出现的全身不良反应包括皮肤瘀斑、肾上腺功能抑制和骨密度降低等。已有研究证据表明吸入激素可能与白内障和青光眼的发生有关,但前瞻性研究没有证据表明与后囊下白内障的发生有明确关系。目前没有证据表明吸入激素可以增加肺部感染(包括肺结核)的发生率,因此伴有活动性肺结核的哮喘患者可以在抗结核治疗的同时给予吸入激素治疗。

临床上常用的吸入激素有 4 种,包括二丙酸倍氯米松、布地奈德、丙酸氟替卡松、环索奈德等。一般而言,使用干粉吸入装置比普通定量气雾剂方便,吸入下呼吸道的药物量较多。

溶液给药:布地奈德混悬液经以压缩空气为动力的射流装置雾化吸入,对患者吸气配合的要求不高,起效较快,适用于轻中度哮喘急性发作时的治疗。

(2)口服给药:适用于中度哮喘发作、慢性持续哮喘吸入大剂量吸入激素联合治疗无效的患者和作为静脉应用激素治疗后的序贯治疗。一般使用半衰期较短的激素(如泼尼松、泼尼松龙或甲泼尼龙等)。对于激素依赖型哮喘,可采用每天或隔天清晨顿服给药的方式,以减少外源性激素对下丘脑-垂体-肾上腺轴的抑制作用。泼尼松的维持剂量最好每天≤10mg。

长期口服激素可以引起骨质疏松症、高血压、糖尿病、下丘脑-垂体-肾上腺轴的抑制、肥胖症、白内障、青光眼、皮肤菲薄导致皮纹和瘀斑、肌无力。对于伴有结核病、寄生虫感染、骨质疏松、青光眼、糖尿病、严重忧郁或消化性溃疡的哮喘患者，全身给予激素治疗时应慎重并应密切随访。长期甚至短期全身使用激素的哮喘患者可感染致命的疱疹病毒应引起重视。尽管全身使用激素不是一种经常使用的缓解哮喘症状的方法，但是对于严重的急性哮喘是需要的，因为它可以预防哮喘的恶化、减少因哮喘而急诊或住院的机会、预防早期复发、降低病死率。推荐剂量：泼尼松龙30～50mg/d，5～10天。具体使用要根据病情的严重程度，当症状缓解或其肺功能已经达到个人最佳值，可以考虑停药或减量。地塞米松因对下丘脑-垂体-肾上腺轴的抑制作用强，不推荐长期使用。

（3）静脉给药：严重急性哮喘发作时，应经静脉及时给予琥珀酸氢化可的松（400～1000mg/d）或甲泼尼龙（80～160mg/d）。无激素依赖倾向者，可在短期（3～5天）内停药；有激素依赖倾向者应延长给药时间，控制哮喘症状后改为口服给药，并逐步减少激素用量。

2.β_2-受体激动剂　通过对气道平滑肌和肥大细胞等细胞膜表面的β_2-受体的作用，舒张气道平滑肌、减少肥大细胞和嗜碱性粒细胞脱颗粒和介质的释放、降低微血管的通透性、增加气道上皮纤毛的摆动等，缓解哮喘症状。此类药物较多，可分为短效（作用维持4～6小时）和长效（维持10～12小时）β_2-受体激动剂。后者又可分为速效（数分钟起效）和缓慢起效（30分钟起效）2种。

（1）短效β_2-受体激动剂（简称SABA）：常用的药物如沙丁胺醇和特布他林等。

吸入给药：可供吸入的短效β_2-受体激动剂包括气雾剂、干粉剂和溶液等。这类药物松弛气道平滑肌作用强，通常在数分钟内起效，疗效可维持数小时，是缓解轻至中度急性哮喘症状的首选药物，也可用于运动性哮喘。如每次吸入100～200μg沙丁胺醇或250～500μg特布他林，必要时每20分钟重复1次。1小时后疗效不满意者应向医生咨询或去急诊。这类药物应按需间歇使用，不宜长期、单一使用，也不宜过量应用，否则可引起骨骼肌震颤、低血钾、心律失常等不良反应。压力型定量手控气雾剂（pMDI）和干粉吸入装置（DPI）吸入短效β_2-受体激动剂不适用于重度哮喘发作；其溶液（如沙丁胺醇、特布他林、非诺特罗及其复方制剂）经雾化泵吸入适用于轻至重度哮喘发作。

口服给药：如沙丁胺醇、特布他林、丙卡特罗片等，通常在服药后15～30分钟起效，疗效维持4～6小时。如沙丁胺醇2～4mg，特布他林1.25～2.5mg，每天3次；丙卡特罗25～50μg，每日2次。使用虽较方便，但心悸、骨骼肌震颤等不良反应比吸入给药时明显。缓释剂型和控释剂型的平喘作用维持时间可达8～12小时，特布他林的前体药班布特罗的作用可维持24小时，可减少用药次数，适用于夜间哮喘患者的预防和治疗。长期、单一应用β_2-受体激动剂可造成细胞膜β_2-受体的向下调节，表现为临床耐药现象，故应予避免。

注射给药：虽然平喘作用较为迅速，但因全身不良反应的发生率较高，国内较少使用。

贴剂给药：为透皮吸收剂型。现有产品有妥洛特罗，分为0.5mg、1mg、2mg三种剂量。由于采用结晶储存系统来控制药物的释放，药物经过皮肤吸收，因此可以减轻全身不良反应，每天只需贴敷1次，效果可维持24小时。对预防晨间发作有效，使用方法简单。

（2）长效β_2-受体激动剂（简称LABA）：这类β_2-受体激动剂的分子结构中具有较长的侧链，舒张支气管平滑肌的作用可维持12小时以上。目前在我国临床使用的吸入型LABA有2种。沙美特罗：经气雾剂或碟剂装置给药，给药后30分钟起效，平喘作用维持12小时以上。推荐剂量50μg，每天2次吸入。福莫特罗：经都保吸入装置给药，给药后3～5分钟起效，平喘作用维持8～12小时以上。平喘作用具有一定的剂量依赖性，推荐剂量4.5～9μg，每天2次吸入。吸入LABA适用于哮喘（尤其是夜间哮喘和运动诱发哮喘）的预防和治疗。福莫特罗因起效相对较快，也可按需用于哮喘急性发作时的早期干预治疗。

近年来推荐联合吸入激素和LABA治疗哮喘。这两者具有协同的抗炎和平喘作用，可获得相当于（或优于)应用加倍剂量吸入激素时的疗效,并可增加患者的依从性、减少较大剂量吸入激素引起的不良反应,尤其适合于中至重度持续哮喘患者的长期治疗。不推荐长期单独使用 LABA,应该在医生指导下与吸入激素联合使用。

3.白三烯调节剂 包括半胱氨酰白三烯受体拮抗剂和 5-脂氧化酶抑制剂。除吸入激素外,是唯一可单独应用的控制性药物,可作为轻度哮喘的替代治疗药物和中重度哮喘的联合治疗用药。目前在国内应用主要是半胱氨酰白三烯受体拮抗剂,通过对气道平滑肌和其他细胞表面白三烯受体的拮抗抑制肥大细胞和嗜酸性粒细胞释放出的半胱氨酰白三烯的致喘和致炎作用,产生轻度支气管舒张和减轻变应原、运动和二氧化硫(SO_2)诱发的支气管痉挛等作用,并具有一定程度的抗炎作用。本品可减轻哮喘症状、改善肺功能、减少哮喘的恶化。但其作用不如吸入激素,也不能取代激素。作为联合治疗中的一种药物,本品可减少中至重度哮喘患者每天吸入激素的剂量,并可提高吸入激素治疗的临床疗效,联用本品与吸入激素的疗效比联用吸入 LABA 与吸入激素的疗效稍差。但本品服用方便。尤适用于阿司匹林哮喘、运动性哮喘和伴有过敏性鼻炎哮喘患者的治疗。本品使用较为安全。虽然有文献报道接受这类药物治疗的患者可出现 Churg-Strauss 综合征,但其与白三烯调节剂的因果关系尚未肯定,可能与减少全身应用激素的剂量有关。5-脂氧化酶抑制剂齐留通可能引起肝脏损害,需监测肝功能。通常口服给药。白三烯受体拮抗剂:扎鲁司特 20mg,每日 2 次;孟鲁司特 10mg,每日 1 次;异丁司特 10mg,每日 2 次。

4.茶碱 具有舒张支气管平滑肌作用,并具有强心、利尿、扩张冠状动脉、兴奋呼吸中枢和呼吸肌等作用。有研究资料显示,低浓度茶碱具有抗炎和免疫调节作用。

(1)口服给药:包括氨茶碱和控(缓)释型茶碱。用于轻至中度哮喘发作和维持治疗。一般剂量为每天 $6 \sim 10mg/kg$。口服控(缓)释型茶碱后昼夜血药浓度平稳,平喘作用可维持 12～24 小时,尤适用于夜间哮喘症状的控制。联合应用茶碱、激素和抗胆碱药物具有协同作用。但本品与 β_2-受体激动剂联合应用时,易出现心率增快和心律失常,应慎用并适当减少剂量。

(2)静脉给药:氨茶碱加入葡萄糖溶液中,缓慢静脉注射[注射速度不宜超过 0.25mg/(kg·min)]或静脉滴注,适用于哮喘急性发作且近 24 小时内未用过茶碱类药物的患者。负荷剂量为 $4 \sim 6mg/kg$,维持剂量为 $0.6 \sim 0.8mg/(kg·h)$。由于茶碱的"治疗窗"窄,以及茶碱代谢存在较大的个体差异,可引起心律失常、血压下降甚至死亡,在有条件的情况下应监测其血药浓度,及时调整浓度和滴速。茶碱有效、安全的血药浓度范围应在 $6 \sim 15mg/L$。影响茶碱代谢的因素较多,如发热性疾病、妊娠,抗结核治疗可以降低茶碱的血药浓度;而肝脏疾患、充血性心力衰竭以及合用西咪替丁或喹诺酮类、大环内酯类等药物均可影响茶碱代谢而使其排泄减慢,增加茶碱的毒性作用,应引起临床医师的重视,并酌情调整剂量。多索茶碱的作用与氨茶碱相同,但不良反应较轻。双羟丙茶碱的作用较弱,口服生物利用度低,不良反应也较少。

5.抗胆碱药物 吸入抗胆碱药物如异丙托溴铵、溴化氧托品(或氧托溴铵)和噻托溴铵(或溴化泰乌托品)等,可阻断节后迷走神经传出支,通过降低迷走神经张力而舒张支气管。其舒张支气管的作用比 β_2-受体激动剂弱,起效也较慢,但长期应用不易产生耐药,对老年人的疗效不低于年轻人。

本品有气雾剂和雾化溶液两种剂型。经 pMDI 吸入异丙托溴铵气雾剂,常用剂量为 $20 \sim 40\mu g$,每天 3～4 次;经雾化泵吸入异丙托溴铵溶液的常用剂量为 0.5mg,每天 3～4 次。溴化泰乌托品系长效抗胆碱药物,对 M1 和 M3 受体具有选择性抑制作用,仅需每日 1 次吸入给药。本品与 β_2-受体激动剂联合应用具有协同、互补作用。本品对有吸烟史的老年哮喘患者较为适宜,但对妊娠早期妇女和患有青光眼或前列腺肥大的患者应慎用。异丙托溴铵可用在一些因不能耐受 β_2-受体激动剂的哮喘患者上,目前也已有证据表明溴化泰乌托品对哮喘长期治疗有一定效果。

6.抗 IgE 治疗 抗 IgE 单克隆抗体是一种人源化的重组鼠抗人的抗 IgE 单克隆抗体(thMuabE25),具有阻断游离 IgE 与 IgE 效应细胞(肥大细胞、嗜碱性粒细胞)表面受体结合的作用,但不会诱导效应细胞的脱颗粒反应。可应用于血清 IgE 水平增高的哮喘患者。目前它主要用于经过吸入糖皮质激素和 LABA 联合治疗后症状仍未控制的严重哮喘患者。使用方法为每 2 周皮下注射 1 次,至少 3～6 个月。多项临床研究结果表明,血清 IgE 明显增加的重度哮喘患者经 omelizumab 治疗后,可以显著地改善哮喘症状,减少激素用量,减少哮喘急性加重和住院率。因此,从 2006 年起 GINA 推荐将本品作为治疗难治性哮喘的治疗方法之一。

但因该药临床使用的时间尚短,其远期疗效与安全性有待进一步观察。价格昂贵也使其临床应用受到限制。

7.变应原特异性免疫疗法(SIT)　通过皮下给予常见吸入变应原提取液(如尘螨、猫毛、豚草等),可减轻哮喘症状和降低气道高反应性,适用于变应原明确但难以避免的哮喘患者。其远期疗效和安全性尚待进一步研究与评价。变应原制备的标准化也有待加强。哮喘患者应用此疗法应严格在医师指导下进行。目前已试用舌下给药的变应原免疫疗法。SIT 应该是在严格的环境隔离和药物干预无效(包括吸入激素)情况下考虑的治疗方法。现在还没有证据支持使用复合变应原进行免疫治疗的价值。

8.其他治疗哮喘药物

(1)抗组胺药物:口服第二代抗组胺药物(H1 受体拮抗剂)如酮替芬、氯雷他定、阿司咪唑、氮䓬司汀、特非那定等具有抗变态反应作用,但在哮喘治疗中的作用较弱。可用于伴有变应性鼻炎哮喘患者的治疗。这类药物的不良反应主要是嗜睡。阿司咪唑和特非那定可引起严重的心血管不良反应,应谨慎使用。

(2)其他口服抗变态反应药物:如曲尼司特、瑞吡司特等可应用于轻至中度哮喘的治疗。其主要不良反应是嗜睡。

(3)可能减少口服糖皮质激素剂量的药物:通过安慰剂对照的随机双盲试验结果证实,甲氨蝶呤和环孢素可以显著减少口服激素依赖性哮喘患者口服激素的剂量。连续治疗 4～5 个月后,可使口服激素剂量平均减少 50%。这些药物具有一定的不良反应,只能在专科医生指导下使用。属于这一类的其他药物包括静脉注射免疫球蛋白(特别是对儿童哮喘患者)、氨苯砜、秋水仙碱及羟氯喹等,由于尚无高级别循证医学研究证据,上述药物的疗效和安全性尚不明确,不宜常规使用。此外,小剂量大环内酯类抗生素(克拉霉素等)口服也有助于难治性哮喘的治疗,可减轻中性粒细胞为主的气道炎症,降低气道高反应性。

9.新的治疗药物和方法

(1)新型的 ICS 与 ICS/LABA 复合制剂:①环索奈德:该药为前体药,吸入肺内后在酯酶的作用下生成有活性的去异丁酰基环索奈德,其活性是前体药的 100 倍。环索奈德气雾剂的颗粒小,可以到达远端细支气管,甚至肺泡,在肺内的沉降率超过 50%,可以每日 1 次使用。该药吸入到肺部后很快被代谢清除,全身性不良反应少。2006 年 GINA 推荐使用的环索奈德剂量低于布地奈德和丙酸氟替卡松。②ICS/LABA 复合制剂:这类复合制剂有环索奈德/福莫特罗、氟替卡松/福莫特罗、糠酸莫米松/福莫特罗和糠酸莫米松/茚达特罗等,每日 1 次的 ICS/IABA 复合制剂也在研发过程中。

(2)生物制剂:①抗 IL-5 治疗:IL-5 是促进嗜酸性粒细胞增多、在肺内聚集和活化的重要细胞因子。抗 IL-5 单抗治疗哮喘,可以减少患者体内嗜酸性粒细胞浸润,减少哮喘急性加重和改善患者生命质量,对于高嗜酸性粒细胞血症的哮喘患者效果好。该药目前已处于临床研究阶段。②抗 TNF-α 治疗:哮喘患者体内 TNF-α 水平升高,TNF-α 与哮喘发病机制有关,抗 TNF-α 单抗能特异性与 TNF-α 结合,从而阻断 TNF-α 的作用。研究结果显示,抗 TNF-α 单抗治疗哮喘的疗效与风险各家报道不一,尤其是该药的不良反应较大,如严重感染和肿瘤的发生,甚至有死亡的个案报道。该药还需要扩大样本量作进一步的临床研究,以确定其疗效与安全性。③其他生物制剂:目前有多个生物制剂处于 II 期或 III 期的临床研究阶段,如针对细胞因子的抗 IL-4 单抗、抗 IL-9 单抗以及炎症介质抑制剂等。

（3）支气管热成形术：平滑肌增生肥大是哮喘气道重塑的重要组成部分之一。支气管热成形术是经支气管镜射频消融气道平滑肌治疗哮喘的技术。通过支气管热形成术可以减少哮喘患者的支气管平滑肌数量，降低支气管收缩能力和降低气道高反应性。国外报道支气管热形成术的近期疗效较好，但远期疗效还需要更大样本量的临床研究，国内还没有相关研究。

（三）急性发作期的治疗

哮喘急性发作的治疗取决于发作的严重程度以及对治疗的反应。治疗的目的在于尽快缓解症状、解除气流受限和低氧血症，同时还需要制定长期治疗方案以预防再次急性发作。

对于具有哮喘相关死亡高危因素的患者，需要给予高度重视，这些患者应当尽早到医疗机构就诊。高危患者包括：①曾经有过气管插管和机械通气的濒于致死性哮喘的病史；②在过去 1 年中因为哮喘而住院或看急诊；③正在使用或最近刚刚停用口服激素；④目前未使用吸入激素；⑤过分依赖速效 β_2-受体激动剂，特别是每月使用沙丁胺醇（或等效药物）超过 1 支的患者；⑥有心理疾病或社会心理问题，包括使用镇静剂；⑦有对哮喘治疗计划不依从的历史。

轻度和部分中度急性发作可以在家庭中或社区中治疗。家庭或社区中的治疗措施主要为重复吸入速效 β_2-受体激动剂，在第 1 小时每 20 分钟吸入 1～2 喷。随后根据治疗反应，轻度急性发作可调整为每 3～4 小时 1～2 喷。如果对吸入性 β_2-受体激动剂反应良好呼吸困难显著缓解，PEF＞预计值或个人最佳值 80％，且疗效维持 3～4 小时，通常不需要使用其他的药物。如果治疗反应不完全，尤其是在控制性治疗的基础上发生的急性发作，应尽早口服激素（泼尼松龙 0.5mg/kg 或等效剂量的其他激素），必要时到医院就诊。

部分中度和所有重度急性发作均应到急诊室或医院治疗。除氧疗外，应重复使用速效 β_2-受体激动剂，可通过压力定量气雾剂的储雾器给药，也可通过射流雾化装置给药。推荐在初始治疗第 1 小时每 20 分钟雾化给药 1 次，随后根据需要间断给药（每 4 小时 1 次）。目前尚无证据支持常规静脉使用 β_2 受体激动剂。联合使用 β_2-受体激动剂和抗胆碱能制剂（如异丙托溴铵）能够取得更好的支气管舒张作用。茶碱的支气管舒张作用弱于 SABA，不良反应较大应谨慎使用。对规则服用茶碱缓释制剂的患者，静脉使用茶碱应尽可能监测茶碱血药浓度。中重度哮喘急性发作应尽早使用全身激素，特别是对速效 β_2-受体激动剂初始治疗反应不完全或疗效不能维持，以及在口服激素基础上仍然出现急性发作的患者。口服激素与静脉给药疗效相当，副作用小。推荐用法：泼尼松龙 30～50mg 或等效的其他激素，每日单次给药。严重的急性发作或口服激素不能耐受时，可采用静脉注射或滴注，如甲泼尼龙 80～160mg，或氢化可的松 400～1000mg 分次给药。地塞米松因半衰期较长，对肾上腺皮质功能抑制作用较强，一般不推荐使用。静脉给药和口服给药的序贯疗法有可能减少激素用量和不良反应，如静脉使用激素 2～3 天，继之以口服激素 3～5 天。不推荐常规使用镁制剂，可用于重度急性发作（FEV_1 25％～30％）或对初始治疗反应不良者。

重度和危重度哮喘急性发作经过上述药物治疗，临床症状和肺功能无改善甚至继续恶化，应及时给予机械通气治疗，其指征主要包括：意识改变、呼吸肌疲劳、$PaCO_2 \geqslant 45mmHg$（1mmHg＝0.133kPa）等。哮喘急性发作机械通气需要较高的吸气压，可使用适当水平的呼气末正压（PEEP）治疗。如果需要过高的气道峰压和平台压才能维持正常通气容积，可试用允许性高碳酸血症通气策略以减少呼吸机相关肺损伤。

初始治疗症状显著改善，PEF 或 FEV_1 恢复到占预计值 60％或个人最佳值的 60％以上者可回家继续治疗。治疗前 PEF 或 FEV_1＜25％或治疗后＜40％者应入院治疗。在出院时或近期的随访时，应当为患者制订一个详细的行动计划，审核患者是否正确使用药物、吸入装置和峰流速仪，找到急性发作的诱因并制订避免接触的措施，调整控制性治疗方案。严重的哮喘急性发作意味着哮喘管理的失败，这些患者应当给予密切监护、长期随访,并进行长期哮喘教育。

大多数哮喘急性发作并非由细菌感染引起,应严格控制抗菌药物的使用的指征,除非有细菌感染的证据,或属于重度或危重哮喘急性发作。

(四)慢性持续期的治疗

哮喘的治疗应以患者的病情严重程度为基础,根据其控制水平选择适当的治疗方案。哮喘药物的选择既要考虑药物的疗效及其安全性,也要考虑患者的实际状况,如经济收入和当地的医疗资源等。要为每个初诊患者制定哮喘治疗计划,定期随访、监测,改善患者的依从性,并根据患者病情变化及时修订治疗方案。哮喘患者对以往未经规范治疗的初诊轻症哮喘患者可选择第 2 级治疗方案;如哮喘患者症状明显,应直接选择第 3 级治疗方案。从第 2 级到第 5 级的治疗方案中都有不同的哮喘控制药物可供选择。而在每一级中都应按需使用缓解药物,以迅速缓解哮喘症状。

如果使用该级治疗方案不能够使哮喘得到控制,治疗方案应该升级直至达到哮喘控制为止。当达到哮喘控制并维持至少 3 个月后,治疗方案可考虑降级。GINA 和我国哮喘防治指南的建议减量方案如下:①单独使用中至高剂量吸入激素的患者,将吸入激素剂量减少 50%;②单独使用低剂量激素的患者,可改为每日 1 次用药;③联合吸入激素和 LABA 的患者,将吸入激素剂量减少约 50%,仍继续使用 LABA 联合治疗。当达到低剂量联合治疗时,可选择改为每日 1 次联合用药或停用 LABA,单用吸入激素治疗。若患者使用最低剂量控制药物达到哮喘控制 1 年,并且哮喘症状不再发作,可考虑停用药物治疗。上述减量方案尚待进一步验证。

通常情况下,患者在初诊后 2~4 周回访,以后每 1~3 个月随访 1 次。出现哮喘发作时应及时就诊,哮喘发作后 2 周~1 个月内进行回访。

贫困地区或低经济收入的哮喘患者,视其病情严重度不同,长期控制哮喘的药物也可推荐使用:①吸入低剂量激素;②口服缓释茶碱;③吸入激素联合口服缓释茶碱;④口服激素和缓释茶碱。这些治疗方案的疗效与安全性需要进一步临床研究,尤其要监测长期口服激素可能引起的全身不良反应。

(马　博)

第四节　慢性阻塞性肺疾病

慢性阻塞性肺疾病(COPD)由于其患病人数多,死亡率高,社会经济负担重,已成为一个重要的公共卫生问题。COPD 目前居全球死亡原因的第四位,世界银行/世界卫生组织(WHO)公布,至 2020 年 COPD 将位居世界疾病经济负担的第五位。在我国 COPD 同样是严重危害人民身体健康的重要慢性呼吸系统疾病。近期对我国七个地区 20245 人群调查,COPD 患病率占 40 岁以上人群的 8.2%。可见其患病率之高是十分惊人的。

【定义和概述】

COPD 是一种具有气流受限特征的可以预防和治疗的疾病,气流受限不完全可逆、呈进行性发展,与气道和肺部对有害颗粒或有害气体的慢性炎症反应增强有关。急性加重和合并症对个体患者的整体疾病严重程度产生影响。COPD 的一些危险因素可以作为 COPD 一级预防,如吸烟、室内空气污染及控制不佳的哮喘。戒烟对于吸烟的 COPD 患者是最重要的干预措施。由于 COPD 是有害物质累积暴露的结果,其他暴露包括粉尘、烟雾和烟草应尽可能避免。

肺功能检查对确定气流受限有重要意义。在吸入支气管舒张剂后,一秒钟用力呼气容积(FEV_1)/用力肺活量(FVC)<70%表明存在气流受限,并且不能完全逆转。但由于肺功能测值受年龄的影响,这一固定比值在老年人可能会导致COPD诊断过度,而在低于45岁的成人可能会导致诊断不足,特别是对于轻度疾病。

慢性咳嗽、咳痰常先于气流受限许多年存在;但不是所有有咳嗽、咳痰症状的患者均会发展为COPD。部分患者可仅有不可逆气流受限改变而无慢性咳嗽、咳痰症状。

COPD与慢性支气管炎和肺气肿密切相关,多数患者是由慢性支气管炎和肺气肿发展而来。通常,慢性支气管炎是指在除外慢性咳嗽的其他已知原因后,患者每年咳嗽、咳痰3个月以上,并连续2年者。肺气肿则指肺部终末细支气管远端气腔出现异常持久的扩张,并伴有肺泡壁和细支气管的破坏而无明显的肺纤维化。当慢性支气管炎、肺气肿患者肺功能检查出现气流受限、并且不能完全可逆时,则能诊断COPD。如患者只有有"性支气管炎"和(或)"肺气肿",而无气流受限,则不能诊断为COPD。可将具有咳嗽、咳痰症状的慢性支气管炎视为COPD的高危者。

支气管哮喘及一些已知病因或具有特征病理表现的气流受限疾病,如支气管扩张症、肺结核纤维化病变、肺囊性纤维化、弥漫性泛细支气管炎以及闭塞性细支气管炎等,均不属于COPD。

【危险因素】

引起COPD的主要危险因素是遗传与环境共同作用的结果。比如具有相同吸烟的人,只有其中一些人发展为COPD,这是由于遗传性疾病易感性或其生存时间不同所致。

(一)基因

COPD是一种多基因疾病。已知的遗传因素为α1-抗胰蛋白酶缺乏。α1-抗胰蛋白酶是一种主要的血循环中蛋白酶的抑制剂。重度α1抗胰蛋白酶缺乏与非吸烟者的肺气肿形成有关。在我国α1抗胰蛋白酶缺乏引起的肺气肿迄今尚未见正式报道。在患有严重COPD的吸烟同胞中,已观察到气流阻塞具有显著的家族性风险,这提示遗传因素可能影响对本病的易感性。通过对遗传血统分析,已证实基因组中有数个区域可能含有COPD易感基因,包括染色体2q。遗传相关性研究已涉及COPD发病中一系列基因,包括转移生长因子-β1(TGF-β1),微粒环氧化物水解酶l,肿瘤坏死因子α(TNFa)。然而,这些遗传相关性研究的结果还很不一致,且影响COPD发病的功能性基因变异(除外α1-抗胰蛋白酶缺乏)还没有被明确证实。

支气管哮喘和气道高反应性是COPD的危险因素,气道高反应性可能与机体某些基因和环境因素有关。

(二)环境因素

1.有害物质接触　由于个体一生中可能暴露于一系列不同类型的可吸入颗粒,各种颗粒,根据其大小和成分,致病风险各不同,总的风险取决于暴露的浓度和时间总体情况。在个体一生中可能遇到的吸入性暴露中,仅有烟草烟雾、职业性粉尘及化学物质(蒸汽,刺激剂,烟雾)是已知的可导致COPD的危险因素。

(1)吸烟:吸烟是目前最常见的导致COPD的危险因素。吸烟者出现呼吸道症状和肺功能异常的概率更高,每年FEV_1下降的速度更快,COPD的死亡率更高。但并非所有的吸烟者均发展成具有显著临床症状的COPD,这提示遗传因素必定影响每个个体的患病风险。在严重COPD患者,与男性比较,女性的气道管腔更小,气道壁(相对于管腔周径)增厚更为明显,肺气肿则较为局限,其特征为气腔更小,外周病变相对较少。

被动吸烟也会致使出现呼吸道症状和COPD,这是由于增加肺脏的可吸入颗粒和气体负担所致。怀孕期间吸烟,可能会影响宫内胎儿的肺脏生长发育及免疫系统的形成,进而使胎儿面临日后患病的风险。

(2)职业粉尘与化学物质:当职业性粉尘及化学物质(烟雾、过敏原、有机与无机粉尘,化学物质及室内空气污染等)的浓度过大或接触时间过久,均可导致与吸烟无关的COPD发生。

(3)室内空气污染:木材、动物粪便、农作物残梗、煤炭、以明火在通风功能不佳的火炉中燃烧,可导致很严重的室内空气污染,是导致COPD的一个很重要的危险因素,尤其是发展中国家的女性。

(4)室外空气污染:城镇严重的空气污染对已有心肺疾病的个体很有害。室外空气污染在COPD致病中的地位尚不清楚,与吸烟相比似乎不很重要。此外,也很难评价长期暴露于大气污染中的单一污染物的作用。然而,城市中因燃烧石油造成的空气污染,主要源于机动车辆排放的尾气,与呼吸功能下降有关。

2.肺脏生长与发育　肺脏生长与妊娠,出生及童年时暴露史等过程有关。肺功能的最大测定值降低(通过肺功能仪测定),可识别出那些具有发展成为COPD的高危人群。在妊娠及童年时期,任何可影响肺脏生长的因素均具有潜在的增加个体发生COPD风险的作用。

3.感染　感染(细菌或病毒)在COPD的发生与疾病进展中起一定作用,细菌定植与气道炎症有关,并在急性发作中发挥重要作用。曾患肺结核,幼年时有严重的呼吸道感染史与成年时肺功能下降及呼吸道症状增加有关。

4.社会经济状态　发生COPD的风险与社会经济状态呈负相关。这可能与低社会经济状态与暴露于室内及室外空气污染物、拥挤、营养状态差或其他因素有关。

【发病机制】

香烟烟雾等慢性刺激物作用于气道,使气道发生异常炎症反应。氧化与抗氧化失衡和肺部的蛋白酶和抗蛋白酶失衡进一步加重COPD肺部炎症。遗传因素可能参与其中。这些机制共同促进COPD病理改变。

(一)炎症

COPD表现为以中性粒细胞、肺巨噬细胞、淋巴细胞为主的炎症反应。这些细胞释放炎症介质,并与气道和肺实质的结构细胞相互作用。

COPD以气道、肺实质和肺血管的慢性炎症为特征,在肺的不同部位有肺泡巨噬细胞、T淋巴细胞(尤其是$CD8^+$)和中性粒细胞增加,部分患者有嗜酸性粒细胞增多。激活的炎症细胞释放多种介质,包括白三烯B4(LTB4)、白介素8(IL-8)、肿瘤坏死因子α(TNF-α)和其他介质。这些介质能破坏肺的结构和(或)促进中性粒细胞炎症反应。吸入有害颗粒或气体可导致肺部炎症;吸烟能诱导炎症并直接损害肺脏;COPD的各种危险因素都可产生类似的炎症过程,从而导致COPD的发生。

炎症介质:COPD患者多种炎症介质增加,吸引循环中的炎症细胞(趋化因子)、增加炎症反应(致炎细胞因子)、引起气道壁结构变化(生长因子)。每种类型炎症介质代表见表3-4-1。

表3-4-1　参与COPD的炎症介质

趋化因子:
·脂质介质:如白三烯B4(LTB4)吸引中性粒细胞和T淋巴细胞
·趋化因子:如白介素8(IL-8)吸引中性粒细胞和单核细
胞致炎因子:如肿瘤坏死因子-α(TNF-α)、IL-1α、IL-6放大炎症反应,促进COPD部分全身炎症表现
生长因子:如转化生长因子-β(TGF-β)诱导小气道纤维化

(二)氧化应激

氧化应激是加重COPD炎症的重要机制。COPD患者呼出气浓缩物、痰、体循环中氧化应激的生物标志[如过氧化氢和8-前列烷]增加。COPD急性加重时氧化应激进一步增加。香烟烟雾和其他吸入颗粒能产生氧化物,由活化的炎症细胞如巨噬细胞和中性粒细胞、释放。COPD患者内源性抗氧化物产生下降。

氧化应激对肺组织造成一些不利的影响,包括激活炎症基因、使抗蛋白酶失活、刺激黏液高分泌,并增加血浆渗出。这些有害反应大多数是由过硝酸盐介导,通过超氧阴离子和一氧化氮的相互作用产生。而一氧化氮是由诱导型一氧化氮合酶产生,主要表达在 COPD 患者的外周气道和肺实质。氧化应激也能引起 COPD 患者肺组织组蛋白去乙酰酶活型下降,导致炎症基因表达增加,同时糖皮质激素的抗炎活性下降。

(三)蛋白酶和抗蛋白酶的失衡

COPD 患者肺组织中分解结缔组织的蛋白酶和对抗此作用的抗蛋白酶之间存在失衡。COPD 患者中炎症细胞和上皮细胞释放的几种蛋白酶表达增加,并存在相互作用。弹性蛋白是肺实质结缔组织的主要成分,蛋白酶引起弹性蛋白破坏,是导致肺气肿的重要原因,而肺气肿是不可逆的。

(四)自主神经系统功能紊乱

胆碱能神经张力增高也在 COPD 发病中起重要作用。参与的主要因素有:①迷走神经反射增强:由于气道的慢性非特异性炎症,使得分布于气道上皮细胞间及上皮细胞下的刺激性受体的活性阈值降低,对烟雾等化学机械性刺激的敏感性提高,通过迷走神经反射,使乙酰胆碱(Ach)释放增加。②突触前受体的功能异常:在胆碱能神经末梢存在一些对 Ach 释放起着负反馈抑制作用的受体,如组织胺 H3 受体,肾上腺素能 B$_2$ 受体、α2 受体及 M$_2$ 受体,这些突触前受体的功能障碍,均导致 Ach 释放的增加。③抑制性非肾上腺素能非胆碱能(iNANC)神经功能障碍:iNANC 神经释放的血管活性肠肽(VIP)除能拮抗 Ach 所致的气道平滑肌痉挛外,还能抑制胆碱能神经传递,抑制 Ach 的释放。VIP 分泌减少或功能障碍均可导致 Ach 释放增加。④基础迷走神经张力作用增强:正常人在安静状态下,迷走神经持续发放一定的冲动,以维持气道一定的张力,给正常人抗胆碱能药物或肺移植时切断迷走神经均能引起支气管舒张,证实了基础迷走神经张力的存在。在 COPD 患者,由于气道黏膜充血水肿,黏液腺肥大,黏液栓塞,导致管腔狭窄,使迷走神经的基础张力明显增强。⑤副交感神经节后纤维所释放的 Ach 是通过靶细胞上 M 受体而发挥作用,COPD 患者存在 M 受体的数量或功能的异常,参与了胆碱能神经张力增高。

【病理】

COPD 特征性的病理学改变存在于中央气道、外周气道、肺实质和肺的血管系统。在中央气道(气管、支气管以及内径大于 2～4mm 的细支气管),表层上皮炎症细胞浸润,黏液分泌腺增大和杯状细胞增多使黏液分泌增加。在外周气道(内径小于 2mm 的小支气管和细支气管)内,慢性炎症导致气道壁损伤和修复过程反复循环发生。修复过程导致气道壁结构重构,胶原含量增加及瘢痕组织形成,这些病理改变造成气腔狭窄,引起固定性气道阻塞。

COPD 患者典型的肺实质破坏表现为小叶中央型肺气肿,涉及呼吸性细支气管的扩张和破坏。病情较轻时,这些破坏常发生于肺的上部区域,但病情发展,可弥漫分布于全肺,并有肺毛细血管床的破坏。

COPD 肺血管的改变以血管壁的增厚为特征,这种增厚始于疾病的早期。内膜增厚是最早的结构改变,接着出现平滑肌增加和血管壁炎症细胞浸润。COPD 加重时,平滑肌、蛋白多糖和胶原的增多进一步使血管壁增厚。COPD 晚期继发肺心病时,部分患者可见多发性肺细小动脉原位血栓形成。

【病理生理】

在 COPD 肺部病理学改变的基础上出现相应 COPD 特征性病理生理学改变,包括黏液高分泌、纤毛功能失调、气流受限、肺过度充气、气体交换异常、肺动脉高压和肺心病以及全身的不良效应。黏液高分泌和纤毛功能失调导致慢性咳嗽及多痰。呼气气流受限,是 COPD 病理生理改变的标志,是疾病诊断的关键,主要是由气道固定性阻塞及随之发生的气道阻力增加所致。

小气道炎症程度、纤维化和腔内渗出物与 FEV$_1$,FEV$_1$/FVC 降低相关,并且可能与 COPD 的特征性表现 FEV$_1$ 进行性下降相关。外周气道阻塞使得在呼气时气体陷闭,导致过度充气。尽管肺气肿引起气体

交换异常比引起 FEV_1 下降更为常见,但在呼气时能促进气体陷闭,尤其是当疾病发展到重度时,肺泡与小气道的附着受到破坏。过度充气使吸气容积下降,导致功能残气量增加,尤其是在运动时,引起呼吸困难和运动能力受限。目前认为,过度充气在疾病早期即可出现,是引起劳力性呼吸困难的主要原因。作用在外周气道的支气管扩张剂能减轻气体陷闭,因此可降低肺容积,改善症状和运动能力。

随着 COPD 的进展,外周气道阻塞、肺实质破坏及肺血管的异常等减少了肺气体交换能力,产生低氧血症,以后可出现高碳酸血症。长期慢性缺氧可导致肺血管广泛收缩和肺动脉高压,常伴有血管内膜增生,某些血管发生纤维化和闭塞,造成肺循环的结构重组。COPD 晚期出现的肺动脉高压是其重要的心血管并发症,并进而产生慢性肺源性心脏病及右心衰竭,提示预后不良。

COPD 的炎症反应不只局限于肺部,也可以导致全身不良效应。全身炎症表现为全身氧化负荷异常增高、循环血液中细胞因子浓度异常增高以及炎症细胞异常活化等。患者骨质疏松、抑郁、慢性贫血及心血管疾病风险增加。COPD 的全身不良效应具有重要的临床意义,它可加剧患者的活动能力受限,使生活质量下降,预后变差。

【临床表现】

(一)病史特征

1.吸烟史　多有长期较大量吸烟史。

2.职业性或环境有害物质接触史　如较长期粉尘、烟雾、有害颗粒或有害气体接触史。

3.家族史　COPD 有家族聚集倾向。

4.发病年龄及好发季节　多于中年以后发病,症状好发于秋冬寒冷季节,常有反复呼吸道感染及急性加重史。随病情进展,急性加重愈渐频繁。

5.慢性肺源性心脏病史　COPD 后期出现低氧血症和(或)高碳酸血症,可并发慢性肺源性心脏病和右心衰竭。

(二)症状

1.慢性咳嗽　通常为首发症状。初起咳嗽呈间歇性,早晨较重,以后早晚或整日均有咳嗽,但夜间咳嗽并不显著。少数病例咳嗽不伴咳痰。也有部分病例虽有明显气流受限但无咳嗽症状。

2.咳痰咳嗽　后通常咳少量黏液性痰,部分患者在清晨较多;合并感染时痰量增多,常有脓性痰。

3.气短或呼吸困难　这是 COPD 的标志性症状,是使患者焦虑不安的主要原因,早期仅于劳力时出现,后逐渐加重,以致日常活动甚至休息时也感气短。

4.喘息和胸闷　不是 COPD 的特异性症状。部分患者特别是重度患者有喘息;胸部紧闷感通常于劳力后发生,与呼吸费力、肋间肌等容性收缩有关。

5.全身性症状　在疾病的临床过程中,特别在较重患者,可能会发生全身性症状,如体重下降、食欲减退、外周肌肉萎缩和功能障碍、精神抑郁和(或)焦虑等。合并感染时可咳血痰或咯血。

(三)体征

COPD 早期体征可不明显。随疾病进展,常有以下体征:①视诊及触诊:胸廓形态异常,包括胸部过度膨胀、前后径增大、剑突下胸骨下角(腹上角)增宽及腹部膨凸等;常见呼吸变浅,频率增快,辅助呼吸肌如斜角肌及胸锁乳突肌参加呼吸运动,重症可见胸腹矛盾运动;患者不时采用缩唇呼吸以增加呼出气量;呼吸困难加重时常采取前倾坐位;低氧血症者可出现黏膜及皮肤发绀,伴右心衰竭者可见下肢水肿、肝脏增大。②叩诊:由于肺过度充气使心浊音界缩小,肺肝界降低,肺叩诊可呈过度清音。③听诊:两肺呼吸音可减低,呼气延长,平静呼吸时可闻干性啰音,两肺底或其他肺野可闻湿啰音;心音遥远,剑突部心音较清晰响亮。

【实验室检查】

(一)肺功能检查

肺功能检查尤其是通气功能检查是判断气流受限的客观指标,其重复性好,对COPD的诊断、严重度评价、疾病进展、预后及治疗反应等均有重要意义。气流受限是以第一秒用力呼气容积(FEV_1)和FEV_1与用力肺活量(FVC)之比(FEV_1/FVC)降低来确定的。FEV_1/FVC是COPD的一项敏感指标,可检出轻度气流受限。FEV_1占预计值的百分比是中、重度气流受限的良好指标,它变异性小,易于操作,应作为COPD肺功能检查的基本项目。吸入支气管舒张剂后FEV_1/FVC%<70%者,可确定为不能完全可逆的气流受限。呼气峰流速(PEF)及最大呼气流量-容积曲线(MEFV)也可作为气流受限的参考指标,但COPD时PEF与FEV_1的相关性不够强,PEF有可能低估气流阻塞的程度。气流受限可导致肺过度充气,使肺总量(T1C)、功能残气量(FRC)和残气容积(RV)增高,肺活量(VC)减低。T1C增加不及RV增加的程度大,故RV/T1C增高。肺泡隔破坏及肺毛细血管床丧失可使弥散功能受损,一氧化碳弥散量(DLCO)降低,DLCO与肺泡通气量(VA)之比(DLCO/VA)比单纯DLCO更敏感。深吸气量(IC)是潮气量与补吸气量之和,IC/T1C是反映肺过度膨胀的指标,它在反映COPD呼吸困难程度甚至反映COPD生存率上具有意义。作为辅助检查,支气管舒张试验结果与基础FEV_1值及是否处于急性加重期和以往的治疗状态等有关,在不同时期检查结果可能不尽一致,因此要结合临床全面分析。但其在临床应用中仍有一定价值,因为:①有利于鉴别COPD与支气管哮喘,或二者同时存在;②可获知患者能达到的最佳肺功能状态;③与预后有更好的相关性;④可能预测患者对支气管舒张剂的治疗反应。

(二)胸部X线检查

X线检查对确定肺部并发症及与其他疾病(如肺间质纤维化、肺结核等)鉴别有重要意义。COPD早期胸片可无明显变化,以后出现肺纹理增多、紊乱等非特征性改变;主要X线征为肺过度充气:肺容积增大,胸腔前后径增长,肋骨走向变平,肺野透亮度增高,横膈位置低平,心脏悬垂狭长,肺门血管纹理呈残根状,肺野外周血管纹理纤细稀少等,有时可见肺大疱形成。并发肺动脉高压和肺源性心脏病时,除右心增大的X线征外,还可有肺动脉圆锥膨隆,肺门血管影扩大及右下肺动脉增宽等。

(三)胸部CT检查

CT检查一般不作为常规检查。但是,在鉴别诊断时,CT检查有益,高分辨CT(HRCT)对辨别小叶中心型或全小叶型肺气肿及确定肺大疱的大小和数量,有很高的敏感性和特异性,对预计肺大疱切除或外科减容手术等的效果有一定价值。

(四)血气检查

当FEV_1<40%预计值时或具有呼吸衰竭或右心衰竭的COPD患者,均应做血气检查。血气异常首先表现为轻、中度低氧血症。随疾病进展,低氧血症逐渐加重,并出现高碳酸血症。呼吸衰竭的血气诊断标准为海平面吸空气时动脉血氧分压(PaO_2)<8.0kPa(60mmHg)伴或不伴动脉血二氧化碳分压($PaCO_2$)>6.7kPa(50mmHg)。

(五)其他实验室检查

COPD患者可见血红蛋白及红细胞增高或减低。并发感染时,痰涂片可见大量中性白细胞,痰培养可检出各种病原菌,常见者为肺炎链球菌、流感嗜血杆菌、卡他摩拉菌、肺炎克雷伯杆菌等。反复住院和行机械通气的患者可见不动杆菌的和铜绿假单胞菌等。

【严重度分级】

以往COPD严重度分级是基于气流受限的程度。气流受限是诊断COPD的主要指标,也反映了病理改变的严重度。由于 FEV_1 下降与气流受限有很好的相关性,在吸入支气管舒张剂后 FEV_1/FVC%<70%的基础上,FEV_1 的变化是严重度分级的主要依据。Ⅰ级:$FEV_1 \geqslant 80$%预计值;Ⅱ级:50%$\leqslant FEV_1 <$80%预计值;Ⅲ级:30%$\leqslant FEV_1 <$50%预计值;Ⅳ级:$FEV_1 <$30%预计值。

但 FEV_1 并不能完全反映 COPD 复杂的严重性判断,在全球慢性阻塞性肺病诊治指南(GOLD)2011年版中,从四个方面对疾病严重程度进行评价。包括症状评估、肺功能评估、急性加重风险评估及合并症的评估。第一,采用 COPD 评估测试(CAT,COPD 患者生活质量评估问卷,0~40 分)或呼吸困难指数评分(mMRC 评分 0~4 级)进行症状评估;第二,应用肺功能测定结果对气流受限程度进行严重度分级;第三,依据急性加重发作史和肺功能测定进行加重风险评估,如最近 1 年加重≥2 次者,或第 1 秒用力呼气量(FEV_1)小于预计值 50%者,是加重的高危因素;第四,评估合并症。按照这种联合评估模式将患者分为A、B、C 和 D 四级(表 25-4-2)。

BODE 指数也被用于评价 COPD 疾病的严重程度。除 FEV_1 以外,已证明体重指数(BMI)和呼吸困难分级在预测 COPD 生存率等方面有意义。

B(BMI):体重指数,等于体重(以 kg 为单位)除以身高的平方(以 m^2 为单位),BMI$<21kg/m^2$ 的 COPD 患者死亡率增加。

O(obstruction):气流受限,以 FEV_1 作为评价指标。

D(Dyspnea):呼吸困难,用呼吸困难量表评价:0 级:陈非剧烈活动,无明显呼吸困难;1 级:当快走或上缓坡时有气短;2 级:由于呼吸困难比同龄人步行得慢,或者以自己的速度在平地上行走时需要停下来呼吸;3 级:在平地上步行 100m 或数分钟后需要停下来呼吸;4 级:明显的呼吸困难而不能离开房屋或者当穿脱衣服时气短。

E(exercise):运动耐力,用 6 分钟步行距离作为评价指标。将这四方面综合起来建立的多因素分级系统,即 BODE 指数。

生活质量评估:广泛应用于评价 COPD 患者的病情严重程度、药物治疗的疗效、非药物治疗的疗效(如肺康复治疗、手术)和急性发作的影响等。生活质量评估还可用于预测死亡风险,而与年龄、FEV_1 及体重指数无关。常用的生活质量评估方法有圣乔治呼吸问卷(SGRQ)和治疗结果研究(SF-36)等。

COPD 病程可分为急性加重期与稳定期。COPD 急性加重期是指患者出现超越日常状况的持续恶化,并需改变基础 COPD 的常规用药者,通常在疾病过程中,患者短期内咳嗽、咳痰、气短和(或)喘息加重,痰量增多,呈脓性或黏脓性,可伴发热等炎症明显加重的表现。稳定期则指患者咳嗽、咳痰、气短等症状稳定或症状轻微。

【诊断】

COPD 的诊断应根据临床表现、危险因素接触史、体征及实验室检查等资料,综合分析确定。

(一)病史

既往史和系统回顾:童年时期有无哮喘、变态反应性疾病、感染及其他呼吸道疾病史如结核病史;COPD 和呼吸系统疾病家族史;吸烟史(以包年计算)及职业、环境有害物质接触史等。

(二)症状

主要为慢性咳嗽,咳痰和(或)呼吸困难,多于冬季发作或加重。

(三)肺功能检查

存在不完全可逆性气流受限是诊断 COPD 的必备条件,支气管舒张剂后 $FEV_1/FVC<70$%可确定为不完全可逆性气流受限,它是诊断 COPD 的金标准。凡具有吸烟史,及/或环境职业污染接触史,及/或咳嗽、咳痰或呼吸困难史者,均应进行肺功能检查。COPD 早期轻度气流受限时可有或无临床症状,当吸入

支气管扩张剂后 $FEV_1/FVC<70\%$，除外其他疾病后也可诊断为 COPD。

在不具备肺功能检查的情况下，可采用简单的呼气峰流速仪对 COPD 进行筛查，其敏感性和特异性可达到 80%，亦可根据病史、症状和体征，排除其他疾病后作出临床诊断，并进行病情评估。

【鉴别诊断】

一些已知病因或具有特征病理表现的气流受限疾病，如支气管扩张症、肺结核纤维化病变、肺囊性纤维化、弥漫性泛细支气管炎以及闭塞性细支气管炎等，均不属于 COPD。

COPD 应与支气管哮喘、支气管舒张症、充血性心力衰竭、肺结核等鉴别（表 3-4-2、表 3-4-3）。

表 3-4-2 COPD 与哮喘的鉴别

	COPD	哮喘
起病年龄	多中年以后	儿童或其少年期
症状	缓慢进展、逐渐加重	起伏大
既往病史	吸烟史，有害气体、颗粒接触史	过敏体质、过敏鼻炎、湿疹和哮喘家族史
气流受限	基本不可逆	多为可逆，发生气道重塑者不能完全可逆

表 3-4-3 COPD 的鉴别诊断

诊断	鉴别诊断要点
COPD	中年发病；症状缓慢进展；长期吸烟史；活动后气促；大部分为不可逆性气流受限
支气管哮喘	早年发病（通常在儿童期）；每习症状变化快；夜间和清晨症状明显；也可有过敏、鼻炎和（或）湿疹史；哮喘家族史；气流受限大多可逆
充血性心力衰竭	听诊肺基底部可闻细啰音；胸部 X 线示心脏扩大、肺水肿；肺功能测定示限制性通气障碍（而非气流受限）
支气管扩张	大量脓痰；常伴有细菌感染；粗湿啰音、杵状指；胸片或 CT 示支气管扩张、管壁增厚
结核病	所有年龄均可发病；胸片示肺浸润性病灶或结节状空洞样改变；细菌学检查可确诊
闭塞性细支气管炎	发病年龄较轻且不吸烟；可能有类风湿关节炎病史或烟雾接触史、CT 在呼气相显示低密度影
弥漫性泛细支气管炎	大多数为男性非吸烟者；几乎所有患者均有慢性鼻窦炎；胸部 X 线和 HRCT 显示弥漫性小叶中央结节影和过度充气征

COPD 与支气管哮喘的鉴别有时存在一定困难。COPD 多于中年后起病，哮喘则多在儿童或青少年期起病；COPD 症状缓慢进展，逐渐加重，哮喘则症状起伏大；COPD 多有长期吸烟史和（或）有害气体、颗粒接触史，哮喘则常伴过敏体质、过敏性鼻炎和（或）湿疹等，部分患者有哮喘家族史；COPD 时气流受限基本为不可逆性，哮喘时则多为可逆性。然而，部分病程长的哮喘患者已发生气道重塑，气流受限不能完全逆转；而少数 COPD 患者伴有气道高反应性，气流受限部分可逆。此时应根据临床及实验室所见全面分析，必要时作支气管舒张试验和（或）最大呼气流量（PEF）昼夜变异率来进行鉴别。在一部分患者中，这两种疾病可重叠存在。

支气管哮喘主要症状为喘息、两肺广泛呼气相哮鸣音，多与接触变应原有关，对糖皮质激素治疗反应良好。虽然哮喘与 COPD 都是慢性气道炎症性疾病，但二者的发病机制不同。大多数哮喘患者的气流受限具有显著的可逆性，是其不同于 COPD 的一个关键特征；但是，部分哮喘患者随着病程延长，可出现较明显的气道重建,导致气流受限的可逆性明显减小,临床很难与COPD相鉴别。COPD和哮喘可以发生于同一位患者,由于二者都是呼吸系统最常见的疾病,因此,这种概率并不低。

【治疗】

COPD疾病管理包括:缓解症状、改善运动耐力、改善健康状态、阻止疾病进展、预防和治疗急性加重、降低病死率。其中前3项主要针对缓解症状,后3项主要是降低风险。

稳定期治疗

(一)教育与管理

通过教育与管理可以提高患者及有关人员对COPD的认识和自身处理疾病的能力,更好地配合治疗和加强预防措施,减少反复加重,维持病情稳定,提高生活质量。主要内容包括:①教育与督促患者戒烟;②使患者了解COPD的病理生理与临床基础知识;③掌握一般和某些特殊的治疗方法;④学会自我控制病情的技巧,如腹式呼吸及缩唇呼吸锻炼等;⑤了解赴医院就诊的时机;⑥社区医生定期随访管理。

(二)控制职业性或环境污染

避免或防止粉尘、烟雾及有害气体吸入。

(三)药物治疗

药物治疗用于预防和控制症状,减少急性加重的频率和严重程度,提高运动耐力和生活质量。根据疾病的严重程度,逐步增加治疗,如果没有出现明显的药物副作用或病情的恶化,应在同一水平维持长期的规律治疗。根据患者对治疗的反应及时调整治疗方案。

1.支气管舒张剂 支气管舒张剂可松弛支气管平滑肌、扩张支气管、缓解气流受限,是控制COPD症状的主要治疗措施。短期按需应用可缓解症状,长期规则应用可预防和减轻症状,增加运动耐力,但不能使所有患者的FEV_1得到改善。与口服药物相比,吸入剂副作用小,因此多首选吸入治疗。

主要的支气管舒张剂有β_2激动剂、抗胆碱药及甲基黄嘌呤类,根据药物的作用及患者的治疗反应选用。定期用短效支气管舒张剂较为便宜,但不如长效制剂方便。不同作用机制与作用时间的药物联合可增强支气管舒张作用、减少副作用。β_2受体激动剂、抗胆碱药物和(或)茶碱联合应用,肺功能与健康状况可获进一步改善。

(1)β_2受体激动剂:主要有沙丁胺醇、特布他林等,为短效定量雾化吸入剂,数分钟内开始起效,15～30分钟达到峰值,持续疗效4～5小时,每次剂量100～200μg(每喷100μg),24小时不超过8～12喷。主要用于缓解症状,按需使用。福莫特罗为长效定量吸入剂,作用持续12小时以上,与短效β_2激动剂相比,作用更有效与方便。福莫特罗吸入后1～3分钟起效,常用剂量为4.5～9μg,每日2次。

(2)抗胆碱药:主要品种有异丙托溴铵气雾剂,可阻断M胆碱受体。定量吸入时,开始作用时间比沙丁胺醇等短效β_2受体激动剂慢,但持续时间长,30～90分钟达最大效果。维持6～8小时,剂量为40～80μg(每喷20μg),每天3～4次。该药副作用小,长期吸入可改善COPD患者健康状况。噻托溴铵选择性作用于M3和M1受体,为长效抗胆碱药,作用长达24小时以上,吸入剂量为18μg,每日1次。长期吸入可增加深吸气量(IC),减低呼气末肺容积(EELV),进而改善呼吸困难,提高运动耐力和生活质量,也可减少急性加重频率。对于轻症患者效果可能会更好一些。

(3)茶碱类药物:可解除气道平滑肌痉挛,在COPD应用广泛。另外,还有改善心搏血量、舒张全身和肺血管,增加水盐排出,兴奋中枢神经系统、改善呼吸肌功能以及某些抗炎作用等。但总的来看,在一般治疗量的血药浓度下,茶碱的其他多方面作用不很突出。缓释型或控释型茶碱每日1次或2次口服可达稳定的血浆浓度,对COPD有一定效果。茶碱血药浓度监测对估计疗效和副作用有一定意义。血茶碱浓度＞5mg/L,即有治疗作用;＞15mg/L时副作用明显增加。吸烟、饮酒、服用抗惊厥药、利福平等可引起肝脏酶受损并缩短茶碱半衰期;老人、持续发热、心力衰竭和肝功能明显障碍者,同时应用西咪替丁、大环内酯类药物(红霉素等)、氟喹诺酮类药物(环丙沙星等)和口服避孕药等都可能使茶碱血药浓度增加。

2.糖皮质激素　COPD稳定期长期应用糖皮质激素吸入治疗并不能阻止其FEV_1的降低趋势。长期规律的吸入糖皮质激素较适用于$FEV_1 < 50\%$预计值(Ⅲ级和Ⅳ级)并且有临床症状以及反复加重的COPD患者。这一治疗可减少急性加重频率,改善生活质量。联合吸入激素和B_2激动剂,比各自单用效果好,目前已有布地奈德/福莫特罗、氟地卡松/沙美特罗两种联合制剂。但在FEV_1低于60%的患者,长效B_2激动剂、吸入糖皮质激素及其联合药物治疗,减低了肺功能下降速率。对COPD患者,不推荐长期口服糖皮质激素治疗。

3.其他药物

(1)祛痰药(黏液溶解剂):COPD气道内可产生大量黏液分泌物,可促使继发感染,并影响气道通畅,应用祛痰药似有利于气道引流通畅,改善通气,但除少数有黏痰患者获效外,总的来说效果并不十分确切。常用药物有盐酸氨溴索(ambroxol)、乙酰半胱氨酸等。

(2)抗氧化剂:COPD气道炎症使氧化负荷加重,促使COPD的病理、生理变化。应用抗氧化剂如N-乙酰半胱氨酸、羧甲司坦等可降低疾病反复加重的频率。

(3)免疫调节剂:对降低COPD急性加重严重程度可能具有一定的作用。但尚未得到确证,不推荐作常规使用。

(4)疫苗:流感疫苗可减少COPD患者的严重程度和死亡,可每年给予1次(秋季)或2次(秋、冬)。它含有杀死的或活的、无活性病毒,应每年根据预测的病毒种类制备。肺炎球菌疫苗含有23种肺炎球菌荚膜多糖,已在COPD患者应用,但尚缺乏有力的临床观察资料。

(5)中医治疗:辨证施治是中医治疗的原则,对COPD的治疗亦应据此原则进行。实践中体验到某些中药具有祛痰、支气管舒张、免疫调节等作用,值得深入的研究。

(四)氧疗

COPD稳定期进行长期家庭氧疗(LTOT)对具有慢性呼吸衰竭的患者可提高生存率。对血流动力学、血液学特征、运动能力、肺生理和精神状态都会产生有益的影响。LTOT应在Ⅳ级极重度COPD患者应用,具体指征是:①$PaO_2 \leq 7.3kPa(55mmHg)$或动脉血氧饱和度$(SaO_2) \leq 88\%$,有或没有高碳酸血症。②$PaO_2$ 7.3~8.0kPa(55~60mmHg),或$SaO_2 < 89\%$,并有肺动脉高压、心力衰竭水肿或红细胞增多症(红细胞比积$>55\%$)。LTOT一般是经鼻导管吸入氧气,流量1.0~2.0Umin,吸氧持续时间$>15h/d$。长期氧疗的目的是使患者在海平面水平,静息状态下,达到$PaO_2 \geq 60mmHg$和(或)使SaO_2升至90%,这样才可维持重要器官的功能,保证周围组织的氧供。

(五)康复治疗

康复治疗可以使进行性气流受限、严重呼吸困难而很少活动的患者改善活动能力、提高生活质量,是COPD患者一项重要的治疗措施。它包括呼吸生理治疗,肌肉训练,营养支持,精神治疗与教育等多方面措施。在呼吸生理治疗方面包括帮助患者咳嗽,用力呼气以促进分泌物清除;使患者放松,进行缩唇呼吸以及避免快速浅表的呼吸以帮助克服急性呼吸困难等措施。在肌肉训练方面有全身性运动与呼吸肌锻炼,前者包括步行、登楼梯、踏车等,后者有腹式呼吸锻炼等。在营养支持方面,应要求达到理想的体重;同时避免过高碳水化合物饮食和过高热量摄入,以免产生过多二氧化碳。

(六)外科治疗

1.肺大疱切除术　在有指征的患者,术后可减轻患者呼吸困难的程度并使肺功能得到改善。术前胸部CT检查、动脉血气分析及全面评价呼吸功能对于决定是否手术是非常重要的。

2.肺减容术　是通过切除部分肺组织,减少肺过度充气,改善呼吸肌做功,提高运动能力和健康状况,但不能延长患者的寿命。主要适用于上叶明显非均质肺气肿,康复训练后运动能力仍低的一部分病人,但其费用高,属于实验性姑息性外科的一种手术。不建议广泛应用。

3.肺移植术　对于选择合适的 COPD 晚期患者,肺移植术可改善生活质量,改善肺功能,但技术要求高,花费大,很难推广应用。

急性加重期的治疗

(一)确定 COPD 急性加重的原因

引起 COPD 加重的最常见原因是气管-支气管感染,主要是病毒、细菌的感染。部分病例加重的原因难以确定,环境理化因素改变可能有作用。肺炎、充血性心力衰竭、心律失常、气胸、胸腔积液、肺血栓栓塞症等可引起酷似 COPD 急性发作的症状,需要仔细加

(二)COPD 急性加重的诊断和严重性评价

COPD 加重的主要症状是气促加重,常伴有喘息、胸闷、咳嗽加剧、痰量增加、痰液颜色和(或)黏度改变以及发热等,此外亦可出现全身不适、失眠、嗜睡、疲乏抑郁和精神紊乱等症状。当患者出现运动耐力下降、发热和(或)胸部影像异常时可能为 COPD 加重的征兆。气促加重,咳嗽痰量增多及出现脓性痰常提示细菌感染。

与加重前的病史、症状、体征、肺功能测定、动脉血气检测和其他实验室检查指标进行比较,对判断 COPD 加重的严重度甚为重要。应特别注意了解本次病情加重或新症状出现的时间,气促、咳嗽的严重度和频度,痰量和痰液颜色,日常活动的受限程度,是否曾出现过水肿及其持续时间,既往加重时的情况和有无住院治疗,以及目前的治疗方案等。本次加重期肺功能和动脉血气结果与既往对比可提供极为重要的信息,这些指标的急性改变较其绝对值更为重要。对于严重 COPD 患者,神志变化是病情恶化和危重的指标,一旦出现需及时送医院救治。是否出现辅助呼吸肌参与呼吸运动,胸腹矛盾呼吸、发绀、外周水肿、右心衰竭,血流动力学不稳定等征象亦有助于判定 COPD 加重的严重程度。

肺功能测定:加重期患者,常难以满意地完成肺功能检查。$FEV_1<1L$ 可提示严重发作。

动脉血气分析:在海平面呼吸空气条件下,$PaO_2<60mmHg$ 和(或)$SaO_2<90\%$,提示呼吸衰竭。如 $PaO_2<50mmHg$,$PaCO_2>70mmHg$,$pH<7.30$ 提示病情危重,需进行严密监护或入住 ICU 行无创或有创机械通气治疗。

胸部 X 线影像、心电图(ECG)检查:胸部 X 线影像有助于 COPD 加重与其他具有类似症状的疾病相鉴别。ECG 对心律失常、心肌缺血及右心室肥厚的诊断有帮助。螺旋 CT、血管造影和血浆 D-二聚体检测在诊断 COPD 加重患者发生肺栓塞时有重要作用,但核素通气灌注扫描在此诊断价值不大。低血压或高流量吸氧后 PaO_2 不能升至 60mmHg 以上可能提示肺栓塞的存在,如果临床上高度怀疑合并肺栓塞,则应同时处理 COPD 和肺栓塞。

其他实验室检查:血红细胞计数及血细胞比容有助于了解有无红细胞增多症或出血。部分患者血白细胞计数增高及中性粒细胞核左移可为气道感染提供佐证。但通常白细胞计数并无明显改变。

当 COPD 加重症状有脓性痰者,应给予抗生素治疗。肺炎链球菌、流感嗜血杆菌及卡他莫拉菌是 COPD 加重患者最普通的病原菌。若患者对初始抗生素治疗反应不佳时,应进行痰培养及细菌药敏感试验。此外,血液生化检查有助于确定引起 COPD 加重的其他因素,如电解质紊乱(低钠、低钾和低氯血症等),糖尿病危象或营养不良等,也可发现合并存在的代谢性酸碱失衡。

(三)院外治疗

对于 COPD 加重早期,病情较轻的患者可以在院外治疗,但需注意病情变化,及时决定送医院治疗的

时机。

　　COPD 加重期的院外治疗包括适当增加以往所用支气管舒张剂的量及频度。若未曾使用抗胆碱药物,可以用异丙托溴胺或噻托溴胺吸入治疗,直至病情缓解。对更严重的病例,可给予数天较大剂量的雾化治疗。如沙丁胺醇 2500μg,异丙托溴铵 500μg,或沙丁胺醇 1000μg 加异丙托溴铵 250～500μg 雾化吸入,每日 2～4 次。

　　全身使用糖皮质激素对加重期治疗有益,可促进病情缓解和肺功能的恢复。如患者的基础 FEV₁<50%预计值,除支气管舒张剂外可考虑口服糖皮质激素,泼尼松龙,每日 30～40mg,连用 7～10 天。也可糖皮质激素联合长效 B_2-受体激动剂雾化吸入治疗。

　　COPD 症状加重,特别是咳嗽痰量增多并呈脓性时应积极给予抗生素治疗。抗生素选择应依据患者肺功能及常见的致病菌结合患者所在地区致病菌及耐药流行情况,选择敏感抗生素。在院外治疗的 COPD 急性加重患者,通常病情都不很重。主要病原体多为流感嗜血杆菌、肺炎链球菌、卡他莫拉菌、病毒等。因此,除确诊为单纯病毒感染可不应用抗菌药物外,都应给予适当的抗菌药物。可选择以下药物:青霉素、β-内酰胺类/酶抑制剂(阿莫西林/克拉维酸)、大环内酯类(阿奇霉素、克拉霉素、罗红霉素等),第一代或二代头孢菌素(头孢呋辛、头孢克洛)、多西环素、左氧氟沙星等,这些药物除青霉素外,可使用口服制剂,较重者注射给药。

(四)住院治疗

　　COPD 急性加重病情严重者需住院治疗。COPD 急性加重到医院就诊或住院治疗的指标:①症状显著加剧,如突然出现的静息状况下呼吸困难;②出现新的体征或原有体征加重(如发绀、外周水肿);③新近发生的心律失常;④有严重的伴随疾病;⑤初始治疗方案失败;⑥高龄 COPD 患者的急性加重;⑦诊断不明确;⑧院外治疗条件欠佳或治疗不力。

　　COPD 急性加重收入重症监护治疗病房(ICU)的指征:①严重呼吸困难且对初始治疗反应不佳;②精神障碍,嗜睡,昏迷;③经氧疗和无创正压通气(NIPPV)后,低氧血症(PaO₂<50mmHg)仍持续或呈进行性恶化,和(或)高碳酸血症($PaCO_2$>70mmHg)无缓解甚至有恶化,和(或)严重呼吸性酸中毒(pH<7.30)无缓解,甚至恶化。

　　COPD 加重期主要的治疗方案:

　　1.根据症状、血气、X 线胸片等评估病情的严重程度。

　　2.控制性氧疗　氧疗是 COPD 加重期住院患者的基础治疗。无严重合并症的 COPD 加重期患者氧疗后易达到满意的氧合水平(PaO_2>60mmg 或 SaO₂>90%)。但吸入氧浓度不宜过高,需注意可能发生潜在的 CO_2 潴留及呼吸性酸中毒,给氧途径包括鼻导管或 Venturi 面罩,其中 Ventruri 面罩更能精确地调节吸入氧浓度。氧疗 30 分钟后应复查动脉血气,以确认氧合满意,且未引起 CO_2 潴留及(或)呼吸性酸中毒。

　　3.抗生素　COPD 急性加重多由细菌感染诱发,故抗生素治疗在 COPD 加重期治疗中具有重要地位。当患者呼吸困难加重,咳嗽伴有痰量增多及脓性痰时,应根据 COPD 严重程度及相应的细菌分层情况,结合当地区常见致病菌类型及耐药流行趋势和药物敏情况尽早选择敏感抗生素。如对初始治疗方案反应欠佳,应及时根据细菌培养及药敏试验结果调整抗生素。通常 COPD Ⅰ级轻度或Ⅱ级中度患者加重时,主要致病菌多为肺炎链球菌、流感嗜血杆菌及卡他莫拉菌。属于 COPD Ⅲ级重度及Ⅳ级严重患者急性加重,除以上常见细菌外,尚可有肠杆菌科细菌、铜绿假单胞菌及耐甲氧西林金黄色葡萄球菌。发生铜绿假单胞菌的危险因素有:近期住院、频繁应用抗菌药物、以往有铜绿假单胞菌分离或寄植的历史等。要根据细菌可能的分布采用适当的抗菌药物治疗。抗菌治疗应尽可能将细菌负荷降低到最低水平,以延长 COPD 急性加重的间隔时间。长期应用广谱抗生素和糖皮质激素易继发深部真菌感染,应密切观察真菌感染的临床征象并采用防治真菌感染措施。抗生素使用疗程一般情况下 3～7 天,根据病情需要可适当延长。在我国,目前疗程往往偏长。

4.支气管舒张剂　短效 β_2 受体激动剂较适用于 COPD 急性加重期的治疗。若效果不显著,建议加用抗胆碱能药物(为异丙托溴铵,噻托溴铵等)。对于较为严重的 COPD 加重者,可考虑静脉滴注茶碱类药物。由于茶碱类药物血清浓度个体差异较大,治疗窗较窄,监测血清茶碱浓度对于评估疗效和避免副作用的发生都有一定意义。β_2 受体激动剂,抗胆碱能药物及茶碱类药物由于作用机制不同,药代及药动学特点不同且分别作用于不同大小的气道,所以联合应用,可获得更大的支气管舒张作用。不良反应的报道亦不多。

5.糖皮质激素　COPD 加重期住院患者宜在应用支气管舒张剂基础上,口服或静脉滴注糖皮质激素,激素的剂量要权衡疗效及安全性,建议口服泼尼松 30～40mg/d,连续 7～10 天后逐渐减量停药。也可以静脉给予甲泼尼松龙,40mg 每日 1 次,3～5 天后改为口服。延长给药时间不能增加疗效,相反会使副作用增加。

6.机械通气　可通过无创或有创方式给予机械通气,根据病情需要,可首选无创性机械通气。机械通气无论是无创或有创方式都不是一种治疗,而是生命支持的一种方式,在此条件下,通过药物治疗消除 COPD 加重的原因使急性呼吸衰竭得到逆转。进行机械通气病人应有动脉血气监测。

(1)无创性机械通气:COPD 急性加重期患者应用无创性正压通气(NIPPV)可降低 $PaCO_2$,减轻呼吸困难,从而降低气管插管和有创呼吸机的使用,缩短住院天数,降低患者死亡率。使用 NIPPV 要注意掌握合理的操作方法,提高患者依从性,避免漏气,从低压力开始逐渐增加辅助吸气压和采用有利于降低 $PaCO_2$ 的方法,从而提高 NIPPV 的效果。

(2)有创性机械通气:在积极药物和 NIPPV 治疗条件下,患者呼吸衰竭仍进行性恶化,出现危及生命的酸碱异常和(或)神志改变时宜用有创性机械通气治疗。

在决定终末期 COPD 患者是否使用机械通气时还需充分考虑到病情好转的可能性,患者自身及家属的意愿以及强化治疗的条件是否允许。

使用最广泛的三种通气模式包括辅助控制通气(ACMV),压力支持通气(PSV)或同步间歇强制通气(SIMV)与 PSV 联合模式(SIMV+PSV)。因 COPD 患者广泛存在内源性呼气末正压(PEEPi),为减少因 PEEPi 所致吸气功耗增加和人机不协调,可常规加用一适度水平(约为 PEEPi 的 70%～80%)的外源性呼气末正压(PEEP)。COPD 的撤机可能会遇到困难,需设计和实施一周密方案。NIPPV 已被用于帮助早期脱机并初步取得了良好的效果。

7.其他住院治疗措施　在出入量和血电解质监测下适当补充液体和电解质;注意维持液体和电解质平衡;注意补充营养,对不能进食者需经胃肠补充要素饮食或予静脉高营养;对卧床、红细胞增多症或脱水的患者,无论是否有血栓栓塞性疾病史均需考虑使用肝素或低分子肝素;注意痰液引流,积极排痰治疗(如刺激咳嗽,叩击胸部,体位引流等方法)。

(五)合并症的治疗

识别并治疗伴随疾病对 COPD 的预后有着重要的影响。COPD 经常合并存在其他疾病,对预后产生重要影响。一般来说,存在合并症并不需要改变 COPD 的治疗,合并症亦应按照其应有的治疗方案进行。心血管疾病是 COPD 最常见和最主要的合并症。骨质疏松和抑郁症也是其重要的合并症,这二者在临床实际中可能诊断不足,对健康状态和疾病预后产生不良影响。肺癌在 COPD 患者常见,是轻度 COPD 患者的主要死亡原因。休克,弥散性血管内凝血,上消化道出血,胃功能不全等是急性加重期经常遇到的问题,需要及时正确处理。

(刘艳红)

第五节　支气管扩张

【定义及概况】

支气管扩张是支气管的一种慢性异常的扩张与扭曲,由于支气管壁的弹性和肌性成分破坏导致。基本是解剖学的定义。通常的临床特征包括:慢性或复发的肺部感染;咳嗽、连续的黏液样痰、恶臭的呼吸。支气管扩张同样可以发生在慢性支气管炎,两者的区别在于异常的程度和范围(慢性支气管炎的扩张往往更轻微和更普遍)。真正的支气管扩张是永久性的,应该区别于肺炎、气管、支气管炎和肺不张(在这些疾病的过程中或之后可导致支气管影像学上的改变)中可逆转的改变。

在抗生素前时代,支气管扩张是主要影响年轻病人且病死率高的疾病。随着抗生素的出现,其预后有了较大改善,以致 20 世纪 80 年代有学者认为该病为罕见病。高分辨率 CT 的广泛应用使得支气管扩张的诊断更加容易,对这个疾病也有了新的认识,该病仍然是呼吸疾病导致死亡的重要病种。

支气管扩张的发病率不是很清楚。有研究显示在澳大利亚土著和新西兰毛利人中有较高的发病率。在美国至少有 110 000 患支气管扩张的成年病人。重要的是,有两个新近的研究报告有 29% ~ 50% 的 COPD 病人 CT 扫描发现伴有支气管末张,这些病人有较高的急性加重率。这些资料提示支气管扩张仍是常见疾病。

有几种因素使得对支气管理解复杂化。一是支气管扩张混入支气管炎这个实体,而后者的常见原因是吸烟。新近的研究显示区分慢性支气管炎和支气管扩张是困难的,大多数病人在诊断支气管扩张前已有慢性支气管炎的症状 20 多年。抗生素的使用不仅改变了支气管扩张的预后,而且也改变了该病的临床特征。其次是支气管扩张不是一个单一离散实体,而是由许多不同机制导致、以反复呼吸道感染为主要特征的疾病。所以,将支气管扩张看做综合征更为合适。

【病因和发病机制】

支气管扩张一般分为囊性纤维化和非囊性纤维化性支扩。除非特指,成人支气管扩张的报道一般是指非囊性纤维化性支气管扩张。有大量的因素/条件与支气管扩张相关,但最主要的是特发性的。

支气管扩张的主要原因是气管支气管壁和环绕的肺实质坏死性的感染导致,在以前,由于支气管扩张首先发生在少年,其被认为是一种先天性疾病,由于支气管和细支气管在结构和功能上的异常容易发生感染。目前看来“先天性”的支气管扩张是很少见的,常由于气管支气管软骨结构的异常或纤毛结构与功能缺陷或上呼吸道黏液性质的异常等。随着现代抗生素的治疗与儿童疫苗接种的普及,近数十年支气管扩张的发病率明显减少了。这提示感染导致了绝大多数支气管扩张病例的发生而不是假定的先天性的缺陷。

支气管扩张的主要特征是气道炎症,几乎所有的病例都是由微生物所致,且大多为细菌。除感染外,气道阻塞也在发病机制中占重要位置。阻塞的气道壁可受细菌的直接损害,也可受宿主反应的继发损害。随着对分泌物清除力的减低,抗感染的保护功能也减退,受损的支气管出现细菌定植。再次出现的炎症导致气道损害,使黏液纤毛清除受损和进一步感染,又导致更多的炎症,出现“恶性循环假说”。支气管扩张的宿主一病原体相互作用损害宿主的防御功能,由于黏液纤毛清除功能受抑制、与中性粒细胞相互作用、对气道上皮细胞的直接损害和在支气管壁由细胞介导的炎症等机制造成支气管的损害。

在某些人种,遗传因素对支气管扩张的发生具有较明显的影响。在美国,支气管扩张的发生率约 60/100 000,阿拉斯加的印第安人 10 岁前的儿童发病率约 6.8/10 000,而苏格兰儿童的发病率是 1.06/10 000。

然而,这些地区遗传之外的因素仍可能起着主要的作用,如不充分的饮食、拥挤的居住条件、缺乏医疗看护和抗生素治疗。因此目前肯定遗传因素的特定作用,但有意思指出的是,在中太平洋的波利尼西亚人中,支气管扩张病人的气道上皮在电子显微镜检查时发现具有较高的异常纤毛发现率,在这些病人,并没有见到右位心。支气管扩张的相关条件见表 3-5-1。

表 3-5-1　支气管扩张的相关条件

黏液纤毛清除缺陷
　　Kartagener 综合征、原发性纤毛不动症、Young 综合征
感染后并发症
　　细菌、分枝杆菌感染(结核和鸟胞分枝杆菌复合物)、百日咳、病毒(麻疹、腺病毒、流感病毒)
机械性支气管阻塞
　　腔内异物、狭窄、肿瘤、淋巴结
免疫紊乱
　　低 γ-球蛋白血症、IgG 亚群缺乏、HIV、过敏性支气管肺曲霉菌病、肺移植术后
误吸或毒气吸入后
风湿/慢性炎症
　　风湿性关节炎、干燥综合征、炎症性肠病
COPD
混杂疾病
　　软骨缺乏、α1-抗胰蛋白酶缺乏、黄甲综合征

【病理】

典型病理改变为支气管黏膜表面溃疡形成,纤毛柱状上皮细胞鳞状化生或萎缩,支气管壁弹力组织、肌层及软骨等遭受破坏,管腔逐渐扩张,一般可达到正常的 4 倍,支气管扩张处常充满了脓性分泌物,支气管壁的坏死可能导致局部的肺脓肿。在慢性支气管扩张中,可发生支气管管壁的纤维化。随着病情的进展,支气管动脉显著扩大和扭曲,高压力循环的支气管动脉的氧化血就会分流至低压力的肺循环中,分流的比例与支气管扩张的程度相关。

30%的支气管扩张是双侧的,下叶最常被侵犯,左下叶是右侧下叶的 3 倍,尤其在儿童这是由于右侧支气管引流更顺畅,而左侧支气管由于左肺动脉穿越的缘故有些轻微压缩,左侧支气管比右侧狭窄。50%～80%的左下叶支气管扩张病人病情严重需要切除。舌叶同样受影响。在左下叶支气管扩张,段的损伤是不相等的(后基底段几乎都侵犯,而背段在 75%的患者中没有侵犯)。如果支气管扩张是由吸入性因素所致,可能发生多在右侧,以下叶或上叶后基底段多见。中心性的支气管扩张是 ABPA 一个典型特征。上叶侵犯也常是 ABPA、肺囊性纤维化、肺结核性支气管扩张的特征。

【病理生理】

支气管扩张是由于慢性支气管炎症/感染造成的气道持久性扩张。目前既没有好的动物模型也无对病人病程早期的研究。因此,本病的病理生理过程并不清楚。

1.肺功能　　没有特征性的肺功能改变,肺功能的损害取决于病变的范围而不是支气管扩张的类型。在绝大多数弥漫性病变的病人,肺功能测试显示气流阻塞特征,FVC、FEV_1、FEV_1/FVC、$FEF_{25\%\sim75\%}$均降低,残气量增加。异常的最大呼气流速容积和其他测试有助于测定有无弥漫性小气道疾病。在有些伴有肺不张或纤维化的病人,呈现阻塞性、限制性通气功能的混合异常或明显的限制性通气功能障碍。弥散也有较小的损害。其他异常还有死腔通气增加等。二氧化碳潴留只发生在伴有严重阻塞性肺疾病的病人。部分病人有气道高反应性存在。

2.气管支气管的清除功能　由于受累支气管的正常纤毛上皮减少、遗传性的纤毛缺陷和支气管树黏液痰的异常,导致气管支气管清除功能减退。

3.血流动力学改变　可出现广泛的体循环-肺循环吻合支形成,造成支气管动脉的张和左-右的分流。在少数伴有严重的慢性支气管炎和肺气肿的病人最终可发生肺心病。

【临床表现】

本病在女性多见,多为慢性起病,大部分患者童年时期有麻疹、百日咳或支气管肺炎迁延不愈的病史,以后常有反复发作的呼吸道感染。许多支气管扩张的儿童常有遗传的结构和功能异常。典型症状为慢性咳嗽、大量脓痰、反复咯血。75%的病人有呼吸困难和喘息,50%病人有胸膜炎样胸痛,咯血有与胸痛相似的发生率,大咯血少见。脓性痰在90%的病人存在,早晨明显。痰量与体位改变有关,如起床或就寝时明显增多。痰量与生活质量及呼吸功能下降明关。痰液通常为黏液或黏液脓样。感染急性发作时,痰液呈黄绿色脓性,痰量每日可达数百毫升。合并厌氧菌感染时痰液有臭味。将痰液收集于玻璃瓶中静置后分层:上层为泡沫,下悬脓液成分,中为混浊黏液,底层为坏死组织沉淀物。50%~70%的患者可出现反复咯血。部分患者仅表现为咯血,平时无明显咳嗽、咳痰等呼吸道症状,健康状况良好,称为"干性支气管扩张"。病变多位于引流良好的上叶支气管。另两个常见症状是鼻窦炎和疲乏。鼻窦炎发生率高达60%~70%,严重程度不等,CT检查可发现异常。慢性疲乏存在于70%的病人,是许多病人的主要症状。若有反复继发感染,可引起全身毒血症症状:发热、盗汗、食欲减退、消瘦、贫血,甚至气促、发绀等。病情进一步发展可引起周围肺组织化脓性炎症和纤维化。早期支气管扩张可无异常体征。60%以上的病人体检可在双侧或基底部位听到湿性啰音。大约20%病人可听到干性啰音。出现并发症时可有相应的体征。慢性咳嗽、咳痰患者常有杵状指(趾),全身营养状况差。并发症包括复发性肺炎、肺气肿、气胸和脓肿。急性加重的标准见表3-5-2。

表 3-5-2　急性加重的标准

支气管扩张急性加重病人的症状
痰量变化
气促加重
咳嗽加重
发热(体温>38.0℃)
喘息加重
不适、疲劳、嗜睡或运动耐受力减退
肺功能减退
与症状相适应的 X 线胸片改变
胸部听诊呼吸音改变

注:在本表 9 个症状中出现 4 个为急性加重。

【实验室检查和器械检查】

(一)胸部平片

早期轻症患者常无特殊发现,或仅有一侧或双侧下肺纹理局部增多及增粗现象。支气管柱状扩张典型的 X 线表现是轨道征,囊状扩张特征性改变为卷发样阴影。在严重病例可看到蜂窝样改变。当支气管扩张片段中充满了潴留的分泌物时,可出现"指套征"样改变。

(二)支气管造影

柱状支气管扩张的特征是规则的扩张支气管外观。曲张型支气管扩张表现为支气管的扩张,扩张范围明显比柱状支气管扩张明显,形状不规则,犹如下肢静脉曲张的外观。囊状支气管扩张的支气管外观有如气球样,囊内充满造影剂,可显示出气液平面。

(三)胸部 CT

胸部 CT 对支气管扩张的诊断、病情范围及严重程度的判断非常有用,其敏感性和特异性分别可达96％和93％。柱状支气管扩张显示出一致的扩张气道,异常增厚的支气管壁显示出"轨道征"。在横断面上,支气管扩张为环状结构,直径比伴行的肺动脉分支明显增宽,为"印戒征"。在曲张型支气管扩张,支气管的直径明显比柱状要大,扩张病变显示出病灶性,而非单独支气管的扩张。囊状支气管扩张在 CT 上的改变包括扩张支气管直径的显著增加,支气管中的气液像,"囊肿线"征象和"串珠征"。最特异的指征是支气管内径较伴行的动脉血管增宽且不逐渐变细。这些标准是基于 HRCT 与手术切除标本的病理比较后所得(表 3-5-3)。

表 3-5-3　HRCT 诊断支气管扩张标准

主要标准
　支气管异常增宽(定义为支气管内径大于与之伴行的肺动脉)
　支气管无逐渐变细
　在肺周边部 1～2cm 处可见支气管
次要标准
　支气管过度增厚
　黏液嵌塞
　支气管挤压

(四)支气管镜检查

支气管镜检查对于诊断支气管扩张不具有价值,但在确定阻塞病变导致的局限性的节段支气管扩张,或对没有见到黏膜内病变反复咯血的支气管扩张病人定位出血的部位很有帮助。支气管镜下的支气管造影检查确定局限性的支气管扩张很有帮助。

(五)细菌学检查

对支气管扩张病人应行痰涂片革兰染色和痰培养,以指导临床选用抗生素。在结核性支气管扩张或化脓性支气管扩张抗菌治疗效果不佳时,应检查结核菌,以了解有无结核病存在。不同地区所分离到的病原菌差异较大。两个主要的病原体分别是流感嗜血杆菌(平均 2％)和铜绿假单胞菌(平均 18％)。在成人流感嗜血杆菌几乎均为无夹膜的不可分型。其他重要病原体包括卡他莫拉菌、肺炎链球菌、曲霉菌和鸟胞分枝杆菌复合物。金黄色葡萄球菌相对少见,如分离出应考虑未诊断的囊性纤维化。有 30％～40％的病人不能分离出病原菌,即使采用支气管镜采集标本,也有 30％的标本无菌生长。病毒在支气管扩张急性加重中的作用不清楚,但可能造成细菌感染加重。

(六)肺功能

气流阻塞是支气管扩张的特征。其原因主要是由于小气道的炎症。FVC 减低表明气道有黏液栓塞,呼气时气道塌陷或肺有实变。气流阻塞一般为中度。支气管扩张与气道高反应性相关。一项研究发现存在于 40％的病人,另两项研究显示在组胺激发后有 30％～69％的病人 FEV_1 下降 20％。这种气道高反应性也许与支气管哮喘不同,但是继发于支气管炎症的结果。有些病人肺功能进行性下降,其原因不明。因此,支气管扩张病人应每 2～5 年行一次肺功能检查,见表 3-5-4。

表 3-5-4   支气管扩张病人的肺功能

肺功能参数	平均值	范围
FEV$_1$（占预计值）/%	64	52～74
FVC（占预计值）/%	78	67～89
FEV$_1$/FVC	66	64～67
支气管扩张剂效果≥15%/%	32	24～40

（七）其他

长期的慢性感染可导致贫血，年轻病人应该进行血清免疫球蛋白的测定。心电图检查有助于确定有无肺心病存在。

不典型的临床表现：①早期的一些患者可以无明显的咳嗽咳痰，也无咯血，仅仅表现为受凉或抵抗力差时容易发生某一部位的肺部感染。②有部分患者也可以仅表现为反复咯血，平素可无明显咳嗽咳脓痰等呼吸道症状，健康状况良好，称为干性支气管扩张症。

不典型的影像学表现：胸片表现可以多种多样，有部分早期病人胸片可无明显异常，尤其病变重叠在心脏后边，普通胸片上肺野更是看不到任何的异常。其他的可以在胸片上看到肺纹增多增浓，有部分病人可以表现为片状实变影，甚至有的在支气管扩张的急性期可以表现为大片的实变影，和普通肺炎难以鉴别。胸部 CT 表现：尤其是 HRCT，Grerier 等（1986）的研究结果表明，HRCT 诊断支气管扩张的敏感性为96%，特异性为93%。在支气管扩张的 HRCT 诊断中也要注意某些技术上的伪影可影响诊断的正确性，其中主要包括呼吸及心跳所导致的活动伪影。当血管走行与扫描层面平行时，由于呼吸活动可使其形成"双重血管"，好像支气管扩张中的"轨道征"。而心脏搏动则可在左下叶形成星状伪影，也可误认为支气管扩张。因此每次扫描时间最好不要大于 1s，以减少呼吸及心搏所致之伪影。

【诊断】

根据反复咳嗽、咳痰、咯血的病史和肺部闻及固定而持久的局限性粗湿啰音的体征，再结合童年的呼吸道感染病史或全身疾病史，可做出初步诊断。进一步影像学检查可明确诊断。

【鉴别诊断】

支气管扩张主要有两方面的鉴别诊断，第一是鉴别有着相同症状、体格检查和放射学改变的其他疾病。第二是鉴别是否支气管扩张是其他疾病的继发改变。

支气管扩张可与其他气道疾病相混，特别是支气管哮喘和 COPD。与其他疾病相鉴别的要点是支气管扩张病人有大量脓性痰。支气管扩张、支气管哮喘和 COPD 有许多因素是重叠的，有些病人三种因素都有，见表 3-5-5。

表 3-5-5   支气管扩张、支气管哮喘和 COPD 的比较

变量	支气管扩张	支气管哮喘	COPD
感染的角色	原发	加重	继发
性别差异	女性	无	男性
症状出现年龄/岁	45～65	2～20，>40	>60
气道阻塞	存在	存在	存在
气道高反应性	常见	发病原因	不常见
痰	脓性、大量	少见	黏液性、少量
体征	爆裂音	无/哮鸣音	呼气相延长

【治疗】

对非囊性纤维化的支气管扩张有许多治疗方法,包括抗生素、物理疗法、支气管扩张剂、外科手术、吸入糖皮质激素和疫苗的使用等。但支气管扩张病人临床治疗研究不多,通常不到 20 例病人,所以现有的治疗措施缺乏有力的证据支持。

(一)抗生素

支气管扩张病人由于能致病的病原菌种类多、耐药菌的存在、肺结构破坏、有些病原菌如铜绿假单胞菌有黏液的保护等因素造成抗生素选择复杂,对重症病人应规律行痰细菌学检查,甚至考虑由支气管镜取标本。葡萄球菌和肺炎球菌主要在细胞外,而衣原体和军团菌主要生长在细胞内,流感嗜血杆菌既可在细胞外也可在细胞内发现。β-内酰胺类抗生素细胞穿透力弱,对于细胞内生长的细菌作用差,应联用四环素、大环内酯类或氟喹诺酮类等药物。对于抗生素是否只能在急性加重时使用或规律使用以控制细菌相关慢性炎症尚有争议。规律使用主要关心的问题是发生耐药,口服氟喹诺酮类药物治疗铜绿假单胞菌感染 1~2 个疗程后即出现耐药。有证据表明连续或每月定时抗生素使用会获益,包括症状减轻、脓性痰和酶含量减少、痰中细菌负荷减少、肺炎症减轻和肺功能改善。支气管扩张病人急性加重时治疗时间较其他病人更长,但却没有有力的证据支持此方法。

对重症病人治疗途径也很重要,一般需静脉用药。有四项研究评估了雾化吸入妥布霉素的作用,结果显示对部分病人有重大改善,细菌被清除。进一步的工作需要确定究竟哪些病人能获益。雾化吸入庆大霉素 3 天能减少痰量使痰液稀释,从而改善肺功能。其他抗生素也能通过吸入给药,这种途径可能会变得越来越重要。大环内酯类药物有免疫调节作用,新近一项对 30 例病人的研究发现,阿奇霉素 500mg 每周 2 次连用 6 个月能显著减少急性发作次数。伊曲康唑可用于 ABPA 的治疗。

(二)物理疗法/支气管肺引流/肺康复

最佳痰清除法能使支气管扩张病人受益。理疗的好处在于不仅限于排痰,也要使痰量减少,从而改善病人生活质量。传统的胸部叩打方法很大程度上已由机械胸部震动或经口呼气来正压设备取代。但至今尚缺乏循证医学证据支持胸部理疗或体位引流有效。

高渗剂干粉甘露醇能改善气管支气管的清除能力,而高渗盐水未特别在支气管扩张病人中进行应用研究,但能改善正常对照、囊性纤维化和慢性支气管炎的清除能力。

肺康复能提高运动耐受力,但对吸气肌训练无帮助。

(三)支气管扩张剂

大多数支气管扩张病人气道可逆,故可应用支气管扩张剂治疗气流阻塞。长效 β_2 受体激动剂已应用于支气管扩张病人,但目前尚缺乏循证医学证据支持。也无好的数据支持抗胆碱药物在支气管扩张的病人中应用。

(四)黏液松解剂

溴己新 30mg、3 次/天能改善急性加重期的症状。但吸入 DNase 工作 FEV_1 下降更快,故不推荐使作。

(五)抗炎药物

口服糖皮质激素似乎可延缓囊性纤维化的进程但有较大副作用。无随机试验推荐在支气管扩张病人中使用口服糖皮质激素。吸入糖皮质激素可能使痰量减少、改善肺功能,但也缺乏清楚的证据。白三烯受体阻滞剂能抑制中性粒细胞介导的炎症,推测可能有效。其他非甾体类抗炎药如吲哚美辛的治疗作用不明显,但布洛芬能抑制囊性纤维化病人的病请进展。

(六)外科手术

外科手术在支扩中的地位已下降,但尚未消失。手术的目的是切除引起阻塞的肿瘤或残留的异物。清除损害最严重的肺叶、肺段,或疑为引起急性加重、产黏性分泌物和黏液栓的部位。清除导致不易控制的出血部位。清除疑为藏有多重耐药分枝杆菌和鸟胞分枝杆菌的损害肺组织。有 3 个外科手术中心描述了过去 10 年的手术经验,对每个病人进行连续平均 4～5 提的观察。他们注意到有 90％以上的病人症状有改善。囊性纤维化和呼吸衰竭的病人可考虑双肺移植,1 年生存率为 75％,5 年生存率为 48％。其他类型的支气管扩张也有接受肺移植的报道,但尚无有统计学资料的结果。

(七)咯血的治疗

支扩病人可发生威胁生命的咯血(每天＞600ml),需要调整治疗方案,采用积极的治的方法。在采取患侧卧位或气管插管等保护措施后,可行 CT 检查以确定出血部位。如果条件允许做介入检查,可行主动脉造影和支气管动脉造影,可发现出血部位或间接证明出血的新生血管,这样可进行栓塞。对疑为出血部位的病变仍然需要外科手术切除。

(八)接种

对支气管扩张病人行疫苗接种的资料较少,但推测应该有效。

(九)治疗上呼吸道疾病

上呼吸道疾病的处理较难,多数病人行药物和手术治疗后仍有症状。

(十)其他治疗

鼓励病人戒烟。有胃食管反流的病人应积极治疗。有 Ⅱ 型呼衰的病人可考虑行无创通气治疗。

(十一)治疗矛盾

有高血压、冠心病的支气管扩张病人出现大咯血时,应用脑垂体后叶素会造成血压升高。使用抗纤溶药物有时会诱发心绞痛。稳定期规律使用抗菌药物可减少细菌负荷,长期使用大环内酯类药物可减轻炎症反应,但会造成耐药和其他的毒副反应出现。吸入表面激素和长效 β 受体激动剂可降低气道高反应性,但可能致感染加重。

(十二)解决对策

应根据每个病人的具体情况采取措施,进行个体化的治疗。在新的治疗方法未获得大量循证医学证据时不宜在病人中推广。

【预后】

尽管支气管扩张的预后有了较大的改善,但 5 年病死率仍达 13％。新近的一项对 101 例非吸烟患者的 8 年随访研究显示病人有持续的气促、大量脓痰症状、FEV_1 下降过快。FEV_1 下降与痰量有明显相关。而痰中有铜绿假单胞菌存在则与大量脓痰、HRCT 上支气管扩张的范围程度及差的生活质量相关。

【预防】

积极防治麻疹、百日咳、支气管肺炎、肺结核等呼吸道感染(尤其在幼年期)对预防支气管扩张的发生具有重要意义。此外,加强锻炼,增强机体免疫功能,治疗慢性鼻窦炎和扁桃体炎,防止异物误吸进入支气管,对预防该病也有重要作用。

（王传海）

第六节　肺不张

【概述】

肺不张是指一侧肺或其一个或多个叶、段及亚段的容量及含气量减少,肺组织塌陷。肺不张可分为先天性或后天获得性两种。先天性肺不张是指婴儿出生时肺泡内无气体充盈,常见原因为新生儿呼吸窘迫综合征,又称肺透明膜病。由于早产等原因,患儿缺乏肺表面活性物质,呼气末肺泡萎陷,临床表现为出生不久即有进行性加重的呼吸窘迫和呼吸衰竭。临床绝大多数肺不张为后天获得性,又可根据起病时间分为急性肺不张及慢性肺不张,是本章讨论的重点。

肺的主要功能是进行气体交换,从外界环境摄取新陈代谢所需要的 O_2,排出代谢过程中产生的 CO_2。当肺组织塌陷时,影响肺通气和(或)肺换气两个环节,导致外界吸入的气体不能进入肺泡,流经病变区域的血流不能得到充分的气体交换,进一步导致低氧血症等病理生理改变。

【病因和发病机制】

导致肺不张的病因很多,根据其发生机制分为阻塞性(吸收性)和非阻塞性,后者包括压迫性、被动性、粘连性、瘢痕性及盘状肺不张等。而根据气道阻塞部位的不同,可将阻塞性肺不张进一步分为大气道阻塞及小气道阻塞。肺不张分类及常见病因如下:

Ⅰ.阻塞性肺不张:大气道阻塞

　1.肿瘤

　支气管肺癌

　支气管类癌

　腺样囊性瘤

　转移性肿瘤

　淋巴瘤

　其他较少见肿瘤(脂肪瘤,颗粒细胞瘤)

　2.炎症

　结核和真菌感染(支气管内肉芽肿、结石、支气管狭窄)

　结节病,支气管内肉芽肿型(罕见)

　3.其他

　左心房增大

　吸入异物、食物或胃内容物

　气管导管移位

　支气管切开

　淀粉样变

　Wegener 肉芽肿

Ⅱ.阻塞性肺不张:小气道阻塞

　1.黏液栓

　胸腔或腹腔剧烈疼痛(如手术、创伤)

　使用呼吸抑制药物(如吗啡)

　哮喘

　囊性纤维化

　2.炎症

　支气管肺炎

　支气管炎

　支气管扩张

Ⅲ.压迫性肺不张:肺疾病

　　1.外周性肺肿瘤

　　2.弥漫性间质性肺疾病(如结节病,淋巴瘤)

　　3.邻近肺组织过度充气(如肺大疱、严重肺气肿及气流受限)

Ⅳ.被动性肺不张:肺外疾病

　　1.气胸

　　2.胸腔积液,血气胸

　　3.膈疝

　　4.胸腔肿瘤(如间皮瘤,胸膜转移肿瘤)

Ⅴ.粘连性肺不张

　　1.新生儿呼吸窘迫综合征

　　2.肺栓塞

　　3.静脉注射碳氢化合物

Ⅵ.瘢痕性肺不张

　　1.肺结核

　　2.组织胞浆菌病

　　3.矽肺

　　4.胶原沉着病

　　5.特发性肺间质纤维化(寻常型间质性肺炎,脱屑性间

　　质性肺炎)

　　6.放射性肺炎(末期)

Ⅶ.医源性肺不张

　　经支气管镜肺减容术治疗肺大疱

　　支气管内单向活瓣

　　堵塞物或生物蛋白胶支气管堵塞

　　大多数肺不张由叶或段的支气管内源性或外源性的阻塞所致,阻塞支气管远端的肺段或肺叶内的气体被吸收,使肺组织塌陷,因此又称为吸收性肺不张。压迫性肺不张系因邻近肺组织出现病变,对其周围正常肺组织的推压所致,常见原因包括肿瘤、弥漫性间质性肺疾病肺气囊以及肺大疱。被动性(松弛型)肺不张是由胸腔内积气、积液、纵隔肿瘤、膈疝等原因导致胸腔压力变化,进而压缩肺组织导致肺不张。粘连性肺不张指肺泡壁内膜表面相互粘连,导致周围气道与肺泡的塌陷,形成机制尚未完全明确,可能与缺乏表面活性物质有关,此类肺不张主要出现在以下两种疾病:新生儿呼吸窘迫综合征(透明膜病)以及肺栓塞。瘢痕性肺不张多来自慢性炎症,常伴有肺实质不同程度的纤维化。此种肺不张通常继发于支气管扩张、结核、真菌感染或机化性肺炎。盘状(线状)肺不张较为少见,其发生与横膈运动减弱(常见于腹腔积液时)或呼吸动度减弱有关。另外,最近有研究通过封堵器、单向活瓣以及生物蛋白胶封堵入为造成肺大疱组织塌陷,从而达到治疗肺大疱作用。

(一)阻塞性肺不张

　　叶、段支气管部分或完全性阻塞可引起多种放射学改变,其中之一为肺不张。阻塞的后果与阻塞的程度、病变的可变性、是否有侧支气体交通等因素有关。引起阻塞的病变可在管腔内、外或管壁内。当气道发生阻塞后,受累部分肺组织中的血管床开始吸收空气使肺泡逐渐萎陷。在既往健康的肺脏,阻塞后24小时空气将完全吸收。因为氧气的弥散速率远远高于氮气,吸入100%纯氧的患者在阻塞后1小时即可发生肺不张。空气吸收后使胸腔内负压增高,促使毛细血管渗漏,液体潴留于不张肺的间质与肺泡中,此种情况类似"淹溺肺"。但支气管的阻塞并非一定引起肺不张。如果肺叶或肺段之间存在良好的气体交通,阻塞远端的肺组织可以保持正常的通气,甚至在少见情况下还可发生过度膨胀。

　　1.肿瘤性支气管狭窄　　支气管肺癌是导致气道阻塞的重要原因之一。完全性支气管阻塞主要见于鳞癌和大细胞未分化癌,而腺癌和小细胞癌较为少见。典型的患者为中老年男性,有多年重度吸烟史,常有呼吸道症状如咳嗽、咯血、咳痰、胸痛和气短。胸片可见肺门增大,纵隔增宽。在某些病例肿瘤体积较大,形成"S"征。支气管抽吸物或刷片做细胞学检查或支气管活检对于明确肿瘤所致的肺不张有极高的诊断

价值,支气管肺癌经皮肺穿刺或纵隔镜检查亦可得到阳性结果,特别是有肺门增大或锁骨上淋巴结肿大时,后者还可直接活检。肺内转移性肿瘤偶亦侵及支气管使其阻塞,但不易与支气管肺癌鉴别诊断,肾上腺样瘤为支气管内转移的常见原因。肿瘤转移时亦可因肿大的淋巴结压迫支气管而致肺不张。淋巴瘤亦可引起支气管阻塞和肺不张。Hodgkin 淋巴瘤可在支气管内浸润引起肺不张,同时常伴有其他部位的病变如纵隔淋巴结肿大、空洞形成、肺内结节或粗大的弥漫性网状浸润。通过纤维支气管镜活检、冲洗或痰的细胞学检查常可作出诊断。一些非 Hodgkin 淋巴瘤亦可引起肺不张,但一般见于疾病的晚期。肺泡细胞癌一般不会引起支气管阻塞。

良性支气管肿瘤比较少见,约有 10% 的畸胎瘤表现为孤立性支气管内肿瘤,除非引起阻塞性肺不张或阻塞性肺炎,一般无临床症状。其他支气管内良性肿瘤如支气管腺瘤、平滑肌瘤、纤维瘤、神经鞘瘤、软骨瘤、血管瘤、脂肪癌等也可引起阻塞性肺不张。支气管腺瘤恶性程度相对较低,90% 的支气管腺瘤为类癌。支气管腺瘤常常较大部分位于支气管外,故在胸片上可见邻近肺门的中等大小的不透光阴影伴远端肺不张。大多数腺瘤起源于较大的主支气管,故易在纤维支气管镜下窥见肿瘤并取活检。通常腺瘤表面的支气管黏膜保持完整,纤维支气管镜下活检偶可引起大量出血。细胞学检查或支气管冲洗常无阳性发现。

2.感染与炎症　支气管结核是引起良性支气管狭窄的最主要原因。大多数病例肺不张发生于纤维空洞型肺结核,由结核性肉芽组织及溃疡引起狭窄,病变愈合期也可出现纤维性狭窄。在原发性肺结核,支气管阻塞和肺不张主要由肿大的淋巴结在管外压迫所致。结核性支气管狭窄的 X 线征象为迅速长大的薄壁空洞,伴有肺不张或支气管扩张。支气管镜检查及痰培养可以明确诊断。有时仅从纤维支气管镜下所见即可明确狭窄的性质为结核性,结核性肺不张还可由肺实质的瘢痕所致。肺真菌病特别是变应性支气管肺曲霉菌病(ABPA)亦可引起支气管狭窄。大多数慢性炎症所致的支气管狭窄其原发病因常不明了,有时可能是由于管腔外的压迫所致。Wegener 肉芽肿也可引起支气管狭窄和肺不张,但支气管镜下活检通常不易明确诊断。

3.其他原因　临床上黏液栓或黏液脓性痰栓引起的支气管阻塞和随后的肺叶、段或全肺不张较为常见。痰栓多位于中央气道,形成均一的肺叶段透光度降低。如果周围气道痰栓嵌塞则中央气道可出现支气管空气征。手术患者在术后 24～48 小时出现发热、心动过速与呼吸急促咳嗽有痰声但咳嗽无力,受累区域叩呈浊音,呼吸音降低需要考虑黏液栓导致的肺不张,特别是慢性支气管炎、重度吸烟或手术前呼吸道感染的患者,以及患者麻醉时间过长、上腹部手术、术中和术后气道清洁较差,更容易发生。纤维支气管镜检查常可见相应支气管有散在的黏液栓。神经疾患病人及胸部外伤患者由于呼吸肌无力、胸廓活动能力受限或昏迷状态,肺清除分泌物能力下降,也易形成黏液栓而致肺不张。慢性呼吸道疾病如慢性化脓性支气管炎、支气管哮喘急性发作、支气管扩张以及肺囊性纤维化病患者细支气管内形成黏稠的黏液栓亦可引起段或叶的不张。一般通过胸部理疗常可奏效,但有时可能需要紧急的支气管镜吸出痰栓。成年哮喘患者若发生肺不张,需注意是否有变应性支气管肺曲霉菌病所致黏液嵌塞的可能性。

异物吸入主要见于婴幼儿,常见吸入物为花生、瓜子、糖果、鱼刺、笔帽等等,偶见于戴义齿或昏迷、迟钝的老年人。面部创伤,特别是车祸伤,可吸入碎牙。有明确的异物吸入史往往能明确诊断,但如果吸入异物及症状出现时间间隙期太长,以及婴幼儿异物吸入时周围无陪伴,往往不能提供吸入史,此时诊断往往比较困难。胸部影像有相当大的诊断价值,如果异物不透 X 线,胸片即可明确诊断并定位。若为透过 X 线异物,则 X 线片上的阻塞性病变或其他的放射学改变亦可提示异物所在。支气管内活瓣性病变所致的阻塞性肺过度充气是婴幼儿异物吸入最常见的放射学改变,而成人往往表现为肺不张。如果临床上初步考虑为支气管内异物,应通过支气管镜检查证实,通过支气管镜检常常也能达到治疗的目的。大多数异物在镜下可以看到,某些植物性异物由于引起明显的炎症反应,可隐藏于水肿的黏膜下而不易发现。

支气管结石较为少见,系由支气管周围的钙化淋巴结穿破支气管壁形成,常见的病因为肺结核和组织胞浆菌病。临床症状有咳嗽、反复咯血与胸痛,咳出沙粒状物或钙化物质的病史极有诊断价值。造成阻塞的主要原因为围绕突出管腔的结石形成大量的肉芽肿组织。典型的胸片表现为肺不张与近端的多数钙化影，断层摄片和 CT 对于明确结石的存在及评价结石与支气管壁的关系更有价值，纤维支气管镜检查可以明确诊断。

邻近结构异常压迫支气管也可引起肺不张，如动脉瘤、心腔扩大（特别是左心房）、肺门淋巴结肿大、纵隔肿瘤、纤维化性纵隔炎及纵隔囊肿。外源性压迫最常见为支气管周围肿大的淋巴结，其中右侧中叶最常受累。引起淋巴结肿大的疾病主要为结核，其次为真菌感染、淋巴瘤、转移性肿瘤。普通胸片可见与肺不张同时存在的肺门肿大与血管异常，从而提示外源性压迫的可能性。胸部断层摄影和 CT 可进一步明确诊断。纤维支气管镜下在阻塞部位作黏膜活检有时可获得原发疾病的组织学资料，但在活检前必须排除动脉瘤。受压的支气管可能存在非特异性的炎症。类癌的淋巴结肿大罕有压迫支气管，而淋巴瘤和转移性肿瘤亦极少引起肺门淋巴结肿大，此种情况下的肺不张通常由支气管内的直接侵犯而非外源性压迫所致。

右肺中叶特别易于发生慢性或复发性感染以及肺不张。可能与中叶支气管解剖特点有关，其较为细长，周围有多组淋巴结环绕；另一原因是中叶与其他肺叶缺乏侧支通气。各种原因引起的中叶慢性或反复的不张称为中叶综合征，最常见的原因为非特异性感染，而此种肺不张多为非阻塞性的，肿瘤也是常见原因之一，另外，结核、支气管结石、支气管扩张等也可导致中叶肺不张。

（二）非阻塞性肺不张

1. **压迫性肺不张**　压迫性肺不张是指因肺组织受其邻近的肺部扩张性病变的推压所致，包括肺内肿瘤、肺大疱、肺气囊肿。压迫性肺不张往往较局限，较轻微或为不完全性，不张部位位于肺部病变周围。

2. **被动性肺不张**　胸腔内占位性病变可推移挤压肺组织使其不张，此种不张一般较轻微或为不完全性，但偶可为完全性肺萎陷。胸腔内病变有胸腔积液、脓胸、气胸及胸腔内肿瘤。腹部膨隆亦可使膈肌上抬挤压肺脏如过度肥胖、腹腔内肿瘤、肝脾长大、大量腹水、肠梗阻以及怀孕等。

3. **粘连性肺不张**　粘连性肺不张是由于表面活性物质不足而致肺容量减少，表面活性物质产生不是或活性下降常见于透明膜病、急性呼吸窘迫综合征。肺栓塞也可能导致肺不张。其产生机制目前还不明确，目前认为是肺动脉栓塞发生后数小时内肺泡表面活性物质耗竭，结果肺容积和肺顺应性降低，从而继发肺不张或肺梗死。

4. **瘢痕性肺不张**　大多数瘢痕性肺不张继发于慢性炎症过程，如结核、真菌感染、矽肺、煤尘肺石棉肺、支气管扩张、矿物油肉芽肿和慢性非特异性肺炎（机化性肺炎），其中结核导致的瘢痕性肺不张最为常见，慢性炎症伴有明显的纤维化，可引起受累肺叶的皱缩和容量减少，此种情况下肺容量的减少较其他类型的肺不张更为严重。硬皮病和其他结缔组织疾病亦可引起肺内的纤维化和瘢痕性肺不张。

5. **圆形肺不张**　圆形肺不张为一种特殊类型肺不张，一般位于胸膜下肺基底部呈圆形或椭圆形，其下方有支气管或血管影延伸到肺门，形似"彗星尾"常可见邻近的胸膜与叶间裂增厚。产生机制为脏层胸膜或小叶间隔纤维变性及增厚，胸膜内陷，肺组织不能充分复张，常见于石棉性胸膜炎。

6. **盘状肺不张**　盘状或碟状肺不张为局部亚段肺不张，呈线状，位于横膈上方，几乎总是延伸到胸膜，常呈水平方向，但有时可呈斜或垂直的方向，这种肺不张的厚度自数毫米至 1cm 以上，宽 2～6cm，表现为盘状或碟状阴影，随呼吸上下移动。常见于腹腔积液或过度肥胖时横膈运动减弱，或各种原因引起的呼吸动度减弱时。

7. **坠积性肺不张**　肺脏存在重力依赖部分和非重力依赖部分，重力依赖部分的减少提示有肺组织灌注增加与肺泡通气下降。直立位时呼吸末肺尖与肺底肺泡容积梯度约为 4∶1，平卧时其比例约为 2.5∶1，重力梯度可在某些情况下参与肺不张的形成，如长期卧床的病人，呼吸过于表浅，黏液纤毛输送系统受损，以及肺重量增加的疾病如肺炎、肺水肿与肺充血等。

【临床表现】

肺不张的症状和体征主要取决于原发病因，阻塞的程度发生的速度、受累的范围以及是否合并感染。

由肺不张自身导致的症状只有呼吸困难。短期内形成的阻塞伴大面积的肺组织萎陷,特别是合并感染时,除了突发的呼吸困难、发绀以外,患侧可有明显的疼痛,甚至出现血压下降、心动过速、发热。而缓慢形成的肺不张可以没有症状或只有轻微的症状。而中叶综合征多无症状,但常有剧烈的刺激性干咳。

既往病史可提示支气管阻塞和肺不张的可能性。若病史中有肺结核、肺真菌感染、异物吸入或慢性哮喘,应注意有无支气管狭窄。以前有胸部创伤史应注意排除有无未发现的支气管裂伤和支气管狭窄。某些哮喘患儿若持续发作喘息,可能因黏液嵌塞发生肺不张,此时如有发热,则需考虑是否合并变态反应性肺曲霉菌病;外科手术后 48 小时出现发热和心动过速(手术后肺炎)常由肺不张引起。继发于支气管结石的肺不张患者约有 50% 有咳出钙化物质的历史,患者常常未加以注意,需要医生的提示。部分患者比较容易发生肺不张,如重症监护病房的患者、全身麻醉手术患者,当此类患者出现不明原因呼吸急促、血氧饱和度下降等表现时,需要考虑是否发生肺不张。儿童出现呼吸系统症状时均应想到异物吸入的可能。继发于支气管肺癌的肺不张主要见于有吸烟史的中年或老年男性并常有慢性咳嗽史。

阻塞性肺不张的典型体征有肺容量减少的证据(触觉语颤减弱膈肌上抬、纵隔移位)、叩浊、语音震颤和呼吸音减弱或消失如果有少量的气体进入萎陷的区域,可闻及湿啰音。手术后发生肺不张的病人可有明显的发绀和呼吸困难,较有特征的是反复的带痰声而无力的咳嗽。如果受累的区域较小,或周围肺组织充分有效地代偿性过度膨胀此时肺不张的体征可能不典型或缺如。非阻塞性肺不张其主要的支气管仍然通畅,故语音震颤常有增强,呼吸音存在。上叶不张因其邻近气管,可在肺尖闻及支气管呼吸音。下叶不张的体征与胸腔积液和单侧膈肌抬高的体征相似。体检时发现与基础疾病有关的体征,可提供诊断线索。

【影像学检查】

影像学检查为肺不张诊断最重要的手段。对于怀疑肺不张的患者,应进行胸部 X 片或胸部 CT 等影像学检查,明确是否存在不张及不张部位,并为病因诊断提供线索。常规胸部平片通常即可明确叶或段不张的存在及其部位,但其表现变化较大并且常常是不典型的,胸部 CT 能够明确不张部位,并且有助于明确导致不张原因,其他影像学检查如肺血管造影对于某些原因导致的肺不张也有诊断意义。本节主要讨论肺不张的 X 线征象。

(一)肺不张的 X 线征象

直接 X 线征象:叶间裂向不张的肺侧移位,这是肺不张最常见的征象,移位程度取决于塌陷肺组织面积;不张的肺组织透亮度降低,均匀性密度增高,恢复期或伴有支气管扩张时可见密度不均(囊状透亮区)。不同程度的体积缩小,亚段及以下的肺不张因有其他侧枝的通气而体积缩小不明显。叶段性肺不张一般呈钝三角形,也可表现为扇形、三角形、带状、圆形等。另外,如果是非阻塞性肺不张,可出现"支气管空气征",可排除完全性支气管阻塞,但不能除开肺叶萎陷。

间接 X 线征象:由于肺体积缩小,病变区域的支气管与血管纹理聚拢,而邻近肺组织代偿性膨胀,致使血管纹理稀疏,并向不张的肺叶弓形移位;肺门阴影缩小和消失,并且与肺不张的致密影相隔合;纵隔、心脏、气管向患侧移位,特别是全肺不张时明显,有时健侧肺组织移向患侧,而出现肺疝;横膈肌升高,胸廓缩小,肋间隙变窄。

1.全肺不张　由支气管阻塞引起的单侧肺完全不张,表现为病侧胸廓内出现均匀密度增高影;气管、纵隔及心脏移向患侧;患侧横膈升高,胸廓塌陷,肋间隙变窄。对侧肺组织代偿性过度充气,可能导致肺组织越过前正中线,形成肺疝。如果肺不张是因为异物或痰栓急性阻塞导致,去除异物或痰栓,不张的肺可以完全复张。如阻塞物是肿瘤或者淋巴结压迫导致,由于此过程往往是缓慢发生,不张的肺组织可能纤维化,去除阻塞物后复张速度缓慢或完全不能复张。由气胸、胸腔积液或者胸腔内肿瘤引起的同侧肺不张程度往往较支气管阻塞引起的阻塞性肺不张轻,气管、纵隔及心脏位置无明显变化或者仅向对侧偏移。

2.右肺叶不张

(1)右上肺不张:X 线主要表现为右上肺实变影及水平裂向上收缩,侧位片可以发现斜裂上部向前偏移。由于不张的肺向前上内收缩,实变影往往表现为三角形或窄带状致密影,尖端指向肺门,基底贴胸壁。右中下叶呈代偿性肺气肿,血管纹理分散稀疏。由于右上叶各肺段不张影响的肺容积不大,对气管、肺门、纵隔及横膈位置影响不明显,但上肺不张有时可出现膈上尖峰征,即基底位于横膈圆顶尖部的小三角形致密影。CT 表现与 X 线类似,当长期不张的右上肺不张形成小三角形高密度影,紧贴右上纵隔旁,可通过胸部 CT 与奇叶作鉴别。

导致右肺上叶不张的常见原因是结核和中央型肺癌。如果不张肺组织与周围胸膜有粘连,则肺叶不能完全向上和向内收缩,胸片上呈凹面向下的弧形,如果合并肺门肿块,表现为反"S"形征象(Golden 反 S 征),往往提示原发性肺部肿瘤。

(2)右肺中叶不张:右肺中叶不张较常见,X 线表现为右心缘旁三角形软组织密度影,其尖端指向外侧,水平裂移向内下,因右肺中叶紧靠右心房,右心缘不清晰(轮廓征),借此可与右下肺不张鉴别;纵隔、心脏和横膈一般无移位。侧位片可见至肺门区向前下斜行的带状致密影,上缘为向下移位的水平裂,下缘为向前上移位的斜裂下部,致密影尖端位于水平裂和斜裂交界处。CT 表现为不完全的致密扇形影,位于水平裂下方,相对胸片能够更好地评价右中叶支气管周围淋巴结肿大情况。

(3)右肺下叶不张:心缘旁呈一三角形向上的阴影,尖端指向肺门,阴影基底与横膈内侧相贴,呈现上窄下宽的三角形致密影,如果不合并右中叶不张,右心缘清晰;斜裂向内下移位,在前后位胸片可见;肺门向内下移位,横膈上升,心脏向患者移位,有时可遮挡不张的肺组织。侧位片可见斜裂向后下凸,此征象可与向前凸的包裹性积液鉴别。另外,当右下叶肺不张发生后正常纵隔软组织可由中线部位拉向患侧,表现为锁骨影之上出现与纵隔相连接的三角形影像,此征象具有重要的诊断意义。

3.左肺叶不张

(1)左肺上叶不张:不张肺组织向前内收缩至纵隔,表现为边缘模糊的左肺门阴影,常与纵隔肿瘤混淆。常常合并下叶代偿性肺气肿,特别是下叶背段代偿性膨胀可达肺尖区,或者在纵隔边缘与不张肺组织之间形成半月状过度充气区域,分别表现为空气新月征和 Luftsichel 征,两者均为左上叶肺不张的特殊 X 线表现。侧位胸片显示不张的肺组织后方斜裂前移,与正常肺组织边缘清晰。左肺舌叶不张使左心缘模糊。舌叶不张常伴纵隔充气出现,充气的纵隔使舌叶外侧移位,表现为外侧致密影,需与软组织肿块、肺炎或胸腔积液鉴别。

(2)左肺下叶不张:左肺下叶不张导致心影后三角形实变影,使心影密度增高,实变影外缘为向下内移位的斜裂,左肺门下移,同侧横膈升高。侧位片显示一边缘模糊的高密度影,位于椎体旁,与横膈界限不清。

4.其他类型肺不张

(1)圆形肺不张:多数圆形肺不张发生与石棉性胸膜炎导致胸膜瘢痕形成有关,其他可以导致胸膜纤维化的疾病也可能形成圆形肺不张。其机制可能为:胸膜增厚及纤维化,内陷,以及小叶间隔纤维化,形成圆形肺组织塌陷。X 线表现为胸膜下的圆形肿块,多位于下叶后部。扭曲的支气管血管汇聚于肿块,称为"彗星尾"征,常常合并胸膜纤维化的其他表现,如肋膈角变钝。

(2)线状肺不张(盘状肺不张):为肺底部局部亚段肺不张,位于横膈上方,呈 2～6cm 长的线状或盘状阴影,随呼吸上下移动,几乎总是延伸到胸膜。常呈水平方向,但有时可呈斜或垂直的方向,这种肺不张的厚度自数毫米至数厘米。其发生与横膈运动减弱有关,常见于腹腔积液或因胸部疼痛出现的呼吸运动幅度减弱。

(二)其他影像学检查

断层摄片对下述情况帮助较大,描述萎陷肺叶的位置与形状,有无支气管空气征,有无钙化及其位置阻塞病变的性状,有无管腔内引起阻塞的包块。CT 检查对于此类问题的诊断价值更大,特别是对下述情况明显优于断层摄影包括:明确支气管腔内阻塞性病变的位置甚或性质,探查肿大的纵隔淋巴结鉴别纵隔包块与纵隔周围的肺不张。支气管造影主要用于了解非阻塞性肺不张中是否存在支气管扩张,但目前已基本为 CT 所取代。如怀疑肺不张由肺血栓所致,可考虑行肺通气-灌注显像或肺血管造影,相对而言血管造影的特异性较高。对纤维化性纵隔炎所致肺不张的患者,上腔静脉血管造影有一定的价值。心血管疾病引起压迫性肺不张时可选择多种影像学手段。

【其他辅助检查】

血液常规检查对肺不张的鉴别诊断价值有限。哮喘及伴有黏液嵌塞的肺曲霉菌感染,血嗜酸性粒细胞增多,偶尔也可见于 Hodgkin 淋巴瘤、非 Hodgkin 淋巴瘤、支气管肺癌和结节病。阻塞远端继发感染时有中性粒细胞增多、血沉增快。慢性感染和淋巴瘤多有贫血。结节病淀粉样变、慢性感染和淋巴瘤可见 γ 球蛋白增高。血清学试验检测抗曲霉菌抗体对诊断变应性支气管肺曲霉菌感染的敏感性与特异性较高,组织胞浆菌病和球孢子菌病引起支气管狭窄时,特异性补体结合试验可为阳性。血及尿中检出 5-羟色胺对支气管肺癌引起的类癌综合征有诊断价值。

【诊断】

肺不张不是一种疾病而是众多疾病的一种共同的临床表现,因此,对肺不张的诊断主要包括两个部分:明确肺不张的诊断;寻找导致肺不张的基础病因(病因诊断)。

1.明确肺不张的诊断　存在容易发生肺不张基础疾病的患者,出现呼吸困难或者呼吸困难程度迅速加重,需考虑是否在基础疾病基础上发生肺不张,而影像学检查常常能够建立诊断,在胸部平片上,除了肺部实变影,更具有诊断意义的是由于肺不张导致的不张肺容量降低而导致的影像学改变,如叶间裂移位,肺门、气管、膈以及心脏移位,肋间隙变窄,以及邻近肺代偿性气肿等。

2.病因诊断　当通过临床症状及胸部 X 线明确肺不张诊断后,不论病人年龄大小,均需寻找阻塞原因。借助纤维支气管镜检查,可以窥视到段支气管和亚段支气管内病变,胸部 CT 则可帮助澄清发生肺不张的原因。

【治疗】

1.急性肺不张　急性肺不张(包括手术后急性大面积的肺萎陷)需要尽快去除基础病因。如果怀疑肺不张由阻塞所致而咳嗽、吸痰、24 小时的胸部理疗仍不能缓解时或者患者不能配合治疗时,应当考虑行纤维支气管镜检查。支气管阻塞的诊断一旦确定,治疗措施即应针对阻塞病变以及合并的感染。纤维支气管镜检查时可吸出黏液栓或浓稠的分泌物而使肺脏得以复张。如果怀疑异物吸入,应立即行支气管镜检查,较大的异物可能需经硬质支气管镜方能取出。

肺不张患者的一般处理包括:①卧位时头低脚高患侧向上,以利引流;②适当的物理治疗;③鼓励翻身咳嗽、深呼吸。如果在医院外发生肺不张,例如由异物吸入所致而又有感染的临床或实验室证据,应当使用广谱抗生素。住院患者应根据病原学资料和药敏试验选择针对性强的抗生素。神经肌肉疾病引起的反复发生的肺不张可试用 $5 \sim 15 cmH_2O$ 的经鼻导管持续气道正压(CPAP)通气可能有一定的帮助。

2.慢性肺不张　肺萎陷的时间越久,则肺组织毁损纤维化或继发支气管扩张的可能性越大。任何原因的肺不张均可继发感染,故若有痰量及痰中脓性成分增加应使用适当的抗生素。部分结核性肺不张通过抗结核治疗也可使肺复张。以下情况应考虑手术切除不张的肺叶或肺段:①缓慢形成或存在时间较久的肺不张,通常继发慢性炎症使肺组织机化挛缩,此时即使解除阻塞性因素,肺脏也难以复张;②由于肺不张引起频繁的感染和咯血。如系肿瘤阻塞所致肺不张,应根据细胞学类型,肿瘤的范围与患者的全身情况,决定是否进行手术治疗以及手术的方式,放射治疗与化疗亦可使部分患者的症状得以缓解。对某些管腔内病变可试用激光治疗。

【预防】

重度吸烟与 COPD 患者是手术后肺不张的主要易患因素,因此应在术前戒烟并训练咳嗽与深呼吸。应避免使用作用时间过长的麻醉方式,术后尽量少用镇静剂,以免抑制咳嗽反射。麻醉结束时不应使用

100%的纯氧。患者应每小时翻身一次,鼓励咳嗽和深呼吸。必要时可雾化吸入支气管扩张剂,雾化吸入生理盐水也可达到湿化气道,促进分泌物排出的目的。由胸廓疾患神经肌肉疾病或中枢神经疾病所致通气不足,或呼吸浅快,以及长期进行机械通气的患者,均有发生肺不张的可能,应予以特别注意并进行严密的监护。

(韩颖莉)

第七节　弥漫性泛细支气管炎

弥漫性泛细支气管炎(DPB)是以两肺弥漫性呼吸性细支气管及其周围的慢性炎症为特征的气道疾病。1969 年日本学者 Yamanaka 根据病理学改变发现 DPB 是一种与慢性支气管炎和肺气肿不同的疾病。1975 年 Homma 根据临床、影像学及病理特征提出 DPB 是一种独立性疾病。DPB 最早在日本发现,中国(包括台湾),韩国等东亚国家与地区均有病例报告。1996 年我国首次报道了明确诊断的 DPB。DPB 临床表现主要为持续性咳嗽、咯痰、活动时呼吸困难。约 80%以上的 DPB 患者合并或既往有慢性鼻窦炎。胸部 CT 或肺高分辨 CT 显示两肺弥漫性小叶中心性颗粒样结节状阴影对协助诊断具有重要意义。肺功能检查主要为阻塞性通气功能障碍,但早期出现低氧血症,而弥散功能通常在正常范围内。实验室检查血清冷凝集试验效价升高,多在 1∶64 以上。DPB 预后良好,但如不能及时治疗,DPB 可发展为支气管扩张、反复肺部感染、呼吸衰竭、肺动脉高压、肺心病,甚至死亡。DPB 是一种可治性疾病,治疗首选红霉素、克拉霉素或罗红霉素等 14 员环大环内酯类,其疗效显著。如果早期诊断.早期治疗,DPB 是可治愈性疾病。

【诊断标准】

1.临床表现　本病常隐匿缓慢发病。发病可见于任何年龄,但多见于 40~50 岁的成年人。发病无性别差异。

(1)症状:主要为三大症状:持续性咳嗽、咯痰、活动时呼吸困难。首发症状常为咳嗽、咯痰,逐渐出现活动时呼吸困难。患者常在疾病早期合并有下呼吸道感染,咯大量脓性痰,而且痰量异常增多。

(2)体征:胸部听诊多为双下肺间断性湿啰音,以水泡音为主,有时可闻及干啰音或捻发音。部分患者因存在支气管扩张可有杵状指。

(3)约 80%DPB 患者合并或既往有慢性鼻窦炎,是 DPB 的特征之一。可有鼻塞、流脓涕、嗅觉减退等症状,但有些患者可无症状,仅在进行影像学检查时被发现。如疑诊为 DPB 患者,应常规拍摄鼻窦 X 线片或鼻窦 CT 片。

2.辅助检查

(1)胸部 X 线/肺部 CT 胸部 X 线可见两肺弥漫性散在分布的颗粒样小结节状阴影,以下肺野多见。随病情进展,胸部 X 线常可见肺过度充气,晚期患者可见支气管扩张的双轨征。肺部 CT 或胸部高分辨CT(HRCT)的典型表现为两肺弥漫性小叶中心性颗粒样结节状阴影,此外,可在结节附近侧端有分支"Y"字型树芽征。颗粒样小结节的边缘模糊,其直径在 2~5mm,多在 2mm 以下。肺部 CT 或 HRCT 如存在上述特征性改变对诊断 DPB 具有重要意义。肺部 CT 有助于评估病情变化和治疗效果。

(2)慢性鼻窦炎的检查对疑诊 DPB 患者应该常规进行鼻窦 X 线片或鼻窦 CT 检查,如确定存在鼻窦炎,将有助于 DPB 诊断。

(3)肺功能检查及血气分析病初主要为阻塞性通气功能障碍或混合性通气功能障碍,随疾病进展,部分患者可伴有轻、中度的限制性通气功能障碍。一秒用力呼气容积与用力肺活量比值(FEV_1/FVC)<70%,肺活量占预计值的百分比(VC%)<80%。病情进展可伴有残气量占预计值的百分比(RV%)>150%或残气量占肺总量的百分比(RV/T1C%)>45%,但弥散功能和肺顺应性通常在正常范围内。动脉血氧分压（PaO_2）<80mmHg，早期出现低氧血症，晚期可有高碳酸血症。

3.实验室检查　约90％DPB患者血清冷凝集试验效价升高（1：64以上），但支原体抗体多为阴性。部分患者可有血清IgA增高，外周血$CD4^+$/$CD8^+$比值上升，γ-球蛋白增高，红细胞沉降率增快，类风湿因子阳性，抗核抗体滴度升高。部分患者可有血清HLA-B54或HLA-A11阳性。痰细菌学检查可发现起病早期多为流感嗜血杆菌，肺炎链球菌，肺炎克雷伯菌或金黄色葡萄球菌，晚期多以绿脓假单胞菌感染为主。BALF中细胞总数及中性粒细胞增高，$CD4^+$/$CD8^+$比值降低。

4.病理所见　病理学特点是双肺弥漫性分布的以呼吸细支气管为中心的细支气管炎及细支气管周围炎，病变累及呼吸性细支气管全层。典型病例在呼吸性细支气管区域有淋巴细胞、浆细胞、组织细胞等细胞浸润，常伴有淋巴滤泡的形成以及在呼吸性细支气管壁全层及其周围的肺泡管及肺泡间质可见泡沫细胞聚集，可导致呼吸细支气管壁增厚、管腔狭窄。在DPB病情进展期可见肉芽组织充填于呼吸性细支气管腔内，导致管腔狭窄或闭塞、继发性细支气管扩张和末梢气腔的过度充气。

5.临床诊断标准　DPB的临床诊断主要依据临床、胸部影像学、有无慢性鼻窦炎、肺功能检查及血清冷凝集试验等，而且需除外其他疾病。

诊断项目：

（1）必要项目

①持续性咳嗽、咯痰、活动时呼吸困难

②合并有慢性鼻窦炎或有既往史（需X线或CT确定）

③胸部x线见两肺弥漫性散在分布的颗粒样结节状阴影或胸部CT见两肺弥漫性小叶中心性颗粒样结节状阴影

（2）参考项目

①胸部听诊间断性湿啰音

②第一秒用力呼气容积与用力肺活量比值（FEV_1/FVC%）<70％以及动脉血氧分压（PaO_2）<80mmHg

③血清冷凝集试验效价>1：64

（3）需除外其他疾病（包括慢性支气管炎、支气管扩张症、纤毛不动综合征、阻塞性细支气管炎、囊肿性纤维症等疾病）

临床诊断

（1）临床确诊：符合必要项目1、2、3加参考项目中2项以上及除外其他疾病

（2）临床高度可疑诊断：符合必要项目1、2、3及除外其他疾病

（3）临床可疑诊断：符合必要项目1+2及除外其他疾病

6.病理确诊　肺组织病理学检查是诊断DPB的金标准。对于临床及胸部影像学表现典型者不需做肺活检，可临床诊断。

【治疗】

DPB治疗首选红霉素、克拉霉素或罗红霉素等14员环大环内酯类药物，其疗效显著。

1.治疗方案

（1）一线治疗：方案红霉素250mg，每日2次。疗效多在用药后2～3个月出现，应在治疗后2～3个月检查患者的临床症状、肺功能及影像学等，确定是否有效，如有效，可继续使用红霉素，用药至少需要6个月。服药6个月后如果仍有临床症状应继续服用红霉素2年。如服用红霉素2～3个月无效者或出现红霉素的副作用或药物相互拮抗作用可选择使用二线治疗方案（克拉霉素或罗红霉素）。如二线治疗3个月以上仍无效者应考虑是否为DPB患者，应谨慎排除其他疾病的可能。用药期间应注意复查肝功能等。最近有发现极少数DPB患者对红霉素治疗无效，其原因尚不清楚。

（2）二线治疗：方案克拉霉素 250～500mg/d，每日分 1 次或 2 次口服；罗红霉素 150～300mg/d，每日分 1 次或 2 次口服。用药期间应注意复查肝功能等。

2.停药时间

（1）早期 DPB 患者经 6 个月治疗后病情恢复正常者可考虑停药。

（2）进展期 DPB 患者经 2 年治疗后病情稳定者以停药。停药后复发者再用药仍有效。

（3）伴有严重支气管扩张或呼吸衰竭的 DPB 患者，治疗需要 2 年以上或需长期用药。

3.DPB 急性发作期治疗　如果 DPB 患者出现发热、黄脓痰、痰量增加等急性加重情况时，多为绿脓假单胞菌等导致支气管扩张合并感染，此时应加用其他抗生素，如 B 内酰胺类/酶抑制剂或头孢三代或氟喹诺酮类或碳青霉烯类抗生素，也可根据痰培养结果选择抗生素。此外，根据患者情况可给予对症治疗，如去痰剂、支气管扩张剂及氧疗等。

4.合并症治疗　如果患者出现肺心病及右心功能不全，应给予治疗右心衰竭。如合并低氧血症或呼吸衰竭，应考虑长期氧疗，而严重呼吸衰竭者有可能需要机械通气治疗。

（王玉姮）

第八节　闭塞性细支气管炎

闭塞性细支气管炎是临床上少见的导致进行性呼吸困难及气流受阻的肺细支气管闭塞性疾病。1901 年由 Lange 首先提出。BO 即是对疾病形态学的描述，同时又是一种临床病理综合征，病理特征为终末支气管和呼吸性细支气管周围炎症和纤维化导致管腔变窄甚至完全闭塞，且病变不可逆转。该病对药物治疗无明显疗效，63% 以上的患者 5 年内死于呼吸衰竭。

【病因】

BO 可能的病因很多，包括：器官移植后的排斥反应、结缔组织病、病毒感染（呼吸道合胞病毒、腺病毒、HIV、巨细胞病毒），史蒂芬-强森综合征，肺孢子菌肺炎，药物反应，误吸和早产儿的并发症（支气管肺组织发育不良），及接触有毒气体，另外，OB 也可能是特发的（不明病因）。相对来说，非移灶相关的 BO 较少见。BO 有时也用于特指由腺病毒引起的严重的儿童毛细支气管炎。

【分类】

移植在临床上与 BO 关系最为密切，所以对 BO 发病机制的研究多集中于这部分人群。骨髓移植、心肺移植及肺移植被认为与 BO 的发生有强相关性。骨髓移植相关 BO 发生于出现移植物抗宿主疾病（GVHD）的同种异体基因骨髓移植体。BO 是指组织病理学上的名称，器官移植后的 BO 在临床上又称为闭塞性细支气管炎综合征（BOS）。目前各文献报道的肺移植包括心肺、单肺、双肺移植后 BO 的发生率不尽一致，但总体的概率相似。在一项研究中，肺移植后 BO 的 1 年、2 年、3 年和 5 年发病率分别为 28%、49%、56% 和 71%。BO 也是骨髓移植术后最常见。的非感染性肺部病变并发症，与移植物抗宿主病密切相关。移植后的急性排异反应和淋巴细胞性支气管炎、细支气管为是最显著的危险因素；急性排异反应的次数和严重程度是最强的危险因素。其他危险因素有巨细胞病毒性与非巨细胞病毒性肺炎、机化性肺炎、移植后咳嗽反射下降导致的误吸、气道缺血性损伤及 HLA 配型不匹配。

【发病机制】

1.上皮化生　同种异体抗原依赖性损伤和非同种异体抗原依赖性损伤是持续性鳞状上皮化生的主要机制。依赖 CXCL12 的循环系统中的上皮祖细胞聚集也可能参与持续性鳞状上皮的化生。移植后的慢性免疫排斥反应持续存在导致呼吸道上皮细胞损伤，破坏细胞间紧密连接，上皮层出现裂隙，生理性屏障受损。另外，再生上皮细胞产生保护性蛋白的能力下降和上皮细胞纤毛运动能力减弱，黏液淤滞与阻塞则增加感染的机会。感染又加重上皮的损伤与化生。

2.血管异常增生和硬化 肺移植后的血管病变发生的机制尚未阐明;但心脏移植后同种异体免疫反应和一些非特异因素(如缺血再灌注损伤、病毒感染、代谢紊乱)等引起冠状血管病变的结果提示,肺移植后的血管病变发生可能和心脏移植相似。气管中微血管的异常增生促进气管壁纤维组织增生,最终导致BO。另外,移植肺中的气管长时间缺血也可损伤上皮细胞和导致纤维组织增生。研究证实同种异体移植气管的血管增生与依赖趋化因子受体和血管内皮细胞生长因子的高表达密切相关。

3.间质纤维组织增生 肺实质的损伤和炎症可促进纤维细胞、上皮细胞等向成纤维细胞转化,受刺激的成纤维细胞又可以产生促炎细胞因子和通过共刺激分子介导的细胞间的相互作用直接激活T淋巴细胞。另外,循环中的成纤维细胞迁移到间质,通过表达主要组织相容性复合体Ⅱ和共刺激分子,承担抗原递呈和激活淋巴细胞的作用。激活的成纤维细胞和纤维细胞通过表达基质金属蛋白酶而表现出更强的侵袭性,直接损伤肺组织和加重间质纤维组织增生。

4.淋巴组织新生 是指异位的或新生的淋巴结样结构组织,在外周组织中包含淋巴细胞、树突状细胞和毛细血管后微静脉,允许淋巴细胞从循环系统中进出淋巴结样结构。淋巴组织新生有利于对持续存在的抗原维持局部的免疫反应。其效应机制可能与通过引发幼稚T淋巴细胞、发展抗体介导的免疫反应和促进外周组织中记忆淋巴细胞归巢有关,也有可能通过调节T淋巴细胞诱发免疫耐受。由于难以区分支气管淋巴组织和浸润的淋巴细胞是原有还是新生的,故其在移植中的确切作用尚有待进一步研究。

【病理特征】

BO的病理学表现为终末支气管和呼吸性细支气管黏膜下或外周炎性细胞浸润和纤维化致管腔狭窄,而管腔内不伴肉芽组织形成。病变早期多表现为嗜酸性粒细胞性细支气管炎。病变较轻时仅在细支气管黏膜、黏膜下和管壁外周有轻度炎性细胞浸润,细支气管上皮细胞可坏死。随着病变进展,管壁胶原组织增生,发生纤维化和瘢痕收缩,造成管腔的缩窄与扭曲,严重时管腔完全闭塞。

【临床表现】

临床症状和体征往往呈现非特异性。症状通常隐匿地出现及进展,也可以重症方式突发。移植病人出现以下三种情况提示BO发生:FEV_1快速下降;慢性、逐渐进展性FEV_1下降;在较长时间的稳定期之后出现FEV_1快速下降。大多数病人表现为逐渐进展的气促,常伴有干咳、喘息,干湿啰音及哮鸣音是常见的肺部体征。由于不断增加的体力活动限制、体力下降以及心理上的焦虑与抑郁导致患者生活质量的下降。总体临床表现及其严重程度与小气道累及的数量和管腔狭窄程度密切相关。随着BO病情的加重,常伴发肺部感染;反之,感染又加快BO的进展。

【影像学表现】

BO的胸部X线片表现往往呈非特异性,敏感性低,40%患者的胸部X线片是正常的。HRCT在各种原因引起的BO诊断中非常有意义。HRCT中的典型表现为节段性或小叶性透过度减低及马赛克征。马赛克征及呼气相空气潴留征为BO患者HRCT的间接表现,而直接表现为支气管管壁的增厚。马赛克征产生原因为支气管阻塞区域血流灌注下降,再分配至其他正常的肺组织。呼吸相空气潴留征被认为诊断BO的敏感性及准确率最高,研究提示HRCT所示的空气潴留征诊断BO的敏感性为91%,特异性为80%,准确率为86%。另外,支气管扩张在BO影像学的表现也较常见,出现于病程稍晚阶段。

【肺功能检查】

第1秒用力呼气容积(FEV_1)和25%~75%水平的平均呼气流量显著降低,且使用支气管舒张药物无改善。肺弥散功能(DLCO)通常正常。

【肺组织活检】

肺活检是确诊BO的唯一方法,可提供缩窄性BO的证据。经纤维支气管镜活检一直备受争议,也有文献报道其诊断BO的敏感性为60%,特异性为95%,但要求有5块以上的肺组织标本;开胸肺活检如胸腔镜肺活检比经纤维支气管镜活检的诊断价值更高。要提高肺活检的诊断准确率必须对肺组织标本进行特殊的处理、染色和多个组织切片的分析。

【诊断】

（一）移植相关性 BO

移植相关 BO 的早期诊断有利于及时治疗和肺功能的稳定。但肺活检的临床可行性不高,特别是在疾病的早期。1993 年国际心脏与肺移植协会(ISHLT)推荐一个临床上根据肺功能的变化定义替代 BO 的概念-BOS,所以 BOS 可以说是对于 BO 临床症状的描述,可以根据肺功能定义而不需要活检病理。监测移植术后间隔 3～6 周两次最高 FEV_1 的平均值,若病人的 FEV_1 下降超过该平均值的 20%,至少持续 1 个月,且排除其他病因所致,如感染或排异反应,则可以诊断为 BOS。不少文献提出 FEF 25%～75% 在检测早期气道阻塞方面较 FEV_1 更敏感。2001 年 ISHLT 修订了 BOS 的分级标准,推荐增加新的分级"隐匿性 BOS"或者称为 BOS02-p,应用 FEF25%～75% 水平的平均呼气流量作为此分级的定义(表 3-8-1)。

表 3-8-1　BOS 分级标准

分级	FEV_1
BOSO	基础 FEV_1 值 90% 以上及基础 FEF25%～75% 值的 75% 以上
BOSO-p	基础 FEV_1 值 81%～90% 和(或)基础 FEF25%～75% 值的 75% 以下
BOS1	基础 FEV_1 值 66%～80%
BOS2	基础 FEV_1 值 51%～65%
BOS3	基础 FEV_1 值 50% 以下

【药物治疗】

1.免疫治疗　增加免疫抑制剂的剂量和更换免疫抑制剂是 BO 治疗的主要策略。肺移植免疫治疗通常包括钙神经素抑制剂、抗代谢药物和皮质类固醇。钙神经素抑制剂,如环孢素和他克莫司,干涉 T 淋巴细胞表面受体向核内的信号转导,阻断 T 淋巴细胞激活的白介素 2 基因的转录。尽管缺少有力证据证明他克莫司比传统免疫治疗更能减少慢性同种异体排斥反应,但临床上还是趋向于选用他克莫司。近期也有学者提出雾化吸入环孢素比口服更有效。硫唑嘌呤和麦考酚酸吗乙酯(MMF)是抗代谢药物,干涉 T 淋巴细胞的核苷酸代谢和 B 淋巴细胞的增殖。目前尚缺乏相关两者降低 BO 发生率的比较研究。皮质类固醇是 BO 的重要治疗措施之一,一旦诊断 BO,短期静脉大剂量使用甲泼尼龙是一个典型的治疗方法,但至今缺乏有力的证据。其他的治疗包括:多克隆抗体(如抗淋巴细胞/抗胸腺细胞球蛋白)免疫诱导治疗、甲氨蝶呤、环磷酰胺、体外光化学疗法及全淋巴照射等。其他移植相关 BO 的治疗与肺移植的相似。总之,这些治疗可延缓部分病人肺功能的恶化,但没有证据证明可有效地改变移植相关 BO 的病程。由于急性排异反应的频率及严重程度与 BO 的发生明显相关,故早期、积极的应用免疫抑制治疗和预防急性排异反应可以减少 BO 的发生。

2.非免疫治疗　阿奇霉素是大环内酯类抗生素,一些小型研究报道小剂量阿奇霉素可以延缓 BO 的进展,甚至提高肺功能,并被证实可减少呼吸道中性粒细胞和支气管肺泡灌洗液中白介素 8 的水平。西罗莫司和依维莫司也可抑制淋巴细胞和间充质细胞增殖的生长因子。有报道指出将以钙神经素抑制剂为基础的免疫治疗改为 MMF 和西罗莫司可减轻病情进展。

他汀类药物通常用于治疗高胆固醇血症,也可用作免疫调节剂。文献报道其可能通过抑制依赖肿瘤坏死因子 α 的成肌纤维细胞浸润并诱导成纤维细胞凋亡,并减缓中性粒细胞浸润和支气管上皮细胞来源的重塑因子,降低肺移植后 BO 的风险,也有助于减缓移植后相关 BO。

总之,虽然目前肺移植早期的生存率有所提高,但是长期生存率并无改善,BO 及慢性排异反应是移植后期主要的发病和死亡原因。早期发现对于稳定肺功能有重要意义,对于进展期 BO 的免疫抑制治疗,疗效不确切。故针对移植后的排异反应、病毒感染等危险因素进行积极治疗对防止 BO 发生及延缓其进展有重要临床意义。但无论 BO 是移植相关还是其他原因所致,当给予充分治疗后病情仍进展,应考虑再次肺移植。再次移植的病人,BO 发生的危险性较第一次移植并无明显差异。但由于供体的不足和不断增加的潜在受体,再次移植备受争议,也受到伦理学上的挑战。

(二)非移植相关性 BO

1.结缔组织病 除移植外,BO 与结缔组织病的联系最为常见。许多文献报道中年女性的类风湿关节炎(RA)患者更易发生 BO。早期损伤的组织病理学显示细支气管的囊泡样变,晚期则与 BO 相似。其他结缔组织病如系统性红斑狼疮、硬皮病、干燥综合征也可能与 BO 发生有关。治疗结缔组织病的青霉胺及金制剂也可引起 BO。治疗上,对抗生素和支气管舒张剂无反应,静脉用环磷酰胺(CTX)和口服激素只有一部分患者获益。少数研究提示应用大环内酯类抗生素治疗 RA 相关性 BO 有一定的疗效。

2.吸入性损伤 能够导致慢性气道阻塞性损伤的气体主要包括双乙酰酮,二氧化硫,二氧化氮,氨气,氯气,亚硫酰(二)氯,异氰酸甲酯,氟化氢,溴化氢,氯化氢,硫化氢,碳酰氯,聚氨酯染色染料,芥子气和臭氧等。另外一些口服制剂,比如活性炭,被患者误吸入肺后,也可能导致 BO。因吸入工业污染物而患病的工种可分为以下四种:生产尼龙布的工人。用多聚氨酯染料将纺织品染色的工人;从事生产电池而接触亚硫酰氯;在工作场所使用或制造调味剂的工人。对其损伤的机制研究较多,可能与此类非水溶性气体在上气道黏膜表面溶解转化为酸渗透至小气道并产生剧烈的炎症反应有关。BO 的临床过程可分为三个阶段:第一阶段为暴露于有害气体 3~24 小时后开始出现一个急性的发热过程伴咳嗽和不同程度的呼吸困难等小气道受累症状;严重者可出现严重的低氧血症和 ARDS,甚至死亡。该阶段通常持续 2 周。第二阶段可为一段时间的缓解;1~2 个月后进展至第三阶段,再次出现进展性的呼吸困难和咳嗽加重等症状,这个阶段病情进展很快,可在 1~2 个月内死亡。胸部影像学早期表现为弥漫性肺水肿及急性呼吸窘迫综合征,后期表现与移植相关性 BO 类似。肺功能检测提示进行性的不可逆性的通气功能障碍。肺组织病例学检查特征与移植相关性 BO 的表现一致。治疗上,推荐系统地应用激素,但在肺水肿的急性期和 BO 慢性期的疗效均不肯定。

3.感染 感染后 BO 的发生率非常低。绝大多数的感染后 BO 都与病毒(腺病毒、轮状病毒、水痘病毒、麻疹病毒、流感病毒、副流感病毒、巨细胞病毒)及肺炎支原体等有关。现在认为这些病原体的靶点为呼吸道的纤毛细胞,BO 是急性感染性支气管炎的后遗症。目前激素对此类病人是否有效尚无定论。

4.副肿瘤天疱疮 较多的文献报道 BO 可继发于副肿瘤天疱疮(PNP),多于出现 PNP 后的 1 个月至 1年或者手术切除肿瘤后的 1 个月内发生;但各文献报道 PNP 病人的 BO 发生率不一,其发生机制也尚未明确,可能与细胞毒性机制介导的细胞内血小板溶素蛋白的暴露导致呼吸道黏膜上皮自身抗体的产生和皮肤棘层松解等有关。病理表现为气道壁炎性细胞浸润和呼吸道黏膜上皮自身抗体沉积。在治疗上,控制肿瘤的同时,可使用肾上腺皮质激素及细胞毒类药物治疗,但其对 BO 的疗效不确定。

(曹 丽)

第九节　气管支气管异物

气管支气管异物是临床常见急危症之一,多见于儿童,其中 1~3 岁可占 60%~70% 以上,其严重性取决于异物的性质和造成气道阻塞的程度,轻者可引起支气管炎症,重者可窒息死亡,是小儿意外死亡最主要的原因。美国 2000 年因异物窒息死亡的人数为 3515,为 1.3/10 万人口。在我国远远高于此数目,国内河北北方学院附属第一医院在 1980~2006 年就收治了 3 018 例气道异物患者,其中 1~3 岁占 68%。作者所在的单位广州医学院第一附属医院近 30 年收治的 350 多例气道异物患者,其中成人占 26%,1～3 岁占儿童的 75%。

【病因】

根据异物来源,可分为内源性异物和外源性异物两类。内源性异物是因呼吸道炎症等因素在气管支气管出现的坏死物、分泌物、血块等。外源性异物系经口吸入、医疗操作、创伤等因素所造成的外界各种物体进入气管支气管甚至肺组织里。一般情况下气管支气管异物均指属外源性,也是临床上最常见的类型。外源性气管支气管异物与以下因素有关:

1.进食时哭闹、嬉笑。这是造成儿童吸入异物最常见的因素,文献报道可达 80% 的小儿吸入异物与这方面的因素有关。

2.进食时玩耍、跌倒。

3.小儿、老年人由于喉反射、防御功能由于发育未完善或功能下降可导致食物容易进入下呼吸道。

4.医疗操作如气管插管、上呼吸道手术、下呼吸道操作等将牙齿、口腔内的食物或异物、医疗器械的部件带入或掉落在下呼吸道。

5.醉酒、使用镇静剂、精神病病人或企图自杀者。

【异物沉积的部位】

河北北方学院附属第一医院报道的一组 3 018 例气管支气管异物患者中,异物位于气管 573 例(19%),右侧支气管 1 237 例(41%),左侧支气管 1 178 例(9%),双侧支气管 30 例(1%)。Fidkowski 综述了从 2000 年 1 月到 2009 年 10 月超过 100 例以上报道共 12 979 例儿童异物中,12% 位于喉腔或气管,52% 位于右侧支气管,33% 位于左侧支气管。

综合国内外的报道,吸入性气管支气管异物沉积在右侧支气管的机会较高,其次为左侧支气管和气管。右侧气道沉积机会较高的原因可能与右侧支气管直径较左侧支气管大,且与气管所形成的角度较小以及右侧肺活量较大等方面的因素有关。同时也应注意,对异物较小且没有固定或嵌顿时,由于咳嗽、体位等情况异物可以发生移动,有可能从一侧移动到另一侧。

【异物的种类】

异物可分为两类:

1.有机类　有机类异物是最常见的气管支气管异物,植物类如豆类(花生、黄豆等)、果仁(西瓜籽、葵花籽等)、蔬菜等,动物类如猪骨、鱼骨等。

2.无机类　包括义齿、大头针、医疗器械用品的部件、笔套等,一些特殊的物质如汽油等也可被吸入气道。

异物的种类数目繁多,理论上讲凡是小物品均可能被吸入为气道异物,特别是成人的气道异物,无奇不有,小儿的气道异物则以食品类占绝大部分。据报道显示 3018 例气管支气管异物,植物性异物 2592 例(85.9%),其中以花生、豆类、葵花子、西瓜子最多,特殊异物 426 例(14.6%),包括塑料笔套、金属笔套、硬币、游戏机币、大头针、口哨、图钉、塑料玩具、铁钉、义齿等。Fidkowski 综述的 12 979 例儿童异物中,81% 的异物是有机类异物,其中以坚果(特别是花生)和籽(主要是葵花籽和西瓜籽)最常见。另外,异物也与当地的文化习惯有关,如在土耳其青少年女性中,由于在穿戴头巾中经常口含头巾的别针,故别针是当地青少年女性最常见的吸入性异物。

【临床表现】

异物进入气管、支气管后引起的病理变化及对机体的影响,与异物性质、异物停留时间和异物形状有关。光滑性异物如玻璃球、不锈钢珠、塑料玩具,因对气管黏膜刺激轻,炎症反应轻;矿物性异物反应也较轻;植物性异物如花生,因含刁离脂酸,对黏膜的刺激性很强豆类异物在气管中浸泡后膨可发生阻塞;化学类的强酸、强碱、辣椒等对气道的刺激性局部的炎症明显。

典型的吸入性异物可有以下的阶段:①吸入期:异物经声门入气管时,必出现剧烈呛咳,有的同时出现短暂憋气和面色青紫。如异物嵌顿于声门或异物较大,则可出现声嘶及呼吸困难,严重者发生窒息。如异物刺激性小或异物较小直接进入支气管,除有轻微咳嗽外可无其他症状。②安静期:异物进入气管、支气管后,停留于某一部位,刺激性减小,此时患者可有轻微咳嗽而无其他症状,常被忽视。此期长短不定,如异物堵塞气管引起炎症,则此期很快结束而进入第3期。③炎症期:异物的局部刺激和继发性炎症,加重了支气管的堵塞,可出现相应的症状发热、咳嗽、咳痰、喘息等表现。④并发症期:随着炎症发展,可出现反复气道炎症、肺炎、肺脓肿或脓胸等。

临床表现与异物的类型、大小、所在的位置、时间的长短、患者的年龄和状态等因素有关,因此,临床上,异物的临床表现可为急性期、亚急性期和慢性期。

1.急性期　吸入异物后立即发生剧烈呛咳、面红耳赤、憋气、呼吸困难或呼吸不畅、气喘、声嘶等症状,由于激烈咳嗽可出现流泪、呕吐。有时可由于气管内异物随气流向上撞击声门出现气管拍击声。严重时可出现窒息、心搏骤停。

2.亚急性期和慢性期　患者可出现咳嗽、咳痰、胸痛、呼吸困难、反复发热、痰中带血或咯血、喘息、发绀等表现。并可有由于各种特殊异物的刺激、继发的各种并发症如肺不张等情况而出现相应的临床表现。

【辅助检查】

(一)影像学检查对气管支气管异物的诊断有重要意义

X线检查如异物为不透光的金属则在正位及侧位照片可直接诊断。对透光的异物则可根据其阻塞程度不同而产生肺气肿或肺不张等间接证据而诊断。胸部透视可直接观察纵隔摆动情况,诊断的准确率较高。

CT检查:CT检查气管支气管异物,最有诊断价值的是异物本身与局限性支气管阻塞征像,也可显示由异物引起的间接征像。除采用常规的断层扫描外,也可采用矢状面扫描或冠状面扫描显示支气管走行,以增加诊断的准确性。CT仿真支气管镜能较好地显示气管、支气管腔内情况及与腔外肺组织的关系,在成人可达5级支气管水平,大于6个月可显示4级支气管,小于6个月的儿童可显示3级支气管。CT仿真支气管镜可直接显示异物的形态、位置及与相邻结构的情况,对气管支气管异物的诊断有很大的价值。报道对一组20例临床考虑气道异物但胸部X线照片无异常的患者进行仿真支气管镜检查,诊断的敏感性为92.3%,特异性为85.7%。

(二)支气管镜检查

支气管镜检查是诊断气管支气管异物的"金标准",支气管镜检查可明确是否异物,同时可了解是何种异物及形态、位置、周围的情况等资料,为制订治疗方案提供必需的信息,也可有助于鉴别其他疾病。对那些异物吸入史不明确、症状体征不典型、临床怀疑异物但影像学检查不明确,应行支气管镜检查。推荐采用可弯曲支气管镜,对儿童异物,宜选用直径较小(如2.8mm、3.5mm、4.0mm)的支气管镜,以免漏掉较小支气管的异物。

【诊断】

根据病史、临床表现、影像学检查以及支气管镜检查,绝大多数的气道异物可得到诊断。

应该注意的是,典型的异物三联征"咳嗽、喘息、窒息"只出现在少部分患者,部分患者可能没有上述典型表现或表现很轻,偶然才发现的。特别是儿童,如吸入异物时没有其他人在场或表现不典型,吸入史可能被忽略,到亚急性期和慢性期时可能只表现为"哮喘"样症状而被误诊。

【治疗】

气管支气管异物应及时诊断,尽早取除,解除气道阻塞,缓解或减少对气道的刺激及继发感染,保持呼吸道通畅,防止因呼吸困难、缺氧而致心功能衰竭。

（一）经支气管镜取出

近年来,随着呼吸支持、可弯曲支气管镜操作技术、摘取异物器具等方面的不断提高及完善,经可弯曲支气管镜摘取异物的成功率及安全性明显提高,已成为治疗的主要手段。硬质支气管镜在某些特殊情况下有一定的优势,但存在损伤较大、对异物位于较小支气管无效等不足之处。这里重点介绍经可弯曲支气管镜摘取异物。Tang 报道从 2000～2008 年期间对 1 027 例气道异物的儿童患者采用纤维支气管镜摘取异物,成功率为 91.3%,12.9% 的患儿出现短暂的缺氧,经暂停操作、给氧后缓解,其中 17 例有少量出血,3 例出现心动过缓,认为纤维支气管镜是有效和安全的,可作为气道异物的首选手段。笔者对三十多年来超过 350 例的气道异物,采用可弯曲支气管镜治疗,成功率为 99%,1 例患者在拉出异物时卡在声门处出现支气管痉挛、窒息,经下推异物至一侧支气管后缓解,1 例出现心功能不全经处理后缓解。

1.支气管镜　有可弯曲支气管镜和硬质支气管镜。可弯曲支气管镜,根据患者气道大小、异物所在的位置、拟采取的方法等因素可选择直径不同的支气管镜,目前可经选择的支气管镜的外径有 5.9mm(操作通道 2.8mm)、4.9mm(操作通道 2.0mm)、4.0mm(操作通道 2.0mm)、3.5mm(操作 1.2mm)、2.8mm(操作通道 1.2mm)。有条件的单位应备好各种型号的支气管镜以根据术中的情况进行选择或交替使用。原则上,儿童患者选用直径较小的支气管镜,但常用的取异物器械不能通过其操作通道,因此,外径 4.0mm 且操作通道 2.0mm 的支气管镜特别适用于小儿、外周气道、伴有气道狭窄等情况。硬质支气管镜包括不同型号的支气管镜以及相应异物钳取器具。

2.异物摘除器具　有多种异物摘取器具:组织钳、鳄鱼齿钳、"V"形钳、"W"形钳、橡皮头形异物钳、三爪钳、圈套网篮、球囊导管、冷冻电极等。

3.方法　术前应行按经支气管镜介入手术的要求做好相关的检查及术前准备、术中监护及术后恢复等。

(1)麻醉:①局部麻醉:一般成人或 12 岁以上的儿童。经可弯曲支气管镜且估计摘取难度及风险不高者可采用用在局部麻醉下进行,建议在局部麻醉的基础上,予全身的镇痛药和镇静药如咪达唑仑、哌替啶或芬太尼。②全身麻醉:儿童、估计摘取异物的难道及风险较高、经硬质支气管镜摘取等情况,应在全身麻醉下进行。

(2)支气管镜进入的途径:可弯曲支气管镜可经口、经鼻、经面罩、经喉罩、经气管插管或气管导管插入。异物较小时,可经鼻插入,否则一般情况下经口插入支气管镜,以便钳住异物拔出时可顺利通过上呼吸道。喉罩是全身麻醉经支气管镜介入诊疗时很好的通道,其口径大,支气管镜插入时不影响机械通气,插入方便快捷,通气效果好,尤其适用于小儿、声门门下的异物。

(3)具体方法的选择:对普通异物,可先尝试鳄鱼齿钳大多数可成功。

对体积较大、普通型号的钳子难以抓住的异物,可采用"W"形钳或网篮。

小儿吸入花生、瓜子等质地不硬的食物时,首选小球囊可快速、完整取出异物,特别是时间较长、钳子容易夹碎的异物。

对于某些异物钳难以钳住或钳夹时易碎的异物,如牙齿、较大且表面平坦的骨头、药丸、易碎物(如血块、坏死物等),冷冻方法可充分发挥优势。

反张异物钳可应用于笔帽等中空有孔的异物,既能从异物内部很好固定异物,又能最大可能减少支气管镜及异物与声门接触面积,使异物容易取出。

如果异物表面被肉芽组织覆盖,先应用高频电刀、APC、激光等技术处理肉芽后,再根据异物的情况决定摘取方案。

对小气道的异物,可应用超细支气管镜明确异物的位置,再进行尝试;如果是不透光的异物,可在 X 线透视下引导钳取。

对较大的异物,可先用活检钳钳夹成小碎片,再分次取出。

异物大且锋利,可先插入气管插管,把异物拉到插管里再把支气管镜、异物、插管一起拉出,必要时可考虑气管切开。

(4)并发症:异物在取出的过程中损伤气道而引起支气管瘘、纵隔气肿、气胸。损伤血管而引起大出血。操作引起的喉痉挛、支气管痉挛,以及异物卡住在声门引起的窒息。操作过程中对气道的梗阻等因素造成的缺氧、呼吸功能不全、心律失常、心功能不全、脑功能受损等。操作不当将异物推进到远端小气道,导致经支气管镜取出异物困难甚至失败。

(二)外科手术治疗

经支气管镜取异物失败,则应考虑手术治疗。具体可行支气管切开取出异物、肺叶或肺段切除术等。

(王玉姐)

第十节　小儿支气管哮喘

支气管哮喘是儿科常见的呼吸道疾病之一,我国儿童哮喘患病率约为 $0.5\%\sim2\%$,个别地区高达 5% ,哮喘的患病率仍呈上升趋势。支气管哮喘是由多种细胞,包括炎性细胞(嗜酸性粒细胞、肥大细胞、T 淋巴细胞、中性粒细胞等)、气道结构细胞(气道平滑肌细胞和上皮细胞等)和细胞组分参与的气道慢性炎症性疾病。这种慢性炎症导致易感个体气道反应性增高,当接触物理、化学、生物等诱发因素时,发生广泛多变的可逆性气流受限,从而引起反复发作的、可逆的喘息、咳嗽、气促、胸闷等症状。但儿童哮喘在不同年龄具有不同的病因、发病机制,甚至有不同的病理特征,在疾病治疗和预后方面也存在很大的不同。

一、支气管哮喘的病因与发病机制

【病因及发病机制】

(一)5 岁以下儿童喘息

5 岁以下儿童易患喘息性疾病,但其喘息发作的病因、发病机制与自然病程具有很大的不同。根据起病年龄及预后可以将 5 岁以下儿童喘息分成 3 种临床表型,其病因也有明显的不同:

1.早期一过性喘息　多见于早产和父母吸烟者,喘息主要是由于环境因素、宫内发育异常或感染导致肺发育延迟所致,年龄的增长使肺的发育逐渐成熟,大多数患儿在生后 3 岁之内喘息逐渐消失。

2.早期起病的持续性喘息(指 3 岁前起病)　主要表现为与急性呼吸道病毒感染(小于 2 岁的儿童通常为呼吸道合胞病毒感染,2 岁以上的儿童与鼻病毒等其他病毒感染有关)相关的反复喘息,本人无特应症表现,也无家族过敏性疾病史。其原因可能是病毒感染导致的一过性气道反应性增高,随着年龄增大,呼吸道病毒感染减少,症状逐渐减轻,喘息症状一般持续至学龄期,部分患儿在 12 岁时仍然有症状。

3.迟发性喘息/哮喘　这些儿童有典型的特应症背景,往往伴有湿疹,哮喘症状常迁延持续至成人期,气道有典型的哮喘病理特征。

(二)儿童哮喘

$60\%\sim80\%$ 的 5 岁以上儿童哮喘与呼吸道过敏有关,气道有大量嗜酸性粒细胞、肥大细胞、淋巴细胞等炎性细胞浸润及广泛的黏膜上皮细胞脱落;主要由持续反复吸入低剂量变应原引起,可以使气道反应性明显持续的增加。由于呼吸道尘螨过敏的表达需要 2 年左右的时间,因而儿童过敏性哮喘多在 2 岁左右开始起病。

（三）咳嗽变异性哮喘

发病机制与支气管哮喘相似,其只咳不喘的原因或机制还不是非常清楚,部分学者认为可能为气道炎症和气道高反应没有达到哮喘发作的程度;另一些学者认为慢性气道炎症主要集中在中央气道,大气道平滑肌收缩刺激肌梭内咳嗽感受器引起剧烈咳嗽,而没有小气道阻塞表现。

【诱因】

（一）呼吸道感染

1.呼吸道病毒感染　在婴幼儿期主要有呼吸道合胞病毒(RSV),其次为副流感病毒、流感病毒和腺病毒,其他如麻疹病毒、腮腺炎病毒、肠道病毒、脊髓灰质炎病毒偶尔可见。年长儿多见鼻病毒感染。

2.支原体感染　由于婴幼儿免疫系统不成熟,支原体可以引起婴幼儿呼吸道慢性感染,若处理不恰当,可以导致反复不愈的咳嗽和喘息。

3.呼吸道局灶性感染　慢性鼻窦炎、鼻炎、中耳炎、慢性扁桃体炎,是常见的儿童上呼吸道慢性局灶性病变,一方面,可以引起反复的感染,另一方面又可以通过神经反射引起反复的咳嗽,需要对这些病灶进行及时处理。

（二）吸入过敏物质

持续低浓度变应原吸入可以诱发慢性气道变应性炎症,促进气道高反应形成,但短时间吸入高浓度变应原可以诱发急性哮喘发作。这类诱因诱发的哮喘发作较为突然,无上呼吸道感染症状,多数在环境中过敏原浓度较高的季节发作。

（三）胃食管反流
由于解剖结构的原因,也有医源性因素(如应用氨茶碱、β受体兴奋药等)可以引起胃食管反流,在婴幼儿尤为多见,它是导致喘息反复不愈的重要原因之一。临床上多表现为入睡中出现剧烈的咳嗽、喘息,平时有回奶或呕吐现象。

（四）其他

吸入刺激性气体或剧烈运动、哭闹,以及油漆、煤烟、冷空气吸入均可作为非特异性刺激物诱发哮喘发作,其中油漆散发的气体可触发严重而持续的咳喘发作,应尽量避免。剧烈运动、哭闹使呼吸运动加快,呼吸道温度降低或呼吸道内液体渗透压改变,而诱发哮喘发作。

【病理改变】

气道黏膜充血、水肿,上皮细胞脱落、崩解;黏膜杯状细胞增多,黏液腺增生;包括炎性细胞(嗜酸性粒细胞、肥大细胞、T淋巴细胞、中性粒细胞等)、气道结构细胞(气道平滑肌细胞和上皮细胞等)明显增多;支气管平滑肌肥厚,基底膜变厚,使支气管壁增厚,重建;支气管腔内可见黏液或黏液栓,引起肺泡膨胀,过度充气或肺不张。

二、临床表现、诊断及治疗原则

（一）临床表现

儿童哮喘起病可因不同年龄、不同诱因,临床上有不同的特点:

1.婴幼儿期哮喘发作多数在上呼吸道病毒感染后诱发,有上呼吸道感染的前驱过程,起病相对较缓,哮鸣音音调较低,对糖皮质激素反应差。

2.而儿童过敏性哮喘多在2岁以后逐渐出现呼吸道过敏症状,包括过敏性鼻炎症状,发病季节与过敏原类型有关,有明显的平滑肌痉挛,哮鸣音音调高,对糖皮质激素反应较好。

3.咳嗽变异性哮喘表现为长期慢性咳嗽,无喘息症状,咳嗽在夜间或清晨以及剧烈运动后加重,抗生素治疗无效,支气管扩张药及糖皮质激素有特效,一些患儿最终发展成支气管哮喘。

哮喘发病初主要表现为刺激性干咳,随后出现喘息症状,喘息轻重不一。轻者无气急,双肺仅闻散在哮鸣音和呼气时间延长;重者出现严重的呼气性呼吸困难,烦躁不安,端坐呼吸,甚至出现面色苍白,唇、指甲端发绀以及意识模糊等病情危重表现。体检时可见三凹征,呼气时肋间饱满,叩音两肺呈鼓音,肝上界下移,心界缩小,表现有明显的肺气肿存在,全肺可闻及哮鸣音,如支气管渗出较多,可出现湿性啰音,严重病例由于肺通气量极少,两肺哮鸣音可以消失,甚至听不到呼吸音。哮喘一般自行或给予药物治疗后缓解。

本病为反复发作,部分患者有明确的季节性,夜间发病较多。发作间歇期,多数患儿症状可完全消失,少数患儿有夜间咳嗽、自觉胸闷不适。

(二)诊断标准

各年龄段哮喘儿童由于呼吸系统解剖、生理、免疫、病理特点不同,哮喘的临床表型不同,但相互之间也存在一定的共性。

1.反复发作喘息、咳嗽、气促、胸闷,多与接触变应原、冷空气、物理、化学性刺激、呼吸道感染以及运动等有关,常在夜间和(或)清晨发作或加剧。

2.发作时双肺可闻及散在或弥漫性、以呼气相为主的哮鸣音,呼气相时间延长。

3.上述症状和体征经抗哮喘治疗有效或自行缓解。

4.除外其他疾病所引起的喘息、咳嗽、气促和胸闷。

5.临床表现不典型者(如无明显喘息或哮鸣音),应至少具备以下1项:

(1)支气管激发试验或运动激发试验阳性。

(2)证实存在可逆性气流受限:①支气管舒张试验阳性:吸入速效 β_2 受体激动剂[如沙丁胺醇]后15分钟第一秒用力呼气量(FEV$_1$)增加≥12%;或②抗哮喘治疗有效:使用支气管舒张剂和口服(或吸入)糖皮质激素治疗1~2周后,FEV$_1$增加≥12%。

(3)最大呼气流量(PEF)每日变异率(连续监测1~2周)≥20%。

咳嗽变异性哮喘(CVA)是儿童慢性咳嗽最常见原因之一,以咳嗽为唯一或主要表现,不伴有明显喘息。诊断依据:

(1)咳嗽持续>4周,常在夜间和(或)清晨发作或加重,以干咳为主。

(2)临床上无感染征象,或经较长时间抗生素治疗无效。

(3)抗哮喘药物诊断性治疗有效。

(4)排除其他原因引起的慢性咳嗽。

(5)支气管激发试验阳性和(或)PEF每日变异率(连续监测1~2周)≥20%。

(6)个人或一、二级亲属特应性疾病史,或变应原检测阳性。以上1~4项为诊断基本条件。

(三)治疗目标与原则

1.治疗目标

(1)达到并维持症状的控制。

(2)维持正常活动,包括运动能力。

(3)使肺功能水平尽量接近正常。

(4)预防哮喘急性发作。

(5)避免因哮喘药物治疗导致的不良反应。

(6)预防哮喘导致的死亡。

2.防治原则　哮喘控制治疗应越早越好,要坚持长期、持续、规范、个体化治疗原则。治疗包括:

(1)急性发作期:快速缓解症状,如平喘、抗感染治疗。

(2)慢性持续期和临床缓解期:防止症状加重和预防复发,如避免触发因素、抗炎、降低气道高反应性、防止气道重塑,并做好自我管理。

三、常用治疗方案

【喷射雾化方案】

(一)应用原理

通过高压气体冲击液体,产生雾滴,它具有雾滴直径均匀,大小适中($1\sim5\mu m$),对液体中药物成分无影响等优点。

(二)应用原则

原则为:①平喘药物可用拟肾上腺素和抗胆碱能药物合用,拟肾上腺素药物起效快,但维持时间短;抗胆碱能药物起效相对较慢,但维持时间较长,因而两者合用有互补作用。②如要用雾化吸入糖皮质激素,最好先吸入平喘药物,再吸糖皮质激素,以增加糖皮质激素的吸入量。③要严格掌握用药剂量,用药期间注意心血管方面副作用的产生。

【GINA 治疗方案】

(一)GINA 治疗方案的形成与演变

1994 年在美国国立卫生院心肺血液研究所与世界卫生组织的共同努力下,17 个国家的 30 多位专家组成小组,制定了关于哮喘管理和预防的全球策略,即《全球哮喘防治创议》(GINA),用来规范哮喘的防治。随着在全球的推广,CINA 方案进行了多次改版。

早期 GINA 是根据症状、气流受限的程度以及肺功能的改变,对哮喘病情进行严重程度的分级(即间歇、轻度持续、中度持续、重度持续),并根据分级采用相应的治疗方案。此方案对初始治疗较有意义。但随着在临床上广泛的推广,也感觉到哮喘严重程度既涉及疾病本身的严重性,也涉及其对治疗的反应。而且哮喘严重程度在具体某一哮喘患儿也不是一成不变的,可能在不同季节或环境改变后发生改变。所以,就哮喘管理的持续性而言,根据控制水平对哮喘进行分类更符合实际情况(表 3-10-1)。

表 3-10-1　儿童哮喘严重度分级

严重程度	日间症状	夜间症状/憋醒	应急缓解药的使用	活动受限	肺功能(≥5 岁者适用)	急性发作(需使用全身激素治疗)6 岁
间歇状态(第 1 级)	≤2 天/周,发作间歇无症状	无	≤2 天/周	无		0~1 次/年
轻度持续(第 2 级)	>2 天/周,但非每天有症状	1~2 次/月	>2 天/周,但非每天使用	轻微受限		6 个月内≥2 次,根据发作的频度和严重度确定分级
中度持续(第 3 级)	每天有症状	3~4 次/月	每天使用	部分受限		
重度持续(第 4 级)	每天持续有	症状 > 1 次/周	每天多次使用	严重受限		
≥5 岁						
间歇状态(第 1 级)	≤2 天/周,发作间歇无症状	≤2 次/月	≤2 天/周	无	FEV$_1$ 或 PEF≥正常预计值的 80%,PEF 或 FEV$_1$ 变异率<20%	0~1 次/年

续表

严重程度	日间症状	夜间症状/憋醒	应急缓解药的使用	活动受限	肺功能(≥5岁者适用)	急性发作(需使用全身激素治疗)6岁
轻度持续(第2级)	>2天/周,但非每天有症状	3~4次/月	>2天/周,但非每天使用	轻微受限	FEV_1或PEF≥正常预计值的80%,PEF或FEV_1变异率20%~30%	≥2次/年,根据发作的频度和严重度确定分级
中度持续(第3级)	每天有症状	>1次/周,但非每晚有症状	每天使用	部分受限	FEV_1或PEF达正常预计值的60%~79%,PEF或FEV_1变异率>30%	
重度持续(第4级)	每天持续有症状	经常出现,通常每晚均有症状	每天多次使用	严重受限	FEV_1或PEF<正常预计值的60%,PEF或FEV_1变异率>30%	

注:①评估过去2~4周日间症状、夜间症状/憋醒、应急缓解药使用和活动受限情况;②患儿只要具有某级严重程度的任一项特点,就将其列为该级别;③任何级别严重程度,包括间歇状态,都可以出现严重的急性发作

表 3-10-2　儿童哮喘控制水平分级

控制程度	日间症状	夜间症状/憋醒	应急缓解药的使用	活动受限	肺功能(≥5岁者适用)	定级标准	急性发作(需使用全身激素治疗)
控制	无(或≤2天/周)	无	无(或≤2次/周)	无	≥正常预计值或本人最佳值的80%	满足前述所有条件	0~1次/年
部分控制	>2天/周或≤2天/周但多次出现	有	>2次/周	有	<正常预计值或本人最佳值的80%	在任何1周内出现前述1项特征	2~3次/年
未控制						在任何1周内出现≥3项"部分控制"中的特征	>3次/年

注:①评估过去2~4周日间症状、夜间症状/憋醒、应急缓解药使用和活动受限情况;②出现任何一次急性发作都应复核维持治疗方案是否需要调整

(二)确定长期治疗方案

根据年龄分为5岁及以上儿童哮喘和5岁以下儿童哮喘的长期治疗方案。长期治疗方案分为5级,从第2级到第5级的治疗方案中都有不同的哮喘控制药物可供选择。对以往未经规范治疗的初诊哮喘患儿根据病情严重程度分级,选择第2级、第3级或第4级治疗方案。每1~3个月审核1次治疗方案,根据病情控制情况,适当调整治疗方案。如哮喘控制,并维持至少3个月,治疗方案可考虑降级,直至确定维持哮喘控制的最小剂量。如部分控制,可考虑升级治疗以达到控制。但升级治疗之前首先要检查患儿吸药技术、遵循用药方案的情况、变应原回避和其他触发因素等情况。如未控制,升级或越级治疗直至达到控制。

（三）常用哮喘维持治疗药物

吸入糖皮质激素（ICS）种类 ICS 治疗哮喘的高效性和局部选择性的主要化学基础是在于激素甾体核的 16a 和 17a 或 17B 位置上有一个亲脂基团的置换。当甾体核的 D 环上用亲脂基团替代可得到三种重要特性：①与激素受体有非常高度的亲和性，这是在呼吸道黏膜发挥作用所必需的；②能增加局部摄取（浓度）和延长在组织中储存时间；③全身吸收后，易被肝脏转化而快速灭活。但一定程度的水溶性也十分重要，ICS 必须首先溶解在气道黏液中，然后才能作用于气道组织，因而一个理想的 ICS 除了较强的脂溶性外，还需要一定的水溶性。

ICS 的局部/全身作用的比例取决于：①药物在气道中的局部活性；②下呼吸道与口咽部药物沉积之比；③药物经肺或胃肠道吸收和首过代谢的周身活性。目前临床上常用的 ICS 有以下三大类：

1.二丙酸倍氯米松（BDP）　如必可酮、贝可乐；BDP 是丙酸倍氯米松（BMP）的前体，BMP 比 BDP 具有更高的受体亲和力，BDP 水溶性低，在肺组织中转化成 BMP。肝脏灭活速度慢，并且在肝脏代谢后会产生另一种活性产物（倍氯米松）；因而全身不良反应相对较大。

2.布地奈德（BUD）　普米克都保或 pMDI、英福美；BUD 比 BDP 有较高的受体亲和性和水溶性，而与 BMP 接近。BUD 肝脏灭活速度较 BMP 快，肝脏通过两种代谢途径进行代谢，首过代谢为 90%，半衰期 2.8 小时。

3.氟地卡松（FP）　如辅舒酮 pMDI。FP 与 BDP 一样水溶性低，但受体亲和力高；FP 只通过一种代谢途径，首过代谢为 99%，半衰期 8～14 小时。长半衰期增加了反复用药的危险性，可导致组织内药物高浓度；FP 的长半衰期可能与其高亲脂性有关，可增加组织结合和分布容积。

（四）白三烯受体拮抗剂

白三烯是人体三种必需脂肪酸之一的花生四烯酸的脂氧化酶代谢产物，包括 LTA4LTB4、LTC4、LTD4 和 LTE4；其中 LTC4、LTD4 和 LTE。被称为"半胱氨酸白三烯"，因为它们都包含一个硫醚连接的肽，主要由嗜酸性粒细胞、肥大细胞、巨噬细胞、单核细胞和嗜碱粒细胞产生。半胱氨酰白三烯是引起哮喘慢性气道炎症的重要炎性介质之一。

孟鲁司特钠和扎鲁司特是口服的选择性白三烯受体拮抗剂，能特异性抑制半胱氨酰白三烯（CysLT1）受体，以阻断白三烯引起的气道炎症；与糖皮质激素合用，可减少激素用量。

常用药物为孟鲁司特钠，商品名为顺尔宁颗粒剂或咀嚼片：6～14 岁 5mg，2～5 岁 4mg，每晚服。

（五）肥大细胞膜稳定剂

是一种非糖皮质激素类抗炎制剂，可抑制肥大细胞释放介质，对其他炎症细胞释放介质也有选择性抑制作用；主要用于轻中度哮喘患者。因临床疗效有限，现已不推荐常规使用。此类药物包括：色甘酸钠、尼多酸钠和酮替酚。

（六）长效或缓释支气管扩张剂

主要用于缓解期的轻中度咳喘症状，特别是夜间咳喘以及运动后咳喘。

1.长效或控释 β2 受体激动剂

（1）沙丁胺醇缓释片：每片 4mg。3N₁2 岁，2～4mg，12 小时一次。

（2）丙卡特罗：每片 25μ9。<6 岁，每次 1μg/kg；>6 岁，每次 25μg，12 小时一次。

（3）班布特罗：1mg/ml，100ml/瓶。2～6 岁，Sml；>6 岁，10ml，每晚服。

2.氨茶碱控释片

（1）舒弗美：每片 100mg。3～6 岁，50mg；>6 岁，100mg，每 B 两次。

（2）优喘平：每片 400mg。200～400mg，每晚服。

三、特异性免疫治疗（脱敏治疗）

变应原特异性免疫治疗是通过使用高效、标准化的纯化抗原，使机体对变应原反应性降低，以减轻气道慢性特应性炎症；与成人哮喘相比，呼吸道过敏在儿童哮喘中更为突出，使变应原特异性免疫成为一种重要的治疗儿童过敏性哮喘方法。

天然变应性原制剂疗法有几十年的历史，是 IgE 介导的过敏疾患的唯一对因疗法。这种疗法的唯一缺点是需要多次注射才能达到（个体）最大剂量，而且由于 IgE 介导的（B 细胞抗原决定族引起的）不良反应，每次注射的变应原剂量不能随意增大。通过对变应原加工，进行化学修饰（如使用甲醛），改变蛋白结构，可以制成类变应原。理论上使用类变应原可以减少不良反应，延长作用持续时间，减少注射次数。但是目前尚未普遍应用于临床。

目前认为变应原特异性免疫治疗对下列物质过敏治疗有效：

1.花粉引起的哮喘和过敏性鼻炎　桦属和桦木科植物花粉、禾本科植物花粉、豚草属植物花粉、Parietaria 植物花粉

2.屋尘螨引起的哮喘和过敏性鼻炎

3.猫皮屑引起的哮喘

4.真菌引起的哮喘链格孢属、支孢霉属霉菌　现强调治疗应从早期开始，它既可以抑制已形成的变应原过敏状态的进一步发展，还能阻止机体对其他变应原过敏的形成。但具体开始治疗年龄还要考虑治疗的安全性，目前多在 5 岁以后才开始考虑进行变应原特异性免疫治疗，治疗之前应进行特异性变应原诊断试验，以明确机体对什么过敏，以及过敏的强度，特异性诊断试验包括皮肤试验、变应原支气管激发试验、血清变应原特异性 IgE 测定等方法。治疗包括两个阶段：递增阶段和维持阶段。递增阶段是一个逐渐增加变应原浓度的过程，目的是在减少机体反应性同时，使 IgE 介导的不良反应降低到最小程度。维持阶段的时间至少需要 3～5 年。目前国内主要使用的是螨特异性免疫治疗，并已有舌下螨脱敏制剂开始应用于临床。

四、哮喘的长期管理计划

长期管理是哮喘防治的重要环节之一，由于哮喘是一种慢性呼吸道疾病，治疗时间长，而且大部分时间在家中治疗，因而对患儿进行病情的随访、监控，及时接受患儿及家长的咨询，对于控制疾病尤为重要。哮喘的长期管理计划包括以下六个部分：

1.教育患者与医生发展成伙伴关系。

2.尽可能应用肺功能评估和监测哮喘的症状的严重程度。

3.避免和控制哮喘的触发因素。

4.建立长期管理计划。

5.建立哮喘发作时的计划。

6.提供定期的随访。

（张华静）

第四章 肺血管疾病

第一节 肺血栓栓塞症

【定义及概况】

肺栓塞(PE)是以各种栓子阻塞肺动脉系统为其发病原因的一组疾病或临床综合征的总称,包括肺血栓栓塞症(PTE)、脂肪栓塞综合征、羊水栓塞、空气栓塞等。PTE 为来自静脉系统或右心的血栓阻塞肺动脉或其分支所致疾病,以肺循环和呼吸功能障碍为其主要临床和病理生理特征。PTE 为 PE 的最常见类型,占 PE 中的绝大多数,通常所称 PE 即指 PTE。肺动脉发生栓塞后,若其支配区的肺组织因血流受阻或中断而发生坏死,称为肺梗死(PI)。引起 TE 的血栓主要来源于深静脉血栓形成(DVT)。PTE 常为 DVT 的并发症。PTE 与 DVT 共属于静脉血栓栓塞症(VTE),为 VTE 的两种类别。

西方国家,DVT 和 PTE 的年发病率分别约为 1.0% 和 0.5%。在美国,每年估计约有 65 万～70 万新发 PTE 患者,其发病率仅次于缺血性心脏病和高血压,是第三位常见的心血管疾病。每年约有 25 万患者住院,5 万人死亡,死亡率仅次于肿瘤和心肌梗死。我国尚无肺栓塞的流行病学调查资料,近年来由于医师认识的提高及检查技术的进步,患病率在明显提高。有 35 家医疗单位参加的多中心研究,分析 75 140 例外周血管疾病患者发现,深静脉炎和静脉曲张分别占 11.6% 和 9.6%,下肢 DVT 患者 50%～70% 可能发生 PTE。阜外心血管病医院连续 900 例尸检资料发现,肺段以上肺栓塞占心血管疾病的 11.0%。242 例住院肺血管病患者分类调查,肺栓塞占肺血管疾病的第一位。

【病因】

PTE 的危险因素同 VTE,任何导致静脉血液淤滞、静脉系统内皮损伤和血液高凝状态的因素都是 PTE 的危险因素,包括原发性和继发性两类。原发性危险因素由遗传变异引起,包括 V 因子突变、蛋白 C 缺乏、蛋白 S 缺乏和抗凝血酶缺乏等,常以反复 VTE 为主要临床表现。如 40 岁以下的年轻患者无明显诱因或反复发生 VTE,或呈家族遗传倾向,应注意做嘲关遗传学检查。继发性危险因素是指后天获得的易发生 VTE 的多种病理生理异常,包括骨折、创伤、手术、恶性肿瘤和口服避孕药等。上述危险因素可以单独存在,也可同时存在,协同作用。年龄可作为独立的危险因素,随着年龄的增长,VTE 的发病率逐渐增高。临床上对于存在危险因素、特别是同时存在多种危险因素的病例,应加强预防和及时识别 DVT 和 PTE 的意识。临床上仍有相当比例的病例不能明确危险因素。

【发病机制】

PTE 常是 VTE 的并发症,PTE 的发病机制同 VTE。血栓形成有三个因素,即血流停滞、血液高凝性和血管内皮损伤。现代认为,在静脉血栓形成中内皮损伤起着重要的初始和持续作用。静脉内皮损伤可因机械性创伤、长期缺氧及免疫复合物沉着等引起,使胶原组织暴露,刺激血小板附着和集聚,激活血凝反

应链。血液停滞能激活凝血机制,触发血栓形成。血液的高凝状态也是血栓形成的重要机制之一。PTE
一旦发生,血管腔堵塞,血流减少或中断,引起不同程度的血流动力学和呼吸功能改变。轻者可几无任何
变化;重者肺循环阻力突然增加,肺动脉压升高,心排血量下降,休克,脑血管和冠状血管供血不足,导致晕
厥,甚至死亡。

【病理】

引起 PTE 的血栓可以来源于下腔静脉径路、上腔静脉径路或右心腔,其中大部分来源于下肢深静脉,
特别是从股静脉上端到髂静脉段的下肢近端深静脉,约占 50%～90%。PTE 发生于双侧多于单侧,右肺多
于左肺,下肺多于上肺,特别好发于右下肺叶,约达 35%,这可能与血流及引力有关。发生栓塞后有可能在
栓塞局部继发血栓形成,参与发病过程。栓子大小可从几毫米至数十厘米不等。当肺动脉主要分支受阻
时,肺动脉即扩张,右心室急剧扩大,静脉回流受阻,产生急性右心衰竭的病理表观。若能及时去除肺动脉
的阻塞,仍可恢复正常;如没有得到正确治疗,并反复发生 PTE,肺血管进行性闭塞至肺动脉高压,继而可
出现慢性肺源性心脏病。

肺脏有较强的溶解血栓能力,血栓栓子一到达肺动脉,即开始被血管内皮细胞产生和释放的组织型纤
溶酶原激活剂和尿激酶等自身纤溶系统溶解,绝大多数急性 VIE 患者血栓可发生完全或近乎完全的溶解。
既往无心肺疾病的患者,血栓一般在 7～180 天之间完全或大部分发生溶解,栓塞后 10～21 天溶解达高峰,
偶有大的栓子在 51h 内快速溶解。阻塞肺动脉的血栓栓子可以在未发生溶解前即因机械作用而碎裂或重
塑,随血流进入肺动脉细小分支,使完全阻塞的血管腔变为不完全阻塞,缩小 PTE 范围,从而在数分钟或数
小时内恢复肺循环血流动力学稳定性,肺动脉压力及肺血管阻力迅速下降,临床症状自行改善。

肺动脉血栓栓子未完全溶解者数天或数周后可发生机化,导致肺动脉慢性狭窄或闭塞。栓子发生机
化比纤溶慢,通过这个过程,内皮细胞覆盖栓子并使其整合到血管壁中,成纤维母细胞及毛细血管通过血
管内皮进入血栓中,使其成为致密结缔组织。机化后的血栓栓子还可以再通,导致不同程度的血管内纤维
条索或网状结构,使肺动脉血流部分恢复。

在 PTE 过程中,若肺动脉阻塞持续存在数周,支气管动脉的旁路循环将形成,使血流可回流到肺毛细
血管床,从而使表面活性物质的产生得到修复,以维持肺的稳定性能,并使不张肺复张。

由于肺组织接受肺动脉、支气管动脉和肺泡内气体弥散等多重氧供,同时当肺动脉阻塞时塞远端肺
动脉压力降低,富含氧的肺静脉血可逆行滋养肺组织,故 PTE 时较少出现肺梗死。如存在基础心肺疾病或
病情严重,影响到肺组织的多重氧供,则可能导致肺梗死。

显微镜下检查表明,急性肺栓塞时虽有肺循环阻塞,但支气管动脉吻合并不受影响,通过支气管动脉
的血液供应,能维持肺实质的营养。此时肺毛细血管、肺小动脉、肺泡壁均保持正常,仅肺泡内有出血。当
出血吸收后,肺组织可完全恢复正常,一旦发生肺梗死,在梗死区域的肺泡或间质内出现出血样改变,肺泡
腔内充满红细胞及炎性物质,肺泡壁有凝固性坏死,并累及毛细支气管和肺小动脉。邻近的肺组织发生水
肿和肺不张,梗死的区域有明确的红色实质界限,范围大小 1～5cm。其特征性形态呈楔形,基底部为周围
肺实质,尖端指向肺门,不完全梗死时肺泡壁不出现坏死,常呈叶、段分布,可累及邻近胸膜,产生血性或浆
液性胸腔渗液。梗死处坏死组织逐渐被吸收,仅有少量瘢痕形成。

【病理生理】

PTE 发生后,肺血管被完全或部分阻塞,引起病理性的神经反射,造成呼吸生理及血流动力学的改变。
PTE 病理生理学改变主要为血流动力学和呼吸功能的改变。

栓子阻塞肺动脉及其分支达一定程度后,通过机械阻塞作用,加之神经体液因素和低氧所引起的肺动
脉收缩,导致肺循环阻力增加、肺动脉高压;右心室后负荷增高,右心室壁张力增高,至一定程度引起急性

肺源性心脏病,右心室扩大,可出现右心功能不全,回心血量减少,静脉系统淤血;右心扩大致室间隔左移,使左心室功能受损,导致心排出量下降,进而可引起体循环低血压或休克;主动脉内低血压和右心房压升高,使冠状动脉灌注压下降.心肌血流减少,特别是右心室内膜下心肌处于低灌注状态,加之PTE时心肌耗氧增加,可致心肌缺血,诱发心绞痛。若急性PTE后肺动脉内血栓未完全溶解,或反复发生PTE,则可能形成慢性血栓栓塞性肺动脉高压(CTEPH),继而出现慢性肺源性心脏病,右心代偿性肥厚和右心衰竭。

栓塞部位的肺血流减少,肺泡死腔量增大;肺内血流重新分布,通气/血流比例失调;右心房压升高可引起功能性闭合的卵圆孔开放,产生心内右向左分流;神经体液因素可引起支气管痉挛;栓塞部位肺泡表面活性物质分泌减少;毛细血管通透性增高,间质和肺泡内液唪增多或出血;肺泡萎陷,呼吸面积减小;肺顺应性下降,肺体积缩小并可出现肺不张;如累及胸膜,则可出现胸腔积液。以上因素导致呼吸功能不全,出现低氧血症、代偿性过度通气(低碳酸血症)或相对性低肺泡通气。

新鲜血栓上覆盖有多量的血小板及凝血酶,其内层有纤维蛋白网,网内具有纤维蛋白溶解原。栓子在肺血管树内移动时,引起血小板脱颗粒,释放各种血管活性物质,如腺嘌呤、肾上腺素、核苷酸、组胺、5-羟色胺、二磷酸腺苷、血小板活化因子、儿茶酚胺、血栓素A2、缓激肽、前列环素(PGI2)及纤维蛋白降解产物等。它们可以促使血管收缩及刺激肺为各种神经受体,包括肺泡壁上的J受体和气道的刺激受体,从而引起呼吸困难、心率加快、咳嗽、支气管和血管痉挛和血管通透性增加,同时也损伤肺的非呼吸代谢功能。血小板活化因子及血小板脂膜产生的12-脂氧化酶产物可激活中性粒细胞,释放血管活性物质,及氧自由基,进一步引起血管的舒缩改变。

PTE所致病情的严重程度取决于以上机制的综合作用。栓子的大小和数量、多个栓子的递次栓塞间隔时间、是否同时存在其他心肺疾病、个体反应的差异及血栓溶解的快慢,对发病过程和预后有重要影响。

【临床表现】

(一)症状

1.常见表现　PTE的临床症状多种多样,不同病例常有不同的症状组合,但均缺乏特异性。典型的"肺梗死三联征"为呼吸困难、胸痛和咯血者,不足30%。

(1)呼吸困难。呼吸频率>20次/min,伴或不伴发绀,是PTE最重要也是最常见的临床症状,其发生率约为80%～90%。尤以活动后明显,常于大便后、上楼梯时出现,静息对缓解。有时患者自诉活动"憋闷",需与劳力性"心绞痛"相区别,这常是正确诊断或误诊的起点,应特别认真询问。呼吸困难可能与呼吸、循环功能失调有关。呼吸困难有时很快消失,数日或数月后可重复发生,系肺栓塞复发所致,应予重视。呼吸困难可轻可重,特别要重视轻度呼吸困难者。

(2)胸痛。突然发生,多与呼吸有关,咳嗽时加重,呈胸膜性疼痛者约占40%～70%,通常为位于周边的较小栓子,累及到胸膜。胸膜性胸痛的原因尚有争论,但迄今仍认为这种性质的胸痛发作,不管是否合并咯血均提示可能有肺梗死存在。较大的栓子可引起剧烈的挤压痛,位于胸骨后,难以耐受,向肩和胸部放射,酷似心绞痛发作,约占4%～12%,可能与冠状动脉痉挛、心肌缺血有关。胸痛除需与冠心病心绞痛鉴别外,也需与夹层动脉瘤相鉴别。

(3)咯血。是提示肺梗死的症状,多在梗死后24h内发生,量不多,鲜红色,数日后可变成暗红色,发生率约占11%～30%。慢性栓塞性肺动脉高压的咯血多来自支气管黏膜下支气管动脉系统代偿性扩张破裂的出血。

2.非典型表现

(1)晕厥:晕厥可以是肺血栓栓塞症的唯一首发症状,其发生率约为11%～20%。其中又有约30%的患者表现为反复晕厥发作。PTE所致晕厥的主要表现是突然发作的一过性意识丧失,多合并有呼吸困难和气促表现。可伴有晕厥前症状,如头晕、黑矇、视物旋转等。较小的肺栓塞虽也可因一时性脑循环障碍引起头晕,但晕厥的最主要原因是由大块肺栓塞(堵塞血管在50%以上)所引起的脑供血不足。多数患者在短期内恢复知觉。晕厥往往提示患者预后不良,有晕厥症状的PTE患者死亡率高达40%,其中部分患者可表现为猝死。

(2)烦躁不安、惊恐和濒死感:发生率较高,约为55%,是PTE的常见症状。主要由严重的呼吸困难和/或剧烈的胸痛所引起。因病情的严重程度不同,上述症状的轻重程度变异很大,可从仅有轻度烦躁到极度惊恐、焦虑和濒死感,且症状随疾病的发展而发展。因此.当出现严重惊恐、焦虑症状时,往往提示栓塞面积较大,预后差。但是除了疾病的轻重外-患者的神经精神反应状态在其中也起一定作用,临床上应注意甄别,尤其是不要轻易诊断为癔病等疾患。

(3)咳嗽:发生率为20%～37%,多为干咳或伴有少量白痰,当继发感染时,可出现脓痰。其成因可能是由于PTE所致炎症反应刺激呼吸道,或是因为肺泡内渗出物增多刺激咳嗽反射引起。可于栓塞后很快出现。

(4)哮喘样发作:约5%出现哮鸣音,其机制系肺栓塞引起反射性支气管痉挛及血栓栓子释放的5-羟色胺、缓激肽等使支气管收缩所致。

(5)心悸:约占10%～18%,多于栓塞后即刻出现。主要由快速性心律失常所引起,但是由于患者主观感受敏感性的影响,其发生率较心动过速低。

(6)腹痛:肺栓塞有时有腹痛发作,可能与膈肌受刺激或肠缺血有关。

(7)猝死:如未经正确治疗,PTE的总死亡率约20%～30%,其中约44%死于栓塞后15min以内,另22%死于栓塞后2h内。也就是说猝死的发生率不足10%,但是其后果严重,即使经积极合理的治疗,抢救成功率仍很低,是PTE最危重的临床类型。其主要表现为突发严重呼吸困难,极度焦虑和惊恐,濒死感强烈。部分患者在数秒至数分钟内即出现意识丧失、心跳呼吸停止。由于病情进展迅猛,较难把握其临床特征。另外一些患者病情进展相对较缓慢,自发病至呼吸心跳停止可历时十几分钟至数小时。患者病情进行性加重,从极度烦躁、焦虑、惊恐,逐渐呈虚弱状态、意识模糊直至昏迷;心率血压也呈逐渐下降趋势直至无法测及,可出现室上性和室性心动过速或逸搏心律。呼吸频率逐渐减慢,随着酸中毒的出现,可表现为深大呼吸。随意识状态的恶化,呼吸逐渐变慢变浅。如无严重阻塞性肺疾病,一般心跳停止后呼吸才逐渐消失。

(二)体征

1.一般检查 常有低热,占肺栓塞的43%,可持续一周左右,也可发生高热达38.5℃以上。发热可因肺梗死或肺出血、肺不张或附加感染等引起,也可能由血栓性静脉炎所致。70%的肺栓塞患者呼吸频率增快,>20次/min即有诊断意义。30%～40%有窦性心动过速。19%出现发绀,这既可能因肺内分流,也可能由卵圆孔开放所引起。多汗11%。低血压虽不甚常见,但通常提示为大块肺栓塞。

2.心脏血管系统体征 主要是急、慢性肺动脉高压和右心功能不全的一些表现。除心率加快外,也可出现心律失常,如早搏、室上性心动过速、心房扑动及心房颤动等。胸骨左缘第二、第三肋间可有收缩期搏动,53%有肺动脉第二音亢进,23%闻及喷射音或收缩期喷射性杂音。当存在三尖瓣反流时胸骨左缘第四、第五肋间可出现三尖瓣收缩期杂音,随吸气增强;当右心室明显扩大,占据心尖区时,此杂音可传导到心尖区,甚至达腋中线,易与风湿性心脏病二尖瓣关闭不全相混淆。也可听到右心性房性奔马律(24%)和室性奔马律(3%),分别反映右心顺应性下降(如右心室肥厚、扩张)和右心功能不全。可出现颈静脉充盈,搏动增强,是肺栓塞十分重要的体征,也是右心功能改变的重要窗口。第2心音分裂消失或呈固定性分裂。肝脏增大,呈肝颈静脉反流征和下肢水肿等右心衰竭的体征。急性肺栓塞或重症肺动脉高压可出现少、中等量心包积液。肺栓塞后"类心肌梗死后综合征"也可发生心包积液和心包摩擦音。

3.呼吸系统体征　一侧肺叶或全肺栓塞时可出现气管移向患侧,膈肌上抬。病变部位叩诊浊音,肺野可闻及哮鸣音和干湿啰音(15%)。也可闻及肺血管性杂音,强度不大,其特征是吸气过程杂音增强,部分患者有胸膜摩擦音,以及胸腔积液的相应体征。

4.DVT 的症状和体征　在考虑 PTE 诊断的同时,必须注意是否存在 DVT,特别是下肢 DVT。其主要表现为患肢肿胀、周径增粗、疼痛或压痛、皮肤色素沉着,行走后患肢易疲劳或肿胀加重。但需注意,约半数或以上的下肢 DVT 患者无自觉症状和明显体征。应测量双侧下肢的周径来评价其差别。大、小腿周径的测量点分别为髌骨上缘以上 15cm 处,髌骨下缘以下 10cm 处。双侧相差>1cm 即考虑有临床意义。

【实验室检查】

（一）化验检查

肺栓塞尚无敏感的特异性实验室诊断指标,常见的有:血白细胞可正常或轻度增高;血沉增快;血清胆红素升高;谷草转氨酶正常或轻度升高;乳酸脱氢酶和磷酸肌酸激酶升高;血栓形成过程中的副产物,如血浆游离双链 DNA、纤维蛋白或纤维蛋白原降解产物血浆纤维蛋白肽 A、纤维蛋白原或纤维蛋白碎片 E_6 和可溶性纤维蛋白复合物等,这些测定对肺栓塞的诊断并非特异;胸腔积液多为血性,也可呈浆液血性及浆液性,含红细胞、白细胞和蛋白质等。

（二）血浆 D-二聚体

D-二聚体(D-dimer)是交联纤维蛋白在纤溶系统作用下产生的可溶性降解产物,为一个特异性的纤溶过程标记物。在血栓栓塞时因血栓纤维蛋白溶解使其血中浓度升高。D-二聚体对急性 PTE 诊断的敏感性达 92%～100%,但其特异性较低,仅为 40%～43%。手术、肿瘤、炎症、感染、组织坏死等情况均可使 D-二聚体升高。在临床应用中 D-二聚体对急性 PTE 有较大的排除诊断价值,若其含量低于 $500\mu g/L$,可基本除外急性 PTE,但病程长又无新的血栓形成时,血浆 D-二聚体可不高。治疗中动态观察血浆 D-二聚体含量变化可以了解血栓的溶解程度。若溶栓后 4～8h 血浆 D-二聚体异常升高,达到溶栓前的 2～5 倍,随之很快下降,表示溶栓药物有效。在抗凝治疗过程中,若出现血浆 D-二聚体持续进行性下降,则提示血栓形成过程减缓或终止,治疗有效。酶联免疫吸附法(ELISA)是较为可靠的检测方法,建议采用。

（三）动脉血气分析

常表现为低氧血症,低碳酸血症,肺泡-动脉血氧分压差[$P(A-a)O_2$]增大。肺血管床堵塞 15%～20% 即可出现氧分压下降,$PaO_2<80mmHg$ 者发生率为 88%,12% 患者血氧正常。有研究发现急性肺栓塞患者 76% 有低氧血症,93% 有低碳酸血症,86%～95%[$P(A-a)O_2$]增大,后二者正常可能是诊断肺栓塞的反指征。

【器械检查】

（一）心电图

大多数病例表现有非特异性的心电图异常。较为多见的表现包括 V_1～V_4 的 T 波改变和 ST 段异常;部分病例可出现 $S_IQ_{II}T_{III}$ 征(即 I 导 S 波加深,III 导出现 Q/q 波及 T 波倒置);其他心电图改变包括完全或不完全右束支传导阻滞;肺型 P 波;电轴右偏,顺钟向转位等。心电图改变多在发病后即刻开始出现,以后随病程的发展演变而呈动态变化,大部分在数日或 2～3 周后恢复。PTE 的心电图表现为一过性和多变性,观察到心电图的动态改变较之静态异常对于提示 PTE 具有更大意义。

（二）胸部平片

1.常见表现

(1)肺血管纹理稀疏、纤细。当较大的肺叶、段肺动脉栓塞时,显示阻塞区域纹理减少及局限性肺野透亮度增高,多发小的肺动脉栓塞,显示肺纹理普遍性减少和肺野透亮度的增高。病变分布范围一般有规律,呈肺段、肺叶分布,甚至一侧肺野分布。而动脉未被栓塞的肺叶、段可出现代偿性的肺血增多。

(2)肺动脉高压征象。肺门动脉增粗是肺栓塞的一个主要征象。当较大肺动脉或较多肺动脉分支发生栓塞时,由于栓塞造成血管近端扩张,表现为肺动脉段突出、右下肺动脉干横径大于1.5cm和肺门影增大。而外周肺纹理突然变纤细,呈"残根"样改变,相应的肺叶、段内肺血减少,肺野透亮度增高。

(3)肺梗死征象。一般于栓塞后12h~1周出现楔状或截断的圆锥形阴影,位于肺的外周,底部与胸膜相连,顶部指向肺门,以下肺肋膈角区多见。常见呈团块状或片状,大小不一,多发,可不同时发生,少数可形成空洞。病灶消退缓慢,并残留纤维索条影。肺梗死主要是由于肺组织坏死、出血、水肿造成。与肺内炎性病变鉴别的关键在于梗死的实变影内无支气管气象。

2.非典型表现

(1)肺内继发改变。这些表现无特异性。由于肺出血、水肿以及肺泡表面活性物质因动脉栓塞少血或缺血而减少,造成肺泡塌陷。肺实质影像表现:肺炎样片状浸润阴影、局部斑点状阴影、纤维索条影以及盘状肺不张,多分布于两肺下叶,以右侧多见,一般数天内消失。有的在治疗后肺周出现少量纤维化改变,可能是病灶残余的转归灶。可出现患侧膈肌抬高。

(2)胸膜病变。表现为少量胸腔积液,胸膜肥厚。胸膜病变通常与栓塞的严重程度有关,经治疗复查,胸腔积液吸收较迅速,胸膜肥厚亦能恢复。

(3)心脏改变。一般少见,广泛肺小动脉栓塞时,才见心影扩大伴上腔静脉及奇静脉增宽,心脏增大主要以右心室肥大为主。

(4)胸部。X线平片无阳性表现,可能与栓塞范围小及肺组织重叠所致有关,或与微小栓子裂解、血管再通有关。

(三)肺动脉造影

肺动脉造影为PTE诊断的经典与参比方法。其敏感性约为98%,特异性为95%~98%。肺动脉造影对段以上肺血栓栓塞症诊断的阳性率为96%,但对亚段、舌叶和中叶的诊断价值有限,会出现假阳性。此项检查与放射科医师的诊断水平密切相关。PTE肺动脉造影的诊断要点为:①肺动脉主干及其分支内的充盈缺损。②肺动脉和大分支的阻塞。③呈截断现象或枯枝现象,或外周血管分支扭曲、粗细不均;肺动脉分支缺/支、粗细不均、走形不规则。④血流再分配导致未受累血管增粗、扭曲。⑤肺实质期局限性显像缺损和(或)肺动脉分支充盈和排空延迟。⑥中心肺动脉增宽,段以下分支变细,右心房、室增大引起的肺动脉高压征象。肺动脉造影是一种有创性检查,大约有6%的并发症,0.5%的死亡率,应严格掌握其适应证。如果其他无创性检查手段能够确诊PTE,而且临床上拟仅采取内科鸳疗时,则不必进行此项检查。

(四)CT肺动脉造影(CTPA)

CTPA通常应用螺旋CT机或电子束CT机进行扫描。由于CTPA检出肺栓塞敏感性与特异性可达95%,多数学者认为,CTPA可以作为急性PTE临床一线筛查方法。CTPA诊断肺栓塞的依据有直接征象和间接征象。

1.直接征象　指血栓的直接征象,在纵隔窗观察。①管腔部分性充盈缺损。表现为肺动脉及其分支内充盈缺损影,呈圆形、半月形等。②管腔梗阻。肺动脉及其分支的部分性或完全性梗阻。肺动脉及其分支完全闭塞且管腔缩小者为慢性PTE征象。③漂浮征。血栓游离于肺动脉腔内,又称"轨道征",多为新鲜血栓征象。④马鞍征。条状血栓骑跨于左右肺动脉分歧部,呈"马鞍"形充盈缺损,为新鲜血栓征象。⑤管壁不规则。主肺动脉及左右肺动脉管壁不规则,为慢性FFE征象。⑥血栓钙化。为慢性PTE征象,较少见。

2.间接征象　指PTE造成肺组织、心脏特别是右心房、室和体、肺循环的继发改变,在肺窗或纵隔窗观察。①肺血管分布不均匀。②肺实质灌注不均匀形成"马赛克"征。③肺梗死征象。早期为三角形实变影,反应肺出血、不张;中期可以坏死溶解形成空洞;晚期可形或陈旧纤维条索,可并存胸腔积液、膈肌升高。④主肺动脉增粗、右心室扩大等肺动脉高压征象。⑤右心功能不全的表现——右心房、室增大,腔静脉(奇静脉)扩张,胸腔积液或并存心包积液。⑥胸膜改变,可见胸腔积液等。

CTPA能够发现段以上肺动脉内的栓子,对亚段PTE的诊断价值有限。CT扫描还可以同时显示肺及肺外的其他胸部疾患。电子束CT扫描速度更快,可在很大程度上避免因心跳和呼吸影响而产生的伪影。除对碘剂过敏者外,CTPA检查基本无禁忌证,但对严重的心、肺、肝、肾功能不全,生命体征不稳定者应作为相对禁忌证。

(五)核磁共振成像(MRI)

对段以上肺动脉内栓子诊断的敏感性和特异性均较高,避免了注射碘造影剂的缺点,与肺血管造影相比,患者更易于接受。适用于碘造影剂过敏的患者。MRI具有潜在的识别新旧血栓的能力,有可能为将来确定溶栓方案提供依据。

MRI显示的形态学改变:.①肺动脉增粗和(或)右心室增大。②黑血序列中肺动脉内流空信号消失,或出现软组织信号。③亮血序列中肺动脉内有充盈缺损。

(六)核磁共振成像肺动脉造影(MRPA)

MRPA是一种无创性检查方法,可准确地检出PTE主肺动脉、肺叶及肺段动脉内的栓子.对亚段肺动脉水平的栓子检出能力还有待于进一步研究。

MRPA显示的形态学改变:①肺动脉内充盈缺损。②肺动脉分支中断。③血管缺支。④未受累血管扭曲、增粗。

MRPA的禁忌证同常规MRI检查。但是,对于重症或因屏气时间相对较长而不能合作者,应用此检查手段受到限制。

(七)超声心动图检查

超声心动图通过二维超声可确切显示右心系统血栓;联合应用二维超声、M型超声及多普勒超声等多种技术对PTE所致的一系列右心负荷改变可进行综合判断。超声心动图检有无创、能够床旁检查的优势,在PTE的鉴别诊断中具有重要作用。常规超声心动图因不能显示肺内血管与肺组织灌注情况,在PTE的诊断中有一定的局限性。

超声诊断要点:①直接征象。经食管或经胸超声心动图显示PTE的直接征象是在肺动脉内或右心观察到血栓回声。血栓形态呈团块状、水草状、条片状等;回声可呈高密度、低密度、混合密度等,也可呈现附壁或游离状。②间接征象。取决于PTE累及范围及严重程度。非大面积(<30%)PTE对肺动脉压和右心功能影响较小。

M型及二维超声心动图显示:①右心扩大,左心室长轴切面右心室前后径增大,与左心室比值>0.5。在心尖四腔心切面,右心室与左心室横径比值>1.10(1.40±0.27),右心房与左心房横径比值>1.1。②右心室壁运动幅度明显减低(正常>5mm):右心室壁从基底部至游离壁运动减低,而右心室心尖部运动基本正常。急性肺源性心脏病时右心室壁厚度正常。③室间隔运动异常。室间隔弯向左心室侧,收缩期运动幅度减低(正常>5mm),收缩期增厚率减小(正常>30%),收缩或舒张时间延长。④肺动脉内径增宽。肺动脉主干>30mm,左、右肺动脉>18mm。⑤下腔静脉吸气变化率减小。深吸气-呼气时下腔静脉内径变化率减低[(最大径-最小径)/最大径×100%为变化率],呼吸变化率正常>80%,当变化率≤50%时右心房平均压增高>10mmHg。

频谱多普勒超声心动图显示:①三尖瓣反流峰值速度增大——三尖瓣反流峰值速度大于2.5m/s,反流压差>30mmHg。②肺动脉反流速度及最大反流压差增大,肺动脉正常峰值流速<200CHI/S,PTE时增大;最大反流压差正常<20mmHg,它反映肺动脉平均压。③肺动脉血流频谱改变。急性大面积、次大面积PTE患者可显示肺动脉血流频谱收缩中期切迹,呈双峰改变,且收缩早期峰速高于收缩晚期,或血流频谱形态呈直角三角形改变。肺动脉血流速度减低,肺动脉血流频谱显示:血流加速时间(ACT)缩短(正常80ms),ACT与右心室射血时间(RVET)比值<40%(正常45%±5%),肺动脉平均压>20mmHg。

超声心动图检查基本无禁忌证,但对于重症患者及有食管疾病患者进行食管超声检查也应慎重。经食管超声检查前应行肝炎及HIV等疾病的相关实验室检查。

(八)放射性核素肺扫描

核素肺通气/灌注显像是无创性诊断PTE的重要方法,主要用于筛查临床疑诊为PTE的患者。单纯肺血流灌注显像,对PTE诊断的敏感性高,但亦存在假阳性;如果与肺通气显像或X线胸片相结合,可明显降低假阳性率,使诊断的准确率达87%～95%。肺血流灌注结合肺通气显像或结合X线胸片对PTE诊断标准如下。

1.高度可能性

(1)大于或等于2个肺段的血流灌注稀疏、缺损区,同一部位的肺通气显像与X线胸片均未见异常;或肺血流灌注缺损面积大于肺通气或X线胸片异常的面积。

(2)1个较大面积(1个肺节段的75%以上)和2个以上中等面积(1个肺节段的25%～75%)的肺血流灌注稀疏、缺损区,同一部位的肺通气显像与X线胸片检查正常。

(3)4个以上中等面积肺血流灌注稀疏、缺损区,同一部位的肺通气显像和X线胸片检查正常。

2.中度可能性

(1)1个中等面积、2个以下较大面积的肺血流灌注稀疏、缺损区,同一部位的肺通气显像和X线胸片检查正常。

(2)出现在肺下野的肺血流灌注、通气显像均为放射性分布减低、缺损区,与同一部位X线胸片病变范围相等。

(3)1个中等面积的肺血流灌注、通气缺损区,同一部位的X线胸片检查正常。

(4)肺血流灌注、通气显 均为放 性分布减低、缺损区,伴少量胸腔积液。

3.低度可能性

(1)肺多发的"匹配性"稀疏、缺损区,同一部位X线胸片检查正常。

(2)出现在肺上、中叶的肺血流灌注、通气缺损区,同一部位X线胸片正常。

(3)双肺血流灌注、通气显像均为放射性分布减低、缺损,伴大量胸腔积液。

(4)肺血流灌注稀疏、缺损面积小于X线胸片显示阴影的面积,肺通气显像正常或异常。

(5)肺内出现条索状血流灌注稀疏、缺损,通气显像正常或异常。

(6)4个以上面积较小(1个肺节段的25%以下)的肺血流灌注稀疏、缺损区,通气显像正常或异常,同一部位X线胸片检查正常。

(7)非节段性肺血流灌注缺损。

4.更低可能性　3个以下面积较小的肺血流灌注稀疏、缺损区,同一部位通气显像正常或异常,X线胸片正常。

5.正常　肺血流灌注、通气及X线胸片检查均未发现异常。

以上为重新修订的肺栓塞诊断的前瞻性研究诊断标准。高度可能性诊断的准确性大于80%,中度可能性为90%～80%,低度可能性为10%～20%,更低可能性在10%以下。如肺血流灌注显像正常,且临床仅为低度怀疑,可基本排除 PTE。肺灌注显像不能发现直径小于 1mm 的血管栓塞,这样小的栓塞临床意义尚待评价。肺灌注显像异常与肺通气显像不匹配是核素检查诊断 PTE 的要点。

(九)深静脉血栓形成血管超声检查

超声多普勒检查诊断 DVT 的敏感性为 $88.0\%\sim98.0\%$,特异性为 $97.0\%\sim100.0\%$,准确性为 97.8%,目前已成为 DVT 的常规检查手段。

直接征象:①静脉腔内强弱不等的实性回声,部分或全部占据血管腔。②探头加压,静脉管腔不能被压瘪或部分压瘪。③深静脉完全栓塞时,脉冲和彩色多普勒在病变处或其近、远端均不能探及血流信号,挤压远侧肢体后,血流不增加。④静脉被部分栓塞时,脉冲多普勒在非栓塞部位探及到的血流信号为不随呼吸运动变化的连续性血流频谱,彩色多普勒显示血流充盈缺损,部分患者仅在挤压远端肢体后,才可见细小血流通过。⑤血管管壁增厚、管腔变细、侧支循环形成,为慢性 DVT 征象。

间接征象:①深呼吸或 Valsalva 试验后,静脉内径无明显变化。②静脉壁波动消失。③高频探头检查时,声像图显示静脉内缺乏云雾状流动的血流。④急性期下肢主要静脉内径明显宽于相邻动脉(>2 倍),并除外充血性心力衰竭、近心段静脉梗阻以及静脉反流。⑤挤压远侧肢体,无血流回流增加,或血流加速延迟或微弱。⑥脉冲多普勒在血栓部位或其远端段取样,静脉血流呈连续性或频谱消失,对 Valsalva 反应减少或缺乏,栓塞范围局限时血栓边缘通过的血流呈高速连续性血流频谱,栓塞范围广泛时血栓边缘通过的血流呈低速连续性血流频谱。⑦静脉瓣固定。

分期诊断标准:①急性血栓。血管腔内充填实性低回声或无回声(几小时到数天);病变静脉内径增宽;加压管腔不被压瘪;血栓浮动,血栓段静脉完全无血流信号或探及少量血流信号;静脉完全闭塞时,血栓无端静脉频谱呈连续性或频谱消失,乏氏试验反应减弱或消失。②亚急性血栓。血管腔内实性回声增强,血栓缩小、附着于静脉壁上,管腔变为正常大小,血栓处静脉管腔不能被压瘪;血流部分恢复。③慢性血栓。血管腔内实性强回声、"索"状回声,静脉管径明显小于正常,管壁不规则,静脉瓣增厚、固定,造成血液反流和静脉扩张,侧支循环形成。

(十)深静脉血栓形成 CT 静脉造影检查

多排螺旋 CT(MSCT)在检查 PTE 时,可以同时检查下肢深静脉,称间接性 MS 静脉造影(MSCT venography,MSCTV)。间接性 MTV 是应用 CT 高分辨力特点,在 MSCT 肺动脉造影后,延迟一定的时间,对再循环后下腔静脉、髂静脉、股静脉、腘静脉及胫腓静脉显影的快速采集与重建的方法。

急性 DVT 征象:①管腔内部分性充盈缺损。②管腔完全性阻塞,较对侧相应层面的血管有不同程度的扩张。

慢性 DVT 征象:①管腔完全性阻塞,管腔变细。②血管壁变厚、不规则。③静脉血管血栓钙化。④侧支循环形成。

(十一)深静脉血栓形成核素显像检查

核素下肢深静脉显像是目前较为常用的无创性下肢 DVT 诊断方法,该方法可与肺灌注显像同时一次完成,在诊断 PTE 的同时寻找血栓来源,方法简便可靠,是目前一种较为理想的诊断手段。

当有下肢 DVT 时,可见相应静脉出现放射性充盈缺损、显影中断及侧支循环形成;迟显像见肢体远端静脉内有放射性滞留。

(十二)深静脉血栓形成 MRI 检查操作

MR 静脉血管造影检查(MR venography,MRV)对有症状的急性 DVT 具有诊断价值。MRI 在检出盆腔和上肢 DVT 方面较其他检查手段有明显优势,部分研究提示 MRl 可用于检查无症状的下肢 DVT。

DVT 的造影表现:深静脉充盈缺损,血管狭窄——完全堵塞,侧支循环形成。

　　DVT 的急性与慢性的鉴别以临床为主,以下造影征象只作参考。急性 DVT 的造影象:①管腔内充盈缺损。②管腔完全阻塞,较对侧相应的血管有不同程度的扩张。慢性 DVT 的造影表现:①管腔呈网格状,提示慢性 DVT 的再通;管壁不规则增厚,提示附壁血栓或机化血栓的存在。②管腔完全阻塞,较对侧相应的血管有不同程度的变细。③伴行的浅静脉迂曲扩张提示侧支循环形成。

【诊断及鉴别诊断】

(一)诊断

1.根据临床情况疑诊 PTE

　　(1)对存在危险因素,特别是并存多个危险因素的病例,需有较强的诊断意识。

　　(2)临床症状、体征,特别是在高危病例出现不明原因的呼吸困难、胸痛、晕厥和休克,或伴有单侧或双侧不对称性下肢肿胀、疼痛等对诊断具有重要的提示意义。

　　(3)结合心电图、X 线胸片、动脉血气分析等基本检查,可以初步疑诊 PTE 或排除其他疾病。

　　(4)宜尽快常规行 D-二聚体检测(ELISA 法),据以作出可能的排除诊断。

　　(5)超声检查可以迅速得到结果并可在床旁进行,虽一般不能作为确诊方法,但对于提示 PTE 诊断和排除其他疾病具有重要价值,宜列为疑诊 PTE 时的一项优先检查项目。若同时发现下肢深静脉血栓的证据则更增加了诊断的可能性。

2.对疑诊病例合理安排进一步检查以明确 PTE 诊断

　　①有条件的单位宜安排核素肺通气/灌注扫描检查或在不能进行通气显像时进行单纯灌注扫描,其结果具有较为重要的诊断或排除诊断意义。若结果呈高度可能,对 PTE 诊断的特异性为 96%,除非临床可能性极低,基本具有确定诊断价值;结果正常或接近正常时可基本除外 PTE;如结果为非诊断性异常,则需要做进一步检查,包括选做肺动脉造影。

　　②CTPA、MRI 及 MRPA 有助于发现肺动脉内血栓的直接证据,已成为临床应用的重要检查手段。有专家建议,将其作为一线确诊手段。应用中需注意阅片医师的专业技能与经验对其结果判读有重要影响。

　　③肺动脉造影目前仍为 PTE 诊断的"金标准"与参比方法。需注意该检查具有侵入性,费用较高,而且有时其结果亦难于解释。随着无创检查技术的日臻成熟,多数情况下已可明确诊断,故对肺动脉造影的临床需求已逐渐减少。

3.寻找 PTE 的成因和危险因素

　　①对某一病例只要疑诊 PTE,即应同时运用超声检查、核素或 X 线静脉造影、MRI 等手段积极明确是否并存 DVT。若并存,需对两者的发病联系作出评价。

　　②无论患者单独或同时存在 PTE 与 DVT,应针对该例情况进行临床评估并安排相关检查以尽可能地发现其危险因素,并据以采取相应的预防或治疗措施。

　　对于证实存在肺动脉内血栓栓塞的病例,尚不能立即确认其属于急性 PTE,因其中部分病例(占 1%~5%)可能为慢性栓塞性肺动脉高压或慢性栓塞性肺动脉高压的急性加重。此时需注意追溯该病例有无呈慢性、进行性病程经过的肺动脉高压的相关表现,如进行性的呼吸困难、双下肢水肿、反复晕厥、胸痛和发绀、低氧血症,并能除外慢性阻塞性肺疾病、原发性肺动脉高压、间质性肺疾病、结缔组织病、左心功能不全等。在此类病例常可发现 DVT 存在。影像学检查证实肺动脉阻塞,并可见提示慢性肺动脉血栓栓塞的征象:肺动脉内偏心分布、有钙化倾向的团块状物,贴近血管壁;部分叶或段的肺动脉呈截断现象;肺动脉管径不规则。右心导管检查显示:静息肺动脉平均压>20mmHg,活动后肺动脉平均压>30mmHg。心电图显示:右心室肥厚征。超声波检查显示:右心室壁增厚,符合慢性肺原性心脏病诊断标准,对于明确该病例存在慢性病程有重要意义。

（二）鉴别诊断

1.肺炎　肺炎多有寒战、高热,之后发生胸痛、咳嗽、咳痰,痰量较多,可伴口唇疱疹;查体肺部呼吸音减弱,有湿性啰音及肺实变体征,痰涂片及培养可发现致病菌及抗感染治疗有效。如能注意较明显的呼吸困难,下肢静脉炎,X线胸片显示反复的浸润阴影和部分肺血管纹理减少以及血气异常等,应疑有肺栓塞,再进一步做肺通气/灌注扫描等检查,多可予以鉴别。

2.急性心肌梗死　二者的临床表现可以非常相似,均可表现为(剧烈)胸痛或伴有休克症状甚至发生猝死,而且PTE常可出现类似急性非Q波性心肌梗死的心电图图形,含服硝酸甘油症状不能缓解,急性期二者均有CK、CK-MB升高,部分急性PTE患者血浆肌钙蛋白也升高,所以PTE极易被误诊为急性非Q波性心肌梗死而予抗凝治疗,失去溶栓治疗机会。但心肌梗死多在原有冠心病或高血压病的基础上发生,患者年龄一般较大,心电图呈特征性动态演变过程,即面向梗死区导联出现异常Q波、ST段抬高、T波倒置,呼吸困难不一定明显;而PTE患者往往存在一种或多种静脉血栓形成危险因素,如下肢深静脉血栓形成、手术后卧床、肿瘤等。出现血流动力学障碍的患者往往为大面积PTE,呼吸困难明显,呼吸频率增快,甚至咳嗽、咯血,血气分析呈现低氧血症,心电图和心脏超声均显示右心负荷增重表现。所以对临床怀疑急性非Q波心肌梗死而同时有气短症状、有静脉血栓栓塞危险因素的患者,应注意排除PTE的可能。二者的鉴别有时比较困难,必要时应行肺动脉造影及核素肺灌注显像确诊。

3.冠心病、心绞痛　部分急性PTE或复发性PTE患者心电图可出现Ⅱ、Ⅲ、aVF导联ST段及T波改变,甚至广泛性T波倒置或胸前导联呈"冠状T",同时存在胸痛、气短,疼痛可以向肩背部放射,心肌酶不升高或轻度升高,容易被误诊为冠心病、心绞痛,同时部分PTE可合并心绞痛。在诊断冠心病心绞痛时如发现同时存在呼吸困难、下肢静脉炎或其他静脉血栓栓塞危险因素时,应进一步行动脉血气及心脏超声等检查,必要时行放射性核素心肌显像或肺通气灌注显像,警惕PTE的发生。

4.心肌病　部分PTE患者急性期未得到诊治,发展为慢性右心功能不全,心脏扩大、室壁增厚,就诊时往往被误诊为心肌病。但仔细询问病史,慢性PTE患者往往存在深静脉血栓形成的危险因素,血气分析示低氧血症明显,超声心动图以右心扩大、右心功能不全、肺动脉高压为主要表现,必要时行核素肺通气/灌注显像可以明确诊断。

5.癫痫　部分大面积PTE表现为癫痫样发作,而且病程长者可因下肢深静脉血栓长期慢性脱落,造成反复的癫痫样小发作,往往被误诊为癫痫而长期服用抗癫痫药。但这些患者一般较年轻,既往没有癫痫病史或诱因,往往存在PTE的危险因素,如下肢深静脉血栓形成、手术、骨折等。癫痫样发作考虑与大块血栓栓子严重阻塞中心肺动脉,导致呼吸衰竭引起严重低氧血症、呼吸性酸中毒及PTE导致右心衰引起脑部低灌注有关。对突然出现的不能解释的癫痫样发作,同时伴有严重低氧血症、心动过速、呼吸急促的患者,应警惕PTE的可能。

6.血管神经性及其他原因晕厥　13%的PTE病人以晕厥为主要表现,原因为大面积PTE导致急性右心功能衰竭,使左室充盈受限、心排出量减少、脑动脉供血不足或PTE导致血流动力学不稳定引起严重心律失常所致。PTE致晕厥容易被误诊为血管神经性晕厥或其他原因所致的晕厥而延误治疗,最常见的要与迷走反射性晕厥及心源性晕厥(如严重心律失常、肥厚型心肌病)相鉴别。单纯性晕厥多见于体质瘦弱的女性,多有诱因及前期症状,容易在炎热拥挤的环境、疲劳状态下发生;排尿性晕厥多见于年轻男性,发生于排尿时或排尿后;咳嗽性晕厥多见于存在慢性肺病的中老年男性;心源性晕厥多有心脏病史,晕厥发生突然,发作时心电图呈心动过缓室扑或室颤甚至停搏。对不明原因的晕厥患者,应注意有无深静脉血栓形成的危险因素及低氧血症(或严重发绀),一定要警惕PTE的发生。

7.胸膜炎　约1/3的PTE患者发生胸膜反应,产生胸腔积液,易被误诊为其他原因性胸膜炎,常见者有结核性、感染性及肿瘤性胸膜炎。结核引起者常有低热、盗汗,结核菌素试验呈强阳性;细菌引起者胸水中白细胞增多,常伴肺炎;肿瘤引起者胸水中常可找到癌细胞,多伴有原发性肿瘤存在。PTE患者的胸水多为血性渗出液,量少,1～2周内自然吸收,常同时存在下肢深静脉血栓形成,呼吸困难明显,X线胸片有吸收较快的肺部浸润阴影,心动图呈一过性右心负荷增重表现,同时血气分析呈低氧血症、低碳酸血症等,均可与其他原因性胸膜炎鉴别。

8.慢性阻塞性肺病　有时会与慢性栓塞性肺动脉高压相混淆,均可表现为慢性咳嗽、气短等症状,但仔细询问病史、进行肺功能及血气检测二者不难鉴别。如肺动脉高压患者存在过度通气及严重低氧血症,而$PaCO_2$不随之上升甚至下降,肺通气功能及肺容量基本正常时,应警惕慢性栓塞性肺动脉高压。必要时行下肢深静脉检查、肺通气/灌注显像或肺动脉造影等检查。

9.原发性肺动脉高压　与慢性栓塞性肺动脉高压有相似之处,均可表现为劳力性呼吸困难、乏力、咳嗽甚至咯血、慢性右心功能不全。不同点是原发性肺动脉高压患者年龄较轻,女性多见,无慢性心肺疾患病史,症状呈进行性加重,肺灌注显像无段性缺损,肺动脉造影无"剪枝"样改变;而PTE无性别差异,多发生于原有下肢深静脉血栓形成或慢性心肺疾病的患者,肺灌注显像呈节段性缺损,必要时需开胸活检鉴别。

10.大动脉炎　累及肺动脉的大动脉炎可出现慢性PTE的临床表现,如慢性气短、胸闷、胸痛、咯血甚至晕厥等,血气分析呈低氧血症,核素肺灌注显像呈节段性缺损,甚至肺动脉造影可出现类似PTE的灌注缺损,极易被误诊为慢性栓塞性肺动脉高压。仔细的病史询问及体检有助于诊断,必要时应行开胸肺活检明确诊断。

11.主动脉夹层动脉瘤　急性PTE患者剧烈胸痛、上纵隔阴影增宽(上腔静脉扩张引起),伴休克、胸腔积液时要与主动脉夹层动脉瘤相鉴别,后者多有高血压病史,起病急骤,疼痛呈刀割样或撕裂样,部位广泛,与呼吸无关,发绀不明显,患者因剧烈疼痛而焦虑不安,大汗淋漓,面色苍白,心率加快,多数患者血压同时升高。有些患者临床上有休克表现,但血压下降情况与病情轻重不平行,同时可出现夹层血肿的压迫症状和体征。病变部位有血管性杂音和震颤,周围动脉搏动消失或两侧脉搏强弱不等;如主动脉夹层累及主动脉瓣,可引起急性主动脉瓣关闭不全的症状和体征。超声心动图可进行鉴别。

12.高通气综合征　又称焦虑症。呈发作性呼吸困难、胸部憋闷、垂死感;情绪紧张或癔病引起呼吸增强与过度换气,二氧化碳排出增加,动脉血气呈呼吸性碱中毒,心电图可有T波低平或倒置等,需与急性PTE相鉴别。高通气综合征常有精神心理障碍,情绪紧张为诱因,较多见于年轻女性,一般无器质性病变,症状可自行缓解和消失,动脉血气虽有$PaCO_2$下降,但氧分压正常可行鉴别。

13.支气管哮喘及心源性哮喘　发作时均可表现为呼吸困难、发绀,两肺可闻及哮鸣音等,前者多有过敏史或慢性哮喘发作史,用支气管扩张剂或糖皮质激素症状可缓解,而后者多有高血压或心脏病病史,强心、利尿治疗有效。因此病史和对治疗的反应有助于与PTE鉴别,必要时可行肺通气/灌注显像等鉴别。

14.急性心脏压塞　可表现为胸痛、气短、焦躁不安及心动过速等,快速出现的心包积液可引起急性心脏压塞(心包填塞)症状,表现为呼吸困难、面色苍白、烦躁不安、发绀、乏力、心动过速甚至休克症状,与急性PTE症状相似,但体检心浊音界扩大,心音遥远,并可出现颈静脉怒张、肝颈静脉反流征阳性等体循环淤血表现,心电图呈低电压,普遍性ST段弓背向下抬高,T波改变,超声检查可见心包积液等,可与PTE鉴别。

15.肺不张　术后肺不张可能与肺栓塞相混淆,动脉血气通常也不正常。周围静脉正常有助于区别需要时可做CT、MRI或肺动脉造影以资鉴别。

16.脂肪性肺栓塞　下肢外伤病人出现肺栓塞应注意脂栓塞可能,以下有助于脂栓塞的诊断。有创伤史,X线胸片显示两中、下肺野弥漫性斑点或斑片状阴影,似暴风样,常在创伤后1～2天出现。如无并发症则在 1 周后即消失;可出现谵妄、昏睡、昏迷等症状;红细胞沉降率增快,血脂肪酶升高,血有游离脂肪,血小板减少;尿或痰可见脂球。如难以确定可试用溶栓治疗。

【治疗】

虽然肺栓塞的血栓,部分甚至全部可自行溶解、消失,但经治疗的急性肺栓塞患者比不治疗者病死率低 5～6 倍,因此,一旦确定诊断,即应积极进行治疗,不幸的是能得到正确治疗的患者仅 30%。肺栓塞的治疗目的是使患者度过危急期,缓解栓塞引起的心肺功能紊乱和防止再发,尽可能地恢复和维持足够的循环血量和组织供氧。对大块肺栓塞或急性肺心病患者的治疗包括及时吸氧、缓解肺血管痉挛、抗休克、抗心律失常、溶栓、抗凝及外科手术等治疗。对慢性栓塞性肺动脉高压和慢性肺心病患者,治疗主要包括阻断栓子来源,防止再栓塞,行肺动脉血栓内膜切除术,降低肺动脉压和改善心功能等方面。

(一)急性 PTE 的治疗

1.一般处理　对高度疑诊或确诊 PTE 的患者,应进行严密监护,监测呼吸、心率、血压、静脉压、心电图及血气的变化,对大面积 PTE 可收入重症监护病房(ICU);为防止栓子再次脱落,要求绝对卧床,保持大便通畅,避免用力;对于有焦虑和惊恐症状的患者应予安慰并可适当使用镇静剂;胸痛者可予止痛剂;对于发热、咳嗽等症状可给予相应的对症治疗。

2.呼吸循环支持治疗　对有低氧血症的患者,采用经鼻导管或面罩吸氧。当合并严重的呼吸衰竭时,可使用经鼻(面)罩无创性机械通气或经气管插管行机械通气。应避免做气管切开,以免在抗凝或溶栓过程中局部大量出血。应用机械通气中需注意尽量减少正压通气对循环的不利影响。对于出现右心功能不全、心排血量下降,但血压尚正常的病例,可予具有一定肺血管扩张作用和正性肌力作用的多巴酚丁胺和多巴胺;若出现血压下降,可增大剂量或使用其他血管加压药物,如间羟胺、肾上腺素等。对于液体负荷疗法需持审慎态度,因过大的液体负荷可能会加重右室扩张并进而影响心排出量,一般所予负荷量限于500ml 之内。

3.抗凝治疗　为 PTE 和 DVT 的基本治疗方法,可以有效地防止血栓再形成和复发,同时机体自身纤溶机制溶解已形成的血栓。目前临床上应用的抗凝药物主要有普通肝素(以下简称肝素)、低分子肝素(LMWH)和华法林。一般认为,抗血小板药物的抗凝作用尚不能满足 PTE 或 DVT 的抗凝要求。临床疑诊 PTE 时,即可安排使用肝素或低分子肝素进行有效的抗凝治疗。肝素抗凝治疗能加速内源性纤维蛋白溶解过程,阻止纤维蛋白及凝血因子的进一步沉积,使急性栓塞 2 周内肺动脉血栓栓子迅速发生溶解,肺血流恢复。应用肝素/低分子肝素前应测定基础 APTT、PT 及血常规(含血小板计数、血红蛋白),注意是否存在抗凝的禁忌证,如活动性出血、凝血功能障碍、血小板减少,未予控制的严重高血压等。对于确诊的 PTE 病例,部分禁忌证属相对禁忌。

肝素的推荐用法:给予 3 000～5 000IU 或按 80IU/kg 静脉注射,继之以 18IU/(kg·h)持续静脉滴注。在开始治疗后的最初 24h 内每 4～6h 测定 APTT,根据 APTT 调整剂量,尽快使 APTT 达到并维持于正常值的 1.5～2.5 倍。达稳定治疗水平后,改每天上午测定 APTT 次。使用肝素抗凝务求达到有效水平。若抗凝不充分将严重影响疗效并可导致血栓复发率的显著增高,可调整肝素剂量。肝素亦可用皮下注射方式给药。一般先予静脉注射负荷量 2 000～5 000IU,然后按 250IU/kg 剂量每 12h 皮下注射 1 次。调节注射剂量使注射后 6～8h 的 APTT 达到治疗水平。肝素治疗前常用的监测指标是 APTT。APTT 为一种普通凝血情况的检查,并不是总能可靠地反映血浆肝素水平或抗栓活性。对这一情况需加注意。若有条件测定血浆肝素水平,使之维持在 0.2～0.4IU/ml(鱼精蛋白硫酸盐测定法)或 0.3～0.6IU/ml(酰胺分解测定法),可能为一种更好的调整肝素治疗的方法。各单位实验室亦可预先测定在本实验室中与血浆肝素的上述治疗水平相对应的 APTT 值,作为调整肝素剂量的依据。因肝素可能会引起血小板减少症(HIT),在使用肝素的第 3～5 天必须复查血小板计数。若较长时间使用肝素,尚应在第 7～10 天和第 14 天复查。若出现血小板迅速或持续降低达 30% 以上,或血小板计数＜100×10⁹/L,应停用肝素。

低分子肝素的推荐用法:根据体重给药,不同低分子肝素的剂量不同,1～2 次/天,皮下注射,对于大多数病例,按体重给药是有效的,不需监测 APTT 和调整剂量,但对过度肥胖者或孕妇宜监测血浆抗 Xa 因子活性,并据以调整剂量。各种低分子肝素的具体用法。Dalteparin 钠:200IU/kg 皮下注射,每日 1 次,单次剂量不超过 18 000IU。Enoxaparin 钠:1mg/kg 皮下注射,12h1 次,或 1.5mg/kg 皮下注射每日 1 次,单次剂量不超过 180mg。Nadroparln 钙:86IU/kg 皮下注射,12h1 次;或 171IU/kg 皮下注射,每日 1 次。单次剂量不超过 17100IU。Tinzaparin 钠:175IU/kg 皮下注射,每日 1 次。不同厂家制剂需参照其产品使用说明。由于不需要监测和出血的发生率较低,低分子肝素尚可用于在院外治疗 PTE 和 DVT。低分子肝素与普通肝素的抗凝作用相仿,但低分子肝素引起出血和 HIT 的发生率低。除无须常规监测 APTT 外,在应用低分子肝素的前 5～7 天内亦无须监测血小板当疗程长于 7 天时,需开始每隔 2～3 天检查血小板计数。低分子肝素由肾脏清除,对于肾功能不全,特别是肌酐清除率低于 30ml/min 的病例须慎用。若应用需减量并监测血浆抗 Xa 因子活性。肝素或低分子肝素须至少应用 5 天,直到临床情况平稳。对大面积 PTE 或髂、股静脉血栓,肝素约需用至 10 天或更长。

华法林:可以在肝素/低分子肝素开始应用后的第 1～3 天加用口服抗凝剂华法林,初始剂量为 3～5mg/天。由于华法林需要数天才能发挥全部作用,因此与肝素/低分子肝素需至少重叠应用 4～5 天,当连续 2 天测定的国际标准化比率(INR)达到 2.5(2.0～3.0)时,或 PT 延长至 1.5～2.5 倍时,即可停止使用肝素/低分子肝素,单独口服华法林治疗。应根据 INR 或 PT 调节华法林的剂量。在达到治疗水平前,应每日测定 INR,其后 2 周每周监测 2～3 次,以后根据 INR 的稳定情况每周监测 1 次或更少。若行长期治疗,约每 4 周服华法林的疗程至少为 3～6 个月。部分病例的危险因素短期可以消除,例如服雌激素或临时制动,疗程可能为 3 个月即可;对于栓子来源不明的首发病例,需至少给予 6 个月的抗凝;对复发性 VTE、合并肺心病或危险因素长存在者,如癌症患者、抗心脂抗体综合征、抗凝血酶Ⅲ缺乏、易栓症等,抗凝治疗的时间应更为延长,达 12 个月或以上,甚至终生抗凝。华法林的主要并发症是出血。INR 高于 3.0 一般无助于提高疗效,但出血的机会增加。华法林所致出血可以用维生素 K 拮抗。华法林有可能引起血管性紫癜,导致皮肤坏死,多发生于治疗的前几周。

4.溶栓治疗　溶栓治疗比单独肝素抗凝能更快地溶解血栓,使阻塞的肺动脉及其分支再通,不仅迅速地改善肺血流动力学,而且同时可溶解周围深静脉血栓,降低 PTE 复发率及病死率;伴随肺动脉栓子的迅速溶解,肺动脉压和右室后负荷明显降低,临床症状明显改善。如急性 PTE,尿激酶溶栓后 2h 可使 48% 的病人血栓溶解,重组组织型纤溶酶原活激剂溶栓后 2h 可使 82% 的病人血栓溶解,2～6h 可使血栓几乎完全溶解;但溶栓 24h 后两种溶栓药效果无显著差异。研究表明,与单独肝素抗凝治疗者对比,早期(24h 内)溶栓治疗者 30 天病死率及 PTE 复发率分别是 4.7% 和 7.7%,而前者病死率及 PTE 复发率分别是 11.1% 和 18.7%。高危病人如合并心源性休克、严重低氧血症及巨大 PTE 病人可因早期溶栓治疗明显改善预后。远期随诊结果证实,单独肝素抗凝治疗病人肺弥散功能及毛细血管容量减而溶栓病人的则正常。

溶栓治疗主要适用于大面积 PTE 病例,即出现因栓塞所致休克和(或)低血压的病对于次大面积 PTE,即血压正常但超声心动图显示右室运动功能减退,或临床上出现右心功能不全表现的病例,若无禁忌证可以进行溶栓;对于血压和右室运动均正常的病例不推荐进行溶栓。溶栓治疗宜高度个体化。溶栓的时间窗一般定为 14 天以内,但鉴于可能存在血栓的动态形成过程,对溶栓的时间窗不做严格规定。溶栓应尽可能在 PTE 确诊的前提下慎重进行。对有溶栓指征的病例宜尽早开始溶栓。溶栓治疗的主要并发症为出血。用药前应充分评估出血的危险性,必要时应配血,做好输血准备。溶栓前宜留置外周静脉套管针,以方便溶栓中取血监测,避免反复穿刺血管。

溶栓治疗的绝对禁忌证有活动性内出血;近期自发性颅内出血。相对禁忌证有:2周内的大手术、分娩、器官活检或不能以压迫止血部位的血管穿刺;2个月内的缺血性中风;天内的胃肠道出血;15天内的严重创伤;1个月内的神经外科或眼科手术;难于控制的重度高血压(收缩压>180mmHg,舒张压>110mmHg);近期曾行心肺复苏;血小板计数低于100×10^9/L;妊娠;细菌性心内膜炎;严重肝肾功能不全;糖尿病出血性视网膜病变;血性疾病等。对于大面积PTE,因其对生命的威胁极大,上述绝对禁忌证亦应被视为相对禁忌证。

常用的溶栓药物有尿激酶(UK)、链激酶(SK)和重组组织型纤溶酶原活激剂(rtPA)。三者溶栓效果相仿,临床上可根据条件选用。rtPA可能对血栓有较快的溶解作目前尚未确定完全适用于国人的溶栓药物剂量。以下方案与剂量主要参照欧美的推荐方案,供参考使用。①UK。负荷量44001U/kg,静脉注射10min,随后以22001U/(kg·h)持续静脉滴注12h;另可考虑2h溶栓方案:20 0001U/kg持续静脉滴注2h。②SK。负荷量250 000IU,静脉注射30min,随后以100 000IU/h持续静脉滴注24h。链激酶具有抗原性,放用药前需肌内注射苯海拉明或地塞米松,以防止过敏反应。③rtPA。50~100mg持续静脉滴注2h。

使用UK、SK溶栓期间勿同用肝素。rtPA溶栓时是否需停用肝素无特殊要求。溶栓治疗结束后,应每2~4h测定1次凝血酶原时间(PT)或活化部分凝血激酶时间(APTT)当其水平低于正常值的2倍,即应重新开始规范的肝素治疗。溶栓后应注意对临床及相关辅助检查情况进行动态观察,评估溶栓疗效。

5.肺动脉血栓摘除术 适用于经积极的保守治疗无效的紧急情况,要求医疗单位有施行手术的条件与经验。患者应符合以下标准:①大面积PTE,肺动脉主干或主要分支次全堵塞,不合并固定性肺动脉高压者(尽可能通过血管造影确诊)。②有溶栓禁忌证者。③经溶栓和其他积极的内科治疗无效者。

6.经静脉导管碎解和抽吸血栓 用导管碎解和抽吸肺动脉内巨大血栓或行球囊血管成形,同时还可进行局部小剂量溶栓。适应证:肺动脉主干或主要分支大面积PTE并存在以下情况者:溶栓和抗凝治疗禁忌;经溶栓或积极的内科治疗无效;缺乏手术条件。

7.静脉滤器 为防止下肢深静脉大块血栓再次脱落阻塞肺动脉,可于下腔静脉安装滤器。适用于:下肢近端静脉血栓,而抗凝治疗禁忌或有出血并发症;经充分抗凝而仍反复发生PTE;伴血流动力学变化的大面积PTE;近端大块血栓溶栓治疗前;伴有肺动脉高压的慢性反复性PTE;行肺动脉血栓切除术或肺动脉血栓内膜剥脱术的病例。对于上肢DVT病例还可应用上腔静脉滤器。置入滤器后,如无禁忌证,宜长期口服华法林抗凝;定期复查有无滤器上血栓形成。

(二)慢性栓塞性肺动脉高压的治疗

1.外科手术治疗 严重的慢性栓塞性肺动脉高压病例,若阻塞部位处于手术可及的肺动脉近端,可考虑行肺动脉血栓内膜剥脱术。手术后多数病人血流动力学明显改善,肺功能状态与生存期明显延长。

2.介入治疗 球囊扩张肺动脉成形术可获得部分血流动力学改善,有报道,但经验尚少。

3.抗凝治疗 促使血栓机化,防止新血栓的形成和肺栓塞的再发,并可能促进部分血栓溶解、再通。常用的药物为华法林,口服华法林可以防止肺动脉血栓的再形成和抑制肺动脉高压的进一步发展。使用方法为:3.0~5.0mg/天,根据INR调整剂量,保持INR为1.5~2.5,疗程至少6个月以上,报告最长达4年以上。停药后症状加重可继续应用,多数病情稳定。

存在反复下肢深静脉血栓脱落者,可放置下腔静脉滤器。

4.血管扩张药 可降低肺动脉压力,临床上可以试用钙拮抗剂(硝苯地平)、酚苄明等血管扩张药治疗,也可服用抗血小板集聚药双嘧达莫(潘生丁)、小剂量阿司匹林等。对于远端小动脉水平有栓子阻塞,应用血管扩张药可取得理想效果。

5.右心衰竭的治疗　有明显右心衰竭时可应用强心药、利尿药或血管紧张素转换酶抑制药（ACEI）。在早期患者可取得较为满意的临床疗效。

（三）基层医院如何诊断治疗 PTE

基层医院由于受设备和技术条件的限制，对疑诊 PTE 的患者往往无法做进一步的确诊检查，在治疗上就不能套用确诊患者的处理原则。如何对这些疑诊患者采取及时、有效、全的治疗，是基层医生经常涉及且又棘手的问题。

疑诊 PTE 存在三种可能性：大面积 PTE、非大面积 PTE、不是 PTE。治疗上要顾到这三种情况，药物选择上要求使用起效快、疗效好、安全性高的药物。溶栓药物具起效快、疗效好的特点，它能迅速溶解血栓，很快改善患者症状，但出血并发症多，全性差，不能作为疑诊 PTE 治疗的首选。只有当高度疑诊 PTE，且患者生命处于极度险，将面临心肺复苏术时才选用。抗凝治疗具有疗效好、安全性高、严重出血发生少的特点，是疑诊 PTE 治疗的最佳选择。普通肝素静脉注射立即起效，它不仅适合治疗大面积 PTE，也适合治疗大面积 PTE；皮下注射起效慢，生物利用度低仅 15％～25。普通肝素持续用药比间断用药出血发生率低。为达到起效迅速、生物利用度高、疗效好。出血发生率低的疗效，应选择普通肝素持续静滴治疗疑诊 PTE。低分子肝素需皮下注射起效比静脉注射的普通肝素慢，且应用于治疗大面积 PTE 的临床研究资料少，因此不宜首选治疗疑诊 PTE。

（四）妊娠者 PTE 的诊断和治疗

妊娠妇女患 PTE 不常见，发病率为 0.09％～0.7％，但往往发病突然、来势凶险、情危重和隐蔽性强，常常发生猝死，已经成为重要的死亡原因之一。从妊娠中期开始，血液凝集因子增加，而纤溶活性降低，使孕妇处于高凝状态；孕妇静脉血流缓慢；晚期妊娠时，增大的宫体使盆腔静脉受压，下肢静脉回流受阻，静脉血流淤滞，导致妊娠期易于静脉栓形成。

90％妊娠 PTE 患者有呼吸困难和呼吸急促，考虑到妊娠妇女通常有气短症状，因在多数情况下没有这些表现可除外 PTE。血浆 D-二聚体检测仍是诊断 PTE 病人的首选法。妊娠时 D-二聚体生理性增高，妊娠妇女 D-二聚体正常不完全除外 PTE。D-二聚体异常病人，应行下肢深静脉超声多普勒检查，发现 DVT 证据时即应进行抗凝治疗。没有发现 DVT 时，应选择肺动脉造影或 CTPA，确诊后再给予长期抗凝治疗。

PTE 的相关检查和治疗对胎儿有什么影响，特别是放射线对胎儿有什么影响，是否安全，常常引起人们困惑。目前认为使儿童期癌症发生率加倍的胎儿期放射性暴露剂量不超过 $50000\mu Gy$，低于此剂量，一般不会引起胎儿异常或流产的增加。一般肺灌注显像放射线剂量在 $10～350 uGy$，妊娠期注射剂量会进一步减少，扫描后 15h 内应暂停母乳喂养，区期 ^{99m}Tc 在乳汁中含量较高。母亲胸部 X 线照相只有微不足道的 $10\mu Gy$。肺血管造影的放射性增加较显著（$2210- 3740\mu Gy$），但仍低于 $50\,000 uCy$ 上限，且可通过肱静脉通路进一步低辐射剂量。螺旋 CT 的放射剂量很大，但它是直接胸部扫描。近来研究显示，根据胎儿的月龄胎儿承受剂量在 13（12 周）～$300\mu Gy$（足月）之间，螺旋 CT 在这种情况下是安全目前最常用的方法是肺灌注显像。尽管上述放射剂量均低于上限值，但最好还是尽可能放射剂量少的检查或应用其他方法。

妊娠时 PTE 的抗凝治疗主要是应用普通肝素或低分子肝素，两者都不通过胎盘，在乳汁中也未发现，因而二者都是安全的。普通肝素是标准的治疗药物，最初静脉应用 5～10 天，使 APTT 维持在正常的 1.5～2.5 倍，后改为皮下注射，每天两次，达到同样的目标 APTT 值。肝素治疗应持续整个妊娠期。分娩前 24h 应停用肝素。妊娠期用低分子肝素的优点主要有：不需监测，可降低骨质疏松及肝素诱导的血小板减少症的危险，但是发表的证据不多。华发林可通过胎盘，妊娠前 3 个月有可能引起畸胎，后 3 个月可引起出血和胎盘早期剥离，此期间禁用华法林。产后和哺乳期妇女可以服用华法林。抗凝治疗应持续至分娩后 2

周。育龄妇女服用华法林者需注意避孕。

对于威胁生命的大面积 PTE 妊娠妇女,常用链激酶溶栓,因为链激酶不通过胎盘。主要副作用是出血,通常发生于生殖道且常严重,发生率约达 8%。分娩时,不能应用溶栓剂,除非病人濒临死亡而又不能立即进行外科手术。

【预后】

对存在发生 DVT、PTE 危险因素的病例,宜根据临床情况采用相应预防措施。采用的主要方法有:①机械预防措施。包括加压弹力袜、间歇序贯充气泵和下腔静脉滤器。②药物预防措施。包括小剂量肝素皮下注射、低分子肝素和华法林。对重点高危人群患者,根据病情轻重、年龄、是否复合其他危险因素等来评估发生 DVT、PTE 的危险性,制订相应的预防方案。

（张　杰）

第二节　肺血管炎

血管炎是以血管壁的炎症性改变为主要病理表现的一组疾病。血管炎症可导致血管破坏,故有时又称坏死性血管炎。血管炎包括的疾病很广泛,既可以是原发性血管炎,也可以伴随或继发于其他疾病;侵犯的血管可以动脉为主,也可以同时累及动脉、静脉和毛细血管;可以小血管为主要侵犯对象,也可以是以较大血管为主的疾病;血管炎可以是系统性的,引起多系统、多器官的功能障碍,也可以局限于某一器官。肺血管炎,顾名思义,就是指肺血管受侵犯的血管炎,通常是系统性血管炎的肺部受累,少数可以是局限于肺血管的炎症;一些肺血管炎比较少见,诊断比较困难,应该引起临床足够重视。

一、概论

【分类】

1837 年 Schonlein 最早将血管炎作为一有特殊临床病理表现的独立疾病提出。此后随着人们对血管炎认识的不断深入,对血管炎的定义和分类不断进行修改和补充,出现了很多分类标准。之所以学者们对血管炎的分类各有侧重,未能统一,是因为:①这些血管炎病因大都不很清楚;②临床病理及血清学指标缺少特异性;③不同器官以及器官的不同部位其病理表现并不完全一样,且可能处于不同进展阶段以至于组织活检常为非特异表现或出现假阴性;④每一种血管炎其具体临床表现差异较大,严重程度不等;⑤其他一些非血管炎性疾病如肿瘤、药物毒副反应、心内膜炎等临床表现类似血管炎表现,这些因素给血管炎的临床诊断和分类造成很大困难。

美国风湿病学会 1990 年通过对 807 例患者的研究讨论提出了 7 种原发性血管炎的分类标准,包括 Takayasu 动脉炎(大动脉炎)、巨细胞动脉炎(颞动脉炎)、结节性多动脉炎(未区分经典型和显微镜下型)、韦格纳肉芽肿(目前建议采用坏死性肉芽肿性血管炎这一名称)、Churg-Strauss 综合征(变应性肉芽肿性血管炎)和超敏性血管炎。需要指出,这些分类标准并不能包括这些原发性血管炎所有临床病理表现,因而对具体血管炎患者的诊断并不总是十分合适。但这些标准为临床医师评价及描述这些血管炎的流行病学资料以及治疗提供可比研究。

此后,1994 年在美国 Chapel Hill 会议上,来自 6 个不同国家、不同中心和不同专业学者经过认真讨论,对原发性血管炎的一系列命名和分类标准进行了总结,见表 4-2-1。ChapelHill 会议还讨论了非肉芽肿性小血管炎累及上或下呼吸道,伴或不伴有坏死性肾小球肾炎,且无抗肾基底膜抗体或免疫复合物的这一类病人,并建议对这一类疾病的诊断采用显微镜下多血管炎(显微镜下多动脉炎)一词,因这些患者肺血管炎主要是肺泡毛细血管炎。

【流行病学】

至今我国尚缺乏原发性系统性血管炎的发病率和患病率的资料。肺血管炎在临床并不常见,以继发于弥漫性结缔组织病较为多见;随着对血管炎认识的不断提高,抗中性粒细胞胞质抗体(ANCA)相关血管炎,包括坏死性肉芽肿性血管炎(Wegener 肉芽肿)、Churg-Strauss 综合征和显微镜下多血管炎,临床上发病率呈增高趋势。原发性系统性血管炎中 Takayasu 动脉炎和白塞病可累及肺动脉;而 ANCA 相关性血管炎主要侵犯肺实质。

血管炎各年龄段均可发现,但一些具体病种有年龄和性别倾向。川崎病和过敏性紫癜以青少年儿童多见;Takayasu 动脉炎以青中年女性多见;巨细胞动脉炎多见于老年人;结缔组织病的继发性血管炎则以育龄期女性多见。坏死性肉芽肿性血管炎和 Churg-Strauss 综合征中青年男性患者占多数,而显微镜下多血管炎老年患者不少见。

原发性系统性血管炎的发病率有明显的地域和种族差异:巨细胞动脉炎主要见于欧美的白种人,而 Takayasu 动脉炎在日本、中国等亚洲国家和南美洲地区较为常见;ANCA 相关性血管炎中欧美国家以坏死性肉芽肿性血管炎为主,日本和中国则以显微镜下多血管炎较多见;白塞病的高发区为土耳其等地中海周围的国家,其次为中国、韩国和日本,欧美人则明显少见。

【病理】

血管炎病理特点是血管壁的炎症反应,常常贯穿血管壁全层,且多以血管为病变中心,血管周围组织也可受到累及,但支气管中心性肉芽肿病是个例外。大中小动静脉均可受累,亦可出现毛细血管炎症。炎症常伴纤维素样坏死、内膜增生及血管周围纤维化。因此肺血管炎可导致血管堵塞而产生闭塞性血管病变。炎症反应细胞有中性粒细胞、正常或异常淋巴细胞、嗜酸性粒细胞、单核细胞、巨噬细胞、组织细胞、浆细胞和多核巨细胞,且多为多种成分混合出现。如以中性粒细胞为主时,即表现为白细胞碎裂性血管炎;以淋巴细胞为主时,则是肉芽肿性血管炎的主要表现。但不同血管炎的不同病期,浸润的炎症细胞种类和数目也会有变化。如在白细胞碎裂性血管炎急性期过后也会出现大量淋巴细胞浸润,而在肉芽肿性血管炎晚期,炎症细胞可以单核细胞、组织细胞及多核巨细胞为主而非淋巴细胞。

表 4-2-1　Chapel Hill 会议关于系统性血管炎的命名及其定义

一、大血管的血管炎病

1.巨细胞(颞)动脉炎　主动脉及其分支的肉芽肿性动脉炎,特别易发于颈动脉的颅外分支。常累及颞动脉,多发于 50 岁以上患者,多伴有风湿性多肌痛。

2.Takayasu 动脉炎　主动脉及其主要分支的肉芽肿性炎症,多发于 50 岁以下患者。

二、中等大小血管的血管炎病

1.结节性多动脉炎(经典的结节性多动脉炎)中动脉及小动脉的坏死性炎症,不伴有肾小球肾炎,无微小动脉(arteriole)、毛细血管(capillary)或微小静脉(venule)的炎症。

2.川崎(Kawasaki)病累及大、中、小动脉的血管炎,并伴有皮肤黏膜淋巴结综合征。常累及冠状动脉,并可累及主动脉及静脉,多见于儿童。

三、小血管的血管炎

1.韦格纳肉芽肿 累及呼吸道的肉芽肿性炎症,涉及小到中血管的坏死性血管炎(如毛细血管、微小静脉、微小动脉、小及中等动脉),坏死性肾小球肾炎多见。

2.Churg-Strauss综合征(变应性肉芽肿性血管炎) 累及呼吸道的高嗜酸性粒细胞肉芽肿性炎症,涉及小到中等大小血管的坏死性血管炎,并伴有哮喘和高嗜酸性粒细胞血症。

3.显微镜下多血管炎 累及小血管(毛细血管、微小静脉或微小动脉)的坏死性血管炎,很少或无免疫物沉积,也可能涉及小及中等动脉。坏死性肾小球肾炎很多见,肺的毛细血管炎也常发生。

4.过敏性紫癜 累及小血管(毛细血管、微小静脉、微小动脉)的、伴有IgA免疫物沉积为主的血管炎,典型的累及皮肤、肠道及肾小球,伴有关节痛或关节炎。

5.原发性冷球蛋白血症血管炎 累及小血管(毛细血管、微小静脉、微小动脉)的、伴有冷球蛋白免疫物沉积和冷球蛋白血症的血管炎。皮肤及肾小球常被累及。

6.皮肤白细胞碎裂性血管炎 局限性皮肤白细胞碎裂性血管炎,无系统性血管炎或肾小球肾炎。

注:大血管指主动脉及走向身体主要部位(如肢体、头颈)的最大分支。中等动脉指主要脏器动脉(如肾、肝、冠状、肠系膜动脉)。小血管指微小动脉、毛细血管、微小静脉及实体内与微小动脉连接的远端动脉分支。有些小及大血管的血管病可能累及中等动脉,但大及中等血管的血管炎不累及比中等动脉小的血管。正常字体代表各项命名定义的必备内容,斜体字部分为常见但不必要。

* 与抗中性粒细胞胞质抗体(ANCA)密切关联

【病因和发病机制】

近年来,血管炎的治疗取得了很多进步,但血管炎的病因和发病机制仍不十分清楚。目前认为在遗传易感性基础上,在环境因素作用下,通过免疫异常介导的炎症反应所致,参与血管炎发病的因素见表4-2-2。

表 4-2-2 参与血管炎发病机制的细胞和因子

细胞	细胞因子和趋化因子
T 淋巴细胞	肿瘤坏死因子(TNF)
B 淋巴细胞	干扰素 γ(IFN-γ)
单核细胞/巨噬细胞	白介素(IL)-1,IL-1Ra
血小板	IL-2
NK 细胞	IL-4
嗜酸性粒细胞	IL-6
中性粒细胞	IL-10
内皮细胞	IL-12
生长因子	IL-15
血管内皮生长因子(VEGF)	IL-17
血小板来源生长因子(PDGF)	IL-18
粒细胞集落刺激因子(G-CSF)	11-8
巨噬细胞集落刺激因子(M-CSF)	RANTES
自身抗体	黏附因子/细胞受体
抗中性粒细胞胞质抗体(ANCA)	β_2-integrin
抗内皮细胞抗体(ACEA)	E-selectin

续表

补体成分	ICAM-1
药物	VCAM-1
感染性因素（病原体）	Fc-γ 受体

如前所述,有些血管炎的发生率有种族差异,部分血管炎有家族聚集现象,均提示遗传因素是其发病原因之一。近年研究发现了不同血管炎的多个易感基因,但是其研究结果在不同人群之间不一致。血管炎的发生率也存在地域差异,提示可能有环境因素参与,包括感染及药物等。许多研究提示病毒(乙型肝炎病毒、丙型肝炎病毒、EB 病毒、巨细胞病毒、细小病毒 B19、HIV 病毒等)和细菌(金黄色葡萄球菌及结核分枝杆菌等)感染与不同类型血管炎可能相关,如乙型肝炎病毒与结节性多动脉炎、丙型肝炎病毒与原发性冷球蛋白血症血管炎、金黄色葡萄球菌与坏死性肉芽肿性血管炎(Wegener 肉芽肿)、结核分枝杆菌与 Takayasu 动脉炎及白塞病,但均缺乏直接证据。研究提示接触硅物质与坏死性肉芽肿性血管炎(Wegener 肉芽肿)发病有关。丙硫氧嘧啶、甲巯咪唑、肼屈嗪等药物可引起 ANCA 阳性,部分患者出现血管炎表现。白三烯受体拮抗剂与 Churg-Strauss 综合征发病有一定关系。

如表 4-2-2 所示,参与血管炎发病机制因素可能是多方面的,具体包括病理性免疫复合物在血管壁的形成和沉积、体液免疫反应(抗中性粒细胞胞质抗体、抗内皮细胞抗体)、细胞免疫反应和肉芽肿形成,由病原微生物、肿瘤以及毒物导致血管内皮细胞功能受损。大量证据显示免疫细胞之间、淋巴细胞和内皮细胞之间以及细胞因子和黏附因子之间的相互作用,在血管炎的发病机制中都起一定的作用。参与不同类型血管炎发病的因素和具体机制也不相同。

致病免疫复合物的形成及沉积在血管壁,通过经典途径激活补体而导致血管壁炎症。已经证实经典型结节性多动脉炎、原发性冷球蛋白血症血管炎和过敏性紫癜等主要影响小到中等血管的血管炎的主要发病机制为免疫复合物沉积。

越来越多研究表明抗中性粒细胞胞质抗体(ANCA)在血管炎发病机制中起重要作用。ANCA 是一种以中性粒细胞和单核细胞胞质成分为靶抗原自身抗体,通常以乙醇固定的底物用间接免疫荧光法检测,根据荧光染色模型分为胞质型(cytopalsmic pattern,c-ANCA),其靶抗原为蛋白酶 3(PR3),在乙醇固定过程中,初级颗粒破裂,PR3 释放,因其电荷性不强,因此间接免疫荧光染色就表现为粗糙颗粒样胞质内染色类;核周型(Peinuclear pattern，p-ANCA) ANCA 主要针对颗粒中丝氨酸蛋白酶,如髓过氧化物酶(MPO)、弹力蛋白酶、乳铁蛋白等成分,这些成分多带阳性电荷,在间接免疫荧光染色中,随着颗粒破裂释放,易与带负电荷的细胞核结合,表现为核周型。目前认为,针对 PR3 的 c-ANCA 主要在活动性坏死性肉芽肿性血管炎(Wegener 肉芽肿)患者血清中检测到,且特异性较高,大多数情况下 PR3-ANCA 滴度与病情活动呈正相关。而针对 MPO 的 p-ANCA 在显微镜下多血管炎(包括特发性新月体肾小球肾炎)和 Churg-Strauss 综合征中更常出现。因此,坏死性肉芽肿性血管炎(Wegener 肉芽肿)、显微镜下多血管炎(包括特发性新月体肾小球肾炎)和 Churg-Strauss 综合征(变应性肉芽肿性血管炎)被称为 ANCA 相关性小血管炎(ANCA-associated small.vessel vasculitis, AAV)。而针对其他成分的不典型 p-ANCA,则在许多疾病如炎症性肠病、自身免疫性肝病、结缔组织病、慢性感染及类风湿关节炎中均可出现,甚至在一小部分正常人中亦可出现。有时在间接免疫荧光染色中 ANA 也可出现类似 p-ANCA 的染色模型,被误认为 p-ANCA 阳性。因此,在评价 p-ANCA 阳性结果时,需结合其所针对的抗原以及临床表现进行具体分析,很多情况下,不典型 p-ANCA 仅提示存在慢性炎症反应,对血管炎诊断并无特异性。因此,仅 PR3-ANCA 和 MPO-ANCA 阳性对系统性血管炎诊断较为特异,需要结合临床表现和病理学结果进行具体分析。

ANCA 抗原大多数都是中性粒细胞在宿主防御反应中用以杀菌成分。但为何会针对这些自身抗原产生免疫反应以及感染在其中起何作用目前尚不很清楚。确实反复细菌感染可导致血管炎加重;而且坏死性肉芽肿性血管炎患者鼻腔金葡菌带菌状态会导致血管炎复发。研究表明复方磺胺异恶唑对治疗局限型坏死性肉芽肿性血管炎是有效的,而且对多系统受累的患者可以减少复发。

在动物模型中,已经证实 MPO-ANCA 具有致病性;而 PR3-ANCA 的致病性尚不明确。ANCA 在血管炎中的发病机制有几种假说。一种理论认为一些前炎症因子如 IL-1、TGF-β、TNF 或病原成分可以激活中性粒细胞,导致胞质颗粒中的一些成分移位到细胞表面,中性粒细胞表面表达 PR3 和 MPO,能够与 AN-CA 相互作用。这些细胞因子还导致内皮细胞过度表达黏附因子。ANCA 也可诱导中性粒细胞释放活性氧自由基及溶酶体酶,导致局部内皮细胞受损。这些中性粒细胞可以穿过受损的内皮细胞,聚集在血管周围。还有人认为血管内皮细胞本身可以表达 ANCA 抗原。总之,ANCA 可以促使中性粒细胞黏附于血管内皮细胞,间接导致内皮细胞损伤,促进中性粒细胞移位,进入血管周围组织。

抗内皮细胞抗体(AECA)可见于坏死性肉芽肿性血管炎、显微镜下多血管炎、Takayasu 动脉炎、川崎病以及伴血管炎的系统性红斑狼疮和类风湿关节炎,检出率约为 $59\%\sim87\%$。在动物模型中,AECA 可诱发鼠血管炎的发生,表现为肺肾小动脉和静脉周围淋巴样细胞浸润,以及部分血管壁外有免疫球蛋白沉积,是 AECA 致病的直接证据。AECA 通过补体介导的细胞毒作用或抗体依赖性细胞介导的细胞毒作用导致内皮细胞的破坏和溶解。AECA 能与内皮细胞结合,通过 NFKB 途径诱导内皮细胞活化,促进其表达黏附分子,以及上调细胞因子分泌,从而使得白细胞易于在该部位募集,并黏附于内皮细胞表面造成细胞损伤。

近年研究表明 T 淋巴细胞介导的细胞免疫反应也是血管炎的主要发病机制之一,包括辅助性 T 淋巴细胞(Th$_1$、TH$_2$ 和 TH$_1$7)、调节性 T 淋巴细胞(CD4$^+$CD$_2$5hi9hFoxp3$+$)和细胞毒性 T 淋巴细胞均参与。部分血管炎患者外周血和(或)病变部位激活的 CD4$^+$ T 细胞增加,它们表达 CD$_2$5、CD38、CD45RO 和 HLA-DR 明显增加,提示这是一类被活化的记忆 T 细胞。T 细胞参与血管炎发病机制最直接的证据是证实患者的外周血中有抗原特异性的 T 淋巴细胞,应用体外淋巴细胞增殖试验,抗 PR3-ANCA 阳性的坏死性肉芽肿性血管炎患者的淋巴细胞对纯化的 PR3 的反应更多且更强,故认为患者体内存在 PR3 特异性的 T 淋巴细胞。Th$_1$ 淋巴细胞及其产生的 INF-γ 和 IL-2 是肉芽肿性血管炎发病机制中的主要因素,INF-γ 是巨细胞动脉炎和 Takayasu 动脉炎病变关键的细胞因子,与巨细胞形成、内膜增厚、组织缺血以及新生血管形成有关。有人提出坏死性肉芽肿性血管炎的病理过程可能是一个"TH$_1$/TH$_2$ 的二相转换",开始为 TH$_1$ 型反应为主的肉芽肿形成阶段,T 淋巴细胞主要表达和分泌 TH$_1$ 型细胞因子(INF-γ 和 IL-2);随后 TH$_1$ 型细胞因子诱导和刺激中性粒细胞和单核细胞的活化并表达 ANCA 靶抗原,使 ANCA 发挥作用,转变为以 TH$_2$ 型为主的体液免疫反应,表达 IL-4 相对增多,导致广泛的血管炎症病变。

【临床表现】

肺血管炎的全身症状包括发热、乏力、消瘦和盗汗等,尤其是系统性血管炎和弥漫性结缔组织病患者。有肺动脉受累的 Takayasu 动脉炎可出现呼吸困难。坏死性肉芽肿性血管炎和显微镜下多血管炎可出现咳嗽、呼吸困难、胸痛及咯血,弥漫性肺毛细血管炎所致的弥漫性肺泡出血患者可出现大咯血。白塞病患者也可出现咯血,尤其是肺动脉瘤破裂而出现致命性大咯血。Churg-Strauss 综合征常伴有反复发作呼吸困难及哮喘病史。

体征和受累器官相关联。如白细胞碎裂性血管炎其皮疹及溃疡多较明显,关节畸形提示存在类风湿关节炎。鼻及上呼吸道溃疡提示可能存在坏死性肉芽肿性血管炎或淋巴瘤样肉芽肿,前者还可(浅层)巩膜炎及球后肉芽肿。白塞病多伴有口腔、外阴痛性溃疡及眼色素膜炎。结节性多动脉炎及 Churg-Strauss 综合征常出现周围神经受累,而巨细胞动脉炎早可出现中枢神经系统受累体征。肺部的体征也因病变性质及其严重程度而异。

【诊断和鉴别诊断】

在所有血管炎中,均或多或少出现一些皮肤病变、全身及肌肉关节症状,实验室检查出现一些炎症反应指标异常。出现这些异常应该注意排除血管炎。血管炎的全身表现包括发热、食欲减退、体重下降和乏力等。肌肉关节表现包括风湿性多肌痛样症状、关节痛或关节炎、肌痛或肌炎等。实验室检查常出现正细胞性贫血、血小板增多症、低白蛋白血症、红细胞沉降率增快及C反应蛋白增高等,这些均提示炎症急性相反应。

要诊断血管炎,首先要对不同血管炎临床表现有充分的认识,结合具体病人的临床、实验室、组织病理或血管造影异常加以诊断,并注意与一些继发性血管炎进行鉴别诊断。

1.感染性血管炎　许多不同病原体感染均可引起血管炎样表现,包括细菌(如链球菌、葡萄球菌、沙门菌、耶尔森菌、分枝杆菌及假单胞菌等)、真菌、立克次体、伯氏疏螺旋体以及病毒感染(如甲、乙、丙型肝炎病毒、巨细胞病毒、EB病毒、带状疱疹病毒及HIV病毒等),根据其临床表现以及相应实验室检查大多容易鉴别。感染性疾病引起的过敏性血管炎多以皮肤病变为主。

2.肿瘤或结缔组织病继发血管炎　当患者出现血管炎样表现(尤其是以皮肤病变为主)时,如果同时伴有肝脾肿大、淋巴结肿大、血细胞减少或外周血涂片异常时,应注意排除肿瘤继发血管炎可能。恶性淋巴瘤和白血病容易出现这种表现,而实体瘤相对少见。此外,一些结缔组织病也可出现继发血管炎表现,常见的有系统性红斑狼疮、类风湿关节炎、干燥综合征以及皮肌炎等,需注意加以鉴别。

血管炎确诊需靠组织活检病理和(或)血管造影所见,应该尽可能进行这些检查以明确血管炎的诊断。因为血管炎一旦确诊,多需长期治疗,而治疗药物毒副作用较多。表4-2-3列出血管炎诊断常见活检部位及血管造影的敏感性,但这种敏感性在不同的研究者及不同的研究人群中是有差异的。

表4-2-3　血管炎诊断检查的敏感性

检　查	阳性率
肌活检(有症状或肌电图异常部位)	33%～66%
腓肠神经活检(有症状或肌电图异常)	约75%
经皮肾活检	13%～100%
鼻黏膜活检	20%～55%
睾丸活检(有症状)	约70%
肝活检	0～7%
内脏血管造影	83%～88%

一般来说,应对有症状且比较方便易取的部位进行活检,对无症状部位如肌肉、睾丸或周围神经进行盲检阳性率较低;皮肤、肌肉、鼻黏膜及颞动脉活检耐受性好,且容易获取;尽管对于确诊某一血管炎皮肤活检缺乏特异性,但结合临床、实验室及放射学表现,往往可以对血管炎作出诊断。睾丸受累不多见,且睾丸活检需进行全麻,患者有时难以接受。若患者有周围神经受累的临床表现或肌电图及神经传导速度测定异常,则进行腓肠神经活检很有帮助,但活检常有下肢远端局部感觉障碍后遗症。超声引导下经皮肾活检并不危险,但血管炎表现不多见,其最常见的组织病理改变为局灶节段坏死性肾小球肾炎。对于诊断肺血管炎,经支气管镜肺活检阳性率不高,应行开胸活检或胸腔镜肺活检。

对于怀疑血管炎,却无合适的活检部位,应行血管造影,血管炎血管造影典型表现为节段性动脉狭窄,有时出现囊样动脉瘤样扩张及闭塞。一般采用腹腔血管造影,有时尽管并无腹部表现血管造影亦可出现异常,在肾脏、肝脏以及肠系膜血管均可出现异常。血管造影出现囊样动脉瘤表现提示病情多较严重。有效的治疗可以逆转血管造影异常。但血管造影特异性不高,多种原发性系统性血管炎及继发性血管炎均可引起类似血管造影异常,如结节性多动脉炎、坏死性肉芽肿性血管炎、Churg-Strauss综合征、类风湿关节炎及系统性红斑狼疮血管炎以及白塞等。另外,其他一些疾病,如左房黏液瘤、细菌性心内膜炎、血栓性血小板减少性紫癜、抗磷脂综合征、腹部结核、动脉夹层、肿瘤及胰腺炎等均可引起血管造影异常。在巨细胞动脉炎、大动脉炎、Buerger病其血管造影有一定特点,受累血管分布不同且没有囊样动脉瘤表现。

【治疗】

血管炎的主要治疗药物为糖皮质激素及免疫抑制剂(以环磷酰胺最为常用),尤其对病变广泛且进展较快的患者更应积极治疗。

二、各论

(一)主要影响大血管的血管炎

1.巨细胞动脉炎　其常见临床表现包括头痛、颞动脉区压痛、间歇性下颌运动障碍、肌痛、视力受损及脑血管意外等;多见于60岁以上老年患者,女性多见。多伴贫血、红细胞沉降率和C反应蛋白明显升高,对皮质激素治疗有良好的疗效。颞动脉活检可见淋巴细胞及巨细胞浸润伴内膜增生及弹性层破坏,且病变多呈跳跃性分布。巨细胞动脉炎常伴风湿性多肌痛表现如发热、乏力、体重下降及近端肢带肌无力及僵硬。此外,亦有报道本病亦可累及大动脉如主动脉和肺动脉。

2.多发性大动脉炎　又称 Takayasu 动脉炎。主要累及主动脉及其分支,如无名动脉(头臂干)、左颈总动脉、左锁骨下动脉、胸主动脉、腹主动脉以及肾动脉等。其病理多表现为单个核细胞浸润和肉芽肿形成,引起受累血管狭窄、闭塞和动脉瘤形成,从而出现发热、无脉、肢痛、腹痛、失明、脑血管意外、高血压、心力衰竭以及动脉瘤等一系列临床表现。病情活动常伴血白细胞、红细胞沉降率及C反应蛋白升高。体检时常可发现无脉或两侧桡动脉搏动强度不等,在颈部或胸背腹部可听到血管杂音,血管彩超、CT 血管成像(CTA)、磁共振显像(MRI)及动脉造影可进一步明确诊断。

肺动脉受累较常出现,有报道达50%,可伴肺动脉高压,也可出现显著临床表现,如咯血、胸痛等。有研究表明,即使在无明显肺部症状患者,其肺活检及血管造影亦有肺动脉受累表现。

在疾病活动期需予中等-大剂量皮质激素治疗,必要时加用免疫抑制剂。动脉狭窄、闭塞和动脉瘤形成者需寻求球囊扩张伴支架植入等介入治疗或外科手术治疗的可能。国内有报道本病结核菌感染伴发率高,注意排除结核感染可能,但不主张对所有患者均予抗结核治疗。

(二)主要影响中等大小血管的血管炎

结节性多动脉炎:是一累及多系统的全身性疾病,是原发性系统性血管炎的原型,主要病理表现为中、小肌性动脉中性粒细胞浸润,伴内膜增生、纤维素样坏死、血管闭塞及动脉瘤形成等,以致受累组织出现缺血和梗死。较常出现关节肌肉、肝和肠系膜血管、睾丸、周围神经系统及肾脏动脉受累。肺脏及其肺血管是否受累曾有不同意见。目前大多数意见认为结节性多动脉炎很少累及肺。因此若出现肺血管受累证据应注意与显微镜下多血管炎、Churg-Strauss 综合征及坏死性肉芽肿性血管炎鉴别。

(三)主要影响小血管的血管炎

1.坏死性肉芽肿性血管炎　又称为 Wegener 肉芽肿。其临床主要表现为上下呼吸道坏死性肉芽肿性炎症、系统性坏死性血管炎及肾小球肾炎,也可累及眼、耳、心脏、皮肤、关节、周围和中枢神经系统。若病变仅局限于上、下呼吸道,则称为局限型。本病各年龄均可发病,但以中年男性多见。

肺部病变可轻可重,严重者可出现致命的弥漫性肺泡出血。2/3病人可出现胸部 X 线异常,可单侧受累,也可双侧受累。主要表现肺部浸润影或结节,有的伴空洞形成;由于支气管病变可引起肺不张,也可出现胸膜增厚及胸腔积液。病理活检往往表现为肺组织坏死,伴肉芽肿炎症,浸润细胞包括中性粒细胞、淋巴细胞、浆细胞、嗜酸性粒细胞以及组织细胞,血管炎症可导致血管阻塞及梗死。1/3患者可出现肺毛细血管炎而咯血,此外,有些患者还可出现肺间质纤维化、急慢性细支气管炎和闭塞性细支气管炎等。

大量临床研究表明,90%以上病情活动的坏死性肉芽肿性血管炎患者血清中出现 ANCA 阳性,多为胞质型(C-ANCA),其针对的靶抗原是蛋白酶3(PR3-ANCA),病情静止时约40%的患者阳性,因此 PR3-ANCA(C-ANCA)不但有重要诊断意义,而且与疾病的活动性有关,可作为监测疾病活动度的一项重要指标。

随着细胞毒药物,尤其是环磷酰胺的应用,坏死性肉芽肿性血管炎的死亡率已明显下降。对有重要器官功能受损的活动期患者,诱导缓解期通常给予每天口服环磷酰胺 1.5～2mg/kg,也可用环磷酰胺 1.0g 静脉冲击治疗,每 2～3 周 1 次,多与皮质激素联合应用。疾病缓解后需要应用环磷酰胺或硫唑嘌呤维持治疗 2 年或以上,过早停药则复发率高。无重要器官严重受累的轻型患者可予甲氨蝶呤诱导缓解和维持治疗。局限型、上呼吸道携带金黄色葡萄球菌或容易复发患者可加用复方磺胺异噁唑。危重型(如弥漫性肺泡出血、急进性肾功能不全等)则需要血浆置换、甲泼尼龙静脉冲击治疗等。难治性病例可试用利妥昔单抗等生物制剂治疗。

2.Churg-Strauss 综合征　　又称变应性肉芽肿性血管炎。是以支气管哮喘、嗜酸性粒细胞增多和肉芽肿性血管炎为主要特征的一种全身性疾病,以中年男性多见,常伴有变应性鼻炎、鼻息肉和支气管哮喘史。肺、周围神经、心脏、胃肠道和皮肤均较常受累。早期文献报道与坏死性肉芽肿性血管炎相比,本病肾脏受累少见且病变较轻;目前认为约半数患者有肾脏受累,严重时亦可出现肾功能不全。Churg-Strauss 综合征呼吸系统表现除支气管哮喘外,还可出现咳嗽、咯血,胸部影像学可见游走性斑片状浸润影或结节影,空洞罕见。约半数患者 ANCA 阳性,多为 MPO-ANCA(P-ANCA),与肾脏损害、多发性但神经炎和肺泡出血等血管炎表现相关;而嗜酸性粒细胞增高则与心脏病变有关。糖皮质激素是主要治疗药物,若存在肾脏、胃肠道、中枢神经系统和心脏等严重病变,提示预后不良,需积极联合免疫抑制剂治疗。

3.显微镜下多血管炎　　又称为显微镜下多动脉炎,是从结节性多动脉炎中分离出来的一种独立的血管炎。其临床表现为坏死性微小动脉、微小静脉及毛细血管炎症,主要累及肾脏、皮肤和肺脏,是肺出血-急进性肾炎综合征常见原因之一,多伴有 ANCA 阳性。组织病理特点为受累血管没有或很少有免疫球蛋白和补体成分沉积;受累血管可出现纤维素样坏死及中性粒白细胞和单核细胞浸润,可伴血栓形成;肾脏则表现为局灶节段性肾小球肾炎,有时伴新月体形成;肺脏受累则表现为坏死性肺毛细血管炎。

本病中老年常见,男性略多。起病时多伴乏力、体重下降、发热和关节痛等全身症状。肾脏受累常见,表现为蛋白尿、(镜下)血尿、细胞管型尿和肾功能不全,很多患者表现为快速进展性肾小球肾炎(RPGN)。皮肤受累以紫癜或结节多见,也可出现眼、胃肠道及外周神经受累。肺部表现为肺部浸润影及肺泡出血,有时可出现大咯血,肺间质纤维化也不少见。约80%患者 ANCA 阳性,是重要诊断依据之一,其中约60%抗原是髓过氧化物酶阳性(MPO-ANCA,p-ANCA),肺受累及者常有此抗体,另有约 40% 的患者为抗蛋白酶-3 阳性(PR3 -ANCA,c-ANCA)。治疗原则同坏死性肉芽肿性血管炎,5 年生存率约 60%,死亡多出现在第 1 年,肾衰及感染是死亡主要原因。

4.过敏性紫癜　　又名 Henoch-Schonlein 紫癜,儿童多见,成人亦可发病,是一种白细胞碎裂性血管炎。多伴有上呼吸道前驱感染,随后出现臀部及下肢紫癜,关节炎及腹痛,有些患者亦可出现镜下血尿及蛋白尿(肾小球肾炎),呼吸道受累相对少见,可表现为肺泡出血及肺门周围片状浸润影。血清 IgA 可升高,组织活检病理免疫荧光也可见到 IgA 沉积。皮肤及关节病变仅需对症处理,胃肠道(腹痛、消化道出血和穿孔)、肾脏(高血压、蛋白尿和肾功能异常)及其他脏器严重病变(如肺泡出血、神经系统病变等)则需要大剂量皮质激素治疗,必要时加用免疫抑制剂。

5.原发性冷球蛋白血症性血管炎　　反复发作的(皮肤)紫癜、关节痛/关节炎、肾脏及其他内脏器官受累,伴有血清冷球蛋白含量增高及类风湿因子阳性是本病临床特点。白细胞浸润性血管炎,血管壁有免疫球蛋白和补体沉积是其组织学特点。肺也可受侵犯常表现为弥漫性间质性浸润,肺血管也呈现上述炎症性改变。与丙型肝炎病毒感染有关。

(四)白塞病

白塞病既可累及大血管,又可累及小血管;既可累及动脉,又可累及静脉。其临床主要表现为反复发作口腔痛性溃疡、外阴溃疡和眼色素膜炎三联症,可伴关节炎、结节红斑或脓疱样丘疹和下肢静脉血栓性静脉炎,亦可累及消化道、心血管、(中枢)神经系统、肾脏以及肺脏。活动期患者可出现针刺反应阳性。受累部位可出现 IgG 及补体沉积。

10％患者可出现肺脏受累,表现为反复发作肺炎及咯血,有时可出现致命性大咯血。咯血原因可能是由于肺小血管炎或支气管静脉破裂,也可能是由于肺动脉瘤破裂或动静脉瘘所致。白塞病伴有重要脏器,如眼、神经系统、胃肠道以及肺脏等受累者应予积极免疫抑制治疗,联合应用大剂量皮质激素和免疫抑制剂(硫唑嘌呤、环孢素及环磷酰胺等),严重时可应用 α 干扰素、抗肿瘤坏死因子 α(TNF-α)制剂。病情活动所致的咯血单纯手术治疗效果不佳,容易复发或出现新的动脉瘤,需要免疫抑制性药物治疗;危及生命的大咯血可予介入栓塞或支架治疗。

(五)继发于结缔组织病的血管炎

1.系统性红斑狼疮　系统性红斑狼疮肺部受累主要表现为胸膜炎、胸腔积液,也可出现肺不张、急性狼疮性肺炎、弥漫性肺间质病变以及血管炎等。肺血管炎主要是一种白细胞碎裂性血管炎,可伴纤维素样坏死,但在红斑狼疮中的具体发生率各家报道不一。有部分患者可出现肺动脉高压,多为轻-中度。北京协和医院的资料表明严重者亦可出现重度肺动脉高压甚至右心衰竭,此类患者预后差。上述胸膜、肺实质及肺血管病变对大剂量皮质激素和免疫抑制剂治疗通常有效。

2.类风湿关节炎　除关节受累外,亦可出现血管炎表现,如单发或多发性单神经炎、皮肤溃疡和肢端坏疽等。其肺部受累主要表现为胸膜炎或胸腔积液、肺内结节和肺间质病变,极少部分患者可出现肺血管炎及肺动脉高压。上述关节外表现常常需要大剂量皮质激素联合免疫抑制剂(环磷酰胺最常用)治疗。

3.系统性硬化　主要临床表现为指端硬化及躯干四肢皮肤硬化。患者常伴有明显雷诺现象、肺间质病变和(或)肺动脉高压。可出现小动脉和(微)细动脉的内膜增生,向心性纤维化致使小动脉狭窄和闭塞;但炎症细胞浸润和纤维素样坏死并不常见。因此,严格意义上来说,属于血管病而不能称之为血管炎。对(皮质)激素及免疫抑制剂治疗大多无效。

4.干燥综合征　是以外分泌腺上皮受累为主的一种自身免疫疾病。国外及国内的流行病学资料表明干燥综合征并非少见病。有观点将之称为自身免疫性上皮炎,因其不仅可以影响唾液腺(和泪腺)引起口干与眼干,还可累及肾小管上皮引起肾小管酸中毒,累及肝胆管上皮、胰管上皮及胃肠道腺体上皮引起消化道症状,累及肺细支气管上皮引起肺间质纤维化及肺动脉高压。

干燥综合征血管炎及高丙种球蛋白血症亦是肺间质纤维化及肺动脉高压的重要致病机制。治疗上强调在肺间质病变早期予以积极皮质激素及免疫抑制剂治疗。

(六)其他偶发性肺血管炎

此类疾患均为肺部(病变)为主的疾病,也可能有肺血管炎的表现。

1.淋巴瘤样肉芽肿病　是一种以血管为中心的肉芽肿病,肺无例外均被侵犯。1972 年首次由 Liebow 等所描述。组织形态学主要表现为上下呼吸道、皮肤、中枢神经系统中以血管为中心破坏性的浸润性病变。浸润细胞主要为淋巴母细胞、浆细胞、组织细胞以及含有不正常核分裂象的不典型大淋巴细胞,并形成肉芽肿性病变。

此病较少见,至 1979 年文献才有 507 例报告。与坏死性肉芽肿性血管炎不同,上呼吸道和肾脏极少受累,下呼吸道症状较多见如胸痛、呼吸困难及咳嗽等。但胸部 X 线所见也是多发结节状阴影伴有空洞形成,与坏死性肉芽肿性血管炎很相似;胸腔积液多见,但肺门淋巴结罕有侵及。中枢和周围神经系统常被侵及,出现脑梗死和周围神经病变等。实验室检查常难帮助诊断,皮肤病损活检可能有帮助,需依靠病理组织学检查以确定诊断。

未经治疗的淋巴瘤样肉芽肿一般迅速恶化,最终多死于中枢神经系统病变。约半数患者经环磷酰胺和皮质激素治疗可能缓解,平均生存期为 4 年,治疗不能缓解时将发展为血管中心性 T 细胞性淋巴瘤。但也可有良性类型的存在,后者主要表现为多形性淋巴细胞浸润的血管炎和肉芽肿形成,很少有组织坏死,治疗反应良好,也曾被称为"淋巴细胞血管炎和芽肿病"。

2.坏死性结节病样肉芽肿病　1973 年首先由 Liebow 报道。其组织学特点是肺内融合的肉芽肿性病变,其形态与结节病相似,但伴有肺动脉与静脉的坏死性肉芽肿性血管炎病变,约半数患者不伴肺门淋巴结肿大,和典型结节病不同。本病预后良好,常可自然缓解,可能此病是结节病的一种变形。

3.支气管中心性肉芽肿病　临床症状可有发热、乏力、咳嗽和哮喘等,嗜酸性粒细胞计数可以增高,胸部 X 线片显示浸润性或结节状阴影,也可出现肺不张,与其他全身性(系统性)血管炎疾病不同处为多无多器官受累,半数患者与曲(霉)菌或其他真菌接触有关;肺部以支气管为中心,由淋巴细胞和浆细胞浸润使小气道破坏,肉芽肿形成是基本组织(病理)学改变,病变附近的小动静脉可受侵犯,因此肺血管炎是继发性的病理过程。预后较佳,可以自然缓解,只需对症治疗,症状重者方需皮质激素治疗。

(苑克德)

第三节　肺动静脉瘘及肺血管畸形

肺动静脉瘘(PAVF)又称为肺动静脉瘤、肺血管瘤,动静脉血管瘤病(海绵状血管瘤、肺动静脉畸形PAVM)等。肺动静脉瘘和伴有分流的 PAVM 这两个名称可以互换使用,但目前、更倾向于使用 PAVM。

肺动静脉瘘是一种少见的肺血管异常,其特征为肺动脉与静脉之间的毛细血管被异常的薄壁血管所代替,形成异常的管状交通,造成不同程度的右到左分流,这些交通支对机体产生的影响依赖于血管受累的程度。如果畸形血管仅累及外周动脉和静脉,分流量较小,通常不影响肺循环的血流动力学,或仅产生轻微的影响;如果受累血管为较大的静脉和动脉,或者较多的肺毛细血管被畸形血管所代替,则可导致严重的血流动力学改变。

【病因】

肺动静脉瘘可以是先天性的,也可以是获得性的。先天性肺动静脉瘘有两种情况:①海绵状血管瘤,通常由肺动脉发出 1 个或多个扭曲和扩张的分支供血;②毛细血管扩张,形成一个毛细血管巢,通常合并存在遗传性出血性毛细血管扩张症(HHT),约 80% 的肺动静脉瘘患者伴有 HHT。获得形式的肺动静脉瘘通常发生于青年肝硬化患者,但也见于甲状腺癌转移以及肺血吸虫病的患者。血吸虫患者,血吸虫卵或其代谢产物或降解产物会导致肺血管发生慢性血管炎,继而形成新的血管,导致肺动静脉瘘的发生。

60%~90% 的先天性肺动静脉瘘合并存在 HHT。HHT 是一种常染色体显性遗传病,为局限于第 9 号染色体 q3 区发生基因突变所致。此基因编码内皮因子,为转化生长因子-α 结合蛋白,存在此种突变者 50% 以上存在肺动静脉瘘。其他已经证实的基因突变有位于染色体 12q 部位的激活素受体样激酶 1 基因,为调控血管生长和修复的基因,此种突变者 5% 伴随有肺动静脉瘘。

【临床表现】

肺动静脉瘘患者临床表现的轻重取决于右向左分流的程度,大多数患者可能没有临床症状或体征,分流量较大者会出现严重发绀、杵状指、运动耐力下降以及呼吸困难。有时在胸部听诊时可听到杂音,大多数病灶位于肺底部,多发生在靠近胸膜处,这样直立位时由于下肺血流量增多,可以出现低氧血症,而在仰卧位时由于通过病灶处的血流减少则而会使呼吸困难得到改善。

伴有 HHT 的肺动静脉瘘患者可表现为典型的三联征,即鼻出血、毛细血管扩张和家族病史。常见的临床特征是鼻出血、呼吸困难、咯血、毛细血管扩张、发绀、杵状指(存在右到左分流时出现),以及胃肠道出血。

【并发症】

肺动静脉瘘可以导致严重的并发症，而神经系统的并发症最常见，包括卒中（10%～19%）、短暂性缺血发作（6%～37%）、脑脓肿（5%～9%）、偏头痛（38%～59%），以及癫痫发作（8%）。由于在病灶部位失去了毛细血管的滤过作用，因而正常情况下能够被毛细血管床阻挡的细小栓子，会通过畸形血管进入到体循环。从而造成矛盾性栓塞。矛盾性栓塞是最常见的非感染性脑血管事件的原因。不常见但是可威胁生命的并发症包括血胸和咯血。

【诊断】

肺动静脉瘘主要依靠临床表现、右到左分流的证据以及影像学表现进行诊断。吸入100%的氧可以计算分流率，心脏声学造影可以判断分流部位，放射性核素显像可以计算分流率，二者对检测具有临床特征的肺动静脉瘘有接近100%的敏感性，心脏声学造影以及放射性核素显像的特异性高于吸入100%氧的分流率计算方法。

1.吸入100%的氧计算分流率   分流率（QstQt）的计算公式如下：

$$Qs/Qt = (CcO_2 - CaO_2)/(CcO_2 - CvO_2)$$

CcO_2为终末毛细血管氧含量，CvO_2为混合静脉血氧含量。上述方程是计算分流率最准确的方法，但是由于它需要检测混合静脉血氧饱和度，因此需要插入右心导管，故难以临床实施。临床上，可以使用简化的分流率计算方法：

$$Qs/Qt = (PAO_2 - PaO_2)1(PAO_2 - PaO_2 + 1670)$$

PAO_2为肺泡氧分压，PaO_2为动脉氧分压。

此种方法非常容易进行且最为经济，故为首选的诊断方法。患者吸入100%的氧气20分钟后，检测动脉氧分压（PaO_2），通过分流方程计算分流率。如果分流率超过5%，则需进行进一步的检查。但它并不是一个无错误的方法。如果存在面罩密闭不严和吸氧的时间不足，可以影响结果的准确性；吸入100%氧检查本身也会引起肺不张和少量分流。

2.心脏声学造影   心脏声学造影是检测肺动静脉瘘最敏感的方法。它是无创性的检查，目前被广泛使用。采用团注的方法，将经过充分摇动形成了细小气泡的盐水经外周静脉注入，同时进行超声心动图检查。在正常情况下，气泡将被肺脏毛细血管所捕获而停留在肺内，但是如果存在动静脉分流，在3～5个心动周期后气泡会在左心房内显影，而当存在心内分流时，气泡在3个心动周期内显影。心脏声学造影不能定量判断分流率。由于它的敏感性过高，临床上轻微的、无意义的分流也可以检测出来。

3.放射性核素显像   放射性核素显像是将^{99m}锝白蛋白聚合物注入体内，正常情况下虽有极少量碎片和游离^{99m}锝通过肺毛细血管进入体循环，但因放射性极少，全身显像仅见两肺显影。如果体循环中脑、脾、肾也显影，说明存在右向左分流。其阴性结果是必要的除外诊断依据。放射性核素显像也是一个敏感的方法，而且能够计算出分流率，但是它不能区分心内分流还是肺内分流。

4.CT扫描   造影剂增强CT对肺动静脉瘘的诊断比传统的肺动脉造影更敏感，而且能很好地显示瘘的部位和结构。CT可见供血动脉与畸形血管相连，呈条状或结节状。引流静脉与畸形血管和肺静脉相连向左心房走行。毛细血管扩张型则呈弥漫分布的小结节影，明显强化。三维螺旋CT在分析特殊部位的动静脉瘘方面更精确，且避免了造影剂的注射。其缺点在于如果伴有血管肿瘤则会出现假阳性的结果。

5.肺动脉造影   肺动脉造影仍是诊断肺动静脉瘘的"金标准"，特别是当计划进行治疗干预时需要进行肺动脉造影。在动静脉瘘的诊断方面，数字减影血管造影已经大部分取代了传统的造影技术。血管造影可以对肺动静脉瘘的形态、复杂性和大小等提供详细的信息。

【治疗】

（一）经导管栓塞术

经导管栓塞术（TCE）对肺动静脉瘘可以起到根治的作用，而从根本上避免了外科手术的需要。通常将导管从股静脉插入,栓塞治疗前,先行肺动脉造影充分了解病变部位、形态、类型和累及的范围和程度,而后选择性地进入到肺动静脉瘘的供血动脉,然后实施栓塞术。

目前常用的栓塞材料为不锈钢螺圈和可分离球囊。螺圈的大小需要严格评价,因为螺圈过大很难与供血动脉形成紧密的嵌合,且会对邻近正常肺动脉造成压迫,而过小的螺圈可能导致矛盾性螺圈栓塞。对囊状动静脉瘘一般应选择大于栓塞动脉直径50%的螺圈。而对多发弥漫型动静脉瘘进行栓塞时,一般应选择大于栓塞动脉直径30%的弹簧圈。目前,已经开发出新型的可取出式钢螺圈,从而解决了选择合适钢螺圈的问题。如果钢螺圈的尺寸不合适或没有放置到合适的位置,能够将螺圈退出,然后重新放置直至合适为止。钢螺圈通过导管进入到紧邻动静脉瘘的供血动脉,需要再次进行肺动脉造影以观察动静脉瘘的血流。如用一枚钢螺圈进行栓塞不足以使血流消失,可用多枚钢螺圈进行栓塞,重复多次直到供应动静脉瘘的血流停止。另一种栓塞材料是可分离球囊,使用球囊导管,选择合适的栓塞部位后,将球囊充气,重复造影以保证血流被充分阻断。如果没有血流通过,可将球囊与导管分离。

TCE的指征包括有症状的动静脉瘘患者,另外,无论有无症状,动静脉瘘的供血动脉直径大于3mm者其均应进行治疗,以预防并发症的发生。

TCE最常见的并发症是操作相关并发症,加造影剂过敏、操作部位的局部出血等,胸膜炎性胸痛可见于13%的患者,呈自限性。有报道在操作后4~6周,可发生晚期胸膜炎伴发热以及肺部浸润,主要见于较大肺动静脉瘘栓塞后。少见的并发症有心绞痛和钢螺圈移位到肺静脉,或出现矛盾性钢螺圈栓塞。

栓塞后再通不常见,在TCE至少1年后,CT发现肺动静脉瘘仍持续存在是再通的表现,再通率为5%~10%。在实施栓塞术时应将导管头送至供血动脉远端尽可能接近瘤囊处,然后在该部位释放栓塞物。若栓塞部位距离瘤囊过远,就可能栓塞到正常的肺动脉分支;如果栓塞部位离瘤囊过近,则因供血动脉远端残留过长,该供血动脉可能与支气管动脉形成侧支,从而引起术后再通。一旦发生栓塞后再通,则需要进行再次治疗。

(二)外科手术

外科手术是治疗肺动静脉瘘的经典方法,但随着TCE治疗技术的发展,外科手术在很大程度上已经被栓塞治疗所取代。对于肺动静脉瘘破裂入胸腔、栓塞治疗失败、对造影剂过敏以及不接受栓塞治疗者可以进行手术治疗。手术切除畸形血管是根治性治疗措施,可根据病变范围、大小、数量及类型进行局部切除、肺段切除、肺叶切除、结扎法以及全肺切除。严重的肺动静脉瘘是双侧肺移植的适应证。

【随访与筛查】

所有HHT患者都应该进行常规筛查,以便发现潜在的右向左分流情况,及早进行处理。HHT的家族成员也应该进行肺动静脉畸形的筛查。可以使用常规的无创性技术进行筛查,如最简单的吸入100%氧的方法进行分流判断。也可使用放射性核素和心脏声学造影的方法进行筛查,但其费用和可用度是主要的限制因素。

在肺动静脉瘘行栓塞术后1个月和1年,需要进行随访筛查。一般来说,肺动静脉瘘在栓塞治疗1年后会消失或形成一个纤维索条。而动静脉瘘持续存在的任何证据均提示再通,而且是再栓塞的指征。因此,螺旋CT扫描应在每3~5年时进行检查,以便发现进展的或新形成的小的肺动静脉瘘。

(马 博)

第四节 肺动脉高压

肺动脉高压(PAH)是由不同发病机制,多源性疾病与各种病因导致的不同病理过程,由于肺动脉循环血流受限导致肺血管阻力增加,最终发生右心衰竭。已经阐明的肺动脉高压发生机制,涉及分子和基因水平、血管平滑肌、内皮细胞以及血管外膜等多个方面。血管收缩/血管舒张状态的失衡是目前药物治疗的基础,但也越来越多地认识到肺动脉高压还与平滑肌细胞增殖与凋亡(有利于前者)失平衡有关。肺动脉高压是一个排他性诊断,引起肺动脉高压的病因很多,其治疗靶点是潜在的病因治疗。

【诊断标准】

PAH诊断的金标准是需要完善的右心导管来证实。PAH的血流动力学界定是平均肺动脉压(mPAP)≥25mmHg;肺毛细血管楔压(PCWP),左心房压,或左心室舒张末期压≤15mmHg;并且肺血管阻力(PVR)3w00d单位。明确诊断后还需要通过病史和相应的检查了解有无相关的基础疾病。其诊断流程包括:判断是否存在引起肺血管病变的基础;证实存在肺动脉高压;肺动脉压力增高的分类;制定合理的治疗方案。

1.临床表现

(1)症状:早期通常无明显症状,最常见的临床表现为劳力性呼吸困难,虚弱、乏力,胸痛,晕厥,浮肿等。随着右室功能衰竭的进一步加重和三尖瓣反流量的增加,患者可逐渐出现下肢肿胀、腹水、食欲减退、血容量增多,疲乏可进行性加重。世界卫生组织采用纽约心功能分级系统(NYHA)对肺动脉高压进行功能分级来评价活动耐量(见附录2)。

相关疾病的症状,例如:端坐呼吸和夜间阵发性呼吸困难,提示肺动脉高压由左心疾病所致;雷诺现象、关节疼痛、手指肿胀及其他结缔组织病症状合并呼吸困难时应考虑到结缔组织病相关性肺动脉高压;有鼾声呼吸与呼吸暂停时可能为呼吸睡眠障碍相关性肺动脉高压。

(2)体征:肺动脉高压没有特异性体征,容易漏诊。常见体征包括:胸骨左缘上抬或膨隆;在胸骨左缘可触及收缩期搏动;肺动脉瓣区第二心音增强(P2亢进);由于主肺动脉扩张可闻及喷射性喀啦音;第四心音;吸气时第三心音(S3)增强;肺动脉瓣区舒张早期逐渐减弱的杂音;三尖瓣反流性杂音;病情进一步加重可出现右心衰竭的体征:颈静脉搏动与怒张;肝脏增大、下肢浮肿等。

2.辅助检查

(1)超声心动图(UCG):用以筛查肺动脉高压疾病,评价左室形态功能除外左心疾病,肺静脉高压;观察瓣膜的功能,明确瓣膜病、先心病;发现血栓等。

UCG在临床诊断肺动脉高压上的意义如下。

①定性判断肺动脉压力增高。例如右心室肥大、肺动脉内径增宽和膨胀性下降、三尖瓣和肺动脉瓣反流、肺动脉瓣运动异常等。

②定量测定肺动脉高压。包括三尖瓣反流压差法、右室射血间期法。据报道,UCG估测肺动脉压较右心导管测得值平均低11mmHg。

③诊断肺动脉高压的参考标准(附录3)。文献报道其估测肺动脉压的敏感度,特异度均较高,符合性达90%。但与超声医师的经验有关。

(2)影像学:

①胸片:轻到中度PAH患者胸片可正常,较重患者胸片可见:中到高度的肺动脉段突出,肺门动脉明显;整个肺野清晰,纹理纤细,与扩张的肺门动脉形成鲜明对比;右心房、右心室扩大。

②普通CT与高分辨CT:显示主肺动脉及左右肺动脉均扩张,与周围肺血管的纤细对比鲜明;观察到右心肥厚与扩张;高分辨CT能有助于排除肺间质纤维化、肺泡蛋白沉积症等肺部疾病。

③肺动脉造影术:用于PAH的诊断,当通气灌注扫描有问题时,造影可明确慢性栓塞性肺动脉高压及栓塞部位。

④右心导管:是评价肺动脉压力增高血流动力学的"金标准"。右心导管术在诊断PAH的作用有:A准确测定肺动脉压力、循环肺血管阻力及肺毛细血管楔压;B药物试验估测肺血管反应性及药物疗效;C鉴别诊断:PAH的肺动脉压力增高应属肺毛细血管前压力增高,而肺毛细血管楔压应正常.即使晚期PAH患者其肺毛细血管楔压略增高,亦不应该>16mmHg,如>16mmHg,高度提示此患者为肺静脉压增高所

致肺动脉高压。

⑤急性肺血管反应性试验(见附录4):评估意义在于:肺血管反应性与肺动脉高压患者的生存率密切相关,对药物有反应的患者预后较好;评价是否适合钙离子拮抗剂治疗。反应者比不反应者更有可能从口服钙离子拮抗剂中获得长久益处。

(3)其他检查:

①化验检查:风湿全套,肝功能与肝炎病毒标记物,HIV 抗体,血气分析。

②心电图:不仅能反应右心肥厚与右心缺血及右房扩大,而且可帮助判断病情、对治疗的反应及估计预后。

③肺通气灌注扫描:是排除慢性栓塞性肺动脉高压的重要手段,PAH 患者可呈弥漫性稀疏,或"马赛克"征或基本正常。

④多导睡眠监测:因 10%～20%的睡眠呼吸障碍患者合并有肺动脉高压,可疑患者应行睡眠监测。

⑤骨形成蛋白 2 型受体基因:大多数遗传性肺动脉高压患者和至少 26%散发性 PAH 患者有此基因突变,进行患者基因诊断可简化 PAH 的诊断程序。

⑥经胸腔镜肺活检:有时可依靠病理发现临床难以明确的早期间质性肺炎而排除 PAH;对 PAH 进行病理分型,病情程度分级,判断病变是否可逆,帮助评估预后;提高医师对 PAH 的认识,从而使更多的 PAH 患者受益。但对心功能差的患者应避免手术。活检时应注意取材深入肺内 1cm,肺组织应大于 2.5cm×1.5cm×1cm。

【治疗原则】

1.一般措施　避免可诱发 PAH 病情加重的因素,如:感冒、中等强度以上的体力活动、高原、怀孕等。

2.抗凝治疗　PAH 患者肺动脉原位血栓形成以及静脉血栓栓塞事件发生的危险性均增加。应用华法林抗凝治疗可改善 PAH 患者的预后。目前抗凝治疗一般采用华法林,国际标准比值(1NR)控制在 1.5～2.5。如应用华法林有禁忌,可间断使用低分子量肝素。

3.利尿治疗　对于合并右心衰竭的 PAH 患者,适量使用利尿剂可减轻肝淤血、降低容量负荷,改善患者的一般状况。但应避免时间较长的过度利尿。使用利尿剂原则为由小剂量开始,根据体征和肾功能的情况掌握剂量。

4.洋地黄制剂　短期静脉注射可增加心排血量,长期使用疗效尚不肯定。每日服用 0.125～0.25mg 地高辛对出现右心衰竭者可能有益,但因患者有低氧血症,应警惕洋地黄中毒。地高辛有时用于右心衰竭合并心输出量低的患者和心房颤动患者。

5.氧疗　低氧血症有强大的肺血管收缩作用,吸氧以维持氧饱和度在 90%以上为宜。

6.钙拮抗剂　当急性血管反应试验显示肺血管阻力、肺动脉压力比基础值分别降低 30%和 20%以上者长期服用钙拮抗剂方能有效。常用药物为硝苯地平和地尔硫䓬。可根据患者基础心率而定,心率<80 次/分可选用硝苯地平,心率>80 次/分应选用地尔硫䓬。硝苯地平剂量为 90～180mg/d(可用至 240mg/d),地尔硫䓬的剂量为 360～720mg/d(可用至 900mg/d)。大剂量钙拮抗剂副作用一般不严重,常见的为低血压和水肿。

7.前列腺素

(1)依前列醇:心功能Ⅲ～Ⅳ级(NYHA)的肺动脉高压患者持续静滴依前列醇不仅能改善运动耐量和血流动力学指标,且能提高生存率。本品半衰期只有 3 分钟,故需采用持续静脉泵入。该药价格极为昂贵,估计在法国每年药费约需 10 万美元。

(2)伊洛前列环素:可通过静脉、口服、吸入来治疗 PAH,血浆 $T_{1/2}$ 为 20～25 分钟,单次吸入后持续时间约 60 分钟。吸入治疗 PAH 是安全、有效的方法,用于治疗心功能Ⅱ～Ⅲ级的 PAH 患者。但其 $T_{1/2}$ 相对较短,吸入 30～90 分钟后作用消失,每日需多次吸入。不良反应有咳嗽和全身血管扩张的相关症状。

（3）贝前列环素：是第一个具有口服活性的前列环素类似物，口服后药物 $T_1/2$ 为 35～40 分钟，主要的不良反应与扩张体循环血管有关，通常发生在用药起始阶段，长期应用可以耐受。

8.内皮素受体拮抗剂

波生坦和安立生坦是一种口服的双重内皮素受体拮抗剂，可明显改善包括艾森曼格综合征在内的成年肺动脉高压患者血流动力学参数和运动耐量。

9.磷酸二酯酶抑制剂　西地那非、伐地那非作为一种特异型磷酸二酯酶抑制剂，目前推荐用于较早期的世界卫生组织肺动脉高压功能分级Ⅲ级患者。是一种高选择性的肺血管扩张药，有效地降低肺动脉压力和肺循环血管阻力，提高心输出量和心脏指数，改善心功能，不会对体循环造成不良影响。

10.联合治疗　药物联合治疗可以使药物的治疗作用相互叠加，互相促进，从而疗效增加，开展药物联合治疗可能寻找到长期有效的肺动脉高压治疗方案，目前还没有足够的证据。但已经有研究将波生坦与吸入伊洛前列素联合应用对降低肺动脉压力有较好效果。

11.有创治疗　房间隔造口导致右向左分流可使心房血氧饱和度下降，改善肺动脉高压患者的症状。对于经过充分内科治疗后，患者症状仍无明显好转，可推荐患者进行房间隔造口术或肺移植手术治疗。

肺移植也是目前治疗肺动脉高压的有创方法之一，虽然可以降低肺动脉压力但远期预后并不乐观，术后死亡原因可能与感染及慢性排异有关。

（一）最新的肺动脉高压临床分类

1.动脉型肺动脉高压（PAH）

（1）特发性肺动脉高压。

（2）可遗传性肺动脉高压。

①BMPR2。

②ALKlendoglin（伴或不伴遗传性出血性毛细血管扩张症）。

③不明基因。

（3）药物和毒物所致的肺动脉高压。

（4）相关性肺动脉高压。

①结缔组织病。

②HIV 感染。

③门脉高压。

④先天性心脏病。

⑤血吸虫病。

⑥慢性溶血性贫血。

（5）新生儿持续性肺动脉高压。

2.肺静脉闭塞性疾病（PVOD）和/或肺毛细血管瘤病（PCH）。

3.左心疾病所致的肺动脉高压。

（1）收缩功能不全。

（2）舒张功能不全。

（3）瓣膜病。

4.肺部疾病和/或低氧所致的肺动脉高压。

（1）慢性阻塞性肺疾病。

（2）间质性肺疾病。

（3）其他伴有限制性和阻塞性混合型通气障碍的肺部疾病
。

（4）睡眠呼吸暂停。

（5）肺泡低通气。

（6）慢性高原缺氧。

（7）发育异常。

5.慢性血栓栓塞性肺动脉高压。

6.原因不明和/或多种因素所致的肺动脉高压。

（1）血液系统疾病：骨髓增生疾病，脾切除术。

（2）系统性疾病：结节病，肺朗格汉斯细胞组织细胞增多症，淋巴管肌瘤病，多发性神经纤维瘤，血管炎。

（3）代谢性疾病：糖原储积症，高雪氏病，甲状腺疾病。

（4）其他：肿瘤性阻塞，纤维纵隔炎，透析的慢性肾衰竭。

通过现代治疗 PAH-年的死亡率是 15%。评估不良预后的因素包括：早期的功能分级、缺乏运动能力、右房压高、显著的右心室功能不全、右心衰竭、低心排指数、脑利钠肽升高和硬皮病谱疾病。

（二）世界卫生组织对于肺动脉高压分级—组约心脏功能分级（NYHA）

Ⅰ级（轻度）：体力活动不受限。一般的体力活动不会引起呼吸困难、乏力、胸痛加剧或近乎晕厥。

Ⅱ级（轻度）：体力活动轻度受限。静息状态下无症状，但一般的体力活动即会引起呼吸困难、乏力、胸痛加剧或近乎晕厥。

Ⅲ度（中度）：体力活动明显受限。静息状态下无症状，但轻微的体力活动即会引起呼吸困难、乏力、胸痛加剧或近乎晕厥。

Ⅳ级（重度）：不能从事任何体力活动，并可能出现右心衰竭的体征。静息状态下可出现呼吸困难和（或）乏力，并且任何体力活动几乎都可以加重这些症状。

目前，NYHA 功能分级仍然是决定特发性肺动脉高压生存率的重要因素。

（三）超声心动图诊断肺动脉高压的参考标准

（通过三尖瓣反流峰速和多普勒估测肺动脉收缩压）

1.除外肺动脉高压 三尖瓣反流速率≤2.8m/s，肺动脉收缩压≤36mmHg，无其他超声心动图参数支持肺动脉高压。

2.可疑肺动脉高压 三尖瓣反流速率≤2.8m/s，肺动脉收缩压≤36mmHg，有其他超声心动图参数支持肺动脉高压；或三尖瓣反流速率 2.9～3.4m/s，肺动脉收缩压 37～50mmHg，伴或不伴有其他超声心动图参数支持肺动脉高压。

3.肺动脉高压可能性较大 三尖瓣反流速率＞3.4m/s，肺动脉收缩压＞50mmHg，伴或不伴有其他超声心动图参数支持肺动脉高压。

运动多普勒超声心动图不推荐用于肺动脉高压的筛查。其他一些可以增加肺动脉高压可疑程度的超声心动图参数包括肺动脉瓣反流速率的增加和右心射血时间的短暂加速；右心腔内径增大，室间隔形状和运动的异常.右心室壁厚度的增加和主肺动脉扩张都提示肺动脉高压，但这些参数均出现在肺动脉高压较晚期。

（四）急性肺血管反应性试验

肺动脉高压患者，如有可能，在确定长期应用血管扩张药前都应做右心导管检查，以明确是否存在肺血管收缩，是否存在固定的肺血管结构改变，以判定预后以及评估应用血管扩张药的安全性。

结果判断：①良好反应：患者肺动脉和体动脉血管床扩张，心排血量增加，肺动脉压明显下降，体动脉压下降轻微；②不良反应者：体动脉扩张，肺动脉固定不变，心排血量不增加，体动脉压急剧下降；③另一类不良反应者：体动脉扩张，心排血量增加，肺血管扩张不充分，肺动脉高压进一步加重。阳性判断标准（各文献报道不一致）；肺动脉平均压至少下降 10mmHg，绝对值下降至≤40mmHg，CO 升高或不变（ACCP 和欧洲指南）；肺动脉平均压至少下降 10％和肺血管阻力下降 30％；或肺动脉平均压和肺血管阻力下降 20％。

（王玉妲）

第五节　肺源性心脏病

　　肺源性心脏病简称肺心病，是一种由呼吸系统结构或功能障碍导致右心室肥厚或扩张，进而引起心功能障碍的临床综合征，需要排除左心疾病或者先心病引起的右心功能障碍。按疾病发生急缓，可分为急性和慢性肺心病。急性肺心病指各种原因，特别是肺栓塞引起突发肺循环阻力急剧增加而导致急性右心功能障碍，甚至心衰，主要心脏变化是急性右心室扩张。慢性肺心病则是由于肺动脉压力逐渐升高导致右室做功增加，而引发的心脏病，主要以右室肥厚为主，同时也可伴有右室扩张，多由 COPD 引起，慢性心脏缺血是关键病机。需要特别指出，以前教科书所著肺心病章节侧重于介绍肺部感染和呼吸衰竭的处理，对于肺动脉高压（PH）和右心功能不全，特别是治疗与现代进展差距缺乏详细描述，甚至错误强调急性肺心病在我国少见。因此，本节重点阐述 PH 和心衰的机制、诊断、评价和治疗。

　　【流行病学】
　　美国肺心病患者占所有成人心脏病患者的 6％～7％，心衰失代偿患者的 10％～30％，且 COPD 是其最常见病因。印度等空气污染较严重的国家，肺心病发生率约为 16％。英国等空气普遍污染的国家，肺心病占所有心衰患者的 30％～40％。通常情况下，在吸烟人群广泛，空气污染严重，慢性支气管炎和肺气肿发病率较高的地区，肺心病患病率也相应较高。男性多于女性，这可能和吸烟者中男性比例较高和男性相对更长时间暴露于空气污染中有关。
　　世界多中心研究结果示 40 岁以上人群 COPD（肺功能Ⅱ级以上）患病率为 10.1％，其中男性 11.8％，女性 8.5％，但具体 COPD 合并肺心病患者的流行病学资料尚不精确。法国一项大型临床研究提示 COPD 患者约有 50％合并有 PH。我国 40 岁以上居民的 COPD 患病率为 8.2％（男性 12.4％，女性 5.1％），农村地区患病率 8.8％（男性 12.8％，女性 5.4％）。我国 1973～1983 年全国普查结果显示肺心病全国平均患病率约为 0.46％，1991 年对 10 万农村人口（≥15 岁人群）调查发现肺心病的患病率为 0.70％。2003 年北京农村地区慢性肺心病在 COPD 患者中的患病率为 18.92％，占 40 岁以上人口的 1.72％，男性多于女性，随着年龄的增加肺心病的发病率增加，70～79 岁者肺心病患病率达到 55.24％。
　　急性肺心病主要由肺动脉栓塞引起，此类病患并不少见，目前在美国已排名为导致死亡的心血管疾病第二名。国外报道肺栓塞的发生率为 0.3‰～0.95‰，死亡率 7％～11％，其中 50％左右患者发病 1 小时内出现急性右心衰竭。急性大块肺栓塞患者中有 61％发生急性右心衰竭，其中 23％死亡。中国香港人群肺栓塞的发生率约为 0.039‰，年龄大于 65 岁人群肺栓塞的发生率为 0.186‰。内地尚缺乏准确的流行病学资料。北京阜外医院 1974～2006 年，肺栓塞患者占住院患者的比例从 0.27％增加到 0.94％，死亡率从 20.00％下降至 4.10％。我国虽然没有确切流行病学资料，但肺栓塞是常见病已成共识。

　　【病因】
　　急性肺心病最常见于急性肺栓塞，还常见于 COPD 和各类 PH 急性加重期，此外急性呼吸窘迫综合征（ARDS）和机械通气（主要是指冠脉疾病或严重败血症导致右室收缩功能受损的患者）也可引起急性肺心病；慢性肺心病常继发于因慢性阻塞性支气管炎或肺气肿引起的 COPD 及 PH。以下列举慢性肺心病病因：

（一）PH

1.肺动脉高压（PAH）　如特发性,遗传性,药物和毒物引起的 PAH 和结缔组织病相关 PAH。最新观点认为镰状细胞病等血液系统疾病导致 PH 也属于 PAH,容易引起肺源性心脏病。

2.慢性肺病或缺氧性疾病相关 PH

（1）COPD、支气管哮喘、支气管扩张等气道疾病引起的 PH。

（2）影响肺间质或肺泡为主的疾病,如特发性肺间质纤维化、结节病、慢性纤维空洞性肺结核、放射性肺炎、尘肺等引起的 PH。

（3）神经肌肉及胸壁疾病,如重症肌无力、多发性神经病、胸膜粘连、各种原因导致的胸廓或脊柱畸形,影响呼吸活动,造成通气不足,低氧血症引起的 PH。

（4）通气驱动失常的疾病,如肥胖-低通气综合征、睡眠呼吸暂停低通气综合征、原发性肺泡通气不足等,因肺泡通气不足,低氧血症而引起的 PH。

（5）其他通气功能障碍,如上呼吸道阻塞、肺叶切除、慢性高原病,先天性肺发育异常等引起的 PH。

多数肺部疾病仅影响部分肺叶,对肺泡-毛细血管气体交换影响较小,一般不导致 PH 和肺心病,仅当双肺弥漫性受损、纤维化或手术严重影响呼吸功能时才引起肺心病。

（二）血栓栓塞性疾病

此类疾病最终引起慢性血栓栓塞性肺高血压（CTEPH）导致肺心病。

1.血栓性疾病　败血症和急性肺损伤引起的肺微栓子等。

2.栓塞性疾病　如肺血栓栓塞症,肿瘤栓塞,脂肪、液体及空气栓塞,细菌栓塞等。

（三）周围组织压迫性疾病

纵隔肿瘤、微动脉瘤、肉芽肿或纤维化等压迫肺动脉。

（四）医源性因素

不合理的机械通气、过度输液等。

【危险因素】

肺栓塞危险因素包括易栓倾向和获得性危险因素。前者如 LeidenV、凝血酶原 20210 基因突变,抗凝血酶Ⅲ缺乏等;后者包括高龄、冠状动脉疾病等动脉疾病、肥胖、真性红细胞增多症、近期手术史等。

年龄、PH、房颤、肥胖和心肌梗死史是年长 COPD 患者发生心衰的主要危险因素。慢性肺心病急性发作的常见诱因如下:感染;过度体力活动和情绪激动;钠盐摄入过多;心律失常;妊娠和分娩;输液(特别是含钠盐的液体)、输血过快和(或)过多等。

【病理】

（一）急性肺心病

主肺动脉,左、右肺动脉分叉处或左右肺动脉可见大块栓子或多数栓子栓塞,甚至出现肺梗死。右室扩大,左右心室心肌,尤其是心内膜下心肌,可能因休克或冠状动脉反射性痉挛引起严重缺氧而常有灶性坏死。

（二）慢性肺心病

慢性肺心病的病理表现包括肺部基础病变、肺动脉病变和心脏病变等。

1.肺部基础病变　慢性肺心病病因不同,肺部原发病变也不同,如慢性支气管炎表现为气道黏液高分泌;慢性细支气管炎主要表现为小气道管壁单核巨噬细胞和 $CD8^+T$ 淋巴细胞浸润、杯状细胞增生;肺气肿表现为终末支气管远端膨胀伴有气腔壁破坏;特发性 PAH 肺实质影响较少。

2.肺动脉病　变主要表现为肺动脉内膜增厚,管腔狭窄或闭塞,中膜平滑肌细胞肥大,外膜胶原纤维增生。原发疾病不同病理表现也有不同,如 COPD 等主要引起中膜增厚,远端肺动脉增殖性内膜闭塞,肺气肿造成不同程度血管床破坏和纤维化;PAH 主要累及远端肺血管,内膜向心性或离心性增殖和纤维化,可出现从样病变,扩张性病变,而肺静脉基本未受影响;肺静脉闭塞症主要表现为中隔静脉和中隔前肺小静脉纤维化闭塞,静脉动脉化,毛细血管不规则增殖等;CTEPH可见机化血栓替代正常内膜,管腔不同程度狭窄、网状化和中性粒细胞带状化,甚至完全闭塞等。

3.心脏病变　主要表现为心脏重量增加,右室肥大,室壁增厚,心腔扩大,肺动脉圆锥膨隆,心尖圆钝,心脏顺钟向转位。镜检心肌纤维不同程度的肥大或萎缩性变形,灶性心肌纤维坏死及纤维化,心肌间质水肿。

4.其他脏器病变　肺性脑病者脑重量增加,脑膜血管扩张充血,蛛网膜下腔少量出血。上消化道出血和溃疡者见胃黏膜糜烂,多发性点状出血和浅表溃疡等。肝脏损害者肝组织明显出血,肝细胞变性,灶性坏死和淤血性肝硬化。肾脏损害者肾间质充血,肾皮质灶性出血,肾小管上皮细胞坏死和腔内蛋白管型。

【发病机制】

成人右心室大体呈三角形,室腔成狭窄新月形,室壁薄,室间隔凸向右心室一面。由于肺循环阻力极低,右心室是个低压泵,但顺应性较左室大,心室内压受血容量影响不大。

（一）急性肺心病

急性肺栓塞阻塞肺动脉管腔,不同程度影响血流动力学和呼吸功能。轻者几乎无症状,重者可导致肺血管阻力突然增加,肺动脉压升高,心输出量下降,严重时因冠状动脉和脑供血不足,导致晕厥甚至死亡。

1.血流动力学改变　肺血管床面积减少30%～40%肺动脉平均压可达30mmHg以上,右室平均压可升高;肺血管床面积减少40%～50%肺动脉平均压可达40mmHg,右室充盈压升高,心指数下降;肺血管床面积减少50%～70%可出现持续性PAH;肺血管床面积减少大于85%可导致猝死。

2.右心功能不全　肺血管床阻塞程度和基础心肺功能状态是右心功能不全是否发生的最重要因素。5-羟色胺、缺氧等引起广泛肺小动脉痉挛,增加后负荷;右室壁张力增加导致右冠状动脉相对供血不足,导致心肌缺血等可加重右心功能不全。

3.心室间相互作用　右心后负荷突然增加,引起右室扩张,右室壁张力增加,室间隔左移,导致回左心血量减少,心排血量急剧下降,体循环血压下降,冠状动脉供血减少和心肌缺血。

4.呼吸功能肺栓塞　可导致气道阻力增加、相对肺泡低通气等,引起低氧血症。

ARDS弥漫性肺组织炎症损害肺毛细血管床,影响换气功能及血液循环;ARDS患者给予机械通气,增加正常肺组织内肺泡张力,压迫肺循环,以及疾病引起高碳酸血症导致肺动脉收缩等共同影响肺循环,导致右心功能不全。

（二）慢性肺心病

肺功能和结构改变致PH是导致肺心病的病理生理学基础。因呼吸及循环系统有很大的代偿能力,所以当肺部有严重病变才能引起持续性PH,使右心负荷增加,导致右室肥厚、扩大,当超过其代偿能力时即出现右心衰竭。

1.呼吸功能改变　多数肺组织或肺动脉及其分支的病变均可影响呼吸功能,使呼吸系统出现阻塞性和（或）限制性通气功能障碍,进一步发展至通气/血流比值失调出现换气功能障碍,或疾病本身影响换气功能,最终导致低氧血症和高碳酸血症。

2.肺血管结构及功能改变,PH形成

（1）血管床减少:慢性肺部疾病及缺氧性疾病引起的长期低氧状态可导致肺血管内皮细胞增厚,平滑肌肥大;长期反复的肺部炎症累及肺小动脉,引起管壁炎,使管壁增厚、狭窄和纤维化或闭塞;肺气肿致肺泡内压升高,压迫肺毛细血管使管腔狭窄或闭塞,肺泡间隔破裂融合成肺大疱,使毛细血管网毁损;原发性肺血管疾病,如肺血管炎,特发性PAH,肺间质纤维化等侵及血管,使之痉挛、增厚、狭窄、纤维化,均可使血管床减少。

(2)肺血管收缩:缺氧是引起肺动脉痉挛的主要原因。低氧作用于肺血管平滑肌细胞膜上的离子通道,引起钙内流增加和钾通道活性阻滞,肌肉兴奋-收缩偶联效应增强;低氧刺激血管内皮细胞,使内皮衍生的收缩因子如内皮素-1合成增加而内皮衍生的舒张因子如一氧化氮和降钙素产生和释放减少;低氧刺激主动脉体和颈动脉窦化学感受器,使交感神经兴奋,儿茶酚胺分泌增加;缺氧后无氧代谢造成酸中毒,酸中毒状态下肺动脉对缺氧更为敏感。

(3)肺血管重构:缺氧性PAH肺血管改变主要表现在小于$60\mu m$的无肌层肺小动脉出现明显的肌层,大于$60\mu m$的肺小动脉中层增厚,内膜纤维增生,内膜下出现纵行肌束,以及弹力纤维和胶原纤维性基质增多,使血管变硬,阻力增加。长期持续性肺血管痉挛可使肌性小动脉肌层增厚、内膜灶性坏死、纤维增生、血管腔狭窄;内皮功能受损,舒血管物质(如一氧化氮和前列环素)表达下降,收缩和促增殖物质(血栓素A2和内皮素-1)过度表达,使血管紧张度上调,促进包括内皮细胞、平滑肌细胞以及成纤维细胞的过度增殖;缺氧本身可增加肺血管内皮生长释放因子(平滑肌细胞分裂素)的分泌和成纤维细胞分泌的转化生长因子β的表达,使血管平滑肌细胞和肺动脉外膜成纤维细胞增殖。

(4)血黏度增加:慢性缺氧,导致促红细胞生成素分泌增加,继发性红细胞生成增多,血液黏稠度增加。当血细胞比容大于55%～60%时血黏度明显升高。

(5)血容量增加:缺氧和高碳酸血症使交感神经兴奋,肾小管收缩,肾血流量减少,水钠潴留,导致血容量增加。

(6)PH形成:肺血管床减少,肺动脉痉挛与肺血管重构,血黏度增加,血容量增加及肺微动脉原位血栓形成等,均可引起肺血管阻力增高,肺动脉压力增高。长期肺循环阻力增加,可使小动脉中层进一步增生肥厚,加重PH,造成恶性循环。

3.右心功能不全及右心衰竭

(1)右心负荷增加:慢性肺心病前负荷增加的主要原因为长期组织缺氧引起心排血量代偿性增加和慢性缺氧导致血容量增多,而后负荷增加的主要原因是肺动脉压力增高和血黏度增加。肺循环阻力增加,肺动脉压力增高引起右心室代偿性肥厚。肺高血压早期,右室代偿能力尚可,舒张末压仍正常。随着疾病进展,特别是急性加重期,肺动脉压持续升高,超过右室代偿能力,右心排血量下降,收缩末期残留血量增加,舒张末压增高,导致右室扩大和心力衰竭。

(2)右室储血及泵血功能受损:右室前负荷过重,心室扩张是主要代偿机制;后负荷过重,心肌肥厚是主要代偿机制;右心负荷增加,心肌耗氧量增多,然而右心功能不全影响左心输出量,降低右冠状动脉灌注压,减少冠状动脉血流量,影响右室氧供,心肌缺氧。三者均可致右室心肌顺应性下降,损伤右室储血和泵血功能,加重右心功能不全。此外,酸中毒增加心肌代谢所需能量,影响心肌收缩力;反复慢性肺部感染,细菌毒素侵犯心肌,引起心肌炎,甚至发生心肌病,均有可能影响右室功能。

4.左心受累　尸检证明,慢性肺心病伴左室肥大者占62.6%。缺氧、高碳酸血症、肺部感染引起心肌损害;血容量增加及支气管肺血管分流形成增加左室负担以及老年人合并动脉粥样硬化影响心肌氧供等均可使左心功能受损,且右室扩张及重构使室间隔左移,心包腔内压力增加会逐渐影响左室充盈,最终导致左房压增加。左心功能不全引起肺静脉压升高,肺动脉压力升高,进一步加重右心功能不全。

5.多脏器损害　肺心病及肺部基础疾病引起低灌注、感染、炎症、免疫反应及氧化应激等可引起全身器官损害,最后导致多脏器衰竭。

【临床表现】

(一)急性肺心病

1.症状　大块肺栓塞或急性呼吸衰竭导致右室后负荷急剧增加时,患者可表现为呼吸困难,气促,咳嗽、咯血,心悸,胸痛,有濒死感,烦躁不安,惊恐,大汗淋漓、四肢厥冷,晕厥,甚至休克。严重者因心脏停搏或严重的心律失常而死亡。

2.体征　心动过速,血压下降。可伴发热,多为低热。颈静脉充盈或异常搏动。肺大面积梗死区域叩诊浊音,呼吸音减弱或伴有湿啰音。如病变累及胸膜可出现胸膜摩擦音或胸腔积液。心浊音界扩大,胸骨左缘第2～3肋间肺动脉区浊音增宽,搏动增强。肺动脉瓣区第2音亢进或分裂,并可闻及收缩期和舒张期杂音。三尖瓣区可闻及收缩期杂音。右心衰时,颈静脉怒张,肝肿大并伴疼痛、压痛。一般不伴明显下肢水肿。

(二)慢性肺心病

本病发展缓慢,临床上除原有肺、胸疾病的症状和体征外,主要是逐步出现的心肺功能不全及其他器官受累的征象,往往为急性发作期与缓解期交替出现,急性发作次数越多,心肺功能损害越重。

1.功能代偿期　此期心功能代偿一般良好,肺功能处于部分代偿阶段,患者常有慢性咳嗽、咳痰和喘息、活动即感心悸、气短、乏力和劳动耐力下降。胸痛可能与右心缺血或炎症波及胸膜有关。咯血少见。体征主要为不同程度的发绀和肺气肿体征,如桶状胸、肺部叩诊为过清音,肺下界下移,听诊普遍性呼吸音减低,常可听到干、湿啰音。右心室虽扩大,但心界因肺气肿不易扣出。心音遥远,第二心音亢进,提示肺高血压。剑突下及心脏收缩期搏动,三尖瓣区可闻及收缩期杂音,提示有右室肥厚和扩大。部分患者因肺气肿胸内压升高,阻碍腔静脉回流,出现颈静脉充盈,又因膈肌下降,肝下缘可在肋缘触及,但此时多无静脉压升高,肝脏并非淤血,前后径并不增大,且无压痛。

2.功能失代偿期

(1)呼吸衰竭:急性呼吸道感染是最常见诱因。由于通气和换气功能进一步减退,此期主要表现与缺氧和CO_2潴留相关。呼吸困难加重,发绀明显,常有头痛,夜间为甚。中、重度呼吸衰竭时可有轻重不等的肺性脑病表现(详见呼吸衰竭章节,第四十章)。高碳酸血症时周围血管扩张,儿茶酚胺分泌亢进,出现皮肤潮红、多汗。

(2)心衰:以右心衰竭为主。患者心悸、气促更明显,发绀更严重,伴食欲不振、腹胀、恶心等。颈静脉怒张,肝肿大并有压痛。肝颈静脉回流征阳性,并可出现腹水及下肢水肿。心率增快,可出现心律失常,剑突下常可闻及全收缩期反流性杂音,响度取决于室-房间压差,吸气时增强。随着右室扩大,心脏顺钟向转位,三尖瓣左移,杂音也向左移,范围扩大,甚至出现由三尖瓣相对性狭窄引起的舒张中期杂音。严重者在胸骨左缘三尖瓣区可出现舒张期奔马律。右心性第4心音和第3心音分别表示右室顺应性下降和右心功能不全。当心衰控制后,心界可回缩,杂音可减轻或消失。严重者可出现肺水肿及全心衰体征。

【实验室和其他检查】

(一)急性肺心病

1.血液检查　部分患者可出现肌钙蛋白T增高,提示可能并发右室心肌梗死。故入院后6～12小时内至少检测两次肌钙蛋白水平;BNP和NT-proBNP水平反映了右心功能不全和血流动力学损害的严重性,需要反复检查,如果BNP不断升高,提示患者预后差,如果先升高,治疗后逐渐下降,表明治疗有效,患者预后较好。

2.心电图检查　心电图有助于排除急性心肌梗死,但对PTE和急性肺心病的诊断无特异性。但需要警惕有时急性肺心病的心电图变现和急性心内膜下心肌梗死变化近乎一致。

3.超声心动图　可见右室负荷过重征象,如右室壁局部运动幅度下降,右室和(或)右房扩大,三尖瓣反流速度增快以及室间隔左移运动异常,肺动脉干增宽等。超声心动图心脏长轴切面计算舒张末右室与左室面积之比,正常心脏比值小于0.6;当比值在0.6～1之间提示右室中度扩大;当比值大于1提示右室显著扩大。TAPSE和TEI指数有助于评价急性右心收缩功能和患者预后。是肺心病临床常规需要监测的内容。

(二)慢性肺心病

1.血液检查　BNP和NT-proBNP增高幅度与心衰严重程度相关,可作为疾病长期监测指标,但应考虑到年龄、急性冠脉综合征、肺栓塞、房颤等其他可能导致其增高的因素;肌钙蛋白增高提示明显心肌损伤,病情较重,但须与左心疾病和肾功能不全相鉴别;其他如尿酸,C 反应蛋白,高密度脂蛋白增高提示病情较重。慢性缺氧可致红细胞和血红蛋白代偿性升高,部分患者血细胞比容高达 50% 以上。合并感染时白细胞可增高。肝功能损伤时转氨酶可相应增高,一旦心衰改善,肝大和黄疸消退,转氨酶可在 1～2 周内恢复正常。

2.心电图检查　　心电图发现右室肥大特异性高但敏感度较低,仅有 25%～40%。急性发作期缺氧、酸中毒、电解质紊乱等可引起 ST-T 段改变及心律失常,但诱因解除,病情缓解后常可恢复。心电图常表现为心电轴右偏,肺性 P 波(Ⅱ,Ⅲ,aVF 导联 P 波>0.25mV),右侧胸前导联 R 波增高(V1 导联 R/S>1,V6 导联 R/S<1),胸前导联 T 波倒置,双向或低平,以及完全性或不完全性右束支传导阻滞等。多数 COPD 患者致 PH 程度相对较轻,且胸腔过度充气往往导致心电图低电压,心电图的异常表现少于 PAH 患者。

3.胸片　　早期肺心病患者心脏大可能正常,但随着疾病进展,心脏会顺钟向旋转,主动脉结变小。右前斜位片可见右室向前向左扩张,胸骨前间隙变小。后前位胸片显示右室扩大构成左心缘大部分,导致左室向后移位,心胸比增大,肺门增大,主肺动脉及其分支扩张,右下肺动脉干和左肺动脉干增粗(直径分别大于 16mm 和 18mm),伴外周肺血管稀疏("截断现象")。同时可见肺部原发疾病的表现。

4.肺功能检测和动脉血气分析　　肺功能检查和血气分析有助于区别气道或肺实质疾病。PAH 患者表现为弥散功能障碍和轻到中度肺容积减少,动脉氧分压正常或轻度降低,二氧化碳分压通常降低。COPD 所致 PH,肺功能和血气表现为残气量增加,一氧化碳弥散功能降低,二氧化碳分压正常或降低。

5.超声心动图　　超声心动图可作为筛查 PH 的首选方法。静息时超声心动图检测三尖瓣反流速度≤2.8m/s,肺动脉收缩压低于 36mmHg,没有其他 PH 征象者可排除 PH;三尖瓣反流速度 2.9～3.4m/s,肺动脉收缩压 37～50mmHg,有或没有其他提示 PH 的征象者可能存在 PH;三尖瓣反流速度>3.4m/s,肺动脉收缩压>50mmHg.有或没有其他提示 PH 的征象者非常可能存在 PH。此外,超声心动图还可反映右心结构和功能。肺心病患者常表现为右房和右室增大,左室内径正常或受压呈"D"形,右心室壁增厚,肺动脉增宽。临床上常用于反映右心功能的指标包括:三尖瓣环收缩期位移(TAPSE),左心室偏心指数(EI),右室 Tei 指数,下腔静脉塌陷指数,三尖瓣环收缩期速度等。超声心动图的价值不仅用于筛查 PH,对于病情评价和预后评估也都具有重要意义。一般认为 TAPSE>15mm 提示右室收缩功能正常,<8mm 常伴有严重的右心功能障碍。TAPSE>15mm 和轻度或无三尖瓣反流速度的患者死亡或肺移植的事件发生率最低,TAPSE≤15mm 及左心室偏心指数≥1.7 的患者事件发生率最高。

6.右心导管检查右心导管(RHC)　　是确诊 PH 和评估肺循环血流动力学指标的金标准,也是临床上分析病情轻重,判断疗效的重要方法。只有静息状态下肺动脉平均压≥25mmHg 才可诊断 PH。对于 PAH 患者,在右心导管检查过程中还可进行急性肺血管扩张试验,以筛选出少部分可长期使用钙通道阻滞剂治疗的阳性患者,避免钙通道阻滞剂的滥用。肺心病患者在疾病进展早期,肺血管阻力和肺动脉压力逐渐升高,心输出量轻度下降,但右室功能仍处于代偿状态;而疾病晚期,右室收缩功能失代偿,心输出量显著降低使得肺动脉压力反而会降低。肺心病患者血流动力学受损程度和原发疾病密切相关,如特发性 PAH 通常肺动脉平均压较高,而 COPD 等慢性肺病所致肺心病在心输出量正常情况下,肺动脉平均压通常在 25～35mmHg。在静息状态下,右心导管测定肺动脉平均压≥25mmHg,同时 PCWP≤15mmHg,可诊断为 PAH;缺氧和慢性肺疾病所致肺动脉平均压≥20mmHg,同时 PCWP≤15mmHg 即可诊断为 PH。此外,临床怀疑有 CTEPH 且血流动力学稳定者还可同时行肺动脉造影以明确诊断及辅助治疗。此外,RHC 所测血流动力学参数(包括肺动脉氧饱和度、右心房压、心输出量、肺血管阻力和显著的肺血管反应性等)是患者预后评估的重要参考,部分研究提示肺血管阻力>32W00d、动脉氧饱和度降低、收缩压低和心率增快的患者预后较差。

7.胸部 CT 扫描,增强 CT 和肺动脉造影　　CT 对肺心病诊断和鉴别均有重要价值。慢性肺心病 CT 下可见右室扩大,室间隔变平;肺动脉直径增加,外周肺血管变细。当肺动脉平均直径大于 29mm,肺动脉与同层面升主动脉直径比大于1,且有3个或4个肺段动脉与伴行支气管横径之比大于等于1,需高度怀疑PH。此外,肺窗CT图像可观察肺实质病变,如磨玻璃影、马赛克征、片状阴影、肺内结节等;纵隔窗CT图像可分析肺门淋巴结增大、测量肺动脉和主动脉直径、右室扩大程度、室间隔位置、肺动脉狭窄、肺动脉血栓等,明确肺心病病因及疾病严重程度。增强CT和肺动脉造影术可清晰呈现典型CTEPH的影像学特点,如单侧肺动脉闭塞,肺动脉管壁粗糙不规则,在确定患者能否行外科手术治疗上很有价值。

8.心血管磁共振(CMR)   CMR是无创性评估右室功能的重要手段,可直接观察心室扩张,心室肌肥大,室间隔变形,定量心室容量和心室肌质量;还可测定每搏输出量和心输出量,最大和最小主肺动脉横截面积,平均血流速度,峰值血流速度,射血时间等。此外,经静脉注射钆对比剂观测心肌组织是否出现延时对比强度,可明确不可逆心肌损伤的部位及程度。CMR可通过血流动力学检测评估患者预后,如心排血量低,右室舒张末期容积增大,基线右室舒张末期容积降低提示预后不良。

9.肺通气/灌注扫描   敏感性较CT强,主要用于筛查CTEPH。通气/灌注扫描正常或低度异常可有效排除CTEPH。PAH患者,通气/灌注可以正常或出现外周动脉区域的不匹配,但一般不会出现一级动脉以上的灌注缺失。

10.其他   血氧监测和多导睡眠监测可以用于怀疑睡眠呼吸暂停低通气综合征患者;免疫学检查如抗核抗体、抗心磷脂抗体、U3-RNP、狼疮抗凝物等有助于明确患者是否是结缔组织相关PAH;病程急剧变化者应该行甲状腺功能检查。光学干涉断层显像技术(OCT)是目前评价肺血管病变的重要方法,可以较早发现肺血管重构的早期征象。

【诊断】

(一)急性肺心病

突发剧烈胸痛、呼吸困难、窒息、心悸、发绀、昏厥和休克,尤其是长期卧床或手术、分娩后以及心衰患者,应考虑肺动脉大块栓塞引起急性肺心病。如出现咯血、胸痛、体温升高和血胸,应考虑肺梗死可能。结合D-二聚体,心电图,超声心动图等相关检查有助于诊断。

(二)慢性肺心病

本病由慢性肺、胸疾病等发展而来,呼吸和循环系统的症状混杂出现,早期诊断较困难。以下各项可作为诊断参考:①具有COPD、睡眠呼吸暂停等病史;②存在基础疾病体征;③出现PH客观征象;④具有右心损害如右室肥大的各种表现;⑤心肺功能失代偿期患者具有呼吸衰竭和心力衰竭的表现;⑥排除引起右心增大的其他心脏疾病可能,如先天性心脏病和瓣膜性心脏病。

【鉴别诊断】

(一)急性肺心病

本病需与其他原因引起的休克和心衰,尤其是急性心肌梗死相鉴别。一般心肌梗死有胸骨后压榨性或窒息性疼痛,有一定放射部位,疼痛与呼吸无关,除有肺水肿外,一般无咯血,不出现肺实变征。心肌酶谱明显升高。心电图呈特征性进行性改变,出现异常Q波,且不易消失。

(二)慢性肺心病

1.冠状动脉粥样硬化性心脏病   慢性肺心病和冠心病均多见于老年人,均有心脏扩大,心律失常和心衰,少数肺心病患者胸导联心电图心室波呈Qs型,颇似前壁心肌梗死,如QRS电轴左偏酷似左束支前分支阻滞,因此应与冠心病鉴别。但冠心病患者无慢性支气管炎和阻塞性肺气肿的病史而常有心绞痛史,ST及T波改变明显,经吸氧或口服扩冠药物后可改善,胸片主要表现为左室肥厚;但应注意冠心病合并肺心病可能。

2.风湿性心瓣膜病   肺心病者三尖瓣区常闻及吹风样收缩期杂音,可向心尖部传导,或因肺动脉瓣关闭不全出现肺动脉瓣区闻吹风样舒张期杂音,加之右心肥大和PAH等表现,易于风湿性心瓣膜病相混淆。但风湿性心脏病患者发病较早,常有风湿性关节炎和心肌炎病史,二尖瓣或主动脉瓣区可及特征性杂音,胸片示左心房增大等可予以鉴别。

3.原发性心肌病 当发生右心衰竭,尤其伴有呼吸道感染时与肺心病相似。但该病多见于青壮年,无明显呼吸道感染史及显著肺气肿征,无明显PH征,心电图以心肌广泛损害为主,超声心动图示各心腔明显增大,二尖瓣开放幅度减低,室间隔及左室后壁运动幅度减低。

【并发症】

急性肺心病多并发心源性休克,具体内容请参考临床表现及治疗部分。

慢性肺心病常合并呼吸衰竭,并发症多于缺氧及体循环淤血相关,具体参考相关章节。血流迟缓和长期卧床可导致下肢静脉血栓形成,继而发生肺栓塞和肺梗死。左右心腔内附壁血栓可分别引起体肺动脉栓塞,前者可引起脑、肾、脾、肠系膜梗死及上下肢坏死。长期卧床患者易并发呼吸道感染。

【治疗】

（一）急性肺心病抢救治疗

急性肺心病者需立即输液补液、维持血压等抢救治疗,必要时需同时治疗原发疾病。如急性大块肺栓塞需及时行抗凝、溶栓或手术取栓;COPD患者需应用支气管扩张剂并控制感染;浸润性和纤维化肺疾病需考虑激素和免疫抑制治疗。

1.一般处理 密切监测呼吸、心率、血压、心电图及血气等变化;预防感染,预防血栓栓塞和消化性溃疡;早期营养支持,血糖控制;控制水、盐摄入。

2.氧疗和机械通气 维持动脉氧饱和度≥92%。推荐机械通气方案为平台压Polat≤30mmHg,相对潮气量V,4~6ml/(kg·PBW),最小化呼气末正压,同时避免酸中毒,低氧血症,高碳酸血症和(或)自发性呼气末正压呼吸。对于ARDS患者平台压应小于26cmH$_2$O,呼气末正压应小于8cmH$_2$O,并调整呼吸频率避免机体内在产生呼气末正压,必要时可俯卧位以降低肺泡压力、高碳酸血症,降低右室负荷。

3.增强心肌收缩力

(1)多巴胺:小剂量[<2μg/(kg·min)]主要作用于外周多巴胺受体降低外周阻力;2~5μg/(kg·min)可刺激β受体,增加心肌收缩力和心排出量;>5μg/(kg·min)作用于α受体增加外周血管阻力,肺心病时一般初始剂量为3~5μg/(kg·min),可逐渐加量到8~10μg/(kg·min)甚至更高。

(2)多巴酚丁胺:主要作用于β受体,小剂量能产生轻度的血管扩张反应,大剂量时可引起血管收缩。常用低剂量[2~5μLg/(kg-nun)]静脉滴注,因剂量过高[5~10μg/(kg·min)]可引起心动过速和增加心肌耗氧量。心动过速者慎用。

(3)米力农:通过选择性抑制3型-磷酸二酯酶(PDE-3),增加细胞内钙浓度,发挥正性肌力和血管舒张作用,但可引起低血压。

(4)左西孟旦:通过影响细胞内钙离子使心肌肌钙蛋白C致敏,在不增加心肌耗氧量的基础上增加收缩力,还可使平滑肌细胞钾通道开放和抑制ET-1,舒张外周血管。通常先给一负荷剂量12~24μg/kg,缓慢静脉注射,时间不少于10分钟,然后继续以0.05~0.1μg/(kg·min)的速度滴注。应用时血流动力学效应呈剂量依赖性,静脉滴注速度最大可以提高到0.2μg/(kg·min)。大剂量时容易出现低血压和心律失常等副作用,故收缩压低于85mmHg患者不推荐使用。

(5)肾上腺素:通常用于多巴酚丁胺无效而且血压过低的患者,以0.05~0.5μg/(kg·min)的速度滴注。应用时建议监测动脉血压和血流动力学效应。

(6)降低后负荷:依前列醇1~2ng/(kg·min)静脉滴注,之后每15~30分钟增加剂量0.5~1ng/(kg·min),注意剂量依赖性副作用(如低血压、胃肠道症状、头痛等)。有严重合并症、低氧血症和(或)血流动力学不稳定患者慎用;呼吸衰竭,休克和左室功能障碍患者忌用。吸入伊洛前列素也是能较快缓解肺阻力升高,减轻右心室负荷的有效方法。此外,目前唯一在临床上使用的Rho激酶(ROCK)抑制剂法舒地尔,半衰期短(0.5小时),可迅速降低全肺阻力和肺动脉平均压,且对体循环血压影响较小,也已逐渐开始治疗急性右心衰竭(其他可以通过扩张肺循环,降低肺血管阻力的药物治疗,)。

4.纠正心律失常 迅速纠正引起低血压的心律失常,如心房扑动、心房颤动等,尽量维持窦性心律和控制心率。对于右心衰竭的患者,右心房的泵功能对于维持整个右心系统的循环稳定有不可忽视的作用。

5.镇痛 合并胸痛重者可用罂粟碱 30～60mg 皮下注射或哌替啶 50mg 或吗啡 5mg 皮下注射以止痛及解痉。

(二)慢性肺心病

目前的主要治疗策略是治疗原发疾病,同时通过增加右室收缩力和降低肺血管阻力改善机体氧和能力和右室功能。主要治疗目标是改善症状,提高生活质量,减缓疾病紧张,降低病死率和住院率。

1.基础治疗 去除肺心病诱因,如控制呼吸道感染,适当休息,控制水、盐摄入,纠正电解质及酸碱平衡紊乱。同时,针对具体病因治疗,如 COPD 患者给予支气管舒张剂,睡眠呼吸暂停低通气综合征者给予机械通气,特发性 PAH 根据指南给予选择性肺血管舒张剂等。此外,出现呼吸衰竭及并发症时需采取综合措施,缓解支气管痉挛、清除痰液、通畅呼吸道等,必要时行气管插管和机械通气治疗等。

2.氧疗和机械通气

(1)吸氧虽不能显著改善血流动力学参数,但长期氧疗可改善 PH 患者生存率和减慢疾病进展。COPD 患者肺动脉氧分压 $<55mmHg$ 或氧饱和度 $<88\%$ 推荐长期低流量氧疗。吸氧也有益于氧分压和氧饱和度较高的患者。但并不是所有患者都可以从吸氧中获益,吸氧治疗(吸 28%氧 24 小时)后肺动脉平均压显著下降超过 5mmHg 者 2 年生存率为 88%,而吸氧后肺动脉平均压无反应者生存率仅为 22%;基线肺血管阻力 $>400dyn/(s \cdot cm^5)$ 者氧疗效果也欠佳。运动和睡眠时吸氧可以改善中重度 COPD 所致 PH 患者的肺动脉平均压,但是否可预防疾病进展仍需进一步研究。

(2)机械通气常用于治疗晚期右心衰竭呼吸疲劳者,目的是改善氧合和通气而不影响右室后负荷、静脉回流或舒张功能。但是它有可能升高跨肺压增加右室输出阻力从而使右心衰恶化降低心输出量。为了避免增加肺血管阻力必须限制跨肺压。气体滞留可增加肺血管阻力升高胸膜腔和心包压力导致舒张充盈受损,用较低的呼吸频率可用来限制气体滞留,给予适宜的呼气末压可以限制机械通气对肺血管的作用。

3.正性肌力药 肺心病血流动力学不稳定者首选多巴酚丁胺,PH 患者给予 $2～5\mu g/(kg \cdot min)$ 可增加心输出量,降低肺血管阻力。多巴胺常用于严重低血压患者,初始剂量为 $3～5\mu g/(kg \cdot min)$,可逐渐加量到 $8～10\mu g/(kg \cdot min)$ 甚至更高;米力农常用于多巴胺或 B-受体阻滞剂引起快速性心律失常的患者。地高辛不能改善 COPD 致单纯右心衰者的氧合能力、运动耐量及右室射血分数,故不推荐使用。

4.利尿治疗 利尿剂能减轻或消除体循环淤血或水肿,降低前负荷,改善心功能。过分利尿可减少右心排血量,易引起低钾、低氯性碱中毒;使痰液黏稠不宜咳出,加重呼吸衰竭;此外,血液浓缩、黏度增加,易促使弥散性血管内凝血(DIC)的发生。因此,利尿剂应慎用,宜选择作用缓和的制剂,按少量、短程、间歇、交替原则应用,并密切观察血气与电解质变化,注意补钾。

5.血管扩张剂 目前肺动脉高压的靶向治疗药物主要有钙离子通道阻滞剂(硝苯地平、地尔硫䓬、安氯噻嗪)、前列环素类似物(依前列醇、伊洛前列素、曲前列素、贝前列素)、内皮素受体拮抗剂(波生坦、安贝生坦)、5-型磷酸二酯酶抑制剂(西地那非、伐地那非、他达拉非)等,此外,还包括新型药物如非一氧化氮依赖性 cGMP 激动剂、血管活性肠肽、非前列腺素类前列环素受体抑制剂、酪氨酸激酶抑制剂、5-羟色胺拮抗剂等,详见肺动脉高压的药物治疗章节。此处主要强调靶向药物在除 PAH 以外的肺心病患者中的应用。

目前,不推荐肺动脉平均压 $<40mmHg$ 的 COPD 或间质性肺病所致肺心病患者使用血管扩张剂靶向治疗,因为这类药物会抑制低氧引起的肺血管收缩,这可能会损害气体交换,且长期使用后并无效果。而存在肺部疾病和肺动脉压力不匹配的肺部疾病相关 PH 患者,应该参加有关 PAH 特异性靶向药物治疗的随机对照临床试验。

PAH 靶向药物治疗对部分 CTEPH 患者有效,其主要适应证为:①无法行手术治疗的患者;②术前为改善血流动力学的患者;③肺动脉内膜剥脱术(PEA)后残留症状性 PH 或症状性 PH 复发。目前研究提示无论患者手术与否,前列环素类药物、内皮素受体拮抗剂和 5 型磷酸二酯酶抑制剂等均可影响血流动力学,有益于 CTEPH 患者,但长期疗效尚不确定。

6.维持窦性心律 当高度房室传导阻滞或房颤影响血流动力学时需应用抗心律失常药物或电复律维持窦性心律。但应尽量避免 β-受体阻滞剂类,因此类药物可能引起支气管收缩。心脏再同步化可以改善右心衰竭的右心射血分数及血流动力学,但目前仍需进一步研究帮助决定再同步化治疗、起搏的选择位点和选择结果变量的长期效果。

7.预防猝死 这仍是个困难的问题。QRS 间期延长(QRS>180 毫秒)预测持续性室性心动过速和猝死敏感性好,但特异性较差。选择性治疗右心衰,如血管重建,治疗 PH 可能降低室性心动过速和猝死的发生率。有心脏停搏,有持续性室性心动过速史者需考虑植入性除颤器,单型室性心动过速者可考虑对室性心动过速回路行导管消融术。

8.抗凝 有心内栓子,血栓栓塞史(肺栓塞或矛盾性栓塞)和 PAH(特发性和硬皮病相关 PAH)患者推荐抗凝治疗。PAH,显著右室功能异常或有血栓栓塞史且存在可逆因素的阵发性或持续性房扑或房颤推荐抗凝治疗。人工机械三尖瓣或肺动脉瓣患者需抗凝治疗。应用普通肝素或低分子肝素防止肺微小动脉原位血栓形成。CTEPH 患者应该长期抗凝治疗,通常使用华法林将 INR 调节至 2.0～3.0。

9.循环机械支持 右心衰患者可能需要机械支持维持冠状动脉灌注和体循环血压。主动脉球囊反搏可以增加右心衰患者右冠状动脉灌注,减轻缺血,减少血管升压药物如去甲肾上腺素的应用,避免其对肺血管阻力的不利作用。右室辅助装置能改善血流动力学,是继发于原发心室疾病右心衰患者过渡到心脏移植的桥梁。

10.外科及介入治疗 主要包括肺动脉血栓内膜剥脱术和最终肺或心肺移植等。

(1)肺动脉内膜剥脱术(PEA):内科药物治疗对 CTEPH,特别是中心型肺栓塞患者效果差。PTE 的目的是降低肺动脉压力,改善右心功能,是存在治愈可能的患者首选治疗方法。选择手术患者时需综合考虑机化血栓的范围和部位与 PH 程度的关系,同时考虑年龄和合并症的情况。近中心的机化血栓是理想的手术指征,而多发的远端血栓会降低手术治疗效果。

(2)经皮房间隔造口术:心房内右向左分流可降低右心室压力,增加左心室前负荷和左心输出量,尽管体循环血氧饱和度下降,但体循环心输出量显著改善仍能从整体上改善体循环氧气运输,还可以降低交感活性。因该方法可能导致病情恶化,甚至死亡,须认真选择合适的病人和手术时机。右房压>20mmHg 而静息状态下氧饱和度<80%者禁用。晚期肺动脉高压心功能Ⅲ、Ⅳ级,反复出现晕厥和(或)右心衰竭者;等待肺移植的或者无法接受内科治疗者可考虑房间隔造口术治疗。

(3)肺或心肺移植:PAH 患者移植包括单肺移植、双肺移植和心肺联合移植。移植的疗效仅在前瞻性、无对照的研究中进行了评价,肺和心肺移植术后 3 年、5 年存活率分别为 55% 和 45%。影响移植成功因素是完成移植评估和等待合适供体的时间。NYHA 功能分级差的患者在等待移植过程中死亡率高,因此 NYHA 功能Ⅲ或Ⅳ级的患者,在进行药物治疗时就必须至移植中心进行移植评估,以避免延迟评估和移植登记。目前 PAH 患者肺移植或心肺联合移植适应证为:晚期 NYHA 功能Ⅲ、Ⅳ级,经现有治疗病情无改善的患者。

【预后及预防】

(一)急性肺心病

急性肺心病不影响系统循环者预后较好(死亡率为 3qo),影响系统循环且合并代谢性酸中毒者预后差(死亡率 53%)。血流动力学稳定的肺栓塞患者,年龄大于 65 岁,卧床时间大于 72 小时,有慢性肺心病病史,窦性心动过速或气促者,预后较差。ARDS 患者急性肺心病发生率和死亡率与平台压相关。平台压<27cmH_2O 肺心病发生率(10%～15%)和死亡率低,当平台压在 27～35cmH_2O 之间肺心病发生率为 35%

且死亡率显著增加。

急性肺栓塞的主要预防措施见肺血栓栓塞症章节,慢性肺心病急性发作的主要预防措施包括适当的体力活动;去除各类易造成心衰的因素,如感染、过劳、情绪激动、心律失常等;饮食易消化,低盐,严格控制液体摄入量;此外,嘱患者遵医嘱坚持氧疗和靶向药物治疗也是重要的预防措施。

(二)慢性肺心病

本病患者常反复急性加重,肺心功能损害逐渐加重。多数预后不良。但经积极治疗,肺心功能可以获得一定程度的恢复。

原发肺部疾病合并肺心病通常提示预后较差。如,COPD 患者合并肺心病 5 年生存率仅为 30qo。长期氧疗可提高肺心病者生存率,但即便是长期氧疗的 COPD 合并肺心病患者 5 年生存率也仅为 36%,较单纯 COPD 患者低(66%)。有严重 PH 患者(肺动脉平均压>40mmHg)5 年生存率仅有 15%,较非严重者(肺动脉平均压 20~40mmHg,5 年生存率 55%)低。轻中度低氧(动脉氧分压>65mmHg)患者 6 年时间内有 25% 发展为 PH,而重度低氧和高碳酸血症者 PH 进展迅速。

(王克光)

第五章　间质性肺疾病

第一节　特发性间质性肺炎

【定义及概况】

特发性间质性肺炎(IIP)是弥漫性肺实质疾病(dif-DPLD)中的一组疾病。特发性意指原因未明,为一组原因不明的进行性下呼吸道疾病,病理过程一般为进展缓慢的弥漫性肺泡炎和/或肺泡结构紊乱,最终导致肺泡结构破坏,形成肺泡腔内完全型纤维化和囊泡状的蜂窝肺。

多年来,对 IIP 概念的理解一直存在差异,IIP 的分类也经历了一个不断演化和修订的过程。1969 年 Liebow 等首次提出了一组原因不明的弥漫性间质性肺炎的概念,经典的病理组织学类型有 5 种,即:①寻常型(普通型)间质性肺炎(UIP);②脱屑性间质性肺炎(DIP);③闭塞性细支气管炎间质性肺炎(BOIP);④淋巴样间质性肺炎(LIP);⑤巨细胞间质性肺炎(GIP)。1998 年 Katzenstein 等在已有研究的基础上对这种弥漫性的间质性肺疾病以特发性肺纤维化(IPF)命名,又重新提出了新的病理类型,包括:①普通型间质性肺炎(UIP);②脱屑性间质性肺炎(DIP)/呼吸性细支气管炎并间质性肺疾病(RBILD);③急性间质性肺炎(AIP);④非特异性间质性肺炎(NSIP)。2000 年 ATS 和 ERS 发表了有关 IPF 诊断和治疗的多国专家的综合意见,IPF 的分类和诊断达成了新的国际共识,UIP 是与 IPF 相一致的组织病理类型,因此 IPF 即特指 UIP,而 DIP、RBILD、NSIP 和 AIP 等为不同的独立疾病实体,它们与 UIP/IPF-起同属于 IIP。时隔 2 年,2002 年 ATS 又发表了对 ATS/ERS 分类的修订意见,对 IIP 的亚型重新界定,指出 IIP 除了包括 UIP/IPF、NSIP、DIP、RBILD 和 AIP 外,还应包括特发性 LIP 和隐原性机化性肺炎(COP)。COP 与特发性闭塞性细支气管炎机化性肺炎(BOOP)为同一概念。具体分类为:① UIP/IPF;② NSIP;③ COP;④ AIP;⑤ RBILD;⑥ DIP;⑦ LIP。

我国目前缺少 IIP 流行病学资料。美国的资料显示间质性肺疾病的总患病率为男性 80.9/10 万,女性 67.2/10 万。该病儿童罕见,发病率随年龄增长而增加。临床上以 IPF/UIP 最为常见,在不同的研究人群,IPF 的患病率为(6~14.6)/10 万,但 75 岁以上的老年人患病率超过 175/10 万,约占所有的 IIP 的 60% 以上。NSIP 次之,而其余类型的 IIP 相对少见。IIP 的最后确诊,除了 IPF 可以根据病史、体征、支气管肺泡灌洗检查及胸部 HRCT 做出临床诊断外,其余 IIP 的确诊均需依靠病理诊断。

目前对于 IIP 的认识还处于逐步提高的过程中,治疗首选糖皮质激素,10%~15% 的病人有较好疗效,免疫抑制剂(环磷酰胺、硫唑嘌呤、秋水仙碱)有一定疗效,抗纤维化药物正在临床研究中,也可使用中药治疗,治疗应个体化。对老年病人 X 线胸片显示广泛肺纤维化呈蜂窝肺者,以吸氧和对症治疗为主。对治疗无反应的终末期病人可考虑肺移植治疗。

【病因和发病机制】

IIP 致病原因、发病机制均未阐明,但已有足够证据表明与免疫炎症损伤有关,另外,已有一些关于家族性肺纤维化的报告,因此遗传因素或先天性易感因子的存在可能与本病的发病有关。

IPF 是 IIP 中最常见的类型,研究相对深入。IPF 病因不清,病毒、真菌、环境因素以及有毒物质均可能参与发病,其发病过程可概括为肺泡的免疫和炎症反应、肺实质损伤和受损肺泡修复(纤维化)三个环节,而慢性炎症是基本的病理基础。原因不明的抗原进入机体后,先激活肺内 B 细胞,产生 IgG 抗体;随之,抗原、抗体结合形成的免疫复合物刺激活化肺泡巨噬细胞,使其分泌、释放多形核白细胞趋化因子和促成纤维细胞活化增殖的细胞因子,多形核白细胞趋化因子趋化、吸引中性粒细胞,使之从循环血迁移至肺泡结构中聚集并活化。被活化的多形核白细胞通过释放自由基产物损伤肺泡壁的实质细胞,并通过释放胶原酶、弹性硬蛋白酶等各种蛋白水解酶而损伤肺泡壁的基质成分,从而导致肺泡结构的破坏。肺泡巨噬细胞释放的促成纤维细胞增殖因子,促使成纤维细胞活化增殖,分泌胶原增多,过多的胶原沉积在肺实质内,最终导致肺纤维化。总之,这些原因不明的抗原可与固有的肺免疫细胞相互作用产生炎症及免疫反应,也可直接损害上皮或内皮细胞。IPF 是持续存在的炎症、组织损伤和修复相互作用的结果。

【病理和病理生理】

(一)UIP/IPF 的病理

低倍镜下病变呈斑片状分布,主要累及胸膜下及肺实质,间质炎症、纤维化和蜂窝肺改变轻重不一,新旧病变交杂分布,病变间可见正常肺组织。早期病变是肺泡间隔增宽充血,淋巴细胞、浆细胞和组织细胞与散在的中性粒细胞浸润,伴有Ⅱ型肺泡上皮和细支气管上皮增生,部分肺泡内可见巨噬细胞。纤维化区有数量不等的胶原纤维沉积,炎症细胞相对较少,肺泡间隔毛细血管床减少乃至完全消失,其间可形成假腺样结构,内覆增生的Ⅱ型肺泡上皮。蜂窝肺改变的区域是由大小不等的囊性纤维气腔所构成,被覆有细支气管上皮细胞。在纤维化区和蜂窝肺区可见有呼吸性细支气管、肺泡管以及重建的囊壁内有大量增生之平滑肌束,形成所谓"肌硬化"。除了上述提及的老病灶(胶原沉积的瘢痕灶)外,同时还有增生活跃的肌纤维母细胞和纤维母细胞,基质呈黏液样,位于肺间质,突向被覆呼吸上皮的腔面,此结构称为纤维母细胞灶。总之,纤维母细胞灶、伴胶原沉积的瘢痕化、不同时相病变的共存和蜂窝肺病变是诊断 UIP 的重要依据,也是与 IIP 其他类型相区别的要点。

(二)NSIP 的病理

NSIP 病理学特点为在增厚的肺泡壁内含有不同程度的炎症和纤维化,病灶可呈斑片状分布但在时间上基本一致:不同部位的病变似乎都是由发生于一个狭窄的时间段内的损伤引起,并且共处于炎症-纤维化进程中的同一阶段;在同一标本上见不到 UIP 的新老病灶共存的现象。然而在不同病例之间,纤维化程度可能有很大差异。根据其间质炎症细胞的数量与纤维化的程度,Katzenstein 和 Fiori 将 NSIP 分成 3 型:①富于细胞型,约占 50%,主要表现为间质的炎症,很少或几乎无纤维化,其特点为肺泡间隔内淋巴细胞和浆细胞的混合浸润,其炎性细胞浸润的程度较 UIP 和 DIP 等其他类型的间质性肺病更为突出。与 LIP 相比,此型肺泡结构没有明显的破坏,浆细胞的浸润数量更为突出。间质炎症常常伴有肺泡呼吸上皮的增生。②混合型,约占 40%,间质有大量的慢性炎细胞浸润和明显的胶原纤维沉着。此型与 UIP 不易鉴别,区别的要点是本病全肺的病变相对一致,无蜂窝肺,部分可见纤维母细胞灶,但数量很少。③纤维化型,约占 10%,肺间质以致密的胶原纤维沉积为主,伴有轻微的炎症反应或者缺乏炎症。很少出现纤维母细胞灶,病变一致是不同于 UIP 的鉴别要点。

(三)COP 的病理

COP 主要的病理变化是呼吸性细支气管及以下的小气道和肺泡腔内有机化性肺炎改变,病变表现单一,时相一致,呈斑片状和支气管周围分布。病变位于气腔内,肺结构没有破坏,增生的纤维母细胞/肌纤维母细胞灶通过肺泡间孔从一个肺泡到邻近的肺泡形成蝴蝶样的结构,蜂窝肺不常见。

(四)AIP 的病理

AIP 的病理改变可分为急性期(亦称渗出期)和机化期(亦称增殖期)。前者的病理特点为肺泡上皮乃至上皮基底膜的损伤,炎性细胞进入肺泡腔内,在受损的肺泡壁上可见Ⅱ型肺泡上皮细胞再生并替代Ⅰ型肺泡上皮,可见灶状分布的由脱落的上皮细胞和纤维蛋白所构成的透明膜充填在肺泡腔内,另可见肺泡隔的水肿和肺泡腔内出血。此期在肺泡腔内逐渐可见纤维母细胞成分,进而导致肺泡腔内纤维化。机化期特点是肺泡腔内及肺泡隔内呈现纤维化并有显著的肺泡隔增厚。但有别于其他间质性肺炎的是其纤维化是"活动的",即主要由增生的纤维母细胞和肌纤维母细胞组成,伴有轻度胶原沉积。此外还有细支气管鳞状上皮化生和小动脉血栓。从病理上看 AIP 与 ARDS 机化期的病理改变相同。

(五)DIP 的病理

DIP 病理学特点为肺泡腔内均匀散布大量的巨噬细胞,而肺泡间隔的炎症或纤维化相对较轻。肺泡结构通常无明显破坏,蜂窝样改变或成纤维细胞灶极少见。肺泡腔内的巨噬细胞过去被误认为是从肺泡壁脱落的上皮细胞,故称之为脱屑型。病变呈弥漫分布,镜下每个视野所见大致相同,但常以细支气管周围更显著。若肺泡腔内巨噬细胞聚集现象仅限于细支气管旁区域,而较远的肺泡未被累及时,则称为RBILD。Katzenstein 认为这两者实际上是同一疾病的不同表现而已,而且 DIP 是一个错误命名,改称RBILD 更为合适。

(六)RBILD 的病理

RBILD 的病理变化与 DIP 类似,不同点在于本病相对局限在呼吸性细支气管及其周围的气腔,其内有大量含色素的巨噬细胞聚集,远端气腔不受累,并且有明显的呼吸性细支气管炎,肺泡间隔增厚和上皮化生等亦类似于 DIP 的表现。

(七)LIP 的病理

LIP 的病理学特点为肺间质中弥漫性的淋巴细胞、浆细胞和组织细胞浸润,具有生发中心的淋巴滤泡常见。Ⅱ型肺泡上皮有增生,肺泡腔内巨噬细胞增多。肺泡内的机化和巨噬细胞的聚集少见或轻微。

IIP 的病理生理变化主要是肺容量下降、肺泡-毛细血管功能单位的损伤、肺间质纤维化致弥散功能障碍及限制性通气功能障碍,早期即可出现低氧血症,运动时血流通过毛细血管较快,血红蛋白与氧不能充分结合,导致缺氧更加明显。晚期,通气血流比例严重失调,严重的缺氧伴二氧化碳潴留引起肺动脉小血管收缩,肺循环阻力增加导致肺动脉高压甚至右心衰竭。

【临床表现】

(一)症状

1.常见症状

(1)干咳:IIP 患者多为干咳,可因活动或用力呼吸而诱发,可咳少量白黏痰或白色泡沫样痰,继发感染时可有脓痰。

(2)呼吸困难:这是 IIP 患者的共有表现,也是最具特征性的症状,多为隐袭性,最初只发生于运动后,渐进性加重,进展速度因人而异,亦称劳力性或运动性呼吸困难。由于 IIP 的早期即可出现低氧血症,使病人有呼吸困难的感觉,运动时血流通过毛细血管较快,血红蛋白与氧不能充分结合,导致缺氧更加明显,症状亦随之加重。晚期,蜂窝肺形成,通气血流比例严重失调,患者静息时亦有呼吸困难。由于缺氧可以通过外周化学感受器的刺激而兴奋呼吸中枢,患者常有呼吸浅快及明显的易疲劳感,但很少有阵发性夜间呼吸困难或端坐呼吸,一般喜平卧或侧卧位,这一点与心源性的呼吸困难有显著的区别。

(3)其他:本病少有肺外器官受累,但可出现全身症状,如消瘦、乏力、肌肉酸痛、关节痛、食欲不振等。急性缺氧者有精神错乱、狂躁、昏迷、抽搐;慢性缺氧者有智力和定向功能障碍。

2.非典型症状

(1)咯血:较少见,多见于 IIP 反复发生支气管与肺部感染,使支气管各层组织尤其是平滑肌纤维和弹力纤维遭到破坏,削弱了管壁的支撑作用,支气管周围纤维增生牵拉致支气管扩张引起。病因不同,咯血量差别较大,但大多为痰中带血。

(2)胸痛:多见于合并胸膜病变者。

(3)其他:临床上应警惕某些常见症状可能有 IIP 可能:①患者只觉疲劳而无呼吸困难;②患者只有干咳而无其他呼吸道症状;③患者只有全身表现(如发热、体重下降);④异常的胸部 X 线表现,而无任何症状。

(二)体征

1.呼吸频率增快、心动过速   常是 IIP 患者的最早表现。安静时稍快,稍事活动即明显增加(呼吸频率每分钟大于 24 次),晚期静息甚至吸氧情况下仍快,部分患者辅助呼吸肌活动加强,呈点头或提肩呼吸。

2.发绀   多出现在重症患者,反映疾病已进入晚期,动脉血氧饱和度低于 85% 时即可在血流量较大的口唇、甲床出现发绀。

3.杵状指(趾)   主要见于 IPF 患者,出现早,程度重,发生率 64%～90%,一般不伴有肺性骨关节病。

4.Velcro 啰音   肺部听诊有捻发音或表浅、连续、细小、高调的湿啰音,常被描述为爆裂性啰音或 Velcro 啰音,多于吸气末增强或出现,这种啰音与慢性支气管炎或支气管扩张等湿啰音完全不一样,来自于末梢气道,分布广泛,以中下肺或肺底多见,是值得强调的体征,但并不特异。

5.肺动脉高压、肺心病和右心功能不全   晚期 IIP 患者往往存在严重的缺氧伴二氧化碳潴留引起肺动脉小血管收缩,肺循环阻力增加导致肺动脉高压甚至右心衰竭,出现体循环淤血体征,如颈静脉怒张、肺动脉瓣听诊区第 2 心音亢进、心界扩大、肝大、下肢水肿。二氧化碳潴留可致外周血管扩张皮肤潮湿、温暖多汗、血压升高。严重的缺氧、酸中毒可引起心肌损害,出现血压下降、心律失常甚至心跳骤停。

【实验室检查和器械检查】

1.胸部影像学检查   X 线表现有 4 种类型:①磨砂玻璃影。双肺底部密度均匀的模糊阴影,有时可见空气支气管征,反映肺泡渗出和浸润,往往提示病变早期或急性期。②网状型。两肺底网状阴影,提示肺间质水肿和纤维化,如病情发展则逐渐出现粗网状影,到晚期出现环状条纹影,甚至蜂窝状改变。③网状结节影。④结节影。近年来高分辨 CT(HRCT)的出现为间质性肺疾病的诊断提供了敏感性和特异性均很高的检查手段,是评价 IIP 患者必不可少的组成部分。HRCT 对 IIP 的诊断基于以下影像学表现与病理检查结果的联系:网状影提示规则的纤维化或小的囊腔;蜂窝肺提示囊性区域;磨玻璃影对应病理上的活动性肺泡炎。

UIP 患者 HRCT 的敏感性为 62%～78.5%,特异性达 90% 以上。具有 UIP 的典型临床表现和 HRCT 特征性表现的患者无须外科肺活检。HRCT 也为非 UIP 疾病提供了线索,但对于非 UIP 患者的 HRCT 敏感性为 88.8%,特异性仅 40%。因此,HRCT 首要的目的是区分 UIP 和非 UIP 患者。

典型 UIP 的 HRCT 表现包括双肺网状影伴胸膜下囊状改变(蜂窝影)和(或)牵拉性支气管扩张,一般没有实变影和结节影;分布上以基底部和胸膜下为著,从肺脏基底部到肺尖病变的程度逐渐减轻,外带多于内带。不支持 UIP 的表现包括:明显的上叶或支气管血管周围病变,广泛的磨玻璃影,小叶中心性微结节影,明显的小叶间隔增厚,气体陷闭征象以及无蜂窝样改变。

NSIP 的 HRCT 典型表现包括:双侧、对称性、周边或支气管血管束周围分布(可用于与 UIP 进行鉴别），下肺受累为主；磨玻璃影多见（91％的 NSIP 患者可出现）；可见网状影伴有牵拉性支气管及细支气管扩张；实变及蜂窝肺少见。

COP 的 HRCT 显示实变、磨玻璃影及轻度的支气管扩张。病变分布于胸膜下、支气管周围。

AIP 的典型 HRCT 表现为弥漫分布的磨玻璃影合并马赛克征及实变。晚期可见肺内结构的变形，牵拉性支气管扩张及囊腔形成。

2.肺功能检测　表现在通气功能障碍和气体交换功能降低。通气功能障碍表现在限制性通气功能障碍，肺活量减少，随病情进展，残气量和肺总量也减少。最为明显和有意义的是第一秒肺活量（FEV_1）与用力肺活量（FVC）之比（$FEV_1\%=FEV_1/FVC$）增高如达到 90％则支持 IIP 的诊断。另外，在残气量减少的情况下，最大呼气流速容量曲线（MEFV）的最大峰值及 V_{50}、V_{25} 均有增大时对 IIP 的诊断和排除阻塞性通气障碍（尤其是小气道阻塞）的肺病是有意义的。在 IIP 早期可见 V_{50}、V_{25} 低下的小气道功能障碍，而在纤维化后 V_{50}、V_{25} 均增加。气体交换功能障碍在 IIP 的早期即可出现，如标志着弥散功能的肺-氧化碳弥散量（DLco）下降，DLco 与肺泡通气量（VA）之比值（即气体交换因子）亦可降低。在中晚期均可见低氧血症而气道阻力变化不大，且可因呼吸频率加快、过度通气而出现低碳酸血症。肺功能检测在提示 IIP 的早期诊断上是很有价值的，且可做动态观察。运动负荷测试肺功能的变化对 IIP 的早期诊断是有意义的。动态观察 VC、FEV_1、DLco、PaO_2、$PaCO_2$ 变化对判断 IIP 的预后是有意义的。影响生存率的指标为 VC 在 80％以下，$FEV_1\%$ 在 90％以上，DLco 在 50％以下，PaO_2 在 8kPa 以下。现认为判断 IIP 的短期疗效指标为呼吸频率及 PaO_2 的改善。

3.支气管-肺泡灌洗液检查（BALF）　在不能应用支气管肺活检（TBLB）或开胸活检的情况下，BALF的检查亦可直接取得肺局部病变的信息，故称之为"液体的肺活检"。不但能从灌洗液的细胞分类和淋巴细胞亚型上且还可通过对上清液的生物化学和免疫学介导物质的检查来明确间质性肺疾病之病因，如过敏性肺泡炎、结节病、慢性铍肺时淋巴细胞显示肯定性增加，而结节病和慢性铍肺时 $OKT_4>OKT_8$；急性/活动性 IPF 患者 BALF 中细胞总数明显增高，细胞分类计数中嗜中性粒细胞百分比明显增高，晚期有嗜酸粒细胞百分比增高。因此，尽管 BALF 细胞学检查不能对 IIP 做出诊断，但具有诊断提示和缩小鉴别诊断的作用。

4.经支气管镜肺活检（TBLB）　是目前较安全和诊断率比较高的肺活检方法，但因受取材部位和标本量的限制，不能全面反映肺部病变的范围和程度，不足以评估肺组织纤维化和炎症的程度，或取得肺组织但病理学为非特异性炎症或非肺间质纤维化，必须重复活检多次，故其诊断价值受到一定的限制。可将TBLB结合特殊的组织病理技术或染色与其他疾病相鉴别。

5.外科肺活检　包括开胸肺活检和经胸腔镜肺活检，因取得组织较大（2cm×2cm），病理检查阳性率较高，可达 95％以上，因此目前仍被认为是确诊 IIP 类型的最好方法。外科肺活检的临床指征：①相对年轻的患者，年龄小于 50 岁；②有发热、体重下降、盗汗、咯血的病史；③明显的间质性肺疾病病的家族史；④有周围肺血管炎的相关症状和体征；⑤非典型的 IPF 的征象：如上叶病变；结节、斑片影伴随亚段的间质性病变；肺门或纵隔淋巴结大；胸膜渗出或瘢痕，KerleyB 线等；⑥不可解释的肺外表现，肺动脉高压，心脏扩大；⑦迅速进展，病情恶化；⑧确定或排除某些职业病。

TBLB 不能明确诊断的病例有 90％可在开胸肺活检后明确诊断，但开胸手术本身加重患者的负担，不易被接受。近年来，有用特殊的胸腔镜在电视帮助下直接观察并做肺活体组织手术，诊断率优于 TBLB 和经皮肺活检。

6.血液检查　部分患者可见血沉加快，丙种球蛋白、乳酸脱氢酶和血管紧张素转换酶升高，还可出现一些结缔组织相关抗体阳性，但都缺乏特异性，但对排除其他弥漫性肺疾病有一定帮助。有研究表明，患者血中的 KL-6(一种高分子质量糖蛋白)、乳酸脱氢酶(LDH)、表面活性蛋白(SP-A 和 SP-D)有助于判断疾病的预后。

【诊断】

IIP 诊断是一个动态的过程,病理组织学改变是分类的基础。IIP 的最后确诊,除了 IPF 可以根据病史、体征、支气管肺泡灌洗检查及胸部 HRCT 作出临床诊断外,其余 IIP 的确诊均需依靠病理诊断。因此,IPF 的诊断标准可分为有外科(开胸/胸腔镜)肺活检资料和无外科肺活检资料。

有外科肺活检资料者,肺组织病理学表现为 UIP,除外其他已知病因所致的间质性肺疾病(如药物、环境因素和风湿性疾病等)所致的肺纤维化;肺功能异常,表现为限制性通气障碍和(或)气体交换障碍;胸片和 HRCT 可见典型的异常影像。

原则上缺乏肺活检资料不能确诊 IPF,但如患者免疫功能正常,且符合以下所有的主要诊断条件和至少 3～4 条次要诊断条件,可临床诊断为 IPF。主要诊断标准:①除外已知间质性肺病的病因,如某些药物的毒性作用、环境污染和结缔组织疾病所致的 ILD;②异常的肺功能改变,包括限制性通气功能障碍和(或)气体交换障碍;③胸部 HRCT 表现为双侧肺底部网状阴影,少伴磨玻璃样改变,晚期出现蜂窝肺;④TBLB 或支气管肺泡灌洗无其他疾病的证据。次要诊断标准:①年龄＞50 岁;②隐匿起病或不可解释的运动后呼吸困难;③疾病持续时间≥3 个月;④双侧肺底部可闻及吸气性爆裂音。

总之,对 IIP 来说,诊断需依靠病史、体格检查、胸部 X 线检查(特别是 HRCT)、支气管镜和肺功能测定来进行综合分析,必要时需做 TBLB 或外科肺活检以明确诊断。虽然 IIP 的病理分型有各自的特点作为依据,但仍有一些病人的病理分型很难。诊断步骤包括下列 3 点:①首先明确是否是弥漫性间质性肺病(ILD 或 DPLD);②明确属于哪一类 ILD 或 DPLD;③如何对 IIP 进行鉴别诊断。

【鉴别诊断】

(一)常见表现鉴别诊断

1.肺水肿　在慢性左心衰竭肺水肿时,病人出现劳力性呼吸困难、呼吸浅快,胸片上表现两肺透亮度下降,类似磨玻璃影。血气分析与 IIP 也相似。但肺水肿病人有原发性心脏病存在如高血压病、冠心病等,尚具有左心功能不全的其他表现,如夜间阵发性呼吸困难、端坐呼吸、大汗、心悸,查体时可有心界向左下扩大、心率快、心尖部第一心音低钝、心脏杂音、奔马律等。胸片上尚有心腰部消失、胸腔内少量积液等表现。超声心动图检查可敏感地反映心脏结构和功能的改变。

2.肺内恶性肿瘤　肺内肺外癌肿的肺内淋巴转移、原发性细支气管肺泡癌、弥漫性非霍奇金淋巴瘤、白血病的肺内浸润等恶性病变在影像学上类似 IIP。另一方面间质性肺疾病容易发生癌变。因此,对每一拟诊为间质性肺疾病的病例,应首先与肺内恶性肿瘤相鉴别。临床上这类病人多有消瘦、浅表淋巴结肿大、衰竭等表现,符合恶性肿瘤的临床经过。痰脱落细胞学检查简单、可靠并可反复送检,是一种行之有效的鉴别方法。临床上鉴别有困难时可进行纤维支气管镜检查及肺活检以求确诊。

3.肺结核　慢性纤维空洞性肺结核及血行播散性肺结核需与 IIP 相鉴别。慢性纤维空洞性肺结核可发生广泛的纤维化,但其好发于肺结核的好发部位,如上叶的尖后段及下叶的背段,病变区域浸润、空洞、钙化、纤维化等多种病变并存,与 IIP 两肺中下野的磨玻璃影有明显的区别。血行播散性肺结核多表现为高热、盗汗等急性中毒症状,胸片上在各个肺野呈均匀分布的粟粒状结节影,肺外脏器也有结核播散病灶。痰内可以查到抗酸杆菌,血沉明显增快,PPD 试验强阳性有助于结核的诊断。

(二)非典型表现鉴别诊断

1.病程发展特殊

(1)结缔组织疾病的肺部表现,可以先出现于系统症状之前约数月或数年,尤其是类风湿性关节炎、系统性红斑狼疮和多发性肌炎一皮肌炎，当只有肺部表现时，易被误诊为 IIP。笔者曾遇两例多发性肌炎一皮肌炎伴间质性肺疾病，均因呼吸困难、发热、咳黄痰入院，胸 CT 及肺功能检查支持 IIP 的诊断，逐渐出现肌肉痛，经肌肉活检证实存在多发性肌炎-皮肌炎。另两例系统性红斑狼疮伴间质性肺疾病者亦因呼吸困难、发热、咳嗽入院，胸 CT 及肺功能检查提示间质性肺疾病，继而发现雷诺现象、间断出现精神异常、面颊部皮肤色素沉着粗糙，追踪 1 个月后查及狼疮细胞而确诊。

（2）结缔组织疾病的肺部表现，肺脏是结缔组织疾病容易侵犯的脏器之一，可与系统症状几乎同时出现，病情发展快，预后差。笔者曾遇一例患者，女性，27 岁，以发热、四肢乏力起病，1 个月后相继出现颜面皮疹、谵妄、神志错乱（有自残行为）、呼吸困难等，曾先后诊为风湿热、布氏杆菌病、散发性脑炎等治疗，效差，入院时发病仅 3 个月，精神症状明显，颜面大片皮疹脱屑，双下肢肌肉萎缩（自残致双足烫伤、左下肢及骶尾部割伤），杵状指，肺部闻及 Velcro 啰音，胸部 CT 显示双肺弥漫性病变，以周边为主，伴双侧少量胸腔积液，头颅磁共振显示左侧皮层下白质区局灶性缺血灶，肺功能检查不配合，实验室检查支持胶原系统疾病，于入院第 3 天查及狼疮细胞，遂给予糖皮质激素冲击治疗 2 天，精神症状及呼吸困难等明显好转。

2.影像的非典型表现　极少数间质性肺疾病患者的影像学表现可以以单侧肺受累为主，而非双肺弥漫性病变，形态以大片状炎症浸润表现为主，可见网格状、索条状及毛玻璃状改变。如笔者曾遇一例患者，为老年男性，因呼吸困难半年，进行性加重伴发热、咳嗽 10 天入院。左下肺可闻及湿啰音及爆裂音。胸 CT 显示左下肺片状浸润影，伴纤维化改变，局部累及胸膜，纵隔淋巴结不大。在当地医院诊为肺部感染给予抗生素治疗无效。因患者有类风湿性关节炎病史 9 年，入院后复查胸 CT（前后相差 11 天）示左肺可见弥漫性大片状炎症浸润表现为主，网格状、索条状及毛玻璃状改变，其内并可见斑点状钙化灶，左下肺可见部分肺不张、胸膜增厚、少量液性密度影；右肺外带胸膜下可见斑片状改变。纵隔内可见多个直径 1～1.5cm 的淋巴结。肺功能检查显示限制性通气功能减退、残气容积增加、弥散功能降低。遂考虑类风湿性肺。给予地塞米松注射液 15mg/天冲击治疗，当天呼吸困难明显缓解，体温正常，10 天后改泼尼松片 60mg/天口服，复查胸 CT 较前明显好转，肺功能明显改善。综上该患者三次 CT 检查均相差 10 天左右，病情变化快，影像演变快，且以单侧肺受累、大片状炎症浸润表现为主，实属罕见。

3.合并其他问题者

（1）丙肝并肺间质纤维：青年男性，因外伤手术输血后发病已 4 年，2 年来病情渐加重，肝穿刺活检组织学表现慢性活动性肝炎。近 3 个月来活动气短、干咳，胸片显示肺间质纤维化，听诊两肺底 Velcro 啰音，应用泼尼松、干扰素治疗，2 个月后自觉症状好转，复查胸片肺间质纤维化阴影有部分吸收。两者之间是否存在联系，尚无定论，但应引起临床重视。

（2）盐酸胺碘酮的毒副作用：本药对肺的毒性反应最早由 Rotmensch 等于 1980 年报道。其临床表现为多种多样，从肺浸润、过敏性肺炎到肺纤维化都可见到，临床表现多为急性起病，有呼吸困难、限制性通气功能障碍。实际上病人在服用盐酸胺碘酮期间任何呼吸道症状的出现，均应考虑本药对肺的毒性反应的可能性。少数病人可以急性起病，可有发热、咳嗽、气短，x 胸片上显示腺泡样局限性阴影，类似肺炎的临床表现。病情延长后可演变为肺纤维化。某女，50 岁，风湿性心脏病、心房纤颤，应用盐酸胺碘酮治疗已 2 年，现仍每日 0.2g 维持，就诊时有 2 个月发热、干咳，活动后有明显气短，曾更换多种抗生素无效，胸片显示双肺弥漫性间质纤维化，尤以肺外带严重，经纤支镜肺活检证实为纤维素性肺泡炎，无闭塞性支气管炎，肺听诊 velcro 啰音，诊断为间质性肺疾病，给予泼尼松 20mg，3 次/天，停止抗生素使用。1 个月后，复查症状明显好转，Velcro 啰音亦明显减少，双肺网格影亦有较明显吸收。

（3）Sweet 综合征和 B00P 并存：Sweet 综合征又称急性发热性嗜中性粒细胞增多性皮肤病，临床上较少见，其特征为：①疼性隆起的皮肤红斑，常见于面、颈及手臂，病理显示真皮层有成熟中性粒细胞浸润；②

临床呈发热感染征象,末梢血象中性粒细胞增多;③部分病人有多关节炎、眼结膜炎、浅表虹膜炎;④皮质激素治疗有效。病例:某女,38岁,3个月来干咳、气短、面部、四肢皮肤散在类圆形红斑块,有触痛,双膝关节痛,轻度水肿,同时低热,夜间出汗,在外就医诊断为结核性风湿症,已用抗结核药2个月,虽有部分红斑消退,但低热仍持续,并又有新的红斑出现,同时干咳、气短、乏力较前加重。胸片显示双肺细网格影以肺野外带为著,并散在斑片影;肺功能测定 DL(CO)18ml/(mmHg·min),VC2.11,FEV₁80%;经纤支镜肺活检证实肺间质纤维化并闭塞性细气管炎及肺泡有中性粒细胞浸润,诊断为 BOOP;皮肤红斑活检显示真皮层成熟型中性粒细胞浸润,故诊断为 Sweet 综合征和 BOOP 并存,这种病例 Chien 和 Bourke 分别报道过,并且使用皮质激素取得了良好的疗效。该病人应用泼尼松20mg,3次/天,1个月后胸片检查间质肺病变有明显吸收,肺功能亦有改善,DL(CO)24ml/(mmHg·min),VC2.8L,FEV₁83%,皮肤红斑大部消退。

(4)系统性肥大细胞增生症(SMCD):本症状临床表现有两类病情:一类由肥大细胞释放介质引起,包括组胺、ECF、NCF、肝素、环氧化酶和脂氧化酶的代谢产物等所引起的面部潮红、心率快、哮喘、腹痛、腹泻、晕厥等;另一类为肥大细胞在各脏器浸润所致,如肝、脾、淋巴结肿大,皮肤荨麻疹、骨骼病变以及间质性肺疾病等。

(5)肺淋巴管癌(PLC):此病为癌症细胞浸润于肺间质所致,由其他部位的原发肿瘤血行转移至肺小血管形成瘤栓,再进而通过血管扩展到邻近的间质及淋巴管而形成癌灶,再沿淋巴转移至肺门或纵隔淋巴结,故影像学可见肺门淋巴结肿大和肺野的间质病变征象。一病例,男,64岁,发热、咳嗽、少量白黏痰9个月余,胸部无异常体征,胸片及 CT 片显示肺门、纵隔淋巴结肿大,肺间质病变而诊断为结节病,应用泼尼松、异烟肼等治疗2个月后,咳嗽、气促加重,胸片显示淋巴结肿大、肺间质病变均加重,并出现胸水,穿刺为血性,癌细胞阳性,同时患者出现便秘、大便带血、腹胀、纳差和消瘦、乏力,行纤维结肠镜检查见结肠下直肠有结节状肿物及溃疡,活检为低分化腺癌,进而明确大肠癌并肺淋巴管转移的诊断。关于新生物的肺浸润,虽然在临床的病情和影像学上与间质性肺疾病相似,但18版《希氏内科学》将其纳入鉴别诊断,《哈里逊内科学》则将其纳入间质性肺疾病的主要类型,还有学者则将新生物(肺泡细胞癌、转移癌、淋巴癌)纳入间质性肺疾病,据润江教授报道亦将其纳入间质性肺疾病,作者认为应属于间质性肺疾病的原因。

(6)肾移植后并发巨细胞病毒(CMV)间质性肺炎:肾移植用于晚期肾衰病人,由于免疫学问题未完全解决移植2周后有免疫排异反应,发生肺的非特异性间质炎症,有肺泡充血、水肿、透明膜形成及肉芽肿、纤维化等改变,和应用免疫抑制剂(环孢素 A、硫唑嘌呤、激素等)所致的免疫功能降低而易造成机遇性感染,常见有 CMV、疱疹病毒、卡氏肺囊虫感染,2个月后则并细菌、霉菌感染均可促使肺间质病变加重。肾移植后 CMV 的感染率常高达40%左右,且死亡率亦较高,CMV 感染的诊断可依据痰中查到带有包涵体的细胞,和应用单克隆抗体间接免疫荧光法或 PCR 法检测标本中的病毒。曾报道一例病人:其在肾移植前检查 CMV-IgM 阴性、PCRCMV-DNA 阴性,肾移植后6周,病人出现发热,白细胞 3.6×10^9/L,淋巴 0.38,病人频咳白泡沫痰,呼吸急促,双肺底少量 Velcro 啰音,胸片显示网状影及颗粒状肺泡病变的间质性肺疾病征象,PCR 法检测血、尿 CMV 均阳性而诊断为 CMV 肺感染,应用干扰素、丙氧鸟苷、免疫球蛋白、抗生素等治疗,呼吸道症状和体温有缓解。

【治疗】

(一)药物治疗

IIP 各型的肺部组织病理学表现各不相同,但也有共同点,即不同程度的炎症和纤维化。因此,IIP 的药物治疗主要集中在抗炎和抗纤维化治疗。

1.抗炎治疗　IIP 共同病理特征包括弥漫性肺泡炎、肺实质炎和肺间质纤维化,其发病机制与免疫过程有一定的关系,而糖皮质激素能抑制炎症反应和免疫过程。免疫抑制剂(环磷酰胺、硫唑嘌呤、甲氨蝶呤等)也有抑制炎症反应的作用,故糖皮质激素和免疫抑制剂/细胞毒药物等是治疗 IIP 的基本药物。

(1)用药方法:2002 年,中华医学会呼吸病学分会制定的"特发性肺(间质)纤维化诊断及治疗指南(草案)"关于 IPF 的治疗推荐糖皮质激素联合环磷酰胺或硫唑嘌呤。具体方法为:口服泼尼松或其他等效剂量的糖皮质激素,一日 0.5mg/kg,共 4 周,然后改为 0.25mg/(kg·天),共 8 周,继之减量至 0.125mg/kg 或 0.25mg/kg,隔日 1 次口服;口服环磷酰胺或硫唑嘌呤,开始一日 25~50mg,每 7~12 天增加 25mg,直至最大日剂量一日 150mg。一般治疗 3 个月后观察疗效,如果患者耐受好,未出现并发症和不良反应,可继续治疗 6 个月以上。6 个月后,根据疗效,可停用或改用其他药物。满 12 个月,若病情恶化也应停止或改用其他药物治疗。

(2)治疗矛盾:IIP 治疗是基于对其发病机理的基本认识,即炎症导致损伤和纤维化,这一发病过程从理论上提示可有多个治疗位点,但实际上主要限于抗炎治疗。因为抗炎治疗的疗效不一,且长期应用糖皮质激素等药物副作用较大等,限制了其应用。IPF 定义出台之前或未执行该定义时,文献报道 IPF 患者对上述抗炎治疗方案的有效率仅为 10%~30%。当从其他病理类型中正确区分出 UIP 型后,研究显示 IPF 真正的治疗有效率更低(0~10%)。而非 IPF 的 IIP 的治疗反应不同,如 RBILD、DIP、COP 对糖皮质激素有较好的反应,预后和 IPF 很不相同。而 I,IP 还需要一定的免疫抑制剂甚至细胞毒类药物。

(1)对策:由于 IIP 各型对糖皮质激素的反应不同,因此,对 IIP 的治疗要尽可能争取明确诊断,区别对待。对 IIP 中的某些疾病类型如 COP、DIP、RBILD、NSIP 等对糖皮质激素疗效较为理想。当对激素无效或有严重的激素不良反应者,可单独用免疫抑制剂细胞毒药物(硫唑嘌呤或环磷酰胺)或与糖皮质激素联合应用,如 LIP。IPF 不能自然缓解,建议对没有禁忌证的所有 IPF 病人都进行治疗,但对某些可能引起严重并发症的临床因素要充分评估(如年龄大于 70 岁,极度肥胖,合并其他疾病如心脏病、糖尿病、骨质疏松、严重肺功能损害以及终末期蜂窝肺),否则其副作用可能超过其"疗效"。近年来,对 IPF 的基础和临床研究,比较一致地认为 IPF 发病过程中炎症相对其他间质性肺炎较轻,而纤维化则占主导地位,因此,无论是皮质激素或免疫抑制剂的疗效都不满意,对 IPF 的治疗已经不推荐应用大剂量皮质激素,但也还没有真正有效果的疗法,可考虑应用抗肺纤维化药物,另外 IPF 也是肺移植的适应证之一,国内开展尚少。

2.抗纤维化治疗　肺纤维化可继发于各种急、慢性肺病。慢性和(或)反复发作的肺实质炎症导致病理性肺纤维化是多种间质性肺炎进展为慢性纤维化的共同归宿。目前研究认为,IPF 的间质性炎症相对较轻,而纤维化则占主导地位。因此,抗纤维化治疗是 IPF 治疗的重要组成部分,在临床上备受关注。现今研究发现,以下药物可用于抗纤维化治疗,但尚处于研究阶段,疗效尚未确定。

(1)用药方法:N-乙酰半胱氨酸(NAC)和超氧化物歧化酶(SOD),此类药物能清除体内氧自由基,作为抗氧化剂用于肺纤维化治疗,推荐 NAC 大剂量口服,600mg,3 次/天。红霉素具有抗炎和免疫调节功能,对肺纤维化治疗作用是通过抑制多核粒细胞来实现的,推荐小剂量(一日 0.25g)长期口服;秋水仙碱可抑制胶原合成和调节细胞外基质,起到抗纤维化作用,口服 0.6mg/天。吡非尼酮是正在开发中的新型抗纤维化药物,具有广谱抗肺、肝、肾、心和腹膜纤维化作用,其作用机制包括:抑制脂质过氧化,减少 TGF-β、血小板衍生生长因子(PDGF)和肿瘤坏死因子 α(TNF-α)的生成,从而减轻炎症反应。推荐吡非尼酮口服一日 40mg/kg。临床前研究的大量数据表明,和目前常用的抗纤维化药物相比,吡非尼酮抗肺纤维化更佳,对 IPF 具有潜在的治疗价值,且不良反应较少。另外中药制剂也应用于抗纤维化治疗,如川芎嗪注射液 1200~1600mg/天加入 1000ml 生理盐水中静脉滴注,连续 3 周,休息 1~2 周后重复数疗程;大蒜注射液 300~500mg/天加入 500ml 生理盐水中静脉滴注,连续 3 周,休息 1~2 周后重复数疗程;丹参及当归注射液均有抗纤维化作用,并显示了较好的疗效。

(2)治疗矛盾:疗效不确定,某些药物副作用大等。上述药物大多处于临床观察阶段,治疗的效果并不令人满意。

（3）对策：通过对试验动物的基础研究，人们对肺纤维化又有了一些新的认识，如成纤维细胞增殖和功能异常中肌成纤维细胞的重要性，如肺泡上皮细胞凋亡异常等。人们对纤维化过程中非常重要的 TGF-β1 的调控的研究，也逐渐接近了能抑制或减缓肺纤维化的可能。如重组 IFN-ylb（每次 200U，3 次/周）用于 IPF 治疗的研究，及相继进行的吡非尼酮、ACEI 或他汀类药物以及抗氧化物（NAC）等治疗 IPF 的临床研究。也有学者在探索通过基因治疗以期对某些细胞因子干预来阻断或对抗纤维化的进程。疾病晚期行肺移植手术治疗也在考虑之中。

原则上，治疗 3 个月或以上时才能客观地认定治疗反应，在没有并发症和副作用的情况下，上述联合治疗至少要进行 6 个月，并对治疗反应进一步评估；开始治疗 6 个月后，如果病情出现恶化，应停止治疗，或改变治疗方案（如继续当前剂量的泼尼松，或换用其他细胞毒制剂，或改用其他治疗方案，或行肺移植）。如果病情稳定或改善，则用同等剂量继续联合治疗；开始治疗 12 个月后，如果病情出现恶化，应停止治疗，或改变治疗方案（如换用其他细胞毒制剂，或改用其他治疗方案，或行肺移植）。如果病情稳定或改善，则用同等剂量继续联合治疗；开始治疗 18 个月后，应根据治疗反应和病人的耐受性将治疗方案个体化。如果确有继续改善或稳定，则可继续应用。

疗效判定标准

（1）治疗反应良好或改善。指经 3～6 个月治疗后，出现下列两项或以上者：①症状减少，特别是运动能力增强，或咳嗽频度和严重性下降。②胸片或 HRCT 上异常影像减少。③肺生理改善，表现为下列两项或以上者：a.T1C 或 VC 增加≥10%，或至少增加≥200ml。b.单次呼吸法 DLco 增加≥15%，或至少增加≥3ml/（min·mmHg）。c.SaO$_2$ 改善或正常（增加≥4%）；或心肺运动试验中 PaO$_2$ 增加≥4mmHg。

（2）治疗稳定（可以认为是良好）。指经 3～6 个月治疗后，出现下列两项或以上者：①T1C 或 VC 增加 10%，或增加<200ml。②DLco 增加<15%，或增加<3ml/（min·mmHg）。③SaO$_2$ 无改变，或改变<4%；或心肺运动试验中 PaO$_2$ 增加<4mmHg。

（3）治疗失败。指经 3～6 个月治疗后，出现下列两项或以上者：①症状增多，特别是呼吸困难和咳嗽。②胸片或 HRCT 上异常影像增多，特别是出现了蜂窝肺或肺动脉高压的迹象。③肺功能恶化，表现为下列两项或以上者：a.T1C 或 VC 下降≥10%，或下降≥200ml；b.单次呼吸法 DLco 下降≥15%，或至少下降≥3ml/（min·mmHg）；c.SaO$_2$ 下降≥4%；d.静息状态下以及心肺运动试验中 Paoz 增加≥4mmHg。

（二）肺移植

肺移植是目前唯一能改善 UIP/IPF 患者生活质量和延长生存期的治疗手段，可减少 75% 的死亡危险。因此目前国外认为应尽早考虑对患者建议进行肺移植手术。手术以单侧肺移植为首选。肺移植术后的 1 年存活率为 69%～74%，5 年存活率为 42%～47%。手术的禁忌是体重指数（BMI）大于 30，因其术后病死率增加，2 年存活率仅 25%。术前应用糖皮质激素有可能增加骨质疏松、伤口延迟愈合及体重明显增加等副反应，但并非肺移植的禁忌。

【预后】

本病预后不良，大部分患者因肺纤维化导致肺动脉高压、肺源性心脏病和右心衰竭，存活时间仅 3～5 年。

（韩颖莉）

第二节　非特异性间质性肺炎

非特异性间质性肺炎(NSIP)是特发性间质性肺炎(IIP)中的一种；临床表现为咳嗽、活动后气短，部分患者可合并发热、乏力等全身症状；肺脏病理表现为非特异性间质性肺炎，可根据肺脏病理表现不同进一步分为富细胞型和纤维化型。很多自身免疫性疾病相关的间质性肺病的病理类型表现为 NSIP，故一旦经肺脏病理诊断为 NSIP，需进一步结合病史、血清学检测等除外自身免疫性疾病等继发因素。NSIP 对糖皮质激素的治疗有反应，预后相对较好。

【诊断标准】

NSIP 是一病理诊断，其确诊有赖于肺脏病理，并根据详尽的病史资料、临床表现及实验室检查、影像学资料等综合分析而确定为 NSIP，还是某一系统性疾病在肺内的表现。

1.临床表现　干咳、活动后气短是 NSIP 的常见临床表现；对于纤维化型者，常可闻及双肺底为著的爆裂音，少部分患者可见杵状指(趾)；晚期患者缺氧严重者可见紫绀。对于富细胞型者，肺部爆裂音并不多见。1/3 的 NSIP 患者可有发热、乏力等伴随症状。

2.辅助检查

(1)实验室检查：血常规、尿常规、肝肾功能一般无异常。部分患者可以有低滴度的抗核抗体(ANA)、类风湿因子(RF)的阳性。动脉血气分析可显示不同程度的低氧血症，而不伴有二氧化碳潴留。

(2)胸部 X 线检查：X 线胸片诊断 NSIP 的敏感性及特异性均较差，病程早期胸片可能正常，部分患者可见双肺纹理增厚。

(3)胸部高分辨 CT 扫描(HRCT)：HRCT 诊断 NSIP 的敏感性为 70%，特异性为 63%。病变主要沿支气管血管束走形，富细胞型以磨玻璃影、斑片影为主，部分可以有小片实变影；纤维化型以索条、细网格影为主，可合并牵张性支气管扩张，少部分可表现为蜂窝影。

(4)肺功能不同程度的弥散功能障碍和限制性通气功能障碍。

(5)支气管镜检查：支气管镜及镜下相关操作，如支气管肺泡灌洗液的分析、经支气管镜肺活检，对于 NSIP 无诊断价值。不过，NSIP 患者的支气管肺泡灌洗液(BALF)的细胞学分析中以淋巴细胞为著。

(6)肺活检的病理学特点：肺泡间隔增厚，伴不同程度的炎症和纤维化。一般情况下肺内病灶分布均一，病变时相一致；部分患者的肺内病灶可呈斑片状分布，但病灶在时相上基本一致，不存在 UIP 的新老病灶共存的现象。可根据肺活检所见的炎症与纤维化比例分为富细胞型和纤维化型。

(7)CT 或 B 超：引导下经皮肺穿活检对于 NSIP 的诊断价值不大，仅有少数的患者可经此项操作来诊断。

(8)外科肺活检：大多数 NSIP 的确诊有赖于外科肺活检。

【治疗原则】

NSIP 的主要治疗方案为单纯糖皮质激素、糖皮质激素联合细胞毒药物治疗。对于富细胞型者，力争治愈；对于纤维化型者，则尽可能的改善临床症状、促进肺内病灶的吸收。并在治疗中密切随诊，及早发现可能的自身免疫性疾病。

1.基本治疗　单纯糖皮质激素、糖皮质激素联合细胞毒药物治疗。但对于激素的使用方案(包括起始剂量、减量方案等)尚未达成共识。一般建议起始泼尼松剂量为 $0.6\sim1\text{mg}/(\text{kg}\cdot\text{d})$，$4\sim6$ 周后开始减量，至少半年后再减停。细胞毒药物可选用环磷酰胺、硫唑嘌呤、甲氨蝶呤等，对于纤维化型者还可以加用大剂量的 N-乙酰半胱氨酸。糖皮质激素治疗期间,还需要注意补钙;使用细胞毒药物期间,需要监测血常规、肝肾功能变化等及时发现药物相关的副作用。

2.对症支持治疗

(1)对于静息下有低氧的患者,建议长期氧疗来改善氧合。

(2)对于大多数患者,建议接受肺康复治疗。

3.肺移植　对于纤维化型 NSIP,经激素和细胞毒药物治疗后无显效时,可考虑接受肺移植。

4.随诊　很多自身免疫性疾病相关的间质性肺病患者的肺脏病理表现为 NSIP,而部分患者可以 NSIP 为首发症状。故而对于 NSIP 患者,一经诊断,在治疗过程中,需要注意长期随访,注意临床症状、系列自身抗体的变化,及时发现背后存在的系统性疾病,调整诊断及治疗方案。

(韩颖莉)

第三节　隐源性机化性肺炎

隐源性机化性肺炎(COP)又名闭塞性细支气管炎伴机化性肺炎,是特发性间质性肺炎中的一种类型;临床表现为咳嗽、活动后气短,部分患者可合并发热、乏力、体重下降等全身症状;肺脏病理表现为结缔组织增生呈息肉状阻塞小气道、肺泡管和肺泡腔,肺泡壁完整。COP 对糖皮质激素的治疗良好,预后相对较好;但部分患者会在停药后复发。

【诊断标准】

COP 是一病理诊断,其确诊有赖于肺脏病理,并根据详尽的病史资料、临床表现及实验室检查、影像学资料等综合分析而确定为 COP,还是某些继发因素所导致的机化性肺炎,常见的如:感染后机化性肺炎、结缔组织疾病相关性机化性肺炎、肺或骨髓移植后机化性肺炎、药物性相关性肺炎等等。

1.临床表现　干咳、活动后气短是 COP 的常见临床表现;常伴有发热(中低热为主,部分为高热)、乏力、体重下降等全身症状;咳痰、咯血、胸痛等伴随症状不明显;部分患者在起病前有上感样症状。若未得到及时治疗,呼吸困难可在数周内进展,部分患者会出现呼吸衰竭。

2.体格检查　部分患者可无阳性肺部体征,肺部爆裂音是 COP 的最常见体征,一般无杵状指。

3.实验室检查　血常规、尿常规、肝肾功能一般无异常,部分患者可以有中性粒细胞的轻度增高;红细胞沉降率、C 反应蛋白等炎症指标明显升高。动脉血气分析可显示不同程度的低氧血症,而不伴有二氧化碳潴留。

4.辅助检查

(1)胸部 X 线检查:X 线胸片诊断 COP 的敏感性及特异性均较差,病程早期胸片可能正常;主要表现为肺内斑片影、实变影。

(2)胸部高分辨 CT 扫描(HRCT):HRCT 诊断 COP 的敏感性、特异性>70%。肺内病变以近胸膜分布多见,可呈现肺内病灶游走现象。形态上以磨玻璃影、斑片影、实变影多见,少部分可表现为孤立性或多发性结节、网格影。

(3)肺功能不同程度的弥散功能障碍和限制性通气功能障碍。

(4)肺脏病理:病变呈斑片状分布,在呼吸细支气管、肺泡管和细支气管周围肺泡腔内有由成纤维细胞组成的息肉样组织。病变区附近的肺泡间隔常常增厚,间质单核细胞浸润,肺泡Ⅱ型细胞增生,这种间质的改变仅局限在腔内纤维化区附近。其他部分的肺实质病理改变不明显。高倍镜下见纤维性息肉样组织是由平行的成纤维细胞及黏液性淡染物质组成(淡染物质中有丰富的酸性黏多糖)并有不等量的淋巴细胞,浆细胞,吞噬细胞,中性粒细胞浸润。纤维性息肉样组织表面覆细支气管或肺泡上皮细胞。在 COP 患者的肺泡腔内还可见含脂质的巨噬细胞,泡沫细胞聚集,它是由于细支气管阻塞而引起的内源性脂质性肺炎性改变。

(5)支气管镜检查:支气管镜及镜下相关操作,如支气管肺泡灌洗液(BALF)的分析、经支气管镜肺活检,对于 COP 有很大的诊断价值。BALF 的细胞分类中淋巴细胞(41%～59%)和中性粒细胞(5%～12%)增高,嗜酸性细胞也可增高。CD4 与 CD8 比值明显降低;BALF 的病原学检查阴性。部分患者可以经支气管镜肺活检获取理想的活检组织来确诊。

(6)CT 或 B 超:引导下经皮肺穿活检绝大多数患者可经此项操作来确诊。

(7)外科肺活检少部分 COP 的患者需要通过外科肺活检来取得足够的标本而确诊。

【治疗原则】

激素是目前治疗 COP 的有效药物,但对于 COP 的激素治疗方案(起始用量、减停药方案)尚未达成共识。停药后复发在 COP 中很常见,复发率可达 13%～58%,可能与疗程过短有关。

1.基本治疗 COP 中常用的糖皮质激素的方案如下:初期治疗:开始用泼尼松 $0.75～1mg/(kg \cdot d)$,时间约 1～3 个月。一般来说,大多数病例在用药后 4～10 周内症状及影像学有改善。激素减量期:第二阶段治疗期间将泼尼松初期剂量逐渐减至 20～40mg/d,时间为 3 个月。激素维持治疗期:维持量为泼尼松 5～10mg/d,后期改为 5mg,隔日一次。糖皮质激素的全疗程为一年左右。糖皮质激素治疗期间,还需要注意补钙和注意糖皮质激素相关的副作用,如类固醇糖尿病、高血压、高血脂等。

对于停药后反复复发的患者,可加用细胞毒药物的治疗。

2.对症支持治疗 对于静息下有低氧的患者,建议长期氧疗来改善氧合;尤其是在疾病初期。

(曹 丽)

第四节 其他类型的特发性间质性肺炎

除了 IPF、NSIP、COP 外的特发性间质性肺炎(nP)包括:脱屑性间质性肺炎(DIP)、呼吸性细支气管炎并间质性肺炎(RB-ILD)、淋巴细胞性间质性肺炎(LIP)和急性间质性肺炎(AIP)。上述类型的 IIP 发生率低,临床少见或罕见,主要根据肺脏病理表现不同而确诊为不同类型的 IIP。

其中,RB-ILD 和 DIP 与吸烟关系密切,又属于吸烟相关性间质性肺炎的范畴;特发性的 LIP 并不多见,LIP 常常是潜在的病毒感染、自身免疫性疾病、淋巴增生性疾病的肺部表现,需要除外和在随诊中排除上述常见继发因素。AIP 的临床过程类似于急性呼吸窘迫综合征,预后极差。

【诊断标准】

上述各种少见的 IIP 的确诊均有赖于肺脏病理,并根据详尽的病史资料、临床表现及实验室检查、影像学资料等综合分析而确定为哪种病理类型。

1.临床表现

(1)DIP、RB-ILD 患者一般都有长期大量的吸烟史,起病隐匿,临床主要表现为干咳、活动后气短;咯痰、咯血、发热等伴随症状不明显。约半数的 DIP 患者可合并杵状指,大多数患者无明显的肺部体征,部分患者可闻及爆裂音。

(2)LIP 一般起病隐匿,进展缓慢;临床主要表现为缓慢加重的干咳、活动后气短。部分患者可以伴有发热、体重下降、胸痛以及关节痛等症状。一般无阳性的肺部体征。

（3）AIP 以 40 岁以上人群多见，半数以上的患者突然发病，病初多有乏力，以干咳、进行性加重的呼吸困难为主要表现，常伴有发热，很快出现杵状指（趾）；双肺底可闻及爆裂音。部分患者可发生自发性气胸；继发感染时可有脓痰。

2.实验室检查　血常规、尿常规、肝肾功能等化验结果不具有特异性。动脉血气分析可显示不同程度的低氧血症，而不伴有二氧化碳潴留。

3.辅助检查

（1）胸部 X 线检查：X 线胸片对诊断上述疾病的敏感性及特异性均较差，病程早期胸片可能正常，后期可见双肺纹理增厚。

（2）胸部高分辨 CT 扫描（HRCT）：HRCT 对于上述各型 IIP 的诊断的敏感性和特异性明显高于胸部平片和普通胸部 CT。各型 IIP 都有不同的胸部 HRCT 表现。

①DIP 主要表现为双下肺、外周分布为主磨玻璃影，部分可表现为斑片、网格影，少部分可表现为不规则线状影、蜂窝影。

②RB-ILD 主要表现为多发性小叶中心型的小结节影、片状分布的磨玻璃影、支气管血管束的增粗，部分还可以看到气体陷闭的表现和双上肺分布为著的肺气肿。

③LIP 主要表现为支气管血管束增厚，双肺或弥漫分布的小叶中心型的毛玻璃影，肺内多发的薄壁囊腔影也不少见；部分患者可以表现为斑片、片状实变影或伴有肺门、纵隔淋巴结肿大。

④AIP 主要表现为双侧、多灶性或弥漫性磨玻璃影和（或）实变，一般不伴胸腔积液；病灶以下肺、胸膜下分布为主，病变常为双侧对称性分布。早期表现为弥漫性磨玻璃影、散在的实变影，以后可出现不对称的弥漫性网状、条索状影及进展的实变影，并扩展至中上肺野，尤以外带、胸膜下为明显；但肺尖部病变少见。晚期表现为网格影、牵张性支气管扩张、蜂窝肺等表现。

（3）肺功能 DIP 和 RB-ILD：可表现为阻塞性通气功能障碍和不同程度的弥散功能障碍；LIP、AIP 表现为限制性通气功能障碍和不同程度的弥散功能障碍，但很少 AIP 患者能耐受肺功能检查。

（4）肺脏病理 DIP 的肺脏病理：病变呈弥漫性分布，以细支气管周围为著；肺泡腔内均匀散布大量的巨噬细胞，肺泡间隔的炎症或纤维化相对较轻，肺泡结构通常无明显破坏，蜂窝样改变或成纤维细胞灶极少见。

①RB-ILD 的肺脏病理病变为片状分布，病灶一般分布沿肺小叶中心分布；肺泡腔内大量巨噬细胞；病变周围的肺泡间隔增宽、Ⅱ型上皮细胞增生，有淋巴细胞、巨噬细胞的浸润，部分可以有轻中度的纤维化；常伴有小叶中心型肺气肿。

②LIP 的肺脏病理肺间质内弥漫性成熟的淋巴细胞及浆细胞浸润，可呈结节状增生。

③AIP 的肺脏病理：表现为弥漫性肺泡损伤（DAD）。

（5）支气管镜检查支气管镜及镜下相关操作：如支气管肺泡灌洗液的分析、经支气管镜肺活检，对于 DIP、RB-ILD、LIP 和 AIP 无诊断价值。DIP 和 RB-ILD 的肺泡灌洗液中以巨噬细胞升高为主，LIP 以淋巴细胞升高为主，很少 AIP 患者能耐受肺泡灌洗。

（6）CT 或 B 超引导下经皮肺穿活检对于 DIP、RB-ILD、LIP 和 AIP 的诊断价值不大，仅有极少数的患者可经此项操作来诊断。

（7）外科肺活检上述各型 IIP 的确诊有赖于外科肺活检。

【治疗原则】

1.RB-ILD 和 DIP 患者的治疗以严格戒烟为基础，大多数患者在严格戒烟后病情减轻、缓解。激素和免疫抑制剂对 RB-ILD 患者的疗效不确切。对于病情进展快或病情重或若经戒烟无效的 DIP 患者,在严格戒烟的基础上,可以加用全身糖皮质激素的治疗,使用剂量通常为 0.5~1mg/(kg·d),6~8 周后渐渐减量;疗程在 1 年左右,治疗有效率可达 60% 以上。

2.LIP 的主要治疗方案为单纯糖皮质激素、糖皮质激素联合细胞毒药物治疗;但对于激素的使用方案(包括起始剂量、减量方案等)尚未达成共识。一般建议起始泼尼松剂量为 0.6~1mg/(kg·d),4~6 周后开始减量,1~2 年内减停。糖皮质激素治疗期间,还需要注意补钙;使用细胞毒药物期间,需要监测血常规、肝肾功能变化等及时发现药物相关的副作用。细胞毒药物可选用环磷酰胺、硫唑嘌呤、甲氨碟呤等;随诊中需要警惕淋巴瘤的发生。

3.对于 AIP,目前尚无有效的治疗方法,在急性进展期,对症、支持疗法尤为重要,合适的机械通气支持,尽可能维持理想的氧合、减少呼吸机相关性肺损伤等。药物治疗方案,尚未达成共识;建议尽早应用糖皮质激素,静脉注射甲泼尼龙 500~100Omg/d,持续 3~5 天;病情稳定后再改为口服。也可联合免疫抑制剂,如环磷酰胺、硫唑嘌呤、环孢素等,但疗效有待进一步评估。鉴于很难鉴别是否合并感染或继发感染,一般建议联合抗生素治疗。

(王玉姮)

第六章　胸腔积液

第一节　总论

在生理状态下,人体胸腔内存在少量液体(约 3～15ml),在呼吸运动时起润滑作用。目前认为,生理性胸液是由壁层和脏层胸膜毛细血管动脉端产生的,然后通过壁层胸膜上毛细血管静脉端和淋巴管微孔重吸收,脏层胸膜在胸水的重吸收中作用有限。病理状态下,当胸液的滤过量超过最大重吸收量时,胸腔内有过多的液体潴留,称为胸腔积液。胸腔积液从性质上可分为渗出性及漏出性。常见的病因有:胸膜毛细血管内静水压升高,如充血性心力衰竭;胸膜毛细血管内胶体渗透压降低,如低蛋白血症,肝硬化,肾病综合征,两者均产生胸腔漏出液;胸膜通透性增加,如胸膜炎症(肺结核,肺炎),结缔组织病,胸膜肿瘤(恶性肿瘤转移,间皮瘤),肺梗死;壁层胸膜淋巴引流障碍,如癌性淋巴管阻塞,后两者产生胸腔渗出液;损伤如主动脉瘤破裂,食管破裂,胸导管破裂等,产生血胸。

【诊断标准】

1.临床表现　呼吸困难是最常见的症状,其严重程度与积液量有关,同时多伴有胸痛和咳嗽。病因不同其症状有所差别。少量积液时,可无明显体征,或可触及胸膜摩擦感及闻及胸膜摩擦音。中至大量积液时,患侧胸廓饱满,触觉语颤减弱,局部叩诊浊音,呼吸音减低或消失。可伴有气管、纵隔向健侧移位。

2.辅助检查

(1)胸部 X 线检查:少于 200ml 难以作出诊断,200～500ml 时仅显示肋膈角变钝,积液增多时呈外高内低弧形阴影,第 4 前肋以下为少量积液,第 4 至第 2 前肋之间为中量积液,第 2 前肋以上为大量积液。

(2)超声检查:超声探测胸腔积液的灵敏度高,定位准确,并可估计胸腔积液的深度和积液量,提示穿刺部位。亦可以和胸膜增厚进行鉴别。

(3)胸膜活检:经皮闭式针刺胸膜活检是诊断结核性胸膜炎的重要手段,如壁层胸膜肉芽肿改变提示结核性胸膜炎的诊断,如胸膜活检未能发现肉芽肿病变,活检标本应该做抗酸染色。脓胸和有出血倾向者不宜做胸膜活检。

(4)内科胸腔镜:主要用于经无创方法不能确诊的胸腔积液患者的诊治,能够在直视下观察胸膜腔的变化并可进行胸膜壁层和(或)脏层活检,因此,这项技术的应用对胸膜疾病的诊断具有重要的临床意义,对胸膜恶性疾病诊断率 92.6%,对结核性胸膜炎诊断的阳性率 99%。

(5)实验室检查:

①胸液常规检查:外观:漏出液:透明清亮,静置不凝固;渗出液:多种颜色,草黄色多见,稍浑浊,易凝结。比重:漏出液:<1.016～1.018,渗出液:>1.018。

漏出液中细胞较少,常<100×10^6/L。渗出液中细胞较多,常>500×10^6/L,其中各种细胞增多的意义不同:中性粒细胞为主常见于化脓性胸膜炎和肺炎旁胸腔积液;淋巴细胞为主多见于结核性胸膜炎和恶性肿瘤胸膜转移;嗜酸粒细胞增多(>10%)常见于寄生虫病或结缔组织病、液气胸等;胸液中红细胞>5×10^9/L时为血性胸液,多由恶性肿瘤或结核所致。胸水血细胞比容>外周血比容50%以上时为血胸,常提示创伤、恶性肿瘤、肺栓塞。

②胸液生化检查:漏出液:蛋白含量<30g/L,胸水蛋白/血清蛋白<0.5,黏蛋白定性检查 Rivalta 试验(−)。渗出液:蛋白含量>30g/L,胸水蛋白/血清蛋白>0.5,Rivalta 试验(+)。

正常胸水 pH 值接近 7.6,结核性胸腔积液、肺炎旁胸腔积液时 pH 值常<7.3;脓胸以及食管破裂所致的胸腔积液,pH 值<7.0。

正常人胸液中葡萄糖含量与血中葡萄糖含量相近,漏出液中葡萄糖含量和血糖相似;化脓性胸腔积液中葡萄糖含量明显减少,常<1.12mmol/L;结核性胸膜炎时,约半数病例胸液中葡萄糖含量降低;癌性胸腔积液中葡萄糖含量与血糖相似,当癌细胞广泛浸润时,积液中葡萄糖含量和 pH 值也降低;类风湿关节炎所致胸腔积液葡萄糖含量多显著降低。

胸水中甘油三脂含量>4.52mmol/L 但胆固醇含量不高时称乳糜胸,可见于胸导管破裂。胆固醇>2.59mmol/L 但甘油三酯正常时称乳糜样或胆固醇性胸液,与陈旧性积液胆固醇积聚有关,可见于陈旧性结核性胸膜炎,恶性胸液或肝硬化、类风湿关节炎等。

③胸水液酶学测定:乳酸脱氢酶(LDH):胸液 LDH 水平为胸膜炎症程度的可靠指标,一般认为漏出液中 LDH 活性较低,胸液 LDH/血清 LDH<0.6;渗出液中 LDH 活性增加,胸液 LDH/血清 LDH>0.6。化脓性胸膜炎、肺炎旁胸腔积液中 LDH 活性最高可达正常血清水平的 30 倍,其次是癌性胸腔积液,结核性胸腔积液 LDH 仅略高于正常血清水平,LDH 同工酶测定对诊断恶性胸液有意义,当 LDH2 升高,LDH4 和 LDH5 降低时,支持恶性胸液的诊断。重复检测胸液 LDH 水平,如进行性增高,表明胸膜腔炎症加重;如逐渐下降,则说明良性病变可能性大。

腺苷脱氨酶(ADA):胸腔积液中 ADA 含量明显增多(>451U/L),且积液中 ADA 水平多高于血清浓度,是临床上诊断结核性胸膜炎的重要依据。

淀粉酶:增高见于胰腺疾病和恶性肿瘤,恶性胸水时,淀粉酶属于唾液型,因此测定胸水淀粉酶同工酶可以区别恶性肿瘤与胰腺疾病。

④胸液肿瘤标记物:癌胚抗原(CEA)在恶性胸腔积液中的含量也增多,恶性胸腔积液中 CEA 水平升高较血清中出现得早且更显著,目前一般的诊断标准是胸腔积液 CEA>20μg/L 或胸液 CEA/血清 CEA>1.0 时,常提示为恶性胸腔积液。胸腔积液 CEA 测定对腺癌所致者诊断价值最高。

其他标记物包括 CA50、CA199、CA125、CYFRA21-1 等,显著增高有助于恶性积液的判断,但临床实际应用较少。

⑤胸液病原学检测:诊断未明确的胸腔积液,如是渗出液,则应做革兰染色找细菌和细菌培养(包括需氧和厌氧菌培养),抗酸染色找结核菌和结核菌培养,涂片找真菌和真菌培养等。如怀疑寄生虫病,还应涂片找寄生虫。

⑥细胞学检查:胸液中找到癌细胞是诊断恶性胸液的金标准,多次送检有助于提高阳性率。

【治疗原则】
(1)病因治疗:积极治疗原发病。
(2)排除积液:对于因胸液量大导致明显呼吸困难者,可通过胸穿或置管引流排除积液,缓解症状。
(3)胸膜固定术。

(常志强)

第二节   恶性胸腔积液

淋巴系统引流障碍是恶性胸腔积液产生的主要机制,胸膜转移性肿瘤和胸膜弥漫性恶性间皮瘤是产生恶性胸腔积液的主要原因。

【诊断标准】

1.临床表现   恶性胸腔积液多见于中年以上患者,一般无发热,胸部隐痛,伴有消瘦和呼吸道或原发部位肿瘤的症状,常伴有咳嗽、咯痰、胸痛及发热。少量积液无症状或仅有胸闷、气短等。中等及大量积液时有逐渐加重的气促、心悸,若积液量大肺脏受压明显,临床上呼吸困难重,甚至出现端坐呼吸、发绀等。

2.辅助检查   恶性胸腔积液为渗出性,以淋巴细胞为主,一般 $7.30<pH<7.40$,胸水 CEA$>20\mu g/L$,胸水/血清 CEA>1。胸液细胞学检查找到癌细胞可确诊,部分病例可通过胸膜活检确诊,经皮闭式胸膜活检阳性率低,CT 或 B 超引导下活检可提高成功率,上述检查不能确诊者,必要时可经胸腔镜或剖胸直视下活检。对恶性胸腔积液的病因诊断率可达 70%~100%。

【治疗原则】

1.病因治疗:积极治疗原发病。

2.排除积液:少量积液可不处理,中等量以上积液有压迫症状,应行胸腔穿刺抽出积液,每周 2~3 次。抽液量不宜过多过快,防止发生胸膜性休克及同侧扩张性肺水肿。也可行胸膜腔插管引流,目前多采用细导管闭式引流。

3.胸膜固定术:癌性胸水的增长过速可造成的压迫症状,同时反复抽液使蛋白丢失太多,可选择化学性胸膜固定术,在彻底引流后可注入抗癌药物,或注入四环素,产生化学性刺激造成粘连。

4.由淋巴瘤、肺癌及乳腺癌阻塞淋巴管产生的胸腔积液,放射治疗可以去除阻塞病因,重建并改善胸液动力学,效果显著。

(邓爱兵)

第三节   结核性胸膜炎

【定义及概况】

结核性胸膜炎是指机体感染结核杆菌后胸膜出现的充血、渗出、坏死、增生、纤维化等炎症性病变,主要系结核菌直接侵犯胸膜所致。结核性胸膜炎是常见的感染性胸膜疾病,也是我国重要的呼吸系统疾病,有报道内科住院患者中约 3.5% 为结核性胸膜炎。

【发病机制】

(一)基本发病机制

结核性胸膜炎的发病机制主要有两种,即机体对结核菌的迟发性高过敏反应和结核菌直接感染胸膜。早在 20 世纪初就提出结核性胸膜炎可能是由于机体对结核杆菌或其代谢产物过敏引起,主要依据为胸腔积液结核杆菌培养常为阴性;由结核杆菌素刺激产生的 T 细胞在胸腔积液中找到。以后的不少实验也证明这一学说。向没有感染过结核杆菌的动物胸膜腔中注射结核杆菌并不引起动物的胸腔积液,若以少量结核菌反复给动物接种,待动物对结核杆菌过敏后再向胸腔中注射结核杆菌时就可引起胸腔积液;也有人在豚鼠和白鼠实验中发现,如先用死结核杆菌对机体接种,3～5周后再向胸腔内注射结核菌纯蛋白衍生物(PPD),动物可在12～48h内快速出现渗出性胸腔积液。但是临床上也有不少结核性胸膜炎,在病程早期患者的PPD试验常为阴性,一种可能的解释是由于急性期循环的黏附细胞抑制了致敏的循环T细胞,而这种抑制细胞不存在于胸腔。另外,对原发性结核感染后早期出现的结核性胸膜炎较难用过敏因素来解释。

近年来随着胸腔镜检查和胸膜活检术的推广应用,对结核性胸膜炎的发病机制有了新的认识。在结核性胸膜炎中做盲目胸膜活检显示,50%～80%患者胸膜有典型的结核病理改变。胸腔镜检查也常发现胸膜上散在的黄白色的小结节,病理证实为结核性肉芽肿。因此以往单用过敏解释结核性胸膜炎的发病是片面的。目前已有不少学者认为结核杆菌直接感染胸膜是结核性胸膜炎的最主要发病机制。结核杆菌侵入胸膜的途径有:肺门淋巴结结核的细菌随淋巴逆流至胸膜;肺病变直接蔓延到胸膜;血行播散在胸膜上形成粟粒性病灶;胸椎结核的椎旁脓肿或肋骨结核向胸膜腔溃破。

(二)非典型表现发病机制

老年人结核病主要为内源性,初次感染大多数在幼年或青年,进入老年期后,因免疫功能降低及其他肺部疾病或全身疾病而使隐匿或陈旧性的病灶复燃。

双侧结核性胸膜炎合并其他浆膜腔积液时,不同于典型的结核性胸膜炎胸腔积液产生的渗出机制,如发生心包积液时,特别是积液量较大,或心包增厚时,心室舒张期充盈受限,回心血量减少,毛细血管内静水压升高,促使更多液体漏出到胸、腹膜腔中,此种属漏出机制。

结核性胸膜炎出现心动过速等心律失常与结核菌及其代谢产物有关。

胸膜分为颈、肋、纵隔及膈四部分,当膈胸膜发炎时,炎症刺激肺神经($C_{3～5}$)和相应脊髓节段时,上传到大脑产生痛感,反应在$C_{3～5}$进入脊髓节段神经分布区域即胸膜部。当刺激较强烈或患者耐受性较差时,则可产生剧烈胸腹痛。

结核感染后,菌体成分刺激机体,使免疫系统致敏,T淋巴细胞释放淋巴因子,促进或扩大炎症反应过程,导致Ⅳ型变态反应表现。当变态反应较强时,免疫复合物损坏小血管,发生广泛的毛细血管炎,甚至坏死性小动脉炎,造成血管壁通透性和脆性增高,导致皮下组织、黏膜及内脏器官出血及水肿。

结核性胸膜炎当机体反应强烈时,可发生白细胞显著增多或出现幼稚白细胞等类白血病反应。

左侧结核性胸膜炎,当出现左侧胸廓畸形、纵隔向左移位时,上胸部胸导管受压、扭曲可形成左侧乳糜胸。

结核性胸膜炎抗结核治疗过程中胸片新增阴影,有时有肺门淋巴结肿大,可能与使用利福平有关,但真正原因不明了。

出现类赫氏反应,是由于应用异烟肼、利福平为主的强力化疗方案治疗后,大量结核菌在短期内被杀死,大量的死菌、菌体的游离成分(如蛋白质、磷脂质、肽糖)是炎症反应和免疫系统的强力诱导剂,导致结核病灶扩大增多、胸腹水增多。

【病理】

病理主要类型如下。

(一)胸膜干酪性病变

病初胸膜有纤维素沉着,可有间皮细胞覆盖,然后病变处渐有巨噬细胞积聚并发展为典型的结核性肉芽肿,其中央可发生干酪样坏死。病变可向下扩展累及全层胸膜。胸膜炎早期愈合可不留痕迹。肉芽肿形成后可机化、纤维化,形成不同程度的胸膜增厚、钙化。

（二）胸膜粟粒结核

多见于血行播散,常在胸膜下形成广泛的粟粒样结节状病灶,结节周围有纤维素渗出。结节可完全吸收,或融合成大的干酪病灶,形成胸膜多发钙化灶。

【病理生理】

（一）基本病理生理

结核性胸膜炎病变早期为胸膜充血,表面有纤维素渗出;继而浆液渗出形成胸腔积液。多数胸膜有结核结节形成。

（二）非典型表现病理生理

少数患者早期即以增殖性改变为主,表现为胸膜明显增厚且不规则,无胸腔积液。

【临床表现】

（一）常见表现

结核性胸膜炎好发于青壮年,男性多于女性。近年来,虽然中、老年组的结核病发病率有增加趋势,但青壮年仍占绝大多数。据北京结核病研究所统计,结核性胸膜炎中 39 岁以下者占 73%。另有报道显示本病平均发病年龄为 28 岁,明显低于浸润性肺结核的发病年龄。

虽然结核病是一种慢性病,但大多数结核性胸膜炎常为急性起病;有 30%~60% 患者就诊前出现明显症状且病程常短于 1 周,酷似细菌性肺炎发病。

呼吸道症状主要为胸痛、干咳和气急。3/4 患者有胸痛,常发生于咳嗽前,病初胸痛明显,典型者系胸膜性疼痛,针刺样,深呼吸或咳嗽时加剧,部分可呈隐痛。待胸腔积液增加至 500ml 以上时,积液将脏层胸膜和壁层胸膜分开,胸痛可逐渐减轻直至消失,但由于胸腔积液增加,压迫肺脏,患者出现限制性通气功能障碍,故临床上常见胸痛减轻后随之出现进行性加重的呼吸困难,如积液量大,则进一步压迫心脏和大血管,心搏出量减少,加重气急程度。可有端坐呼吸,严重时伴发绀。气急程度与胸腔积液形成速度也明显相关,如胸腔积液逐渐形成,气急可不明显而仅表现为胸闷。干咳常见,部分诉咳少量黏痰,主要为胸膜炎症刺激所致。

临床体征与结核性胸膜炎的病程和积液量多少有关。病初常于患侧出现胸膜摩擦感(音),多位于胸廓运动幅度较大的腋前、中、后线的下方,但持续时间短,很多患者初诊时因已产生胸腔积液而不能发现此项体征。结核性胸膜炎多数为少至中等量积液。积液少时可无明显阳性体征。如积液较多,则可表现为不同程度的胸腔积液体征,如患侧胸部饱满,呼吸运动减弱;纵隔包括气管和心脏向健侧移位,语颤减弱;叩诊呈浊音或实音;听诊呼吸音减弱或消失。

（二）非典型表现

老年结核性胸膜炎临床表现不典型,起病隐匿,首发症状多为胸闷、气急,急性结核中毒症状少,并存非结核性老年常见病多。X 线表现亦不典型,胸液中、小量,单侧多。痰及胸液中查找结核菌多阴性,结核菌素试验阳性率低,治疗中胸液消失慢,易发生胸膜肥厚和粘连,患者消瘦、贫血、血浆蛋白减少,使治疗较复杂。

儿童结核性胸膜炎以食欲减退、发热、咳嗽症状多见,合并症少,实验室检查血结核抗体阳性率低。

双侧结核性胸膜炎合并其他浆膜腔积液,包括心包积液、心包增厚,腹膜腔积液、关节腔积液时,其胸腔积液检查结果倾向于漏出液与渗出液之间,不完全符合典型渗出液的特点:密度较低,有核细胞数减少,蛋白定量偏低,李凡他试验阴性或弱阳性,ADA 低。

此外,结核性胸膜炎可表现为以发热为唯一症状、心律失常、剧烈腹痛、首发血小板减少性紫癜及双膝关节肿痛、导致类白血病反应、早期即出现胸膜增厚、并发乳糜胸及治疗过程中肺部新增阴影、类赫氏反应致对侧胸腔及腹腔积液等不典型表现。

【实验室检查及器械检查】

(一)一般实验室检查

1.常见表现　血常规检查多在正常范围,少数患者在病程早期血白细胞数略升高,以中性粒细胞为主,而后白细胞总数转为正常而淋巴细胞比例稍升高。血沉一般增快。单纯结核性胸膜炎的痰结核杆菌检查阴性,如合并肺结核,有报道约1/3痰菌检查可呈阳性。

2.非典型表现　当结核性胸膜炎并发血小板减少性紫癜时,血常规显示血小板明显减少,当并发类白血病反应时,白细胞数明显增多,分类以中性粒细胞为主。

(二)结核菌素皮肤试验

所有患者均应做结核菌素试验。国内以往多用旧结核菌素(OT),常用浓度有1:2000和1:10000,由于纯度不高,与其他分枝杆菌等的交叉反应较多,目前逐渐改用PPD。我国健康人群中结核菌感染率甚高,结核菌素试验一般阳性结果对建立诊断意义不大;结核菌素试验强阳性,则提示近期有结核菌感染,有助于结核性胸膜炎的诊断。由于病初患者外周血和皮肤中致敏T细胞可受到循环的黏附细胞抑制而引起过敏反应延迟,但胸腔积液中无此类细胞,有报道约1/3结核性胸膜炎患者皮肤试验可呈阴性反应,故早期结核菌素试验不能除外本病,但发病后6~8周内结核菌素试验则几乎全部转为阳性。病后多次结核菌素试验阴性,如能除外试剂质量、操作不当和机体免疫抑制等因素,则基本上可排除结核感染的诊断。

(三)胸腔积液检查

1.常见表现　胸腔积液为浆液渗出性,多为草黄色;较久的积液为深黄色,透明或稍混浊,易凝固;也可为血性积液。有报道结核性胸膜炎中血性胸腔积液占1.5%~12%,老年中则高达23.8%。胸腔积液相对密度>1.018,李凡他试验(+),蛋白质>25g/L,白细胞计数$(0.1\sim0.5)\times10^9/L$,以淋巴细胞占优势,早期(起病后2周内)可以中性粒细胞为主,以后以淋巴细胞为主。如嗜酸粒细胞>10%则可除外结核性胸膜炎,除非患者伴有气胸或此前抽过胸腔积液。间皮细胞常<1%,虽然胸腔积液中缺乏间皮细胞不能成为确诊结核性胸膜炎的依据,但如果间皮细胞>5%,则可除外结核性胸膜炎。

胸腔积液的生化分析种类较多,近年来大量研究显示敏感性好、特异性高的首推腺苷脱氨酶(ADA)活性测定。ADA>45U/L时,应考虑结核性胸膜炎。ADA活性越高,结核的可能性越大,据资料显示,ADA>70U/L,在除外淋巴瘤后,则可基本确诊为结核感染。其他感染性胸膜炎,ADA多数<45U/L;淋巴瘤以外的原发或转移性胸膜肿瘤引起的胸腔积液多<20U/L。

胸腔积液LDH/血清LDH>0.6,对诊断结核性胸膜炎也有一定参考价值。其他指标如胸腔积液葡萄糖含量下降、pH下降,以及溶菌酶、纤维结合素测定等,对结核性胸膜炎的诊断帮助不大。近年来有学者采用分枝杆菌抗原A_{60}测定胸腔积液和血清特异性IgG取得较好的特异性和敏感性。

结核性胸膜炎胸腔积液直接涂片和集菌涂片均不易找到抗酸杆菌;培养阳性率稍高,为8%~25%,离心后培养阳性率可明显提高;其动物接种阳性率可达50%。

PCR直接测定胸腔积液中的结核杆菌DNA具有快速、敏感等特点,也是病原学诊断技术的一大发展趋势。最近已有不少关于PCR技术快速诊断胸膜结核的研究,但目前这些技术稳定性不佳,特异性不够理想,临床实验室推广应用尚需进一步努力。

2.非典型表现　当结核性胸膜炎为双侧并合并其他浆膜腔积液时,包括心包积液、心包增厚、腹膜腔积液、关节腔积液时,其胸腔积液检查结果倾向于漏出液与渗出液之间,不完全符合典型渗出液特点。

（四）X 线检查

1.常见表现　干性胸膜炎阶段,胸部 X 线检查可无异常发现或仅见患侧胸廓运动减弱。出现渗出液达 300ml 以上时,方可见肋膈角变钝,仰卧位液体散开,肋膈角变锐利。中等量积液在下胸部可见外高、内低抛物线样的均匀一致的致密影,平卧位则整个肺野透光度减低。大量积液时,患侧除肺尖外的大部分呈均匀致密阴影,气管、纵隔向健侧移位。

2.非典型表现　当胸膜粘连时,胸腔积液被包裹局限,液体不随体位改变而流动,常表现为大小不等的圆形、卵圆形或半月形等各种形状的密度增高影,凸面向肺内,与肺野有锐利的分界,侧位片有助定位。叶间积液在正位片有时会误诊为肺炎,侧位片上显示边缘锐利的梭形叶间阴影有助明确诊断。肺底积液有时误诊为膈肌抬高,卧位摄片见积液散开而膈肌显示,可明确诊断。少数患者表现为胸膜结核球。

胸腔积液的 X 线检查要强调不能满足于单一的后前位胸片,胸部透视、侧位及卧位等特殊体位摄片的作用不应忽视。对疾病诊断和鉴别诊断有困难时,应做胸部 CT 检查。CT 对包裹性积液、叶间积液、肺底积液、胸膜结核球以及胸腔积液同时合并的肺内病变(如浸润性肺结核)和纵隔病变(如淋巴结肿大)有较好的诊断价值。

（五）超声波检查

超声波检查对胸腔积液特别是包裹性积液的诊断和穿刺抽液的定位、少量胸腔积液与胸膜增厚的鉴别有良好的应用价值,但不能确定积液的性质。

（六）胸膜活检

胸膜活检通常采用胸膜活检针穿刺法,操作简单、安全,阳性率高,值得推广。特别在临床表现不够典型,胸腔积液细胞检查、ADA 测定和细菌学检查不能确诊者,应积极做胸膜活检以及早明确诊断。胸膜活检为肉芽肿病变,即便无干酪样坏死、未找到抗酸杆菌,也可诊断为结核性胸膜炎。因为胸膜肉芽肿病变的 95% 为结核病所致,而真菌、结节病引起者不足 5%,多次、多部位活检可提高阳性率,有报道单块组织活检,结核性胸膜炎的诊断率为 60%;3 块组织活检的诊断率为 80%;若再结合培养,则诊断率可升至 90%。

（七）胸腔镜检查

渗出性胸腔积液患者经胸液细胞、细菌和生化检查、结核菌素试验、胸膜活检以及短期诊断性治疗仍不能明确诊断者,则可考虑胸腔镜检查。根据目前对结核性胸膜炎发病机制的重新认识,即主要是由结核菌直接感染胸膜所致,经胸腔镜对胸膜的直接窥视结合活组织检查,对本病具有很好的确诊价值。典型的病例胸腔镜下发现胸膜上有散在分布帽针大小的黄白色的小结节,病理显示为伴干酪样坏死的肉芽肿病变,抗酸染色可找到抗酸杆菌。由于胸腔镜检查具有一定创伤性,故应限用于常规非创伤性检查后诊断仍很困难的患者。

【诊断与鉴别诊断】

根据急起发热、胸痛,特别是胸膜性疼痛、干咳以及胸痛缓解后随之出现的呼吸困难,结合盗汗、乏力等毒性症状和体检发现胸腔积液体征等典型的结核性胸膜炎发病过程和临床表现,多数患者可作出初步诊断。X 线检查可明确胸腔积液诊断,但不能确定胸腔积液的性质和病因。由于近 1/3 患者可能合并肺结核,故 X 线检查如能发现肺野内有典型的浸润性肺结核病灶,则有助于结核性胸膜炎的诊断。结核菌素试验、胸腔积液的细胞分类计数和部分生化如 ADA 测定,对结核性胸膜炎的诊断有较好的参考价值。本病确诊则有赖于胸腔积液细菌学检查和胸膜活检。

目前国内对结核性胸膜炎的诊断多停留于临床诊断,为提高医疗质量、减少误诊,对胸腔积液患者应强调病因诊断。对疑似结核性胸膜炎患者,除常规检查外应积极做痰和胸腔积液的细菌学检查和胸膜活组织检查。对诊断特别困难者应考虑做胸腔镜检查,甚至开胸活检以明确诊断。因结核性胸膜炎特异性病理改变仅维持4周左右,为明确诊断,应及早做活检。由于大多数结核性胸膜炎的临床经过较温和,且抗结核治疗简单、安全,故也有学者提出当胸腔积液的病因不能除外结核时,也可做诊断性治疗,尤其是结核菌素试验强阳性者。

【治疗】

结核性胸膜炎的治疗目标为缓解症状、减少胸膜增厚和防止发展为活动性肺结核。

(一)抗结核药物治疗

结核性胸膜炎未经治疗,其胸腔积液常可于2~4个月内自行吸收,病情也随之恢复。胸腔积液引起死亡较少见,但是这些患者随访5年有43%~75%可发生肺结核或肺外结核,而且胸腔积液量和结核杆菌培养是否阳性与结核复发率高低无明显相关性。大量研究表明抗结核药物治疗可明显减少日后活动性肺结核的发病率。Patiala和Falk等报道抗结核药物应用后结核复发率由19%~28%降至4%~9%,即便这些患者通常服药时间短于6个月。因此,对结核性胸膜炎的抗结核治疗十分重要。

1.用药方法　抗结核治疗应遵循"早期、联合、规律、适量、全程"的用药原则。根据用药时间长短,化疗方案分长程化疗(或称常规化疗)和短程化疗两种。长程化疗成人常用剂量及给药方法:异烟肼(INH)0.3g口服,1次/天,对氨水杨酸(PAS)每日6~12g,分3次口服或乙胺丁醇(EMB)0.75g口服,1次/天;链霉素(SM)0.75g肌内注射,1次/天。链霉素用药时间1~3个月,其余总疗程为12~18个月。短程化疗方法:以每晨口服异烟肼0.3g和利福平(RFP)0.45~0.6g(早晨空腹顿服)为基础,可联合其他1~2种抗结核药物如链霉素、吡嗪酰胺(PZA)或乙胺丁醇1g/天,总疗程为6~9个月。短程化疗中由于加用强有力的杀菌药利福平,在不影响抗结核疗效的前提下,用药时间显著缩短,有利于患者坚持规律、全程完成抗结核治疗。单纯、轻症的结核性胸膜炎疗程一般为6个月,合并肺结核时可延长至9个月。短程化疗是近年来世界卫生组织所推荐的给药方法,我国大部分地区已推广这一化疗方案。抗结核药物在体内分布广,在胸膜腔内常可达有效浓度,故一般情况下胸腔内局部给药并无必要。但对慢性胸膜炎,特别是有发展为脓胸倾向(胸液稠厚、白细胞浓度较高和pH降低)时,可在抽液后向胸腔内注入链霉素、对氨水杨酸等药物。

2.治疗矛盾　老年患者免疫功能低下,胸腔积液吸收缓慢,抗结核药物不良反应发生率相对较高,且易对抗结核药耐药等。

3.对策　对老年免疫功能低下患者,除合理应用抗结核药物外,还应注意支持治疗和调节机体免疫功能的治疗,如给予草分枝杆菌F.U.36注射液(乌体林斯)1.72μg肌内注射,隔日1次等。密切观察抗结核药物的不良反应,尤其注意对肝、肾功能及前庭耳蜗神经的损害,链霉素应慎用并尽可能少用或不用,也可减量使用(0.75g,1次/隔日),利福平或利福定可能对老年人的肝功能造成较严重的损害,应严密加以监视。对抗结核药耐药者,加用左氧氟沙星可达到良好的疗效。

(二)糖皮质激素

胸腔积液平均吸收时间为6周,也有长达12周。虽然糖皮质激素对结核性胸膜炎的远期疗效并无影响,但从结核性胸膜炎过敏性发病机制上讲,激素应用有其合理性。临床调查表明糖皮质激素可缩短发热持续时间和胸腔积液吸收时间。在病后2~4个月内应用可减少胸膜增厚的机会,但对此有不少持否定意见者。

1.用药方法　常用制剂为醋酸泼尼松(强的松),每日40mg用1周,逐周减药至日剂量为10mg后停药,总疗程为4周。

2.治疗矛盾　糖皮质激素抑制机体免疫功能可能导致结核播散,且其尚存在其他一些副作用。

3.对策　除非结核性胸膜炎毒性症状严重或胸腔积液产生较快、胸腔积液量多,激素不宜常规应用;对疑似耐药结核菌引起的胸膜炎、慢性胸膜炎以及老年患者,则更不宜使用。对经正规抗结核药物和胸膜腔穿刺治疗后仍发热不退或胸腔积液反复出现的难治性结核性胸膜炎、结核性胸膜炎引起类白血病反应、出现类赫氏反应者在正规抗结核药物治疗的同时加用激素治疗。

（三）胸腔穿刺抽液

虽然国外有报道反复多次胸腔穿刺抽液与单次诊断性抽液相比,在发热持续时间和 6 个月后胸片改变方面无明显差异,但是多数学者认为抽胸液是结核性胸膜炎治疗的重要措施。抽液不仅可解除肺脏、心血管的压迫症状和减少胸膜上纤维蛋白沉着以及日后引起的胸膜增厚,而且可减轻全身毒性症状,临床上常观察到许多患者抽液后次日即呈体温明显下降。胸腔积液可每周抽 2～3 次,直至胸腔积液基本消失。每次抽液量不宜超过 1000ml,抽液过多、过快可使胸腔内压力骤降而引发急性肺水肿,应予以注意。

（四）其他

胸腔积液量较多特别是慢性胸膜炎时,应加强营养并辅以适当休息。病情稳定后鼓励多做户外活动,避免较长时间的卧床休息。久治不愈的包裹性胸腔积液,不断增大的胸膜结核球和广泛、严重的胸膜增厚并引起明显肺功能异常或反复感染者,可考虑做胸膜剥脱术。

（邓爱兵）

第四节　胸膜间皮瘤

胸膜间皮瘤为胸膜原发性肿瘤,是来源于脏层、壁层、纵隔或横膈四部分胸膜的肿瘤。有局限型(多为良性)和弥漫型(都是恶性)之分。其中弥漫型恶性间皮瘤是胸部预后最坏的肿瘤之一。临床上常表现为逐渐加重的胸痛、气促、消瘦等症状。死亡率占全世界所有肿瘤的 1% 以下。近年其发病率有明显上升趋势,50 岁以上多见,男女之比为 2:1,与石棉接触有关。根据恶性程度可以分为:①良性胸膜间皮瘤:多呈局限性生长,故也称良性局限性胸膜间皮瘤。此瘤生长缓慢,易于手术切除,切除后极少复发,临床预后良好。②恶性胸膜间皮瘤:为高度恶性肿瘤,肿瘤沿胸膜表面弥漫浸润扩展,故也称恶性弥漫性胸膜间皮瘤。此瘤多见于老年人,现已证明其发病与吸入石棉粉尘密切相关。

【诊断标准】

胸膜间皮瘤的诊断应根据既往病史(石棉接触史)、临床表现、体征及实验室检查等资料综合分析确定,病理是诊断胸膜间皮瘤的金标准。恶性胸膜间皮瘤明确诊断后还需要完善相关检查以明确其转移程度。

1.临床表现　胸膜间皮瘤是胸膜原发肿瘤,有局限型(多为良性)和弥漫型(都是恶性)之分。局限型或者弥漫型早期可无明显不适或仅有胸痛,活动后气促。其中弥漫型恶性间皮瘤是胸部预后最坏的肿瘤之一。大多数患者在 40～70 岁之间,男性多于女性。首发症状以胸痛、咳嗽和进行性气短为最常见。胸痛较剧,呈持续性,一般镇痛剂难以缓解。若病变位于膈胸膜,则有同侧肩胛区或上腹部疼痛。位于纵隔胸膜,则可有胸骨后胀痛。如病变广泛且伴有大量胸液,患者呼吸短促,频率增加。此外,可有干咳、低热、体重减轻等症状。

早期或者局限期患者查体常无明显改变,晚期可以出现胸廓活动受限,叩诊呈浊音,呼吸音减低。大量胸腔积液时纵隔向健侧移位,胸液吸收后患侧胸廓可收缩凹陷。

2.辅助检查

(1)胸部 X 线检查:X 线检查以胸腔积液和胸膜改变为主。

①局限型间皮瘤在胸片上显示密度均匀的,边缘比较清楚的球形或椭圆形肿物阴影,与胸膜关系密切并成钝角。

②弥散型间皮瘤可以显示胸膜广泛不规则增厚或结节影突向肺野。75％的患者伴有胸腔积液,胸廓呈大片浓密阴影。纵隔向对侧移位。抽水后注入空气摄片更为清楚。

(2)计算机断层扫描检查:清楚显示病灶形态、病变范围及胸腔脏器累及情况。局限性间皮瘤常呈半球形及扁平状肿块,边缘清楚,弥散型常呈广泛不均匀增厚或结节。目前 2011 版恶性胸膜间皮瘤指南提倡应用 PET-CT 扫描检查。

(3)诊断性胸腔穿刺活检:在 B 超、透视或电脑断层扫描定位下,经皮胸膜病变穿刺针吸做活检及胸液病理细胞学检查时,可获阳性诊断。

虽然胸液细胞学检查对诊断恶性胸液有肯定价值,但对间皮瘤确诊率低,不能作为确诊依据。

(4)经胸腔镜检查及胸膜活检:不仅可观察整个胸腔的胸膜病变,并可取得大块的病变胸膜,诊断正确率更高,并有助于鉴别诊断。

(5)胸腔积液检查:多为血性,也可为黄色渗出液。非常黏稠,甚至可拉成细丝或堵塞针头。比重高,可达 1.020～1.028;胸液的蛋白含量高,葡萄糖和 pH 值常降低。胸液透明质酸酶和乳酸脱氢酶水平很高。

(6)血清间皮瘤相关蛋白(SMRP)和骨桥蛋白水平检查:84％的恶性间皮瘤患者的血清间皮瘤相关蛋白是升高的。另外,血清间皮瘤相关蛋白的水平会随着间皮瘤的发展而升高,随着间皮瘤的衰退或切除而减少,故对治疗效果的监测有用。

(7)当病理诊断为恶性胸膜间皮瘤后,可以行纵隔镜、EBUS-FNA、PET-CT、腹腔镜、腰穿检查以明确转移程度。

【治疗原则】

首先确定是局限型还是弥漫型,局限型者应首选手术治疗,弥漫型者可手术与化疗、放疗相结合。

1.对症治疗　支持营养,止痛,抽液以缓解呼吸困难症状。可通过使用鸦片剂、抗惊厥药物(酰胺咪嗪、丙戊酸钠等)、神经阻滞、局部外照射治疗等方法缓解疼痛。对贫血也需积极对症处理。

2.手术治疗　手术的目的是最大限度的清除肿瘤细胞,手术切除是治疗本病的方法之一。但由于手术切除范围不论多大,从来就不是治愈性的,如果胸壁转移是多点性的,就应该放弃手术。通常采用的术式包括。

①胸膜切除/剥脱术(P/D):主要切除全部胸膜和所有大体肿瘤。

②胸膜外全肺切除术(EPP):主要整块切除胸膜、肺、患侧膈肌,并经常包括心包。通常还应进行纵隔淋巴结清扫。大多数学者推荐对 60 岁以下,限于壁层胸膜的上皮型患者,无手术禁忌证时,可行单纯胸膜切除术,术后加化疗,能延长生存期。

3.放射治疗　放疗在局部控制病情、缓解疼痛方面有效。胸膜外全肺切除后,辅助放疗显著降低局部复发率,个别病例生存期达 8 年之久。并没有证据显示高剂量放疗比低剂量有明显的优势。

4.化学治疗　化学治疗对本病有肯定效果。培美曲塞和顺铂(或卡铂)联合治疗恶性胸膜间皮瘤,目前作为一线用药。吉西他滨与顺铂联合治疗方案,也是治疗恶性胸膜间皮瘤的标准方案。长春瑞滨在恶性胸膜间皮瘤的化疗中也被推荐使用。

5.胸膜固定术　弥漫性间皮瘤恶性程度高、生长快、病变广泛、手术范围大、创伤重、并发症多、手术死亡率高、不宜手术切除,推荐经胸腔镜喷入滑石粉等治疗,在胸膜固定后,联合化疗,可提高生存率,防止胸液复发。

反复出现的胸腔积液,最好可通过抽液或切除病灶等来缓解症状,其次可通过滑石敷用或外科的胸膜固定术来缓解。

6.患者教育及预防   对于较长时间不易缓解的胸痛应该引起警惕。胸膜间皮瘤,常与接触石棉有关,因此,注意劳动防护,减少或避免与石棉接触是预防本病的有效措施。

（马 博）

第七章 支气管镜检查与支气管肺泡灌洗

第一节 纤维支气管镜检查

一、概述

支气管镜检查主要包括纤维支气管镜检查和硬质支气管镜检查,由于纤维支气管镜的独特优势,应用越来越普遍,本节主要讨论纤维支气管镜检查。

纤维支气管镜(简称纤支镜)的研制成功和作为一项内镜检查技术应用于临床仅仅几十年的时间,但从硬质支气管镜发展到纤支镜却经历了100多年的历史。1897年德国人Kilian首次用长25cm,直径8mm的食管镜从气管内取出骨性异物获得成功,开创了硬质镜能进入气管并可进行操作的新纪元。1907年美国人Jackson将微型电灯珠用在镜管的前端,创造了金属硬质支气管镜,同时制造了各种样式的钳子来钳夹组织和异物,用于诊断和治疗气管、支气管及肺部疾病。1964年日本人Ikeda将纤维光导学应用于支气管镜的设计,由Olympus制造的可曲式纤维支气管镜正式产生。后来又在纤支镜上安装带有摄像、录像和微电脑控制的电子装置,称之为电子纤维支气管镜。2004年11月Olympus公司将"超声波引导下穿刺技术"应用于纤支镜,进一步完善了纤支镜检查的各种功能。

随着纤支镜产品的不断更新,使其具有如下优点:①管径小,可视范围大,可进入全部段支气管,74%的亚段支气管和38%的亚亚段支气管;②可弯曲,操作方便,被检查者可取座位、半卧位或卧位,对颈椎病、张口困难患者可从鼻腔插入,呼吸功能不全者,可同时连接呼吸机进行检查;③照明好,采用冷光源照明,亮度强,图像清晰,且光源无热,不会造成黏膜灼伤;④使用安全,患者痛苦小,易接受;⑤功能全,可在直视下采集呼吸道分泌物和细胞标本刷/刮检;对气道、肺、纵隔行活组织钳取/针吸;纤支镜肺泡灌洗可对肺泡内细胞和可溶性成分进行检查;局部注药可对一些疾病进行治疗;并可安装视教镜或电视屏幕进行教学,也可摄影、录像以积累资料。

虽然纤支镜基本上在所有诊断适应证中已取代了硬质支气管镜,但必须明确以下情况在全麻下硬质支气管镜更具优势:大量咯血止血;支气管支架放置;气管-支气管树扩张;气道新生物激光摘除;支气管内放射治疗短导管放置;纤支镜无法摘除的异物;以及支气管结石的去除;硬镜也用于儿童。

二、适应证和禁忌证

(一)适应证

(1)原因不明的咯血或痰中带血,需明确出血部位和咯血原因。在大咯血时一般不宜进行检查。

(2)原因不明的持续刺激性咳嗽、局部喘鸣,难以用吸烟或支气管炎解释,需进一步明确者,或原有的咳嗽在质上发生了变化,特别是中老年人。

(3)支气管阻塞,表现为局限性肺气肿,局限性干性啰音或哮鸣音,以及反复出现同一部位阻塞性肺炎或肺不张,抗生素治疗无效,临床怀疑肺癌者。

(4)任何肺部肿块阴影,临床表现和 X 线检查难以对良恶性作出鉴别、需要活检病理组织学证实时。

(5)痰细胞学检查阳性,而肺内影像学无异常发现者。

(6)原因不明的喉返神经麻痹或膈神经麻痹以及上腔静脉综合征等原因待查者。

(7)诊断不明的支气管、肺部感染性疾病或弥散性肺疾病诊断困难,需经纤支镜检查,做肺活检、刷检或冲洗、灌洗等,进行细胞学及细菌学检查。

(8)原因不明的胸腔积液或通过实验室检查对良恶性胸腔积液难以确定,怀疑肺内肿瘤胸膜转移者。

(9)观察气管食管瘘,协助选择性支气管造影.能有针对性地显示支气管畸形、扩张程度和范围;做引导性经鼻气管插管,其准确性强、成功率高。

(10)纤支镜检查在治疗上的应用,如移除分泌物,治疗肺不张、支气管内膜结核、支气管扩张、钳取异物、止血、吸引冲洗、引流肺脓疡、灌洗治疗肺泡蛋白沉积症、肺癌气管内局部化疗、放疗、用激光、高频电刀解除气管内梗阻,了解病变范围,确定外科手术方式,评价治疗效果等。

(二)禁忌证

纤支镜检查已经积累了丰富的经验,其使用禁忌证范围也日益缩小,或仅属于相对禁忌证。患者能否进行纤支镜检查决定于患者的综合情况,操作者根据自己的技术情况和单位条件设备情况。比如气管内肿瘤患者,可能是适应证,进行气管内局部化疗、放疗或用激光、高频电刀解除气管内梗阻;也可能是禁忌证,因气管狭窄严重,检查可能导致窒息。因此,进行纤支镜检查时应权衡利弊,决定是否进行。下列情况进行检查风险高于一般人群,应注意判断。

(1)一般情况极差,体质十分虚弱者。

(2)肺功能严重损害,呼吸明显困难,严重低氧血症者以及严重肺动脉高压活检可能发生严重出血者。

(3)严重心脏病,心功能不全或频发心绞痛,明显心律紊乱,新近发生过心肌梗死者以及严重高血压者。

(4)精神高度紧张/精神失常,不能合作者。

(5)主动脉瘤,有破裂危险。

(6)近期有活动性大咯血,哮喘急性发作,则需暂缓进行。

(7)出、凝血机制严重异常。

(8)对麻醉药过敏不能用其他药物所代替者。

(9)近期急性支气管肺部感染、高热,纤支镜检查可使炎症扩散,则需暂缓进行。

(10)气管部分狭窄,估计纤支镜不易通过,且可导致严重的通气受阻者。

(11)尿毒症患者,活检时可能发生严重出血。

三、纤支镜检查操作方法

(一)术前准备

(1)全面了解患者病史、仔细查体及实验室检查,复习近期胸片、CT 片,确切掌握病变部位,以便评估病情,有目的地进行纤支镜检查,防止镜检中发生意外,减少并发症,提高纤支镜检查效果。

(2)严格掌握适应证,了解患者术前病情变化,老年人常规作心电图、血小板计数、出、凝血时间等检查,对有肺功能不全者,应作血气分析或血氧饱和度测定检查。对呼吸道急性炎症期、气道反应较高的以及严重高血压及严重心脏病患者,如果检查不能避免时,术前应予以必要的对症治疗。一般认为,进行纤支镜检查时、患者的动脉血氧分压平均下降 $1.33\sim2.66kPa(10\sim20mmHg)$,并有可能发生心律失常。

(3)备好急救药品、氧气、开口器和舌钳,检查活检钳及活检刷头有无松动、断裂,确保血压、血氧、心电监护仪、吸痰器性能良好,必要时备好人工复苏器。

(4)向患者充分说明纤支镜术对疾病诊断和治疗的必要性和安全性,介绍检查方法,讲清操作要点,同时又要向家属讲明术中、术后可能出现的并发症,耐心细致地做好解释工作,使患者消除顾虑,解除紧张情绪,以取得患者主动配合检查。必要时可让家属陪伴身旁予以心理支持;患者或家属签订纤支镜检查知情同意书。

(5)了解有无可经血液传播的病史,必要时检查肝功能、乙肝表面抗原、艾滋病等;了解有无麻醉药物等过敏史。

(6)术前禁食禁水 4~6 小时;禁吸烟。

(7)术前给药:为减少患者检查时的分泌物及消除患者的紧张情绪,术前半小时肌注阿托品 0.5mg、地西泮 5~10mg 或吗啡 5~10mg。慢阻肺患者慎用吗啡,年迈体弱、重症患者用量酌减,呼吸功能不全者禁用。前列腺肥大者用阿托品可能造成排尿困难,需慎重。舒喘灵、喘乐宁气雾剂,均为 β_2 肾上腺素受体选择性兴奋剂,可舒张支气管。对于气道反应较高的患者,术前适量吸入此类药物,可减轻镜检刺激引起的气道痉挛。

(8)取下口腔义齿;检查时患者头部用消毒巾包裹(或戴消毒帽),并用 75%乙醇溶液纱布擦拭其鼻、唇周围皮肤。

(9)检查前纤支镜的插入部分和活检钳、细胞刷、吸引管等应浸泡在 1:2000 洗必泰溶液中消毒 20 分钟。气管镜的操作部和目镜部用 75%乙醇溶液纱布擦拭。术前应仔细检查纤支镜是否清晰,管道是否通畅,弯曲调节钮是否灵活将自动吸引接头接在纤支镜吸引管外套管内,连接吸引器并检查吸引装置有无堵塞;检查冷光原亮度、曝光系数是否适宜,检查使用的电源必须接可靠地线,装置稳压器、连接光源。

(二)操作要点

1.麻醉　鼻咽部:常用 2%利多卡因喷雾麻醉或超声雾化吸入。气管内:采用纤支镜直接滴入或环甲膜穿刺,注入 1%~2%利多卡因 5ml,后者效果准确可靠,但穿刺的针眼难免有少许血液流入气管、支气管内易于病理性出血混淆。

2.体位选择　患者多取仰卧位,肩部略垫高,头部摆正,略向后仰,鼻孔朝上。这种体位,患者肌肉放松,比较舒适,并可预防晕厥,更宜于老年、体弱、精神紧张者检查。如患者有呼吸困难或颈、胸部、脊柱畸形等情况不能平卧时可采取座位,但注意镜检所见标志与仰卧位相反。

3.选择插入途径　根据患者的具体病情和检查目的要求选择:经鼻、口腔、气管套管或气管切开处插入。经鼻腔插入:操作方便,患者痛苦小,能自行咳出痰液,检查中可以了解鼻咽部病变,是最常用的方法;经口腔插入:不能由鼻腔插入者,可选择口腔路径进入,其缺点是容易引起恶心反射以及舌翻动,使纤支镜不易固定而导致插入困难,呼吸道分泌物不能自行咳出,需放咬口器,以免咬损插入部;经气管套管或气管切开处插入仅用于已行气管切开和气管插管的危重患者气道管理。

4.检查步骤及顺序　开启冷光源,调节好光源亮度,用屈光调节环调整视野清晰度。操作时术者左手握纤支镜的操作部,拇指拨动角度调节钮,使插入管末端略向上翘,以适应鼻腔的弧度将镜的前端送入鼻腔,边插边调节角度旋钮使镜端沿咽后壁进入喉部,窥见会厌与声门,观察声带活动,充分麻醉,通过张开的声门将纤支镜送入气管。注意观察气管黏膜以及软骨环的情况,直至隆突,确认两侧主支气管管口,先检查健侧后患侧,病灶不明确的先右侧后左侧,自上而下依次检查各叶、段支气管。健侧支气管检查完毕后将镜退回隆突,再依次检查患侧,如果发现病变根据情况决定相应检查。注意检查时保持视野位于支气管管腔中央,避免碰撞管壁,引起支气管痉挛,且极易造成黏膜损伤。

5.标本采集　　纤支镜检查过程中,肉眼虽可对管腔内病变进行观察,作出初步诊断,但进一步明确,必须有组织学、细胞学或细菌学的证据。为此必须进行标本采集,常用方法有:

(1)钳检:是获取病理标本的重要手段。采取标本前应吸除支气管内分泌物,窥清病变部位,若活检前病灶已有渗血,或者估计到钳夹后出血较多,可能造成视野模糊,应于活检局部先滴入 1:10000 肾上腺素。调整好内镜的深度、方向及末端弯曲度,使选定的活检部位恰当地呈现在视野中间,助手插入活检钳控制钳舌关闭,术者在视野中看到钳末端伸出,再将钳送至系近活检的部位,此时,请助手张开钳舌,继续推进,准确压住病变部位,嘱助手关闭钳舌,同时,术者迅速将活检钳往外拽出,不宜用力过猛。标本取出后放在小片滤纸上,立即浸入盛有 10%福尔马林溶液的小瓶内固定送检。对镜下所见的黏膜病变或肿物的阳性率可达 90%左右。对有苔病变先将苔吸出或钳出,暴露病变后取材。对肿物在中间或基底部取 3～4 块组织较为适宜。出血较多时,可再滴入 1:10000 肾上腺素止血。

(2)刷检:分为标准刷和保护性套管刷。前者一般在直视下,必要时在 X 线透视下进行。将细胞刷插入病变部位,稍加压力旋转刷擦几次后将其退至纤支镜末端和纤支镜一起拔出,涂片 2～3 张送检,送细胞学检查的涂片置入 95%乙醇溶液中固定。保护性套管刷包括单套管、双套管,加塞或不加塞等方法,主要用于细菌学检查。双套管毛刷有内外两层,外套管顶端有小塞封闭管口,毛刷在内套管中。刷检时,将内套管向前推送,外套管末端的小塞被顶掉,再将毛刷向前推送,伸出内套管刷检,取毕标本退入内套管中。纤支镜与套管毛刷一起拔出,剪除外露套管顶端有污染的部分,伸出毛刷浸入少量消毒盐水中做细菌培养。

(3)针吸活检:用特制的穿刺针,在 CT 引导下经纤支镜对纵隔肿大的淋巴结穿刺活检或经支气管针吸肺活检(TBNA)。2004 年 11 月奥林巴斯医学系统公司发布了利用具有超声波功能的支气管内窥镜技术,通过超声波图像来确认淋巴结,用专门的抽吸式活检针进行穿刺来提取标本。针吸活检对纵隔、肺门淋巴结的性质,肺癌的诊断和分期有重要的临床意义。

(4)经支气管肺活检(TBLB):根据有无引导条件分为:无 X 线透视引导下行 TBLB,即"盲取"。在 X 线透视引导下行 TBLB;在 CT 引导下 TBLB。用于对弥散性肺病变或周边型肿块取活组织做病理检查。

(5)支气管肺泡灌洗:是利用纤支镜向支气管肺泡注入生理盐水、并随即抽吸,收集肺泡表面衬液,检查其细胞成分和可溶性物质的一种方法。主要用作有关疾病的临床诊断,研究肺部疾病的病因、发病机制以及评价疗效和预后等。

四、并发症及术后护理

(一)并发症的预防及处理

虽然纤支镜检查认为是一种安全的检查方法,但随着检查范围的扩大,并发症的发生率亦在增多,其发生率在 0.3%,严重并发症为 0.1%,死亡率 0.01%。常见并发症为:

1.麻醉药过敏　　良好的麻醉是纤支镜检查顺利进行的基本条件,可减轻咳嗽,减少喉、支气管痉挛的发生。但不当的麻醉可引起严重并发症,甚至造成死亡。少数患者因为麻醉药物过量或体质因素发生中毒或过敏反应,以丁卡因较多见,但现已不采用。目前多应用利多卡因局麻,以避免麻醉药物过敏。因此喷药前应注意询问患者有无麻醉药物过敏史或先喷少许药液,仔细观察2～3分钟,如无过敏反应再继续进行局麻。麻醉药不要超过常规剂量,一旦出现过敏中毒反应,应立即停止用药,并立即抢救,给予吸氧、保持呼吸道通畅,输液、可肌注或静往肾上腺素、甲强龙或地塞米松、非那根等,必要时行气管插管及对症处理。

2.喉头、气管、支气管痉挛　多发生在纤支镜通过声门时。患者出现明显紫肿,呼吸困难,严重可死亡。主要因为麻醉不充分或检查刺激引起,因此操作前应充分麻醉,向患者讲明操作步骤,充分取得配合,操作者动作要轻柔减少刺激。

3.出血　最常见。表现为短暂的鼻少量出血、痰中带血或咯血一般无须特殊处理。多由于细胞刷检或活检后黏膜被撕裂或损伤引起。癌组织脆性大,活检易出血,及时注入1:1000肾上腺素于出血部位。当出现大咯血时,可将纤支镜堵在出血支气管内,或立即拔出纤支镜,患者其侧卧位,并及时采取肌注安络血、止血敏等止血措施,必要时行气管插管吸引。

预防:如从鼻孔进入,先检查患者哪个鼻孔较通畅。纤支镜从通畅的鼻孔进入。术前常规作血小板计数,出凝血时间测定。有出血素质及其倾向的患者,要提高警惕。如检查指征不迫切,最好不行纤支镜检查。否则应进行相应的治疗并作好必要的急救、止血准备,患者有反复大咯血或估计病变有出血可能者,避免用锐利的活检钳,取活组织时应避开血管。检查时各项操作都要轻柔,避免用力过猛,作好表面麻醉,减少检查过程中的剧烈咳嗽。对血管丰富的癌肿组织,也有人主张在活检前先滴入1:10000肾上腺素2～3ml,可使癌肿表面血管收缩,待癌组织颜色变浅后再行活检,这样可使出血大为减少。

4.发热、感染　少数情况与消毒不严格、无菌操作不够、肺出血有关。一般认为对高龄或肺部有明显的慢性阻塞性肺疾病的患者,检查后发热,感染机会多于其他人。也有个别患者在纤支镜检查及活检后,发生肺炎和败血症。防治:每次检查前、后应严格消毒纤支镜,特别是镜管中有痰液残留者,消毒前多次用蒸馏水冲洗,之后用消毒液连续吸引冲洗,然后将纤支镜浸泡消毒液中。对已有肺部感染的患者,检查前、后均应用抗生素治疗,对发热38℃以上者,肺部炎症明显者,检查前应积极抗感染治疗,最好等体温下降,肺部炎症控制再行纤支镜检查。如术后患者出现发热,应立即行血常规检查,必要时拍胸片,肺部浸润或肺炎可适当应用抗生素处理。

5.气胸　主要见于活检,特别是经支气管镜肺活检。由于活检位置过深,肺活检时撕裂胸膜导致。预防方法活检时尽可能在X线帮助下行肺活检,不要靠近胸膜,钳夹时如患者感到相应部位疼痛时,表示触及壁层胸膜,应立即松钳,后退少许试夹。一旦发生,按气胸处理。

6.低氧血症　一般认为纤支镜检查时,PaO_2平均下降1.33～2.7kPa(10～20mmHg)。检查过程中咳嗽或吸痰时PaO_2下降明显,操作时间的延长PaO_2下降明显。对有慢性阻塞性肺病或肺损伤范围较大或术前应用镇静剂等,PaO_2下降更为明显。在检查后低氧血症可持续1～2小时。故应严格掌握适应证。防治:PO_2低于70mmHg时应慎重,尽可能缩短检查时间,对有心肺功能障碍应作心电图和血氧饱和度监测。对肺功能较差的患者应避免应用抑制呼吸作用的镇静剂。术中应给予吸氧。

7.心脏呼吸骤停　原因可能为患者原有心脏病基础,情绪不稳定,麻醉不充分,操作手法不当。由于纤支镜检查时的刺激,特别是纤支镜通过隆突时易出现室颤,所以并发症要多于、重于无心脏疾病患者,对患有冠状动脉疾患的患者进行纤支镜检查时,有一定危险,需要慎重考虑适应证和并发症,检查时应作心电监护、吸氧,同时准备好必要的抢救仪器。即使无心脏病史的患者,当麻醉不全时,强烈的刺激可能引起反射性心跳骤停。因此术前应做心电图,术中心脏监护观察,如有明显的心律紊乱,严重心脏病、大面积心肌梗死,禁做纤支镜检查。如遇意外立即抢救处理。

（二）术后护理

1.一般护理　拔镜后嘱患者卧床或静坐休息 30 分钟，禁食 3 小时，以免误吸。门诊患者应由家人陪护休息半小时到 1 小时后可回家。告诫患者少讲话，利于声带休息。多休息，不可用力咳嗽、咯痰，可能出现鼻腔咽喉不适、疼痛、鼻衄、声嘶、头晕、胸闷、吞咽不畅等，休息后可逐渐缓解。3 小时后可试进少量温凉流食。

2.呼吸观察　术后注意观察呼吸频率、深度、节律的变化和口唇颜色，呼吸不畅者予以吸氧 2～3L/min。

3.咯血的观察和护理　进行纤支镜活检术出现少量咯血属正常现象，一般不必特殊处理，1～3 天可自愈。一旦出现大咯血，及时治疗、抢救，并采取有效的护理措施：①去枕平卧，头偏向患侧，或头低脚高位，轻拍背部，消除鼻腔、口咽内的积血，保持呼吸道通畅；②消除患者的恐惧、紧张情绪，必要时给小量镇静剂应用，避免用力咳嗽，吸氧 3～4L/min；③建立静脉输液通道，给予止血药应用，必要时输血；④严密观察生命体征变化，观察有无面色苍白、皮肤湿冷等休克状态，准备好抢救药品、器械，避免窒息致死的后果发生。

4.抗生素治疗　术后发热、咳嗽、多痰，可给予对症或抗生素治疗。必要时检查血象，胸部 X 线等检查，以防肺部感染及并发症发生。

五、纤维支气管镜检查在诊断上的应用

（一）肺部症状和体征

1.咳嗽　咳嗽是一种常见症状，本身是一种旨在清除呼吸道异物的防御机制，临床医生常常遇到的问题是患者是否需要进行镜检。如果慢性咳嗽者，咳嗽性质或频率的改变，持续 4～6 周，提示支气管内可能发生新的病理改变，如局部性狭窄，原因可能是支气管肿瘤、支气管结核、异物、支气管炎症或支气管痉挛等。应当考虑纤支镜检查。

2.咯血　作为一种症状，本身很少有诊断价值，然而咯血会受到患者和临床医师的关切，尤其是大咯血提示病情严重。引起咯血的疾病比较多，主要来自于气管、支气管及肺，常见的病因有支气管扩张、肺癌、支气管内膜结核、肺结核、支气管炎、肺炎、肺动脉高压、肺梗死、肺脓肿、肉芽肿、外伤、肺血管异常等。病因不明的咯血患者都应行纤支镜检。检查的目的在于确定出血的原因，特别是排除肿瘤的存在，还可用于确定以后不能预测的大出血的部位。在活动性出血期或 48 小时内进行镜检，发现出血部位的可能性最大，即使超过 48 小时来诊，同样应做镜检，通常绝大部分患者的咯血原因都能明确，但有少数咯血原因始终不能确定。大咯血的患者（24 小时内咯血在 500ml 以上，或一次量 300～500ml），因为纤支镜的吸引孔过细，且吸引能力有限，不能吸出血块，最直接的危险是血液、血凝块引起的急性窒息，原则上纤支镜检是禁忌的，应使用硬质支气管镜，以保持呼吸道通畅和进行充分的吸引。

3.局部喘鸣和肺不张　需纤支镜检来鉴别肿瘤和其他阻塞的原因。找不出原因的声带麻痹或新近发生的膈肌麻痹的患者也应进行纤支镜检。怀疑有支气管、气管受到物理、化学因素侵害，可行纤支镜检估计其严重程度，在处理上和预测继发性肺并发症的严重性是有帮助的。肺不张发生的部位最多为肺中叶，其次左右肺上叶，左全肺，左肺下叶，右全肺，右肺下叶。常见原因肺癌 55.63%，炎症 37%，结核 3.89%，较少见的异物、肉芽肿、结石症、血块及痰栓阻塞等。

（二）肺癌的纤支镜检查

发生在主支气管的肿瘤，早期可出现咳嗽、咯血、喘鸣，胸部 X 线检查，可以有也可没有异常发现，纤支镜检通常可发现病变，若能看到肿瘤，组织学诊断率可达 94%～100%。

早期肺癌的发现：早期肺癌系指病变局限，可顺利进行切除预后良好甚至可以治愈的肺癌；痰细胞学检查发现癌细胞，而 X 线胸片、肺 CT 片、磁共振等项检查均无异常发现，这类患者在临床上称之为隐匿性肺癌，此时利用纤支镜独特的优点，直视下观察支气管内黏膜的异常征象，进行活检/刷检，可获得令人满意结果。

中心型病灶：若位于大气道，X 线检查常常漏掉，纤支镜检却可以发现；胸部 X 线或 CT 显示肿块位于肺门附近，根据病变的不同情况进行钳取活检、穿刺抽吸、支气管刷检和冲洗，多可获得满意的结果。

周围型病灶：胸部 X 线检查示结节和团块状阴影位于肺的周围，纤支镜不能完全达到病变部位，此时纤支镜对诊断是困难的，但 X 线/CT 引导下作经支气管肺活检、刷检可提高诊断率。

转移性病灶：各个器官的恶性肿瘤在其病程的早期或晚期均可经血液或淋巴或直接转移至肺部，在肺内发生转移。肺转移性肿瘤大部分无自觉症状，常易漏诊或误诊。病灶形状多为球形结节阴影，有的可为卵圆形或分叶状，一般边缘光滑。数目可多可少，常分布于两肺中、下野及肺周边胸膜下，直径一般为 1～2cm。应用纤支镜检查可获得较高的阳性率。

肿瘤能否手术切除的估计：估计支气管内肿瘤手术切除的可能性是纤支镜检查程序的一个重要部分。应当确定肿瘤的范围，特别要确定病变边缘距隆凸的最近距离。累及隆凸或扩散到气管的肿瘤在技术上是不能切除的。局部淋巴结和支气管外结构受累可通过观察正常呼吸、用力呼吸和咳嗽时的支气管树动度来判断，纤支镜见有气管、隆凸或支气管主干外压迫征象存在可以做支气管针吸活检。

（三）下呼吸道感染

纤支镜检查其主要是针对不能确诊的严重肺炎、快速进展的肺炎、多种抗生素治疗效果欠佳的肺炎、医院内感染肺炎或机械通气过程中进展的肺浸润灶及感染不典型而且严重的免疫受损患者。支气管肺感染时，咳出的痰由于受到上气道微生物的污染不一定反映出下气道的菌丛。纤支镜检是搜集相对未污染标本的一种可行和安全的方法。选择性培养是将一灭菌的带鞘的双导管毛刷装置插入到感染部位刷检标本或脓液进行培养。特别是在感染病因不明，而且伴有免疫受损患者。原则上应尽早应用，以免诊断上的延迟等导致病情的进一步恶化、侵袭性检查的危险性及出现并发症的机遇增加。

（四）支气管肺泡灌洗

作为研究肺病的病因、发病机制、诊断、评价疗效和判断预后的一项手段。主要适用于石棉、肺泡蛋白沉着症，卡氏肺囊虫的诊治和肺感染性疾病病原菌的检查等。

（五）弥散性肺疾病的经纤支镜支气管肺活检

该项检查在研究或诊断中占有一定地位，但是通过此种方法得到的肺组织标本小不一定能做出准确的诊断，除非多次多部位活检。没有透视下活检阳性率较低（36％～62％），但从放射线检出的受累肺区进行钳检可提高组织学阳性率。诊断率不但取决于病因，还取决于取材部位、方法、技术程度。一般认为结节病诊断率高，结节病Ⅱ期、Ⅲ期诊断率高于Ⅰ期；致纤维化性肺泡炎阳性率较低，此外对肺泡蛋白沉积症、胶原性肺部疾病、肺原发性淋巴瘤也有一定价值。

（六）对结核的诊断

目前我国约有 71.8％的肺结核患者痰菌为阴性，这些患者中临床症状不典型，X 线也不典型，易导致误诊和漏诊，影响治疗。通过纤支镜直接从病灶处取材查结核杆菌或作病理学检查，确诊率为 60.4％～95.0％。

对于支气管内膜结核纤支镜充分显示黏膜充血、水肿、溃疡、糜烂、干酪样坏死物堵塞、管腔狭窄等表现，在诊断上具有重要价值。典型的支气管内膜结核镜下特点为：①炎症型：黏膜局限性充血、肿胀，间嵴增宽,管腔向心性狭窄,软骨轮廓不清;②溃疡型:单发或多发溃疡面,常常相互融合成糜烂面,底部及周围充血,表面覆盖干酪样分泌物;③肉芽肿型:单个或多个大小不等的肉芽肿结节,表面光滑,周围组织界限清楚,因向管腔内突出,易造成支气管管腔狭窄、阻塞性肺不张,易与支气管肺癌管内型相混淆;④瘢痕型:黏膜粗糙,肥厚,纵行皱襞粗大,管腔呈漏斗状狭窄,导致叶、段支气管障碍,易发生永久性肺不张;⑤混合型:以上四种部分或共同存在。纤支镜钳检,刷检和结核菌培养阳性率可达93%。

六、纤支镜在治疗上的应用

纤支镜可以在直视下进入支气管树,因此可用于解除支气管阻塞和局部用药,尤其适用于取出呼吸道异物。在危急患者监护时,通过支气管镜来吸引和清除黏稠的分泌物;通过支气管镜进行镍钛记忆合金气管内置入来解除局部的气道狭窄。

(一)纤支镜用于异物取出

经纤支镜摘取异物的成功率,在很大程度上取决于应用的器械\异物的部位\种类以及操作者技术的熟练程度。一般选用口径较大的纤支镜。异物位于支气管者,最好应用硬支气管镜。停留于较周围的段或小支气管内的较小异物使用纤支镜更容易取出,吸入性异物大多发生在儿童(15岁以下儿童占94%),异物更宜于在全麻下用硬支气管镜取出。常用取异物器具有:①钢丝篮主要用于取出较大的易破碎的异物;②钢丝爪可取出大多数金属异物和有机异物;③Olympus钳仅适用于较细小的金属异物;④ACMI钳可抓取各种金属异物;⑤W、V型异物钳适用于摘取骨性异物。

(二)重危患者的纤支镜检查

主要应用于:①经纤支镜吸引清除气道分泌物阻塞:重危患者不论是否在使用机械通气,经常有意识障碍并伴有咳嗽反射和气道净化功能抑制,特别容易发生气道分泌物潴留从而导致支气管阻塞,通气障碍和呼吸衰竭。采用吸引导管盲目吸引,60%有效,但X线检查若出现一侧肺实变或肺不张,盲目吸引往往不能解除梗阻,应采用床边局麻下纤支镜直视下冲洗、吸引;②纤支镜引导经鼻气管插管建立人工气道:建立人工气道是抢救呼吸衰竭和心肺复苏的主要手段。以往采用经口气管插管或气管切开方法,创伤大,感染机会增加,且经口气管插管清醒患者难以接受。应用纤支镜经鼻气管插管,创伤小,且能直视声门,插管准确快速,又能经纤支镜吸痰及注入表面麻醉药,气管黏膜刺激小,清醒患者可接受。特别当颈部伸张受限插管困难时,可将气管内导管套在纤支镜管径上,作为一种导引器插入气管,并将气管内导管送至恰当的位置。如果对气管内导管位置有怀疑,可用纤支镜检来核对。气管插管拔除后,可用纤支镜检查由插管造成的气管、声带及声门的损伤。

(三)介入治疗气道肿瘤

近十年来,经纤支镜介入治疗肺部肿瘤的飞速发展,为肺癌尤其是晚期肺癌开辟了新的治疗途径。对堵塞主气道而不能手术切除的支气管内肿瘤,有时可通过支气管镜给予一种姑息疗法来代替放射疗法。通过支气管镜施行的各种方法包括支气管网架的植入、冷冻疗法、电灼疗法、激光疗法,置入放射性金颗粒、纤支镜介入腔内后装机放射治疗晚期肺癌以及向肿瘤组织注射抗癌药物、无水乙醇等的局部应用,可使瘤体缩小。

(四)在肺部其他疾病中的应用

纤支镜导管介入治疗耐多药肺结核痰菌阴转率为90.2%,病灶显效率为86.6%,空洞闭合率为32.9%,

明显高于对照组。也有对初治或复治病例在全身化疗同时，局部给予抗痨药物，效果明显。

支气管肺泡灌洗（BLA）已在多种疾病中应用如全肺灌洗治疗急性期尘肺、肺泡蛋白沉着症、吸入放射性微粒疗效好。对弥散性肺泡细胞癌向一侧肺各叶、段支气管注入抗癌药物 2～3 次/周，两肺轮流注药也有报道。

支气管扩张、肺脓肿、肺炎等，由于支气管黏膜充血、肿胀及脓性分泌物增加，使引流的支气管被阻塞，全身用药难以达到有效药物浓度，感染往往难以控制。用 BAL 治疗可使传统方法难以见效的患者获得满意效果。灌洗液可选用青霉素、头孢唑林、头孢呋辛、头孢他啶及妥布霉素等，也可根据细菌培养选用抗生素，加入适量地塞米松，一般 2 次/周为宜。

（韩颖莉）

第二节　其他介入操作

近十余年来，随着科学技术的发展，经支气管镜介入治疗，尤其是应用微型、实用的设备来治疗支气管内局限性病灶，已有了很大进步。常用的介入方法包括激光（Nd：YAG）、高频电灼、氩等离子凝固术（APC）、冷冻、球囊扩张、气管支架植入等。下面将就各项技术进行一一介绍。

一、激光

激光在国内开展相对较少，主要是作为一种姑息性疗法，应用于失去手术机会的支气管内肿瘤，特别是有大气道阻塞者；对于局限于支气管壁的早期肺癌，如因高龄、心肺功能差或其他不适于手术治疗者亦可采用；对于支气管腔内良性病变也有较好的治疗效果。

激光治疗的主要并发症有气管内大出血、气管表面烧伤、气管穿孔、气胸、纵隔和皮下气肿等，汽化烟雾可引起咳嗽、哮喘、呼吸衰竭、心动过缓甚至心脏停搏，严重并发症可导致死亡。

二、高频电灼

高频电灼技术是将电能转换为热能，并通过支气管镜伸入针状或圈状电极对腔内肿瘤组织进行热凝切的一种方法。由于人体组织电阻比较大，电流在通过活体组织时就转换成了热能，热量通过微小的探头集中在接触组织表面上的一个点状区域，从而导致组织的凝固或汽化，高频电流的使用可以减少对神经肌肉组织的刺激。组织破坏的程度依赖于使用的功率、接触时间的长短、接触面积的大小及组织的密度与湿度。

高频电灼治疗的适应证及治疗效果与激光治疗类似，通过高频电烧灼切割使气道内的病变凝固、汽化，进而解除气道梗阻症状；其并发症也与激光治疗十分相似。因此这两种操作方法均具有一定危险性并可能导致死亡等严重并发症。

三、氩等离子凝固术

鉴于激光、高频电灼治疗在支气管腔内操作具有一定危险性并可能导致一些严重并发症,近年来一种新的相对安全的电凝技术——氩等离子凝固术(APC,俗称氩气刀)开始在呼吸领域广泛应用。

1.工作原理　氩气是一种性能稳定、无毒无味、对人体无害的惰性气体,它在高频高压作用下,被电离成氩气离子,具有极好的导电性,可连续传递电流;电流可以产热,随着温度由 40℃升高至超过 2000C,组织依次产生如下变化,不可逆损伤、凝固、干燥、碳化和汽化。同时,超过 350kHz 的高频电对神经肌肉无刺激作用,APC 凝切的深度与电流强度和作用时间有关,在不超过 5 秒的情况下,一般在 1～3mm 之间,具有很好的安全性。

2.适应证　中心气道内的良性增生性病变、恶性肿瘤和出血。

良性增生性病变主要包括瘢痕性增生肉芽、各种良性肿瘤、炎症增生性病变如结节病等,恶性肿瘤主要是各种原发性支气管肺癌或少数转移瘤;此外,中心气道表浅病变导致的出血也是 APC 的适应证之一。

3.禁忌证　非管腔内增生性病变导致的狭窄,包括外压性狭窄、管壁塌陷性狭窄、瘢痕挛缩性狭窄;血供丰富的增生性病变;携带心脏起搏器的患者等。

4.治疗设备　包括治疗性软质支气管镜、硬质支气管镜及辅助设备,如负极板、软质及硬质 APC 导管等。

5.操作过程

(1)术前评估:决定手术时机(急诊或择期),确定麻醉和通气方式及手术方案。对于健康状况较好的患者,气管轻度阻塞或单侧支气管阻塞病变可选用局部麻醉;如果患者耐受性差,难以进行治疗,可以加用镇静剂。对于病变严重,手术风险高,心肺功能不全,一般状况差或局部麻醉下可能需要多次长时间手术才可能完成的治疗,应该采用全麻,建立人工气道,采用机械通气。

(2)操作步骤:支气管镜进入气道接近病变近端约 2cm 的位置,将 APC 导管经支气管镜工作管道引导至气道内,导管前端超出内镜前端 1cm 以上,逐渐接近病变,在距离病变约 0.5～1.0cm,脚踏治疗开关,并继续接近病变,直至出现“火花”,凝切病变组织。随着治疗病变表面出现焦痂,使用活检钳清理,反复处理,直至病变切除。

(3)术中注意事项:患者不能与接地的金属等电流传导物接触,避免或者皮肤接触,以免烧伤。负极板连接可靠,位于肌肉和血流丰富的部位,如大腿,并尽可能地靠近手术部位,尽可能多的于皮肤接触,以免烧伤。在切除管腔内肿物时,输出功率可以较大,切除病变残根时,功率宜较小,避免穿孔。如果在全身麻醉下操作,需要将氧浓度控制在 40% 以下,防止气道内燃烧。

(4)术后注意事项:由于 APC 术后创面坏死组织脱落和创面渗出物形成膜状物质,粘连于管壁,不易咳出,阻塞气道,甚至导致阻塞加重,因此应该安排术后复诊清除这些物质;一般情况下,术后复诊时间是术后 48～72 小时。另外无论良恶性肿瘤,或者其他疾病,气道再通后都需要定期复诊,以便早期发现病变复发和再狭窄的发生,及时处理。

6.并发症　窒息、气胸、气管支气管管壁穿孔、术后坏死组织脱落导致阻塞加重等,其他如心脑血管意外、气道内燃烧等也有报道,但较少见。

四、冷冻治疗术

几百年前人们就知道了冰的止痛和抗炎作用,低温可使细胞内的水结晶成冰、血流停止、微血栓形成,进而导致细胞凋亡。应用制冷物质和冷冻器械产生的低温,作用于人体治疗疾病的方法,称为冷冻治疗。

1. 工作原理　冷冻治疗的原理主要有以下 3 种。

(1)利用冷冻的物质或相变制冷法是利用低温物质或冷冻剂物理状态(固态、液态、气态)的变化过程所发生的吸热,如溶解热,升华热,气化热,使周围介质冷却而制冷。

(2)节流膨胀制冷法利用焦耳-汤姆逊效应,即高压气体或液体通过阀门或小孔而绝热膨胀产生低温而制冷。

(3)温差电制冷法利用帕尔贴效应,即直流电通过两种不同的导体或半导体交换处所产生的温差而制冷。

2. 适应证

(1)恶性肿瘤的姑息性切除。

(2)支气管内早期肺癌的根除。

(3)良性肿瘤的切除。

(4)冷冻活检或冷冻切除。

(5)异物的取出。

此外,临床经验显示,冷冻治疗后肿瘤的再生要比激光治疗后缓慢,冷冻联合放疗或化疗可以提高肿瘤的治疗效果,但这些还需要长期研究去进一步证实。

3. 禁忌证　主要是各种气道外压性狭窄或气道软化、塌陷不应使用冷冻治疗。

4. 治疗设备　冷冻设备容易使用,费用低,操作较为安全,操作人员不需要接受过多的专门训练,因此在临床上使用广泛。冷冻治疗设备因制造厂家的不同而有不同的规格和型号,一般包括 3 个部分:致冷源、控制装置和冷冻探头。所用致冷剂有二氧化碳、一氧化二氮和液氮等,不同的致冷剂使冷冻探头顶端有不同的温度,目前较常用的致冷剂有液氮和一氧化二氮。液氮可使探头顶端达 $-196℃$,温度低,冷冻病变组织迅速,但也易冻伤正常组织,故目前提倡应用二氧化碳或一氧化二氮,这两种致冷源可使探头顶端温度达 $-80℃$,组织温度约 $-30℃$,可达冷冻目的而对正常组织影响较小。目前临床上也有不同型号的冷冻探头,以适用于不同部位的气管支气管内病变。

5. 操作过程　经支气管镜冷冻治疗是在支气管镜工作通道中用弯曲性冷冻探针进行的。冷冻探针的直径约为 2.4mm,长度约为 90cm,末端长度约为 7mm;运用了焦耳-汤姆逊冷冻原理,即压力突减时产生的快速气体膨胀。

通常支气管镜通过鼻腔或口腔进入,而探针是由活检孔进入的。冷冻探针末端可以看见,并直接作用于肿瘤区域。冷冻探针由踩动脚踏板开启,探针末端垂直地沿切线方向直接地作用于并深入到肿块内部,从冷冻到融化大约为 1 分钟/周期,重复 1～3 次冻融循环。

在冷冻治疗过程中或结束前,任何坏死的组织都要用活检钳去除;1～2 周重复一次支气管镜检查,如有需要可再实行冷冻治疗,或者再次对延迟坏死的组织进行清除。

6. 并发症　经支气管镜腔内冷冻治疗的并发症很少。相对其他腔内治疗方法,冷冻很少出现出血、穿孔等并发症,但可能会有局部水肿。另外有报道冷冻治疗后部分病例可有轻度发热,极少患者发生心律失常,但这在通常的支气管镜检查中也可发生。

五、球囊扩张带

　　气道球囊扩张技术借鉴于血管扩张技术,于 1984 年首先由 CohenMD 等报道,在荧光透视下扩张气管和双侧支气管成功。此后这一技术逐渐被推广,于 20 世纪 90 年代被普及,用于气道吻合口狭窄、长时间气管插管和气管切开后气管狭窄、肺移植后气道狭窄、内膜结核气道狭窄、放疗后气道狭窄、结节病和韦格纳肉芽肿气道狭窄等,也用于恶性病变导致的气道狭窄;除单独使用扩张气道和伸展不充分的支架外,也用于协助放置各种介入导管。由于这一技术在某些良性病变的处理上有其他技术无法替代的作用,在恶性病变的处理上可以协助补充其他技术进行治疗,因此成为呼吸内镜介入治疗必不可少的技术之一。

　　1.适应证

　　(1)良性气道狭窄:各种病因致瘢痕挛缩导致的气道狭窄。

　　(2)恶性气道狭窄:各种外压性或者合并外压性的气道狭窄。

　　(3)协助扩张气道支架:主要用于伸展不充分的支架或者作为气道支架的维护工具。

　　(4)协助放置各种导管:例如后装放疗导管和支架放置导管等。

　　对于良性气道狭窄,恰当的处理可以获得 100% 的即刻效果,并且大约有 50%～70% 的患者仅用球囊扩张即可取得理想的远期治疗效果,但往往需要重复多次;恶性病变的即刻效果一般也可以达到 90% 以上,但由于疾病性质,远期疗效则不理想。

　　2.禁忌证　经支气管镜球囊扩张的禁忌证与其他气管介入治疗的禁忌证相同,即远端肺功能丧失,或者远端无法解除的广泛小气道阻塞等。其他与支气管镜检查的禁忌证相同,一般状况极度衰弱,有严重呼吸衰竭、严重心脏病(如心力衰竭、频发心绞痛、严重心律失常或有主动脉瘤破裂危险者)、新近有严重哮喘发作、严重呼吸道感染和高热,以及无法控制的出血倾向等,均属禁忌。另外,由于球囊扩张可能导致气管壁出血,需要常规检查血小板和凝血象,并需术前停止所有抗凝药物。

　　3.治疗设备　软质支气管镜、球囊扩张导管、高压枪泵(由附带压力表的耐高压注射器以及充-放气装置组成)等。

　　4.操作过程

　　(1)术前评估:狭窄段气道的术前评估;远端气道和肺功能的评估;狭窄气道周围组织器官评估。

　　(2)球囊导管的选择:主要是球囊直径的选择,对于良性气道狭窄,主要根据病变气道近端气道直径和健侧对应气道的直径,球囊直径介于二者之间或者达到对应的健侧气道直径。对于恶性气道狭窄,如果为了扩张未充分展开的支架,主要参考支架的功能直径决定球囊直径;如果为了协助放置各种导管,因为扩张的目的是为了放置支架或导管,只要扩张后支架或导管能够放入狭窄气道,目的即实现,气道直径会随着后续的治疗逐渐增加。

　　(3)麻醉方法的选择:选择局部麻醉还是全身麻醉,主要根据病变位置、严重程度、患者的一般状况、肺功能、扩张时间和患者的耐受程度,以及远端肺部感染状况决定。

　　(4)操作步骤:支气管镜到达狭窄段气道近端,通过工作管道引入球囊导管,根据狭窄段气道的长度,将球囊插入狭窄段气道,保证球囊覆盖了所有病变气道。随后球囊导管接高压注射器,根据球囊直径和相应的压力,通过高压枪泵注射生理盐水,直至达到相应的压力,维持压力 30～180 秒。然后减压,观察扩张效果和有无并发症。必要时再度重复上述操作。

（5）注意事项：避免球囊插入过深，以免扩张时伤及远端正常气道，导致正常气道撕裂。扩张前保证球囊完全进入气道，否则扩张时可能损伤支气管镜。扩张时逐步加压，使球囊直径逐渐增加，每次扩张完成后观察扩张结果，以决定是否继续扩张。扩张时需要高度关注氧合，必要时中止扩张即刻进行通气，氧合改善后再进行扩张；如果扩张主支气管，应注意监测气道峰压；局麻下操作时，还需观察患者的耐受性。

5.并发症

（1）病变气道撕裂。

（2）管壁出血。

（3）正常气道撕裂。

（4）气胸或纵隔气肿。

（5）其他并发症如胸痛、病变位置少量出血、胸痛、咯血，很快即可好转。

六、硬质气管镜技术

20世纪60年代中期，软性支气管镜技术（FB）的发展导致支气管镜技术领域发生了显著变化，但硬质支气管镜术（RB，简称硬镜）仍是介入肺脏病学专业的基础，在气道疾病的处理中仍是重要的补充工具。

硬质支气管镜是一种具有不同长度及直径的不锈钢管，成人硬镜一般长约40cm、直径9.0～13.5mm，管壁厚度约2～3mm，通常直径10～12mm的硬镜适合大多数的成人气道。近端由中央孔道和几个侧孔构成，中央孔道用于硬质钳等操作工具、软镜及支架的推送，侧孔分别用于连接光源、机械通气及呼气末二氧化碳浓度等；远端由斜面构成，使其可以安全通过声门，此外还可以把这个斜面当作切除坏死肿瘤的工具；硬质支气管镜远端的管壁上开有一些侧孔以便通气更好的弥散到对侧肺（短一些的硬质气管镜远端管壁上没有侧孔，防止在治疗气管病变时通气从声门处泄漏）。

1.适应证　借助于硬镜提供的操作通道，可以进行异物的取出、大咯血的处理、气管支气管狭窄的处理、肿瘤的诊断与切除及各种管腔内介入操作（如气管支气管支架的植入、冷冻、APC、球囊扩张等）。

2.禁忌证　对于有经验的医生而言，硬镜操作是安全的；但由于硬镜需在全麻下进行操作，因此患者同时会面临全麻对人体所带来的风险。硬镜操作的禁忌证主要有：

①不稳定的心血管状态。

②威胁生命的心律失常。

③合并难治性缺氧的急、慢性呼吸衰竭。

④头颈部活动范围严重受限。

⑤上颌面创伤。

⑥头颈部畸形。

⑦颈部固定（如颈髓疾病）等。

3.治疗设备　硬镜的附属器械包括硬质吸引管、球囊扩张器、各种各样的活检钳及多种支架推送器。

4.操作过程　硬镜操作需在全麻下进行，需要准确的术前评估、良好的麻醉管理、各种人员及设备的配合。表7-2-1列出了硬镜操作的基本需求。

表 7-2-1　　硬镜操作的基本需求

内容	项目
人员	麻醉医师,支气管镜医师,助手及巡回技术员
地点	支气管镜室或手术室
设备	硬质支气管镜或硬质气管镜
	硬镜辅助器械
	软性支气管镜
	软镜辅助器械
	喷射通气机
	各种介入器械(支架及推送装置、球囊、冷冻、APC 装置等)

(1)术前评估:术前评估是术前准备的重要部分,可以帮助麻醉医生及气管镜操作医生预测和防止可能的并发症。患者的评估应特别关注心肺疾病、颈椎疾病、风湿性关节炎及凝血疾病等。表 7-2-2 列出了一般的评估内容。

表 7-2-2　　硬镜术前检查患者的评估内容

内容	项目
病史和体检	凝血疾病;合并存在的心肺疾病
	颞下颌关节异常;颈部固定(颈髓疾病)
	影响麻醉的相关疾病等
	动脉血气分析,心电图
辅助检查	血常规,血生化,凝血检查
	胸部 X 线片,胸部 CT

(2)麻醉与通气管理虽然在局麻合并静脉应用镇静药的条件下可以进行硬镜操作,但因为全麻可以提供一个无痛及肌肉松弛的状态,因此是更好的选择。术中患者的监测一般包括:无创血压、二导心电图、持续脉氧饱和度、潮气末二氧化碳波形及神经刺激反应评估等。

(3)操作步骤硬镜的插入有多种不同方式,医师可以通过硬支镜的近端或在喉镜的协助下暴露喉部解剖结构来直接插入硬支镜,或者将硬质内视镜插入硬镜内,通过视频监视器看着气道的结构来插入硬支镜。

硬镜插入后连接喷射通气系统进行通气。混合气体通过管道引入喷射呼吸机内,喷射呼吸机通过连接管直接连入硬支镜的一个侧孔,同时通过文丘里效应经硬支镜的其他孔道吸入室内空气。气流被迅速压人,然后释放并满足呼气的时间;通常 8～15 次/分钟通气频率可以提供合适的氧合及通气量。

注意事项:术中需监测氧饱和度及潮气末二氧化碳浓度,在手术时间较长的患者中,还需监测动脉血气分析来确定合适的通气量;此外,为防止气压伤,在取标本时应暂时中断通气。

5.并发症　硬镜操作过程中较常见的并发症有:低氧血症、心血管意外、气管支气管穿孔、食道穿孔、喉水肿、声带损伤、牙齿创伤、气胸、严重出血、纵隔气肿、喉痉挛、气管支气管痉挛等。

此外,全麻后的恢复是整个手术过程中至关重要的一个方面,患者自全麻的苏醒到拔出硬镜的过程中最容易出现气道相关并发症。在恢复期间最常经历的并发症包括缺氧、阵发性咳嗽、支气管痉挛和心律失常等。

安全和熟练的技术是硬镜治疗成功的先决条件。对一个经验丰富的支气管镜及麻醉团队而言,硬镜的并发症是极为少见的,且大多数并发症可经过妥善处理解决;因此这种手术不应该由经验不足的医师承担,所有硬镜操作者都应熟悉并能熟练处理硬镜的并发症。

七、气管支架置入术

9世纪,英国的牙科医生 CharlesR.Stent 发明了牙齿注模的新材料;后人为了纪念他,则以他的名字"Stent"来命名各种用于固定和支撑组织的材料。而现代所言的支架"Stent"一词是指用于维持中空管状结构的人造支撑物,已被广泛用于气道、血管、消化道、胆道、泌尿等几乎所有的腔道脏器。有关气道支架的应用,最早可追溯到19世纪90年代;此后随着材料科学的不断发展和支气管镜在临床的普及,出现了各种各样的气道内支架及植入技术,使其在临床得以广泛应用。

1.适应证

(1)各种原因导致的气管支气管狭窄的管腔重建。

(2)气管、支气管软化症软骨薄弱处的支撑。

(3)气管、支气管瘘口或裂口的封堵。

一般来讲,支架放置容易,但取出比较困难,因此一定要严格把握适应证,谨慎操作。对于气道恶性病变,作为一种姑息治疗手段,气管支架置入术的疗效基本肯定,短期可以改善症状;但对于气道良性病变,因为面临术后长期并发症的问题,放置支架一定要谨慎,如适应证掌握不好或放置不当,将产生难以挽回的并发症。

2.气道支架的种类　按制作材料大致可分成两大类。

(1)非金属材料支架主要为硅酮。

(2)金属支架覆膜或不覆膜。

目前临床常用的支架包括:Dumon、Polyflex、Ultrafiex、Wallstent、Dynamic;国内常用国产镍钛记忆合金支架。镍钛记忆合金支架具有强度高、耐腐蚀、组织相容性好及无毒性等优点,有形状记忆效应,在0～10qC 时变软,可被任意塑型,在30～35℃时复形。

3.支架置入方法　气管支架放置方法,国外最早通过气管切开放置,现在则多采用支气管镜引导下,直视或X线引导下通过支架推送器放置支架。

4.并发症　常见的并发症主要是出血、感染及再狭窄。

(1)出血是支架植入后较为严重的并发症。支架压迫周围血管导致血管壁坏死、破裂,造成致命性大出血;选择适当口径支架可减少出血的发生。

(2)感染支架会影响气道黏膜的排痰功能,支架远端气道分泌物聚集、阻塞可导致感染;因此支架置入初期应加强抗感染治疗,并鼓励患者咳嗽、咳痰,必要时经支气管镜冲洗和吸引分泌物。

(3)再狭窄支架上下缘或者支架网眼间肉芽或肿瘤组织过度增生,会导致气道再狭窄,是较难处理的并发症;尤其对于良性病变,支架置入后肉芽组织过度增生导致的反复再狭窄往往会导致难以处理的并发症,因此对于良性病变患者进行支架置入时需非常谨慎。

（李　丹）

第三节　支气管肺泡灌洗

　　支气管肺泡灌洗(BAL)是利用纤维支气管镜向支气管肺泡注入生理盐水、并随即抽吸,收集肺泡表面衬液,检查其细胞成分和可溶性物质的一种方法。主要用作有关疾病的临床诊断,研究肺部疾病的病因、发病机制以及评价疗效和预后等。应当注意,BAL与为稀释气道分泌物等而应用少量液体(10～30ml)注入支气管所进行的支气管冲洗以及为治疗肺泡蛋白沉积症等所采用的大量液体(10～20L)灌注的全肺灌洗不同。自1974年Rynold和Newball在1964年池田发展的纤维支气管镜基础上发展了支气管肺泡灌洗技术以来,这一检查方法已在世界得到广泛的应用与发展,对不明原因的弥散性肺病已成为标准的诊断手段。

一、支气管肺泡灌洗的适应证和禁忌证

　　BAL为一创伤性小、并发症低的检查方法,患者易于接受,故广泛用于各种弥散性间质性肺病(DILD)以及感染、肿瘤等疾病的病因、发病机制、诊断、疗效和预后判断等。通过BAL,可以对某些疾病作出明确诊断或鉴别诊断,如肺泡蛋白沉积症等。该技术也是肺活检病理组织学检查的一种补充手段。

　　BAL检查的禁忌证包括:①严重心脏病变者,如心力衰竭、严重心律不齐、新近发生的急性心肌梗死患者;②肺功能严重受损者,如呼吸衰竭、动脉血氧分压低于60mmHg(6.67Kpa)者;③新近(一周内)发生大咯血者;④活动性肺结核未经治疗者。

二、支气管肺泡灌洗方法

(一)术前准备

　　BAL为在纤维支气管镜检查时进行,通常在纤维支气管镜检查气道完毕后,于活检、刷检前做BAL,以免因出血而影响结果分析。用于做支气管肺泡灌洗的纤维支气管镜顶端直径最好在5.5～6.0mm左右,以利于紧密嵌入段或亚段支气管管口,防止大气道分泌物混入和灌洗液外溢,保证支气管肺泡灌洗液(BALF)回收量。术前准备与纤维支气管镜术前准备相同。术前30分钟肌内注射阿托品0.5mg。局部麻醉剂为2％利多卡因,咽喉部局部麻醉,并可在要灌洗的肺段支气管经活检孔注入2％利多卡因1～2m局部麻醉,但在作BAL前应清除气道内的药物,避免影响回收灌洗液中细胞的活性分析等。在灌洗过程中咳嗽反射必须得到充分的抑制,否则易引起支气管壁黏膜损伤而造成灌洗液的混入血液,同时影响回收量,故有人主张在术前常规肌内注射吗啡(5～8mg)或地西泮(5～10mg)或苯巴比妥(100mg),但对有呼吸衰竭者应避免应用,年老患者应慎用或减量。

(二)灌洗部位选择

　　对弥散性间质性肺疾病灌洗部位通常选择"标准部位"右肺中叶(B4或B5)或左肺舌段,因这两个部位纤维支气管镜比较容易嵌入,回收液量和细胞数比下叶多10％～20％左右。对大多数弥散性肺疾病,在一个部位回收的BALF就可以获得足够的临床资料,通常可以代表全肺。但对弥散性间质性肺病的肺部病变不均匀时,可能会出现叶间差异,故也有人提出选择一个以上的部位灌洗以减少标本误差。对局限性病

变如炎症浸润、恶性肿瘤,应选择相应有病变的肺段或最大的异常区进行 BAL。

(三)灌洗液的选择

灌洗所用的液体必须为无致热热原的盐溶液,多用静脉注射用 0.9％的灭菌生理盐水,温度最好为 37℃,此温度较少引起咳嗽和支气管痉挛,也可用室温下(25℃左右)的生理盐水。

(四)灌洗液的注入与回收

将纤维支气管镜顶端紧密嵌入段或亚段支气管开口处,经活检孔快速注入灌洗液,每次 20～50ml,总量 100～300ml,但临床多用 100ml,能获得较满意结果且安全。一般来说 BALF 回收细胞数与灌洗液量呈正相关,低灌洗液量往往增加混杂支气管分泌物,但灌洗量过大会产生一些副作用,如咳嗽、发热、呼吸困难等。灌洗液注入后立即用机械吸引器以 50～100mmHg(6.67～13.3kPa)负压吸引回收灌洗液,不要用过高的负压,以避免支气管镜末端远侧的气道萎陷或支气管黏膜表面创伤影响结果。通常回收率应达40％～60％(下叶或其他肺叶为 30％以上)。

(五)灌洗液的处理

将回收液体立即用双层无菌纱布过滤除去黏液,但也有人认为作为常规诊断应避免过滤以免导致细胞和其他成分的丢失。应记录灌洗液总量,并装入硅塑瓶或硅化灭菌玻璃容器中(减少细胞特别是巨噬细胞黏附),置于含有冰块的保温瓶中,立即送往实验室检查,在 2 小时内处理。分次注入的灌洗液每次回收后可混合一起进行细胞计数和分类,但有人认为第一份回收的标本往往混有支气管内成分,为防止混有支气管内成分,也可将第一份标本与以后收集的标本分开进行检查。一份合格的 BALF 标本应是:BALF 中没有大气道分泌物混入,回收率＞40％,存活细胞占 95％以上;红细胞＜10％(除外创伤/出血因素),上皮细胞＜3％～5％;涂片细胞形态完整,无变形,分布均匀。上皮细胞＞5％表明肺泡标本被支气管炎症细胞污染。

三、支气管肺泡灌洗液(BALF)实验室检查

(一)BALF 细胞总数和分类计数检测

(1)将回收的灌洗液装入塑料离心管内,以 1200r/min 离心 10 分钟,上清液(原液或 10 倍浓缩)－70℃储存.用作可溶性成分的检测。

(2)经离心沉淀的细胞成分用 Hank's 液(不含 Ca^{2+}、Mg^{2+})在同样条件离心冲洗 2 次,每次 5 分钟。弃去上清后加 Hank's 液 3～5ml 制成细胞悬液。也可以应用灌洗原液以减少细胞丢失。

(3)在改良的 Neubauer 计数台上计数 BALF 中细胞总数,一般以 $1×10^9$/L 表示。如果细胞数过高时,再用 Hank's 液稀释,调整细胞数为 $5×10^9$/L,并同时将试管浸入碎冰块中备用。

(4)细胞分类计数:采用细胞离心涂片装置,加入备用细胞悬液(细胞浓度为 $5×10^9$/L)100μl,以 1200r/min 离心 10 分钟,通过离心作用将一定数量的 BALF 细胞直接平铺于载玻片上。取下载玻片立即用冷风吹干,置于无水乙醇中固定 30 分钟后进行染色,一般用 Wright 或 HE 染色。

(5)在 40 倍光学显微镜下计数除上皮细胞及红细胞外的所有细胞(巨噬细胞、淋巴细胞、粒细胞等)200 个,进行细胞分类计数。

(二)BALF 中 T 淋巴细胞亚群的检测

(1)采用间接免疫荧光法,将上述获得的 BALF 细胞成分,用 10％小牛血清 RPMI 1640 培养液 3～5ml

制成细胞悬液。

（2）将细胞悬液倒入平皿中，置于 37℃ 5％ CO_2 培养箱中孵育 2 小时，进行贴壁处理，去除肺泡巨噬细胞。

（3）取出细胞悬液，再用 Hank's 液冲洗离心 1 次，弃上清留 20～100μl。经贴壁处理后的细胞悬液中，肺泡巨噬细胞显著减少，淋巴细胞相对增多。

（4）将经贴壁处理的细胞悬液分装 3 个小锥形离心管内，每管 20～30μl，用微量加样器向标本中加单克隆抗体 CD3＋、CD4＋和 CD8＋各 20～40μl，混匀置于 4℃ 冰箱中作用 1～2 小时。

（5）取出标本，先用 Hank's 液冲洗离心 2 次，以 1200r/分钟离心 20 秒，然后加羊抗鼠荧光抗体各 20～40μl，置于 4℃ 冰箱作用 30 分钟。

（6）取出标本用 Hank's 液以同样速度和时间离心冲洗 2 次，弃上清留 20μl 充分混匀细胞，取 1 滴于载玻片上加盖玻片。荧光显微镜下数 200 个淋巴细胞并计算出标有荧光细胞的阳性率。

（三）可溶成分的检测

将 BALF 离心、使上清液与细胞分离后，上清液进行可溶性成分分析。通常将分离得的上清液贮存在 −20℃ 冰箱备用，若贮存时间在 3 个月以上，则应放在 −70℃ 冰箱内。由于 BALF 中可溶性成分检测受诸多检测因素影响，如灌注量和回收量、肺泡上皮通透性等，致使肺泡衬液稀释度亦有所不同。尽管在做 BALF 可溶性成分检测时采用内或外标记物进行标化，但检测结果仍存在着差异，其临床价值有限，多用于研究工作。作为标化或参照物的物质有白蛋白、钾、亚甲蓝、尿素等，但目前大多数研究是用白蛋白作为假定标准，即将 BALF 中的白蛋白稀释成同一浓度，这可使研究组之间所得结果进行比较。然而由于各种疾病均可改变毛细血管膜的完整性，故使肺疾病患者 BALF 白蛋白和正常人测定值之间的结论复杂化。BALF 中检测的可溶成分包括总蛋白、白蛋白、免疫球蛋白、α_2-巨球蛋白、α_1-抗胰蛋白酶、癌胚抗原（CEA）、神经元烯醇化酶（NSE）及细胞角质片段抗原 19-9（CYFRA21-1）、端粒酶、转铁蛋白、纤维连接素、弹性蛋白酶、胶原酶、血管紧张素转化酶、前列腺素（PG）、血栓素 B、肿瘤坏死因子（TNF-α）、白介素-8（IL-8）等。

（四）尘粒和矿物质的检测

BAL 技术是检测肺内无机尘的一种敏感方法，在下列情况下有助于诊断：①在常规 BALF 细胞学扫描中检测出某些类型的尘粒，具有临床诊断价值，提示应注意询问职业病史，并考虑职业病的可能性。有尘粒接触史者，在灌洗细胞的普通玻片上用光学显微镜常规细胞计数，常可观察到尘粒。细胞内含铁小体的存在是接触各种尘粒的标志。②矿物学分析能鉴定尘粒，特别有助于接触史不明的病例，还能阐明有混合尘接触史的病例。③尘粒定量（如 BALF 平均含铁小体总数等）也有助于确定肺尘水平与疾病发生间的接触关系，并期待着可明确表示诊断价值的界限。

（五）感染性病原体的检测

BAL 是收集免疫受损患者合并肺部感染时下呼吸道标本的可取方法。

1.卡氏肺孢子虫（PC）检测　目前 BAL 是检测 PC 最有力的方法，如技术适当，其敏感性超过 90％，可用 Wright-Giemsa 或 Weigert 染色，为防止 PC 丢失，BALF 不应当用纱布过滤。

2.巨细胞病毒（CMV）和其他病毒的检测　应用免疫酶标技术（PAP）染色标本的直接细胞学检查能显示 CMV 或疱疹病毒特有的病毒包涵体，阳性率约 31％。

3.分枝杆菌的检测　用细胞离心标本经适当培养技术，或用 Ziehj-Neelsen 直接染色能够检测。应用 PCR 技术检测 BALF 中的分枝杆菌 DNA，具有快速、敏感、特异的优点。

4.真菌的检测　真菌如念珠菌、曲菌、隐球菌、诺卡氏菌和组织胞浆菌,均能用细胞离心标本或浓缩涂片,经嗜银染色、Gram-Weigert 染色等鉴定。

5.细菌的检测　BALF 标本的定量培养对下呼吸道感染细菌学确定有重要的意义,阳性率约43%。由于 BAL 取样区比保护性刷检区明显增大,故 BALF 定量培养结合血培养将会成为与免疫受损患者细菌性肺炎相符合的肺浸润的可供选择的方法。一般认为 BALF 标本≥104cfu/ml 对确定感染病原有重要价值。

6.其他微生物的检测　用 Wright-Giemsa 染色等直接检查,偶可见其他微生物,如弓形体、隐孢子虫等。

(六)肺部恶性肿瘤细胞的检测

利用 BAL 诊断恶性肿瘤进行 BALF 细胞学检查,对于弥散性或周围型肺癌在经纤维支气管镜刷检、活检难以取得病理依据者有重要意义。有作者曾比较 BAL、经支气管镜肺活检(TBLB)、刷检、纤维支气管镜术后痰脱落细胞学检查 4 种方法.对肿瘤细胞诊断阳性率仍以 BAL 为最高,但亦有作者持不同意见,认为仍以 TBLB 为最高。

四、BALF 检测的正常值和影响因素

(一)BALF 细胞学检测

1.健康非吸烟者 BALF 细胞学检测正常参考值　由于受灌洗液量等因素的影响,不同作者所得结果有一定差异,国内参考值见表 7-3-1。

表 7-3-1　健康非吸烟者 BALF 细胞学检测正常参考值

检测项目	正常参考值
细胞总数($\times 10^9$/L)	0.09~0.26
肺泡巨噬细胞(%)	93±3
淋巴细胞(%)	7±1
中性粒细胞(%)	<1
嗜酸粒细胞(%)	<1
总 T 细胞(CD_3^+)/总淋巴细胞(%)	70
T 辅助细胞(CD_4^+)(%)	50
T 抑制细胞(CD_8^+)(%)	30
CD_4^+/CD_8^+ 比值	1.5~1.8

2.BALF 细胞计数的影响因素

(1)BALF 的回收量:BALF 的回收量不足是大多数细胞变量的决定性因素,BALF 中巨噬细胞的百分比与 BALF 回收量成正相关,但巨噬细胞数/ml 不受回收量的影响,当回收量增加时巨噬细胞增加伴有中性粒细胞减低。

(2)吸烟:吸烟几乎可影响 BALF 的全部定量,是影响 BALF 细胞计数的重要因素。现时吸烟组 BALF 细胞总数是从未吸烟组的 3 倍,戒烟组与从未吸烟组之间无明显差异。现时吸烟组 BALF 的巨噬细胞数为从未吸烟组的 4 倍,中性粒细胞数为从未吸烟组的 8 倍,淋巴细胞数及淋巴细胞百分率相对减低。吸烟对 BALF 细胞学影响结果见表 7-3-2。

表 7-3-2　不同吸烟状况下 BALF 细胞学预期值的比较

检测项目	非吸烟者	曾吸烟者	现吸烟者
细胞总数(×10⁴/ml)	12.9±2.0	13.9±1.1	41.8±4.5
巨噬细胞数(×10⁴/ml)	9.9±0.8	11.9±0.9	39.0+4.3
巨噬细胞(%)	85.2+1.6	86.0±1.4	92.5+1.0
淋巴细胞数(×10⁴/ml)	14.9±0.25	1.69±0.31	1.74±0.28
淋巴细胞(%)	11.8±1.1	11.4+1.2	5.2+0.9
中性粒细胞数(×10⁴/ml)	0.11±0.0001	0.27±0.05	0.82±0.18
中性粒细胞(%)	1.6±0.1	2.1±0.5	1.6±0.2
嗜酸粒细胞(×10⁴/ml)	0.02±0.001	0.08±0.003	0.028±0.09
嗜酸粒细胞(%)	0.2±0.06	0.5±0.2	0.6±0.1
总 T 细胞(CD+3)(%)	70.27±3.56	74.23±4.31	69.2±4.32
T 辅助细胞(CD+4)(%)	4.4±3.71	46.88±3.69	32.21±2.71
T 抑制细胞(CD+8)(%)	20.73±2.17	20.65±2.14	29.2±3.0
CD+4/CD₈⁺ 比值	2.61±0.29	2.78±0.32	1.64±0.29

(3)其他:年龄、性别、种族等对 BALF 细胞分类影响不大。

(二)BALF 中可溶性物质检测

(1)BALF 中可溶性物质检测的正常值,见表 7-3-3。

表 7-3-3　BALF 中监测的可溶性物质正常参考值

溶质	浓度近似值
总蛋白	70μg/ml
白蛋白	20μg/ml
免疫球蛋白	
IgG	2.5~10μg/ml
IgA	2.5~6μg/ml
IgM	100ng/ml
IgE	0.06~0.3ng/ml
α₁-抗胰蛋白酶	1~2μg/ml
α₂-巨球蛋白	0.04μg/ml
癌胚抗原	0.8ng/ml
转铁蛋白	4μg/ml
纤维连接蛋白	30~150ng/ml
白细胞弹性蛋白酶	(+)
胶原酶	(+)

溶质	浓度近似值
血管紧张素转换酶	（+）
极性脂质	$78\mu g/ml$
非极性脂质	$45\mu g/ml$
前列腺素 E	$200\sim2000pg/ml$
6 酮（基）PGF_1	$20\sim400pg/ml$
血栓素 B	$25\sim85pg/ml$
前列腺素 F2α	$30pg/ml$

（2）BALF 中可溶性物质检测的影响因素如前所述，由于 BALF 的影因素较多，可能会导致稀释程度的差异，造成研究中的大多数变异，故目前主要用于研究工作。其他如年龄、性别、体重等都有一定的影响，但变化不大。

五、BAL 对肺间质性疾病的诊断意义

肺间质性疾病是一组不同类型的非特异性的侵犯肺泡壁及肺泡周围组织的疾病，其病因很多，有 200多种，大多数发病机制不清，临床及影像学表现相似，临床诊断困难。BAL 通过对 BALF 的细胞学、免疫、生化学检测，为此类疾病的发病机制、临床诊断、鉴别诊断、疗效评价及预后判断提供帮助。

在部分肺部疾病中，BAL 具有很高的诊断价值并可能代替肺活检（表 7-3-4）。在另外一些情况下，BALF 虽没有特异性改变，但通过对 BALF 中细胞分类增多特点的分析具有辅助诊断意义，结合病史、临床表现、实验室检查和放射学检查结果，特别是高分辨率 CT（HRCT）的特点，可提高诊断的准确性（表 7-3-5）。即使有些患者 BALF 不具有诊断意义并且正常，它也有助于排除某些诊断，如过敏性肺炎、嗜酸粒细胞性肺炎、肺泡出血等，从而注重其他疾病的诊断。

表 7-3-4　具有诊断价值的 BALF 特征

BAL 特征	诊断
卡氏肺孢子虫、真菌、巨细胞病毒包含体	机会性感染
灌洗液呈牛奶样、PAS 染色阳性的无细胞小体、泡沫样巨噬细胞	肺泡蛋白沉积症
含铁血黄素沉着的巨噬细胞、巨噬细胞内红细胞片段、游离红细胞	肺泡出血综合征
实体肿瘤、淋巴瘤、白血病的恶性细胞	恶性病变
巨噬细胞内尘埃颗粒、石棉小体	尘肺
嗜酸粒细胞（25%）	嗜酸粒细胞性肺病
铍淋巴细胞转化试验阳性	慢性铍病
CD+1 阳性的朗格汉斯细胞增加	肺朗格汉斯组织细胞增多症

表 7-3-5　具有辅助诊断价值的 BALF 细胞分类

细胞分类	可能的疾病
淋巴细胞增多	结节病、过敏性肺炎、慢性铍肺、结缔组织疾病、药物性肺炎、淋巴细胞性间质性肺炎(LIP)、矽肺、结核、HIV 感染、病毒性肺炎、恶性病变、Crohn 病、原发性胆汁性肝硬化
中性粒细胞增多(嗜酸粒细胞增多)	特发性肺纤维化(IPF)、脱屑性间质性肺炎(DIP)、急性间质性肺炎(AIP)、闭塞性细支气管炎、弥散性泛细支气管炎、急性呼吸窘迫综合征(ARDS)、细菌性肺炎、结缔组织疾病、石棉肺、Wegner 肉芽肿
嗜酸粒细胞增多	嗜酸粒细胞性肺炎、Churg-Strauss 综合征、嗜酸粒细胞增多综合征、过敏性支气管肺曲菌病(ABPA)、IPF、药物反应
混合性细胞增多	闭塞性细支气管炎伴机化性肺炎(BOOP)、非特异性间质性肺炎(NSIP)、结缔组织疾病

下面分别介绍 BAL 在部分较常见疾病中的诊断意义:

1.肺泡蛋白沉积症(PAP)　肺泡蛋白沉积症患者 BALF 肉眼观察呈乳状为特征性表现。光镜下见 BALF 炎症细胞间有大量形态不规则、大小不等的嗜酸性颗粒状脂蛋白物质,过碘酸雪夫(PAS)染色阳性。巨噬细胞数目及体积明显增加,呈泡沫状。BALF 检查结合病史、临床表现、胸部 X 线检查,可对大多数 PAP 患者作出诊断。BALF 细胞计数与分类可表现为细胞总数增加、淋巴细胞增多,但对本病诊断意义不大。

2.弥散性肺泡出血　主要见于继发于心脏、肺血管病变的继发性含铁血黄素沉着症、原发性肺含铁血黄素沉着症、结缔组织病、肺出血肾炎综合征等。BALF 可呈血性、有游离红细胞,巨噬细胞内有红细胞及(或)含铁血黄素,尤其是肺泡巨噬细胞内发现含铁血黄素,有较大诊断意义。含铁血黄素沉着的肺泡巨噬细胞一般在出血 48 小时后出现,对充满含铁血黄素的巨噬细胞比例明显增高者,即使 BALF 不是血性、没有游离红细胞、肺泡巨噬细胞内不含红细胞,仍应高度怀疑有肺出血存在。

3.肺朗格汉组织细胞增多症(肺组织细胞增多症 X)　为一种较罕见的、涉及组织细胞的慢性肉芽肿性疾病,与吸烟关系密切。应用朗格汉斯细胞单克隆抗体发现 BALF 中朗格汉斯细胞增多是本病的特征性改变,如大于 5% 有诊断意义,但阳性率仅约 50%。电子显微镜检查 LC 细胞结构改变虽有诊断意义,但由于超微结构检查既费时又不经济,因而不易推广。BALF 还可有细胞总数增加,中性粒细胞和嗜酸粒细胞轻度增加。

4.肺嗜酸粒细胞浸润性疾病　肺嗜酸粒细胞浸润性疾病主要见于过敏性嗜酸粒细胞性肺炎、支气管肺曲菌病、Churg-Strauss 综合征等。这类疾病 BALF 中嗜酸粒细胞均增加,可达 20%~90%,其中,嗜酸粒细胞性肺炎表现尤为突出,可为临床诊断提供有用的线索。某些间质性肺疾病如结节病、特发性肺纤维化、结缔组织病肺病变、药物性肺病变等,也可出现 BALF 中嗜酸粒细胞增多,需注意鉴别。

5.结节病　BALF 的细胞成分和 T 淋巴细胞亚群的分析对结节病的诊断、活动性判断及预后均有一定的价值。结节病者 BALF 细胞总数增高,主要是 T 淋巴细胞增加,大于 28% 标志病变活动,同时 CD_4^+ 增加,因而 CD_4^+/CD_8^+ 比值明显增加,大于3.5,这一改变对结节病诊断有重要意义,并有助于结节病和其他肉芽肿疾病(包括外源性过敏性肺泡炎)鉴别。但应注意,$CD_4^+/CD_8^+>3.5$ 对结节病诊断的特异性虽高达 95%,但其敏感性约为 55%,因此 CD_4^+/CD_8^+ 比值正常或降低不能排除结节病。BAL 检查对估计结节病预后也有一定意义,CD_4^+/CD_8^+ 比值明显增高者,要紧密随访。中性粒细胞和肥大细胞增高者,可能预示病变发展为纤维化,具有标志作用,但尚不能作为肯定结论。

6.外源性过敏性肺泡炎(过敏性肺炎,EAA)　BALF中细胞总数明显增加,为正常的3～5倍。其中淋巴细胞占60%,主要是T淋巴细胞,特别是CD_8^+淋巴细胞占优势,因而CD_4^+/CD_8^+比值降低,常小于1,为本病特征。因此当BALF检查发现上述特征时,高度提示外源性过敏性肺泡炎。临床认为BAL是外源性过敏性肺泡炎最敏感的诊断手段,优于X线胸片、肺功能以及血液沉淀素测定。当然,BAL仍只是一种辅助诊断方法。

7.特发性肺纤维化(IPF)　IPF和结缔组织病肺病变、矽肺等类似,BALF主要是中性粒细胞增多,嗜酸粒细胞也可能增加,没有特异性,但据此可与以淋巴细胞增加为主的其他肉芽肿性肺疾病鉴别。BALF细胞学检查对估计特发性肺纤维化皮质激素的疗效可能有一定意义。文献报道,特发性肺纤维化BALF淋巴细胞增加者,皮质激素的疗效较好,BALF中性粒细胞和嗜酸粒细胞增加者,皮质激素的疗效较差。

8.肺部感染性疾病　BAL对免疫缺陷患者所发生的各种肺部机会性感染具有重要的诊断价值,可以直接或通过培养获得特征性的病原体,如卡氏肺孢子虫、结核分枝杆菌、真菌等,从而明确诊断。

六、BAL 检查的安全性和并发症

BAL通常是一种安全的检查方法,通常认为其并发症低于经支气管镜肺活检(TBLB)。动物实验证明,当灌注液量低于300ml时,未发现肺病理组织学改变。BAL的副作用和单纯纤维支气管镜检查的副作用相近,并发症发生率约为0～3%,迄今尚未见直接由于BAL引起的死亡病例报告。有作者对119例间质性肺疾病BAL并发症的报道显示,仅4.3%有轻微并发症,主要为发热2.5%、肺炎0.4%、肺出血0.7%和支气管痉挛0.7%,一般不需特殊治疗。并发症的发生多与灌洗量有关,限制灌洗量可减少并发症的发生。

BAL最常见的不良反应为发热,发生率约0～30%,多于灌洗后数小时发生,与灌洗总量有关,灌洗量为150ml以下者很少发生,灌洗量大者发生率高。BAL可出现短暂的肺部浸润性病变,一般在10%以下,肺浸润阴影发生在灌洗的肺段,于BAL后24小时内发生,持续时间不长,1～2天消退。BAL也可引起损伤性出血或支气管痉挛,多不严重,且易控制。

BAL检查可发生动脉血氧分压下降,其下降过程及程度和单纯作纤维支气管镜检查相似。BAL引起低氧血症的原因主要是由于通气/血流比值下降和肺内分流增加以及气道阻塞或痉挛因素所致。BAL检查时灌洗区域肺泡通气量明显减少,而血流仍可灌注,流经该区域的血流得不到充分氧合,未经氧合的血流直接混入动脉,造成短暂性肺内分流,动脉血氧分压下降。另外BAL操作过程中,由于纤维支气管镜插入气道的机械阻塞、神经反射、支气管痉挛、支气管壁水肿等原因造成支气管腔狭窄,影响通气,也是动脉血氧分压下降的原因之一。BAL所致低氧血症一般在BAL操作结束后5分钟到2小时内即可恢复,6小时内完全恢复。

对某些疾病,如支气管哮喘、低氧血症的患者,施行BAL易出现一定并发症,需要注意以下几点:①操作全过程要经鼻给氧;②预先可雾化吸入β受体激动剂;③血氧饱和度和心电图监测。BAL检查时由于低氧血症等原因可引起心率加快或心率减慢,偶可诱发心绞痛或心肌梗死,甚至死亡,因此术前对心功能的评价非常重要。对有心脏病病史者,应做心电图、肺功能和血气检查,以充分了解和评估患者的心肺功能状况。术前应使患者的血流动力学指标处于平稳状态。术中应给予吸氧,最好能进行心电、血压和血氧等监护及病情观察,术后继续观察24小时。

(刘艳红)

第四节　全肺灌洗

全肺灌洗主要用来治疗肺泡蛋白沉积症,一般在全麻下经 Carlens 双腔气管插管进行全肺灌洗。

【适应证】

(1)确诊肺泡蛋白沉积症患者。

(2)肺分流率＞10％。

(3)呼吸困难等症状明显。

(4)活动后明显发绀,运动后显著低氧血症。

【禁忌证】

(1)合并严重的心、肺功能不全者。

(2)单侧肺通气后血氧饱和度小于80％。

【全肺灌洗方法】

1.全肺灌洗的麻醉方法

(1)患者进行全肺灌洗前需禁食水 8 小时以上。

(2)全肺灌洗需要全身麻醉。

2.置管方法及分侧肺通气的建立

(1)静脉诱导麻醉后置入 Carlens 双腔气管插管(可由支气管镜引导或由麻醉科医师置入),插管前端插入左主支气管,后端开口置于气管内,分别将左主支气管及气管内气囊充好气,然后行分侧肺机械通气。

(2)证实两肺完全分隔后,让两肺同时吸入 100％氧气 10～15 分钟以驱出肺内氮气。再夹住待灌洗肺侧导管 5 分钟以便氧气吸收。另一侧肺维持通气,将潮气量减少 40％～50％,使灌洗液注入后气道内压增加不超过 10％～20％。

3.全肺灌洗前的准备工作

(1)患者通常采取侧卧位,拟灌洗的肺脏处于低位,一般先灌洗病变较重的一侧。

(2)将灌洗侧的气管插管与-Y 型管相接,Y 型管的两端分别接输液装置及吸引装置,输液瓶需悬挂于气管隆突水平上 50～60cm 处。

(3)灌洗过程中要持续监测患者的心率、血压、脉氧饱和度及机械通气各项参数,必要时做动脉血气分析检查。

4.全肺灌洗步骤

(1)钳夹导管 5 分钟后开始灌洗,灌入约 37℃无菌生理盐水,掌握适当的灌洗速度。

(2)根据患者身高及体重的不同初始可灌入 400～800ml,一般灌满为止,5 分钟后吸出,观察患者反应,若各项监测指标无明显变化,即可开始重复灌洗。

(3)每次灌洗 400～800ml 的生理盐水,然后以 80～120cmH$_2$O 的负压吸出肺泡灌洗液,详细记录每次出入量,每次回收量的流失不应超过 150～200ml,灌洗过程反复进行,直至洗出液完全清亮,总量可达 10～20L,可配合拍击胸壁及抬高治疗侧以增强效果。

5.全肺灌洗后的注意事项

(1)灌洗结束前,将患者置头低脚高位,将肺内液体尽量吸尽,然后将灌洗肺进行通气,恢复双侧肺机械通气,继续通气直至灌洗肺的顺应性恢复到术前水平。

(2)患者呼吸平稳,一般情况稳定,$SpO_2 > 95\%$,$PaO_2 > 60mmHg$,可拔除双腔气管插管,继续氧疗,如患者呼吸急促,缺氧明显,即需换用单腔气管插管行机械通气,必要时加用呼气末正压。

(3)灌洗后可予呋塞米 20mg,以免发生肺水肿。

(4)每次只能灌洗一侧肺,如欲灌洗另一侧肺,需间隔 7~10 天后进行。灌洗完毕后应立即行 X 线胸片检查,以除外液气胸及其他并发症。

【并发症及其预后】

1.全肺灌洗的并发症

(1)低氧血症。

(2)支气管痉挛。

(3)肺活量减少。

(4)灌洗液流入对侧肺。

(5)肺不张。

(6)低血压。

(7)液气胸。

(8)肺部感染。

(9)水中毒等。

2.注意事项　由于全肺灌洗的开展,肺泡蛋白沉积症患者的预后明显改善,约半数患者经灌洗后病情改善,不需再行灌洗;反复发作的患者,常需每隔 6~12 个月灌洗一次;少数患者呈进行性发展,尽管反复灌洗,但最终仍死于呼吸衰竭。

(马　博)

第八章　呼吸系统急危重症

第一节　慢性阻塞性肺疾病急性加重

慢性阻塞性肺疾病(COPD)是一种具有气流受限特征的疾病,气流受限不完全可逆、呈进行性发展,与肺部对有害气体或有害颗粒的异常炎性反应有关。在漫长的病程中,反复急性加重发作,病情逐渐恶化,呼吸功能不断下降,最终导致呼吸衰竭,以致死亡。因此加强对 COPD 急性加重期(AECOPD)的判定与治疗是治疗和控制 COPD 进展的关键。

一、COPD 急性加重的原因

1.基本原因

(1)吸烟:吸烟既是 COPD 重要的发病因素,也是促使 COPD 不断加重的诱发因素。吸烟者肺功能的异常发生率高,FEV,的年下降率较快,死于 COPD 的人数较非吸烟者明显多。

(2)职业性粉尘和化学物质:当职业性粉尘及化学物质(烟雾、过敏原、工业废气及室内空气污染等)的浓度过大或接触时间过久,均可导致 COPD 发生,进而使气道反应性增加,使 COPD 急性加重。

(3)空气污染:化学气体如氯、氧化氮、二氧化硫等,对支气管黏膜有刺激性和细胞毒性作用。空气中的烟尘或二氧化硫明显增加时,COPD 急性发作显著增多。其他粉尘如二氧化硅、煤尘、棉尘、蔗尘等也刺激支气管黏膜,使气道清除功能受损害,为细菌侵入创造了条件。烹调时产生的大量油烟和生物燃料产生的烟尘与 COPD 发病有关,生物燃料所产生的室内空气污染可能与吸烟具有协同作用,可引起 COPD 急性发作。

(4)感染:呼吸道感染是 COPD 发病和加剧的另一个重要因素,肺炎链球菌和流感嗜血杆菌可能为COPD 急性发作的主要病原菌。病毒也对 COPD 的发生和发展起作用。儿童期重度下呼吸道感染和成年时的肺功能降低及呼吸系统症状发生有关。

(5)气道功能受损:吸烟、率气污染、有害颗粒均损害支气管纤毛上皮;支气管黏膜过度产生黏液,抑制分泌物的正常排泄;巨噬细胞和中性粒细胞的吞噬功能受损,影响下气道的清除功能。

(6)社会经济地位:COPD 的发病与患者社会经济地位相关,社会经济地位相对差的人群发病率较高,这可能与各自的生活环境、空气污染的程度不同、营养状况、医疗水平不同等因素有关。

2.诱发因素　常见诱发因素有:①寒冷、气候变化或受凉;②空气污染;③劳累、精神刺激等;④上呼吸道感染,大约 2/3 的病例由感染所致,其中非典型微生物和病毒感染约占 1/3。COPD 急性加重的诱因与引起 COPD 发病因素往往一致,这些因素促使 COPD 发生、发展,因此避免这些诱发因素,可预防 COPD

的发生,对于 COPD 患者来说,可预防急性加重的发作,避免病情恶化。

二、COPD 所致呼吸衰竭的病理生理

COPD 是一种具有气流受限特征的疾病,其气流受限不完全可逆,呈进行性发展,与肺部对有害气体或有害颗粒的慢性异常炎性反应有关,慢性炎性反应累及全肺,在中央气道(内径＞2～4mm)主要改变为杯状细胞和鳞状细胞化生、黏液腺分泌增加、纤毛功能障碍,临床表现为咳嗽、咳痰;外周气道(内径＜2mm)的主要改变为管腔狭窄,气道阻力增大,延缓肺内气体的排出,使患者呼气不畅、功能残气量增加。其次,肺实质组织(呼吸性细支气管、肺泡、肺毛细血管)广泛破坏导致肺弹性回缩力下降,使呼出气流的驱动压降低,造成呼气气流缓慢。这两个因素使 COPD 患者呼出气流受限,在呼气时间内肺内气体呼出不完全,形成动态肺过度充气(DPH)。由于 DPH 的存在,肺动态顺应性降低,其压力容积曲线趋于平坦,在吸入相同容量气体时需要更大的压力驱动,从而使吸气负荷增大。DPH 时呼气末肺泡内残留的气体过多,呼气末肺泡内呈正压,称为内源性呼气末正压(PEEPi)。由于 PEEPi 存在,患者必须首先产生足够的吸气压力以克服 PEEPi,才可能使肺内压低于大气压而产生吸气气流,这也增大了吸气负荷。肺容积增大造成胸廓过度扩张,并压迫膈肌使其处于低平位,造成曲率半径增大,从而使膈肌收缩效率降低,辅助呼吸肌也参与呼吸。但辅助呼吸肌的收缩能力差,效率低,容易发生疲劳,而且增加了氧耗量。COPD 急性加重时上述呼吸力学异常进一步加重,氧耗量和呼吸负荷显著增加,超过呼吸肌自身代偿能力,使其不能维持有效的肺泡通气,从而造成缺氧及 CO_2 潴留,严重者发生呼吸衰竭。

三、COPD 急性加重期的判断

1.根据临床表现判断　COPD 急性加重是患者就医住院的主要原因,但目前尚无明确的判断标准。一般来说,是指原有的临床症状急性加重,包括短期咳嗽、咳痰、痰量增加、喘息和呼吸困难加重,痰呈脓性或黏液脓性,痰的颜色变为黄色或绿色提示有细菌感染,有些患者会伴有发热、白细胞升高等感染征象。此外,亦可出现全身不适、下肢水肿、失眠、嗜睡、日常活动受限、疲乏抑郁和精神错乱等症状。

2.辅助检查　诊断 COPD 急性加重需注意除外其他具有类似临床表现的疾病,如肺炎、气胸、胸腔积液、心肌梗死、心力衰竭(肺心病以外的原因所致)、肺栓塞、肺部肿瘤等。因此,当 COPD 患者病情突然加重,必须详细询问病史、体格检查,并作相应的实验室及其他检查,如胸部 X 线、肺 CT、肺功能测定、心电图、动脉血气分析、痰液的细菌学检查等。

(1)肺功能测定:急性加重期患者,常难以满意地完成肺功能检查。当 FEV_1＜50％预计值时,提示为严重发作。

(2)动脉血气分析:静息状态下 PaO_2＜60mmHg 和(或)$PaCO_2$＞50mmHg,提示呼吸衰竭。如 PaO_2＜50mmHg,$PaCO_2$＞70mmHg,pH＜7.30 提示病情危重,需进行严密监护或入住 ICU 进行无创或有创机械通气治疗。

(3)胸部 X 线影像、心电图(ECG)检查:胸部 X 线影像有助于 COPD 加重与其他具有类似症状的疾病相鉴别。ECG 对心律失常、心肌缺血及有心室肥厚的诊断有帮助。螺旋 CT、血管造影和血浆 D-二聚体检测在诊断 COPD 加重患者发生肺栓塞时有重要作用,低血压或高流量吸氧后 PaO_2 不能升至 60mmHg 以上可能提示肺栓塞的存在,如果临床上高度怀疑合并肺栓塞,则应同时处理 COPD 和肺栓塞。

(4)实验室检查:血红细胞计数及血细胞比容有助于了解有无红细胞增多症或出血。血白细胞计数增

高及中性粒细胞核左移可为气道感染提供佐证。但通常白细胞计数并无明显改变。有脓性痰者,同时应进行痰培养及细菌药物敏感试验。血液生化检查有助于确定引起 COPD 加重的其他因素,如电解质紊乱(低钠、低钾和低氯血症等)、糖尿病、营养不良等。

3.COPD 严重程度分级　根据 AECOPD 的严重程度评估和临床分级按 2017 专家共识可分为 3 级 。

(1)无呼吸衰竭(AECOPD Ⅰ级):呼吸频率 20~30 次/min;未应用辅助呼吸肌群;无精神意识状态改变;低氧血症可以通过鼻导管吸氧或文丘里(Venturi)面罩 28%~35%浓度吸氧而改善;无 $PaCO_2$ 升高。

(2)急性呼吸衰竭-无生命危险(AECOPD Ⅱ级):呼吸频率>30 次/min;应用辅助呼吸肌群;无精神意识状态改变;低氧血症可以通过文丘里面罩 25%~30%吸氧浓度而改善;高碳酸血症即 $PaCO_2$ 较基础值升高或升高至 50~60mmHg。适合普通病房治疗。

(3)急性呼吸衰竭-有生命危险(AECOPD Ⅲ级):呼吸频率>30 次/min;应用辅助呼吸肌;精神意识状态急剧改变;低氧血症不能通过文丘里面罩吸氧或>40%吸氧浓度而改善;高碳酸血症即 $PaCO_2$ 较基础值升高或>60mmHg 或存在酸中毒(pH≤7.25),需要入住 ICU 治疗。

四、COPD 急性加重期的监护

1.生命体征监测

(1)呼吸频率:对呼吸系统疾病而言,呼吸频率不仅可以反映病情的严重程度和病情的变化,而且也是反映无创或有创机械通气疗效的重要指标。如果病情好转或治疗得当,呼吸频率会逐渐趋于正常;如果病情加重或治疗不当,呼吸频率会持续增快。当二氧化碳潴留严重,导致呼吸中枢受抑时,则会出现呼吸减慢。

(2)心率:对于重症患者,心率也是反映病情的重要指标。心率的改变能够反映缺氧、二氧化碳潴留以及呼吸肌做功的增加;感染加重时心率亦明显加快。有时心率的变化早于血气或血象、胸片的改变。故密切观察心率变化能更早发现病情变化,从而及时进行相应检查,做出正确的临床判断。

(3)血压:伴有重症呼吸功能障碍的 COPD 患者,血压降低者并不少见。其原因可能是由于感染严重、心脏功能受损或并发消化道出血等所引起的感染性休克、心源性休克或失血性休克;或者是由于正压机械通气导致血流动力学不稳定;或者是由于镇静剂的使用;或者是液体入量不足。血压降低甚至休克时,重要脏器灌注障碍,可以加重病情甚至导致患者死亡。因此,应动态监测血压的变化,以及早发现病情变化,及早处理。

(4)体温:约 50%COPD 患者急性恶化的原因是感染,所以多有不同程度的发热,通常感染越重,体温越高,故应常规监测体温变化。部分患者由于久病体弱、高龄等原因,体温变化可与病情发展不平行。

(5)神志:缺氧和二氧化碳潴留均可引起神志变化,如智力或定向功能障碍、烦躁、嗜睡甚至昏迷。由于 COPD 患者一般年龄较大,容易合并其他系统疾病,故神志改变时还应除外脑血管病变、电解质紊乱、血糖改变或严重心律失常等。

2.其他监测　咳嗽、咳痰和气短是 COPD 患者最主要的症状,普通患者可以用 BCSS(气短、咳嗽、咳痰评分)评分表判断症状严重度及疗效,对于伴有呼吸衰竭者,也应密切观察气道是否通畅、咳痰是否有力、痰量和性状的变化、辅助呼吸肌运动和三凹征,以及是否出现胸腹矛盾运动等表现。此外还包括心肺查体、紫绀、水肿等,生命体征监测如前所述。

3.辅助检查

(1)脉搏血氧饱和度(SaO_2):一般而言,当 $SaO_2 > 92\%$ 时,PaO_2 可维持在 $60mmHg$ 以上。但是,脉搏血氧饱和度监测也存在局限性,首先其准确性受多种因素影响,例如低血压、组织灌注不良时所测得的 SaO_2 偏低,血中碳氧血红蛋白增高时(一氧化碳中毒)结果偏高;其次,SaO_2 的变化与 PaO_2 并不平行,当 $SaO_2 > 90\%$ 时,氧离曲线处于平坦部分,此时用 SaO_2 不能很好评估 PaO_2 水平,因此,仍需通过动脉血气分析了解 PaO_2 情况。脉搏血氧饱和度监测可以减少动脉血气分析的次数,但是不能完全取代之。

(2)经皮氧分压($PtcO_2$)和经皮二氧化碳分压($PtcCO_2$):利用经皮氧分压电极和二氧化碳分压电极紧贴于患者皮肤,电极直接测定加温后皮肤表面的血氧分压和二氧化碳分压,根据 $PtCO_2$ 和 $PtcCO_2$ 的变化来了解动脉血氧分压和二氧化碳分压情况。影响皮肤性质和传导性的因素,如年龄、皮肤厚度、水肿、局部循环情况或应用血管扩张剂等因素均可影响测定的准确性。此外,由于测定中需加热至 $43℃$,因此在同一部位放置电极的时间不能超过 $4h$,否则可引起皮肤灼伤。目前,该方法尚未作为常规监测指标。

(3)动脉血气分析:动脉血气分析对于了解患者的氧合和通气状况、有无酸碱失衡、指导药物治疗和调节机械通气参数具有重要价值。其准确度好,是目前临床上常用的监测指标。不过由于该检查需要采集动脉血,因此不可能连续监测。

(4)床旁 X 线摄胸片:对于 COPD 呼吸衰竭的患者可常规进行,但不如标准后前位胸片的质量高。根据胸片可以了解肺部病变的部位、范围及其变化,有无气胸、胸腔积液或肺不张,以及气管插管或中心静脉置管位置等。

(5)病原学检查:如痰培养(标本来源于咳痰、经气管插管或气管切开吸痰、经纤支镜抽取的气道分泌物)、肺泡灌洗液培养、血培养、胸水细菌培养以及军团菌抗体、支原体抗体等检查,对于明确诊断及指导治疗均有意义。

(6)血象:COPD 呼吸衰竭患者合并感染或感染加重时,可见白细胞计数和(或)中性粒细胞增多。

(7)肺功能:肺功能是判断气流受限的客观指标,重复性好,对 COPD 的诊断、严重度评价、疾病进展、预后和治疗反应等均有重要意义。COPD 呼吸衰竭患者一般肺功能很差,目前已有多种小型便携式肺功能测定仪用于床旁肺功能监测,这些肺功能仪体积小、重量轻、操作简便,只要求患者吹一口气,就可测量出多项呼气和吸气指标,对判断病情很有帮助,可用于危重患者呼吸功能的评价。

(8)营养:COPD 呼吸衰竭患者病情较重,常因摄入不足和呼吸功增加、发热等因素,引起能量消耗增加,多数存在混合性营养不良,会降低机体免疫功能和引起呼吸肌无力,导致感染不易控制,加重呼吸衰竭。故应通过监测体重、皮褶厚度、白蛋白、氮平衡等评价营养状况,及时处理。

(9)其他:酸碱失衡和缺氧、二氧化碳潴留和机械通气密切相关,应常规监测,此外还应进行肝肾功能、电解质、凝血功能、液体出入量,以及血流动力学如中心静脉压、肺毛细血管楔压等的监测。

4.呼吸功能监测 COPD 伴有重症呼吸功能障碍患者有时需要无创或有创机械通气,这时呼吸功能监测就变得至关重要。主要包括以下内容:

(1)气道压力:气道压对血流动力学、气体交换的影响明显,并与肺气压伤的发生密切相关,因此监测气道压很重要。

1)气道峰压:是整个呼吸周期中气道的最高压力,在吸气末测得。正常值 $9\sim16cmH_2O$。机械通气过程中应尽量使气道峰压 $< 35\sim40cmH_2O$,若高于此值,气压伤的发生率升高。气道峰压过低的常见原因有管道脱开或漏气、气囊漏气,此外,患者存在过度通气时胸内负压过高也可导致气道峰压降低。气道峰压升高反映了气道阻力增高或肺顺应性下降,常见原因有人-机呼吸抵抗、气道分泌物阻塞、支气管痉挛等,此外,并发胸腔积液或气胸、明显腹胀、潮气量过大、内源性和外源性 PEEP、峰流速过高等均可影响气道

峰压。

2)吸气平台压:是吸气后屏气时的压力,如屏气时间足够长(占呼吸周期的 10% 或以上),平台压可反映吸气时肺泡压,正常值 5～13cmH₂O。机械通气时应尽量使吸气平台压<30～35cmH₂O,否则易出现气压伤。近年来认为,监测平台压比气道峰压更能反映气压伤的危险,因为气道峰压反映气道压力和肺胸顺应性,而吸气平台压可反映肺泡最大压力。过高的平台压和过长的吸气时间也影响肺内血循环的负荷。

3)内源性呼气末正压(PEEPi):COPD 患者由于存在气流受限和过度充气,常有低水平 PEEPi。COPD 加重期可出现高水平 PEEPi。除疾病本身可导致 PEEPi 外,COPD 呼吸衰竭患者如果进行机械通气,小管径的气管插管和呼吸参数的设置不当如频率过快或呼气时间过短等均可能加重 PEEPi。PEEPi 可损害心功能、增加气压伤危险、增加呼吸功,因此需要及时治疗。降低 PEEPi 的方法主要有延长呼气时间、降低患者通气要求、给予支气管扩张剂以及加用适当的外源性 PEEP。

4)平均气道压:平均气道压是扩张肺泡和胸壁的平均压力,其改变对呼吸机所致的气体交换(尤其是氧合)、心血管功能改变和气压伤方面均有明显影响。因此,应用平均气道压来指导呼吸参数调整的兴趣近年来正在增加。平均气道压受多种因素的影响,主要是吸气气道压、吸气时间分数和 PEEP。调整呼吸参数时,为避免意外,应监测平均气道压。

(2)肺通气

1)潮气量:机械通气患者,潮气量监测很重要。定容型通气模式下潮气量应等于预设潮气量;定压型通气模式下潮气量与预设的吸气压密切相关,也与患者的气道阻力和肺顺应性相关,此时可通过调整吸气压来达到理想的潮气量。部分呼吸支持的患者,自主呼吸时潮气量越大,越有希望撤机。

2)分钟通气量:潮气量和呼吸频率的乘积即为分钟通气量,是反映通气功能的重要指标,潮气量或呼吸频率的变化均可导致分钟通气量的改变,进而影响二氧化碳水平。二氧化碳潴留表明通气不足,需增加分钟通气量。当采用部分呼吸支持时,对分钟通气量和自主分钟通气量的监测有助于呼吸参数的调整以及评估能否撤离呼吸机。

(3)气体流量:吸气峰流速是临床常用的监测指标,正常值为 40～100L/min,吸气峰压和吸气时间与吸气峰流速相关。对正常肺而言,吸气峰流速越大,气道峰压和胸内压越高,潮气量也越大,但易导致局部肺泡过度扩张,易致气压伤,但这一理论并非完全适用于肺病患者。多数呼吸机可以提供多种送气流速方式,如方形波、减速波、正弦波等,以方形波和减速波最为常用,但目前并无确切证据说明孰优孰劣。

(4)气道阻力:COPD 患者气道阻力明显增加。机械通气时气管插管产生的阻力在总呼吸阻力中占很大比例,与管腔内径关系最大,其次是吸气峰流速和气管插管长度。

(5)肺顺应性:COPD 患者动态肺顺应性降低,这与气流阻塞有关,往往会导致呼吸功的增加。

(6)呼吸功:对于部分通气支持患者,由于呼吸机的切换和患者自身的呼吸动作之间存在时间差,始终存在使患者呼吸功增加的可能,故应调节好触发灵敏度、PEEP、吸气峰流速等以尽可能减少呼吸功。

(7)最大吸气压:是测定呼吸肌肌力的指标,可用于判断是否需要建立或撤离机械通气。

(8)气道闭合压:是反映呼吸中枢驱动力的指标,测定方法是在规律呼吸之外的间歇,在没有预先告知患者的情况下让气道在吸气前闭合,在患者还没有意识到气道闭合和对它做出反应之前这一瞬间(典型的为 0.1s)测出气道压改变(P0.1s)。

5.并发症的监测

(1)慢性肺源性心脏病心力衰竭:COPD 伴有重症呼吸功能障碍患者可以逐渐发展为慢性肺源性心脏病,并出现右心功能不全。可以通过临床有无颈静脉怒张、肝大、肝颈回流征、水肿、肺动脉高压或右室肥大征象,并辅以心电图、超声心动图检查以明确有无慢性肺心病以及有无右心衰竭。

（2）上消化道出血：COPD 呼吸衰竭急性加重期由于低氧、病重，可能合并上消化道出血，应注意相关征象，及时发现及时处理。

（3）其他脏器功能衰竭：危重患者应监测重要脏器功能，如肝功能、肾功能、凝血功能等，及早发现病情变化。

（4）机械通气并发症：对于机械通气的患者，还需注意监测有无机械通气并发症，如气管受压引起的溃疡、坏死、气道穿孔、气压伤、呼吸肌相关肺炎、肺不张等。

6.伴发疾病监测   COPD 呼吸衰竭患者多数是老年人，是心脑血管疾病的高危人群，合并冠心病、急性心肌梗死或急性脑血管病变者并不少见。一些需要呼吸机支持治疗的患者插管后无法用言语交流，故应注意心脏和神经系统体征，并定期检查心电图，以及早明确诊断。此外，危重患者无论既往是否有糖尿病病史，如果血糖升高或者难以控制，往往表明病情加重，应积极控制血糖。

7.药物不良反应监测   由于 COPD 伴有重症呼吸功能障碍患者往往使用的药物较多，应注意药物对肝肾功能的损害，过敏反应，以及神经精神症状，及时处理。

8.COPD 伴有重症呼吸功能障碍稳定期的监测

（1）肺功能：肺功能是评价气流阻塞程度的客观指标，定期检查肺功能有利于评价病情严重度、疾病进展和治疗效果。

（2）血气分析：血气分析监测可以了解缺氧和二氧化碳潴留情况，指导家庭氧疗和家庭呼吸机治疗等。

（3）活动耐力：COPD 患者活动耐力受多种复杂因素影响，包括通气功能、气体交换、循环、肌肉功能、营养状况以及临床症状，是评价 COPD 严重程度的更为客观综合的指标，目前多用 6min 步行距离来评价活动耐力。

（4）临床症状：患者对临床症状严重程度的记录有助于监测疾病活动、调整治疗和评价预后。BSCC 可用来评价 COPD 患者咳嗽、咳痰和气短三个主要症状的严重程度，是一稳定有效的工具，对症状变化较为敏感，可及早发现病情恶化。

（5）生活质量：COPD 疾病逐渐进展所表现出的临床症状对患者的日常生活、社会活动和情感等方面均有明显影响。有研究表明健康状况是除气流受限和年龄外与 COPD 病死率明显相关的因素之一。目前多用 St George's 呼吸问卷（SGRQ）来评价 COPD 患者的生活质量。该调查表可信性、可行性和敏感性较好，在实际应用中取得了很好的效果。

五、COPD 急性加重期的治疗

COPD 急性加重期的治疗，需在缓解期治疗的基础上有所加强，如用抗胆碱药物与 β_2 受体激动剂雾化治疗，以尽快缓解症状，常用药物有异丙托溴铵及沙丁胺醇。对呼吸困难、喘息症状明显者，全身应用糖皮质激素，可使症状缓解，病情改善。由于细菌感染是 COPD 急性加重的常见原因，尤其是病情较重者，痰量增加及痰的性状改变并为脓性者，合理使用抗菌药物对其预后至关重要。

由于 COPD 急性加重反复发作的患者常常应用抗菌药物治疗，加之细菌培养影响因素较多，痰培养阳性率不高，且难以及时获得结果，初始经验治疗显得尤为重要。因此应根据患者临床情况、痰液性质、当地病原菌感染趋势及细菌耐药情况选用合适的抗菌药物，除非病原菌明确，否则选择药物的抗菌谱不宜太窄。对伴有呼吸衰竭的患者，早期应用无创正压通气可以改善缺氧，降低动脉血二氧化碳分压，减少有创呼吸机的应用。对于痰液黏稠、气道分泌物多，容易误吸者等不适合进行无创通气者，可根据病情考虑气管插管或气管切开进行机械通气。

1.控制性氧疗　氧疗是COPD急性加重期住院患者的基础治疗。无严重合并症的COPD急性加重期患者氧疗后易达到满意的氧合水平（$PaO_2>60mmHg$ 或 $SaO_2>90\%$）。但宜给予低浓度吸氧，吸入氧浓度一般不超过35%，吸入氧浓度过高，可能发生潜在的 CO_2 潴留及呼吸性酸中毒。给氧途径包括鼻导管或Venturi面罩，其中Venturi面罩能更精确地调节吸入氧浓度。氧疗30min后应复查动脉血气，以确认氧合满意，且未引起 CO_2 潴留及（或）呼吸性酸中毒。

2.抗感染治疗　COPD急性加重多由细菌感染诱发，故抗生素治疗在COPD急性加重期治疗中具有重要地位。当患者呼吸困难加重，咳嗽伴有痰量增多及脓性痰时，应根据COPD严重程度及相应的细菌分布情况，结合当地常见致病菌类型及耐药流行趋势和药物敏感情况尽早选择敏感抗生素。如对初始治疗方案反应欠佳，应及时根据细菌培养及药敏试验结果调整抗生素。通常COPDⅠ级（轻度）或Ⅱ级（中度）患者加重时，主要致病菌多为肺炎链球菌、流感嗜血杆菌及卡他莫拉菌；属于Ⅲ级（重度）及Ⅳ级（极重度）COPD急性加重时，除以上常见细菌外，尚可有肠杆菌科细菌、铜绿假单胞菌及耐甲氧西林金黄色葡萄球菌。发生铜绿假单胞菌的危险因素有：近期住院、频繁应用抗菌药物、以往有铜绿假单胞菌分离或寄植的历史等。要根据细菌可能的分布采用适当的抗菌药物治疗。抗菌治疗应尽可能将细菌负荷降低到最低水平，以延长COPD临床缓解期的持续时间。长期应用广谱抗生素和糖皮质激素易继发深部真菌感染，应密切观察真菌感染的临床征象并及时采用防治真菌感染的措施。

3.支气管舒张药的应用　短效 β_2 受体激动剂较适用于COPD急性加重期的治疗，若效果不显著，可加用抗胆碱能药物，如异丙托溴铵、噻托溴铵等。对于较严重的COPD急性加重者，可考虑静脉滴注茶碱类药物。由于茶碱类药物血药浓度个体差异较大，治疗窗较窄，监测血清茶碱浓度对于评估疗效和避免不良反应的发生都有一定意义。β_2 受体激动药、抗胆碱能药物及茶碱类药物由于作用机制不同，药代及药动学特点不同，且分别作用于不同大小的气道，所以联合应用可获得更大的支气管舒张作用。但联合应用 β_2 受体激动剂和茶碱类时，应注意心脏方面的副作用。

4.糖皮质激素的应用　COPD急性加重期住院患者宜在应用支气管舒张药的基础上，口服或静脉滴注糖皮质激素，其剂量要权衡疗效及安全性，建议口服泼尼松30～40mg/d，连续7～10d后逐渐减量停药；也可以静脉给予甲泼尼龙40mg，每日1次，3～5d后改为口服。延长给药时间或加大激素用量不能增加疗效，反而会使不良反应增加。

5.机械通气治疗　可根据病情需要给予无创或有创机械通气，一般首选无创性机械通气。机械通气，无论是无创或有创方式，都只是一种生命支持方式，在此条件下，通过药物治疗消除COPD急性加重的原因，使急性呼吸衰竭得到逆转。

（1）无创性机械通气（NIPPV）：使用NIIPPV要注意掌握合理的操作方法，提高患者依从性，避免管路漏气，从低压力开始，逐渐增加辅助吸气压和采用有利于降低 $PaCO_2$ 的方法，从而提高NIPPV的效果。NIPPV的适应证（至少符合其中2项）：①中至重度呼吸困难，伴辅助呼吸肌参与呼吸，并出现胸腹矛盾运动；②中至重度酸中毒（pH 7.30～7.35）和高碳酸血症（$PaCO_2$ 45～60mmHg）；③呼吸频率>25次/min。禁忌证（符合下列条件之一）：①呼吸抑制或停止；②心血管系统功能不稳定，如出现低血压、心律失常、心肌梗死等；③嗜睡、神志障碍及不合作者；④易误吸者（吞咽反射异常，严重上消化道出血）；⑤痰液黏稠或有大量气道分泌物，不易自行排出者；⑥近期曾行面部或胃食管手术者；⑦头面部外伤，固有的鼻咽部异常；⑧极度肥胖；⑨严重的胃肠胀气。

（2）有创性机械通气：在积极药物和NIPPV治疗后，患者呼吸衰竭仍进行性恶化，出现危及生命的酸碱失衡和（或）神志改变时，宜用有创性机械通气治疗。病情好转后，根据情况可采用无创机械通气进行序贯治疗。

有创机械通气指征：①严重呼吸困难,辅助呼吸肌参与呼吸,并出现胸腹矛盾运动;②呼吸频率>35次/min;③危及生命的低氧血症(PaO_2<40mmHg 或 PaO_2/FiO_2<200mmHg);④严重的呼吸性酸中毒(pH<7.25)及高碳酸血症;⑤呼吸抑制或停止;⑥嗜睡、神志障碍;⑦严重心血管系统并发症(低血压、心律失常、心力衰竭);⑧其他并发症,如代谢紊乱、脓毒血症、肺炎、肺血栓栓塞症、气压伤、大量胸腔积液等;⑨无创通气失败或存在无创通气的禁忌证。

临床使用最广泛的三种通气模式为辅助控制通气(A-CMV),压力支持通气(PSV)或同步间歇指令通气(SIMV)与 PSV 联合模式(SIMV+PSV)。因 COPD 患者广泛存在内源生呼气末正压(PEEPi),为减少因 PEEPi 所致吸气功耗增加和人机不协调情况,可常规加用一适度水平(为 PEEPi 的 70%~80%)的外源性呼气末正压(PEEP)。COPD 的撤机可能会遇到困难,需设计和实施一周密方案。有创一无创序贯机械通气被用于帮助早期脱机,并已取得良好的效果,可推荐应用。

6.其他治疗措施　在严密监测液体出入量和血电解质的情况下,适当补充液体和电解质,注意维持液体和电解质平衡;注意补充营养,对不能进食者需经胃肠补充要素饮食或给予静脉高营养;对卧床、红细胞增多症或脱水的患者,无论是否有血栓栓塞性疾病史,均需考虑使用肝素或低分子肝素,预防深静脉血栓形成和肺栓塞;采用物理方法排痰和应用化痰排痰药物,积极排痰治疗;识别并治疗冠心病、糖尿病、高血压等伴随疾病和其他合并症,如休克、弥散性血管内凝血、上消化道出血、肾功能不全等。

（李　丹）

第二节　重症支气管哮喘

【基本概念】

支气管哮喘(简称哮喘)是由多种细胞(如嗜酸性粒细胞、肥大细胞、T 细胞、中性粒细胞、平滑肌细胞、气道上皮细胞等)和细胞组分参与的气道慢性炎症性疾病。世界各国的哮喘防治专家共同起草并不断更新全球哮喘防治创议(GINA),中华医学会呼吸病学分会哮喘学组也结合国情制订并不定期更新我国的《支气管哮喘防治指南(2008 版)》及《中国支气管哮喘防治指南(基层版)》(2013 年)以规范哮喘防治。按照目前国内外指南,支气管哮喘分为急性发作期和非急性发作期,而急性发作期按其严重程度又分为轻度、中度、重度、危重哮喘。

重症支气管哮喘(SBA)多指重度及危重哮喘,患者可因接触变应原或者治疗不当等导致严重喘息、咳嗽或上述症状数分钟至数天内加重,严重者危及生命。患者休息时即感气短,大汗淋漓,呼吸频率>30 次/分,脉率>120 次/分常有奇脉,肺部可闻及响亮、弥漫哮鸣音,PaO_2(吸空气)<60mmHg,SaO_2(吸空气)≤90%。危重者意识模糊或者嗜睡,出现胸腹矛盾运动,哮鸣音反而减弱或者消失、呼吸衰竭。据调查,全球成人哮喘患病率 1.2%~25.5%,中国成人哮喘患病率 0.31%~3.38%,2011 年中国哮喘联盟的 CARE 研究结论为 1.24%,北京市 16 家大型综合医院 1988~1998 年 10 年间共收治 6410 例哮喘患者,死亡 56 例,病死率 0.86%。

【常见病因】

哮喘病因复杂,确切病因尚不清楚,其发病危险因素包括宿主因素(遗传因素)和环境因素两方面。

1.宿主因素　遗传因素在哮喘发病中占有重要地位,哮喘患者具有家族聚集性,哮喘患者亲属患病率高于普通人群患病率,亲缘关系越近,患病率越高。目前认为染色体 6p21-23 决定变态反应易感性 HLA-Ⅱ分子多态性,决定 IgE 调节及气道慢性炎症的细胞因子基因位于 11q13,Sq31-33,至 2006 年发现的哮喘相关基因已达 120 余个。哮喘还与性别有关,女性患者多于男性,肥胖和代谢综合征可能是哮喘发生的危险因素。

2.环境因素

(1)变应原:哮喘多由接触变应原致敏而触发,常见变应原分为室内变应原和室外变应原,室内变应原常见者为屋尘、尘螨、猫毛、蟑螂和真菌;室外变应原有花粉、真菌和食物变应原,花粉以豚草及蒿属花粉最为常见,曲霉菌是导致 0~3 岁儿童哮喘的独立危险因素,食物变应原以鱼、虾、蟹、牛奶常见。

(2)感染:腺病毒、流感病毒在哮喘患者支气管肺泡灌洗液中常见,肺炎衣原体感染与哮喘相关。

(3)职业致敏物:目前报道已发现 300 多种职业致敏物,动植物蛋白、无机化合物、有机化合物为主要致敏物。国外易患哮喘的职业为印刷工人、面包师、锯木工,我国以喷漆工、塑料化工为主要发病工种。

(4)空气污染:室内外烟雾、废气、交通相关污染物如 PM2.5 等均可诱发哮喘发作,导致肺功能下降,增加人类对变应原过敏的风险。

【发病机制】

支气管哮喘的病理特征是气道慢性炎症,虽然哮喘的发病机制至今不完全清楚,但免疫一炎症机制、神经机制和气道高反应性是支气管哮喘发病机制的关键环节。

1.免疫-炎症机制 体液免疫和细胞免疫均参与哮喘的发病。外源性变应原通过吸入或者摄入等途径进入易感者体内,经巨噬细胞、树突状细胞吞噬处理,并递呈抗原激活 T 淋巴细胞,活化的辅助性 T 细胞产生白介素 IL-4、IL-5、IL-13 等细胞因子,进一步激活 B 淋巴细胞,B 细胞合成特异性 IgE 并结合于肥大细胞和嗜碱性粒细胞等细胞表面的 IgE 受体。若变应原再次进入体内,与结合在细胞表面的 IgE 交联,使该细胞合成并释放多种活性介质,如组胺、白三烯、前列腺素导致平滑肌收缩、黏液分泌增加、血管通透性增高、炎症细胞浸润等。炎症细胞在介质的作用下又可分泌多种介质,如嗜酸性粒细胞趋化因子(ECF-A)、中性粒细胞趋化因子(NCF-A),使气道病变加重;同时,气道上皮细胞释放内皮素-1、基质金属蛋白酶(MMP)等促使平滑肌细胞、成纤维细胞增殖,导致气道重塑。

2.神经机制 神经因素是哮喘发病的重要机制。支气管哮喘发作与迷走神经张力增高、β 肾上腺能受体功能降低有关。此外,非肾上腺能非胆碱能神经(NANC)合成释放神经递质失调也可致病,舒张支气管的神经递质一氧化氮(N_o)、血管活性肠肽(VIP)减少,收缩气道的神经递质 P 物质、神经激肽增多,二者失衡可引起支气管平滑肌收缩,哮喘发作。例如精神紧张、愤怒等也可能通过迷走神经反射引发哮喘。

3.气道高反应性(AHR) 气道高反应性是指气道对正常不引起或仅引起轻度反应的刺激信号出现过度的气道收缩反应,表现为气道对各种刺激因子出现过强或过早的收缩反应,是哮喘的基本特征。气道炎症引起气道上皮损伤及脱落。气道高反应性产生的组织学和化学根源,是以嗜酸性粒细胞和肥大细胞为主的多种炎性细胞浸润。气道高反应性可以通过支气管激发试验确定,虽然气道高反应性是支气管哮喘的病理生理特征,但长期吸烟、接触臭氧、病毒感染、慢性阻塞性肺疾病等也可出现气道高反应性。

【临床特征】

1.症状 患者接触变应原后突然出现鼻和咽部发痒,打喷嚏,流鼻涕,继而出现胸闷、咳嗽等,胸部有紧迫感,伴有哮鸣音的发作性喘息、呼气性呼吸困难,严重者可出现端坐呼吸,甚至有窒息感。多于夜间或凌晨突然发作,短则持续数分钟,长则持续数小时甚至数天。重症哮喘可表现为严重哮喘发作持续 24 小时以上不缓解,即哮喘持续状态;发作 2 小时以内死亡,即哮喘猝死。

2.体征 哮喘发作时胸部呈过度充气状态,两肺可闻及广泛的哮鸣音,但当哮喘发作严重,支气管极度狭窄,哮鸣音反而减弱甚至消失,称为寂静肺。奇脉、三凹征、胸腹矛盾运动,都是重症哮喘的体征。

3.并发症 急性发作时可并发自发性气胸、纵隔气肿、肺不张;长期发作可并发 COPD、肺源性心脏病、支气管扩张和肺纤维化等。

【辅助检查】

1.血液检查　血常规检查常见嗜酸性粒细胞增高,继发细菌感染时白细胞总数和中性粒细胞分类升高。血清特异性 IgE 抗体检测阳性结果有助于哮喘的诊断。

2.痰液检查　涂片在显微镜下可见较多的嗜酸性粒细胞。有时可见嗜酸性粒细胞退化形成的夏科-雷登结晶体(charcort-leyden 结晶体)、透明的哮喘珠和黏液栓。

3.胸部 X 线检查　哮喘发作时可见两肺透亮度增加,呈过度充气状态,继发呼吸道感染时可见肺部炎性浸润阴影。合并气胸、肺不张和纵隔气肿可见相应影像学改变。胸部 CT 可见轻度间质性改变、支气管壁增厚、气道内黏液栓。

4.动脉血气分析　严重发作时可有缺氧、PaO_2 下降,由于过度通气可使 $PaCO_2$ 下降,表现为呼吸性碱中毒。病情进一步发展可有缺氧及二氧化碳滞留,PaO_2 明显下降,$PaCO_2$ 上升,表现为呼吸性酸中毒,可同时合并代谢性酸中毒,严重者多出现Ⅰ型或Ⅱ型呼吸衰竭。

5.呼吸功能检查　包括通气功能检查、支气管舒张试验、支气管激发试验、呼吸峰流速监测。但严重哮喘患者临床通常仅仅检测呼吸峰流速(PEF)。

【诊断思路】

(一)重症哮喘的诊断

中华医学会呼吸病学分会哮喘学组制订了我国的《支气管哮喘防治指南(2008 版)》以规范哮喘防治。重症哮喘的诊断必须符合支气管哮喘的诊断标准和急性发作期病情严重程度分级中的重度或者危重程度。

1.支气管哮喘诊断标准

(1)反复发作的喘息、气急、胸闷或咳嗽,多与接触变应原、冷空气、理化刺激,上呼吸道感染及运动有关。

(2)发作时双肺可闻及散在或弥漫性、以呼气相为主的哮鸣音,呼气相延长。

(3)上述症状可经治疗缓解或自行缓解。

(4)除外其他原因引起的喘息、气急、胸闷、咳嗽。

(5)临床表现不典型者,应至少具备下列试验中的一项:①支气管激发试验或运动试验阳性;②支气管舒张试验阳性;③呼气流量峰值(PEF)昼夜变异率≥20％。

符合(1)~(4)或者(4)、(5)者可以诊断为哮喘。

2.哮喘急性发作时病情严重程度的分级　哮喘急性发作时病情严重程度的分级,见表 8-2-1。

表 8-2-1　哮喘急性发作时病情严重程度的分级

临床特点	轻度	中度	重度	危重
气短	步行、上楼时	稍事活动	休息时	
体位	可平卧	喜坐位	端坐呼吸	
讲话方式	连续成句	常有中断	单字	不能讲话
精神状态	可焦虑/尚安静	时有焦虑或烦躁	常有焦虑、烦躁	嗜睡、意识模糊
出汗	无	有	大汗淋漓	
呼吸频率	轻度增加	常>30 次/分		

续表

临床特点	轻度	中度	重度	危重
辅助呼吸肌活动及三凹征	常无	可有	常有	胸腹矛盾运动
哮鸣音	散在,呼吸末期	响亮、弥漫	响亮、弥漫	减弱乃至无
脉率(次/分)	<100 次/分	100～120 次/分	>120 次/分	>120 次/分或脉率变慢或不规则
奇脉（收缩压下降）无 (10mmHg)	可有			
(10～25mmHg)	常有			
(>25mmHg)	无			
使用 B$_2$-受体激动剂后 PEF 预计值或个人最佳值%	>80%	60%～80%	<60% 或 <100L/min 或作用时间<2h	
PaO$_2$(吸空气)	正常	60～80mmHg	<60mmHg	
PaCO$_2$	<45mmHg	≤45mmHg	>45mmHg	
SaO$_2$(吸空气)	>95%	91%～95%	≤90%	
pH		降低	降低	

(二)鉴别诊断

重症支气管哮喘患者病情发作来势凶险,部分患者病史很短或者问诊困难,临床易与左心衰竭引起的喘息样呼吸困难、气道异物等所致呼吸困难混淆,需谨慎鉴别。

1.左心衰竭引起的喘息样呼吸困难 中老年人多见,常有高血压、冠心病、风心病等基础疾病,常见发作诱因为感染、劳累、过量或过快输液而非吸入变应原。临床表现为混合性呼吸困难,咳嗽,咳粉红色泡沫痰,端坐呼吸。听诊两肺可闻及广泛的湿啰音和哮鸣音,左心界扩大,可闻及奔马律,风心病患者心脏瓣膜有器质性杂音。X线可见肺淤血、心脏增大表现,血脑钠肽(BNP)升高。心脏彩超可发现左室射血分数下降。鉴别困难时可静脉注射氨茶碱和雾化吸入 B$_2$ 肾上腺素受体激动剂或者静推呋塞米 20mg 观察呼吸困难和肺内啰音变化。忌用肾上腺素或者吗啡。

2.上气道阻塞 气管肿瘤、异物、气管支气管黏膜结核、气管支气管软化及复发性多软骨炎引起气道狭窄也可出现喘息和哮鸣音,但多为吸气性呼吸困难,肺功能呈特征性曲线变化,胸部 CT 及纤维支气管镜检查有助于鉴别。

3.变态反应性肺浸润 热带肺嗜酸性粒细胞增多症、外源性过敏性肺泡炎、变态反应性支气管肺曲菌病(ABPA)、变应性肉芽肿性血管炎(churg-strauss 综合征)等均有喘息、肺内闻及哮鸣音表现。但患者常有发热及肺外表现,胸部影像学检查见多发性、此起彼伏游走性淡薄斑片状浸润影。血清免疫学检查异常。肺组织活检有助于鉴别。

【治疗方法】

1.氧疗 重症支气管哮喘患者由于肺通气不足、通气血流比值失调、氧耗量增加等原因出现低氧血症,因此应吸氧尽快纠正低氧血症。通常用鼻塞或者鼻导管吸氧,氧流量 1～3L/nun,吸氧浓度不超过 40%。也可以面罩吸氧或者储氧面罩氧疗,维持 SpO$_2$ 在 90% 以上即可。注意氧气加温加湿,避免气道损伤。部分重症患者氧疗效果不佳或者二氧化碳潴留较重者需机械通气治疗。

2.缓解支气管痉挛

(1)气道雾化治疗:雾化吸入支气管扩张剂具有起效快、副作用少等优点,重症哮喘患者常由于呼吸急促、张口呼吸、大汗淋漓等导致气道水分大量丢失、痰液黏稠、痰痂形成气道阻力增加,因而雾化治疗可以快速缓解气道痉挛。但重症哮喘患者吸气峰流速和深吸气量较低,吸入干粉药物很难进入下呼吸道,故临床不推荐应用干粉吸入器。可以借助储物罐(spacer)使用定量雾化吸入器(MDI),也可以高压氧气为驱动力雾化吸入短效 B_2-肾上腺素受体激动剂(如沙丁胺醇)和 M-胆碱能受体阻滞剂异丙托溴铵。P2-受体激动剂主要通过作用于呼吸道的 B_2-受体,激活腺苷酸环化酶,使细胞内的环磷腺苷(cAMP)含量增加,游离 $Ca2+$ 减少,从而松弛支气管平滑肌,是控制哮喘急性发作症状的首选药物。胆碱能受体拮抗剂可以阻断节后迷走神经通路,降低迷走神经兴奋性而起舒张支气管作用,并有减少痰液分泌的作用,与 B_2-受体激动剂联合吸入有协同作用。可用 MDI,每天 3 次,每次 $25\sim75\mu g$ 或用 $100\sim250\mu g/mL$ 的溶液持续雾化吸入,约 10 分钟起效,维持 $4\sim6$ 小时。实践证明,初期持续雾化吸入,住院后按需雾化吸入(每 $6\sim8$ 小时一次)治疗方式安全有效。

(2)静脉应用茶碱类药物:茶碱类药物除能抑制磷酸二酯酶、提高平滑肌细胞内的 cAMP 浓度外,还能拮抗腺苷受体;刺激肾上腺分泌肾上腺素,增强呼吸肌的收缩;增强气道纤毛清除功能和抗炎作用。具有舒张支气管平滑肌、强心、利尿、扩张冠状动脉、兴奋呼吸中枢和呼吸肌等作用。茶碱类药物与糖皮质激素合用具有协同作用。重症患者静脉注射氨茶碱首次剂量为 $4\sim6mg/kg$,注射速度不超过 $0.25mg/(kg\cdot min)$,静脉滴注维持量为 $0.6\sim0.8mg/(kg\cdot h)$。日注射量一般不超过 l.0g。有条件者可以监测血茶碱浓度指导治疗,以 $6\sim15mg/L$ 为宜。二羟丙茶碱、多索茶碱虽然疗效只有氨茶碱的 1/2～1/3,但不良反应只有氨茶碱的 1/4～1/5,临床应用安全有效。

(3)静脉应用糖皮质激素:糖皮质激素是当前控制哮喘发作最有效的药物。其主要作用机制是抑制炎症细胞的迁移和活化;抑制细胞因子的生成;抑制炎症介质的释放;增强平滑肌细胞 P2-受体的反应性。

重症哮喘发作时应及早应用琥珀酸氢化可的松,注射后 $4\sim6$ 小时起作用,常用量 $100\sim400mg/d$;或甲泼尼龙,$80\sim160mg/d$,起效时间更短($2\sim4$ 小时)。地塞米松因在体内半衰期较长、对下丘脑-垂体-肾上腺轴抑制时间较长、不良反应较多,目前临床应用日渐减少。无激素依赖者症状缓解后可于 $3\sim5$ 天内停药;有反复应用激素或激素依赖者症状缓解后逐渐减量,然后改口服和吸入制剂维持。

3.纠正水、电解质酸碱失衡　重症哮喘患者由于张口呼吸、大汗等致水分丢失,且进食少等都可引起脱水,导致痰液黏稠,加重气道阻力,故鼓励患者多饮水。重症患者常需要静脉补液,心功能正常者可每日补液 $3000\sim4000mL$,老年人和心功能不全者适当减少输液。哮喘初期过度通气常导致呼吸性碱中毒,后期缺氧、二氧化碳潴留等导致代谢性酸中毒和呼吸性酸中毒,呼吸性酸中毒通过改善通气纠正,pH<7.2 时酌情应用少量碱性药物,如 5%碳酸氢钠,避免过度补碱。呼吸衰竭患者常出现电解质紊乱,如低钠血症、低钾血症、低氯血症、低镁血症,应及时予以纠正。

4.合理应用抗菌药物　由于情绪因素或者接触变应原所致重症哮喘多不提倡应用抗菌药物,但由细菌感染所致重症哮喘或者需机械通气治疗者可以结合当地常见致病菌类型、耐药趋势和药敏情况尽早选择敏感抗菌药物。

5.机械通气治疗　重症患者给予氧疗、雾化吸入、静点糖皮质激素等治疗哮喘仍无缓解,且病情持续加重而出现意识障碍、呼吸肌疲劳、血气分析示 $PaCO_2>45mmHg$ 者可以考虑机械通气治疗。

(1)无创正压通气(NPPV):无创正压通气并发症少且避免气管插管,患者易于接受,早期应用可以改善患者呼吸困难。开始时使用低水平吸气压(IPAP5～7cmH_2O)和(PEEPβ～5cmH_2O),压力视患者耐受情况及氧合状况逐步增加至 14～16cmH₂O,使呼吸频率<25 次/分,吸气峰压<25cmH₂O。严密监测患者病情变化,如果患者出现呼吸困难进一步加重、昏迷、血流动力学不稳定、PaCO₂ 进一步升高等状况需停止无创通气,行气管插管有创机械通气治疗。

(2)有创机械通气:重症哮喘患者插管上机宜早不宜迟。凡既往出现心跳呼吸停止,行气管插管、应用糖皮质激素前提下再发重度哮喘,喘息进行性加重出现意识障碍,血气分析示 PaCO₂>45mmHg 经 NPPV 治疗进一步升高者,均可以考虑有创机械通气治疗。人工气道建立首选经口气管插管,原因是经口气管插管操作简便、气管插管口径大,便于痰液引流和降低气道阻力、插管上机时间较短。通气模式早期多选择控制通气,病情好转后改为辅助通气。鉴于哮喘患者呼吸力学特点为动态性肺部过度充气(PHI),存在内源性呼气末正压(PEEPi),所以机械通气必须降低气道高压和减轻肺过度充气,临床多采用"允许性高碳酸血症"通气策略。初始通气参数:容量通气模式,每分通气量<10L/min,潮气量 6～8mL/kg,呼吸频率 10～14 次/分,吸气末平台压<30～35cmH₂O,气道峰压<40cmH₂O。对于严重气流受限的重症哮喘患者 PEEP 可能导致功能残气量增加、胸膜腔内压升高而回心血量减少,所以初始治疗不加 PEEP,适量应用镇静剂和肌松剂如咪达唑仑、异丙酚等,以减少人机对抗和增加患者舒适度。当患者呼吸困难明显好转、动态肺过度充气明显减轻、PaCO₂ 恢复正常,即可考虑撤机。

八、最新进展

1.哮喘流行病学和发病相关的危险因素 支气管哮喘发病率及病死率依然呈上升趋势,目前全球约有 3 亿人患有支气管哮喘。美国哮喘的发病率从 2001 年的 7.3% 上升到 2010 年的 8.4%。遗传因素在哮喘的发病中占有重要地位,至 2006 年发现的哮喘相关基因已达 120 余个,涉及多条生物学通路。50% 的哮喘患者有特应质,白人哮喘 25%～60% 归因于特应质。气道高反应是哮喘的病理生理学特征,其发生可能与深呼吸时气道平滑肌纤维缩短速度过快有关。肥胖和代谢综合征可能是哮喘发病的重要危险因素,研究发现,高甘油三酯或低水平高密度脂蛋白与哮喘相关,可能作为预测哮喘发作的重要生物标志物。随着大气污染日渐严重,PM2.5 与哮喘的关系为人们所重视,PM2.5 明显促进气道炎症,加重哮喘患者气道高反应性,降低哮喘患者肺功能,24 小时暴露于 PM2.5 10μg/m³ 就可以使呼气峰流速降低。此外,社会经济状况、家庭人口数量、环境多样性都与哮喘有关,工作压力增大、变应原种类增多都将增加哮喘发生的概率。

2.哮喘发病机制研究 除 Th2 型细胞因子如 IL-4、IL-5、IL-13 外,新型细胞因子如 IL-9、IL-17、IL-25、IL-33 以及胸腺基质淋巴细胞生成素(TSLP)等在哮喘气道炎症发生发展中起到关键调控作用。树突状细胞、Th17 细胞成为新型气道炎症细胞。DNA 甲基化等表明遗传因素可能是哮喘气道炎症调控的新靶点。气道重塑是气流受限、肺功能受损的病理基础,新近发现气道炎症和重塑可能是平行发展的而不是炎症—气道重塑序贯发生。细胞外基质如胶原、弹性纤维、纤维连接蛋白等蛋白修复和移除失衡,气道上皮受损后上皮-间质营养单位活化,引起成纤维细胞活化增殖都加重气道重塑。气道上皮细胞在启动气道重塑和纤维增殖的炎症反应中起关键作用。

3.哮喘治疗 定量吸入气雾剂(MDI)是治疗哮喘的一线药物,含氟氯化碳抛射剂的气雾剂已经淘汰,四氟乙烷、氟丙烷等新型抛射剂上市。而且,雾粒直径 1.3μm～1.4μm 的超细雾粒 MDI 吸入到肺内的沉积量可由 10% 提高到 30% 以上,可以减少吸入激素的剂量、减少吸入激素引起的全身副作用。新型长效 β2-肾上腺素受体激动剂除沙美特罗和福莫特罗外,超细二丙酸倍氯米松(BDP)/福莫特罗具有良好临床疗效和耐受性,使用较低剂量即可达到 2.5 倍相同剂量的 CFC-MDI 的疗效。新型吸入激素环索奈德、吸入激素二丙酸倍氯米松与长效 β2-肾上腺素受体激动剂福莫特罗组成的小颗粒复方气雾剂由于肺部沉积率高、进入小气道的药物多,可以有效抑制哮喘患者小气道炎症,减少小气道阻塞和肺内气体陷闭,临床疗效更为理想。

支气管热成形术通过对支气管壁的加热使增生肥厚的平滑肌细胞发生凝固坏死,达到削减气道平滑肌层、部分逆转气道结构重塑的目的,可以用于难治性哮喘治疗。高频胸壁振荡技术(HFCWO)是一种胸部物理治疗,可以促进患者排除气道分泌物。文献报道高频胸壁振荡技术配合无创机械通气技术成功救治1例18岁误吸有机化学溶剂诱发的重症支气管哮喘患者。

(刘艳红)

第三节　呼吸衰竭

呼吸衰竭是由各种原因引起的肺通气或换气功能严重障碍,不能进行正常的气体交换,导致严重的低氧血症,伴(或不伴)二氧化碳潴留,从而引起一系列生理功能和代谢紊乱的综合征。临床上以海平面大气压下静息呼吸室内空气时,当动脉血氧分压(PaO_2)<60mmHg,或伴有二氧化碳分压($PaCO_2$)>50mmHg作为诊断呼吸衰竭的依据;若 PaO_2<60mmHg,$PaCO_2$ 正常或低于正常时为Ⅰ型呼吸衰竭;若 PaO_2<60mmHg 且 $PaCO_2$>50mmHg 时为Ⅱ型呼吸衰竭。

一、临床表现

1.呼吸异常的表现　呼吸异常的表现如呼气性或吸气性呼吸困难、潮式呼吸、点头样呼吸、间歇呼吸等。

2.缺氧的临床表现

(1)中枢神经系统:中枢神经对缺氧十分敏感,轻度缺氧即引起注意力不集中、头痛、兴奋等症状。重度缺氧出现烦躁不安、谵妄、惊厥,甚至引起脑水肿、呼吸节律改变和昏迷。

(2)心血管系统:开始时出现代偿性心率增快,心搏量增加,血压增高。当缺氧严重时,则出现心率减慢、血压降低、心律失常,同时还可引起肺小动脉收缩、肺动脉高压,导致肺心病的出现。

(3)呼吸系统:缺氧可通过刺激颈动脉窦和主动脉体的化学感受器,反射性地增加通气量,但其对呼吸的影响远较 CO_2 小。

(4)其他:缺氧可损害肝细胞,使转氨酶增高。轻度缺氧使肾血流量、肾小球滤过率增加,但当 PaO_2 下降至 40mmHg 时,肾血流量开始减少。肾功能受到抑制,出现蛋白尿、血尿和氮质血症。慢性缺氧通过肾小球旁细胞产生促红细胞生成素因子,刺激骨髓,引起继发性红细胞增多。

3.二氧化碳潴留的临床表现

(1)中枢神经系统:CO_2 潴留使血管扩张,脑血流量增加,早期起到代偿作用,如果病情持续或加重时,出现脑水肿,颅内压增高。由于 pH 值下降,引起细胞内酸中毒,初期抑制大脑皮层,表现为嗜睡,随后皮层下刺激增强,间接引起皮层兴奋,表现为躁动不安、兴奋、肌肉抽搐、失眠等。晚期则皮层和皮层下均受到抑制而出现“二氧化碳麻醉”,病人表现为肺性脑病的症状。

(2)心血管系统:早期使血管运动中枢和交感神经兴奋,回心血量增加,使心率增快,血压升高,脉搏有力,也可引起肺小动脉收缩,而导致肺心病。脑循环对 CO_2 亦非常敏感,可使脑血流量增加,出现搏动性头痛。

（3）呼吸系统：CO_2 潴留可兴奋呼吸中枢，使呼吸加深加快。但随着 CO_2 浓度的增加，呼吸中枢反而受到抑制。

4.酸碱平衡失调与电解质紊乱　在 Ⅱ 型呼吸衰竭中呼吸性酸中毒最为常见，主要是因为肺泡通气不足，导致 CO_2 在体内潴留引起。病情较重者可合并代谢性酸中毒，多由于无氧代谢引起乳酸增加和无机盐积聚所致。另外，由于利尿剂的使用、大量葡萄糖的输入、皮质激素的应用等，可导致低钾、低氯血症，以及肾功能障碍等，都可引起代谢性碱中毒。少数病人可因机械过度通气导致呼吸性碱中毒，甚至还可出现三重酸碱失衡。酸碱失调时，又与电解质紊乱密切相关，如酸中毒时，细胞外 H^+、Na^+ 进入细胞内，而 K^+ 自细胞内移到细胞外，产生高钾血症；碱中毒时则相反。其他尚有低氯血症、低钠、低钙和低镁血症等。

5.肺性脑病　发生的原因主要是呼吸性酸中毒使脑细胞内 H^+ 浓度增加，pH 值下降导致脑组织酸中毒所致。低氧血症对于肺性脑病的发生居次要地位。临床表现为头痛、淡漠不语、多汗、嗜睡，随着 $PaCO_2$ 增加而出现兴奋、躁动不安、抽搐及无意识动作和行为、幻听等精神症状，最后昏迷、死亡。

6.其他表现　其他尚可出现肺心病、心力衰竭、胃肠道出血、肾功能不全、DIC 等。

二、诊断

临床上根据血气分析的结果，以 $PaO_2 < 60mmHg$ 和（或）伴有 $PaCO_2 > 50mmHg$ 作为诊断呼吸衰竭的标准；若仅 $PaO_2 < 60mmHg$，$PaCO_2$ 正常或低于正常时，即为 Ⅰ 型呼吸衰竭；若 $PaO_2 < 60mmHg$，$PaCO_2 > 50mmHg$ 时，即为 Ⅱ 型呼吸衰竭。

三、救治措施

呼吸衰竭的急救原则是迅速改善通气，积极控制感染，纠正缺氧和二氧化碳潴留，为基础疾病的治疗争取时间和创造条件。

1.保持呼吸道通畅

（1）清除呼吸道异物：清除堵塞于呼吸道分泌物、血液、误吸的呕吐物或其他异物，解除梗阻，改善通气。对痰液黏稠者.可用祛痰药，如溴己新、祛痰合剂、氯化铵、氨溴索（安普索）等，无效者注意增加水分，多饮水和静脉补液（不少于 1000～1500mL/d），并用药物雾化吸入或超声蒸气雾化吸入。常用吸入药物：①庆大霉素 4 万 U＋地塞米松 5mg＋氨茶碱 0.25g＋生理盐水 20mL；②α-糜蛋白酶 5～10mg＋生理盐水 20mL；③青霉素 G40 万 U＋链霉素 0.5g＋氨茶碱 0.25g＋α-糜蛋白酶 5mg＋生理盐水 20mL。对咳痰无力者，可采用翻身、拍背、体位引流等措施帮助排痰。病情严重者，可用纤维支气管镜进入气管、支气管进行冲洗、抽吸。

（2）解除支气管痉挛：①避免诱发因素。引起支气管痉挛的因素很多，除疾病本身外，吸痰操作不当、吸入高浓度干燥氧过久、吸入气过冷、气管内给药浓度过高或药量过多等均可加重气管痉挛。②氨茶碱是最常用的药物，剂量 0.25～0.5g，加入 5％葡萄糖液 250mL 缓慢静滴，一般每日不超过 1.0g，也可用 0.25g 溶入 25％葡萄液 40mL 内缓慢静注。该药直接舒张支气管平滑肌，而且还有兴奋延髓呼吸中枢、提高膈肌收缩力、降低肺动脉阻力及利尿、强心的作用。但剂量过大会引起恶心、呕吐等症状，严重时有心悸、兴奋、心律失常等。对于老人、心肾功能减退者，应减量，或改用副作用较少的二羟丙茶碱，用量为 0.25～0.5g 加入 5％葡萄糖液 250mL 静滴。③β2 受体兴奋药，常用的有沙丁胺醇、特布他林、沙美特罗（强力安喘通）、丙卡特罗（美喘清）等，气雾剂有沙丁胺醇（喘乐宁、舒喘灵）、特布他林（喘康速）等。④肾上腺皮质激素多用于重症支气管痉挛者,地塞米松 10～20mg/d 或氢化可的松 200～400mg/d,一般 3～5 天后减量。

（3）机械通气:当上述方法仍不能改善通气时,应立即建立人工气道。适应证:病情变化急剧、危及生命、意识障碍者,应立即行气管插管;其他如肺性脑病或其早期,经氧疗、呼吸兴奋药等积极治疗后,PaO_2 继续下降,$PaCO_2$ 继续升高,自主呼吸微弱、痰液不易排出等情况下也应建立人工气道。应急时可进行气管插管,但不宜久置。估计病情不能短期恢复者,应进行气管切开,长时间的切开时,要加强消毒隔离等护理手段和抗感染治疗,要注意继发感染的发生。过分干燥的气体长期吸入将损伤呼吸道上皮细胞,使痰液不易排出,细菌容易侵入而发生感染。因此,保证病人有足够液体摄入,保持气道的湿化是相当重要的,气道滴入的量以 250mL/d 左右为宜。目前已有多种提供气道湿化作用的湿化器或雾化器装置,可以直接使用或与呼吸机连接应用。湿化是否充分的标志就是观察痰液是否容易咳出或吸出。

2.氧气疗法　氧疗的指证:低氧血症($PaO_2 \leqslant 80mmHg$),即是氧疗的指证。一般根据 PaO_2 的不同,将低氧血症分为 3 种类型,PaO_2 60～80mmHg 为轻度、40～60mmHg 为中度、<40mmHg 为重度低氧血症。吸氧浓度亦分为低浓度(≤35%)、中浓度(35%～50%)、高浓度(>50%)。轻度低氧血症一般不需要氧疗。

（1）Ⅰ型呼吸衰竭病人,多为急性病,以缺氧为主,因不伴有 CO_2 潴留,氧浓度可以提高到 50%,流量 4～5L/min,将 PaO_2 提高到 70～80mmHg。待病情稳定后,逐渐减低氧浓度。吸氧浓度可按下列公式推算:实际吸氧浓度(%)=21+4×O_2 流量(L/min)。

（2）Ⅱ型呼吸衰竭病人既有缺氧,又有 CO_2 潴留,宜用低流量(1～2L/min)、低浓度(24%～28%)持续吸氧。力争在短期内将 PaO_2 提高到 60mmHg 或以上,将 $PaCO_2$ 降至 55mmHg 以下。若在氧疗过程中 PaO_2 仍低于 60mmHg,PaO_2>70mmHg,应考虑机械通气。

（3）吸氧途径:常规有鼻塞法、鼻导管法、面罩法等。对危重病人常规吸氧无效时,应考虑气管插管或气管切开进行机械通气治疗。吸入氧温度应保持在 37℃,湿度 80% 左右。

（4）氧疗有效的指证:发绀减轻或基本消失,呼吸改善、平稳,神志好转,心率减慢,瞳孔恢复正常,出汗减少等。实验室检查:无 $PaCO_2$ 增高时,PaO_2>60mmHg,有 $PaCO_2$ 增高时,PaO_2 应达到 50～60mmHg。

3.呼吸兴奋药的使用　呼吸衰竭经常规治疗无效,PaO_2 过低,$PaCO_2$ 过高,或出现肺性脑病表现或呼吸节律、频率异常时,均可考虑使用。常用药物有:

（1）尼可刹米(可拉明):直接兴奋呼吸中枢,使呼吸加深加快,改善通气。剂量:0.375～0.75g 静脉缓慢推注,随即以 3.0～3.75g 溶于 5% 葡萄糖液 500mL 内静脉滴注。总量<5.0g/d。一般 3 天为一疗程,无效即停用。副作用有恶心、呕吐、颜面潮红、肌肉抽动等。

（2）洛贝林(山梗菜碱):3～9mg,静脉推注,2～4h 一次,或 9～15mg 加入液体静滴,可与可拉明交替使用。

（3）二甲弗林(回苏林):8～16mg 加入液体静滴,起效快,维持时间长。

（4）多沙普仑(吗乙苯吡酮):除具有兴奋呼吸中枢作用外,还可通过颈动脉体化学感受器反射性地兴奋呼吸中枢。该药特点是呼吸兴奋作用强,安全范围大,对改善低氧血症和高碳酸血症优于其他呼吸兴奋药。剂量:100mg 加入液体 500mL 中以 1.5～3mg/min 静滴。

（5）阿米脱林(双甲酰酸):口服 2h 药浓度达高峰,半衰期 40h,副作用少,通常用 50～100mg,每日两次。

4.纠正酸碱失衡与电解质紊乱

（1）呼吸性酸中毒:治疗原则是改善通气,增加肺泡通气量,促使二氧化碳排除。当 pH 值<7.30 时应用氨丁三醇(THAM)进行纠正,它与二氧化碳结合后形成 HCO_3^-,使 $PaCO_2$ 下降,提高 pH 值。用法:3.64% THAM 溶液 200mL 加 5% 葡萄糖 300mL 静脉滴注,每日 1～2 次。快速大量滴注可致低血糖、低血

压、恶心、呕吐、低血钙和呼吸抑制。值得注意的是,如果呼吸性酸中毒病人的 HCO_3^- 增高或正常时,不要急于使 $PaCO_2$ 下降过快,否则当 $PaCO_2$ 突然降至正常时,而 HCO_3^- 不能及时降低,导致呼吸性酸中毒过度代偿,出现碱中毒。

(2)代谢性酸中毒:如果合并有代谢性酸中毒,$PaCO_2$ 增高,缺氧纠正后即可恢复,可不给碱性药,尤其不宜使用碳酸氢钠,因碳酸氢钠分解后形成更多的二氧化碳,使 $PaCO_2$ 更加增高($NaHCO_3^- \rightarrow Na^+ + HCO_3^-$,$H^+ + HCO_2^- \rightarrow H_2CO_2 \rightarrow H_2O + CO_2$)。但如果 HCO_3^- 明显降低,pH 值减低严重者可少量补碱,选用 THAM 为宜。单纯 HCO_3^- 减低,$PaCO_2$ 正常时,当 pH 值<7.20 时可予补碱。

(3)代谢性碱中毒:多由于利尿剂、皮质激素等药物的使用,导致低钾、低氯性碱中毒,所以要积极补充氯化钾、谷氨酸钾、氯化铵等,严重者可补酸性药物如盐酸精氨酸。

(4)电解质紊乱:常见有低钾血症、低氯血症、低钠血症等,其原因与摄入不足或排出过多有关,尤其是与利尿剂的使用不当有关,治疗措施是找出原因,补充相应电解质。

5.控制感染   呼吸道感染是引起呼吸衰竭或诱发慢性呼吸衰竭急性加重的主要原因.迅速有效地控制感染是抢救呼吸衰竭的重要措施。应在保持呼吸道引流通畅的情况下,根据细菌及药物敏感试验的结果选择有效的抗生素。而且应该注意:①如果没有痰培养的条件,应联合使用抗生素;②以大剂量、静脉滴注为主;③不可停药过早,以免复发;④一般在急性发作缓解后仍巩固治疗 3~5 天,如用药 2~3 天无效时可更换或加用抗生素;⑤对广谱抗生素使用时间长、剂量大,又同时使用糖皮质激素的病人,要注意有继发真菌感染的可能。

6.其他疗法

(1)营养支持:由于呼吸衰竭病人的呼吸做功增加,且多伴有发热,导致能量消耗增加,加上感染不易控制,呼吸肌容易疲劳,因此,应给病人补充营养,以满足机体的需要。常用鼻饲高蛋白、高脂肪和低碳水化合物饮食,以及多种维生素。必要时补充血浆、人血白蛋白、脂肪乳、氨基酸等。

(2)脱水疗法:缺氧和二氧化碳潴留均可导致脑水肿,肺性脑病病人更是如此,故应进行脱水疗法。但过多的脱水又可引起血液黏度增加,痰不易咳出,所以脱水以轻或中度为宜。

(3)糖皮质激素:激素具有减轻脑水肿、抗支气管痉挛、稳定细胞溶酶体膜和促进利尿等作用,常用于严重支气管痉挛、肺性脑病、休克和顽固性右心衰竭病人的治疗。用量为泼尼松 10mg,口服,3 次/d,或氢化可的松 100~300mg/d、地塞米松 10~20mg/d 静脉滴注,减量时注意逐步递减。

(4)防治并发症:对于出现心律失常、心力衰竭、休克、消化道出血、DIC 等并发症,要予以相应的治疗和预防措施。

(李　丹)

第四节　重症肺炎

一、基本概念

肺炎是指终末气道、肺泡及肺间质的炎症改变。其中,细菌性肺炎是肺炎及感染性疾病中最常见的类型之一。此病的诱发因素主要有病原微生物感染、理化因素、免疫损伤、药物及过敏等。本节讨论的是由病原微生物感染引起的重症肺炎。

重症肺炎是由各种病原微生物所致的肺实质性炎症,进而造成严重血流感染。临床上伴有急性感染的症状,多见于老年人,青壮年也可发病。临床表现呼吸频率≥30次/分,低氧血症,$PaO_2/FiO_2<$ 300mmHg,需要机械通气支持,肺部X线显示多个肺叶的浸润影,脓毒性休克,需要血管加压药物支持> 4h以上,少尿,病情严重者可出现弥散性血管内凝血、肾功能不全而死亡。参考肺炎的分类,重症肺炎也可分为重症社区获得性肺炎(SCAP)和重症医院获得性肺炎(SHAP),SHAP又可分为两类,入院后4d以内发生的肺炎称为早发型,5d或以上发生的肺炎称为迟发型,两种类型SHAP在病原菌分布、治疗和预后上均有明显的差异。在SHAP当中,呼吸机相关性肺炎(VAP)占有相当大的比例,而且从发病机制、治疗与预防方面均有其独特之处。此外,还包括医疗护理相关性肺炎(HCAP)。据估计我国每年约有250万人患肺炎,年发病率约2/1000,年死亡12.5万例,死亡率10/10万人,SCAP的病死率为21%～58%,而SHAP的病死率为30%～70%。在美国约75%的CAP患者是在急诊科进行初始诊断和治疗的,在我国也占70%～80%左右。

二、常见病因

(一)易感因素

SCAP最常见的基础病是慢性阻塞性肺疾病(COPD);其次是慢性心脏疾病、糖尿病、酗酒、高龄、长期护理机构居住等;约有1/3的SCAP患者在发病前是身体健康的。SHAP的发生与患者的个体因素、感染控制相关因素、治疗干预引起的宿主防御能力变化等有关。患者相关因素包括多方面,如存在严重急性/慢性疾病、昏迷、严重营养不良、长期住院或围手术期、休克、代谢性酸中毒、吸烟、合并基础性疾病、中枢神经系统功能不全、酗酒、COPD、呼吸衰竭等。

(二)病原微生物

病原体可以是单一致病微生物,也可以是混合致病微生物。SCAP最常见的病原体为肺炎链球菌(包括DRSP)、军团菌属、流感杆菌、革兰阴性肠杆菌特别是克雷伯杆菌、金黄色葡萄球菌、肺炎支原体、铜绿假单胞菌、呼吸道病毒及真菌。SHAP早发型的病原体与SCAP者类似;晚发型SHAP多见革兰阴性菌为铜绿假单胞菌、鲍曼不动杆菌、嗜麦芽窄食单胞菌、大肠埃希菌、肺炎克雷伯菌、阴沟肠杆菌、洋葱伯克霍尔德菌;革兰阳性菌为金黄色葡萄球菌、肠球菌属、凝固酶阴性葡萄球菌;真菌以念珠菌为主。

然而临床上常用的致病微生物检测方法只能检测出不足一半的致病微生物,我国台湾的研究显示,在所有CAP中,不明原因肺炎占25%。

1.肺炎链球菌　为革兰阳性双球菌,属链球菌的一种。有20%～40%(春季可高达40%～70%)的正常人鼻咽部分可分离出呼吸道定植菌-肺炎链球菌。肺炎链球菌可引起大叶肺炎,皆为原发性。

2.军团杆菌　为需氧革兰阴性杆菌,以嗜肺军团菌最易致病。此类细菌形态相似,具有共同的生化特征,引起疾病类似。

3.流感嗜血杆菌　是一种没有运动力的革兰阴性短小杆菌。所致疾病分原发感染和继发感染两类,前者为急性化脓性感染,以小儿多见;后者常在流感、麻疹等感染后发生,多见于成人。

4.克雷伯菌　为革兰阴性杆菌。主要有肺炎克雷伯氏菌、臭鼻克雷伯菌和鼻硬结克雷伯菌。其中肺炎克雷伯菌对人致病性较强,是重要的条件致病菌和医源性感染菌之一。

5.大肠埃希菌　为条件致病菌,属肠杆菌科、埃希杆菌属,革兰阴性,兼性厌氧,该菌为肠道正常菌群。

6.金黄色葡萄球菌　是人类的一种重要病原菌,隶属于葡萄球菌属,有"嗜肉菌"的别称,是革兰阳性菌的代表,可引起许多严重感染。

7.铜绿假单胞菌　是条件致病菌,属于非发酵革兰阴性杆菌。为专性需氧菌。正常人皮肤,尤其潮湿部位如腋下、会阴部及耳道内,呼吸道和肠道均有该菌存在,但分离率较低。铜绿假单胞菌感染常在医院内发生,医院内多种设备及器械上均曾分离到本菌,通过各种途径传播给病人,病人与病人的接触也为传播途径之一。

8.鲍曼不动杆菌　为非发酵革兰阴性杆菌,广泛存在于自然界、医院环境及人体皮肤。估计0.5%～7.6%健康者的皮肤上带有鲍曼不动杆菌,住院病人则高达20%,属于条件致病菌,甚至是造成重症监护病房(ICU)、医院感染暴发的主要致病菌。

9.肺炎支原体　是人类支原体肺炎的病原体。支原体肺炎的病理改变以间质性肺炎为主,有时并发支气管肺炎,称为原发性非典型性肺炎。主要经飞沫传染,潜伏期2～3周。

10.呼吸道病毒　包括导致SARS的冠状病毒、新甲型H1N1流感病毒、H3N2流感病毒、H5N1流感病毒、H7N9流感病毒、高致病性禽流感病毒等。

11.真菌　在真菌感染方面,除了曲霉病、念珠菌病外,隐球菌病及肺孢子菌肺炎感染日益增多。隐球菌病最常见病原为新型隐球菌。

(1)念珠菌:病原主要为白色念珠菌,此菌正常情况与机体处于共生状态,不引起疾病。当某些因素破坏这种平衡状态时,白色念珠菌便由酵母相转为菌丝相,在局部大量生长繁殖,引起皮肤、黏膜甚至全身感染。另外念珠菌属还有少数其他致病菌,如克柔念珠菌、类星形念珠菌、热带念珠菌等。

(2)曲霉:是腐物寄生性真菌,曲霉为条件致病性真菌。可导致各种感染、过敏反应和肺曲霉球等疾病,也可在人体内定植。大多数是在原有肺部疾患的基础上或因长期使用抗生素和激素后继发感染。

(3)新型隐球菌:又名溶组织酵母菌,是土壤、鸽类、牛乳、水果等的腐生菌,也可存在人口腔中,可侵犯人和动物,一般为外源性感染,但也可能为内源性感染,对人类而言,它通常是条件致病菌。

(4)肺孢子菌:肺孢子菌为单细胞生物,兼有原虫及真菌的特征,具有两种生活周期的形态特征:包囊和滋养体。主要通过呼吸道(空气、飞沫)传播,少数可为先天性感染,健康成人感染肺孢子菌呈亚临床表现,而血清中可检出肺孢子菌抗体,但当免疫功能受到抑制时,肺孢子菌则迅速大量繁殖,引起肺孢子菌肺炎(PCP)。

三、发病机制

足够数量的具有致病力的病原菌侵入肺部,可引起肺部上皮细胞及间质的结构、功能损害,从而引起呼吸困难、低氧血症、ARDS甚至呼吸衰竭。另一方面是机体防御反应过度。一旦炎性细胞高度活化,进一步引起炎症介质的瀑布样释放,而机体的抗炎机制不足与之对抗,出现全身炎症反应综合征(SIRS)/代偿性抗炎反应综合征(CRS),其结果是全身炎症反应的失控,从而引起严重脓毒症、脓毒性休克,并可引起全身组织、器官的损害,出现MODS。

四、临床特征

1.一般症状与体征　寒战,高热,但亦有体温不升者。可伴头痛,全身肌肉酸痛,口鼻周围出现疱疹。恶心、呕吐、腹胀、腹痛。体温在39℃～41℃,脉搏细数,血压下降<90/60mmHg。神志模糊,烦躁不安,嗜睡,谵妄,抽搐和昏迷,四肢厥冷,出冷汗,少尿或无尿。

2.呼吸系统

(1)咳嗽、咯痰、咯血:可为干咳、咯黏痰或脓性痰,有时咯铁锈痰或血痰,甚至咯血;伴发肺脓肿(厌氧菌感染)时可出现恶臭痰。

(2)胸痛:多为尖锐的刺痛,咳嗽吸气时加重。

(3)呼吸困难:表现为气促、进行性呼吸困难、呼吸窘迫等。

(4)体征:呼吸急促无力或为深大呼吸,呼吸频率>30次/分,鼻翼扇动,口唇及肢端发绀。肺病变部位语颤增强,叩诊浊音或实音,肺泡呼吸音减弱,可闻及干湿啰音,部分病人可闻及胸膜摩擦音。

3.并发症　炎症反应进行性加重,可导致其他器官功能的损害。常并发脓毒症、脓毒性休克、MODS。

五、辅助检查

1.病原学检查

(1)血培养:严重感染伴血流感染者,于抗菌药物使用前,可在血液中培养出致病菌。因此对所有重症患者均应留取两套血培养。

(2)有创检查:应用其他有创操作取得原本无菌部位的标本对肺炎诊断具有重要意义。有创检查包括:胸腔穿刺、经皮肺穿刺、支气管镜保护性毛刷、支气管肺泡灌洗、支气管吸取物定量、支气管镜。

(3)痰培养:痰培养在24~48小时可确定病原菌。重症肺炎患者如有脓痰则需要及时进行革兰染色涂片,出现单一的优势菌则考虑为致病菌,同时可解释痰培养的结果。与革兰染色相符的痰培养结果可进行种属鉴定和药敏试验。某些特殊染色如吉曼尼兹染色,可见巨噬细胞内呈紫红色细菌应考虑为军团杆菌可能。诊断卡氏肺孢子虫病(PCP)的金标准是在肺实质或下呼吸道分泌物中找到肺孢子菌包囊或滋养体。

(4)抗原检测:对住院的重症肺炎患者以及任何出现肺炎伴胸腔积液的患者均需要应用免疫层析法进行尿肺炎链球菌抗原检测。因病情严重以及流行病学或临床怀疑军团菌感染患者,需要进行尿液及血清军团菌抗原检测。其中,尿军团菌Ⅰ型抗原检测是最快捷的诊断或排除诊断方法,试验阴性则表明军团菌感染可能性不大,但并不能完全排除。隐球菌荚膜多糖抗原,对隐球菌感染均有非常好的诊断特异性。

(5)血清学试验:对于肺炎支原体、肺炎衣原体和军团菌感染,血清学试验在流行病学研究中的作用比个体诊治更重要。如果在治疗过程中考虑有非典型病原感染可能(例如患者对β内酰胺类抗生素治疗无反应),那么血清学试验不应作为唯一的常规诊断试验,联合应用病原IgM抗体和PCR检测可能是最敏感的检测方法。真菌由于痰培养阳性较低,近年来研究发现通过测定真菌的细胞壁成分半乳甘露聚糖(GM)和代谢产物1,3-p-D葡聚糖(G试验)可提高对真菌感染的诊断能力。GM试验对肺曲霉病的诊断价值非常大,其诊断的敏感度和特异度均高达90%左右。怀疑病毒感染者应进行病毒抗体检测。

(6)分子生物学试验:对于CAP患者,应用定量分子检测方法进行痰和血液中肺炎链球菌的检测可能有效,尤其是对于已经开始抗生素治疗患者,可以作为一个评估病情严重度的有用工具。在检测冬季流行常见的流感和呼吸道合胞病毒感染以及非典型病原体方面,分子生物学试验提供了可行的检测方法,其结果可以及时地用于指导临床治疗。

2.血常规　白细胞>10~30×10⁹/L,或<4×10⁹/L,中性粒细胞多在80%以上,并有中毒颗粒,核左移。累及血液系统时,可有血小板计数进行性下降,导致凝血功能障碍。卡氏肺孢子虫病白细胞计数正常或稍高,约50%病例的淋巴细胞减少,嗜酸性粒细胞轻度增高。

3.X线胸片　早期表现为肺纹理增多或某一个肺段有淡薄、均匀阴影,实变期肺内可见大片均匀致密阴影。SARS肺部有不同程度的片状、斑片状浸润性阴影或呈网状改变,部分患者进展迅速,呈大片状阴影;常为多叶或双侧改变,阴影吸收消散较慢;肺部阴影与症状、体征可不一致。卡氏肺孢子虫病影像学表现主要涉及肺泡和肺间质改变。

4.胸部CT   主要表现为肺多叶多段高密度病灶,在病灶内有时可见空气支气管征象,于肺段病灶周围可见斑片状及腺泡样结节病灶,病灶沿支气管分支分布。

5.血气分析   动脉血氧分压下降,$PaO_2/FiO_2 < 300mmHg$。早期产生呼吸性碱中毒,晚期出现代谢性酸中毒及高碳酸血症。

六、诊断思路

(一)重症肺炎的诊断

1.出现意识障碍。

2.呼吸频率≥30次/分。

3.呼吸空气时,$PaO_2 < 60mmHg$、$PaO_2/FiO_2 < 300mmHg$,需行机械通气治疗。

4.动脉收缩压$<90/60mmHg$,并发脓毒性休克。

5.X线胸片显示双侧或多肺叶受累,或入院48小时内病变扩大≥50%。

6.血尿素氮$>7mmol/L$,少尿,尿量$<20mL/h$,或$<80mL/4h$,或并发急性肾衰竭需要透析治疗。

但晚发性发病(入院$>5d$,机械通气$>4d$)和存在高危因素者,如老年人、慢性肺部疾病或其他基础疾病、恶性肿瘤、免疫受损、昏迷、误吸、近期呼吸道感染等,即使不完全符合重症肺炎规定标准,亦视为重症。

(二)肺炎发生的状态

1.病程   根据肺炎发生的时间可有急性(病程<2周)、迁延性(病程2周~3个月)和慢性(病程>3个月)肺炎。

2.病理   根据肺炎的病理形态分为大叶性肺炎、支气管肺炎、间质性肺炎和毛细支气管炎。

3.病原   由于微生物学的进展,同一病原可致不同类型的肺炎,部分肺炎可同时存在几种病原的混合感染,临床上主要区分为细菌、病毒、真菌、支原体等性质的肺炎。

4.来源   根据肺炎发生的地点不同可分为社区获得性和医院内获得性肺炎。

5.途径   根据肺炎发生的方式不一,应特别分析肺炎属于吸入性(如羊水、食物、异物、类脂物等)、过敏性、外源感染性、血行迁徙性(败血性)等。

6.病情   根据肺炎发生的严重程度分为普通肺炎和重症肺炎。

(三)鉴别诊断

1.肺结核   与急性干酪性肺炎及大叶性肺炎的临床表现、X线特征颇相似,但前者病人的病程较长,对一般抗生素无效,痰中可找到结核分枝杆菌,以资鉴别。

2.非感染性呼吸系统急症   由于本章主要讨论的是感染引起的重症肺炎,因此,在鉴别诊断时,亦需与一些非感染原因引起的呼吸系统急症进行鉴别,如吸入性损伤、非感染原因引起的急性呼吸窘迫综合征(ARDS)、急性放射性肺炎等。

七、救治方法

(一)一般治疗

卧床休息,注意保暖,摄入足够的蛋白质、热量和维生素,易于消化的半流质。监测呼吸、心率、血压及尿量。高热时可予前额放置冰袋或酒精擦浴,不轻易使用阿司匹林或其他退热剂。剧烈咳嗽或伴胸痛时可予可待因 15～30mg 口服。烦躁不安，谵妄者可服安定 5mg 或水合氯醛 1～1.5mg，不应用抑制呼吸的镇静剂。

（二）抗菌治疗

1.初始经验性抗菌治疗　　对于经验性治疗重症肺炎患者应采取重锤猛击和降阶梯疗法的策略，在获得细菌学培养结果之前应早期使用广谱足量的抗生素，以抑制革兰阴性和革兰阳性的病原菌。抗生素应用原则是早期、足量、联合、静脉应用。查清病原菌后，可选用敏感抗生素。

早期经验性抗菌治疗参考因素应包括：①社区感染还是医院感染；②宿主有无基础疾病和免疫抑制；③多种药物耐药（MDR）和特殊（定）病原体发生的危险因素是否存在；④是否已接受抗菌药物治疗，用过哪些品种，药动学/药效学（PK/PD）特性如何；⑤影像学表现；⑥病情的严重程度、病人的肝肾功能以及特殊生理状态如妊娠等。

（1）SCAP 治疗：合理运用抗生素的关键是整体看待和重视初始经验性治疗和后续的针对性治疗这两个连续阶段，并适时实现转换，一方面可改善临床治疗效果，另一方面避免广谱抗生素联合治疗方案滥用而致的细菌耐药。早期的经验性治疗应有针对性地全面覆盖可能的病原体，包括非典型病原体，因为 5%～40% 患者为混合性感染；2007 年美国胸科协会和美国感染性疾病协会（ATS/IDSA）建议的治疗方案：A 组无铜绿假单胞菌感染危险因素的患者，可选用：①头孢曲松或头孢噻肟联合大环内酯类；②氟喹诺酮联合氨基糖苷类；③β 内酰胺类抗生素/β 内酰胺酶抑制剂（如氨苄西林/舒巴坦、阿莫西林/克拉维酸）单用或联合大环内酯类；④厄他培南联合大环内酯类。B 组含铜绿假单胞菌的患者选用：①具有抗假单胞菌活性的 β 内酰胺类抗菌药物包括（如头孢他啶、头孢吡肟、哌拉西林/他唑巴坦、头孢哌酮/舒巴坦、亚胺培南、美罗培南等）联合大环内酯类，必要时可同时联用氨基糖苷类。②具有抗假单胞菌活性的 β 内酰胺类联合喹诺酮类。③左旋氧氟沙星或环丙沙星联合氨基糖苷类。

（2）SHAP 治疗：SHAP 早发型抗菌药物的选用与 SCAP 相同，SHAP 迟发型抗菌药物的选用以喹诺酮类或氨基糖苷类联合 β-内酰胺类。如为 MRSA 感染时联合万古霉素或利奈唑胺；如为真菌感染时应选用有效抗真菌药物；如流感嗜血杆菌感染时首选第二、三代头孢菌素、新大环内酯类、复方磺胺甲恶唑、氟喹诺酮类。

若有可靠的病原学结果，按照降阶梯简化联合方案调整抗生素，应选择高敏、窄谱、低毒、价廉药物，但决定转换时机除了特异性的病原学依据外，最重要的还是患者的临床治疗反应。如果抗菌治疗效果不佳，则应"整体更换"。抗感染失败常见的原因有细菌产生耐药、不适当的初始治疗方案、化脓性并发症或存在其他感染等。疗程长短取决于感染的病原体、严重程度、基础疾病及临床治疗反应等，一般链球菌感染者推荐 10 天。非典型病原体为 14 天，金黄色葡萄球菌、革兰阴性肠杆菌、军团菌为 14～21 天。SARS 对抗感染治疗一般无效。

（3）抗病原微生物治疗方案有：①铜绿假单胞菌可选择抗假单胞菌活性头孢菌素（头孢吡肟、头孢他啶）或抗假单胞菌活性炭青霉烯类（亚胺培南、美罗培南）或哌拉西林/他唑巴坦，同时联合用环丙沙星或左氧氟沙星或氨基糖苷类。②超广谱 β 内酰胺酶（ESBL）阳性的肺炎克雷伯菌、大肠埃希菌可选择头孢他啶、头孢吡肟或哌拉西林/他唑巴坦、头孢哌酮/舒巴坦或亚胺培南、美罗培南，可同时联合用氨基糖苷类。③不动杆菌可选择头孢哌酮/舒巴坦或亚胺培南、美罗培南，耐碳青霉烯不动杆菌可考虑使用多黏菌素。④嗜麦芽窄食单胞菌可选择氟喹诺酮类抗菌药物特别是左旋氧氟沙星或替卡西林/克拉维酸或复方新诺明。⑤耐甲氧西林的金黄色葡萄球菌可选择万古霉素或利奈唑胺。⑥嗜肺军团菌可选择新喹诺酮类或新大环内酯类。⑦厌氧菌可选青霉素、甲硝唑、克林霉素、β 内酰胺类/β 内酰胺酶抑制剂。⑧新型隐球菌、酵母样菌、组织胞浆菌可选氟康唑，当上述药物无效时可选用两性霉素 B。⑨巨细胞病毒首选更昔洛韦或联合静脉用免疫球蛋白（IVIG）或巨细胞病毒高免疫球蛋白。⑩卡氏肺孢子虫首选复方磺胺甲恶唑（SMZ＋TMP），其中 SMZ 100mg/(kg·d)、TMP 20mg/(kg·d)，口服或静脉滴注，q6h。替代：喷他脒 2～4mg/(kg·d)，肌注；氨苯砜 100mg/d 联合 TMP 20mg/(kg·d)，口服，q6h。早期恶化（48～72 小时）或改善后有恶化，应加强针对耐药菌或少见病原菌治疗。

重症肺炎抗菌治疗疗程通常为 7～10 天，但对于多肺叶肺炎或肺组织坏死、空洞形成者，有营养不良及慢性阻塞性肺病等基础疾病和免疫性疾病或免疫功能障碍者、铜绿假单胞菌属感染者，疗程可能需要 14～21 天，以减少复发可能。

2.抗真菌治疗　根据患者临床情况选择经验性治疗、抢先治疗或针对性治疗的策略。目前应用的抗真菌药物有多烯类、唑类、棘白菌素类等。多烯类如两性霉素 B 虽然广谱、抗菌作用强，但毒性很大，重症患者难于耐受，近年研制的两性霉素 B 脂质体毒性明显减轻，且抗菌作用与前者相当。唑类如氟康唑、伊曲康唑及伏立康唑等，氟康唑常应用于白念珠菌感染，但对非白念珠菌及真菌疗效较差或无效；伏立康唑对念珠菌及真菌均有强大的抗菌作用，且可透过血-脑屏障。棘白菌素类如卡泊芬净，是通过干扰细胞壁的合成而起抗菌作用，具有广谱、强效的抗菌作用，与唑类无交叉耐药，但对隐球菌无效。对于病情严重、疗效差的真菌感染患者，可考虑联合用药，但需注意药物间的拮抗效应。抗真菌治疗的疗程应取决于临床治疗效果，根据病灶吸收情况而定，不可过早停药，以免复发。

3.抗病毒治疗　抗病毒药物分为抗 RNA 病毒药物、抗 DNA 病毒药物、广谱抗病毒药物。

（1）抗 RNA 病毒药物：①M2 离子通道阻滞剂：这一类药物包括金刚烷胺和金刚乙胺，可通过阻止病毒脱壳及其核酸释放，抑制病毒复制和增殖。M2 蛋白为甲型流感病毒所特有，因而此类药物只对甲型流感病毒有抑制作用，用于甲型流感病毒的早期治疗和流行高峰期预防用药。但该类药物目前耐药率很高。②神经氨酸酶抑制剂：主要包括奥司他韦、扎那米韦和帕拉米韦。各型流感病毒均存在神经氨酸酶，此类药物可通过黏附于新形成病毒微粒的神经氨酸酶表面的糖蛋白，阻止宿主细胞释放新的病毒，并促进已释放的病毒相互凝聚、死亡。③阿比多尔：阿比多尔是一种广谱抗病毒药物，对无包膜及有包膜的病毒均有作用，其抗病毒机制主要是增加流感病毒构象转换的稳定性，从而抑制病毒外壳 HA 与宿主细胞膜的融合作用，并能穿入细胞核直接抑制病毒 RNA 和 DNA 的合成，阻断病毒的复制，另外还可能具有调节免疫和诱导干扰素的作用，增加抗病毒效果。④帕利珠单抗：帕利珠单抗是一种 RSV 的特异性单克隆抗体，可用于预防呼吸道合胞病毒感染。

（2）抗 DNA 病毒药物：①阿昔洛韦：又称无环鸟苷，属核苷类抗病毒药物，为嘌呤核苷衍生物，在体内可转化为三磷酸化合物，干扰病毒 DNA 聚合酶从而抑制病毒复制，故为抗 DNA 病毒药物。②更昔洛韦：又称丙氧鸟苷，为阿昔洛韦衍生物，其作用机制及抗病毒谱与阿昔洛韦相似。③西多福韦：是一种新型开环核苷类抗病毒药物，与阿昔洛韦不同的是，该药只需非特异性病毒激酶两次磷酸化催化，即可转化为活性形式，故对部分无法将核苷转化成单磷酸核苷（核酸）的 DNA 病毒有效。西多福韦具有强抗疱疹病毒活性，对巨细胞病毒感染疗效尤为突出，可用于免疫功能低下患者巨细胞病毒感染的预防和治疗。

广谱抗菌药：①利巴韦林：广谱抗病毒药物，其磷酸化产物为病毒合成酶的竞争性抑制剂，可抑制肌苷单磷酸脱氢酶、流感病毒 RNA 聚合酶和 mRNA 鸟苷转移酶，阻断病毒 RNA 和蛋白质合成，进而抑制病毒复制和传播。②膦甲酸钠：为广谱抗病毒药物，主要通过抑制病毒 DNA 和 RNA 聚合酶发挥其生物效应。

（三）抗休克治疗

感染性休克属于血容量分布异常的休克，存在明显的有效血容量不足，治疗上首先应进行充分的液体疗法，尽早达到复苏终点：中心静脉压 8～12cmH$_2$O、平均动脉压（MAP）≥65mmHg，尿量≥0.5ml/(kg·h)，混合血氧饱和度（SvO$_2$）≥70%。在补充血容量后若血压仍未能纠正，应使用血管活性药物。根据病情可选择去甲肾上腺素等;若存在心脏收缩功能减退者,可联合应用多巴酚丁胺,同时应加强液体管理,避免发生或加重肺水肿,影响氧合功能及抗感染治疗效果。

(四)肾上腺糖皮质激素

肾上腺糖皮质激素具有稳定溶酶体膜,减轻炎症和毒性反应,抑制炎症介质的产生,对保护各个脏器功能有一定作用。常用甲泼尼龙,主张大剂量、短程(不超过 3 天)治疗,必须在有效控制感染前提下应用,在感染性休克中,糖皮质激素的应用越早越好,在组织细胞严重损害之前应用效果尤佳。一般建议应用氢化可的松 200~300mg/d,分 2~3 次,疗程共 5~7 天。

(五)呼吸支持

见急性肺损伤与急性呼吸窘迫综合征。

(六)加强营养支持

重症肺炎患者早期分解代谢亢进,目前建议补充生理需要量为主,过多的热量补充反而对预后不利,且加重心脏负荷。病情发展稳定后则需根据患者体重、代谢情况而充分补充热量及蛋白,一般补充热量 30~35kcal/kg,蛋白质 1~1.5g/kg。改善营养状态,有利于病情恢复及呼吸肌力增强、撤离呼吸机。

(七)维持或纠正重要器官功能

随着病情进展,重症肺炎可引起多器官功能损害,常见有肾、消化道、肝、内分泌、血液等器官或系统的功能损害,故在临床上应密切监测机体各器官功能状况。一旦出现器官功能受损,根据程度的不同而采用相应的治疗措施。

八、最新进展

(一)肺真菌病

多数学者认为肺真菌病以肺曲霉病最多见,而肺念珠菌病尤其是念珠菌肺炎和肺脓肿少见,其依据是国内外尸检结果极少发现真正意义的念珠菌肺炎。但纵观国内外文献,大多数的病原菌统计来自血液恶性肿瘤和造血干细胞移植的患者,由于这些患者存在粒细胞缺乏,曲霉感染率高是毋庸置疑的。但普通内科、呼吸科和 ICU 的患者,由于通常不存在粒细胞缺乏,其肺真菌病的种类一直缺乏可靠的流行病学资料。近年来在我国肺念珠菌病并不少见,仅次于肺曲霉病,我国第一项大规模的多中心研究结果显示,依据目前国内外公认的侵袭性真菌感染的确诊和临床诊断标准,在非血液恶性疾病患者中最终确定的位于前 7 位的肺真菌病依次为肺曲霉病 180 例(37.9%),肺念珠菌病 162 例(34.2%),肺隐球菌病 74 例(15.6%),肺孢子菌病 23 例(4.8%),肺毛霉病 10 例(2.1%),肺马内菲青霉病 4 例,组织胞浆菌病 2 例,与肺曲霉病的比例非常接近。此外,肺隐球菌病的报道不断增多,尤其在南方。此次回顾性调查结果显示肺隐球菌病占第 3 位,达 15.6%,这与肺穿刺活检广泛开展有关。隐球菌病最常见病原为新型隐球菌,与其他肺真菌病比较,肺隐球菌病社区发病多,且大多不合并有基础疾病和其他免疫功能低下等因素,发病年龄相对较轻,预后较好。侵袭性真菌感染的危险因素一般认为与血液恶性肿瘤和造血干细胞移植导致的粒细胞缺乏关系最为密切,这类患者发生感染时也最易想到真菌感染,但最近美国 1000 多家医疗机构对 11881 例侵袭性真菌感染患者的统计结果显示,最易发生侵袭性真菌感染的基础疾病患病群体中,COPD 占第 1 位(22.2%),其次是糖尿病(21.7%),第 3 位才是恶性血液病(9.6%),这提示临床医生尤其是内科及 ICU 医生应警惕 COPD 和糖尿病患者并发侵袭性肺真菌病,特别是肺曲霉病的风险。SMZ-TMP 一直是治疗卡氏肺孢子虫病的有效药物之一,但不良反应常见,且对磺胺类过敏的患者不能应用。二氢叶酸还原酶是甲氧苄啶和乙胺嘧啶的作用靶位,越来越多的卡氏肺孢子虫病患者该基因发生突变,临床医生应当密切监测患者对标准肺孢子菌治疗的反应,同时应不断研究新的药物治疗靶点。肺孢子菌细胞壁的主要成分是(1,3)-β-D-葡聚糖,卡泊芬净是(1,3)-β-D-葡聚糖合成酶抑制剂,因与 SMZ-TMP 作用机制不同,两者合用具有协同作用,所以,HIV 感染的患者发生卡氏肺孢子虫病时,可在 SMZ-TMP 标准治疗的基础上加用卡泊芬净,尤其是脏器功能不全且不能耐受 SMZ-TMP、克林霉素等抗肺孢子菌药物的患者,更适合选择安全性高的(1,3)-β-D-葡聚糖合成酶抑制剂。对于免疫健全宿主,建议给予口服氟康唑治疗,推荐起始予氟康唑 400mg/d,临床稳定后减量至 200mg/d,也可选择伊曲康唑 400mg/d,总疗程 6 个月,并随诊 1 年。对免疫缺陷宿主而言,多伴有脑膜炎、播散性病灶或症状较严重者,推荐使用两性霉素 B[0.7～1.0mg/(kg·d)]＋氟胞嘧啶[100mg/(kg·d)],总疗程在 10 周左右。应用氟胞嘧啶治疗的患者,有条件者应根据血药浓度调整剂量。对于 AIDS 且 CD4+ T 细胞计数＜200/μl、隐球菌感染已有播散病灶或累及中枢神经系统的患者,建议氟康唑 200mg/d 维持治疗并可无限期延长,直至 CD4+ T 细胞计数＞200/μl,HIV RNA 持续 3 个月检测不到,患者病情稳定达 1～2 年。变应性支气管肺曲霉菌病(ABPA)是一种非侵袭性的过敏性疾病,治疗的目标是预防和治疗该病的急性加重,并预防肺纤维化的发生,系统性使用糖皮质激素是根本的治疗方法,推荐泼尼松(或其他等剂量糖皮质激素),起始剂量为 0.5mg/(kg·d),症状改善后逐渐减量。轻度急性发作可应用吸入糖皮质激素和支气管扩张药,白三烯受体调节剂作为辅助用药可能发挥一定的作用。

(二)呼吸道病毒感染

可引起呼吸道的感染病毒多达 100～200 余种,有 RNA 病毒和 DNA 病毒两种类型,其中最常见的致病病毒包括流感病毒、副流感病毒、呼吸道合胞病毒、腺病毒、鼻病毒及冠状病毒等。博卡病毒、麻疹病毒、水痘-疱疹病毒和巨细胞病毒等感染相对少见。但近年来,不断出现一些不同种类以感染呼吸道为主的新型高致病性病毒,如严重急性呼吸综合征冠状病毒、甲型 H5N1 人禽流感病毒、2009 年新甲型 H1N1 流感病毒和 2013 年甲型 H7N9 人禽流感病毒等,加之社会人口老龄化、器官移植、免疫抑制剂在免疫相关疾病中的应用、人类获得性免疫缺陷综合征发病率增加和患病人数的累积等因素,使新发或再发呼吸道病毒感染的发病率不断增加,而且有些病毒感染所致的病死率极高。

(三)甲氧西林耐药的金黄色葡萄球菌

甲氧西林耐药的金黄色葡萄球菌(MRSA)是引起医院相关性和社区相关性感染的重要致病菌之一,自 1961 年首次发现以来,其临床分离率不断增加,2010 年我国 10 个省市 14 所不同地区医院临床分离菌耐药性监测(CHINET)结果显示,临床分离出的 4452 株金黄色葡萄球菌(以下简称金葡菌)中 MRSA 比例高达51.7%,占革兰阳性球菌的第一位。MRSA 已是医院相关性感染最重要的革兰阳性球菌,国外已报道金葡菌(VRSA)对万古霉素耐药。而更令人震惊的是近年来世界各地不断报道危及生命的社区获得性 MRSA 感染,防治形势极为严峻。MRSA 肺炎(无论 HA-MRSA 还是 CA-MRSA 肺炎),推荐应用万古霉素、利奈唑胺或克林霉素治疗,疗程 7～21 天。伴脓胸者,应及时引流。MRSA 非复杂性血流感染患者至少给予两周万古霉素或达托霉素静脉滴注,而对于复杂性血流感染者,依据感染的严重程度建议疗程 4～6 周。到目前为止全球共报道 9 株耐药金黄色葡萄球菌(VRSA),大量耐药监测数据显示万古霉素对 MRSA 仍保持很好的抗菌活性。

(四)鲍曼不动杆菌感染

鲍曼不动杆菌已成为我国院内感染的主要致病菌之一。根据 2010 年中国 CHINET 细菌耐药性监测网数据显示,我国 10 省市 14 家教学医院鲍曼不动杆菌占临床分离革兰阴性菌的 16.11%,仅次于大肠埃希菌与肺炎克雷伯菌。首先明确了鲍曼不动杆菌的相关概念,如多重耐药鲍曼不动杆菌(MDRAB)是指对下列 5 类抗菌药物中至少 3 类抗菌药物耐药的菌株,包括:抗假单胞菌头孢菌素、抗假单胞菌碳青霉烯类抗生素、含有 β-内酰胺酶抑制剂的复合制剂(包括哌拉西林/他唑巴坦、头孢哌酮/舒巴坦、氨苄西林/舒巴坦)、氟喹诺酮类抗菌药物、氨基糖苷类抗生素。广泛耐药鲍曼不动杆菌(XDRAB)是指仅对1~2种潜在有抗不动杆菌活性的药物(主要指替加环素和/或多黏菌素)敏感的菌株。全耐药鲍曼不动杆菌(PDRAB)则指对目前所能获得的潜在有抗不动杆菌活性的抗菌药物(包括多黏菌素、替加环素)均耐药的菌株。在治疗方面给予了指导性建议:非多重耐药鲍曼不动杆菌感染:可根据药敏结果选用β-内酰胺类抗生素等抗菌药物;MDRAB感染:根据药敏选用头孢哌酮/舒巴坦、氨苄西林/舒巴坦或碳青霉烯类抗生素,可联合应用氨基糖苷类抗生素或氟喹诺酮类抗菌药物等;XDRAB感染:常采用两药联合方案,甚至3药联合方案。两药联合方案包括:①以舒巴坦或含舒巴坦的复合制剂为基础的联合以下一种:米诺环素(或多西环素)、多黏菌素E、氨基糖苷类抗生素、碳青霉烯类抗生素等;②以多黏菌素E为基础的联合以下一种:含舒巴坦的复合制剂(或舒巴坦)、碳青霉烯类抗生素;③以替加环素为基础的联合以下一种:含舒巴坦的复合制剂(或舒巴坦)、碳青霉烯类抗生素、多黏菌素E、喹诺酮类抗菌药物、氨基糖苷类抗生素。3药联合方案有:含舒巴坦的复合制剂(或舒巴坦)+多西环素+碳青霉烯类抗生素、亚胺培南+利福平+多黏菌素或妥布霉素等。上述方案中,国内目前较多采用以头孢哌酮/舒巴坦为基础的联合方案如头孢哌酮/舒巴坦+多西环素(静脉滴注)/米诺环素(口服);另外含碳青霉烯类抗生素的联合方案主要用于同时合并多重耐药肠杆菌科细菌感染的患者。④PDRAB感染:常需通过联合药敏试验筛选有效的抗菌药物联合治疗方案。

(五)肺炎支原体

肺炎支原体(MP)因无细胞壁而对β-内酰胺类、万古霉素等作用于细胞壁生物合成的药物完全不敏感,但肺炎支原体含有DNA和RNA两种核酸,所以可选择干扰和抑制微生物蛋白质合成的大环内酯类抗生素(红霉素、螺旋霉素、交沙霉素、罗红霉素、阿奇霉素和克拉霉素等);还可选择作用于核糖体30s,阻止肽链延伸和细菌蛋白质合成、抑制DNA复制的四环素类抗生素(如多西环素、米诺环素等)和抑制DNA旋转酶并造成染色体不可逆损害以阻断DNA复制的喹诺酮类抗菌药物(如诺氟沙星、环丙沙星、左氧氟沙星、吉米沙星和莫西沙星等)。有报道:67例流动人员成人肺炎支原体肺炎,大环内酯类耐药高达69%。冯学威等的调查显示,与喹诺酮类相比,大环内酯类抗生素对支原体肺炎的治疗整体疗效不佳,表现为治疗疗程延长、发热及呼吸道症状改善缓慢、影像吸收延迟,与同类抗生素疗效的比较显示,阿奇霉素和红霉素疗效相仿,左氧氟沙星和莫西沙星之间的疗效比较,差异无统计学意义。但Goto最近报道,克拉霉素治疗成人肺炎支原体肺炎有效率达96.8%。

(李 丹)

第五节 急性肺栓塞

一、基本概念

肺栓塞(PE)是以各种栓子阻塞肺动脉系统为其发病原因的一组疾病或临床综合征的总称,包括肺血栓栓塞症(PTE)、脂肪栓塞、羊水栓塞、空气栓塞、肿瘤栓塞、细菌栓塞等。

PTE为来自静脉系统或右心的血栓阻塞肺动脉或其分支所致的疾病,以肺循环障碍和呼吸功能障碍为其主要特征。PTE是最常见的PE类型,通常所称的PE即指PTE。PE所致病情的严重程度取决于以上机制的综合和相互作用。栓子的大小和数量、多个栓子的递次栓塞间隔时间、是否同时存在其他心肺疾病、个体反应的差异及血栓溶解的快慢对发病过程有重要影响。肺动脉发生栓塞后,若其支配区的肺组织因血流受阻或中断而发生坏死,称为肺梗死(PI)。

引起PTE的血栓主要来源于深静脉血栓形成(DVT)。PTE常为DVT的并发症。PTE与DVT共属于静脉血栓栓塞症(VTE),为VTE的两种类别。

急性PE是指深静脉血栓等栓子突然脱落进入肺循环,造成肺动脉较广泛阻塞,可引起肺动脉高压,至一定程度导致右心失代偿,右心扩大,出现急性肺源性心脏病。临床上常表现为呼吸困难、胸痛、咯血,严重者可以导致猝死。

PTE和DVT近数十年已经超过感染性疾病和肿瘤,成为全球性的重要医疗保健问题,其发病率较高,病死率也高。西方国家DVT和PTE的年发病率分别约为1.0‰和0.5‰。在美国,VTE的年新发病例数约为20万,其中1/3为PE,成为美国的第3位死亡原因,未经治疗的PTE的病死率为25%～30%。由于PTE发病和临床表现的隐匿性和复杂性,对PTE的漏诊率和误诊率普遍较高。近年来随着PE指南及各种专家共识发表和普及,PE不再是少见病,普遍受到临床医生尤其是骨外科、神经内科等科室医务人员的重视。随着国人出行增多,临床也出现了所谓的经济舱综合征和旅行者血栓形成等新型PE名称。

二、常见病因

任何可以导致静脉血液淤滞、静脉系统血管内皮损伤和血液高凝状态的因素都可以导致DVT,而DVT是急性PE的主要原因。DVT危险因素包括原发性和继发性两类。

原发性危险因素由遗传变异引起,可导致参与抗凝、凝血、纤溶的抗凝蛋白缺乏和凝血因子活性异常增强,包括抗凝血酶缺乏、先天性异常纤维蛋白原血症、血栓调节因子异常、高同型半胱氨酸血症、抗心磷脂抗体综合征、纤溶酶原激活物抑制因子过量、Ⅻ因子缺乏、Ⅴ因子Leiden突变、纤溶酶原缺乏、纤溶酶原不良血症、蛋白S缺乏、蛋白C缺乏等,常以反复静脉血栓形成和PE为主要临床表现。

继发性危险因素是指后天获得的易发生DVT和PTE的多种病理和病理生理改变。包括血小板异常、克罗恩病、脊髓损伤、充血性心力衰竭、外科手术后、急性心肌梗死、恶性肿瘤、肿瘤静脉内化疗、肥胖、脑卒中、因各种原因的制动/长期卧床、肾病综合征、长途航空或乘车旅行、中心静脉插管、口服避孕药、慢性静脉功能不全、真性红细胞增多症、吸烟、高龄、巨球蛋白血症、妊娠/产褥期、植入人工假体、静脉注射毒品等。

三、发病机制

各种栓塞物如静脉血栓等通过血液循环进入肺循环,阻塞肺动脉主干或其分支,产生机械梗阻,并通过神经体液因素产生一系列继发病理生理学变化。

1.血流动力学异常 栓子阻塞肺动脉及其分支达一定程度后,通过机械阻塞作用,加之神经体液因素和低氧所引起的肺动脉收缩,导致肺循环阻力增加、肺动脉高压;右心室后负荷增高,右心室壁张力增高,至一定程度引起急性肺源性心脏病、右心室扩大,可出现右心功能不全,回心血量减少,静脉系统淤血;右心扩大致室间隔左移,使左心室功能受损,导致心排出量下降。

外周DVT后脱落,随静脉血流移行至肺动脉内,形成肺动脉内血栓栓塞,体循环低血压或休克;主动脉内低血压和右心房压升高,使冠状动脉灌注压下降,心肌血流减少,特别是右心室内膜下心肌处于低灌注状态,加之PTE时心肌耗氧增加,可致心肌缺血,诱发心绞痛。

若急性PTE后肺动脉内血栓未完全溶解,或反复发生PTE,则可能形成慢性血栓栓塞性肺动脉高压,继而出现慢性肺源性心脏病、右心代偿性肥厚和右心衰竭。

2.呼吸功能异常　栓塞部位的肺血流减少,肺泡无效腔量增大;肺内血流重新分布,通气/血流比例失调;右心房压升高,可引起功能性闭合的卵圆孔开放.产生心内右向左分流;神经体液因素可引起支气管痉挛;栓塞部位肺泡表面活性物质分泌减少;毛细血管通透性增高,间质和肺泡内液体增多或出血;肺泡萎陷,呼吸面积减小;肺顺应性下降,肺体积缩小,并可出现肺不张;如累及胸膜,则可出现胸腔积液。以上因素导致呼吸功能不全,出现低氧血症、代偿性过度通气(低碳酸血症)或相对性低肺泡通气。

3.肺梗死　当肺动脉阻塞时,被阻塞远端肺动脉压力降低,富含氧的肺静脉血可逆行滋养肺组织,同时由于肺组织接受肺动脉、支气管动脉和肺泡内气体弥散等多重氧供,故PTE时较少出现肺梗死。如存在基础心肺疾病或病情严重,影响到肺组织的多重氧供,则可能导致肺梗死。

四、临床特征

急性PE临床表现多种多样,临床表现主要取决于栓子的大小、数量、栓塞的部位及患者是否存在心、肺等器官的基础疾病。较小栓子可能无任何临床症状,较大栓子可引起呼吸困难、紫绀、昏厥、猝死等。有时昏厥可能是急性PE的唯一或首发症状,不同病例常有不同的症状组合,但均缺乏特异性。各病例所表现症状的严重程度亦有很大差别,可以从无症状到血流动力学不稳定,甚或发生猝死。PE三联征(胸痛、呼吸困难、咯血)临床发生率仅20%～30%,过分强调这些症状容易引起漏诊和误诊。

1.症状

(1)呼吸困难:是最常见的症状,尤以活动后明显,80%～90%的患者可以有不同程度的胸闷、气短。

(2)胸痛:包括胸膜炎性胸痛,占40%～70%,或心绞痛样疼痛,占4%～12%。部分患者可以没有胸痛表现。

(3)咯血:常为小量咯血,大咯血少见。

(4)昏厥:可为PTE的唯一或首发症状,11%～20%的患者可有昏厥。

(5)其他:烦躁不安、惊恐甚至濒死感(55%);咳嗽(20%～37%);心悸(10%～18%)。

2.体征　呼吸急促,呼吸频率>20次/分,是最常见的体征;心动过速,血压变化,严重时可出现血压下降甚至休克;紫绀;发热,多为低热,少数患者可有中度以上的发热;颈静脉充盈或搏动;肺部可闻及哮鸣音(5%)和(或)细湿啰音(18%～51%),偶可闻及血管杂音;出现胸腔积液时可有相应体征;肺动脉瓣区第二音亢进或分裂,$P_2>A_2$,三尖瓣区可闻及收缩期杂音。

3.深静脉血栓的症状与体征　当注意PTE的相关症状和体征,并考虑PTE诊断时,要注意是否存在DVT,特别是下肢DVT。下肢DVT主要表现为患肢肿胀、周径增粗、疼痛或压痛、浅静脉扩张、皮肤色素沉着、行走后患肢易疲劳或肿胀加重,约半数或以上的下肢深静脉血栓患者无自觉临床症状和明显体征,应测量双侧下肢的周径来评价其差别。大、小腿周径的测量点分别为髌骨上缘以上15cm处,髌骨下缘以下10cm处,双侧相差>1cm即考虑有临床意义。

五、辅助检查

1.动脉血气分析　动脉血气分析是诊断急性PE的初筛指标,常表现为低氧血症、低碳酸血症、肺泡-动脉血氧分压差[$P(A-a)O_2$]增大。部分患者的结果可以正常,部分患者由于过度通气可以出现呼吸性碱中毒。

2.心电图　大多数病例表现有非特异性的心电图异常,较为多见的表现包括 $V_1 \sim V_4$ 的 T 波改变和 ST 段异常;部分病例可出现 S Ⅰ Q Ⅲ T Ⅲ 征,即 Ⅰ 导 S 波加深,Ⅲ 导出现 Q 波及 T 波倒置;其他心电图改变包括完全或不完全右束支传导阻滞;肺型 P 波;电轴右偏,顺钟向转位等。心电图改变多在发病后即刻开始出现,以后随病程的发展演变而呈动态变化。观察到心电图的动态改变较之静态异常对于提示 PTE 具有更大意义。

3.胸部 X 线检查　急性 PE 患者胸部 X 线检查多有异常表现,但缺乏特异性。可表现为:区域性肺血管纹理变细、稀疏或消失,肺野透亮度增加;肺野局部浸润性阴影;尖端指向肺门的楔形阴影;肺不张或膨胀不全;右下肺动脉干增宽或伴截断征;肺动脉段膨隆以及右心室扩大征;患侧横膈抬高;少-中量胸腔积液征等。仅凭 X 线胸片不能确诊或排除 PTE,但在提供疑似 PTE 线索和除外其他疾病方面,X 线胸片具有重要作用。

4.超声心动图　超声心动图在提示诊断和除外其他心血管疾患方面有重要价值。对于严重的 PTE 病例,超声心动图检查可以发现右室壁局部运动幅度降低;右心室和(或)右心房扩大;室间隔左移和运动异常;近端肺动脉扩张;三尖瓣反流速度增快;下腔静脉扩张,吸气时不萎陷。这些征象说明肺动脉高压、右室高负荷和肺源性心脏病,提示或高度怀疑 PTE,但尚不能作为 PTE 的确定诊断标准。超声心动图为划分次大面积 PTE 的依据。检查时应同时注意右心室壁的厚度,如果增厚,提示慢性肺源性心脏病,对于明确该病例存在慢性栓塞过程有重要意义。若在右房或右室发现血栓,同时患者临床表现符合 PTE,可以做出诊断。超声检查偶可因发现肺动脉近端的血栓而确定诊断。

5.血浆 D-二聚体　D-二聚体是交联纤维蛋白在纤溶系统作用下产生的可溶性降解产物,为一个特异性的纤溶过程标记物。在血栓栓塞时,因血栓纤维蛋白溶解致其血中浓度升高。D-二聚体对急性 PTE 诊断的敏感性达 92%～100%,但其特异性较低,仅为 40%～43%。手术、肿瘤、炎症、感染、组织坏死等情况均可使 D-二聚体升高。在临床应用中 D-二聚体对急性 PTE 有较大的排除诊断价值,若其含量低于 $500\mu g/L$,可基本除外急性 PTE。酶联免疫吸附法(ELISA)是较为可靠的检测方法,建议采用。

6.核素肺通气/灌注扫描　肺通气/灌注扫描检查是 PTE 重要的诊断方法。典型征象是:呈肺段分布的肺灌注缺损,并与通气显像不匹配。但是由于许多疾病可以同时影响患者的肺通气和血流状况,致使通气/灌注扫描在结果判定上较为复杂,需密切结合临床进行判读。一般可将扫描结果分为 3 类:

(1)高度可能。其征象为至少一个或更多叶、段的局部灌注缺损,而该部位通气良好或 X 线胸片无异常。

(2)正常或接近正常。

(3)非诊断性异常。其征象介于高度可能与正常之间。

7.CT 肺动脉造影(CTPA)　CTPA 能够发现段以上肺动脉内的栓子,是 PTE 的确诊手段之一。PTE 的直接征象为:肺动脉内的低密度充盈缺损,部分或完全包围在不透光的血流之间(轨道征),或者呈完全充盈缺损,远端血管不显影(敏感性为 53%～89%,特异性为 78%～100%)。间接征象包括:肺野楔形密度增高影,条带状的高密度区或盘状肺不张,中心肺动脉扩张及远端血管分支减少或消失等。CT 扫描可以同时显示肺及肺外的其他胸部疾患,对亚段 PTE 的诊断价值有限。电子束 CT 扫描速度更快,可在很大程度上避免因心跳和呼吸的影响而产生的伪影。

8.核磁共振成像(MRI)　MRI 对段以上肺动脉内栓子诊断的敏感性和特异性均较高,避免了注射碘造影剂的缺点,与肺血管造影相比,患者更易于接受。适用于碘造影剂过敏的患者。MRI 具有潜在的识别新旧血栓的能力,有可能为将来确定溶栓方案提供依据。

9.肺动脉造影　为诊断 PTE 的经典与参比方法。直接征象有:肺动脉内造影剂充盈缺损,伴或不伴轨道征的血流阻断;间接征象有:肺动脉造影剂流动缓慢,局部低灌注,静脉回流延迟等。肺动脉造影是一种有创性检查技术,有发生致命性或严重并发症的可能性,故应严格掌握其适应证,CTPA 广泛应用以来肺动脉造影已经很少。

10.下肢深静脉检查　由于 PTE 和 DVT 关系密切,且下肢静脉超声操作简便易行,因此下肢静脉超声在急性 PE 诊断中的价值应引起临床医师重视,对怀疑 PE 的患者应检测有无下肢 DVT。除常规下肢静脉多普勒超声检查外,对可疑患者推荐行加压静脉多普勒超声成像诊断下肢 DVT,静脉不能被压陷或静脉腔内无多普勒超声信号是 DVT 特征性超声征象。

六、诊断思路

PTE 的临床表现多样,具有胸痛、咯血、呼吸困难三联征者仅约 20% 左右。早期准确诊断 PTE 的关键是对有疑似表现、特别是高危人群中出现疑似表现者以及时安排相应检查。诊断程序一般包括疑诊、确诊、求因 3 个步骤,同时注意与相关疾病鉴别诊断。

(一)诊断

存在危险因素的患者出现不明原因的呼吸困难、胸痛、晕厥、休克,或伴有单侧或双侧不对称性下肢肿胀、疼痛等,应进行血 D-二聚体、血气分析、心电图、胸部 X 线检查、超声心动图以及下肢深静脉血管超声检查。疑诊病例可安排 CT 肺动脉造影(CTPA)、核素肺通气-血流灌注扫描、磁共振扫描或磁共振肺动脉造影(MRPA)进一步检查以明确 PTE 的诊断(确诊)。经典的肺动脉造影临床应用日渐减少,需注意严格掌握适应证。对某一病例只要疑诊 PTE,无论其是否有 DVT 症状,均应进行体检,并行静脉超声、放射性核素或 X 线静脉造影、CT 静脉造影(CTV)、MRI 静脉造影(MRV)、肢体阻抗容积图(1PG)等检查,以帮助明确是否存在 DVT 及栓子的来源。

(二)临床分型

1.大面积 PTE(PTE)　临床上以休克和低血压为主要表现,即体循环动脉收缩压<90mmHg,或较基础值下降幅度≥40mmHg,持续 15 分钟以上。须除外新发生的心律失常、低血容量或感染中毒症所致的血压下降。

2.非大面积 PTE(PTE)　不符合以上大面积 PTE 的标准,即未出现休克和低血压的 PTE。非大面积 PTE 中一部分病例临床出现右心功能不全,或超声心动图表现有右心室运动功能减弱(右心室前壁运动幅度<5mm),归为次大面积 PTE(PTE)亚型。

(三)鉴别诊断

1.冠状动脉粥样硬化性心脏病(冠心病)　一部分 PTE 患者因血流动力学变化,可出现冠状动脉供血不足、心肌缺氧,表现为胸闷、心绞痛样胸痛,心电图有心肌缺血样改变,易误诊为冠心病所致心绞痛或心肌梗死。冠心病有其自身发病特点,冠脉造影可见冠状动脉粥样硬化、管腔阻塞证据,心肌梗死时心电图和心肌酶水平有相应的特征性动态变化。而急性 PE 患者心电图典型改变为 SⅠQⅢTⅢ征,很少出现动态演变。

2.主动脉夹层　PTE 可表现胸痛,部分患者可出现休克,需与主动脉夹层相鉴别。后者多有高血压,疼痛较剧烈。胸片常显示纵隔增宽,心血管超声和胸部 CT 造影检查可见主动脉夹层征象。

3.其他原因所致的胸腔积液　PTE 患者可出现胸膜炎样胸痛,合并胸腔积液,需与结核、肺炎、肿瘤、心功能衰竭等其他原因所致的胸腔积液相鉴别。其他疾病有其各自临床特点,胸水检查常有助于做出鉴别。

4.其他原因所致的晕厥　PTE有晕厥时,需与迷走反射性、脑血管性晕厥及心律失常等其他原因所致的晕厥相鉴别。

5.其他原因所致的休克　PTE所致的休克,需与心源性、低血容量性、过敏性休克、血容量重新分布性休克等相鉴别。

此外尚需与肺血管炎、原发性肺动脉肿瘤、先天性肺动脉发育异常等少见疾病鉴别。

七、救治方法

早期诊断,早期治疗;根据危险度分层决定不同治疗策略和治疗手段,急性PE危险度分层见表8-5-1;基于危险度分层的急性肺血栓栓塞(APTE)治疗策略;处理深静脉血栓和防治慢性血栓栓塞性肺动脉高压。

表 8-5-1　急性肺栓塞危险度分层

APTE死亡危险	休克或低血压	心肌损伤	右心功能不全	推荐治疗
高危(>15%)	+	+	+	溶栓或肺动脉血栓摘除术
	−	+	+	
中危(3%~15%)	−	−	+	住院加强治疗
	−	+	−	
低危(<3%)	−	−	−	早期出院或门诊治疗

1.一般治疗　对高度疑诊或确诊PTE的患者,应该严密监测患者神志、呼吸、心率、血压、血氧饱和度、静脉压、心电图及血气的变化;绝对卧床,保持大便通畅,避免用力;可适当使用镇静、止痛、镇咳等相应的对症治疗。低氧血症可采用经鼻导管或面罩吸氧纠正。对于出现右心功能不全,但血压正常者,可使用多巴酚丁胺和多巴胺;若出现血压下降,可增大剂量或使用其他血管加压药物,如去甲肾上腺素等。对于液体负荷疗法须持审慎态度,一般所给负荷量限于 500~1000mL 之内。出现呼吸衰竭者可以行无创或者有创机械通气治疗。

2.溶栓治疗　适应证为大面积PTE病例;对于次大面积PTE,若无禁忌证可考虑溶栓,但存在争议。溶栓治疗时间窗一般定为 14 天以内。

溶栓治疗主要是通过溶栓药物促进纤溶酶原转化为纤溶酶,以降解血栓中的纤维蛋白原,从而溶解肺动脉内血栓,使肺动脉再通。其主要并发症为出血,最严重的是颅内出血,发生率 1%~2%,近半数死亡。用药前应充分评估出血的危险性,必要时应配血,做好输血准备。溶栓前应留置外周静脉套管针,以方便溶栓中取血监测,避免反复穿刺血管。

溶栓治疗的绝对禁忌证有活动性内出血、近期自发性颅内出血。相对禁忌证有:10 天内的胃肠道出血;2 周内的大手术、分娩、器官活检,或不能以压迫止血部位的血管穿刺;15 天内的严重创伤;1 个月内的神经外科或眼科手术;2 个月内的缺血性脑卒中;难于控制的重度高血压(收缩压>180mmHg,舒张压>110mmHg);近期曾行心肺复苏;血小板计数<$100×10^9$/L;妊娠;细菌性心内膜炎;严重肝、肾功能不全;糖尿病出血性视网膜病变等。对于致命性大面积PTE,上述绝对禁忌证应被视为相对禁忌证。

常用的溶栓药物有尿激酶(UK)、链激酶(SK)和重组组织型纤溶酶原激活剂(rt-PA)。溶栓方案与剂量:①2 小时溶栓方案:尿激酶:按 20000IU/kg 剂量,持续静滴 2 小时。②链激酶:负荷量 250000IU,静注 30 分钟,随后以 100000IU/h 持续静滴 24 小时。链激酶具有抗原性,故用药前需肌注苯海拉明或地塞米松,以防止过敏反应。链激酶 6 个月内不宜再次使用。③rt-PA:50～100mg 持续静脉滴注 2 小时。

溶栓治疗结束后,应每 2～4 小时测定一次凝血酶原时间(PT)或活化部分凝血活酶时间(APTT),当其水平降至正常值的 2 倍时,即应开始规范的肝素抗凝治疗。

3.抗凝治疗 临床疑诊 PTE 时,即可使用肝素或低分子肝素进行有效的抗凝治疗。抗凝的禁忌证:活动性出血、凝血功能障碍、未予控制的严重高血压等。对于确诊的 PTE 病例,大部分禁忌证属相对禁忌证。

(1)普通肝素:予 3000～5000IU 或按 80IU/kg 静注,继之以 18IU/(kg·h)持续静滴。在开始治疗后的最初 24 小时内每 4～6 小时测定 APTT 一次,根据 APTT 调整剂量,尽快使 APTT 达到并维持于正常值的 1.5～2.5 倍。达稳定治疗水平后,改每天测定 APTT 一次。肝素亦可用皮下注射方式给药。一般先予静注负荷量 3000～50001U,然后按 250IU/kg 剂量每 12 小时皮下注射一次。调节注射剂量,使注射后 6～8 小时的 APTT 达到治疗水平。

因肝素可能会引起肝素诱导的血小板减少症(HIT),在使用肝素的第 3～5 天必须复查血小板计数。若较长时间使用肝素,尚应在第 7～10 天和 14 天复查。若出现血小板迅速或持续降低达 30% 以上,或血小板计数$<100\times10^12/L$ 应停用肝素。

(2)低分子肝素:根据体重给药,建议每次 100IU/kg,皮下注射每日 1～2 次。使用该药的优点是无须监测 APTT,但对肾功能不全的患者需谨慎使用低分子量肝素,并应根据抗 Xa 因子活性来调整剂量。对于有严重肾功能不全的患者在初始抗凝时,使用普通肝素是更好的选择(肌酐清除率<30mL/mm),因为普通肝素不经肾脏代谢。对于有严重出血倾向的患者,也应使用普通肝素进行初始抗凝,因为其抗凝作用可被很快逆转。此外对过度肥胖患者或孕妇应监测血浆抗 Xa 因子活性,并据以调整剂量。而对于其他APTE 患者,都可使用皮下注射低分子量肝素进行抗凝。低分子量肝素的分子量较小,HIT 发生率较普通肝素低,可在疗程大于 7 天时每隔 2～3 天检查血小板计数。

(3)华法林:在肝素开始应用后的第 1～3 天加用口服抗凝剂华法林,初始剂量为 3.0～5.0mg。由于华法林需要数天才能发挥全部作用,因此与肝素重叠应用至少需 4～5 天,当连续两天测定的国际标准化比率(INR)达到 2.5(2.0～3.0)时,或 PT 延长至正常值的 1.5～2.5 倍时,方可停止使用肝素,单独口服华法林治疗,华法林的剂量应根据 INR 或 PT 调节。

抗凝治疗的持续时间因人而异。一般口服华法林的疗程至少为 3～6 个月。部分病例的危险因素短期可以消除,例如服雌激素或临时制动,疗程可能为 3 个月即可;对于栓子来源不明的首发病例,需至少给予 6 个月的抗凝;对复发性 VTE、并发肺心病或危险因素长期存在者,抗凝治疗的时间应更为延长,达 12 个月或以上,甚至终生抗凝。

妊娠的前 3 个月和最后 6 周禁用华法林,可用肝素或低分子肝素治疗。产后和哺乳期妇女可以服用华法林,育龄妇女服用华法林者需注意避孕。

华法林的主要并发症是出血。华法林所致出血可以用维生素 K 拮抗。华法林有可能引起血管性紫癜,导致皮肤坏死,多发生于治疗的前几周。

(4)新型抗凝药物:选择性 Xa 因子抑制剂磺达肝癸钠起效快,不经肝脏代谢,不与非特异蛋白结合,生物利用度高达 100%,而且因药物半衰期为 15～20 小时,药代动力学稳定,可根据体重固定剂量每天皮下注射 1 次,无须监测凝血指标,但对肾功能不全患者应减量或慎用。使用剂量为 5mg(体重<50kg);7.5mg(体重 50～100kg);10mg(体重>100kg)。此外,直接凝血酶抑制剂阿加曲班、直接 Xa 因子抑制剂利伐沙班等均可应用。

4.肺动脉血栓摘除术 本手术风险大,死亡率高,需要较高的技术条件,仅适用于经积极的内科治疗无效的紧急情况,如致命性肺动脉主干或主要分支堵塞的大面积 PTE,或有溶栓禁忌证者。

5.肺动脉导管碎解和抽吸血栓   用导管碎解和抽吸肺动脉内巨大血栓,同时还可进行局部小剂量溶栓。适应证为肺动脉主干或主要分支的大面积 PTE,并存在以下情况者:溶栓和抗凝治疗禁忌;经溶栓或积极的内科治疗无效;缺乏手术条件。

6.腔静脉滤器放置   为防止下肢深静脉大块血栓再次脱落阻塞肺动脉,可考虑放置下腔静脉滤器。对于上肢 DVT 病例,还可应用上腔静脉滤器。置入滤器后如无禁忌证,应长期口服华法林抗凝,定期复查有无滤器上血栓形成。

八、最新进展

1.D-二聚体相关研究   D-二聚体作为肺栓塞诊断的血清学指标在临床应用十分广泛,可以作为机体高凝状态、血栓形成、继发纤溶的重要标志物。它主要通过凝血酶、FXⅢa、纤溶酶 3 个酶促反应而产生。临床常用检测方法有全血 D-二聚体检测、乳胶凝集实验、酶联免疫吸附法等。从目前研究看,纤溶过程不是 PE 的特异性病理生理过程,其诊断价值不是特异性的;由于检测方法不同,各医疗机构的检测结果有所不同。

血浆 D-二聚体水平与静脉血栓栓塞症栓子位置和负荷相关,栓子越靠近近心端,血浆栓子负荷越高,血浆 D-二聚体水平越高;其水平与 PE 死亡率相关,血浆 D-二聚体>3000ng/mL 是肺栓塞死亡率的独立预测因子。此外,其水平与 PE 复发相关,持续异常血浆 D-二聚体水平也是静脉血栓栓塞症的独立预测因子,其危险比达 4.1。

2.几个重要临床研究   LIFENOX 研究选取 8307 例内科急症入院患者,随机分为低分子肝素+弹力袜组和单独应用弹力袜组,结果发现,药物预防可以有效减少静脉血栓栓塞症发生。EINSTEIN-PE 研究选取 38 国 263 个研究中心的 4832 名患者,分别接受利伐沙班治疗或者接受标准治疗(依诺肝素+华法林),研究证实利伐沙班的疗效与标准治疗疗效相当,颅内出血和腹膜后出血发生率明显降低。PEITHO 研究讨论了溶栓治疗对于次大面积 PE 的价值,在标准溶栓治疗基础上加用溶栓治疗可以显著减低 1 周内死亡或者血流动力学恶化的风险,但也显著增加了严重出血的风险,PE 患者是否溶栓治疗需要综合考虑实施个体化治疗。

(李　丹)

第六节   自发性气胸

自发性气胸是指不明原因或肺部疾患导致肺泡破裂,肺内气体进入胸膜腔而引起的胸腔积气。临床上发生于原无肺部疾患表现者,称特发性(原发性)自发性气胸;继发于肺部疾病者,称为继发性自发性气胸。自发性气胸分为 3 类:①闭合性气胸;②开放性气胸;③张力性气胸。

【临床表现】

1.症状   患侧胸痛常突然发生,因咳嗽及深呼吸而加重;呼吸困难与胸痛同时发生。如肺脏本身无明显病变或病灶范围不大,肺功能良好,肺萎陷少于 20%者,呼吸困难可不明显。如原有肺功能不全,虽然肺压缩只占 10%,仍可出现严重呼吸困难。张力性气胸常有进行性呼吸困难,甚至休克、呼吸衰竭等。

2.体征   小量气胸可仅有呼吸音减弱。胸腔积气多时,可见气管及心脏向健侧移位,患侧饱满,肋间隙增宽,呼吸运动减弱,叩诊呈鼓音,语颤及呼吸音减弱或消失。左侧气胸时心尖搏动可触不到,心音遥远。

3.辅助检查　胸部X线检查气胸部位透亮度增高,且无肺纹理可见。肺组织受压,向肺门处萎陷。在萎陷肺的边缘,脏层胸膜呈纤细的发线影。纵隔、心脏、气管可同时向对侧移位,膈肌下降。如有积液,可见液平面。

【诊断与鉴别诊断】

根据胸痛、呼吸困难、休克、呼吸衰竭等临床表现,气管向健侧移位,患侧肋间隙增宽,呼吸运动减弱,语颤及呼吸音减弱,结合胸部X线检查,临床不难诊断。需与以下疾病鉴别:

1.急性心肌梗死　可突然发生胸痛、胸闷,甚至呼吸困难、休克等。病人常有高血压、动脉粥样硬化、冠心病史。心肌酶学检查、心电图检查、胸部透视可资鉴别。

2.肺栓塞　突发的胸痛、呼吸困难、发绀等酷似自发性气胸。肺栓塞病人常有咯血和低热,并常有下肢或盆腔栓塞性静脉炎、骨折、严重心脏病、心房颤动等病史,或发生在长期卧床的老年病人。详细体格检查和X线检查可做出鉴别。

【救治措施】

(一)排气治疗

气胸量少于20%,症状轻微或无症状,如轻度单纯性气胸,气体可自行吸收,不需排气,但须严密观察呼吸循环状况;气胸量较大,有呼吸困难,特别是张力性气胸,必须尽快排气。

1.紧急简易排气法　病情急重、无专用设备情况下,可用50mL或100mL注射器,在患侧锁骨中线第二肋间或腋前线第4～5肋间穿刺排气,至病人气急缓解后,再进行其他处理。另一急救处理可用一粗注射针,在其尾部扎上橡皮指套,指套末端剪一小口,插入胸腔排气。橡皮指套形成单向阀,高压气体只能排出,外界空气不能进入。

2.闭式引流排气　开放性或高压性气胸经反复抽气不能缓解呼吸困难,或胸内压不能下降至负压时,应作胸腔插管水封瓶引流。插管部位一般取锁骨中线第二肋间。如为局限性气胸或引流积液,须在X线透视下选择适当部位进行。

(二)手术治疗

可行肺部分切除、肺缝合术。适用于反复发作的气胸伴有多发性肺大泡者;经引流排气无效的张力性气胸;经引流排气肺脏不能复张者。

【监测与护理】

1.监测指标:体温、脉搏、心率、血压、呼吸等生命体征的监测;呼吸频率、潮气量、每分通气量、肺顺应性、气道阻力、呼气峰值流速、最大吸力压力等呼吸动力学监测;心电图和血气分析、电解质、肾功能等血液监测。

2.保持室内安静,平稳呼吸,避免用力。单纯性气胸,气体可自行吸收;气胸量较大,有呼吸困难,必须尽快胸腔闭式引流排气。

3.吸氧、保持呼吸道通畅;若病人出现休克,取平卧位,补液、迅速纠正休克;纠正呼吸、循环功能紊乱。待全身情况得到改善后,进行手术治疗。

4.昏迷病人行导尿术,保留导管,用0.02%呋喃西林冲洗,2次/d。作好口腔、皮肤护理,防止褥疮及口腔溃疡。

5.自发性气胸(特别是张力性气胸)一般不用呼吸机治疗。

6.加强营养支持,防止电解质紊乱;作好心理护理,争取其主动配合。

（马　博）

第七节　肺性脑病

慢性阻塞性肺部疾病患者伴中、重度呼吸衰竭时,由于缺氧和二氧化碳潴留引起一系列神经精神系统症状及体征,并能除外其他原因者称肺性脑病。临床上,慢性阻塞性肺部疾病患者的缺氧较二氧化碳潴留更容易纠正,故造成意识障碍的主要原因可能多为二氧化碳潴留或由二氧化碳滞留所致的失代偿性酸中毒,国外文献中,普遍称为二氧化碳麻醉。

一、病因与发病机制

引起肺性脑病的确切机制还不完全清楚,可能是多种因素综合作用的结果。

(一)主要原因

1.二氧化碳潴留(高碳酸血症)

(1)二氧化碳是强有力的脑血管扩张剂,可引起脑血流量增加、颅内压增高、间质性脑水肿。临床可相继出现头昏、头痛、定向力差、血压升高、球结膜水肿、视乳头水肿等症状。

(2)$PaCO_2$ 明显增加后,可通过直接抑制大脑皮层,产生意识障碍。

(3)$PaCO_2$ 升高后可抑制呼吸中枢,产生通气障碍加重缺氧和高碳酸血症,并因此而产生恶性循环。有研究表明,吸入气中二氧化碳浓度轻度增加,能增加肺通气量,这是二氧化碳对呼吸中枢直接兴奋的结果;但当吸入气中二氧化碳浓度过度增高,则会抑制呼吸中枢。正常空气中二氧化碳含量为 0.04%,二氧化碳分压为0.3mmHg。如吸入 4%二氧化碳,通气量可增加 1 倍;吸入 10%的二氧化碳,通气量增加 10 倍;但如继续上升,通气量非但不增加,反而会出现肌肉震颤、僵直及全身痉挛。吸入 20%～30%二氧化碳能引起昏迷,直至死亡。

临床上,$PaCO_2$ 升高的程度与肺性脑病的发生率不成正比,有报道 $PaCO_2$ 升高达 120mmHg 者,神志仍十分清楚;反之,也有 $PaCO_2$ 稍升高达 70～80mmHg 时,临床即出现意识障碍,如瞳孔缩小、嗜睡,甚至昏迷。原因可能为:①个体差异:与个人大脑皮层耐受 $PaCO_2$ 升高的阈值有关。②二氧化碳潴留发生的速度:已经观察到,肺性脑病发生率与二氧化碳潴留发生快、慢或速度密切相关。急性二氧化碳潴留时,因肾脏代偿性保留 HCO_3^- 的作用尚未充分发挥(正常需 72h 以上),$PaCO_2$ 急剧下降,这时 $PaCO_2$ 虽仅＞70mmHg,也可能出现意识障碍。反之,当二氧化碳潴留逐渐产生时,大脑皮层对 $PaCO_2$ 升高的耐受程度逐渐增加,加之肾脏有足够的时间代偿性地保留 HCO_3^-,使 pH 尚能维持在正常水平,即使 $PaCO_2$ 明显高于正常水平,患者也不定出现意识障碍。

2.缺氧(低氧血症)　严格地讲,肺性脑病主要为二氧化碳潴留所致,但由于肺性脑病患者常合并不同程度的低氧血症,尤其在接受治疗以前。因此,在分析肺性脑病的发病机制时,就很难排除缺氧对意识状况的影响。

(1)脑血管通透性增高:缺氧能破坏血管基底膜的正常结构,使血管通透性增加,脑组织间质水肿。由于血脑屏障通透性也增加,故正常不能透入脑组织的水分物质易进入脑组织,致脑组织内液体增加,脑组织水肿。有学者对死于肺性脑病的患者尸检,发现脑 10 例重量增加、脑血管充血、脑回变平等脑水肿的改变明显。也有发现脑血管扩张、红细胞外渗、毛细血管内皮细胞肿胀及退行性变。国内有学者报告,17 例肺性脑病患者尸检均发现脑的各部广泛性充血与水肿,脑膜和脑实质的血管明显扩张、淤血;10 例还有点片状出血,部分病例有血栓形成、栓塞、梗死或出血。

(2)脑血管代谢机能障碍:严重缺氧使脑细胞线粒体代谢障碍,乳酸堆积,三磷腺苷能量消耗,脑的能量供给不足,产生机能障碍。

(3)pH下降(酸中毒):主要表现为脑组织内酸中毒。正常脑脊液内 $PaCO_2$ 比血液高 8mmHg,且由于 HCO_3^- 透入血脑屏障的速度较慢,故脑脊液缓冲能力低于血液。当二氧化碳急剧潴留时,脑组织内酸中毒得不到缓冲,故其酸中毒较血液明显。酸中毒时脑细胞内外离子交换,Na^+ 进入细胞内,脑组织内钠潴留产生水肿;H^+ 进入细胞内,脑组织细胞内酸中毒。酸中毒可使脑神经胶质细胞和脑皮层细胞内的溶酶体破裂,释放各种组织、蛋白水解酶,各种脂酶、磷酸酶。这些强有力的水解酶释放到细胞内,破坏细胞内膜精细结构,促使脑细胞自溶而死亡,临床出现一系列精神、神经症状。有尸检发现神经细胞变性,以大脑皮层包括海马和小脑浦肯野细胞为显著。

(二)次要原因

除缺氧和二氧化碳潴留以外,有些次要因素也可能参与和促进肺脑的发生。

1.肝肾功能障碍　继发于低氧血症之后,肝肾功能障碍所致的去氨作用障碍(肝合成尿素功能下降和肾分泌氨作用障碍),血氨升高,在肺脑发病中占一定地位。另外,当二氧化碳潴留致细胞内酸中毒时,NH_3 为嗜酸性,当细胞内酸中毒,NH_3 易于进入细胞内,可使血氨潴留,但血氨并不一定升高,机制不详。

2.酸碱平衡失调　最常见有两种类型。

(1)呼吸性酸中毒:临床表现以皮层抑制型多见。

(2)呼吸性酸中毒合并代谢性碱中毒:多见于经治疗后,如利尿、补碱、吸氧、激素、呼吸兴奋剂、呼吸器等,对患者的主要危害在于代谢性碱中毒所致的 pH 上升。①碱中毒时,脑血管收缩,脑组织缺氧加重。②碱中毒能抑制呼吸。③碱中毒时氧离曲线左移,氧合血红蛋白亲和力强,脑组织缺氧加重。④碱中毒时游离钙降低,低钙时肌张力增强,肌肉兴奋性升高,抽搐和震颤使耗氧量增高,加重组织缺氧。

3.水、电解质紊乱　肺性脑病治疗过程中的脱水、利尿、激素应用,加之患者长期饮食障碍,很容易导致低钠、低钾、低氯、低钙。其中低钠可以引起患者表情淡漠、倦怠、反应性差、全身乏力,甚至嗜睡、昏迷、抽搐;低钾和低氯很容易造成碱中毒,并发精神症状。

对上述这些原因引起的神经、精神症状障碍是否归于肺性脑病尚有争论,有人主张这类患者神经精神障碍,并非与二氧化碳潴留有关,故应另当别论。

(三)诱发因素

1.病源性

(1)感染:呼吸道感染加重时,支气管黏膜充血、水肿和分泌物增加、通气功能下降能加重缺氧和 CO_2 潴留,80%～90%以上肺性脑病患者为感染造成。

(2)呼吸道梗阻:慢性阻塞性肺部疾病患者除原有的小呼吸道阻塞构成了缺氧和 CO_2 潴留发生的病理基础,有时晚期患者长期卧床,咳嗽和排痰能力降低所致的呼吸道分泌物阻塞和消化液反流或误吸造成的窒息,也可能成为肺性脑病发病和加重的诱因。

2.医源性

(1)不适当应用镇静剂:已报道诱发肺性脑病的镇静剂很多,如异丙嗪、苯巴比妥、氯氮革、眠尔通、罗通定、地西泮、奋乃静,也有报道水合氯醛者。镇静剂能抑制大脑皮层,抑制呼吸中枢,使呼吸抑制,诱发肺性脑病。因此,对有慢性二氧化碳潴留的慢性阻塞性肺部疾病患者,应禁用和慎用各种镇静剂。

(2)高浓度吸氧:有慢性二氧化碳潴留的慢性阻塞性肺部疾病患者,呼吸中枢对二氧化碳浓度增高引起的兴奋性敏感减低。有报道:$PaCO_2$ 达 65～70mmHg,呼吸中枢对二氧化碳敏感性降低 10%～20%;

$PaCO_2$ 达 90～100mmHg,呼吸抑制,此时依靠低氧血症刺激周围化学感受器,如颈动脉体和主动脉体以维持呼吸。如给予患者吸入较高浓度的氧气,在纠正缺氧的同时,有可能引起患者的意识障碍,轻者嗜睡、定向力减退,重者可造成昏迷。因此,有二氧化碳潴留的患者,应避免吸入高浓度氧,即使缺氧严重,也应将吸入气氧分压控制在 40% 以下。用机械通气的患者,机械通气替代或维持呼吸,即使患者的自主呼吸受到抑制,也不会给对患者造成危害,故属于例外。

(3)不适当应用利尿剂:大剂量快速应用利尿剂,能造成大量钾和氯的丢失,易诱发低钾、低氯性碱中毒,引起脑血管收缩,脑血流量下降,脑缺氧加重,脑水肿形成,诱发肺性脑病。故对这类患者同样应慎用利尿剂,尤其是排钾的利尿药,如氯氢噻嗪、呋塞米等。

(4)二氧化碳排出过快又称为二氧化碳排出过快综合征:常见于应用大剂量呼吸兴奋剂及人工呼吸后。引起的原理不清,可能因二氧化碳排出过快,脑血管收缩,血流量下降,加重脑缺氧;此外,大量二氧化碳迅速排出,原来体内代偿性地保留的过多的 HCO_3^- 排除过慢,HCO_3^- 相对增多所致的代谢性碱中毒使脑血管收缩,血流量下降,脑缺氧加重。HCO_3^- 通过血脑屏障作用比二氧化碳慢得多,故脑组织发生代谢性碱中毒比全身其他组织明显。碱中毒抑制呼吸,加重脑缺氧,同样也包括碱中毒时氧离曲线左移所致的脑细胞缺氧。

二、临床表现与分级

除原发肺部疾病和肺功能衰竭的临床表现外,肺性脑病因发病严重程度不同,部位不同,临床表现也多种多样。

(一)临床症状

1.神经精神系统症状　根据临床神经精神系统的表现特征不同,可分为 3 种类型。

(1)抑制型:此种类型意识障碍依据程度分为嗜睡、浅昏迷、昏迷。早期可能仅表现为表情淡漠、记忆力减退、头昏或头痛、动作欠灵活等;晚期则发展为嗜睡、谵语,甚至昏迷。抑制型出现在酸中毒的患者中多,病死率相对低,为 36%。

(2)兴奋型:表现为谵妄、多语、躁动、动作离奇或重复动作,如抓空、搔头、打人、幻觉、失定向力、迫害妄想、失语等等。因狂躁,语无伦次,有时被误认为精神分裂症。兴奋型肺性脑病在合并碱中毒时多见,病死率高,约为 80%。

(3)混合型:明显的意识障碍和兴奋症状,甚至精神错乱交替出现,病死率约为 50%。这类患者中,医源性因素诱发的多见,可能与治疗方案不够恰当有关。

2.运动性精神症状

(1)面部及肢体肌肉颤动、肢体抽搐、癫痫样发作、牙关紧闭、颈强直、肌张力增加、面瘫、二便失禁或潴留、腱反射消失或亢进、踝阵挛、各种病理反射阳性等。

(2)颅内压升高症状:肺性脑病患者也可以出现颅内压升高的症状和体征,如剧烈头痛、呕吐、血压升高等,但多数患者这类症状和体征并不明显。

3.眼部征象　(1)球结合膜充血,水肿:往往是二氧化碳潴留的眼部主要表现,可能与二氧化碳潴留使脑血管扩张、脑血流增加和颅内压升高、静脉回流障碍等因素有关。

(2)瞳孔改变:多以瞳孔缩小最为常见,是肺性脑病的早期表现,一旦出现瞳孔忽大忽小或两侧瞳孔不对称,多提示有脑水肿并发脑疝形成的可能。

(3)眼底改变:观察眼底,可能发现部分患者出现不同程度的眼底视网膜静脉曲张、视神经乳头水肿,甚至眼底出血等。

（二）动脉血气分析

动脉血气分析对肺性脑病患者的诊断、治疗和病情判断均十分重要,是肺性脑病的主要的实验室检查依据。肺性脑病的主要病理生理改变是缺氧与二氧化碳潴留,动脉血气分析的特点常因病情的轻重和发病的缓急、机体代偿能力的不同及有无并发症,以及是否接受治疗等因素,表现为不同类型的酸碱平衡失调。常见的酸碱平衡失调中可能有以下几种类型。

1.呼吸性酸中毒　在未经治疗的肺性脑病中,呼吸性酸中毒最为见。主要表现是 $PaCO_2$ 升高,pH 下降或正常,BE≥+2.5mmol/L。

2.呼吸性酸中毒合并代谢性碱中毒　也是常见的酸碱平衡失调类型,主要表现是 $PaCO_2$ 升高,pH 升高或正常,BE≥+2.5mmol/L,多见于经过治疗的肺性脑病患者,如脱水、利尿、应用机械通气后等。

3.呼吸性酸中毒合并代谢性酸中毒　是肺性脑病中较严重的一种酸碱平衡失调类型,经常出现在重度和晚期肺性脑病的患者中,合并肾功能不全或严重缺氧的患者中也常见,主要表现为 $PaCO_2$ 升高、pH 下降、BE<-2.5mmol/L。

（三）临床分级

由于肺性脑病患者的神经精神系统症状与 $PaCO_2$ 升高的程度不成正比,因此肺性脑病的严重程度不是依据 $PaCO_2$ 升高的水平,而是依据临床神经精神系统症状的轻重和并发症,肺性脑病可分为轻、中、重度3型。

1.轻度　临床仅出现神志恍惚、表情淡漠、嗜睡、精神轻度异常和兴奋、多语等表现,无神经系统异常体征。

2.中度　临床出现浅昏迷、谵妄、躁动、肌肉轻度抽动或语无伦次等神经精神系统症状,伴有球结膜充血、水肿、瞳孔缩小、对光反射迟钝或消失,但尚无消化道应激性溃疡和弥散性血管内凝血等并发症。

3.重度　昏迷、抽搐或癫痫样发作,同时伴球结膜充血、水肿、瞳孔扩大、对光反射消失、眼底视神经乳头水肿,对各种刺激无反应或出现神经系统异常体征,可合并消化道应激性溃疡和弥散性血管内凝血等。

三、诊断与鉴别诊断

（一）诊断标准

肺性脑病的诊断标准并不复杂,在慢性阻塞性肺部疾病的基础上,因慢性呼吸功能不全,引起意识障碍等一系列神经精神系统的临床症状和体征,动脉血气分析提示二氧化碳潴留或伴缺氧,排除其他可能引起类似神经精神系统症状和体征的疾病,肺性脑病就可以确诊。其中慢性阻塞性肺部疾病、二氧化碳潴留和精神系统症状是诊断肺性脑病的主要依据。慢性阻塞性肺部疾病以肺源性心脏病及其有关疾病,如慢性支气管炎、阻塞性肺气肿、不可逆性支气管哮喘等最为多见。

（二）鉴别诊断

1.缺氧性脑病　缺氧经常是引起意识障碍的主要原因,尤其是脑缺氧,许多原因均可以造成不同程度的脑缺氧,如一氧化碳中毒等。严格地讲,单纯缺氧所致的脑功能障碍,并不属于肺性脑病的范畴。因此,在缺氧的同时,必然造成二氧化碳潴留,且主要病理基础是慢性肺部疾病所致的肺功能不全。

2.各种电解质紊乱所致的意识障碍　电解质紊乱也可造成不同程度的意识障碍和神 CT 神系统症状,如低钠、低镁、低钾、低氯等。其中低钠综合征的表情淡漠、无言、疲乏无力、神志恍惚,甚至嗜睡、昏迷、抽搐等十分类似于肺性脑病,主要鉴别要点是是否合并高碳酸血症。

3.中枢系统疾病 许多中枢系统疾病可以引起意识障碍和神经精神系统症状和体征,如脑血管意外等,当这些患者同时合并慢性肺部疾病时,有时很难鉴别。主要鉴别要点除了以是否合并高碳酸血症外,还得了解患者是否以呼吸道症状加重为主要诱发因素。其次,必要的头颅 CT 和磁共振检查是最可靠的鉴别依据。

四、治疗

(一)给氧疗法(氧疗)

低浓度持续给氧(<40%)是慢性阻塞性肺部疾病氧疗的原则,对肺性脑病患者更是如此,应用机械通气时例外。经鼻导管或鼻塞吸氧的吸入氧浓度换算为 $21+4\times$ 氧流量 $(L/min)=FiO_2(\%)$。肺性脑病虽然以二氧化碳潴留为主要临床特征,缺氧也是主要的临床表现。因此,氧疗是不可缺少的治疗措施。

1.适应证(给氧指征) 氧疗的指征是以 PaO_2 水平为准,尤其是对同时合并高碳酸血症的患者更应严格掌握。一般来说,凡是低氧血症均是氧疗的指征。低氧血症是指在呼吸空气时,$PaO_2<60mmHg$、$SaO_2<90\%$。依据 PaO_2 的水平高低,可将低氧血症分为轻、中、重度。

(1)轻度低氧血症:PaO_2 50~60mmHg,$SaO_2\leqslant80\%$。

(2)中度低氧血症:PaO_2 40~50mmHg,$SaO_2\leqslant70\%\sim80\%$。

(3)重度低氧血症:$PaO_2\leqslant40mmHg$,$SaO_2\leqslant60\%\sim70\%$,此时发绀明显、嗜睡、昏迷,可伴有严重呼吸困难。

严重缺氧而不伴或伴轻度 CO_2 潴留时,主要因弥散功能障碍或通气/血流比例失调情况下,可给予高浓度氧吸入,如合并突发性自发性气胸、肺不张等。

2.给氧途径 临床最常用的给氧途径是经鼻导管或鼻塞给氧,其次是面罩给氧,最有效的给氧途径是气管内给氧,如气管插管或切开后射流给氧或机械通气给氧。

慢性阻塞性肺部疾患患者的主要病理生理障碍是通气功能障碍,由于氧和二氧化碳的物理特征,通气功能障碍的早期主要引起缺氧,只有当通气功能障碍发展到晚期时,才可能引起二氧化碳的弥散障碍,造成二氧化碳潴留。此外,通气功能障碍所致的缺氧易于纠正,一般的情况下,仅鼻导管或鼻塞给氧就可以纠正这类患者的缺氧。但二氧化碳潴留并不是十分容易纠正,有时氧疗还会加重二氧化碳潴留。

(二)抗感染

感染常是肺性脑病发病的主要诱因,抗感染治疗是重要的环节。

1.原则

(1)大剂量:肺性脑病是病情发展的重要阶段,一旦发展为肺性脑病,常意味着病情的严重程度,随时有危及生命的可能。因此,抗感染治疗容不得等待和观望,加之这类患者多为慢性病患者,平时可能经常应用抗生素,一旦感染加重,主张大剂量应用抗生素,以求尽快控制感染,缩短病程。

(2)联合用药:这类患者由于感染严重,机体抗病能力也差,往往单用一种抗生素很难奏效,一般主张联合用药,将作用于不同杀菌和抑菌环节的抗生素联合应用,多能取得较好疗效。

(3)静脉给药:为加强抗感染治疗,给药途径以静脉给药为妥,且 24h 内均匀给药,如每 8~12h 静脉注射,以维持有效血液浓度。目前并不主张气管内喷雾或注射给药,这种局部给药方法很容易产生耐药菌株。

2.抗生素选择 抗感染治疗过程中,抗生素的选择是一门很重要的学问。一般应以病原学检查为依据,但由于病原学检查的周期长,这类患者的病情重,容不得等待,一般发病初期只能在积极进行病原学检查的同时,先凭经验选择 1～2 种抗生素,待病原学检查结果出来后,再结合临床酌情调整。

(1)经验选择:首先凭经验判断感染的病原菌是属于革兰阴性或阳性,并选择相应的敏感抗生素;然后依据抗生素的抗菌谱及杀菌和抑菌的效力,选择合适的抗生素。

一般应从低档到高档,如头孢类抗生素应从 1 代或 2 代开始,以后再选择 3 代;对病情危重的患者,有时可酌情直接选择"高档"的抗生素,以尽快控制病情,缩短病程,防止病情急剧恶化,危及生命;对平时经常应用抗生素的患者,因耐药菌株产生的机会多,可适当选择"高档"或耐药菌株机会少一些的抗生素。

2 种或 2 种以上抗生素联合应用时,应兼顾不同类型或作用机制的抗生素合理搭配。如青霉素＋链霉素,红霉素＋氯霉素,头孢类＋氨基糖苷类,头孢类＋喹诺酮等。

(2)根据病原学检查选择:肺性脑病患者的病原学检查主要依据痰或呼吸道分泌物培养和药物敏感试验,一般连续 3 次或 3 次以上是同一种菌株,就有相当可靠的临床参考价值。依照药敏可选用相应的抗生素。

有时药敏试验是在试管或实验室内的结果,不能完全反映临床患者体内的情况,这时也可根据经验,选用相应的抗生素。肺性脑病患者呼吸道感染多为革兰阴性菌,其中较常见的可能为铜绿假单胞菌、肺炎克雷伯杆菌、大肠杆菌、醋酸钙不动杆菌等。绿脓杆菌一般对羟苄青霉素、复达欣、泰能等抗生素敏感,金黄色葡萄球菌可能对新青霉素Ⅱ、氧哌嗪青霉素及头孢类抗生素敏感,肺炎支原体可能对大环内酯类抗生素敏感。总之,即使有药物敏感试验结果,也应结合临床症状、体征及治疗效果综合评定或选择。

3.疗程　肺性脑病抗感染治疗的疗程一定得足,静脉注射抗生素一般至少 10～15d,以后依据临床症状缓解情况酌情改肌内注射或口服,以巩固疗效。

(三)保持呼吸道通畅

1.排痰　是保持呼吸道通畅的重要手段。排痰的方法很多,依照肺部感染的严重程度,可依次选用以下途径。

(1)物理疗法:翻身、拍背、叩捶、鼓励主动咳嗽和咳痰是最基本和最简便易行的排痰的方法,无论对清醒或非清醒的患者均应如此。

(2)祛痰药:使痰液稀释,易于咳出,也是排痰的方法之一,一般可选用药物或雾化吸入。使痰液稀释的药物有氧化铵、必嗽平、沐舒坦等;雾化吸入,尤其是超声雾化吸入对痰液稀释和排痰十分有效。有时为加强超声雾化吸入的痰液稀释和排痰效果,还可在吸入的生理盐水中加入 α-糜蛋白酶;也有加入适当抗生素,如庆大霉素等,有时能获得较好的抗感染效果。

(3)建立人工呼吸道:经人工呼吸道进行呼吸道湿化、痰液稀释和吸引排痰是最好地保持呼吸道通畅、促进排痰的方法,但因气管插管和气管切开对患者总有不同程度的损伤,有时很难被患者本人和家属接受。此外,人工呼吸道建立后,呼吸道开放,水分蒸发多,如果湿化不充分或不及时,呼吸道黏膜干燥,纤毛上皮细胞运动受阻,人体呼吸道非特异性的防御功能受损;加上呼吸道开放后,呼吸道压无法升高,患者主动排痰能力下降;这些均可导致反复呼吸道或下肺单位感染。因此,人工呼吸道建立主要适用于严重感染、呼吸道分泌物多,一般方法排痰不满意的患者。

2.解痉　解除支气管痉挛也是保持呼吸道通畅的主要手段,常用的方法是药物,如茶碱类、β_2 受体激动剂、糖皮质激素等。

(四)呼吸兴奋剂应用

呼吸兴奋剂可直接或间接兴奋呼吸中枢,使呼吸幅度增加,增加通气量,改善缺氧和二氧化碳潴留,是治疗肺性脑病,纠正或控制二氧化碳潴留的首选方法。

1.应用指征　二氧化碳潴留是应用呼吸兴奋剂的直接指征,一般以 $PaCO_2 > 50～60mmHg$。当伴有意识障碍症状和体征,如头痛、嗜睡、昏迷等,更应考虑及时应用呼吸兴奋剂。因此,肺性脑病诊断一旦确立,就是应用呼吸兴奋剂的指征。当呼吸兴奋剂应用效果不佳,患者的意识障碍明显加重时,应及时应用机械通气。

2.呼吸兴奋剂选择

(1)尼可刹米(可拉明):是最常用的呼吸兴奋剂,兴奋延髓呼吸中枢作用较强,对大脑皮层和脊髓亦有兴奋作用。一般以3~10支(0.375g/支)加入250ml或500ml液体内静脉滴注。尼可刹米剂量过大可出现出汗、皮肤潮红、心率快、烦躁不安、四肢震颤、抽搐等症状,故最好以输液泵或注射泵控制滴速,同时配合排痰和保持呼吸通畅。一旦意识状况逐渐好转立即减量,维持有效浓度,减少不良反应。出现不良反应,应减慢滴速或停用。该药作用迅速而短暂,数小时就有意识好转表现。如果12h后仍未见效,$PaCO_2$继续有增高趋势,应考虑行气管插管和机械通气,以免延误病情。

(2)洛贝林:兴奋颈动脉窦化学感受器,反射性兴奋呼吸中枢,作用快而短,不良反应小,疗效确切。多与尼可刹米合用,3~10支(3mg/支)静脉滴注。剂量过大可引起心动过速、传导阻滞、抽搐等,同样主张输液泵或注射泵控制滴速。

(3)二甲弗林:对呼吸中枢有强烈的兴奋作用,能提高潮气量、改善最大通气量和通气/血流比率,静脉给药作用快,可维持2~4h,但静脉注射速度应慢;也可16~32mg加入液体中静脉滴注或肌内注射8mg/次;其不良反应也是引起惊厥。

(4)利他林(哌醋甲酯):对大脑和延髓上部有兴奋作用,20~40mg静脉注射1次/分,不良反应是使血压升高。

(五)糖皮质激素的应用

糖皮质激素有抗炎、抗过敏、抗休克和间接解除支气管痉挛的作用,能改善肺通气功能,纠正缺氧,降低细胞膜的通透性,减轻脑水肿作用。长期慢性缺氧患者,肾上腺皮质功能低下,糖皮质激素可代替其作用。因此,凡病情严重、有低血压休克、顽固性支气管痉挛、颅内压增高,采用其他治疗无效者时可使用。糖皮质激素有使感染扩散、诱发上消化道出血、保钠排钾等不良反应,一般主张短期内应用,如氢化可的松200~300mg/d或地塞米松10~20mg静脉注射。一旦病情缓解,立即停用。有消化道出血或溃疡病者慎用。

(六)呼吸机治疗

在慢性阻塞性肺部疾病患者中,肺性脑病是应用机械通气最多的病例。这类患者应用呼吸机最大的顾虑是呼吸机依赖。因此,一般首选呼吸兴奋剂和病因治疗,只有当二氧化碳潴留和意识障碍无法缓解或进行性加重时,才考虑应用机械通气。机械通气能迅速纠正二氧化碳潴留,改善患者的意识状况,避免缺氧和二氧化碳潴留对患者其他脏器造成的危害,也为肺部感染的控制赢得时间,是十分有效的急救和治疗措施。

1.适应证 用一般方法无法缓解的肺性脑病,均是应用呼吸机的适应证。

2.人工呼吸道选择 肺性脑病主要见于慢性阻塞性肺部疾病患者,这类患者多是由于肺部感染造成通气功能障碍加重,导致缺氧和二氧化碳潴留。当考虑应用呼吸机时,鉴于这类患者的肺部感染有可能反复发作,为减轻患者的痛苦和减少损伤,在选择人工呼吸道时,一般均首选气管插管。气管插管的途径应该以经鼻插管为妥,但倘若病情不允许或者操作者不熟练时,也可先考虑经口气管插管,待病情缓解或稳定后,再酌情改为经鼻气管插管。这类患者一般不考虑做气管切开。有报告应用面罩连接呼吸机,这样损伤性小,也无气管插管破坏呼吸道防御能力、易诱发反复感染的顾忌,但应做好面罩密闭和预防胃肠胀气的训练工作,尤其对有意识障碍的肺性脑病患者,更应谨慎使用。

3.呼吸机类型、模式、功能选择　肺性脑病患者的缺氧和二氧化碳潴留主要为通气功能障碍所致,呼吸道阻力增加和动态肺顺应性降低是慢性阻塞性肺部疾病患者的主要病理生理改变特点,呼吸机能通过改善通气纠正缺氧和二氧化碳潴留。选择呼吸机类型时,考虑到患者的呼吸道阻力增加和动态肺顺应性降低,应选择定容性呼吸机,以保证恒定的通气量。通气功能障碍的患者不需要特殊的呼吸模式和功能,IPPV 足以纠正患者的缺氧和二氧化碳潴留。但这类患者很容易出现呼吸依赖,依赖的主要原因大多为原有的慢性呼吸功能不全和呼吸肌疲劳,在准备脱机的过程中常需要间断脱机或借助压力支持的功能,锻炼呼吸肌。因此,为这类患者选择呼吸机时,可考虑选用有 SIMV 和 PSV 模式和功能的呼吸机。

4.呼吸机参数设置　肺性脑病的特点与慢性阻塞性肺部疾病相同,主要是呼吸道阻力增加、肺弹性回缩力下降和阻塞性肺气肿。应用呼吸机时,为减少由于气流速度增加引起的呼吸道阻力增加,保证有效肺泡通气量,有利于增加二氧化碳排出,在设置呼吸机参数时,一般主张慢呼吸频率和高潮气量,吸:呼应≥1:1.5 FiO_2 不宜过高,一般均<60%。为防止二氧化碳排出过快诱发的碱中毒,初用呼吸机时,可将潮气量和呼吸频率设置在较低水平,吸:呼为 1:1.5~2.0,切勿>1:2.0;以后根据动脉血气分析逐渐调节潮气量、呼吸频率、吸/呼比,以使 $PaCO_2$ 逐渐缓慢下降为妥。

5.脱机标准

(1)神志恢复清醒。

(2)生命体征稳定,如血压、脉搏、呼吸等。

(3)在较低的呼吸机条件下(FiO_2<35%~40%、呼吸频率 12~16 次/分或 SIMV 呼吸频率 5~8 次/分而自主呼吸频率仍 12~16 次/分),$PaCO_2$<50mmHg、PaO_2>60mmHg。

(4)排痰能力强:能主动和有效地排痰,或者依靠雾化吸入或旁人帮助拍背等,能有效地排痰。

(5)肺部感染控制:可根据临床咳嗽、咳痰及体温、血常规情况,结合胸部 X 线片综合分析判断。

6.脱机方法　肺性脑病患者多伴有不同程度的肺功能障碍,对有明显肺功能障碍的患者脱机比较困难;一般均得分次逐步进行。

(1)脱机前准备:如训练患者应用腹式呼吸,增强患者对脱机成功的信心。

(2)采用 SIMV 和 PSV 过度:具备脱机标准后,将通气模式改为 SIMV,并将 SIMV 呼吸频率逐渐降低,直至 5~8 次/min 后,患者仍能维持正常水平 $PaCO_2$ 时,则可考虑脱机;在应用 SIMV 通气模式期间,为增加胸壁活动幅度,锻炼呼吸肌的力量,预防呼吸肌衰竭,可应用一定水平的 PSV,以后逐渐下降,直至完全去除后,SIMV 呼吸频率(5~8 次/分)仍能维持正常水平 $PaCO_2$ 时,则可考虑脱机。

(3)脱机后

①呼吸兴奋剂应用:肺性脑病脱机后应常规应用呼吸兴奋剂,刺激呼吸中枢,增强自主呼吸,维持 $PaCO_2$ 与 PaO_2 在正常水平。

②呼吸道护理:脱机后不能急于将人工呼吸道拔除,而应在积极做好呼吸道护理的同时,严密观察呼吸和神志情况,尤其是 $PaCO_2$ 与 PaO_2 改变,如 $PaCO_2$ 有进行性上升趋势,伴意识障碍,应用呼吸兴奋剂无效,即使 PaO_2 在正常水平,也应重新应用呼吸机治疗。

③继续加强肺功能锻炼:如鼓励患者主动咳嗽和排痰,锻炼腹式呼吸,定时翻身、拍背等。

④加强气道雾化吸入:稀释痰液,以利痰液引流。

(4)人工呼吸道解除:脱机后,人工呼吸道射流给氧,患者的 $PaCO_2$ 与 PaO_2 能维持在正常水平,且咳嗽、排痰能力较强时,即可考虑拔管,解除人工呼吸道。

(5)加强护理:人工呼吸道解除后,仍应继续加强护理,包括鼓励患者主动咳嗽和排痰,锻炼腹式呼吸,定时翻身、拍背等所有能增强患者呼吸功能的措施。

(七)纠正酸碱平衡失调

肺性脑病可因心肺功能不全或衰竭、强心、利尿等诱发水、电解质紊乱和酸碱平衡失调,改善通气、纠正缺氧、慎用利尿剂,是预防水、电解质紊乱和酸碱平衡失调的关键。

1.失代偿性呼吸性酸中毒   是肺性脑病中常出现的临床酸碱平衡失调类型,主要见于二氧化碳潴留急剧增加、肾脏尚未来得及保留过多的 HCO_3^- 的患者。此时 $PaCO_2$ 升高和 pH 下降明显,pH 有时可<7.30,甚至 7.10～7.20,BE 可以正常或轻度下降。

应当指出,呼吸性酸中毒不是补碱的绝对指征,对失代偿呼吸性酸中毒患者的补碱应持慎重态度,以计算补碱药物剂量的 1/3 缓慢静脉滴注,然后再观察血液化验结果。因为呼吸性酸中毒患者,由于肾脏的代偿性,BE 为正常正值(<+3),如果稍补碱不慎重,可能会合并代谢性碱中毒。当患者 pH>7.45,$PaCO_2$>50mmHg,BE>+3 或更高,肺性脑病可能由原来呼吸性酸中毒引起的抑制型变为混合型(抑制兴奋)或兴奋型,患者的水电解质与酸碱平衡紊乱可能更为复杂,治疗也更加困难,预后较差,病死率将明显增高,可能达 80%。

补碱公式:[-3-(患者 BE 值)]×体质量(kg)×细胞外液(20%)-补碱量(mmol/L)

总之,对呼吸性酸中毒的患者,应以改善肺的通气为主,积极的病因治疗是改善通气的主要环节,严重时只能借助于机械通气。

2.代偿性呼吸性酸中毒   多见于二氧化碳潴留缓慢增加的患者,肾脏代偿性保留过多的 HCO_3^-,以使 pH 尚能维持在正常范围或仅轻度增高或下降,但 $PaCO_2$ 仍明显升高。主要以改善肺的通气为主,不需要补充碱性药物。

3.呼吸性酸中毒合并代谢性碱中毒   是肺性脑病最常出现的临床酸碱平衡失调类型,主要见于二氧化碳潴留逐渐增加,肾脏代偿性地保留过多的 HCO_3^-,以使 pH 维持在正常范围;有时因患者同时合并低钾和低氯,此时 $PaCO_2$ 升高仍然明显,但 pH 和 BE 值也增高。当代谢性碱中毒严重时,BE 甚至可以>+15mmol/L。

(1)碱中毒危害性

①抑制呼吸,使 CO_2 潴留进一步加重。

②低血钾:碱中毒时,肾脏的离子交换改变,如 H^+-Na^+ 交换减少、K^+-Na^+ 交换增加,细胞内外的离子交换,可使血清钾减少,并引起心律失常,其中最严重的是室性心动过速和室颤,如处理不及时,随时可造成患者死亡。

③血液 2,3-二磷酸甘油酯(DPG)与 50%氧压(P50)下降,氧离曲线左移,组织缺氧加重。

④血清 Ca^{2+} 与 Mg^{2+} 下降。

⑤脑血管痉挛,脑组织缺氧,脑水肿形成,肺性脑病加重。

(2)治疗

①纠正低钾与低氯。

②口服氯化铵或稀盐酸液。

③醋氮酰胺:作为碳酸酐酶抑制剂,能影响组织 CO_2 运转,尤其加重脑组织中 CO_2 聚积,应慎用。250mg 口服,2 次/d。

④盐酸精氨酸:应用其中盐酸纠正碱中毒。优点是作用快、不含钠、不加重水肿、无促进心力衰竭之忧。此外,精氨酸是鸟氨酸循环重要环节,能促进尿素合成与排氨,适用于肺、脑、肝、肾功能不全,排氨功能减低的患者。方法是每次 10～20g,以 5%葡萄糖液 500～1000ml 缓慢静脉滴注(4h 以上),24h 总量为 20～40g。

4.呼吸性酸中毒合并代谢性酸中毒   除 $PaCO_2$ 升高外,pH 明显降低,是补碱的绝对适应证。多因同时合并肾功能不全或严重缺氧和饥饿,机体无氧酵解或分解增加,产酸过多所致。

(八)补钾问题

慢性呼吸性酸中毒和肺性脑疾患者,因厌食或禁食,钾的摄取不足,加之利尿剂和激素的使用等,钾的排泄量增加,输入葡萄糖和大量青霉素钠盐的应用,也可降低血清钾。酸中毒本身,使钾和钠在远端肾小管的交换增加,钾排泄量增加。

呼吸性酸中毒合并代谢性碱中毒,血清钾、氯均降低。但由于钾的代谢比较缓慢,血清钾的浓度并不能真实地反应体内钾的情况。碱中毒越重,碱剩余为正值>+3,HCO_3 越高,而 Cl^- 越低。总之,碱中毒患者,不管血清钾是否正常,体内总是缺钾。每克 KCl 内含 K^+ 13.3mmol/L,体内丢钾 200~400mmol/L,相当于 KCl 15~30g,临床即出现严重低血钾症状,应在 5~7d 内补足。可根据病情,每日静脉补给 3~6g,6d 后改 3g/d 维持剂量。见尿补钾始终是补钾的原则,每日尿量应保持在 500ml 以上。

(九)镇静药的使用

镇静药能抑制咳嗽反射,加重痰液引流不畅,加重二氧化碳潴留,加重呼吸性酸中毒,甚至抑制呼吸中枢而导致死亡,应尽量避免使用,特别是对呼吸中枢有选择性抑制剂,如吗啡、哌替啶、地西泮等应为禁忌。如果患者极度躁动,引起耗氧量增加和影响治疗措施的实施时,作为临床紧急措施,可选择对呼吸中枢影响较小的药物,如奋乃静口服、10%水合氯醛灌肠、苯巴比妥肌内注射。应用机械通气的患者,上述镇静药可以应用,此时无需顾忌这些药物对呼吸中枢的抑制,只应注意血管扩张所致的血容量相对不足和(或)血压下降。

(十)利尿剂

肺性脑病的患者,利尿剂的应用易造成电解质紊乱,如低钾低氯性碱中毒,故应慎用。一般原则是尽可能不用,非用不可时应小量、间歇应用,最好是排钾和保钾的利尿剂合用,如氨苯蝶啶(50mg,2~3 次/天)或安体舒通与双氢克尿噻(25mg,2 次/天)合用。应用过程中,注意监测血电解质改变与 24h 尿量,并随时补充电解质,调整各种利尿剂的用量。

(十一)脱水治疗

脱水并不是肺性脑病的常规治疗,只有当出现脑水肿、脑疝等症状时,脱水治疗才成为必要的治疗措施。

肺性脑病患者除呼吸衰竭外,肝、肾功能障碍和电解质紊乱常同时存在,患者常有不同程度的失水和痰液黏稠。失水可造成血液黏滞度增加和血流缓慢,从而增加脑细胞缺氧和血管内凝血的危险性。因此,对肺性脑病患者的脱水疗法,一直存在分歧。

1.适应证

(1)凡有脑水肿或脑疝症状和体征者,如头痛、脑脊液压力升高、眼底视神经乳头水肿、眼底血管扩张,伴有神经精神症状或运动紊乱及呼吸节律改变者。

(2)重症患者通过综合治疗,意识障碍仍逐渐加重者。

2.药物及用法

(1)20%甘露醇或 25%山梨醇:主要分布在细胞间隙,不进入细胞内,降脑压后,不发生反跳现象,性质稳定,无毒性。应用广泛,应用剂量意见不一致。为防止电解质紊乱,250ml 静脉注射,1 次/12h,疗效好。

(2)50%葡萄糖:能提高血浆渗透压,有脱水、利尿作用,并可供在体内迅速氧化;因其可透过血脑屏障,易引起颅内压"反跳现象",故降颅压效果差。80~100ml 静脉注射,1 次/6~12h。

(3)甘油果糖:对肾功能损害小,250ml 静脉注射,1 次/12h。

3.应用脱水剂注意事项

(1)有心力衰竭者,应慎用能加重心脏负担的脱水剂,如甘露醇等。

(2)循环不稳定时,应禁止使用,必要时可用血管活性药提高血压,然后再适当应用脱水剂。

(3)用后尿量少者,不能再使用,否则加重心力衰竭和脑水肿。此类患者可考虑改用呋塞米,但快速利尿药易引起电解质紊乱,不宜多用。

(4)应用脱水与利尿药物时,应定时监测血电解质。

(5)血液浓缩与红细胞显著增多者,也应慎用脱水和利尿剂。

此外,低分子右旋糖酐注射液,能降低血液黏稠度,并可改变红细胞膜的电荷状态,从而改善微循环,预防和消除红细胞凝集,起到通脉祛瘀的作用。每次用量 $250\sim500ml$ 静脉滴注。开始根据心力衰竭情况,以后逐渐加快。亦有人主张 2 次高渗剂之间使用低分子右旋糖酐,以克服脱水带来的不利影响。

(十二)促进脑细胞代谢药物

1.细胞色素 C　本品系牛心、猪心和酵母中提取的细胞呼吸激活剂,是含铁卟啉的蛋白质,作用机制与辅酶相似,有氧化型(含 Fe^{3+})和还原型(含 Fe^{2+})2 种状态。在酶的参与下相互转变,经过氧化、还原,完成传递作用。

在氧化过程中,细胞色素 C 为一传递氢体,但它不接受 H^+ 而接受氢的电子,起着传递电子的作用。氢原子的电子被氧化型细胞色素 C(含 Fe^{3+})接受后, H^+ 便游离于溶液中,细胞色素 C 接受 2 个电子后,便成为还原型细胞色素 C(含 Fe^{2+});再经过细胞色素氧化的作用,将 2 个电子传递给氧,使其成为 $[O^-][O^-]$ 再与游离的 2 个 H^+ 化合成 H_2O。因此,细胞色素 C 在生物氧化细胞的呼吸过程中,是极其重要的,是有效呼吸电子传递体。细胞呼吸过程中,绝大部分均有此传递体参加。

组织缺氧时,细胞膜的渗透性增高。注入的细胞色素 C 容易进入细胞内,起到矫正细胞呼吸和物质代谢的作用,故可作为组织缺氧治疗的辅助药物,可用于肺性脑病、一氧化碳中毒、休克、缺氧、冠状动脉硬化性心病等。成人 $15\sim30mg$,$1\sim2$ 次/天。

2.三磷腺苷　有扩张血管、降低血压,与葡萄糖合用可增加脑血流量,并可使末梢血管抵抗力降低,脑血管阻力降低,改善脑循环和促进细胞代谢作用。可用于脑缺氧、脑和冠状血管硬化、心肌梗死、肝炎、肾炎、进行性肌萎缩等疾病。成人 $20\sim40mg$,$2\sim3$ 次/天,肌内注射或静脉滴注、静脉注射均可。

此外,细胞色素 C、三磷腺苷和辅酶 A 也可联合静脉滴注。

(十三)强心剂应用

1.原则

(1)慎用:缺血性心脏病的患者,应慎用洋地黄类强心剂,以免引起洋地黄类药物中毒。

(2)小量分次:选用作用发生快和排泄快的西地兰类药物,小量分次应用十分安全。

(3)不能单以心率快慢与颈静脉怒张判断心力衰竭:肺心病和肺气肿患者,由于肺功能不全和呼吸衰竭,缺氧可能始终存在。缺氧本身就可使心率增快(>100 次/分);另外,肺气肿患者胸廓负压小,静脉回流障碍,颈静脉怒张明显,但肝颈反流(一)。

2.应用指征　有体静脉瘀血体征,如下肢水肿、颈静脉怒张、肝反流(+)、心率增快等。

(十四)几个新方法

1.α受体阻滞剂——酚妥拉明

(1)原理:①扩张支气管和肺血管,降低肺动脉压。②扩张支气管平滑肌。过去对气管、支气管平滑肌内是否存在 α 受体有争论,现已得到证实。③Szentirang(1968)首先指出哮喘发作病的 β 受体阻滞学说:哮喘发作,β 受体功能低下,α 受体活性增高,参与控制支气管平滑肌张力,内源性儿茶酚胺由次要的 α 受体兴奋作用变成主要作用,引起支气管平滑肌痉挛。α受体阻滞剂能阻断这一作用,并显著增加腺苷酸环化酶活性,恢复其对β-肾上腺素能的反应。

(2)方法:10～20mg/(50ml·d),静脉滴注。

2.肝素(小剂量)

(1)原理

①抗凝、降低血液黏滞度、疏通微循环,有利于低氧血症合并红细胞增多的高凝患者。

②缓解喉、支气管痉挛,能降低呼吸道阻力。

③降低痰液黏滞度。

④抗炎、抗过敏。

(2)方法

①监测血小板、出凝血时间、纤维蛋白原、凝血酶原时间。

②肝素50mg(6250U)+10%葡萄糖50～100ml静脉滴注,1次/天,7d为1个疗程。

③应用中经常复查出、凝血时间,及出血倾向。

3.莨菪类药　如东莨菪碱与山莨菪碱。

(1)原理:①改善微循环,从而改善肺、脑、肾等器官功能。②抑制大脑皮质,兴奋呼吸,适用于兴奋型肺性脑病患者,以避免呼吸兴奋大脑皮质,加重或诱发抽搐的副作用,也避免镇静药在控制抽搐同时抑制呼吸的弊端。③调节自主神经,解除平滑肌痉挛,抑制迷走神经兴奋,减少呼吸道腺体分泌物,改善通气功能。

(2)方法:东莨菪碱0.3～0.6mg/次静脉滴注或山莨菪碱10～20mg/次静脉注射或静脉滴注。

(3)不良反应:常出现不同程度的心率增快,精神兴奋和肠蠕动减少等,停药后缓解。

(李　丹)

第八节　小儿呼吸衰竭

呼吸衰竭是指由于各种原因导致中枢和(或)外周性呼吸生理功能障碍,使动脉血氧分压(PaO$_2$)<8kPa(60mmHg)和动脉二氧化碳分压(PaCO$_2$)>6.67kPa(50mmHg),并存在呼吸困难症状的临床综合征。小儿多见急性呼吸衰竭。目前随着小儿危重病救治技术的完善和提高,尤其在急诊室和重症监护救治手段的应用,对于传统意义上的呼吸衰竭定义和认识有待进一步的发展。

【病因和分类】

(一)根据年龄分类

1.新生儿阶段　一般指出生后28天内出现的呼吸系统或其他系统疾病导致的呼吸衰竭。多因窒息、缺氧、肺发育不成熟、吸入羊水胎粪、肺部或全身感染导致。此外,先天性畸形和发育障碍导致上、下呼吸道梗阻,膈疝使肺部受压迫等,也可以导致呼吸衰竭。

2.婴幼儿阶段　一般为出生后1个月至2岁。此阶段气道免疫系统发育尚不完善,容易感染细菌和病毒,导致呼吸衰竭的原因多为支气管肺炎、中枢感染等。

3.儿童阶段　多可因肺炎、先天性心脏病、哮喘持续状态、感染性疾病、肺外脏器功能衰竭等发展而来。此外,外伤、手术创伤、气道异物、溺水、中毒等也会严重影响到呼吸功能,导致急性呼吸衰竭。

（二）根据中枢性和外周性病因的分类

1.中枢性   原发病对脑部的伤害、脑水肿或颅内高压影响呼吸中枢的正常功能,导致中枢呼吸运动神经元的冲动发放异常,而出现呼吸频率和节律异常,临床主要为通气功能异常。如颅内感染、出血、头颅创伤,窒息和缺氧等。药物中毒、酸中毒、肝肾功能障碍也可以导致中枢性呼吸衰竭。

2.外周性   原发于呼吸器官,如气道、肺、胸廓和呼吸肌病变,或继发于肺部及胸腔以外脏器系统病变的各种疾病。

（三）根据感染和非感染性病因的分类

1.感染性疾病   如细菌、病毒、真菌、原虫性肺炎并发呼吸衰竭,或脓毒症等全身性感染导致急性肺部炎症、损伤、水肿、出血等病变。中枢感染也是导致呼吸衰竭的重要原因。

2.非感染性   如手术、创伤、吸入、淹溺、中毒等导致的中枢性和外周性呼吸衰竭。

（四）直接根据疾病种类的分类

直接根据原发疾病所出现的呼吸衰竭加以分类区别,如肺炎合并呼吸衰竭,脑炎、脑膜炎合并呼吸衰竭,或者多脏器功能衰竭合并呼吸衰竭。

（五）根据病理生理特点的分类

1.急性呼吸衰竭   多为急性发作并出现持续低氧血症,依赖紧急复苏抢救。

2.慢性呼吸衰竭   多表现为肺部基础疾病进行性损害,导致失代偿,出现高碳酸血症和酸中毒,偶尔也可见于肺外疾病,如 Duchenne 型肌营养不良时进行性膈肌无力导致的气体交换不足。

3.血氧和二氧化碳水平   根据血气分析临床可诊断呼吸衰竭为 I 型(低氧血症型)和 II 型(低氧血症伴高碳酸血症)。

【病理生理】

（一）低氧血症及其对机体的影响

1.氧摄取困难   当通气不足或通气中氧含量太低时,会出现机体氧摄取不足。氧分压降低时,刺激颈动脉体和主动脉弓的化学感受器,通过兴奋呼吸中枢,增强呼吸活动。慢性缺氧对刺激呼吸的影响,则主要通过促红细胞生成素调节机制,使红细胞生成增加,提高携带氧功能,以保证组织脏器供氧。

2.通气-灌流失调   正常情况下,肺通气和肺血管灌流比例保持 0.8。全肺各部分通气.灌流比例实际上并不一致,只是理论上每一部分肺泡保持此比例,才能保持和发挥肺脏的最大换气效率。如果肺泡通气量显著大于灌流,或肺灌流量显著减少,此部分通气-灌流比例显著大于 1.0,则该部分肺泡不能保证血液氧和二氧化碳的交换,通气无效,无效腔通气量增加。如果通气量显著减少,此时肺内通气-灌流比例低于 0.8,没有获得气体交换的血液经肺泡毛细血管流入肺静脉,出现静动脉分流。

3.对脏器功能的影响   小儿体内氧储存量较少,以 10kg 体重小儿为例,肺泡功能残气中氧含量 50~60ml,血液中氧与血红蛋白的结合量约 180ml,总计约 240ml。按动静脉氧含量差为 33%(相当于 SaO_2 由 90% 下降到 60%),可以提供基础代谢所需耗氧 60~80ml/min。体内储氧量仅够维持数分钟,且 $PaO_2 < 4kPa$ 时,大脑皮层出现不可复原的损伤。因此,机体能够耐受的急性缺氧极限时间在 5 分钟以下。从有氧代谢转化为无氧代谢,能量转化效率显著降低,产生大量乳酸,可以引起代谢性酸中毒等代谢紊乱和脏器系统功能失调。

(1)肺:持续处于低氧状态可以使肺小动脉痉挛,产生肺动脉高压和肺水肿,可以导致严重的肺通气-灌流失调。

(2)心血管:缺氧通过交感神经兴奋使心率加快、血压升高、心输出量增加。严重缺氧时心率下降、血压降低、心输出量下降。

(3)中枢神经:随缺氧程度逐渐加重,可以出现脑细胞水肿,血-脑屏障通透性增加,脑血管扩张,脑血流增加,最终导致脑水肿和颅内高压,出现中枢性呼吸衰竭的症状。

(4)肾脏:缺氧非常容易导致肾脏血管痉挛,肾血流显著下降,滤过减少,出现少尿和无尿。肾素-血管紧张素-醛固酮系统对血管张力、水、盐、电解质代谢的调节作用,亦随全身性低氧状况而丧失,进一步加重临床症状。

(5)胃肠道和肝脏:缺氧导致的循环障碍使胃肠道淤血,引起出血、坏死性小肠结肠炎,肝脏出现小叶中心坏死,功能受损失去对体内代谢产物的加工处理。

(6)造血系统:低氧可以增加促红细胞生成素(EPO),刺激骨髓红细胞生成增加。EPO 主要在肾脏活化。红细胞增加可以提高携氧能力,代偿组织缺氧。但在急性呼吸衰竭时,低氧对骨髓的抑制,使 EPO 的作用产生缓慢或不起作用。

(二)二氧化碳潴留及其对机体的影响

1.中枢对二氧化碳的调节敏感性和反应性　动脉血二氧化碳分压变化通过延髓和颈动脉体化学感受器影响呼吸运动强弱和通气量。二氧化碳透过血-脑屏障,进入脑脊液,解离出氢离子,刺激感受器。反应机制中颈动脉体的作用占 1/3,反应快;延脑作用占 2/3,作用较持续。当代谢增加,二氧化碳分压升高,可以刺激呼吸兴奋加强,同时出现精神兴奋、烦躁不安。当二氧化碳进一步升高时,可以抑制大脑皮质下层,出现嗜睡和呼吸抑制。一般而言,吸入气二氧化碳提高 $0.5\%N_1\%$ 可以显著提高通气,达到 $4\%\sim5\%$ 时,通气量可以增加一至数倍;达 $5\%\sim10\%$ 时,或 $PaCO_2$ 在 $6\sim10kPa$,通气量增加可以达到 10 倍。超过 10%后,或 $PaCO_2>12kPa$ 且持续太长时间,呼吸中枢即转为抑制,通气量迅速下降。不同个体和不同疾病状况下,外周和中枢化学感受器对于二氧化碳的不同程度变化,其敏感性和反应性不同。对于呼吸衰竭出现兴奋烦躁、与呼吸机对抗者,可以通过应用镇静剂,以降低中枢对二氧化碳反应的敏感性,但仍然可以维持中枢对二氧化碳的调节反应性。呼吸肌长期负担过重而导致动力性衰竭,或长期二氧化碳潴留,可以出现敏感性和反应性同时下降。过多使用肌松剂导致呼吸肌失用性变性等,也可以导致对二氧化碳呼吸调节作用的下降。

2.二氧化碳潴留对脏器功能的影响

(1)呼吸系统:机体二氧化碳代谢特点表现为由组织-循环血-肺泡的二氧化碳分压递降。呼吸衰竭时可因肺通气障碍,导致肺泡内二氧化碳排出困难,在通气不足时,组织、循环和肺泡内二氧化碳潴留,而呼出气二氧化碳分压降低。当通气改善而肺血流灌注不良时,出现组织和循环二氧化碳潴留,肺泡内气和呼出气二氧化碳分压降低。当通气-灌流和肺换气功能改善,但外周循环没有改善,则循环血和呼出气二氧化碳分压逐渐提高,而且差别减小;当外周循环改善后,会出现循环血和呼出气二氧化碳分压增高的阶段,然后随组织二氧化碳潴留的解除,循环血和呼出气二氧化碳分压水平恢复到正常。呼吸运动强弱取决于中枢对二氧化碳的调节敏感性和反应性。二氧化碳增加可以使肺血管收缩,肺血流量下降。

(2)中枢神经系统:正常人脑循环对于二氧化碳敏感。当吸入气含 $CO_2 5\%$ 时,或 $PaCO_2$ 提高 $1\sim2kPa$ 时,脑血流量可提高 $40\%\sim50\%$,可以出现颅内压上升,致头痛、视神经乳头水肿、肌张力增高、瞳孔变化等症状和体征。颅高压严重者可以发展为脑疝,延髓受压迫后中枢呼吸停止而死亡。

(3)心血管系统:二氧化碳分压升高可以使心率、血压、心输出量反射性增加。如果二氧化碳上升过高,可以出现心率、血压、心输出量降低,出现心律不齐,外周血管扩张症状。

(4)肾脏:二氧化碳潴留存在轻度酸中毒时,肾血管血流增加,促进肾脏排尿作用。当呼吸性酸中毒失代偿时,pH 显著下降,肾血管痉挛、血流减少,尿量和钠离子排出量亦显著减少。

3.酸碱失衡和电解质紊乱　二氧化碳潴留可以导致呼吸性酸中毒,并出现一系列电解质紊乱。

(1)碳酸氢根/碳酸对酸中毒的调节失代偿:组织生成的 CO_2 主要在红细胞和肾小管上皮细胞内,经碳酸酐酶催化生成碳酸,碳酸迅速解离成 H^+ 和 HCO_3^- 离子。血液中 5％的 CO_2 溶解在血浆中,95％的 CO_2 进入红细胞,而大部分的 HCO_3^- 逸出红细胞外,相应的 Cl^+ 进入红细胞内(氯移现象),伴随血清氯离子减少。血浆中 CO1 总量包括溶解的 CO_2 和 HCO_3^-。HCO_3^- 的增加可以使代偿的 PCO_2 增高,原发性 HCO_3^- 升高或降低,将出现代偿的 PCO1 升高或降低。原发性酸碱紊乱变化如果大于代偿变化,即会影响到 pH 变化方向及超出正常范围的程度。如 HCO_3^- 和 $PaCO_2$ 呈相反变化,表明有混合性酸碱紊乱存在。如 HCO_3^- 和 $PaCO_2$ 明显异常而 pH 正常时,也应考虑混合性酸碱紊乱存在可能。当 HCO_3^-/H_2CO_3 保持 0.6/1 或 $HCO_3^-/PaCO_2$ 为 20/1 时,pH＝7.4。HCO_3^- 反映酸碱变化的代谢成分,PCO_2 反映呼吸成分。呼吸性酸中毒主要为 $PaCO_2$ 变化(升高)。当呼吸性酸中毒合并代谢性酸中毒时,可以出现 HCO_3^- 的下降,还可出现严重电解质紊乱和阴离子间隙升高。

(2)氢-钾交换:细胞内酸中毒时大量氢离子产生,细胞内钾离子和细胞外液中氢离子交换(3 个钾离子与 2 个钠离子、1 个氢离子交换),可以导致细胞内酸中毒和低钾。此外,远端肾小管氢-钾交换加强,随氢离子大量排出,血清钾水平升高。呼吸性酸中毒时血清钾离子水平与 pH 呈负相关,pH 越低,血钾越高。

(3)阴离子间隙:阴离子间隙(AG)是间接判断酸碱紊乱的指标之一,其表达方式近似为:$AG＝(Na^+ + K+)-(Cl^- + HCO_3)$,为总未测定阴离子(UA)和总未测定阳离子(UC)的差值(UA-UC)。理论上血浆阳离子总数和阴离子总数相等,$Na^+ + UC＝Cl^- + HCO_3 + UA$,对上式移项得到:$UA-UC＝Na^+-(Cl^- + HCO_3)$,正常范围为 8～16mmol/L,平均 12mmol/L。呼吸衰竭时,由于组织缺氧,组织无氧代谢—糖酵解增强,可以出现乳酸增高伴酸中毒,为乳酸性酸中毒,常见于呼吸性酸中毒时。可以通过测定血乳酸、AG 加以诊断。尤其当治疗过程中补碱液、机体代偿使 HCO_3 增加并恢复到正常范围,但酸中毒仍然存在时,如果 AG 增高,仍可以判断有代谢性紊乱。但危重呼吸衰竭时,应根据临床病情和处理综合判断。

【临床表现】

小儿临床多见急性呼吸衰竭,出现低氧血症,或合并高碳酸血症,出现多种临床异常情况。

(一)呼吸系统

由于小儿肺容量小,为满足代谢需要,肺代偿通气主要依靠呼吸频率加快获得。当呼吸频率＞40 次/分钟,有效肺泡通气量呈下降趋势。因此呼吸困难多表现为浅快,婴幼儿甚至可以达到 80～100 次/分钟。当呼吸肌疲劳后,呼吸速度变慢,同时伴严重低氧和高二氧化碳潴留,出现多种临床异常表现;当血氧饱和度＜80％时(PaO_2＜6.67kPa)出现发绀;但如果患儿贫血,发绀可以不明显。高碳酸血症时,可以出现皮肤潮红、口唇樱桃红色,并不反映循环改善,须加以区别。

(二)神经系统

低氧血症时出现烦躁不安、意识不清、嗜睡、昏迷、惊厥。中枢性呼吸衰竭出现呼吸节律不齐、潮式呼吸;呼吸衰竭后期出现叹息样呼吸、呼吸暂停等。出现颅内高压、脑水肿时,肌张力发生改变;当视神经受到压迫,可以出现瞳孔不等大改变。

(三)心血管系统

低氧血症早期心率加快、心输出量提高、血压上升;后期出现心率减慢、心音低钝、血压下降、心律失常。

(四)其他脏器系统

低氧可以导致内脏血管应激性收缩,消化道出血和坏死,肝功能损害出现代谢酶异常增高,肾脏功能损害可出现蛋白尿、少尿和无尿等症状。

（五）酸碱平衡失调和水盐电解质紊乱

低氧血症和酸中毒使组织细胞代谢异常,加上能量摄入不足、限制补液、利尿剂应用等,可以使患儿血液生化检查出现高血钾、低血钾、低血钠、高血氯及低钙血症。小儿肾脏对酸碱、水盐电解质平衡的调节作用有限,特别在低氧血症时,肾脏血流下降,进一步限制了肾脏的调节作用,可以加重全身性酸碱平衡失调和水、盐电解质紊乱。

【诊断和鉴别诊断】

（一）临床诊断

根据以上呼吸系统表现,加上神经系统、心血管、内脏功能变化的表现,结合血气分析,可以初步做出呼吸衰竭的临床诊断。

（二）血气分析诊断

一般认为在海平面大气压水平,吸入空气时,$PaCO_2 > 8kPa$,$PaO_2 < 6.67kPa$,提示呼吸衰竭。对于小儿急性和慢性呼吸衰竭的血气检查主要有以下特点。

1.呼吸性酸中毒　动脉血 $pH < 7.35$,$PaCO_2 > 7kPa$,$PaO_2 > 8kPa$,$BE > -5mmol/L$,$HCO_3^- > 20mmol/L$。多见于急性梗阻性通气障碍、通气-灌流失调。

2.混合性酸中毒　动脉血 $pH < 7.25$,$PaCO_2 > 7kPa$,$PaO_2 < 8kPa$,$BE < -5mmol/L$,$HCO_3^- < 20mmol/L$,多见于持续低氧血症伴通气、换气障碍,严重通气-灌流失调。

3.呼吸性碱中毒　动脉血 $pH > 7.45$,$PaCO_2 < 4kPa$,$PaO_2 > 8kPa$,$BE > 5mmol/L$,$HCO_3^- < 20mmol/L$。多见于机械通气过度时。

4.代谢性酸中毒　合并呼吸性碱中毒表现为动脉血 $pH < 7.45$,$PaCO_2 < 4kPa$,$PaO_2 > 8kPa$,$BE < -5mmol/L$,$HCO_3^- < 20mmol/L$。可见于呼吸衰竭应用利尿剂后,以及机械通气纠正呼吸性酸中毒后。

5.代谢性碱中毒　合并呼吸性酸中毒发生代谢性碱中毒的原因与长时间应用碱液、呋塞米、甘露醇、肾上腺皮质激素等药物,吐泻引起的低钾,机械通气掌握不当,以及肾脏调节慢等有关。

6.氧合指数（OI）　结合血气参数和机械通气参数可以判断呼吸衰竭的危重程度,可以采用 OI[$OI = FiO_2 × MAP × 100 / PaO_2$,$MAP$ 为平均气道压（cmH_2O）,可以从呼吸机直接读取,PaO_2 单位 $mmHg$]。此公式结合吸入氧、机械通气/辅助通气参数、血气指标,从治疗措施、病儿反应等多方面因素综合。$OI < 5$,正常或轻度呼吸功能不全;$OI = 5 \sim 10$,呼吸功能不全和呼吸衰竭,如果气体交换有明显障碍,需要机械通气;$OI = 10 \sim 20$,中-重度呼吸衰竭,依赖机械通气;$OI = 20 \sim 30$,严重呼吸衰竭,可能伴有肺内静-动脉分流,有应用气道滴入肺表面活性物质治疗指征。$OI = 30 \sim 40$,严重呼吸衰竭伴有肺动脉高压和肺外右向左分流,有吸入一氧化氮,体外膜肺等特殊呼吸治疗、生命支持治疗指征。

（三）鉴别诊断

1.呼吸功能不全　单纯使用血气值作为呼吸衰竭的诊断依据并不十分准确。比如在吸入 $30\% \sim 40\%$ 氧后 $30 \sim 60$ 分钟,患儿 $PaO_2 > 8kPa$,有可能为呼吸功能不全。因此,在对呼吸困难症状出现时,采用持续非介入性正压通气或气道插管机械通气和气道清洗使黏稠分泌物导致的气道阻塞复通后,呼吸困难症状迅速缓解。因此,需要与单纯性原发于肺部或肺外疾病演变发展的严重呼吸困难加以区别。动态检查血气,进行心率和呼吸监测。

2.急性呼吸窘迫综合征（ARDS）　ARDS 是与肺部和其他脏器感染等有关的急性肺部炎症损伤导致的临床综合征,因肺泡·毛细血管通透性增加而有严重肺水肿。小儿 ARDS 多为急性起病,主要表现为呼吸窘迫症状,放射学检查为双侧肺弥漫性炎症和渗出改变,血气分析提示严重低氧血症,$PaO_2/FiO_2 < 27kPa$（$200mmHg$）,可以合并严重肺内分流和肺动脉高压,应用常规机械通气往往效果差。随着急救技术

的提高和肺保护性策略的应用,临床预后已有明显改善。

3.感染性休克和全身性炎症反应综合征　小儿感染性休克时可因心肌麻痹、肺血管痉挛、全身炎症反应时毒素刺激等,导致肺部严重损伤和呼吸功能障碍。此时应及时处理原发病因,采取抗感染和抗休克措施,解除导致呼吸功能障碍的主要原因。

【治疗】

(一)氧疗

对于呼吸功能不全者,吸入低-中浓度氧(FiO_2 0.3～0.5)数小时,可以提高血氧饱和度($SpO_2>90\%$),一般认为有效。呼吸衰竭患者吸入氧 12～24 小时,可以解除低氧血症,发绀和呼吸困难逐渐消退。长时间吸入低浓度氧一般不会产生严重不良反应。但吸入氧>0.8,24～48 小时可以导致气道炎症和水肿,甚至严重的气道黏膜过氧化损伤。血氧水平过高,可以导致视网膜病变。动脉氧水平的提高必须和缺氧症状的改善相联系,因组织摄取氧的能力受到氧解离曲线、血红蛋白水平、心输出量等因素影响。

(二)气道管理

保持呼吸道湿化和雾化,防止气道上皮细胞过于干燥而变性坏死。清除气道分泌物可以采用拍背、气道雾化等方法,也可以使用沐舒坦等药物化痰。对于先天性或获得性气道发育导致通气障碍者,或二氧化碳潴留者,应给予气道插管、机械通气和必要的手术处理,目的为解除气道阻塞、修复窦道等先天性畸形。气道插管后应每隔 1～2 小时向气道滴入生理盐水,然后行负压气道吸引。

(三)机械通气

1.一般参数设置原则　调节潮气和通气频率,保持通气量相对稳定,控制 $PaCO_2$ 在 4.7～6kPa(35～45mmHg)。新生儿和小于 3 个月的婴儿通气频率 40～50 次/分,幼儿为 30～50 次/分,儿童为 20～40 次/分。容量控制或压力控制时的通气潮气量在 6ml/kg 体重。如果 $FiO_2>0.4$ 方能够维持 $SpO_2>85\%$,应将 PEEP 设置在 2～4cmH_2O。

2.机械通气　效果判断对于肺泡通气量与血氧合状况是否合适,采用以下公式可以判断潜在通气和换气效率:$a/A(PO_2)=PaO_2/PAO_2$,其中 $PAO_2=FiO_2 \times (PB-PH_2O)-PaCO_2/R$,$PAO_2$ 为肺泡气氧分压,PB 为海平面大气压(760mmHg),PH_2O 为肺泡汽水蒸发分压(47mmHg),R 为呼吸商(0.8)。如果 $a/A>0.5$,正常或轻度呼吸功能不全;$a/A<0.5$,呼吸衰竭或严重呼吸功能不全;$a/A<0.3$,严重呼吸衰竭,可以有呼吸窘迫。

3.过度通气　目前不主张采用过度通气的方法,因可能导致新生儿和婴幼儿脑血流显著下降,诱发缺血缺氧性脑损伤。对于通气效果不佳者,可以容许存在一定程度的高碳酸血症,即 $PaCO_2$ 能够保持在 7～9kPa(50～65mmHg),而不必调高通气潮气量和气道峰压。必要时可以考虑将通气频率加快到 50～70 次/分,以增加分钟通气量。

(四)呼吸兴奋剂

对于中枢性急性呼吸衰竭,可以使用尼可刹米(可拉明)、盐酸洛贝林(山梗菜碱)等药物兴奋呼吸中枢,但疗效不持久,使用时必须确定气道通畅,新生儿一般不用。尼可刹米肌内、皮下或静脉注射,小于 6 个月 75mg/次,1～3 岁 125mg/次,4～7 岁 175mg/次。盐酸洛贝林皮下或肌内 1～3mg/次,静脉注射 0.3～3mg/次,必要时间隔 30 分钟可重复使用。

(五)降低颅内压

遇有脑水肿时,原则上采用"边脱边补"的方式,控制出入液量,达到轻度脱水程度。常用药为甘露醇,静脉推注每次 0.25～0.5g/kg,间隔 4～6 小时重复应用。一般用药后 20 分钟颅内压开始下降。或采用甘露醇-复方甘油(0.5～1.0g/kg)交替应用,间隔 4～6 小时,直至症状缓解可逐渐停药。利尿剂多采用呋塞米,肌内或静脉注射,每次 1～2mg/kg,新生儿应间隔 12～24 小时。主要不良反应为脱水、低血压、低血钠、低血钾、低血氯、低血钙等。已经存在水、盐电解质紊乱者应注意及时纠正。

(六)纠正酸中毒

1.呼吸性酸中毒　呼吸衰竭时的主要代谢失衡是呼吸性酸中毒。一般应保持气道通畅,兴奋呼吸,必要时采用机械通气方式,降低组织和循环血中的二氧化碳。

2.代谢性酸中毒　采用碱性药物,如碳酸氢钠,通过中和体内固定酸,提高血浆 HCO_3,纠正酸中毒。此外,酸中毒可以刺激气道痉挛和降低支气管扩张剂的作用,碳酸氢钠可以缓解支气管痉挛。低氧和酸中毒可以导致心肌麻痹及肺内小血管痉挛,补充碳酸氢钠可以起强心和舒张肺内血管作用,有利于改善肺内血液灌流。一般应用 5% 碳酸氢钠,首剂可用 1～1.5mmol/kg(1ml=0.6mmol)。计算方法:HCO_3(mmol)=0.3×BE×体重(kg),先用半量。静脉滴注或慢推注时,可以将 5% 碳酸氢钠用乳酸·林格液或葡萄糖生理盐水稀释,以降低碱性液对静脉血管的刺激。如果补充碱性液过快,或没有及时改善通气和外周循环,可能产生代谢性碱中毒,可以导致昏迷和心跳停止。在出现代谢性碱中毒时,可以迅速适当降低通气量产生呼吸性酸中毒,补充生理盐水,或给予口服氯化氨、静脉注射或口服氯化钾纠正。

(七)强心药和血管活性药的应用

在持续低氧血症并发心力衰竭时可以使用洋地黄制剂、利尿剂、血管张力调节制剂等。

1.毛花苷丙和地高辛　在呼吸衰竭时心肌缺氧,容易导致洋地黄中毒,应考虑减少其用量。

2.多巴胺和多巴酚丁胺　兴奋心脏 B1 受体,扩张肾、脑、肺血管作用,增加肾血流量和尿量,为休克和难治性心力衰竭的主要药物。其半衰期非常短,必须连续静脉滴注。多巴胺 2～10μg/(kg·min),多巴酚丁胺 2～20μg/(kg·min),可以联合应用,从低剂量开始。

3.酚妥拉明　为 α 受体阻滞剂,可以直接扩张外周小动脉和毛细血管,显著降低周围血管阻力及心脏后负荷,提高心输出量。适用于低氧引起的肺血管痉挛、重症肺炎、急性肺水肿、充血性心力衰竭等疾病时的呼吸衰竭。剂量为静脉滴注 0.1～0.3mg/次,用 5% 葡萄糖盐水稀释,每分钟 2～6μg 速度滴入。应用中注意纠正低血压和心律失常,在伴有中毒性休克时应补充血容量。

4.一氧化氮(NO)　吸入新生儿低氧性呼吸衰竭伴持续肺动脉高压,可以吸入 NO 治疗。起始剂量为 10～20ppm3～6 小时,随后改为 5～10ppm,可以维持 1～7 天或更长时间,直到缺氧状况根本缓解。

(八)利尿剂

在呼吸衰竭伴急性肺水肿、急性心力衰竭时,可以应用呋塞米促进肺液吸收、减轻心脏负荷。

四、并发症处理和临床转归

(一)发展为严重肺损伤和急性呼吸窘迫综合征

中枢性呼吸衰竭可以发展为呼吸机相关性肺炎和肺损伤。持续机械通气时,呼吸管理不善,可以导致气道肺泡发育不良,呼吸道细菌感染,发展为肺炎,加重呼吸衰竭。化疗和免疫抑制时、肠道缺血缺氧再灌注性损伤等可以导致严重肺部感染性损伤,并发展为 ARDS。

(二)发展为肺外脏器功能衰竭

呼吸衰竭时持续低氧血症可以导致肺部和肺外脏器功能衰竭。主要由于肺部炎症细胞大量集聚,释放促炎症介质进入循环,攻击肺外脏器,导致肺外脏器的功能和结构损害,可以发展为多脏器功能障碍和衰竭。

(郭小燕)

第九章　呼吸睡眠调节异常

第一节　睡眠呼吸暂停综合征

【概述】

睡眠呼吸暂停低通气综合征包括阻塞型睡眠呼吸暂停低通气综合征(OS-AHS)、中枢型睡眠呼吸暂停综合征(CSAS)、睡眠低通气综合征(SHS)等。临床上以 OSAHS 最为常见。OSAHS 主要表现睡眠时打鼾并伴有呼吸暂停和呼吸表浅,夜间反复发生低氧血症、高碳酸血症和睡眠结构紊乱,导致白天嗜睡,记忆力下降,并可引发心脑肺血管并发症乃至多脏器损害,严重影响生活质量和寿命。国外资料显示,OSAHS 在成年人中的患病率为 $2\%\sim4\%$,国内多省市流行病学调查结果显示 OSAHS 患病率大约为 4%。目前认为 OSAHS 是全身多种疾患的独立危险因素。而目前广大患者和医务工作者对本病的严重性、重要性和普遍性尚缺乏足够的认识。同时临床诊治中也存在许多不规范的情况。

【相关术语定义】

1.睡眠呼吸暂停(SA)　睡眠过程中口鼻呼吸气流均停止 10 秒以上。

2.低通气　睡眠过程中呼吸气流强度(幅度)较基础水平降低 50% 以上并伴有血氧饱和度(SaO_2)较基础水平下降$\geqslant4\%$,持续 10 秒以上。

3.OSAHS　每夜 7 小时睡眠过程中呼吸暂停及低通气反复发作在 30 次以上,或睡眠呼吸暂停低通气指数(AHI)$\geqslant5$ 次/小时,睡眠呼吸监测时虽有胸腹运动但无呼吸气流。

4.觉醒反应　睡眠过程中由于呼吸障碍导致的觉醒,可以是较长的觉醒而使睡眠总时间缩短,也可以引起频繁而短暂的微觉醒,但是目前尚未将其计入总的醒觉时间,可导致白天嗜睡。

5.微觉醒　睡眠过程中持续 3 秒以上的 EEG 频率改变,包括 O 波、a 波和(或)频率大于 16Hz 的脑电波(不包括纺锤波)。

6.睡眠片段　反复醒觉导致的睡眠不连续,破坏正常的睡眠结构。

【病因和主要危险因素】

引起睡眠呼吸暂停和低通气的因素很多,可以简要归纳如下:

1.肥胖:体重超过标准体重的 20% 或以上,体重指数(BMI)$\geqslant24kg/m^2$。

2.年龄:成年后随年龄增长患病率增加;女性绝经后患者增多,70 岁以后患病率趋于稳定。

3.性别:更年期之前男性患病者明显多于女性。

4.上气道解剖学异常:包括鼻腔阻塞(鼻中隔偏曲、鼻甲肥大、鼻息肉、鼻部肿瘤等)、Ⅱ度以上扁桃体肥大、软腭松弛、悬雍垂过长、过粗、咽腔狭窄、咽部肿瘤、咽腔黏膜肥厚、腺样体增生、舌体肥大、舌根后坠、下颌后缩、颞颌关节功能障碍及小颌畸形等。

5.家族史,部分患者具有明显家族遗传倾向。

6.长期大量饮酒和(或)服用镇静催眠药物。

7.长期重度吸烟。

8.其他相关疾病包括甲状腺功能低下、肢端肥大症、垂体功能减退、淀粉样变性、声带麻痹、其他神经肌肉疾患(如帕金森病)、长期胃食管反流等。

【发病机制】

(一)上气道解剖结构异常

上气道机械性狭窄对睡眠中上气道的塌陷和闭合起到重要作用,而上气道解剖结构的狭窄则是发生机械性狭窄的病理学基础。CT 和 MRI 等影像学检查显示 OSAS 患者咽部的口径和容积均小于对照组。上气道任何部位或水平的狭窄,如鼻腔肿瘤、鼻甲肥大、鼻中隔偏曲、扁桃体肥大、软腭肥大下垂、舌体肥大等都可以发生睡眠呼吸暂停。咽部是上气道阻塞的好发部位。可以单独发生在咽部的一个水平或同时发生在两个以上水平。上气道塌陷部位会随睡眠的不同分期和睡眠的体位不同而发生变化。肥胖与 OSAHS 发生密切相关,主要是由于脂肪在咽部气道周围的沉积形成对气道挤压的缘故。上气道狭窄的直接影响是气道内气流加速和跨腔压增加,构成上气道闭合和塌陷的力学基础。

(二)睡眠对上气道的影响

OSAHS 患者在清醒状态下尽管存在上气道狭窄,但并不打鼾和发生呼吸暂停。正常人清醒时上气道阻力和流速关系曲线与睡眠时无明显差别;而 OSAHS 患者清醒与睡眠状态则存在显著不同。提示 OSAHS 患者在睡眠状态下上气道功能发生了很大变化。OSAHS 患者保持咽腔开放的重要机制在于上气道扩张肌吸气相收缩活动增力口和张力增高,而在睡眠状态全身肌肉活动和神经肌肉反射减弱(包括上气道扩张肌)。上气道扩张肌肉张力减低、上气道腔内径减小,咽腔侧壁顺应性增加。睡眠状态时 OSAHS 患者上气道扩张肌对于胸腔负压和气道阻力增加的反射减弱或消失,REM 期更为明显。由于保持上气道开放力量降低或消失,在胸腔负压作用下更容易发生塌陷和闭合。发生睡眠呼吸低通气和呼吸暂停时,高气道阻力、低氧和高二氧化碳的刺激使呼吸肌缩力明显增强,无疑会大幅度增加胸内和上气道的腔内负压,促成上气道塌陷。同时睡眠呼吸暂停的发生还与咽腔扩张肌同膈肌收缩不同步、配合不协调有关。

(三)气道呼吸力学的改变

研究表明引起 OSAHS 患者上气道关闭的因素有很多,解剖学因素固然是一个重要的方面,但更重要的还是功能性改变,因此应当重点研究引起上气道关闭的功能因素和机制。上气道的开放与关闭由以下几方面因素决定:管腔内压、管腔外压、跨壁压和管壁的顺应性等。呼吸过程中上气道的腔内压主要决定于吸气肌的收缩力。其收缩力越大,管腔内压力越低,腔内压越低管腔越容易塌陷或闭合。管腔外压力由颌面部器官和组织的重力与围绕在气道周围的脂肪沉积构成,腔外压力越大,管腔越容易塌陷和闭合。跨壁压是管腔外压力与管腔内压力之差,跨壁压越大管腔越容易塌陷。上气道的开放与闭合主要是跨壁压与管壁顺应性相互作用的结果。管壁的顺应性决定于管壁自身的张力。上气道扩张肌收缩力减低或松弛会使管壁顺应性增加,气道趋向狭窄。环绕上气道的组织对上气道黏膜的牵拉力也是对抗胸腔负压,保持气道开放的一种力。管腔狭窄会使腔内流速加快,速度越快腔内压力越低,跨壁压越大,管腔越容易闭合。顺应性增加形成的上气道狭窄、阻力增加及通气不足会反射性地引起呼吸肌收缩力的增强,出现上气道内压异常减低和跨壁压异常增高,最终发生上气道的不完全或完全闭合。咽都黏膜的表面张力具有阻止上气道重新开放和促成、维持咽腔气道塌陷的作用。一旦发生气道完全闭合,则会维持于呼气相和吸气相的全过程。咽部黏膜层的增厚是反复发生的压力变化和打鼾损害的结果。

临界压是上气道完全闭合瞬间吸入气流为零时咽部气道内的压力(腔内压)。用以定量表示上气道倾向于闭合的趋势和严重程度,其大小与上气道阻塞部位以上和以下(胸内)的压力,及上气道阻力等因素相关。正常人清醒时 Pcrit$<-41cmH_2O$,睡眠时为$-13cmH_2O$;OSAHS 患者清醒时为$-40\sim17cmH_2O$。发生睡眠低通气和呼吸暂停时分别为$-1.6cmH_2O$和$2.78cmH_2O$,明显高于正常人。

(四)上气道顺应性对 OSAHS 的影响

上气道顺应性是决定患者上气道管腔压的重要因素,咽部是一个缺乏骨和软骨支持的管腔型器官,决定了它具有较高的顺应性和易塌陷性。清醒状态下 OSAHS 患者上气道顺应性正常或低于正常水平,睡眠状态时上气道顺应性增加,在高的跨壁压和吸气负压作用下极易闭合和发生呼吸暂停。除上气道扩张肌相关的神经肌肉因素外,上气道血流灌注状态对上气道的顺应性也有影响。

(五)神经肌肉因素

上气道的开放有赖于上气道的通畅程度,包括咽部扩张肌功能正常和神经肌肉反射功能正常。而咽腔狭窄者咽腔的开放则很大程度上依靠扩张肌收缩来维持,任何程度的扩张肌收缩活动减弱或消失都会明显增加上气道的阻力,导致上气道进一步狭窄和塌陷。CSA 的发生主要是由于脑干呼吸控制中枢障碍致使呼吸冲动发放障碍和紊乱,具体细节目前尚不完全清楚。男性、高龄、低碳酸血症者易发生 CSA,此外发现慢性充血性心力衰竭患者容易发生 CSA。

患者睡眠时呼吸暂停短则 10 秒,长则 2 分多钟。首先,长时间反复发生呼吸暂停低通气可导致间断低氧血症,血氧饱和度可降到 60%～80%。严重低氧可引起儿茶酚胺、肾素-血管紧张素和内皮素分泌增加,微血管收缩,血管内皮细胞损害,胸内压大幅度波动,内分泌功能紊乱,自主神经调节功能失调,血流动力学和流变学改变,微循环异常,使组织器官缺血、缺氧加重而导致多系统器官损害。同时,反复发生重度呼吸暂停也会引起 CO_2 潴留和呼吸性酸中毒。其次,由于睡眠过程中不断出现睡眠中断,睡眠质量下降,因而白天嗜睡,严重时出现各种神经、精神症状。再次,睡眠重度打鼾,上气道阻力增加,患者张口呼吸,会引起咽喉部慢性感染。此外,呼吸暂停时胸膜腔内负压增加,引起或加重胃食管反流。

【病理】

睡眠呼吸暂停低通气患者发生的病理改变大致可分为三大方面。

1.病因及高危因素:本身的病理改变如鼻中隔偏曲、鼻甲肥大、鼻息肉、扁桃体肥大、腺样体增生、悬雍垂水肿肥大、舌体肥大等,以及某些相关疾病如甲状腺功能低下、肢端肥大症、淀粉样变性等发生的各种病理改变,限于篇幅,恕不详述。

2.由于长期反复打鼾对上气道组织损害引起的炎性改变,外观可见咽部黏膜充血、水肿、咽腔不同程度狭窄,镜下可见多种炎症细胞浸润,主要是淋巴细胞。

3.睡眠呼吸暂停低通气引起的靶器官损害或合并症时相应病理改变,包括心肌、全身血管,特别是冠状动脉、颈动脉、脑动脉、肾动脉、眼底动脉发生粥样硬化、狭窄、阻塞等,因其变化与冠心病及动脉粥样硬化类似,故不作重复介绍。

【临床表现】

夜间睡眠过程中,打鼾且鼾声不规律,呼吸及睡眠节律紊乱,反复出现呼吸暂停及觉醒,自觉憋气,夜尿增多,晨起头痛,头晕,口干,白天嗜睡明显,常常出现难以抑制的嗜睡,记忆力下降;严重者出现心理、智能、行为异常等。近年来逐渐认识到本病是一种全身性疾病,可以引起多种靶器官损害,即引发心脑肺血管合并症等。兹将相关靶器官损害简介如下。

(一)OSA 与高血压

多项大规模人群调查显示 OSA 与高血压相关,甚至是因果关系。约 50% 的 OSA 患者患有高血压,至少 30% 的高血压患者伴有 OSA。这部分患者的 OSA 多被漏诊,贻误治疗。一项历时 4 年的随机对照研究显示,OSA 患者 4 年后高血压发生率明显增高,睡眠呼吸暂停低通气指数(AHI)≥15 次/小时的患者,4 年中发生高血压危险性是无睡眠呼吸暂停人群的 3 倍。即使对基础血压、体重指数、年龄、性别、吸烟和饮酒等因素校正后,高血压的发生与睡眠呼吸紊乱严重程度仍旧密切相关。顽固性高血压患者中有 83% 为 OSA 患者,这种高血压与 OSA 关系更为密切。国内 20 家三级甲等医院流行病学调查显示,OSA 组高血压发生率为 49.3%,对照组为 23.5%,前者是后者的 2.2 倍。同时发现 AHI 对高血压患病率的影响独立于年龄、性别、BMI 和高血压家族史等因素,此外发现很大比例的 OSA 患者显现为夜间和晨起高血压,即血压昼夜节律呈反构型。新近研究结果显示昼夜血压呈非构形节律改变时患者发生靶器官损害的危险性显著增加。与"构形"血压节律人群比较,非"构形"血压节律者存活率明显减低。因此 2003 年美国高血压评价和防治委员会第七次报告中已经明确将 OSA 列为继发性高血压主要病因之一。如果有效解决了 OSA 患者的高血压问题,将是高血压整体防治策略的重大突破。

(二)OSA 与冠心病

OSA 合并冠心病常常表现为夜间心绞痛或夜间发生急性心肌梗死。流行病学研究结果显示 OSA 患者冠心病患病率为 20%~30%,AHI 是预测冠心病死亡的独立危险因素,合并 OSA 的冠心病患者 5 年病死率比对照组增加 62%。睡眠心脏健康研究(SHHS)中大样本多中心研究结果进一步证实了 OSA 与冠心病和心肌梗死显著相关。国内报道冠心病患者中 OSA 患病率为 33.5%,相应治疗 OSA 对于冠心病也有良好的作用,主要表现为心血管事件减少,病死率下降。

(三)OSA 与心律失常

心率快-慢交替是 OSA 患者睡眠时最典型的心电图改变。严重 OSA 患者发生夜间复杂性心律失常的风险是非 OSA 患者的 2~4 倍。OSA 本身是导致夜间心律失常的原因之一。80% 以上的患者在呼吸暂停期间有明显的窦性心动过缓,一半以上的重度 OSA 患者会出现包括窦性停搏、二度房室传导阻滞、频发室性期前收缩及短阵室性心动过速等各种心律失常。但是许多合并严重缓慢性心律失常的重度 OSA 患者接受心脏电生理学检查时,并未发现窦房结及房室传导功能有何异常。相反,缓慢型心律失常患者中 OSA 的检出率增加,房室传导阻滞患者中 68% 存在睡眠呼吸暂停。因此目前认为对于传导功能正常的 OSA 患者治疗 OSA 应成为缓慢性心律失常一线治疗的重要部分。对于拟进行心脏起搏治疗的缓慢性心律失常,特别是夜间心律失常为主者,如确诊为 OSA 可进行试验性 CPAP 治疗,无效后再考虑进行起搏治疗。近期研究显示,重度 OSA 患者房颤的发生率为 5%,而非 OSA 者只有 1%。SHHS 研究中 AHI>30 次/小时者房颤发生率增加 4 倍。151 例房颤患者中 49% 患有 OSA,而 373 例非房颤者中只有 32% 合并 OSA。复律后 CPAP 治疗可以显著降低房颤的复发率。一项以社区人群为对象的调查研究发现,合并 OSA 者短阵室速(5.3% 及 1.2%,P=0.004)及多发室性期前收缩如二联律、三联律甚至四联律(25% 及 14.5%,P=0.002)的发生率均显著增高。对 107 例应用 CPAP 治疗的 OSA 患者心血管疾患病死率的长期随访,结果显示 7 年后对 CPAP 治疗顺应性好者病死率为零,而差者为 7%。Ganii 等发现一半的 OSA 患者死于睡眠中,无 OSA 者只有 21%,而且这种死亡的时间模式与 OSA 的发病规律直接相关。

(四)SA 与心力衰竭

OSA 是促进、诱发、加重心力衰竭的高危因素。未经 CPAP 治疗的 OSA 是心力衰竭患者病死率增加的独立危险因素。心力衰竭患者中 CSA 患病率很高,且常常以陈施呼吸(CSR),即 CSR-CSA 形式出现。CSR 最多见于慢性充血性心力衰竭患者,也可见于脑血管疾病和急性心力衰竭患者;CSR 又会进一步加重心力衰竭。心力衰竭患者中 CSR-CSA 的发生率高达 30%~40%,其严重程度与心功能受损程度呈线性相关。国内的流行病学研究显示 CSA 在心力衰竭中的患病率为 17.6%~65%。心力衰竭患者中发生 CSA 的主要危险因素包括:男性、低碳酸血症、房颤、老龄、严重左心室功能受损、NYHA 分级≥Ⅲ级、BNP 升高。在控制了所有潜在危险因素后,CSA 是影响心力衰竭预后进程的独立危险因素。心力衰竭患者 CSA 的 AHI≥30 次/小时,同时合并左心房扩大,其病死率将增加 2 倍以上。因此 CSA 可作为心力衰竭病情恶化的预警信号。

(五)OSA 与 2 型糖尿病

OSA 患者中糖尿病的患病率>40%,而糖尿病患者中 OSA 的患病率可达 23%以上,而某些类型的睡眠呼吸障碍(SDB)中可高达 58%。法国 1 项男性睡眠状况调查发现,多导睡眠图(PSG)诊断的 OSA 患者 AHI 超过 10 次/小时者较非 OSA 者更易发生糖调节受损和糖尿病。睡眠心脏健康研究发现睡眠时血氧饱和度下降与空腹血糖和口服糖耐量试验(OGIT)2 小时血糖浓度显著相关,校正肥胖参数后,OSA 的严重程度与胰岛素抵抗程度相关。Wis-consm 睡眠系列研究发现,不同程度的 OSA(通过校正肥胖参数后)由轻到重度 OSA 者均与 2 型糖尿病相关。两项大规模研究发现打鼾是 10 年后发展为糖尿病的独立危险因素。另有大量研究表明,无论 OSA 的病程长短,均与糖尿病的发生相关。已经证明糖尿病患者的睡眠片段和睡眠质量是糖化血红蛋白(HbAlc)的重要预测指标。持续正压气道通气(CPAP)可改善胰岛素敏感性,有助于控制血糖和降低 HbAle。

(六)OSAHS 与脑卒中

OSAHS 患者因脑动脉硬化,血液黏度增高,低氧时血小板聚集性增强,加之脑血流缓慢,易发生夜间缺血性脑卒中。其次 OSA 患者夜间血压升高,颅内压增高而出现脑出血。因此认为鼾症是缺血性脑卒中的一种危险因素,若伴有呼吸暂停,这种相关性更显著。

(七)OSAHS 与痴呆症

96%老年 OSAHS 患者有不同程度的痴呆,认为是与呼吸暂停、严重低氧血症导致大脑半球特别是皮质和皮质下功能的损害有关。

儿童可因长期睡眠呼吸暂停,影响智力发育,反应迟钝,记忆力下降而出现痴呆症。

(八)OSAHS 与神经精神异常

因低氧血症引起运动兴奋性增强,睡眠中惊叫、躁动、不宁腿综合征。OSAHS 还可引起躁狂症和抑郁症,出现语言功能障碍、口齿不清、晨间头痛、白天嗜睡、行为改变、性格异常。

(九)OSAHS 与癫痫

睡眠中反复觉醒,夜间辗转不安,易诱发癫痫。

(十)OSAHS 与呼吸衰竭

OSAHS 患者呼吸中枢和呼吸肌功能失调,肺通气功能下降,出现严重呼吸困难症状和体征,如发绀、抽搐、肺水肿、低氧血症和高碳酸血症,呼吸暂停时间过长,可出现急性呼吸衰竭。

(十一)OSAHS 与夜间哮喘

发生呼吸暂停后患者必然用力吸气,这时胸腔负压增加,迷走张力升高,导致支气管收缩。强烈的支气管收缩和高反应性可引起哮喘。OSA 可引发夜间哮喘,哮喘发作之前常有严重打鼾和呼吸暂停。此外由于呼吸暂停刺激咽喉、声门处神经受体引起反射性支气管收缩和哮喘。目前 OSA 成为难治性哮喘的重要原因。

(十二)OSAHS 与肺心病

OSAHS 患者不但睡眠时肺动脉压升高,白天亦升高,肺功能、肺动脉高压与 PaO_2 和 $PaCO_2$ 显著相关。长期肺动脉高压可引起右心室肥厚而致肺心病。OSA 可以合并 COPD,临床上称为重叠综合征,这类患者病情进展更快,病情更严重,病死率更高。

(十三)睡眠呼吸暂停对其余各系统的影响

1.长期慢性间歇低氧可以引起肾功能损害、夜尿增多及遗尿。

2.不明原因红细胞增多症。

3.夜间反复发生胸内压波动引起或加重胃食管反流疾病。

4.OSA 还可引起性功能障碍,包括性欲降低,阳痿等,以致造成婚姻破裂。此外,OSA 还可加重肢端肥大症,引起或加重甲状腺功能减低。

5.OSAHS 患者睡眠质量较差,有效睡眠减少,白天嗜睡:驾车时常因打瞌睡而出现车祸,可造成严重的自身和他人伤亡,给社会带来很大危害。Findley 研究报告 OSAHS 驾驶员车祸发生率是无 OSAHS 驾驶员的 7 倍。因打瞌睡而造成车祸的死亡率却占交通事故死亡率的 83%。

【体检和常规检查项目】

1.身高、体重:计算 BMI=体重(kg)/身高 2(m²),注意体脂分布特点。

2.体格检查:包括血压、颈围、腰围、颌面形态、鼻腔、咽喉部检查;特别注意有无鼻甲肥大、鼻中隔偏曲、下颌后缩、小颌畸形、咽腔狭窄、扁桃体肥大、腺样体肥大以及舌体肥大;心、肺、脑、神经系统检查等;必要时进行 24 小时动态血压测定。

3.血细胞计数:特别是红细胞计数、血细胞比容、平均红细胞体积、平均红细胞血红蛋白浓度。

4.动脉血气分析。

5.空腹血脂、血糖测定。

6.X 线头影测量(包括咽喉部测量)及 X 线胸片。

7.心电图,必要时进行 24 小时动态心电图监测。

8.病因或高危因素的临床征象。

9.可能发生合并症的临床征象。

10.部分患者应检查甲状腺功能。

【辅助检查】

(一)多导睡眠图(PSG)监测

1.整夜 PSG 监测　　是目前诊断 OSAHS 的标准方法,常规用于 OSAHS 诊断。包括二导脑电图(EEG)、二导眼电图(EOC)、下颌肌电图(EMG)、心电图(ECG)、口鼻呼吸气流、胸腹呼吸运动、血氧饱和度(SaO₂)、体位、鼾声、胫前肌 EMG 等,正规监测一般需要整夜不少于 7 小时的睡眠。适应证为:①因肥胖、打鼾临床上怀疑为 OSAHS 者;②临床上其他症状、体征支持患有 OSAHS,如夜间哮喘、肺或神经.肌肉疾患影响睡眠;③难以解释的白天低氧血症或红细胞增多症;④顽固性高血压、顽固性心力衰竭、原因不明的夜间心律失常、冠心病;⑤OSA 患者术前常规检查;⑥进行各种治疗后对 SAHS 的随访效果评估;⑦诊断其他睡眠障碍性疾患。对于 PSG 检测应由有资质的医师或技师阅读判断并作出结论。

2.夜间分段 PSG 监测　　在同一晚上的前 2~4 小时进行 PSG 监测,之后进行 2~4 小时的持续气道正压通气(CPAP)压力调定。其优点在于可以减少检查和治疗费用,只推荐在以下情况采用:①AHI>20 次/小时,反复出现持续时间较长的睡眠呼吸暂停或低通气,伴有严重的低氧血症;②因睡眠后期快动眼相(REM)睡眠增多,CPAP 压力调定的时间应>3 小时;③当患者处于平卧位时,CPAP 压力可以完全消除 REM 及非 REM 睡眠期的所有呼吸暂停、低通气及鼾声。如果不能满足以上条件,应进行整夜 PSG 监测并另选一个整夜时间进行 CPAP 压力调定。

3.午后小睡的 PSG 监测　　对于白天嗜睡明显的患者可以试用,通常需要保证有 2~4 小时的睡眠时间(包括 REM 和 NREM 睡眠)才能满足诊断 OSAHS 的需要,因此存在一定的失败率和假阴性结果。

（二）初筛诊断仪检查

多采用便携式诊断装置（PM），大多数是用 PSG 监测指标中的部分进行组合，如单纯血氧饱和度监测、口鼻气流＋血氧饱和度、口鼻气流＋鼾声＋血氧饱和度＋胸腹运动等，通常至少应包括气流、呼吸用力和血氧情况，主要适用于基层缺少 PSG 监测条件或由于睡眠环境改变或导联过多而不能在睡眠监测室进行检查的一些轻症患者，用来除外 OSAHS 或初步筛查 OSAHS 患者，当临床医师综合评估患者可能属于中-重度 OSA 而无其他睡眠呼吸疾病时也可进行 PM。此外还可用于治疗前后对比及患者的随访。

应用 PM 监测患者时通常用 RDI（呼吸紊乱指数）来反映记录结果，RDI 与 AHI 不同，RDI＝A＋H/总记录时间，因为这时无法测出总睡眠时间。

（三）嗜睡的评价

1.嗜睡的主观评价　主要有 Epworth 嗜睡量表（ESS）和斯坦福嗜睡量表（SSS），现多采用 ESS 嗜睡量表。

2.嗜睡的客观评价　应用 PSG 可以对患者白天嗜睡进行客观评价。多次睡眠潜伏期试验（MSLT），是通过让患者白天进行一系列的小睡来客观判断其白天嗜睡程度的一种检查方法。每两小时测试一次，每次小睡持续 30 分钟，计算患者入睡的平均潜伏时间及异常 REM 睡眠出现的次数，睡眠潜伏时间＜5 分钟者为嗜睡，5～10 分钟为可疑嗜睡，＞10 分钟者为正常。MSLT 不常规用于 OSA 的诊断、评估及疗效判断，但是 OSA 患者在治疗过程中仍有嗜睡，应进行 MSLT 以除外发作性睡病。

【诊断】

根据临床症状、体征＋睡眠监测结果对于具有以下高危因素的患者应进行 OSA 症状评估：

1.BMI≥25kg/m²，尤其颈粗短。

2.充血性心力衰竭。

3.心房纤颤。

4.难治性高血压。

5.2 型糖尿病。

6.夜间心律失常。

7.脑卒中。

8.不明原因的肺动脉高压。

对于上述患者应注意询问以下病史：

1.同床人发现呼吸暂停。

2.打鼾。

3.难以解释的白天嗜睡。

4.清晨醒后仍觉疲劳、乏力。

5.夜间睡眠不连续。

6.夜尿增多。

7.晨起头痛、头晕、口干。

8.注意力减退。

9.记忆力下降。

10.性欲减退。

11.性格变化、易怒。

【诊断分型及病情分度】

（一）诊断标准

主要根据病史、体征和 PSG 监测结果。临床上有典型的夜间睡眠时打鼾及呼吸不规律、白天过度嗜睡，经 PSG 监测提示每夜 7 小时睡眠中呼吸暂停及低通气反复发作在 30 次以上，或 AHI 大于或等于 5 次/小时。

（二）SAHS 病情分度

根据 AHI 和夜间血氧饱和度将 SAHS 分为轻、中、重度，其中以 AHI 作为主要判断标准，5～20 次/小时为轻度，21～40 次/小时为中度，>40 次/小时为重度，夜间最低 SaO_2 作为参考。

（三）临床分型

1.阻塞型睡眠呼吸暂停低通气综合征（OSAHS）　主要是由于上气道解剖学异常及功能异常导致夜间睡眠中出现呼吸暂停或低通气，PSG 监测图上表现为有胸腹运动但是没有气流或呼吸幅度下降（≥50%）。

2.中枢型睡眠呼吸暂停综合征（CSAS）　主要是由于呼吸中枢驱动障碍导致夜间睡眠呼吸暂停，PSG 监测时既无胸腹运动也无气流。

3.混合型睡眠呼吸暂停低通气综合征（MSAHS）　睡眠过程中交替出现上述两种类型的睡眠呼吸暂停低通气。

（四）阻塞部位分型

中华医学会耳鼻咽喉科学会提出的分型为：

Ⅰ型：狭窄部位在鼻咽以上（鼻咽、鼻腔）。

Ⅱ型：狭窄部位在口咽部（和扁桃体水平）。

Ⅲ型：狭窄部位在下咽部（舌根，会厌水平）。

Ⅳ型：以上部位均有狭窄或有两个以上部位狭窄。

Fujita 分型（三型）：

Ⅰ型：狭窄部位在软腭水平（口咽）。

Ⅱ型：狭窄部位在软腭及舌根水平（口咽及下咽）。

Ⅲ型：狭窄部位在舌根、会厌水平（下咽）。

简易诊断方法和标准：用于基层缺乏专门诊断仪器的单位，主要根据病史、体格检查、血氧饱和度监测等，其诊断标准如下：

（1）至少具有 2 项主要危险因素：肥胖、颈粗短或有小颌或下颌后缩，咽腔狭窄或有扁桃体Ⅱ度肥大、悬雍垂肥大，或甲状腺功能减退、肢端肥大症。

（2）中重度打鼾、夜间呼吸不规律，或有屏气、憋醒（观察时间应不少于 15 分钟）。

（3）夜间睡眠节律紊乱，特别是频繁觉醒。

（4）白天嗜睡（ESS 评分>9 分）。

（5）血氧饱和度监测趋势图可见典型变化、氧减饱和指数>10 次/小时。

符合以上 5 条者即可作出初步诊断，有条件的单位可进一步进行 PSG 监测。

（五）合并症的诊断

OSAHS 的诊断除了需要明确其临床分型、病情分度外，还应明确是否发生下述合并症，OSAHS 可能引起的病变或问题：①引起或加重高血压（晨起高血压）；②冠心病、夜间心绞痛、心肌梗死；③夜间发生严重心律失常、室性期前收缩、心动过速、房室传导阻滞、窦房传导阻滞或窦性停搏；④夜间反复发作左心衰竭；⑤脑血栓、脑出血；⑥癫痫发作；⑦痴呆症；⑧精神异常：焦虑、抑郁、语言混乱、行为怪异、性格变化、幻视、幻听;⑨肺动脉高压、肺心病;⑩呼吸衰竭。

【鉴别诊断】

(一)其他睡眠呼吸障碍性疾患

除 OSAHS 外,因呼吸紊乱引起的睡眠呼吸障碍性疾患还包括上气道阻力综合征(UARS)、睡眠低通气综合征、COPD 患者的睡眠低氧血症、神经肌肉疾病患者的睡眠通气不足、夜间哮喘等。这些患者可能并无典型的睡眠打鼾,多导睡眠图也无频发的呼吸暂停,但其基本病理生理改变均为低氧、高二氧化碳血症和(或)睡眠结构紊乱,临床后果与 OSAHS 相同。此外,它们与 SAHS 重叠发生的机率也相当高。虽然无创正压通气治疗对这些疾患均有效,但在呼吸器选择(BIPAP 或 CPAP)、压力设定等方面均有不同。

(二)其他睡眠障碍性疾患

睡眠医学是一门新兴的边缘学科,在国际分类中睡眠障碍性疾患包括 4 大类共 89 种疾病,OSAHS 只是其中较为常见的一种。据报告中除 OSAHS 外,发作性睡病约占 4%,原发性嗜睡及周期性腿动综合征也可见到。美国 19 家睡眠中心 3970 例患者最后诊断的统计情况也表明,以日间嗜睡为主要表现的其他睡眠障碍性疾患并不少见,需与 OSAHS 进行鉴别诊断(表 9-1-1)。目前国内的大多数的睡眠中心只开展对 OSAHS 的诊治,还应加强对其他睡眠障碍性疾患的认识。

表 9-1-1　OSAHS 鉴别诊断中问诊的关键问题

1.是否有短暂的脱力如摔倒、下跪等发生?
如有,可能为发作性睡病。
2.睡眠时是否打鼾? 鼾声是否高低不均?
如有,可能合并睡眠呼吸暂停。
3.睡眠时是否有踢腿动作?
如有,应怀疑不宁腿综合征。
4.是否有服用兴奋剂或镇静药物史?
如有,应考虑药物作用或成瘾。
5.周末时睡眠时间是否较平时明显延长?
如有,应怀疑平常睡眠不足。

(三)其他系统疾患

OSAHS 引起的血气紊乱及睡眠障碍可引起全身多系统的损害。临床实践中也发现,不少患者因 OSAHS 的并发症而到相关专业门诊首诊,反复诊治效果不佳才转到睡眠中心。美国睡眠学会(ASDA)1995 年的统计表明,睡眠中心多设在呼吸科,少部分在神经科及耳鼻咽喉科,而来自家庭及内科其他科室的就诊者高达 66%,来源于呼吸科者只占 6%,耳鼻咽喉科占 20%,神经科占 8%。值得注意的是,甲状腺功能减退症及肢端肥大症患者均可以睡眠打鼾为主诉而就诊,应注意病因诊断。近年来,随着介入性诊断技术的普及,OSAHS 患者因夜间憋气而误认为是冠心病行冠状动脉造影者不在少数。对冠状动脉造影阴性者,应怀疑 OS-AHS 的可能。

【治疗】

由于 OSA 是一种系统性疾病,因此治疗 OSA 的目的绝不仅仅是消除鼾声、睡眠低氧和日间嗜睡,重要的是降低 OSA 多器官和多系统合并症的患病率和病死率,改善和提高患者生命质量。一切治疗手段和技术都应该围绕这个最终目标,力求以最小的损伤和不良反应,取得最佳的治疗效果。

目前临床常用的 OSA 治疗手段大致上分为手术治疗和非手术治疗两种。非手术治疗包括非手术减肥、体位治疗、器械装置治疗。其中器械装置治疗是非手术治疗的主要部分,包括持续气道内正压通气(CPAP)治疗、口腔矫治器治疗等。手术治疗包括从鼻道、咽喉、口腔、气管及下颌等部位的手术,通过去除或扩张上气道通气的狭窄部位达到解除上气道狭窄的目的。对可耐受治疗的轻度患者,中、重度患者和年老体弱、有严重冠心病、脑血管病、上呼吸道软组织塌陷性明显者应首选 CPAP 治疗。无明显全身疾病的轻中度患者,确存在手术可以解决的解剖学狭窄并不能或拒绝 CPAP 治疗者,可考虑手术。UPPP 手术适于软腭水平狭窄者,口腔矫治手术和口腔矫治器则更适于下咽部狭窄者。对重症 OSA 患者的手术要尤其慎重,必要时术前要做气管切开。应严格地按照手术的适应证确定治疗,尊重患者的选择和意愿.允许轻度患者有更多的选择。由于多部位阻塞的高发生率和个体的差异应强调综合治疗的必要性。对任何一种治疗方法,疗效评价和随访都是必需的。随访应从治疗后的第一周开始,之后 3 个月、6 个月和 1 年的定期随访应成为常规。

并非所有 OSA 患者都需要治疗,治疗人群应该和治疗目的相一致。一般来说,重度患者必须治疗,中度患者和日间有症状的轻度患者也需要治疗,研究证实轻度甚至鼾症患者治疗后同样收到良好效果。需要治疗的患者除了有明显的日间症状外,还倾向于包括那些易引发心脑血管疾病、影响生活质量和导致病死率增加的人群。OSA 治疗策略的制订应遵守循证医学的原则,合理地选择治疗措施,强调治疗规范化和个体化。

(一)一般治疗

一般治疗对 OSA 患者具有一定的临床效果,包括戒除烟酒、减肥、睡眠卫生、体位治疗等。

烟草等有害物质刺激会加重咽局部水肿和分泌物增多,加重上气道狭窄。吸烟还会降低机体对低氧刺激的敏感性,延长患者低氧持续的时间和程度。饮酒,尤其是睡前饮酒会提高机体的觉醒阈值,不但会加重低氧程度还可发生猝死。因此戒除烟酒应列为 OSA 治疗措施之一。为了避免睡眠中机体对低氧和高气道阻力等反射的抑制作用,患者应禁服镇静药和安眠药,包括起镇静作用的降血压药物。

减肥是治疗的重要措施,试验证实减肥可以减轻肥胖型 OSA 患者咽部气道狭窄、降低 AHI 和改善睡眠低氧程度,体重减低 10% 可以使 AHI 降低近 50%。对腹型肥胖患者实施胃减容术后 80% 的患者可以使 AHI 降低到正常范围。因此对伴有肥胖的患者减肥治疗是非常必要的,包括饮食控制、药物和手术等。

睡眠不规律、睡眠剥夺即睡眠时间过短都有加重 OSA 的作用,在患者业已存在的睡眠结构紊乱基础上会进一步降低睡眠质量。因此良好的睡眠习惯和睡眠时间及质量的保证对于 OSA 的减轻和缓解有一定治疗作用。

至少 60% 的 OSA 患者病情严重程度与体位有关,其中 20% 属于体位性 OSA。其特点是仰卧位睡眠时 AHI 是侧卧位的 2 倍或以上,侧位时在至少含有一次快动眼(REM)期的睡眠中 AHI<15 次/小时。多数 OSA 患者体位治疗(保持侧卧而非仰卧位睡眠)可以收到一定的疗效,对于体位性 OSA 患者来说尤为显著。一项与持续气道正压通气(CPAP)对比性研究显示,体位性 OSAHS 患者的体位治疗与 CPAP 治疗在主要指标上都很接近,特别是轻中度患者。体位治疗的方法多采用可以改变体位的特制床及软质材料做成的支撑物等。有利于睡眠中上气道呼吸顺畅的体位对防止低通气和呼吸暂停的发生有重要作用。如将头抬高 30。的体位在维持睡眠上气道稳定性方面优于侧卧位。

(二)器械治疗

1.持续气道正压通气(CPAP)　1981 年 Sullivan 首先在临床应用 CPAP 治疗 OSA,经过长时间和大量的临床观察,已经成为一种公认和首选的治疗措施。其作用机制,除了与 CPAP 的压力降低上气道阻力和克服咽部闭合压外,还可能与使用 CPAP 后呼气肌活动增强及 CPAP 形成的经鼻呼吸对上气道的扩张作用有一定关系。

(1)CPAP 治疗适应证:美国睡眠学会及美国医疗保险对 CPAP 治疗的适应证确定为 AHI≥15 次/小时的 OSA 患者,无论有无日间症状均应给予治疗,这部分患者合并心血管疾病的发生率和病死率均显著增加。AHI 为 5～15 次/小时之间,伴有日间嗜睡、认知功能异常、性格异常改变、失眠和有客观临床资料证实合并有心血管疾病(高血压、缺血性心脏病和卒中等)者应予治疗。用于手术前后的治疗和手术失败者的非手术治疗。应该由经过特殊培训、有资质的医生来决定 CPAP 的治疗。临床实践一再证实慢性充血性心力衰竭患者,合并或不合并中枢性呼吸暂停,CPAP 治疗都显示了可靠的疗效。OSA 合并 COPD 的呼吸衰竭患者,CPAP 或 BIPAP 治疗具有提高血氧和降低二氧化碳的双重作用,还可以用于该类患者的长期家庭治疗。

(2)CPAP 治疗的不良反应及对策:有由气流和压力对鼻腔刺激造成的鼻塞,鼻罩气味引起或加重的过敏性鼻炎等,可给予麻黄碱和局部皮质激素。面罩的不匹配和头带过紧等可增加患者不适,发生鼻周围局部皮肤破损,应调换舒适匹配的面罩和加强对患者指导。患者对 CPAP 舒适程度不满意者,可以改用BIPAP 或自动 CPAP。反复鼻出血、脑脊液鼻漏、肺大疱、气胸、昏迷、严重循环血量不足患者应视为 CPAP禁忌。

(3)CPAP 压力调定与治疗的依从性:首夜指导性压力调定是必须的,使患者在任何体位(尤其仰卧位),任何睡眠期(尤其 REM 期)鼾声消失、血氧饱和度均高于 90% 时的最低压力确定为处方压力,压力达 18～20cmH₂O 血氧饱和度仍低于 90% 者应同时给予氧疗。没有 REM 期或没有仰卧位的压力调定是不可靠的。必须充分考虑某些影响处方压力的因素,对酗酒者应劝告患者戒酒,服用高剂量抗高血压药物者治疗后可能出现晨间低血压,应注意治疗后的血压和相应药物调整。治疗的第一周内患者会出现以长时间的 REM 和 4 期睡眠为特点的睡眠反弹期,容易发生严重低氧和低氧时间延长,此种现象在重度患者更为突出,一般在 5～7 天后才恢复为正常睡眠结构。因此对于重度患者,及心功能不全、重度低氧和二氧化碳潴留患者,治疗开始的 5～7 天内应住院进行密切监护和及时调整压力。

临床观察发现初用 CPAP 的不适感率高达 80%,因此提高治疗依从性对保证疗效至关重要。资料显示 CPAP 的依从性在 40%～90% 之间,长期治疗依从性低于首次治疗。依从性主要决定于患者对 CPAP治疗的意愿和疗效。噪音低、鼻罩柔软、密闭和湿化性能好、价格适宜等条件都会增加依从性。CPAP 压力对依从性有一定的影响,采用 8～12cmH₂O 压力时很少有患者感到不适,＞15cmH₂O 时感到不适的患者比例明显增高。经验证明 CPAP 治疗的依从性有很强的可干预性。患者教育、首夜压力调定充分解释和必要技术指导有重要作用。随访是保证长期依从性的必要措施,观察发现随访组的依从性明显高于无随访组。

(4)CPAP 治疗失败的应对措施:在 70% 的睡眠时间里,患者每夜使用 CPAP 少于 4 小时被定义为治疗失败。对这部分患者首先要询问和分析失败的原因,协助患者克服心理障碍和焦躁情绪、提高耐受性,尽可能地协助患者解除使用机器的不适感和 CPAP 引起的副作用。必要时对患者进行使用 CPAP 的技术训练。治疗失败后首先考虑的是不给予任何治疗的患者危险性有多大,尤其是那些严重日间嗜睡和有严重多系统合并症伴日间低氧血症者。对仍不能接受 CPAP 治疗的轻、中度患者可以考虑口腔矫治器或颌面及咽部手术,重度患者必要时做气管造口术。夜间氧疗有一定的辅助治疗作用,但不能替代 CPAP。

双水平气道正压通气(BIPAP)和智能化 CPAP(auto-CPAP)是 CPAP 的换代产品,比 CPAP 更符合呼吸生理过程,减少患者使用 CPAP 的不适感,可以作为 CPAP 治疗失败的选择。特别是 auto-CPAP 能根据上气道阻力、气体流量和气体振动的变化及每次具体呼吸暂停和低通气适时调整输出的最低压力。由于平均治疗压力降低和患者舒适感增加,依从性会大大提高。但因其价格较贵,适用于有支付能力的患者。

(5)CPAP治疗的疗效:经过近30年的临床实践,大量以CPAP为代表的无创通气装置治疗OSA的临床和研究性资料证实了其可靠的近期和远期疗效。特别是对OSA多发和系统性合并症的预防和治疗的效果是其他任何治疗无法比拟的。首先是CPAP治疗的即刻疗效,表现为鼾声与呼吸暂停的明显减弱和消失,睡眠低氧和睡眠结构的破坏得到有效地纠正。患者日间嗜睡、疲劳和与OSA相关的临床症状得到明显的缓解或消失。试验性研究证实随着CPAP治疗患者全身性系统性炎症、氧化应激反应及交感神经过度兴奋得到有效地控制,相当比例的患者恢复到正常水平。CPAP治疗的最佳效果在治疗后的6个月到1年,其相对远期的效果包括多个方面。如治疗后伴有高血压患者的血压有不同水平的下降,特别是夜间和晨起高血压。对于治疗依从性好、病情较重、血压较高,特别是顽固性高血压患者的降压效果更佳。治疗对心律失常,特别是缓慢性心律失常患者有较明确的疗效,包括对房颤转复后再发率的下降。因为CPAP治疗心功能衰竭的可靠疗效,CPAP治疗已经成为治疗心力衰竭患者的重要手段。CPAP的远期疗效是全身性的,包括妊娠OSA患者治疗OSA后可减低妊娠高血压、癫痫和妊娠糖尿病的发生。合并糖尿病OSA患者治疗后,胰岛素抵抗程度和糖化血红蛋白减低。脑血管意外患者治疗后,会有效地降低病死率和加快功能恢复。10～20年的流行病学研究显示,有效地CPAP治疗不但显著地改善患者的生活质量,还大大提高OSA患者的生存率。

2.口腔矫治器　是一种放置在口腔内治疗OSAHS的口腔矫正装置。其工作原理是将软腭上抬以减少振动消除鼾声,或牵引舌体向前伴下颌前移,使上气道前壁向前、上气道扩大,或引导下颌向前伴舌体前移动使气道扩张。1902年法国人PierreRobin首次报道用口腔矫治器治疗鼾症。1984年开始用于OSA的治疗。近30年来口腔矫治器因其轻巧舒适、应用简便、价格便宜、疗效有一定保证。目前口腔矫治器逐渐成为治疗良性鼾症和轻中度OSA常用的治疗措施。临床常用的有软腭作用器、舌牵引器和下颌前移器等三种,其中下颌前移器的种类最多。可调适口腔矫治器较一体式更易为患者接受,由于其可调的特点对提高疗效和减少使用的不适起到较好的作用。临床资料显示它不但对轻中度患者有效,对个别不能耐受CPAP治疗者亦有一定程度治疗作用。其疗效决定于治疗前AHI的大小,以治疗后AHI减低50%为有效标准,AHI<60次/小时者有效率为70%,>60次/小时者仅为22%。观察发现亚洲人群下颌结构异常发病率高,较适合口腔矫治器治疗,它还有轻便、简便、较易耐受、费用低廉、易于推广等优点。口腔矫治器治疗适合国情,是一种值得推荐和普及的重要治疗措施。接受治疗者上下颌需分别有10个以上不松动的牙齿、无义齿,下颌关节无活动障碍,下颌可向前移动至少6mm以上。需要指出的是口腔矫治器不能根治OSA,必须每晚整夜使用。严重的下颌关节和牙体、牙周疾患,牙齿数目过少,有严重鼻塞等应视为禁忌。

3.手术治疗　手术治疗是OSA治疗的重要组成部分,包括耳鼻咽喉科手术和口腔矫治手术。对有明确的手术可以解除的上气道解剖学狭窄者,应根据适应证来确定相应的手术治疗,疗效的关键在于准确地判断阻塞的部位和手术可行性。手术治疗的原则和发展趋势强调安全性、有效性、微创性、保持咽部器官的正常功能。单一的、简便安全的手术被称为一期手术,包括鼻中隔偏曲的矫正术,肥大鼻甲切除术,单纯扁桃体切除术和悬雍垂腭咽成形术(UPPP),正颌外科的颏舌肌前移术及舌骨悬吊术等。只有一期不能奏效的患者才可以考虑二期手术,包括下颌前徙术、双颌前徙术、舌体相关手术、气管切开术和气管造口术等。

手术治疗能完全解除上气道的狭窄和阻塞,使AHI指数持续下降到正常,即5次/小时以下的可能性较小。30多年的临床手术治疗实践显示,手术后患者能持续保持上气道完全通畅的比例不是很高。因此,近年来发达国家对OSA治疗首选手术的趋势在不断下降,越来越多地考虑手术的实际效果,手术的适应证也越来越严格,即只有那些手术确可以解除的上气道阻塞,才被称为具有实际临床疗效的适应证。主要指那些轻中度确有手术可以解除的上气道阻塞的 OSA 患者。术前要仔细确定上气道阻塞的平面和评价手术可能的效果及手术的可行性与安全性。客观地向患者讲明手术可能取得的效果和副作用,尊重患者的选择手术与非手术治疗的意愿。除了以上谈到的手术适应证外,还应增加一条即非手术治疗失败。强调手术治疗的规范化和个体化的结合,以确保疗效的可靠。同时注重术后的随访,术后 PSG 的监测在治疗的任何阶段都是必要的,对于术后 AHI 不能达到要求者,要进行其他非手术治疗的补充,以保证患者的疗效。值得注意的是术后鼾声减弱或消失并不意味着有效地消除了呼吸暂停,无鼾声的呼吸暂停易被误认为 OSA 已被治愈,会延误进一步的治疗。尽可能避免对于手术不能解除的上气道阻塞患者实施没有必要的手术。手术治疗也要与 CPAP 治疗一样,在治疗的不同时间定期评价患者多系统合并症情况,如对高血压、心律失常和糖尿病等的预防和治疗作用。

(1)鼻腔阻塞性疾病的治疗:部分患者的 OSA 主要由鼻腔问题引起,如鼻中隔偏曲、鼻息肉、鼻甲肥大和不同类型的鼻炎等。而部分患者鼻腔的问题可能是上气道阻塞的一部分,或引起 OSA 多个阻塞平面的一部分。解除鼻腔的狭窄和阻塞对 OSA 的治疗有确定的临床效果,包括需要应用经鼻 CPAP 治疗患者,鼻腔的通畅对保证 CPAP 疗效有实在的作用,甚至是保证 CPAP 疗效的前提。根据鼻腔的具体情况和治疗的需要,可以做鼻中隔矫正术、鼻息肉摘除术、肥大的鼻甲切除术等。目前在 OSA 治疗实践中,多重视咽腔的治疗,对鼻腔针对性治疗还重视得不够,今后需要加强。保持鼻腔通畅是治疗 OSA 的重要部分。

(2)悬雍垂腭咽成形术(UPPP):Fujita1981 年首先采用 UPPP 手术治疗 OSA,这是目前手术治疗的最常选术式,适于口咽部软组织堵塞造成上气道狭窄的患者,如软腭过长和松弛、咽侧壁软组织过多及扁桃体过度增生等。目前广泛采用的是改良 UPPP 术式,由于手术保留了悬雍垂并减少了对上气道扩张肌的损害,有效地减少术后合并症并提高了疗效。对于病情较重的患者术前与术后的 CPAP 治疗在保证手术的安全和疗效的提高方面都具有很好的作用。国外报道,如以治疗后 AHI 下降 50% 为有效标准,UPPP 的有效率在 50%～60% 左右,患者的主观改善率高于 PSG 检查结果,远期有效率低于近期。手术可能造成鼻腔反流、开放性鼻音、咽部干燥、术中出血和术后感染等合并症。

(3)舌根部手术:包括舌成形术、舌咽悬吊术及舌骨悬吊术,适合舌与舌根平面阻塞引起的 OSA,如舌后坠、舌根淋巴滤泡增生、舌体肥大等。手术可以单独实施,也可以与 UPPP 手术同时或先后进行。临床实践中多以舌体成形术为主,手术以切出部分舌根和减小舌根容积,以解除舌根部位阻塞为目的。而通过骨性结构前移,来带动舌根前移解除舌根部位阻塞的舌咽悬吊术及舌骨悬吊术能开展的医院很少,主要是手术难度较大,只对特定需要和有疗效的患者实施。

(4)正颌手术:通过截骨手术和相应步骤使上下颌骨或舌骨前移,牵拉口咽、下咽水平气道的前壁向前,达到解除该水平气道狭窄的治疗目的。包括下颌前徙术、颏前徙术、颏前徙和舌骨肌肉切断悬吊术、双颌前徙术等。手术适于下颌后缩、小颌畸形、腭盖低平与下颌弓狭窄等患者。可单独进行,也可作为 UPPP治疗失败的后续部分。术前应认真确定阻塞的部位,严格限于舌根水平狭窄与非手术治疗无效或不能耐受的轻中度患者。

(5)气管切开和气管造口术:气管切开见于几种不同的情况,可以在 UPPP 手术之前或在 UPPP 手术的同时,目的在于预防术前和术后上气道严重阻塞,威胁患者的生命。对于严重的 OSA 患者,睡眠中氧饱和度低于 50%、伴严重的心律失常、肺感染并发心衰,气管切开可谓"救命措施"。部分患者经造口术后,长期保留造口亦取得良好的治疗效果。

(6)射频消融术和激光 UPPP 手术:射频消融术是一种微创手术可使软组织容积缩小和顺应性降低,1998 年开始应用于 OSA 治疗。它通过低温消融过程中分子间的分离来取代标准电外科破坏性的热蒸发和高温分解。使咽或鼻部肥大组织体积缩小,适于轻中度患者。1994 年 Kamaml 首先报道以激光 UPPP

治疗 OSA,其优点是操作简单、可在门诊完成手术。适合轻中度患者。

(三)药物治疗

药物对 OSAHS 的疗效还很不确定,且存在不同程度不良反应。目前尚未发现任何直接解除上气道解剖学狭窄的药物,药物治疗还没有作为常规治疗手段。近期一种不同于以往的药物治疗的研究正在进行之中,这种药物可以有针对性地提高 OSAHS 患者咽部扩张肌的收缩功能,进而缓解睡眠中咽腔的狭窄,有望在不久的将来用于临床。

(四)引发 OSA 的基础疾病治疗

临床观察发现至少有数十种全身疾病可以发生 OSA,如甲状腺功能低下、肢端肥大症及中枢神经系统疾病造成的咽部扩张肌活动障碍等。在诊断和治疗 OSA 时应首先弄清有无引起 OSA 全身疾病的存在,对存在的相关全身疾病要进行针对性的治疗会收到满意的效果。

(五)中枢型睡眠呼吸暂停低通气综合征(CSAS)的治疗

中枢型睡眠呼吸暂停低通气综合征(CSAS)的治疗原则包括去除诱因,减少或消除呼吸暂停,改善睡眠质量,改善异常的心肺功能。由于 CSA 的发病机制不同,治疗方案的选择也不一样,与上气道阻力增高相关的 CSA,在降低了上气道阻力的同时,CSA 也伴随着消失。伴有高碳酸血症者随着通气的改善 CSA 会减少或消失,而伴有低碳酸血症的 CSA 患者,特别是因心功能不全引发 CSA,需要通过改善心功能来达到治疗 CSA 的目的。

1.无创正压通气治疗　无创正压通气治疗 CSA 对多数患者有较好的疗效,然而不同的 CSA 类型应用的无创通气装置是不一样的。双水平经鼻正压通气(BIPAP)主要用于高碳酸型 CSA 和夜间呼吸衰竭患者以利于恢复肺泡通气。CPAP 则可以用于非高碳酸血症患者,治疗通过改善心功能或克服上气道阻力,从机制上消除了低碳酸血症的发生,随之有效地治疗了 CSA。对于真正意义的中枢机制导致的 CSA,在 BI-PAP 和 CPAP 治疗无效时还可以应用伺服式无创通气治疗,这种通气模式适于这一类患者和 CPAP 治疗后出现的 CSA 的复杂性 OSA 患者。CPAP 治疗 CSA 的可能机制:①CPAP 可能通过刺激咽机械受体进而增加睡眠时呼吸驱动及其稳定性。②增加咽部肌力而降低咽部适应性,防止上气道反复塌陷。③CPAP 治疗 CSA 有效是因为提高了 $PaCO_2$。一些有打鼾和嗜睡症状的 OSA 患者在睡眠监测时却发现主要是 CSA,经 CPAP 治疗后 CSA 可消失。CPAP 对治疗慢性心功能不全伴发的 CSA 有肯定的疗效。因为 CPAP 可以减少左心室后负荷,增加左心室射血分数,减少心肌耗氧量,降低胸膜腔内压波动,改善吸气肌肌力。成功应用 CPAP 治疗可使心力衰竭伴 CSR-CSA 患者的病死率下降 40%,治疗 3 个月后患者睡眠改善,乏力和白日嗜睡减轻,左心室功能改善,心力衰竭症状减轻。尽管 BIPAP 可以治疗 OSA、COPD 和部分 CSA,但是因为 BIPAP 增加了潮气量,进而加重呼吸不稳定性,易使 $PaCO_2$ 降至呼吸暂停阈值。同时潮气量的增大可通过化学抑制引起 CSA。因此对非高碳酸血症的 CSA 应用 BIPAP 治疗时要慎重,尤其是已有 CSA 时。

2.氧疗和适量补充二氧化碳　氧疗与适量补充二氧化碳治疗对于低碳酸血症型 CSA 有效,有学者通过试验,给患者补充二氧化碳以使二氧化碳分压达到呼吸暂停阈值以上,从而消除单纯 CSA 患者的中枢性呼吸暂停。虽然吸入 CO_2 可增加基线 $PaCO_2$ 和 $PaCO_2$ 呼吸暂停阈值的差值,进而减少 CSA 的发生,但由于装置十分复杂,故不适用于家庭。也有研究应用外加 $400\sim600ml$ 无效腔以稳定 CSA 患者的呼吸,由于该方法无须提供外援性二氧化碳,故比较适合长期家用。$400\sim600ml$ 无效腔量的增加显著降低了慢性心力衰竭合并 CSA 患者睡眠时的 CSA,降低觉醒指数,改善睡眠质量,且无急性心血管副作用,其机制与轻度但持续的呼气末二氧化碳分压和 SaO_2 升高有关,但需长期观察其确切疗效。

3.药物治疗　一些药物可刺激呼吸中枢呼吸,有可能对治疗 CSA 有效。但是,已有研究探讨了 CSA

的一些药物治疗,但仍缺乏大样本的对照研究来为药理学疗法提供科学证据,而且,有些治疗 CSA 的药物可以使中枢性和阻塞性睡眠呼吸暂停共存患者的 OSA 恶化。总之,CSA 的药理学疗法仍然处于初期阶段,如何选取有效的药物是一个尚待开发的领域。

4.安置膈肌起搏器　植入膈肌起搏器,应用电刺激膈肌来治疗中枢性肺泡低通气和呼吸衰竭患者有一定疗效,但这需要长期的辅助机械通气、完整的膈神经,膈肌传导通路和稳定的胸廓。

(韩颖莉)

第二节　睡眠低通气

睡眠低通气以睡眠时通气不足和动脉血 CO_2 分压($PaCO_2$)水平升高为特征,在 ICSD-2 中定义为 $PaCO_2>45mmHg$ 或比觉醒时显著上升。在 ICSD-2 中睡眠低通气定义:睡眠时 $SpO_2<90\%$ 超过 5 分钟且最低值至少为 85%,或超过 30% 的睡眠时间 $SpO_2<90\%$,但关于睡眠低通气的确定标准仍存在争议,因为目前普遍认为($PaCO_2$)是反映肺泡通气量大小的可靠指标,$PaCO_2$ 超过 $45mmHg$ 即表示存在肺泡低通气。当 $PaCO_2$ 达到 $50\sim70mmHg$ 时,与其相伴的低氧血症可导致红细胞增多、肺动脉高压、肺心病、呼吸衰竭等一系列的病理生理改变及临床症状,称为肺泡低通气综合征。低通气的流行病学特点目前尚不太清楚,但几乎所有能导致明显高碳酸血症的疾病都伴有睡眠低通气。最近的一项研究表明在体重指数(BMI)大于 $35kg/m^2$ 的成年住院病人中,31% 的人有肥胖低通气综合征,他们的并发症发生率和病死率均明显增高。

ICSD-2 中将睡眠低通气分为以下几种:①上气道阻塞导致的低通气,如阻塞性睡眠呼吸暂停低通气综合征;②心肺疾病导致的低通气,如肺动脉高压、心力衰竭导致的低通气;③先天性中枢性低通气综合征;④下气道阻塞导致的低通气如 COPD、支气管哮喘;⑤神经系统或胸壁疾病导致的低通气,如肥胖低通气综合征。本章主要介绍先天性中枢性低通气综合征、中枢性肺泡低通气综合征、肥胖低通气综合征。

一、中枢性肺泡低通气综合征

中枢性肺泡低通气综合征是指由于构成呼吸控制系统的脑干神经元和呼吸感受器功能障碍,导致睡眠期肺泡通气量下降,临床以高碳酸血症和低氧血症为特征。本病亦称为原发性肺泡低通气综合征、特异性肺泡低通气综合征、非呼吸暂停性肺泡低通气。

【发病机制】

1.呼吸控制系统障碍　中枢神经系统,尤其是大脑脑干神经元功能障碍,是本病最大特点。

2.呼吸感受器功能障碍　对 CO_2 的敏感性降低。位于脑干延髓的化学感受器依赖于高碳酸血症的代谢性呼吸控制机制。只有当 CO_2 达到一定浓度的高碳酸血症时,才能驱动呼吸反射。

3.对缺氧敏感性低于正常　呼吸中枢对缺氧的敏感性较高,是调控呼吸的主要机制,此类病人对低氧血症的反应性降低。

4.中枢神经损害和病变　CAHS 可由感染、脊髓灰质炎、脑卒中、脱髓鞘病等神经系统疾病所继发,也可以是药物因素对中枢神经的损害或促发。

【临床表现】

1.本病可发生于任何年龄,但原发性肺泡低通气综合征多见于青春期。男女均可发生,但男多于女。

2.肺功能可正常,睡眠过程中潮气量降低,出现低氧血症和高碳酸血症。反复觉醒,睡眠片段化,睡眠质量下降。可有失眠表现。

3.晨起头痛,白天嗜睡,反应能力降低。

4.患者可出现心律失常,典型表现为睡眠中窦性心动过速和窦性心动过缓交替出现。

5.严重者会出现肺动脉高压和心功能不全,甚至死亡。

【诊断】

(一)诊断标准

1.有失眠和嗜睡表现。他人可观察到睡眠低通气而患者本人不知。

2.睡眠期间频繁出现呼吸表浅。

3.排除原发性肺疾病、肌肉和周围神经病变。

4.多导睡眠图监测,低通气持续10秒以上,血氧饱和度降低。低通气指数≥5。平均血氧饱和度(SaO_2)下降≥4%。睡眠中出现与呼吸紊乱相关的频繁唤醒、心搏快慢交替,多次睡眠潜伏试验平均睡眠潜伏期小于10分钟。

(二)严重程度判别标准

1.轻度轻微白天嗜睡和夜间失眠。仅在低通气综合征发作期有轻度血氧饱和度下降和轻度心律失常。

2.中度　中度白天嗜睡和夜间失眠。SaO_2中度下降和中度心律失常、肺动脉高压。

3.重度严重白天嗜睡和夜间失眠。经常存在低通气表现,SaO_2重度下降,有严重心律失常和肺动脉高压。

(三)病程判断标准

1.急性≤6个月。

2.亚急性>6个月,<1年。

3.慢性≥1年。

【治疗】

原发性肺泡低通气综合征可采用呼吸机辅助通气、药物、膈肌起搏器等治疗方法,继发性肺泡低通气综合征还要针对病因进行相应治疗。轻度者可给予药物治疗,但多数患者需要进行气管切开,夜间是否需要用人工辅助呼吸应酌情而定。因为患者脑神经正常,因此可以考虑应用膈肌起搏器治疗。

机械辅助呼吸经鼻面罩呼吸机较为理想的是BIPAP呼吸机、自动调压呼吸机等。主要治疗药物有甲羟孕酮(安宫黄体酮)、乙酰唑胺、氨茶碱、普罗替林等。中医中药可采用针灸、中医汤剂、膏剂和成药,如安宫牛黄丸。

二、先天性中枢性低通气综合征

梅利斯于1970年首先报道先天性中枢性低通气综合征(CCHS),指出现于婴儿早期的呼吸中枢对低氧血症和高CO_2反应性降低的一组综合征。CCHS是一种罕见病,全球仅报道300余例。该病的发生无性别差异,有家庭遗传倾向。随着医疗技术的发展,很多患CCHS的婴儿能够得到及时确诊和有效的治疗。

【病因】

CCHS 的病因可能与多基因突变有关,有家族性、遗传性。已证实该病是一种常染色体不完全显性遗传病,Phox2b 是最主要的致病遗传基因,定位于 4p12。

【发病机制】

脑干呼吸中枢化学感受器对低氧和高碳酸敏感性降低,但病理学上很少发现病变,功能性磁共振(fMRI)检查可发现脑功能缺陷。外周化学感受器异常:颈动脉体比正常小 50％,球细胞数明显减少。气道化学感受器代偿性增生。提示 CCHS 是由化学感受性呼吸反射功能障碍引起,包括中枢化学感受障碍、化学感受功能障碍、脑干呼吸控制中枢整合功能异常。

【临床表现】

1.婴儿出生后第一天即可有症状,最初仅有呼吸表浅,无明显的呼吸困难,无典型的睡眠-清醒通气变化。睡眠期可有皮肤灰暗或发绀,由于对高碳酸和低氧敏感性降低,故呼吸频率无改变,亦无典型的吸气"三凹症"、鼻翼扇动。清醒期血气分析多正常,睡眠期血气分析结果异常。睡眠时常需要机械辅助呼吸。

2.16％～50％的患儿伴发先天性巨结肠(HD),而 1.5％的 HD 患儿合并有 CCHS,二者并存者称为 Ondine-Hirschs-prung 综合征。

3.Phox2b 基因突变所致的 CCHS 患儿有典型的脸部特征,表现为脸部扁平和偏短。

4.CCHS 患儿常因心律失常、肺动脉高压、肺心病等并发症而死亡。

5.严重程度判断标准:轻度:睡眠期轻度低通气表现,不伴并发症。中度:睡眠期低通气和白天间歇性低通气,有肺动脉高压等并发症。睡眠时需机械辅助呼吸。重度:睡眠和觉醒时均有低通气,需要整日用机械辅助呼吸。

【诊断】

1.典型表现清醒时通气充足,睡眠状态下肺泡通气不足伴频率正常的浅表呼吸,可出现发绀。

2.对缺氧和高碳酸敏感性缺失或降低。

3.排除原发性神经系统疾病、心肺疾病、遗传代谢性疾病、脑干损伤。

4.多导睡眠图监测有低通气表现,血气分析提示低氧血症和高碳酸血症。

5.基因诊断。

【鉴别诊断】

注意将 CCHS 与以下疾病相鉴别:

1.先天性心脏疾病。

2.先天性代谢性疾病。

3.先天性原发性神经肌肉疾病。

4.先天性胸肺疾病。

5.分娩时并发症,如创伤、出血、脑干损伤、感染、肿瘤等。

6.中枢性肺泡低通气综合征,本综合征多见于青春发育期,以青年人为主。

【治疗】

CCHS 的治疗目标是维持睡眠过程中 $PaO_2 > 95％$, $PaCO_2$ $35\sim40mmHg$,治疗的关键是改善通气,目前尚无有效药物治疗。CCHS-经确诊,均需考虑机械通气治疗,这是 CCHS 最有效的治疗方法。婴儿出生时重度 CCHS 即需要机械通气,可以在气管切开后进行,也可经鼻机械通气。即使紧急情况行气管切开,也应逐渐过渡到使用无创经鼻面罩持续或间歇机械通气。机械通气的常用装置有便携式正压通气装置,双水平气道正压通气装置,负压通气装置。

膈肌起搏器:用于能走动的儿童,目的是增加呼吸运动。在使用机械通气时,此时可借助膈肌起搏来进食、饮水等,从而大大提高生活质量。膈肌起搏器的适应证:严重、慢性呼吸衰竭,需长期通气支持;中枢原因引起的肺泡低通气;胸壁、膈神经、膈肌结构功能正常。

先天性中枢性低通气综合征患儿生活质量的提高,生命的延长都需要在严密的观察、随访和监测,并加强对心电、肺动脉压、右室大小、精神、发育、五官科等相关检查,尤其是对机械通气,要根据监测结果不断调整压力。

三、肥胖低通气综合征

1938 年英国著名作家狄更斯在《皮克威克外传》一书中描述主人公小男孩体形肥胖、红色面容、喜欢睡觉。因此将有这种症状的人称为皮克威克综合征,这与临床上肥胖性心脏病患者的特征是一致的,又称为肥胖性心脏病。随着睡眠医学和高科技诊疗仪器的发展,观察到这类病人不仅有肥胖、嗜睡和合并心脏病,更为重要的是有低通气现象,因此有学者定名为肥胖低通气综合征(OHS)。

随着对 OHS 研究的深入,已认识到 OHS 不仅是有心脏损害,还可表现有多系统损害,如神经系统、内分泌系统、血液系统以及个人生活质量、家庭和社会危害也都非常明显。通过 CPAP 或 BIPAP 呼吸机的使用可显著改善 OHS 的症状。

【发病机制】

1.肥胖是本综合征的主要特点,以向心性肥胖为主。脂肪在颈部、咽部堆积,从而使上呼吸道横截面积减少,上呼吸道狭窄。睡眠时软组织塌陷,使上气道出现完全或不全性阻塞,导致呼吸暂停和低通气。纵隔、心包脂肪堆积,膈肌上抬,肺活动受限,残气量增多,心肺功能降低。

2.呼吸中枢调节异常,主要包括呼吸驱动降低;呼吸中枢对低氧血症和高碳酸血症的敏感性、反应性降低及呼吸方式的改变,在睡眠状态下中枢神经系统兴奋性降低,多处于抑制状态,易出现对低氧血症和高碳酸血症的反应性低下。加之在睡眠平卧状态,肥胖使膈肌上抬,膈肌收缩力减弱,呼吸中枢的调节功能下降。

3.呼吸暂停/低通气引起低氧血症、高碳酸血症。低氧血症可导致缩血管活性物质分泌增加,血液黏度增加,微循环异常。高碳酸血症可使中枢神经系统反应性降低,从而促发和加重睡眠呼吸暂停/低通气以及白天嗜睡。长期的睡眠呼吸暂停/低通气可引起体循环和肺循环动脉硬化、阻力增加、血流动力学和血液流变学异常,导致高血压、肺动脉高压、心室肥厚(以右室明显)、心力衰竭等。

【临床表现】

OHS 多见于男性,高度肥胖,多血质外貌。白天嗜睡,反应力、警觉力、记忆力均减退。四肢可有颤动,肢端可出现发绀。呼吸呈周期性的低通气和呼吸暂停,睡眠时更为明显。有心脏病的症状和右心室肥大及心力衰竭的体征。如颈静脉怒张、肝大、腹腔积液、双下肢水肿、心慌、胸闷等表现。

【诊断与鉴别诊断】

(一)诊断

1.依据临床表现和体征。体重指数(BMI)>25kg/m²。

2.血液学红细胞增多,血细胞比容和血红蛋白升高。可有高血脂、高血糖。PaO_2 降低,$PaCO_2$ 升高。

3.心电图可有电轴右偏。

4.肺功能检查第一秒用力呼气容积实测占预计值百分比(FEV$_1$o/o)、肺活量实测值占预计值百分比(VC%)均下降,提示为限制性通气功能障碍。

5.多导睡眠监测

(1)呼吸气流幅度较基础水平下降 50％以上。

(2)血氧饱和度较基础水平下降≥4％。

(3)低通气指数(HI)＞5。

(二)鉴别诊断

1.慢性肺源性心脏病多有慢性肺气肿病史和 COPD 的临床特征,但多无肥胖和周期性呼吸改变。多导睡眠监测仪有低氧和 SaO_2 下降,但无规律性低通气现象。

2.肾上腺皮质功能亢进症也有肥胖和多血质外貌,但无 CO_2 潴留,无呼吸异常和嗜睡现象。

(三)治疗

1.控制饮食,减肥,加强锻炼。

2.口服乙酰唑胺,促进 HCO_3^- 排出,提高中枢神经感受器对 CO_2 的敏感性而改善呼吸功能。

3.机械通气治疗包括 CPAP 治疗、BIPAP 治疗、伺服通气治疗。

OHS 治疗成功与否取决于早期诊断和早期机械通气治疗。对高度肥胖的病人,应及早进行多导睡眠呼吸监测仪检查,确诊后行机械通气治疗。选择合适的压力,保持上气道开放,从而减少低通气次数及提高呼吸幅度。

机械通气治疗主要优点是无创性。CPAP、BIPAP 都可以改善睡眠结构,提高 PaO_2,降低 $PaCO_2$。能有效地改善白天嗜睡等症状,提高工作效率、改善生活质量。随着科技的不断发展,会有更多种类的机械通气仪器供患者选择,且舒适性、安全性、有效性都会大为提高。

四、神经肌肉疾病相关的睡眠低通气

神经肌肉疾病(NMD)是累及周围神经、神经肌接头和肌肉组织的疾病,包括 Cuillain-Barre 综合征、重症肌无力、肌营养不良症和运动神经元病等。在进行性 NMD 中,不可避免地会出现睡眠甚至白天低通气。NMD 导致睡眠低通气的临床特征及严重程度,取决于参与呼吸的神经肌肉与控制心肺功能的神经肌肉受累的情况。不同类型的 NMD 对睡眠呼吸功能的影响不同。NMD 患者在白天呼吸功能尚属正常范围的时候,就已经存在夜间呼吸功能异常,表现为上气道阻力增加、睡眠呼吸暂停(包括夜间低通气和低氧血症)、晨起头痛、白天睡眠增多、白天或睡眠中肺动脉高压、充血性心功能不全(颈静脉怒张、心脏扩大、下肢水肿)等。

【发病机制】

NMD 导致睡眠低通气的机制主要与呼吸肌无力有关,可由以下原因造成:

(一)呼吸驱动肌无力

呼吸驱动肌麻痹主要导致中枢性睡眠呼吸暂停。膈肌受累,直接影响吸气的驱动力;肋间肌受累,可导致胸壁稳定性下降;腹肌受累,残气量增加,吸气量减少。

(二)局部呼吸器官的改变

NMD 可导致胸廓畸形、脊柱畸形、肺顺应性改变等。限制性通气衰竭的患者,膈肌活动因胸廓结构的改变或因神经肌肉疾病的直接损害而受限,膈肌不能通过代偿性地增加活动抵消发生在 REM 睡眠期的时相性肋间肌和腹肌抑制。另一方面,任何增加膈肌活动的企图都可能因为增加呼吸做功和降低肌肉的收缩力而进一步加重"慢性功能失调",使潮气量减少、VA 下降。

（三）上呼吸道塌陷

NMD 患者可以出现气道周围肌肉张力低下或麻痹，如舌、咽及喉部肌肉的功能障碍，睡眠中可出现气道狭窄和阻塞，导致鼾症、上气道阻力增加和阻塞性睡眠呼吸暂停。特别是在 REM 睡眠期，肌肉张力降低进一步增加上气道的阻力，降低了 VA。

（四）呼吸中枢调节功能改变

NMD 也可导致呼吸调节功能改变。夜间中枢和外周化学感受器敏感性下降或丧失。在 REM 睡眠期，所有的中枢神经输出均减少，导致呼吸浅慢，出现中枢性低通气及呼吸暂停。

【诊断】

（一）肺功能检查

NMD 患者神经肌肉疾病相关的睡眠低通气进展有三个特征性的过程：首先是 REM 睡眠期低通气；随后是 REM 睡眠期低通气伴肺通气不足；最后是 REM 睡眠期和 NREM 睡眠期持续存在肺通气不足，直至进展为白天呼吸衰竭。

监测患者的吸气肺活量（IVC）与最大吸气压力（PImax）能很好地预测睡眠低通气的发生及进展过程。当 IVC＜60％、PImax＜4.5kPa 时，表明将会发生睡眠低通气；当 IVC＜40％、PImax＜4.0kPa 时，表明睡眠低通气已发展至持续肺通气不足阶段；当 rvc＜25％、PImax＜3.5kPa 时，表明睡眠低通气已进展为白天呼吸衰竭。这在进行性 NMD 的病例中也得到了证实。

（二）动脉血气分析

血气改变与肺功能之间的联系并不清楚。夜间睡眠中，NMD 患者 SaO_2 下降、$PaCO_2$ 升高更为明显。通常情况下，在整个 REM 睡眠中 $PaCO_2$ 较高、SaO_2 较低，而且，最高的 $PaCO_2$ 和最低的 SaO_2 值肯定发生在 REM 睡眠期。随着病情的进展，安静清醒状态下也可出现血气改变，$PaCO_2$ 水平高达 56～61mmHg，PaO_2 降至 27～70mmHg。

（三）多导睡眠图检查

呼吸衰竭是 NMD 患者致死的主要原因之一，夜间低通气往往在患者还没有出现白天呼吸障碍之前很早即已存在。NMD 向肺动脉高压、右心衰竭、死亡的自然进程至少部分与夜间睡眠中的血氧饱和度下降的严重程度有关。因此，即使是对病情稳定的患者也需每年至少进行一次睡眠呼吸监测，对有症状者，监测更应频繁。呼吸浅快伴血氧饱和度下降是该类疾病的特点之一。低通气还通常伴有呼吸暂停事件，以中枢性睡眠呼吸暂停为主，也可见到阻塞性或混合性睡眠呼吸暂停。

（四）其他检查

通过监测呼吸肌肌力也可以预测延髓未受累的肌萎缩侧索硬化症患者的呼吸功能。无创鼻内压力监测在几种监测方法中最为敏感，膈神经运动潜伏时间或运动诱发电位检测对评估膈肌的功能、早期预测和早期发现睡眠呼吸暂停也是很有价值的。

【治疗】

（一）病因治疗

即治疗原发病，如使用药物等控制肌无力症状。

（二）机械通气治疗

当肌无力较重或肌无力无法纠正时，应积极给予患者通气支持，尤其是无创机械通气技术治疗是有效的。夜间给予通气支持治疗，可以纠正睡眠低通气，防止睡眠中 V_A 降低。

NMD 所致的慢性肺通气不足的预后有赖于肺通气不足的基础病因。慢性稳定性 NMD 所致的肺通气不足,采用短期的机械通气支持能够逆转症状。但也有长期使用无创机械通气治疗的报道。因为睡眠低通气可以进一步加重 NMD,所以,有效的通气支持治疗应该尽早进行。

（韩颖莉）

第三节　高通气综合征

1871 年 DaCosta 医生最初报道了一组综合征,取名为"ir-ritableheart",该综合征当时在作战的士兵中流行,表现为呼吸困难、心慌、胸痛、精神紧张、疲劳、头晕、叹气、头痛、恐惧、害怕死亡、发抖、出汗、晕倒等。DaCosta 医生发现有症状的士兵一旦从战场上撤退下来,多能自行缓解。后来发现,该综合征不仅在战争年代作战的士兵中集中发病,和平年代城市居民中也有散发病例。历史上曾用过许多术语对这类病人进行诊断归类,例如 DaCosta 综合征、高通气综合征或特发性过度通气或神经症、焦虑障碍、医学不能解释的呼吸困难或行为性呼吸困难。医学习惯于将由于器官上具有病理改变的疾病称之为"器质性疾病",而将查不出器质性病因又伴随突出神经功能紊乱的病症称为"神经官能性疾病",这种分类虽不科学,却被中国医生普遍接受并使用。医师在管理这组病人时常常表现得很不自信,任何不能解释的症状,都会使医师不安:"我还遗漏了什么?"患者为此承受了大量不必要的实验室检查,付出了代价。

高通气综合征是常见病。欧洲不同国家的统计数据表明,约占门诊就诊人数的 4% ~ 11%。在我国,约占门诊病人的 10%。随着中国经济快速发展和社会转型,发病率会逐渐增加。尽管病人有诸多症状,各种实验室检查结果正常,传统的生物医学模式无法将这类病人归类于任何疾病的范畴。长期以来,由于得不到正确诊断,又缺乏特异有效的治疗,为此患者承受很大的精神压力,查遍各大医院,甚至奔走几个大城市求医,为此支付高昂的医疗费用。这类疾病给患者带来的痛苦不比器质性疾病小。

一、高通气综合征的概念

高通气综合征特指以呼吸困难为突出表现,没有相应的器质性心肺疾病,伴随焦虑和过度通气的一组综合征。过度通气状态即血气 $PaCO_2$ 的降低与高通气综合征是不同义的。很多器质性疾病,尤其是支气管哮喘、肺栓塞、甲状腺功能亢进等,都可伴随过度通气状态,血气 $PaCO_2$ 的降低,后者不属于高通气综合征的范畴。通过治疗原发疾病,过度通气状态可以随之缓解。以往把器质性疾病伴随的过度通气状态也归类于高通气综合征,无论从病因学、发病机制,还是从临床诊断和治疗的角度考虑,都不够确切。因此,在高通气综合征的诊断过程中,还应注意与上述器质性疾病引起的过度通气状态加以鉴别。

二、与焦虑障碍的关系

焦虑是高通气综合征患者的一大特征。根据美国精神病学学会的精神疾病分类标准(《精神疾病诊断和统计手册》第 4 版,DSM-Ⅳ),大多数高通气综合征的患者又同时满足焦虑障碍的临床诊断标准。焦虑障碍归属于精神病学的范畴,包括惊恐障碍、广场恐怖、特殊恐怖、社交恐怖、强迫症、创伤后应激障碍、急性应激障碍、广泛性焦虑障碍和未特别指明的焦虑障碍几个不同亚型。研究表明,高通气综合征与焦虑障碍(特别是其中的惊恐障碍)诸多方面有着共同的基础。

高通气综合征和焦虑障碍的诊断都依赖于临床,主要根据典型的症状,在排除其他器质性疾病的前提下,作出临床诊断。高通气综合征与惊恐障碍的症状基本相似。所不同的是,惊恐障碍的诊断更强调精神焦虑,要求预料不到的强烈恐惧感和焦虑,突然出现,迅速达到高峰,持续数分钟或数十分钟。而高通气综合征的诊断则更加偏重躯体症状。

从呼吸生理的角度来看,无论高通气综合征或焦虑障碍,呼吸调节的不稳定性是他们的共同特征。显然,共同的发病机制作用于高通气综合征和焦虑障碍。高通气综合征与焦虑障碍几乎是同义的,它涵盖了焦虑障碍的几种亚型,其中的惊恐障碍应该属于高通气综合征的急性加重。作为诊断名称,高通气综合征更适宜于综合医院,因为它能把病人和医师的注意力集中到躯体症状与呼吸调节异常之间的因果联系上。

【发病机制】

近年来对高通气综合征发病机制的研究有很大进展,呼吸中枢调节异常在高通气综合征发病机制中的作用越来越受到重视。呼吸的主要功能之一是维持血浆二氧化碳分压($PaCO_2$)在一狭窄而稳定的生理范围内。这一功能是通过以下几个过程实现的:肺泡内气体的节律性更新,通过肺泡膜与血液的气体交换,气体在血液中的运输,与组织的气体交换。呼吸受控于中枢的调节,包括代谢的负反馈调节和高级中枢神经系统的前反馈调节,后者在呼吸调节中的作用是近年来才逐渐被认识的。传统的代谢性负反馈调节主要在 NREM 睡眠期和麻醉状态下发挥优势调节作用,PCO_2、PO_2 和 pH 的异常通过外周和中枢的化学感受器作用于脑干呼吸中枢,使通气发生相应变化。代谢调节的特点是:负反馈调节,先有的变化(特别是 PCO_2、PO_2 和 pH 的异常),而通气的改变随后发生,导致血气的波动和不稳定性。有学者认为正是由于负反馈调节的不足,人类才有可能形成前反馈调节。醒觉状态下,高级中枢神经系统(大脑皮质、大脑边缘系统、下丘脑)发挥优势调节作用。使机体能适应内外环境的变化,在讲话、唱歌、饮食、思维、运动等活动中,避免了通气过度或通气不足。高级中枢神经系统调节的特点是:前反馈调节,通气的变化先于代谢的变化。

高通气综合征的患者,由于明显的精神焦虑,呼吸驱动过强,呼吸调节丧失了应有的稳定性。当呼吸受到刺激,出现一过性过度通气。过度通气呼出大量的 CO_2,$PaCO_2$ 迅速降低,血浆碳酸氢盐相对增加,机体通过两种途径来代偿,以维持 pH 的恒定,即细胞外液的缓冲系统(碳酸氢盐、血红蛋白和血浆蛋白)和肾脏代偿。由于细胞外液的缓冲调节很有限,而肾脏的代偿需要数日时间,因此低碳酸血症和呼吸性碱中毒几乎是立即发生的。低碳酸血症最直接、最严重的危害是收缩脑血管,导致脑血流下降、脑缺氧。碱血症使血红蛋白氧解离曲线左移,血红蛋白氧的亲和力大大增加,氧合血红蛋白在组织中难于解离释放而造成组织缺氧。脑缺氧出现神经系统症状,如头昏、视物模糊、黑蒙、眼前发黑甚至晕倒。碱血症继发血清游离钙降低,可出现手足和上下肢的麻木、强直、痉挛和抽搐。严重的碱血症可引起心肌缺氧、心电图 ST-T 改变和快速心律失常。

【临床表现】

高通气综合征的症状累及多器官系统(表 9-3-1),严重程度不一,具有诊断的特异性。多数病人有心因性诱因:精神紧张、焦虑或心理压力大等。临床多为慢性过程,伴急性发作。急性发作时间多为 10～30 分钟左右,严重时长达 1 个多小时,多自然缓解。临床上可以表现为短期内频繁的症状发作,而另一时期又有较长的相对缓解期,迁延为慢性。严重发作时病人有濒临死亡的感觉,常常急诊就医。尽管临床症状很重,尚未见到由于高通气综合征而死亡的报道,主要影响患者的社会功能。经过正确的诊断和处理,病人预后常常较好。

表 9-3-1　高通气综合征的症状

器官或系统	常见症状
呼吸系统	长吸气,上不来气,吸不到底,呼吸要自己有意识辅助
	胸部发紧,气堵在胸部,胸闷,胸部压迫感
中枢神经系统	肢体感觉异常(麻木或针刺感),抽搐,头晕
心血管系统	胸部不适,心跳加快,心搏增强,手脚冰冷
精神症状	精神紧张,心烦意乱,坐卧不宁,烦躁,恐惧,濒死感
其他症状	疲乏无力,失眠

呼吸系统:憋气、吸不到底、胸部发紧或"堵"是高通气综合征患者的常见症状。典型病人表现为Ⅲ级以上的呼吸困难,没有相应的呼吸、心血管和其他引起呼吸困难的器质性病因,呼吸困难呈发作性,严重程度与体力活动无明显关系,伴随症状有头晕、肢体麻木等,发作时濒死感。体检可见病人呈现呼吸频率忽快忽慢、节律不均匀,频繁的叹息样呼吸。病人习惯于胸式呼吸,胸部上三分之一和颈部辅助呼吸肌参加呼吸运动,腹式呼吸基本消失。由于肋间肌负荷过重,收缩过度或疲劳,可出现胸部不适甚至胸痛,需要与冠心病、心绞痛鉴别。

心血管系统:由于症状急性发作时常有胸部不适、心跳加快、心搏增强、手脚冰冷和濒临死亡感,病人常首诊于心血管专科急诊。鉴别诊断应注意:①高通气综合征患者年龄多为 20~40 岁,女性多于男性;②虽反复多次发作,但 ECC 以及各种心脏结构和功能方面的检查均正常;③焦虑心情,疑为"心脏病发作",是这类病人的特征。医师的警觉性常常是正确诊断的关键。

神经系统:典型表现为发作时手足和上下肢的麻木、四肢强直甚至晕厥。少数病人有头晕的症状,病人常常描述为"眼前发黑",尤其是从蹲位或坐位突然站起时明显,病人并不感到周围环境在转动,以资与眩晕加以鉴别。

其他表现:精神症状包括焦虑、恐惧、疑病心态非常多见,不少病人有长期失眠问题。

【诊断和鉴别诊断】

有经验的医师常常根据病史和症状的描述就可以诊断。面对有诸多心身症状的病人,尤其有突出的呼吸困难(Ⅲ级以上),经过系统体格检查、胸部 X 线、动脉血气、肺功能(流速、肺容积、气道阻力、CO 弥散)、心电图、超声心动图等实验室检查没有发现明显异常时,应考虑到高通气综合征。鉴别诊断应注意与肺栓塞和上气道梗阻的鉴别,必要时须进行 V/Q 显像和三维上气道成像,以减少误诊。轻症支气管哮喘病人容易被误诊为高通气综合征,这类病人肺功能检查气道阻塞甚轻,而呼吸困难症状重,二者不平行,对支气管哮喘的治疗反应差,原因可能与茶碱类、B$_2$ 受体激动剂、肾上腺糖皮质激素的致焦虑作用有关。

经过多年研究,2008 年笔者提出了高通气综合征的诊断标准。该标准对病史、体格检查、实验室检查都提出了具体诊断要求(表 9-3-2)。比如,病史标准要求同时满足阳性症状和阴性症状两部分。阳性症状指高通气综合征的典型症状,而阴性症状是心肺器质性疾病的常见症状,需要排除这些症状。长吸气、胸部发紧、焦虑、麻木是高通气综合征患者特有的症状,而喘息、咳嗽咳痰、心悸则与心肺疾病的诊断相关。这就意味着如果一个患者主诉咳嗽和咳痰,那么,高通气综合征的诊断是不可能的。

在约 300 例病人的队列中,单一病史标准,就可以正确判别 85% 高通气综合征患者和 88% 心肺疾病患者。而两组中分别有 15% 和 12% 误判病人,可以通过体格检查和标准中建议的实验室检查弥补。作为内科医师,在职业生涯的启蒙阶段就接受过这样的训导,病史才是诊断的最重要线索。这一原则同样适合于高通气综合征的诊断,其前提是医师在面对病人时知道该问什么。高通气综合征诊断和鉴别诊断最有意义的症状被列入表 9-3-2。应该认识到,该诊断标准是通过横断面研究提出的,还有必要在另一组病人中进行前瞻性队列研究,进一步验证其诊断价值和预测值。

表 9-3-2　高通气综合征的诊断标准

是高通气综合征吗?
病史
◆出现以下症状(阳性症状)
・长吸气
・胸闷或胸部发紧
・焦虑:精神紧张,烦躁不安
・手指上肢、脚趾、面部或头部麻木
◆否认以下症状(阴性症状)
・喘息、喘气哨鸣声
・咳嗽、咳痰
・心悸
体格检查
◆心肺体格检查正常
实验室检查结果正常
◆心电图
◆胸部 X 线
◆肺量测定
◆动脉血气＊

＊动脉血气分析正常或呼吸性碱中毒

【治疗】

(一)腹式呼吸训练治疗

腹式呼吸训练治疗的概念(或呼吸治疗、呼吸再教育)早在 1938 年由 Soley 和 Shock 提出,是目前普遍接受的有效治疗措施。治疗分三个步骤:①向病人解释症状与过度通气之间的联系,症状是由过度通气所引起的,以此来说服病人高通气综合征的诊断和该疾病的性质,解除病人精神负担,消除恐惧心理;②病人需要学习正确的呼吸方法,即腹式呼吸、缓慢呼吸,通过减慢呼吸频率减少或消除过度通气的倾向性;③病人需要接受 20 次呼吸训练,在 2～3 个月内完成。该治疗措施在缓解病人症状、减少发作频率和强度方面有很好的疗效,经过 2～3 个月的治疗,60％～70％病人的症状得以缓解。1～2 年以后随访,远期疗效很稳定,复发率较低。腹式呼吸训练治疗成功缓解症状的机制在于降低呼吸频率。高通气综合征急性发作期的治疗是大家熟悉的面罩(或袋囊)重呼吸疗法,通过增加呼吸无效腔,使 $PaCO_2$ 增加,通气减低,症状迅速得到缓解。

(二)精神药物治疗

高通气综合征一经诊断,首选腹式呼吸训练治疗,尤其是躯体症状突出的患者,尽可能减少精神药物治疗。对青少年患者应该尽可能避免精神药物治疗。精神药物治疗与腹式呼吸训练治疗相比具有疗程长、容易形成心理依赖、撤药反跳和复发率高的缺点。约有 1/4 的患者对腹式呼吸训练治疗反应较差。这类患者焦虑突出,而躯体症状不明显;同时伴有抑郁,诊断时没有被识别出来。这类患者应该在精神专科医师指导下使用精神药物治疗。常用的药物有:

1.苯二氮䓬类(BZD)　苯二氮䓬类药物能有效地减轻焦虑,其中的阿普唑仑一向被认为是有效抗惊恐药物。阿普唑仑用量由 0.25～0.5mg,每日 3 次开始,4～6 日后依病情需要和耐受状况调整用量。其他常用的药物还有地西泮、艾司唑仑、劳拉西泮。BZD 治疗焦虑简便易行,疗程充分后疗效明确。但 BZD 治疗存在许多缺点难以克服。最突出的缺点是镇静性强,依赖潜力高,连续服用 4～8 周后即出现撤药反应。因此,在治疗显效后即刻拟定减药方案。即便如此,减药过程中仍有近 1/3 的病人出现症状反跳。少数病人难以彻底摆脱 BZD,终身服药。此外,高龄病人更难以耐受较大剂量的 BZD,在治疗中易出现食欲下降,疲乏无力,注意力难以集中,记忆障碍,全身软弱甚至摔倒等情况。

2.选择性 5-羟色胺再摄取抑制剂(SSRI)　帕罗西汀(赛乐特)用药从低剂量开始,在 6 周内增至充分治疗日用量,即帕罗西汀 20～60mg。帕罗西汀对惊恐障碍疗效明确而耐受良好,可以减少发作频率,能改善本症伴随的焦虑不安、抑郁等症状。帕罗西汀的优点在于不良反应轻,而且耐受良好。与传统的治疗惊恐障碍药物阿普唑仑比较,帕罗西汀依赖潜力低,复发率仍较高。据最近观察,使用帕罗西汀治疗 3 个月后,再连续服药 3 个月只有 5％复发,将帕罗西汀改为安慰剂有 30％～50％复发,应该重视药物的巩固性治疗,以减少复发。

西酞普兰(喜普妙)是近一段时间来综合医院使用较多的 SSRI 制剂,由于西酞普兰的抗焦虑疗效较差,对躯体症状突出的病人尤其适宜。西酞普兰的治疗用量 20mg,每日 1 次,服药方便,半衰期长约 15 天,起效慢,服药两周起效,多数病人服药 1 个月后症状开始改善。副作用小,安全性较好,病人耐受性好。建议疗程为 6～9 个月。

(三)认知行为疗法

认知行为疗法作为一种独立的治疗方法,已用于治疗高通气综合征,无论单独或是与其他治疗合用,都是一种有效的方式,且在多数研究中显示,中断治疗后较少复发。认知行为治疗是在对患者进行疾病知识的系统教育后,让患者逐渐暴露于使其焦虑的实际场景并学会一种自控。目前,认知行为治疗在我国综合性医院尚没有广泛推广应用。

【小结】

高通气综合征是从"神经官能性疾病"中定义出来的一组以呼吸困难为突出表现的综合征。回顾对其认识过程,不得不对近代的"生物医学模式"进行反思。所谓"生物医学模式"是以生物科学为基础,其基本观点是将人体划分成为各系统:呼吸系统、循环系统、神经系统、内分泌系统、精神系统……各系统内又划分成各器官,从器官到组织,组织到细胞,细胞到分子。疾病的发生应当在器官、组织细胞乃至生物大分子上找到形态或理化的改变。受这种思维模式的影响,医生们通常喜欢单一器官定义明确的疾病。但是,常常会遇到一些病人,症状累及多个器官系统、实验室检查没有器质性异常,在管理这组病人时医师常常表现得很不安,高通气综合征可能只是其中的一小部分。就高通气综合征而言,尽管病因尚未被完全认识,学术界倾向于精神心理的不利因素参与了发病过程,至于躯体症状、精神心理活动、呼吸生理三者之间在发病过程中的联系,通俗地说,精神与躯体之间是什么关系?高通气综合征则是探索和揭示这种关系的难得疾病模式。人类生命活动有赖于精神和躯体的完整性,相信随着医学的发展,会揭示出高通气综合征的发病本质,对疾病的认识出现新的突破。

（徐晟伟）

第十章　支气管肺癌

第一节　支气管肺癌的定义

一、简介

支气管肺癌简称肺癌,绝大多数肺癌起源于支气管黏膜上皮,是最常见的肺原发性恶性肿瘤,为当前世界各地最常见的恶性肿瘤之一。本病有两种基本类型即小细胞肺癌和非小细胞肺癌,非小细胞肺癌又可分为鳞状上皮细胞癌(鳞癌)、腺癌和大细胞癌等。

本病多在40岁以上发病,发病高峰年龄在60～79岁。男女患病率为2.3∶1。种族、家族史与吸烟对肺癌的发病均有影响。根据世界卫生组织分支机构IARC报道,我国2002年肺癌男性调整发病率为42.4/10万,死亡率为33.21/10万;女性调整发病率为19.0/10万,死亡率为13.45/10万。2005年中国肺癌的新发病例约有50万例(男性33万例,女性17万例)。预测新发病例大约60万例。

根据美国医事总署的报道,主动吸烟和被动吸烟都可以导致肺癌。有证据表明和吸烟者生活在一起从而吸"二手"烟的人患肺癌的风险增加20％以上。90％以上的肺癌是由于主动吸烟或被动吸"二手"烟所致。在所有肺癌死亡病例中,85％可归因于吸烟。

目前,肺癌在多数发达国家的男性常见恶性肿瘤中占首位,在女性常见恶性肿瘤中占第2、3位。在我国,肺癌在城市中占常见恶性肿瘤的首位;在农村占第3位,农村的发病率也有明显升高的趋势,应引起广泛重视。从我国的分布来看,上海、北京、东北和沿海地区的几个较大城市的肺癌死亡率最高,而在云南则有两个突出的高发区,即宣威和个旧。个旧市肺癌死亡率为41.19/10万,占全部恶性肿瘤的48.28％,居全国的首位。宣威肺癌死亡率为23.14/10万,占全部恶性肿瘤的46.40％,在全国农村地区是最高的。

随着科学技术的进步,对肺癌病因学及发病学研究的深入,以及临床诊治手段的日益先进,尤其是我国采取中西医结合的治疗方法,为提高肺癌患者的长期生存率提供了十分有利的条件。

二、肺癌的好发部位

肺癌的发病部位一般有一定规律,即右肺多于左肺,上叶多于下叶,从主支气管到细支气管均可发生癌肿。根据肺癌发生部位的不同,临床上将肺癌分为中央型肺癌、周围型肺癌及弥漫型肺癌三类,其中起源于主支气管和肺叶支气管,位置靠近肺门者称为中央型肺癌;起源于肺段支气管以下,位置在肺的周围部分者称为周围型肺癌;起源于细支气管或肺泡,弥漫分布于两肺者为弥漫型肺癌。生长在气管或气管杈处的为气管癌,很少见。

三、肺癌临床类型

根据生物学特性、临床治疗措施和预后的不同,肺癌有以下两种基本类型:

1.非小细胞肺癌　约80％的肺癌患者属于这种类型。非小细胞肺癌主要包括鳞状细胞癌、腺癌、大细胞癌和腺鳞癌等。外科为主的综合治疗主要适用于非小细胞肺癌患者。

2.小细胞肺癌(SCLC)　近20％的肺癌患者属于这种类型;小细胞肺癌肿瘤细胞倍增时间短,进展快,常伴内分泌异常或类癌综合征;由于患者早期即发生血行转移且对放化疗敏感,故小细胞肺癌的治疗应以全身化疗为主,联合放疗和手术为主要治疗手段。

四、肺癌的症状

多数肺癌患者在早期常表现为咳嗽、胸痛、发热、痰中带血及肿瘤引起的阻塞、压迫和转移等症状。随肿瘤发展,可因肿瘤侵犯或压迫纵隔神经、喉返神经和上腔静脉等,而使患者表现出面颈部水肿、气促、声音嘶哑等症状。若不及时进行有效治疗,肺癌往往容易发生扩散转移,临床多可转移至脑、肝、骨骼及肾脏等重要器官,引起多种不同程度的并发症及扩散转移症状,严重危及患者生命。

五、我国肺癌研究的现状

1.早期非小细胞肺癌(NSCLC)5年生存率偏低　20年来,可手术的NSCI-C患者5年生存率一直稳定在40％左右。手术分期构成病例的稳定与术后5年生存率的稳定相当一致,这长期制约着我国肺癌手术病例5年生存率的提高。

在辅助化疗方面,我国肿瘤内科和胸外科过分强调了其在Ⅰ期肺癌治疗中的地位。而实际上,ASCO和CCO联合制订的指南并不推荐对ⅠB期NSCLC的术后辅助化疗。

因此,在可手术的早期NSCLC的治疗上,我国的现状是对局部晚期患者的手术偏多、辅助化疗偏多、患者总体5年生存率偏低。

2.局部晚期NSCLC的治疗几乎背离了规范　2004年之前,中国大陆以小样本的Ⅱ期临床研究为主,在方案设计上均存在较大缺陷。同时,仅有1年生存率的结果对Ⅲ期NSCLC也是远远不够的。

2004年之后,国内报道病例数＞100例的、具长期生存率结果的局部晚期NSCLC非手术病例仍然很少,不但多为回顾性分析,而且集中在对单纯放疗和联合化放疗的比较上。这种现状提示,我国这方面的临床实践几乎背离了针对该期NSCLC的规范化治疗原则,远远落后于目前的国际水平。此外,还存在有违科学性和伦理学,对有潜在治愈机会患者进行完全不能治愈的姑息化疗的情况存在。

3.晚期NSCLC的治疗现状　数据可信度不高,治疗仍不规范。

中国目前就诊的NSCLC患者以晚期居多。近10年来也缺少大宗病例或超过100例的队列研究病例,回顾性分析也较少,多局限于新药临床注册研究的随机对照试验。与国外相比,我国晚期肺癌的化疗呈现出有效率较高、生存期较长的特点,但所谓的随机对照研究大部分存在严重缺陷,表现在样本量小、随机方法不明、没有分层和研究终点不明确等。

从已发表的数据看,我国晚期肺癌的化疗还存在着一线、二线概念不清,二线甚至三线仍大量使用含铂两药方案的情况。在实践中,还有不少医生在疾病已控制(稳定者)的情况下仍频繁更换方案。

分子靶向治疗是晚期肺癌治疗的一场革命,我国学者同步参与了前沿的国际多中心研究。因此,靶向药物治疗晚期 NSCLC 的数据,是我国拥有的证据级别最高的数据。但不可否认,分子靶向药物在我国也出现了滥用的趋势。

六、肺癌的早期发现

近些年来,肺癌发病率及死亡率均以惊人的速度不断上升。我国肺癌发病的重点在城市,男性肺癌发病率为各种癌症的第 1 位。

肺癌的治愈率很低,其原因在于"病程进展快,发现、诊断和治疗则太晚"。治愈肺癌的关键应该是早期发现、早期诊断和早期治疗,其中最关键的是要早期发现。

1.无症状的早期肺癌　　肺癌按癌块生长位置的不同分为中央型肺癌和周围型肺癌两种。早期肺癌是指国际肺癌分期中的第一期癌,即癌块直径＜3cm 或直径 3cm 以上但尚未出现局部淋巴结或远处转移。早期肺癌的常见临床症状有咳嗽、咯血、发热和胸痛等。人们如能警觉身体出现的这些"蛛丝马迹"并迅速就诊,则 1 可及时发现一些早期肺癌。但是在现实生活中,却有一些早期肺癌缺少甚至全无临床症状。这样的早期病例常常是在体检时或因其他疾病到综合性医院检查无意中发现的。有临床研究资料显示,这种无症状的早期肺癌并非少见,其病例数占全部早期肺癌的 1/3。

研究发现,无症状的早期肺癌大多属周围型肺癌。这种原发于小支气管终末端、直径仅 2cm 左右的小癌块,生长初期对小支气管黏膜的刺激轻微,较少或甚至不会出现咳嗽、咯血等症状,人们自然不易察觉,更不会主动就诊。待癌块增大或出现转移第二、三期甚至第四期中、晚期肺癌,则难以治疗,预后不佳。

2.三类肺癌高危人群　　要发现无症状的早期肺癌,只有从提高防范意识,重视定期检查入手。实施定期防癌检查,重点在以下三类危险性较高,比较容易患肺癌的人群:①45 岁以上男性,有吸烟史,特别是吸烟指数在 400 以上者:吸烟指数＝吸烟年数×每日吸烟的支数。例如,某男士已有 20 年吸烟史,每日吸 20 支香烟,其吸烟指数为 20×20＝400。有调查分析资料指出,45 岁以上男性吸烟指数＞400 者,其肺癌发病率为同性别同年龄非吸烟者的 9.9 倍;②有肺癌流行史的工矿企业中长期直接接触原材料和产品的人群:目前已证实能引起职业性肺癌的致癌物有石棉、砷化物、二氯甲醚、铬化合物、镍化合物、煤烟、焦油、石油中的多环芳烃、矿井空气中污染的放射性物质,长期接触这些致癌物可致癌;③60-80 岁老年男女:这个年龄段男女正处癌症发病年龄高峰期,属许多癌症的高发人群,也是肺癌的高危人群。加之这个年龄段男女受被动吸烟、环境污染、空气污染以及室内小环境污染(如烹调过程中菜油烟雾和装潢材料中的放射性物资等)的时间较长,也是引发肺癌的危险因素之一。

3.定期体检　　体检以每 6 个月 1 次为宜,人们应该学习了解一些肿瘤知识,具备一定防癌意识。如果自己知道属于高危人群,就应主动做定期防癌体格检查。这里所指的"定期",一般以 6 个月为宜。有调查研究证实,对高危人群每年做 1 次检查,发现的早期肺癌仍相对较少,其中常夹杂中、晚期患者。因此,多数专家建议,"定期"还是该定为 6 个月。高危人群做到主动定期防癌检查,就能及时发现无症状的早期肺癌,可大大提高肺癌的治愈率。

（王　朔）

第二节　肺癌的病因

一、肺癌的病因学

在美国肺癌的归因危险中,主动吸烟为 90%,职业暴露的致癌物为 9%～15%,氡为 10%,空气污染为 1%～2%。由于吸烟与石棉和氡之间有协同作用,因而上述归因危险的总和>100%,至于营养因素的归因目前尚难以确定。

1.吸烟　吸烟是肺癌的主要病因,已经被大量资料所证实,早在 20 世纪 50 年代,美国、加拿大、英国和日本的已回顾性调查证明,吸烟者男性肺癌的死亡率为不吸烟者的 8～20 倍。97% 以上的国家承认,80% 以上的男性肺癌和吸烟相关料均同意吸烟是肺癌的主要危险因素。西班牙一项研究显示,1999-2003 年西班牙肺癌发生率升高,其中女性和男性 70 岁以上发病率显著上升(50%)。男性患者中当前吸烟者占 45.9%,过去吸烟者占 51.5%,非吸烟者占 2.5%,男性以鳞癌为主(40.2%);女性患者中吸烟者占 27.2%,腺癌较常见(40.4%),表明吸烟是导致肺癌发生率增高的原因。

开始吸烟年龄越小,每日吸烟量越大,吸烟持续时间越长,吸烟引起肺癌的相对危险度(RR)越大。随着戒烟后时间的延长,患肺癌的 RR 逐渐下降,但戒烟后 40 年仍高于从不吸烟者(吸烟总量<100 支)。

烟草申含有 50 多种致癌物,其中多环芳香烃(PAH)和烟草特有亚硝胺(TSNA)在肺癌的发生中起重要作用,而 4-甲基亚硝胺基-1-(3-吡啶)-1-丁酮(NNK)及其代谢产物 4-甲基亚硝胺基-1-(3-吡啶)-1-丁醇(NNAL)具有特异的致肺癌性。PAH 除吸烟外,还与燃烧煤炭有关。被动吸烟女性尿中的 NNK 和 NNAL 含量高于非被动吸烟女性。致癌物在体内一般经过 I 相代谢酶活化,II 相代谢酶降解排出。致癌物经工相代谢酶活化后能够与 DNA 形成 DNA 加合物,参与 DNA 修复的酶如果不能及时修复,导致遗传物质畸变,是肿瘤发生的重要一步。目前研究发现吸烟个体肺癌的易感性与工相代谢酶、II 相代谢酶和参与 DNA 修复的酶的多态性有关。

不吸烟者占全部肺癌的 25%,更常见于女性,尤其多见于亚洲,以腺癌为主,目前致病因素尚不清楚,常存在 EGFR 突变,少见 p53 和 ras 基因突变,对 EGFR 抑制药更有效。

2.饮食　蔬菜和水果中富含抗氧化的营养物质,可以抑制 DNA 氧化,减少肿瘤发生。一项研究发现富含蔬菜和水果的饮食可以减少肺癌的发生,但也有研究认为水果而非蔬菜可以减少肺癌发生。笔者分析发现富含水果饮食与低水果饮食的肺癌 RR 为 0.77(P<0.001),富含蔬菜和水果饮食的 RR 为 0.79(P=0.001),而富含蔬菜饮食的 RR 为 0.88(P=0.12)。大量研究发现蔬菜中的西红柿和十字花科蔬菜可以减少肺癌发生。除了 β 隐黄质,其他类胡萝卜素对肺癌没有保护意义。补充硒不能减少肺癌的发生,但血清和指甲中硒含量高的肺癌 RR 分别为 0.8 和 0.5。维生素 C 可能具有保护作用。

植物化学物是植物中一类低分子量分子,其中植物雌激素、类黄酮和 Glucosinoids 与肺癌有一定关系。植物雌激素具有雌激素样作用,主要存在大豆油中,能够阻断类固醇激素的促肿瘤作用。类黄酮具有强的抗氧化作用,可以轻度减少肺癌的发生。GlucosiN₀ids 在十字花科的蔬菜中富含,在体内代谢成异硫氰酸酯,诱导谷胱甘肽转移酶(GST),促进毒物排泄。另外,饮酒增加肺癌发生。肺癌易发生在低体重指数者。

在已经完成的 III 期研究中,补充 β 胡萝卜素、视黄醇、13-顺-维 A 酸、维生素 E、阿司匹林、N-乙酰半胱氨酸和乙酰半胱氨酸都不能减少肺癌的发生,因而目前不推荐任何药物用作肺癌的化学预防。

3.职业暴露和空气污染　城市空气污染主要来源于机动车辆废气、采暖及工业燃料废物等。从污染带其中,已查明的致癌物有多环芳经、脂肪族巯基化合物和一些镍化合物等。室内局部污染主要指的是环境烟草烟雾、室内用生活燃料和烹调时油烟所致的污染。

国际癌症研究机构公布的工业致癌物中,被列为肺癌致癌物的有砷、石棉、铍、二氯甲醚,镉、铬、镍、PAH、氡和氯乙烯,很可能是肺癌致癌物的有柴油废气、丙烯腈和甲醛。大约9%的男性肺癌和2%女性肺癌由职业暴露引起,其中50%与石棉有关。接触石棉明显增加肺癌的发生,RR为2。氡是自然界镭的天然衰变产物,尽管惰性,但衰变后放射 a 颗粒,引起呼吸道上皮细胞的 DNA 损伤。在地下工作暴露于氡及其衰变产物的工人发生肺癌显著增高,与吸烟有协同作用。

成年人每天大约吸入 100001 空气,因而空气中微量的致癌物也可能引起肺癌。空气中重要的致癌物有颗粒物质、PAHNO$_2$、硫化物以及冶炼厂释放的砷化物等。高浓度细颗粒的肺癌 RR 为 1.4,细颗粒浓度每增加 $10\mu g/m^3$ 的肺癌 RR 增加 14%,高硫化物的肺癌 RR 为 1.4,NO$_2$ 浓度每增加 $10\mu g/m3$ 的肺癌 RR 增加 1.10。

4.遗传因素　荟萃分析显示肺癌有家族聚集现象,但一项含 15924 男性双胞胎的研究显示同卵双胞胎与异卵相比,肺癌发生上没有更大的一致性。连锁分析发现 6q23~25 与肺癌的高敏感性最为密切。

肺癌的遗传因素研究目前主要集中于个体对烟草致癌物的易感性。CYPIA1 是 I 相代谢酶,目前研究该基因特异性的两个多态性 Mspl 和第 7 外显子与肺癌易感性有关。GSTM1 是一个 II 相代谢酶,荟萃分析显示该酶无效型与表达型相比有高危险的肺癌发生,但吸烟者与不吸烟者相比没有明显的肺癌易感性。联合 CYPIAl-Ile462Val 和 GSTM1 无效型的肺癌 RR 为 4。目前发现参与 DNA 修复的基因中 OGGl-Cys/Cys 基因型的肺癌 RR 为 1.24;XRCC1194Trp 等位基因对于吸烟者的肺癌 RR 为 0.86。令人奇怪的是 XRCC1399Gln/399Gln 基因型对于少量吸烟者的肺癌 RR 为 1.38;对于大量吸烟者的肺癌 RR 为 0.71,这可能因 XRCC1399Gln/399Gln 基因型不能有效修复 DNA 加合物,大量吸烟造成 DNA 损伤引发细胞凋亡,从而减少肿瘤的发生。

5.性别　目前女性肺癌的发病率呈上升趋势,一般发病年龄更早,多见腺癌,治疗疗效好于男性。目前关于女性是否对烟草致癌物更敏感,雌激素、促胃泌素释放肽等在女性肺癌发生中有无作用尚无一致看法。

6.内分泌及免疫因素　肺癌的组织学类型分布存在明显的性别差异,如鳞癌多见于男性,而腺癌则多见于女性,是否由于男女内分泌激素的不同而影响肺癌的发生及组织学类型,有研究发现女性肺癌特别是肺腺癌细胞中存在雌激素和孕酮的受体。在绝经期的非吸烟妇女中肺癌的危险度随绝经年龄的推迟而增加。女性患肺癌的危险性还与异常分娩次数有关,这些结果说明了内分泌改变与肺癌发生有一定的关系。机体免疫功能异常与肺癌的发生有一定的关系。发现肺结节病愈肺癌发生有关。

7.其他　辐射、衣原体肺炎、肺结核等呼吸道疾病、体力活动等也可能和肺癌的发生有关。

二、肺癌的筛查

尽管肺癌是目前世界上发病率和死亡率最高的恶性肿瘤,整体上 5 年生存率不足 15%,而且 I 期患者的 5 年生存率超过 60%,另外已经明确烟草是肺癌的最主要病因,现今仍无确切的筛查方法可以减少肺癌引起的死亡。X 线胸片无论是否联合痰找瘤细胞都不能减少肺癌引起的死亡。尽管 CT 与 X 线胸片相比可以筛查出更多的肺癌,而且 85% 是 I 期,但同时伴有大量的假阳性,关于 CT 筛查能否减少肺癌引起的死亡,相关的研究正在进行中。

三、肺癌的预防

目前尚无有效减少肺癌发生的药物。控制吸烟是最好的肺癌预防措施,加强吸烟有害的宣传、制订各种政策限制吸烟、减少被动吸烟、提高烟草价格等是目前已被证实的有效方法。改善室内、外环境,多进食水果、蔬菜、增强体育锻炼,及时诊治呼吸道疾病,都有利于减少肺癌发生。

(邓爱兵)

第三节 肺癌的病理学

一、肺癌的大体类型

从临床资料看,两肺的任何一叶都可发生肺癌,一般来说右肺多于左肺,上叶多于下叶,而右肺中叶发生肺癌的概率却偏低。

(一)主要类型

从肉眼形态上,根据肿瘤发生的部位,肺癌的大体类型分为中央型、周围型、弥漫型和胸膜型,其中以前三者多见,胸膜型较少见。

1.中央型肺癌 即肺门型肺癌。肿瘤发生于主支气管、肺叶支气管和肺段以上支气管。肿瘤沿支气管壁蔓延并破坏支气管壁,浸润支气管周围肺组织,发生支气管旁淋巴结、肺门淋巴结,甚至纵隔淋巴结转移,肿大淋巴结与原发灶形成巨大肿块,其远端的肺组织多会发生阻塞性肺炎。肿物大体标本的切面多见坏死出血,有时有小空洞形成。中央型肺癌,2/3属于鳞癌。早期多出现咳嗽、痰中带血等临床症状,但往往不备患者重视而不能及时就诊,当出现胸痛、声嘶等症状时,肿瘤已侵犯周围淋巴结和纵隔,形成了巨大的结节或肿块,失去外科治疗的机会。

根据肿瘤形态和生长方式,中央型早期又分两个亚型。

(1)管内型:此类型肺癌肿瘤沿支气管黏膜蔓延,致使支气管黏膜增厚,支气管壁虽有浸润,但仍保持完整。肿瘤局限于支气管内,突向管腔,呈颗粒状、乳头状或呈息肉状。纤支镜的广泛应用,极大提高了这类早期病变的诊断率。

(2)管壁浸润型:发生癌肿部位的气管管壁增厚明显,癌组织不但破坏支气管壁,而且浸润周围肺组织,但不侵及肺门等处的淋巴结。肿瘤切面上可清楚显示支气管,病变范围常<2cm。

2.周围型肺癌 周围型肺癌发生在段以下的小支气管。癌肿位于胸膜下肺的周围。单结节者多见,也可为多结节。切面肿瘤结节呈灰白色,常伴坏死出血,与周围肺组织分界较清,偶见被浸润的支气管。

根据肿瘤体积大小,周围型肺癌分为球形和块形。

(1)球形:体积一般较小,最大径<3cm,与周围肺组织分界清楚,与支气管无特定关系,肿物边缘有时呈分叶状。

(2)块形:体积较球形大,最大径可超过3cm,与周围肺组织有时分界不清,肿块形状不规则,亦可见程度不同的坏死。

周围型肺癌多属腺癌,多见于女性。因其早期临床症状不明显,故偶然或体检时发现者居多,容易侵犯胸膜,引起胸痛和恶性胸腔积液。

3.弥漫型肺癌　弥漫型肺癌多发生于细支气管或肺泡,可累及两肺。肿瘤占据大叶的大部分或整个大叶,弥漫浸润,故又称为肺炎型。本型大多数属于细支气管肺泡细胞癌,病变发展较慢,临床上应与肺间质纤维化或间质性肺炎相鉴别。

4.胸膜型肺癌　原发瘤可能起源于细支气管,广泛浸润胸膜,引起脏层和壁胸膜广泛粘连、融合,受累胸膜可厚达 1～2cm。本型多数为低分化腺癌。

胸膜型肺癌的诊断有相当难度,不但临床诊断不易,病理诊断也很棘手。大体特征与慢性感染性胸膜炎、转移癌和胸膜间皮瘤难以区别,最后确诊有赖于组织学和免疫组化检测。

在肺癌中央型、周围型、弥漫型和胸膜型中,以前两者多见,弥漫型少见,胸膜型最为罕见。

(二)其他类型

肺癌大体类型除上述外,尚有瘢痕癌和胶样癌。

1.肺瘢痕癌　继发于肺瘢痕的基础上,多发生与肺尖部。肿物一般较小,直径<3cm,质硬,切面灰色,与周围肺组织分界不清,病灶多杂有炭尘。肺结核,也可见于硅沉着病(矽肺)、肺梗死灶、慢性肺炎可引起肺瘢痕癌,亦有发生于火器伤后的瘢痕组织。

肺瘢痕癌一般发展较慢,手术切除预后好。其组织学类型绝大多数为腺癌。

2.肺胶样癌　此类型十分特殊。肿瘤多发生于肺外周,由于腺癌细胞产生黏液,充填于癌细胞内和堆积于癌细胞间,故呈胶陈样,边缘不清。本型癌组织侵袭力较低,手术切除预后较好。

二、WHO 肺恶性上皮性肿瘤组织学分类

WHO 指定的肺恶性上皮性肿瘤组织学分类如下。

(一)鳞状细胞癌

鳞状细胞癌(SCC)是肺癌中最多见的肿瘤,约占肺癌的 40%,大多数为男性,占 80%,与吸烟有关。

1.大体检查和部位　大多数肺的鳞状细胞癌发生在位于中心的主干、叶或肺段支气管。肿瘤通常灰色或白色,实性程度依据纤维化的程度而不同,中央有局部碳素颗粒沉着、周围有星样收缩。肿瘤可长至很大,形成空洞,似结核与脓肿。中央型肿瘤形成腔内息肉状肿块和(或)侵袭支气管壁到周围组织,并且可能阻塞支气管腔而导致分泌物潴留、肺不张、支气管扩张、阻塞性脂质性肺炎和感染性支气管肺炎。少数病例可发生于周围小气道。这种观点可能会发生改变,因为近来报道 53% 的鳞状细胞癌发生在周围肺组织。

2.组织病理学　鳞状细胞癌显示角化、角珠形成和(或)细胞间桥。这些特征依分化程度而不同,在分化好的肿瘤中明显而在分化差的肿瘤中呈局灶性,依此将鳞癌分成工～Ⅲ级。

(1)鳞状细胞癌的乳头状亚型:某些近端肿瘤可表现为外生性或支气管内生长。有时可能会发生无侵袭的、非常有限的上皮内播散,但侵袭见于大多数病例。

(2)鳞状细胞癌的透明细胞亚型:大部或几乎全部由伴有透明胞浆的细胞组成。这一变异型需要与伴有广泛透明变性的肺大细胞癌和腺癌及肾透明细胞癌鉴别。

(3)小细胞亚型:是一类分化差的、肿瘤细胞小的鳞状细胞癌,这些小肿瘤细胞保留非小细胞肺癌的特点并显示有局部鳞状分化。这种鳞状细胞癌的变异型必须与复合性小细胞癌和真正的小细胞癌区别。鳞状细胞癌的小细胞亚型缺乏小细胞癌特征性的核特点,具有粗或泡状染色质,核仁更明显,胞质更丰富,细胞界限更清楚,可见局部细胞间桥或角化。

(4)基底细胞样亚型:显示瘤细胞巢周边部核呈明显的栅栏状。它与具有广泛基底样排列、缺乏鳞状分化的低分化鳞状细胞癌被认为是大细胞癌的基底细胞样亚型。此型预后较差,5年生存率为10%,进展迅速,多数2年内死亡。

3.免疫组织化学　大多数鳞状细胞癌表达高分子量角蛋白(34βE12)、细胞角蛋白5/6和CEA。一些表达低分子量角蛋白(34Hβ11),极少数表达甲状腺转录因子-1(TTF-1)或细胞角蛋白7(CK)。

(二)小细胞癌

小细胞癌属高度恶性肿瘤,占肿瘤15%左右,中老年人多见,80%以上患者为男性,与吸烟有关,常因生长快,早期出现上腔静脉综合征,组织学分为小细胞癌和复合型。

1.大体检查和部位　典型的肿瘤为白褐色、质软而脆的肺门周围肿块,伴有广泛坏死,经常有淋巴结累及。肿瘤在肺内播散的典型表现是沿着支气管的黏膜下或支气管周围播散。通常累及淋巴管。约5%的SCLC表现为周围型钱币样病变。

2.组织病理学(包括亚型)　与其他神经内分泌肿瘤相同,其组织结构包括巢、小梁、周围栅栏状和菊心团形成。无神经内分泌形态特点的片状生长方式也常见。肿瘤细胞通常小于3个静止淋巴细胞,具有圆形、卵圆形或梭形的核,胞质少。核染色质呈细颗粒状,核仁缺乏或不明显。很少看见细胞界限。核仁明显。根据定义此肿瘤属高级别,因而不适合对其进行分级。尚未识别出小细胞癌的原位阶段。大标本中细胞可能会比较大,并可有散在的多形性或瘤巨细胞,分散的核染色质、明显的核仁、广泛的坏死、活跃的凋亡活性、血管周围被覆的嗜碱性核DNA壳(Azzopardi效应)等都可能见到。

复合性小细胞癌是小细胞癌与任何其他非小细胞癌成分复合组成的癌,这种复合成分可以是腺癌、鳞状细胞癌或大细胞癌,也可为少见的梭形细胞或巨细胞癌。在复合性小细胞癌和大细胞癌中,大细胞成分至少应大于10%。

3.免疫组织化学　尽管小细胞癌是一种光学显微镜的诊断,但至少2/3的病例电镜下显示有直径接近100nm的神经内分泌颗粒,大多数病例免疫组化CD56、嗜铬颗粒蛋白A、突触素阳性。少于10%的SCLC病例神经内分泌标记阴性。在接近90%的小细胞癌病例TTF-1阳性。

(三)腺癌

腺癌占肿瘤20%,在女性有较高的发生率,约占50%,大多数病例在手术切除时已累及脏胸膜,病情发展较快,近年来其发病率逐年升高。

1.大体检查和部位　肺腺癌可单发或多发,大小不一。大多数肺腺癌表现为6种大体类型之一,这些类型均有相应的放射学表现。最常见的是周围型腺癌。可能出现明显的中央灰白纤维化伴有胸膜皱褶。胸膜下的中央区皱褶常是一个有炭末沉着病的、促结缔组织增生的"V"形纤维化区。侵袭(当组织学上出现时)可能在纤维化区被识别,并可能伴有坏死、空洞和出血。肿瘤边缘可以呈现分叶状,或者边界不清伴有卫星的结节。在有邻近非黏液性BAC的小肿瘤中,一些在大体上显示结节实性部分边缘的肺泡结构可能与放射学上显示的不透光毛玻璃病变相一致。一些周围型腺癌因产生丰富的黏液而可能呈胶样。第二种腺癌类型是中央型或支气管内型。肿瘤呈斑块或息肉样生长方式,可以保留被覆黏膜。随着支气管腔阻塞程度的增加,远端实质可显示阻塞性的"金色"(脂样)肺炎。第三种类型是弥漫性肺炎样,肺叶实变,但结构保留,是黏液性BAC典型的形式。第四种类型由弥漫扩张的肺病变组成。某些病例表现为累及整个视野的弥漫播散的结节(从微小到大),另一些病例因癌的广泛淋巴道播散而表现为间质性肺炎。第五种类型的腺癌容易沿胸膜侵犯和沿脏胸膜广泛播散,导致模拟恶性间皮瘤的树皮样增厚(假间皮瘤样癌)。最后一种类型的腺癌可能在纤维化的背景上发展而来,在瘢痕或者弥漫性间质纤维化的基础上发生。腺癌发生于局部瘢痕的很少见,与之相反,在周围型腺癌的中央继发瘢痕的现象却很常见。

2.组织病理学

(1)混合亚型腺癌:是最常见的亚型,占切除肺腺癌的80%。除了组织亚型的混合外,其分化程度(高分化、中等分化、低分化)和细胞不典型性(轻度、中度、高度)在不同的区域和组织块之间也存在混合。任何一种组织学亚型都可伴有细胞黏附性丧失、单一的肿瘤细胞充填肺泡间隙的成分。

主要的单一组织学类型/亚型是腺泡样、乳头状细支气管肺泡样和伴有黏液产生的实性腺癌。与混合组织亚型相比,由单一组织亚型组成的腺癌不常见,特别是在大的肿瘤中。腺泡状和乳头状肿瘤可以见到高分化、中等分化和低分化的组织学改变。细支气管肺泡型经常是高分化或中等分化。

(2)腺泡样型:特征是腺泡和腺管,由立方或柱状细胞组成,这些细胞产生黏液,类似于支气管腺或细支气管被覆上皮细胞,包括 Clara 细胞。

(3)乳头状型:特征是二级或三级乳头状结构取代其下的肺泡结构,可出现坏死和肺侵袭。在完整的肺间隔内形成单一乳头状结构的细支气管肺泡癌被排除在这个定义之外。乳头状腺癌被覆的细胞可以是立方或低柱状、黏液或非黏液细支气管肺泡,一些病例可与甲状腺乳头状癌相似。有证据表明乳头簇缺乏中央纤维血管轴心的微乳头型腺癌可能预后不良。

(4)细支气管肺泡癌(BAC):占肺癌的20%,男性多,多见于40岁以上,分为非黏液型(占75%)、黏液型(占20%)、混合型(5%)。显示肿瘤细胞沿着尚存的肺泡结构生长,无间质、血管、胸膜侵袭的证据。细支气管肺泡癌常见间隔增宽伴有硬化,特别是在非黏液亚型中。当有在肺泡萎陷同时伴有弹性纤维增多的情况下,区分硬化性 BAC 与早期侵袭性腺癌可能存在困难。侵袭的特征一般是细胞不典型性明显增加、纤维间质反应和常见腺泡样生长方式。

典型的非黏液性 BAC 亚型显示 Clara 细胞和(或)Ⅱ型肺泡细胞的分化。Clara 细胞呈柱状,具有胞质突起,胞质嗜酸性。核可能位于细胞顶端。Ⅱ型肺泡细胞立方形或圆顶形,具有细小胞质内空泡甚至为透明泡沫样胞质。可见胞核内有亮晕的嗜酸性包涵体。对于区分非黏液性 BAC 的 Clara 细胞和Ⅱ型肺泡细胞亚型的临床意义不明确。

根据定义,黏液性 BAC 属低级别,由高柱状细胞组成,组成细胞核位于基底、胞质淡染,有时似高脚杯状,细胞质有不等量的黏液,并形成肺泡腔隙周围黏液池。细胞异型性不明显。气道播散是特征性的,原发肿瘤周围有典型的卫星肿瘤形成。广泛实变常见,有时呈一个肺叶或全肺实变。根据惯例,显示这种组织形态的小至几毫米的病变,即可以考虑为黏液性 BAC。

少数的 BAC 由混合性黏液与非黏液细胞组成。黏液与非黏液 BAC 可能是孤立病变、多中心或实变(肺叶)型,后两者被认为是气道播散所致。大多数孤立性 BAC 为非黏液亚型。

(5)伴有黏液的实性腺癌:由片状的多角形细胞组成,这些细胞缺乏腺泡、腺管和乳头结构但常有黏液出现,即每2个高倍视野至少有5个或更多的组织化学黏液染色阳性细胞。鳞状细胞癌和大细胞癌中可见到少量的细胞内黏液产生,但不能被分类为腺癌。

混合组织类型的腺癌是一类由不同的组织亚型混合组成的侵袭性肿瘤。混合组织亚型腺癌的病理诊断应包括组织亚型加上对所识别类型的注释:如"腺癌伴有腺泡、乳头和细支气管肺泡结构",可有不同程度的间质炎症和纤维化。对小肿瘤(<2cm)伴有 BAC 成分的应该进行广泛的组织学检查,寻找侵袭灶,测量纤维瘢痕的大小。必须进行全面检查后,才能诊断局限性非黏液性 BAC。对于肿瘤内的非黏液性 BAC 成分,应注释其侵袭和瘢痕的大小和范围,因为这些指标可能具有预后意义。局部纤维化直径<5mm 的肿瘤(无论有无侵袭),其5年生存率为100%,与局限性 BAC 者相同。这种局限性纤维化与非黏液性 BAC 中常见到的轻度肺泡间隔硬化和弹性纤维增生不同。典型的中央瘢痕表现为肺泡萎陷伴有致密的弹性纤维增生或活跃的纤维母细胞增生;当有侵袭癌出现时,通常可以看到活跃的纤维母细胞增生区和与之相关

的不典型的肿瘤细胞。在某些病例,区分伴有陷入的衬覆不典型细胞的空隙的弹性纤维硬化与伴有癌侵袭的纤维母细胞增生灶可能很困难。在弥漫性间质纤维化(各种原因引起的)的背景中,有明显的伴有蜂窝样改变的纤维化。然而各种组织类型的肺癌(不仅是腺癌)都可发生在这样的背景中。

可能遇到多灶性侵袭性腺癌。如果可以肯定非黏液性 BAC 成分与侵袭性腺癌相连续,则可以作出原发癌的诊断。分离的原发性腺癌应该与邻近主瘤的卫星病灶相区别。如果各肿瘤之间组织学不相似则支持分别的原发性肿瘤的诊断。多中心性的肯定诊断学要证实肿瘤之间的分子/遗传学差异,但这种研究多半不可行。确定一个肿瘤是分离的原发肿瘤还是肺内的转移瘤对于临床分期有意义。

①胎儿型腺癌:同义词为高分化胎儿腺癌,胎儿型肺腺癌,类似胎儿肺的肺内胚层瘤。这是一类有特征性的腺癌亚型,由类似胎儿肺小管,富于糖原,无纤毛细胞组成的小管而形成的腺样结构。核下和核上糖原空泡使肿瘤呈子宫内膜样结构,常见由伴有丰富嗜酸性和细颗粒状胞质的多角形细胞组成圆形桑葚体(与子宫内膜腺癌的鳞状桑葚相似)。有些表现为透明细胞型。少数胎儿型腺癌伴有其他组织类型肺癌,包括其他腺癌亚型。大多数胎儿性腺癌分化好。Nakatani 等最近描述了一例低分化胎儿性腺癌亚型。当胎儿性腺癌伴有肉瘤样原始胚基间质时,则肿瘤应被分类为肺母细胞瘤。

②黏液性(胶样)腺癌:黏液性腺癌与胃肠道相同名称的肿瘤一样,具有分隔的含有黏液的肿瘤性上皮岛。这些病例中的上皮可能分化特别好,有时肿瘤细胞漂浮在黏液池之中。

③黏液性囊腺癌:一种有部分纤维组织被膜的局限性肿瘤。中间是伴有黏液池的囊性变区,肿瘤性黏液上皮沿着肺泡壁生长。

④印戒细胞性腺癌:肺的印戒细胞性腺癌通常是与其他组织亚型腺癌有关的局灶形式。排除转移特别是来自胃肠道的转移非常重要。

⑤透明细胞性腺癌:局灶性是其最常见的形态学特征,少数情况下可能是肿瘤的主要成分(透明细胞癌),它可发生于任何腺癌的主要类型中。在这样的病例中,转移性肾细胞癌是要重点考虑对象。

3.免疫组织化学　腺癌的免疫组织化学特征根据其组织亚型和分化程度而有所不同。上皮性标记的表达(AE1/AE3、CAM5.2、EMA、CEA)是典型的。CK7 比 CK20 的表达频率较高。TTF-1 经常表达,特别是在分化好的肿瘤中。TTF-1 阳性的病例甲状腺球蛋白阴性可帮助排除甲状腺癌。表面活性物质载体蛋白染色阳性比 TTF-1 少见,但由于存在周围肺转移性肿瘤细胞对表面活性物质吸收的可能性,而使其判断出现困难。黏液性肿瘤特别是黏液性 BAC 可能是具有代表性的一个例外,即 TTF-1 阴性,CK20 阳性表达比 CK7 更常见。

(四)大细胞癌

大细胞癌占肺癌发生的 10％左右,高度恶性,临床呈暴发过程。多数手术前已发现转移。它是一种未分化非小细胞癌,缺乏小细胞癌、腺癌或鳞癌细胞分化的细胞和结构特点,但有研究表明大细胞癌是一种异质性癌,多数表现有腺分化特征,其次为鳞癌及神经内分泌癌。典型的大细胞癌细胞核大,核仁明显,胞质量中等。

1.大体检查和定位　典型的大细胞癌通常在 X 线胸片上表现为大的周围型肿块,但也可累及亚段或大支气管。肿瘤通常侵犯脏胸膜、胸壁或邻近结构。切面显示软的、粉褐色肿瘤,通常伴有坏死,偶尔伴有出血,少数伴有空洞。大细胞神经内分泌癌通常为周围型。基底细胞样癌显示特征性的支气管外生长。

2.组织病理学

(1)大细胞癌:根据定义,大细胞癌是分化差的肿瘤,是一个在排除了鳞状细胞癌、腺癌或小细胞癌成分之后的排除性诊断。巢状的大多角形细胞伴有明显核仁的泡状核以及中等量的细胞质。超微结构上常见少量腺样或鳞状的分化。

（2）大细胞神经内分泌癌：大细胞神经内分泌癌（LCNEC）显示有提示神经内分泌分化的形态特征，如器官样巢、小梁状、菊心团和栅栏状排列。瘤细胞一般较大，胞质量中等到丰富。核仁通常明显，核仁的出现使之容易与小细胞癌区分。通常核分裂计数为 $11/mm^2$，平均为 $75/mm^2$，常见大面积坏死。肯定神经内分泌分化需要免疫组化标记如嗜铬素、突触素、NCAM（CD56）。如果染色明确，一个阳性标记即可诊断。大约50%的 LCNEC 表达 TTF-1，但表达 CK1、CK5、CK10、CK14、CK20 的却不常见。

（3）复合性大细胞神经内分泌癌：是伴有腺癌、鳞状细胞癌、巨细胞癌和（或）梭形细胞癌成分的大细胞神经内分泌癌。像小细胞癌一样，少部分大细胞神经内分泌癌在组织学上具有异质性。考虑到大细胞神经内分泌癌和小细胞癌之间有许多共同的临床、流行病学、预后和神经内分泌特点，可任意的将这些肿瘤归类为复合性大细胞癌，直到将来的研究能够更好地阐述他们的生物学行为。大细胞神经内分泌癌也可发生于小细胞的癌的复合，但这些肿瘤被分类为小细胞癌的复合亚型。

（4）基底细胞样癌：这类肿瘤显示实性结节或相互吻合的伴有周围栅栏样的小梁状、侵袭性的生长方式。肿瘤细胞相对小、单形性的立方形到梭形，核染色质中等，呈细颗粒状，缺乏或有点状核仁。胞质少但缺乏核型一致性。核分裂率高（15～50/mm²）。缺乏鳞状分化。大多数基底细胞样癌间质中有透明或黏液样变性。通常可见小囊状间隙。粉刺型坏死常见。1/3病例可见菊心团。免疫组化染色神经内分泌标记通常阴性。10%的病例中少于20%的肿瘤细胞可能有一项神经内分泌标记阳性。CK 的表达情况同NSCLC，包括 CK1、CK5、CKIO、CK14。基底细胞样癌不表达 TTF-1。

（5）淋巴上皮瘤样癌：肺淋巴上皮瘤样癌的特征是合体细胞样生长方式，大的空泡状核，明显的嗜酸性核仁和大量淋巴细胞浸润。有明显的推挤样边界，弥漫片状的浸润方式。明显的淋巴细胞反应，包括成熟的淋巴细胞，经常混合有浆细胞和组织细胞，偶尔有嗜中性粒细胞和嗜酸性粒细胞。淋巴样成分甚至可见于转移的部位。在少数病例中有肿瘤内淀粉样物沉积。大的未分化的肿瘤细胞核内出现 EBER-1RNA。

（6）透明细胞癌：透明细胞型癌具有大的多角形肿瘤细胞，伴有水样透明或泡沫状的胞质。瘤细胞可含有或不含有糖原。

（7）大细胞癌伴横纹肌样表型：大细胞癌伴横纹肌样表型中至少10%的肿瘤细胞由横纹肌样细胞组成，特点是细胞质内有嗜酸性小球。组成胞质内小球的中间丝可能为 vimentin 和 cytokera-tin 阳性。伴横纹肌样表型的单纯大细胞癌很少见；可见小灶状腺癌，并且可以看到阳性的神经内分泌标记。超微结构上嗜酸性包涵体由聚集的大的胞质内核旁中间丝构成。在其他分化差的 NSCLC 中可以见到局灶的伴有伴横纹肌样表型的细胞。

（五）腺鳞癌

鳞状细胞癌和腺癌两种成分的癌，其中每种成分至少占全部肿瘤的10%。若鳞状组织中偶见黏液灶或产生黏液的细胞，腺癌组织中含有灶性鳞状分化区，皆不能诊断为腺鳞癌。有学者报道腺鳞癌占肺癌的19.35%或49%不等。

1.大体检查和部位　肿瘤常较大，通常位于肺的周围，可能含有中央瘢痕。它们大体上和其他非小细胞癌相似。

2.组织病理学　因为鳞状细胞癌和腺癌都伴有一个组织学异质性的连续谱系，每种成分10%的标准是主观规定的。某些鳞状细胞癌组织化学染色也可显示局部黏液，因而如果出现腺泡样、乳头状或支气管肺泡样排列则更能说明有腺癌的成分。高分化鳞状细胞癌和腺癌在光镜下可以识别，鳞状细胞癌显示明显的角化或细胞间桥，腺癌显示腺泡、小管或乳头状结构。如果腺癌成分局限于实性成分伴黏液形成，则诊断腺鳞癌往往是困难的。诊断腺癌时必须有每个高倍视野多于5个黏液滴。两种成分可能分开、合并或混合。鳞或腺样成分可以一种成分为主或两种成分相等。每种成分的分化程度不是相互依赖的，并且是不同的。除了这两种成分外,大细胞癌成分的出现不影响诊断。有或无炎症的间质特点与其他非小细胞癌相同。像在涎腺肿瘤中所见到的一样,已经有描述伴有淀粉样间质的病例。超微结构特点包括鳞状细胞癌和腺癌的特点。电镜下常见两种细胞类型的特点,但是要根据光镜检查来进行分类。免疫组化结果也囊括鳞状细胞癌和腺癌的特点。CK 表达显示广泛的分子量范围,包括 AE1/AE3、CAM5.2、KL1 和 CK7,但通常不表达 CK20。EMA 和 TTF-1 阳性局限于腺癌成分。

(六)肉瘤样癌

目前发现有 5 种亚型代表其形态学谱系:多形性癌、梭形细胞癌、巨细胞癌、肉瘤样癌和肺母细胞癌。肉瘤样癌可以发生在中央或周围肺。多形性癌通常是倾向于侵犯胸壁的大的周围型肿瘤。

1.大体检查　周围型肿瘤通常大于 5cm,界限清楚,灰黄或褐色奶油状,切面呈沙粒样、黏液样和(或)出血伴有明显坏死。无蒂或有蒂的支气管内肿瘤较小,通常浸润肺实质,周围型肺母细胞瘤体积明显大于多数 NSCLC,平均直径为 10cm。

2.组织病理学

(1)多形性癌:一类分化差的含有梭形细胞和(或)巨细胞或只有梭形或巨细胞成分组成的非小细胞癌,这些非小细胞癌可以是鳞状细胞癌、腺癌或大细胞癌。梭形细胞和(或)巨细胞癌成分至少应占肿瘤的 10%。注明出现的腺癌或鳞状细胞癌成分,对出现的大细胞癌病灶不需要特别指出。

组织学切片显示传统的非小细胞癌,即腺、鳞或大细胞亚型,至少存在 10% 的密切相关的恶性梭形细胞和(或)巨细胞。肿瘤具有核分裂活性,偶然排列呈束状或细纹状生长方式的梭形细胞具有不同的形态学表现,从上皮样到有时偶见平滑肌特点的间充质样细胞。间质可能是纤维样或黏液样。失去黏附的恶性巨细胞呈单核或多核的多角形,具有致密的嗜酸性胞质和多形性的核。经常出现伸入运动,经常见到大血管浸润以及广泛坏死。少数鳞状细胞癌出现血管肉瘤样成分,被称为假血管肉瘤样癌。它的特点是相互吻合的腔隙衬附出现间变的、上皮样细胞,这些上皮样细胞局部聚集成假乳头并形成充满红细胞的裂隙。

(2)梭形细胞癌:这种亚型被定义为一类只由梭形肿瘤细胞组成的非小细胞癌。它和多形性癌的梭形细胞成分相同,表现为具有明显恶性细胞特征(核深染及明显的核仁)的细胞黏附成细胞巢和不规则的束状。见不到腺癌、鳞状细胞癌、巨细胞癌或大细胞癌的特殊排列方式。肿瘤内有弥漫散在分布和局部密集的淋巴浆细胞浸润和渗出。少数伴有明显炎细胞浸润的病例与肌纤维母细胞瘤的炎症浸润相似。

(3)巨细胞癌:一组由高度多形的多核和(或)单核肿瘤性巨细胞组成的非小细胞癌。与多形性癌的巨细胞成分相同,肿瘤全部由巨细胞组成,没有腺癌、鳞状细胞癌或大细胞癌的特殊排列方式。肿瘤由大的、多核和奇异的细胞组成。细胞核具有多形性,通常为分叶状。肿瘤细胞失去黏附,倾向于相互分离。一般有丰富的炎细胞浸润,通常是侵入肿瘤细胞内的中性粒细胞。这种现象最初被认为肿瘤细胞的吞噬作用,但更可能反映了侵入运动(白细胞主动侵入肿瘤细胞)。电镜检查在梭形细胞和巨细胞癌内均可以见到核旁微丝和张力微丝聚集。在巨细胞癌内只有很偶然的情况下可以见到桥粒。

(4)癌肉瘤:该亚型是一种伴有癌和分化的肉瘤成分(如恶性软骨、骨和横纹肌)的混合恶性肿瘤。肿瘤在组织学上是双向性的,由明确的非小细胞癌和含有分化成分的真正肉瘤混合组成。最常见癌的成分为鳞状细胞癌(45%～73%),其次为腺癌(20%～31%)和大细胞癌(10%)。近 20% 的病例中可能发生一种类似于所谓高级别胎儿性腺癌的上皮成分,但缺乏肺母细胞瘤中母细胞瘤样的间质。恶性间质通常形成癌肉瘤的主体,只能见到小灶状的癌。这些肉瘤的大部分通常是分化差的梭形细胞肉瘤,但仔细寻找总能看到更特殊的肉瘤样分化,最常见的是横纹肌肉瘤,其次是骨肉瘤或软骨肉瘤或混合性骨和软骨肉瘤。能够见到不止一种分化的间质成分,转移灶通常既有上皮也有间质成分,也可能只含有一种类型。

（5）肺母细胞瘤：肺母细胞瘤是一种含有类似于分化好的胎儿性腺癌的原始上皮成分和原始间叶成分，偶尔有灶状骨肉瘤、软骨肉瘤或横纹肌肉瘤的双向性肿瘤，该类型所占比例不到肺原发恶性肿瘤的1%。

肺母细胞瘤在组织学上显示有恶性腺体的双向分化形式，这种恶性腺体呈小管状生长，与胎儿支气管类似并且包埋于肉瘤性的胚胎样间充质中。富于糖原的、无纤毛的小管和原始间质与10～16周胚胎肺（肺发育过程中的假腺样阶段）相似，但量通常不多。小管也可与高级别胎儿性腺癌相似。这些小管衬附的柱状细胞呈假复层、不含纤毛、胞质透明或轻度嗜酸性。上皮细胞核卵圆形或圆形，相当一致，但细胞学异形性可以大的多核细胞的形式存在。腺体通常具有核上或核下空泡，形成子宫内膜样表现。细胞内空泡是因为丰富的糖原所致，PAS染色很容易显示。在腺腔内也可有少量黏液，但常无细胞内黏液。与胎儿性腺癌相似，可以看到由鳞状细胞巢构成的桑葚样结构。

间质细胞一般具有母细胞样的形状，表现为密集排列的小的卵圆形或梭形细胞围绕在肿瘤性腺体周围的黏液样间质中，与肾Wilm瘤的表现相似。可出现小灶状的成年人型梭形细胞肉瘤（最常见的是束状或席纹状排列方式）。也可发现分化的肉瘤灶，如横纹肌肉瘤、软骨肉瘤或骨肉瘤。

3.免疫组织化学

（1）多形性、梭形和（或）巨细胞癌：在多形性癌中只要存在鳞状细胞癌、腺癌或者大细胞的成分，梭形和（或）巨细胞癌成分中上皮标记的表达对诊断不是必需的。由于它们是分化差的肿瘤，在一些病例中多种角蛋白抗体和EMA对于显示肉瘤成分中的上皮样分化是必要的。当单纯的梭形细胞癌对任何上皮性标记都不着色时，与肉瘤鉴别可能会非常困难。肿瘤细胞通常联合表达CK、vimentin、CEA和平滑肌标记。TTF-1在巨细胞癌中可以阳性。

（2）癌肉瘤：癌肉瘤的上皮成分可能显示角蛋白抗体染色阳性。软骨肉瘤S-100蛋白可阳性，横纹肌肉瘤肌的标记可阳性。

（3）肺母细胞瘤：肺母细胞瘤的胎儿性腺癌成分上皮标记（CK、EMA、CEA）阳性，神经内分泌标记如CgA也可能阳性，桑葚样和腺样细胞可CgA阳性。肿瘤细胞还可表达特异性激素，如降钙素、胃泌素释放肽、蛙皮素、亮氨酸、甲硫氨酸脑啡肽、生长抑素和血清素。其染色形式与发育中胎儿肺小管相似。肺母细胞瘤的上皮成分对上皮标记，如CK、CEA和EMA弥漫着色。肺母细胞瘤AFP很少阳性。上皮细胞特别是桑葚体均表达Clara细胞抗原和表面活性物质载体蛋白。有趣的是这些抗原也可以在妊娠12周、向Clara细胞分化的及22周向Ⅱ型肺泡细胞分化的发育中的胎儿肺小管中见到。肺母细胞瘤的间质细胞含有vimentin和肌肉特异性肌动蛋白。在分别有横纹肌或软骨成分存在时可能见到desmin和肌球蛋白或S-100阳性。一般vlmenT1n和CK分别局限表达于间叶和上皮组织，但vimentin可以出现在腺中，而间质细胞偶尔也表达CK。

（七）类癌

类癌少见，占原发肺肿瘤的1%～2%，是显示神经内分泌分化特征的一组肿瘤，包括器官样、小梁状、岛状、栅栏状、带状或菊心团状排列等生长方式。瘤细胞具有一致的细胞学特点，中度嗜酸性细颗粒状胞质，核染色质细颗粒状。形态学可分成两型：典型类癌（TC）、不典型类癌（AC）。

1.大体检查　TC和AC都形成坚实而界限清楚的棕黄色肿瘤。特别是TC与支气管相关密切，经常为支气管内生长。其上被覆黏膜可以是完整的或者有溃疡。可见鳞状化生。其他支气管类癌向下推挤进入邻近的肺实质。在周围型肿瘤中可能见不到与气道相关的明显证据。

2.组织病理学　经典类癌由一致的多角形细胞组成，胞质嗜酸性、少到中等量，核染色质呈细颗粒状，核仁不明显。嗜酸性细胞肿瘤具有丰富的嗜酸性胞质。少数情况下，肿瘤细胞胞质透明或者含有黑色素。

细胞质内黏液非常少见。即使在 TC 中,核的不典型性和多形性也可能很明显,但这些特点不是 TC 区分于 AC 的可靠依据。可见明显的核仁。同一肿瘤内经常有各种不同的生长方式。最常见的方式为器官样和小梁状,其中瘤细胞分别排列成巢状或索状。其他方式为梭形细胞、乳头状、假腺样、菊心团样和滤泡样。真性腺体形成很少见。

一般具有富于血管的纤维血管间质,但有些肿瘤间质透明变性,或者有软骨或骨形成。间质淀粉样变性少见。邻近气道上皮可能显示神经内分泌细胞增生,有时像弥漫性特发性内分泌细胞增生中描述的那样与气道纤维化有关。这种表现最常见于周围型类癌。少数病例也存在多发性微小癌或多发性类癌。

AC 既显示局灶坏死,亦可见核分裂计数为 $2\sim10/mm^2$。AC 可表现 TC 的所有生长方式和细胞学特点。

3.免疫组织化学 大多数类癌 CK 阳性,但 20% 的类癌角蛋白阴性。神经内分泌标记如嗜铬粒蛋白、触突素、Leu-7(CD57)和 NCAM(CD56)呈典型的强阳性,特别是在 TC 中。然而在 AC 中这些标记物的染色可能较淡或呈局灶性。S-100 可突出显示支持细胞的存在。对于 TTF-1 的检测结果不尽相同,一些结果显示 TC 和 AC 通常阴性,而另一些结果发现大约 1/3 的 TC 和多数 AC 为 TTF-1 阳性表达。目前尚不能解释这种差异。CD99 也在许多类癌中表达。Ki-67 阳性细胞在 AC 中比 TC 中更常见,并且与生存期有关。EM 显示桥粒和致密核心神经内分泌颗粒。

(八)唾液腺肿瘤

1.黏液表皮样癌 黏液表皮样癌少见。除成年人外,也可见于儿童,侵犯性生长、生长慢为特点,转移常见。以出现鳞状细胞、产生黏液的细胞和中间型细胞为特点的恶性上皮性肿瘤。在组织学上与涎腺同样名称的肿瘤相同。可分为高、低级别两种。

(1)部位:大多数肿瘤发生于中央气道的支气管腺。在周围肺遇到这种组织类型的肿瘤时,应该考虑到有无转移性肿瘤或腺鳞状细胞癌的可能。

(2)大体检查:大体上肿瘤常发生于主支气管、肺叶或肺段支气管,大小为 0.5~6cm,平均大小约为 2.2cm。肿瘤为柔软的、息肉样和粉色到棕色、通常伴有囊性变和带有光泽的黏液样外观。偶尔见到支气管软骨片之间的扩散。可见到远端阻塞或胆固醇性肺炎。高级别病变通常浸润性更强。

(3)组织病理学:依靠形态学和细胞学特点,肿瘤被分为低和高级别类型。在低级别肿瘤中,囊性变占主要成分,典型的实性区的组成为分泌黏液的柱状上皮形成小腺体、小管和囊肿。坏死不显著。这些囊肿内通常含有浓缩的黏液池,使肿瘤呈胶样外观而且常常钙化。衬附细胞在细胞学上表现温和,伴有圆形或椭圆形核,丰富的嗜酸性、富于黏液性胞质和少见的核分裂象,通常与这些黏液样上皮密切混合的是呈片状的生长方式、伴有细胞间桥的非角化鳞状细胞。第三种细胞成分是中间型或移行细胞,这类细胞呈椭圆形,具有圆形核和弱嗜酸性的胞质。伴随的间质通常呈水肿样,并伴有灶状致密间质透明变性,特别是在腺样成分的周围,形态上可能类似淀粉样变。伴有肉芽肿反应的间质钙化和骨化在黏液外渗区域可以见到。高级别黏液表皮样癌罕见,具有与腺鳞癌一致的组织学特点。其组成细胞大部分为中间型细胞和鳞状细胞,伴有少量的黏液分泌成分。瘤细胞染色质深染、有不典型性的细胞核,活跃的核分裂活动和高的核浆比例。这些病变通常侵入肺实质并可伴有区域淋巴结转移。与腺鳞癌区分时存在争议。

2.腺样囊性癌 腺样囊性癌常见,是一类与唾腺相应肿瘤组织学一致的恶性上皮肿瘤,伴有上皮样细胞独特的生长方式,以筛状、小管和腺样排列,周围有不定的黏液性和丰富的透明变性基底膜样细胞外基质围绕,肿瘤细胞显示衬附导管和肌上皮的分化特征。因此本病为低度恶性,局部侵袭性生长,转移少见。

(1)部位:90% 的病例起源于气管、支气管主干或肺叶支气管腔内。

(2)大体检查:典型的腺样囊性癌形成灰白或棕色息肉状病变,使支气管黏膜增厚,有时表面黏膜无改变。也可在支气管黏膜下沿长轴或管周生长、形成弥漫浸润的斑块。肿瘤大小为 1~4cm,平均大小为 2cm。一个明显的特征是它有不清楚的肿瘤边缘,其扩展范围远在肉眼见到的局部结节之外,因此值得去做支气管旁软组织的取材。

(3)组织病理学:在结构上,腺样囊性癌经常突破软骨片侵入到肺实质、肺门和纵隔软组织。其生长方式通常是异质性的,肿瘤细胞呈筛状、小管或实性巢排列。最特征性的筛状结构显示在酸性黏多糖丰富的硬化性基底膜样物质中围绕圆柱体排列。肿瘤细胞小,胞质少,核卵圆形到多角形、染色深、核分裂象不常见。这些细胞偶尔形成由 2~3 个细胞衬附的小管,腔内细胞呈低立方状,周围细胞形成肌上皮层。40% 的病例可见神经旁侵袭,沿血管结构、支气管、细支气管和淋巴管扩展具有特征性。免疫过氧化酶染色显示肿瘤细胞具有不同的导管和肌上皮表型,肿瘤细胞表达 CK,但也表达 vimentin、SMA、钙结合蛋白、S-100 蛋白、p63 和 GFAP。周围基质出现Ⅳ型胶原、laminin 和硫酸肝素抗体染色阳性的基底膜样物质。

3.上皮-肌上皮癌　常见,属于低度恶性肿瘤,是由伴有梭形细胞、透明细胞或形态似浆细胞样的肌上皮细胞和不等量的导管形成上皮组成。

(1)部位:肿瘤几乎都位于支气管内。

(2)大体检查:切面从实性到凝胶状质地,颜色从白色到灰色。

(3)组织病理学:肿瘤由伴有嗜酸性或透明胞质的梭形或圆形肌上皮细胞和不同比例的导管形成上皮组成。偶有描述单纯肌上皮瘤样的肿瘤。典型的导管由双层细胞衬附,由伴有嗜酸性胞质的立方形内层细胞和伴有明显透明胞质的外层细胞组成。核分裂活性一般很低。尽管可能会有某些重叠,但一般说来,内层或导管细胞 MNF-116 和 EMA 阳性,而外层细胞和实性成分 SMA 和 S-100 阳性。

(九)癌前病变

1.鳞状上皮不典型增生和原位癌　一种发生于支气管上皮鳞状细胞癌的前驱病变。鳞状上皮不典型增生和原位癌是大气道的一种可识别的、连续的组织学病变。它们可表现为遍及气管-支气管束的单个或多灶性病变。鳞状上皮不典型增生和原位癌可作为一种单独的病变,或作为一种伴随侵袭性癌的支气管病变。该病变处于不稳定状态,在某种因素作用下可能变为恶性,多数人将其分为高级别和低级别两种类型,但最近公布了一种容易操纵和重复的分类系统。

(1)定位和大体检查:原位癌病灶通常发生在短支气管分叉处附近,随后向近端延伸至邻近的肺叶支气管,并向远端延伸至次肺段支气管。病变不常见于气管。支气管镜和大体检查通常无肉眼可见的病变。当肉眼观察出现异常时,可见类似白斑的局灶性病变或多灶性灰色斑块样病变、非特异性红斑,甚至结节状或息肉样病变。

(2)组织病理学:可发生于各种不同的支气管上皮增生或化生,包括杯状细胞增生、基底细胞(储备细胞)增生、不成熟的鳞状化生,均不能视为肿瘤前病变。"侵袭前"这一名称并不意味必须要发展到侵袭。这些病变表现为一个连续的细胞学和组织学病变,可在某些特定类型之间有重叠。鳞状上皮不典型增生不侵犯间质。基底膜保留完整并有不同程度的增厚图。可以有血管出芽生长进入内皮,命名为血管生长性鳞状上皮不典型增生。此种病变以前也有报道,称作微乳头状瘤病。

(3)免疫组织化学:鳞状上皮不典型增生伴随一系列的免疫组织化学改变,这包括 EGFR、HER2/neu、Tp53、mcm^2、K1-67、CK5/6、Bcl-2、VEGF 的表达增强,MUC1 分布异常以及包括 FHIT、叶酸结合蛋白和 p16 在内的几种蛋白质的丢失。通过增殖性标记 Ki-67(MIB-1)的免疫组化染色来估计增殖活性的线性演进与肿瘤前病变的程度和分级是相关的。吸烟者的支气管上皮常发生 RAR-β 表达缺失。Ⅳ型胶原染色可突显从基底细胞增生到不典型增生基底膜的不连续性增强,直至进展到原位癌和浸润癌的基底膜破坏。金属基质蛋白酶(MMP)和金属基质蛋白酶组织抑制因子(TIMP)表达与不典型增生、原位癌和浸润癌演进的严重程度相关联。

2.不典型腺瘤样增生(AAH) 是一种轻度到中度不典型细胞的局限性增生,这些衬附于肺泡、有时累及呼吸性细支气管的不典型细胞,可导致外周性肺泡的局灶性病变,直径通常<5mm,一般缺乏其下的间质性炎症和纤维化。

(1)大体检查和部位:大多数病变是在显微镜检查时偶然发现的,但 AAH 可在肺的切面上看见,成分散的灰-黄色病灶,直径<Imm,很少超过 10mm。大多数<3mm。用流水冲洗肺表面,或组织用 Bouin 液固定后 AAH 较易看到。偶见病变内的肺泡间隙成斑点状凹陷。AAH 病变更常见于接近胸膜外和肺上叶。似乎大多数为多发性病变。

(2)组织病理学:AAH 是一种分散的肺间质病变,常发生在中央肺泡区,接近呼吸性细支气管。肺泡衬以圆形、立方形、低柱状或"钉"样细胞,其核呈圆形、卵圆形。达 25% 的细胞显示核内包涵体,许多细胞具有 Clara 细胞和肺泡Ⅱ型细胞的光镜和超微结构特征。从未见到纤毛细胞和黏液细胞。常见到双核细胞,核分裂极少。在外周细胞与正常肺泡的衬覆细胞相混合,但大多数病变界限清楚。肺泡壁可见胶原,偶尔纤维母细胞和淋巴细胞的存在而增厚。这些成分丰富的病变不常见,像有上皮细胞成分限定的范围一样,这些间质改变不延伸到病变范围以外。

细胞构成和细胞的不典型性各不相同。许多病变显示不连续的衬覆细胞,其细胞核小并有轻微异型性。少数病变显示较连续的单层细胞,呈中度异型性。可出现假乳头状和细胞簇。

有些学者将病变分为低级别和高级别两种:LGAAH 和 HGAAH。这个分级没有被广泛接受,其临床意义未明确,尚未检测其重复性,不推荐使用。AAH 的特点达不到像 BAC 那样被接受的程度。

该病变可能的演进过程,起始于不典型形态的增加,已被大量的形态计量和细胞荧光计量研究所支持。AAH 和非黏液性 BAC 可代表上皮内肿瘤演进的一个连续谱系。

AAH 必须与继发于肺实质炎症和纤维化的反应性增生鉴别,后者肺泡衬覆细胞不是主要特点,而且分布较弥漫。一般来说,在炎症和纤维化病变存在的情况下,AAH 不能被识别。区分细胞较丰富和不典型性更明显的 AAH 与 BAC 困难。BAC 一般>10mm,有更多形、更均匀的柱状细胞组成,这些细胞排列紧密,细胞与细胞接触面积较大、重叠、轻度分层,通常缺乏逐渐地向周围肺泡被覆上皮的移行过程。如有真性乳头则提示乳头状腺癌。

(3)免疫组织化学:AAH 表达 SPA、CEA、mmps、E-cadherin、β-catenin、CD44v6 和 TTF-1。癌基因的表达和肿瘤抑制基因产物(Tp53、C-ERB$_2$、RB、MST[p16]、WAFl/CIPl[p21] 和 FHIT)基本上反映了从 AAH 到 BAC 及侵袭性腺癌的肿瘤性的演进过程。与 Tp53 突变的资料形成对比,p53 蛋白的积聚似乎发生在上述连续事件的早期。

3.弥漫性特发性肺神经内分泌细胞增生 女性老年人多见,与慢性肺病、支气管扩张有关。是一种散在的单个细胞、小结节(神经内分泌小体)的弥漫性增生,或是肺神经内分泌细胞的线性增生(PNCs),它可局限于支气管和细支气管上皮,包括呈微小癌形的局灶性腔外增生或发展成类癌。有时伴有受累气道的腔内或腔外纤维化,但未见其他能导致反应性肺神经内分泌细胞增生的病理改变。

(1)大体检查和部位:肉眼可见 DIPNECH 的早期病变,但当出现微小癌和微小类癌时,只能辨别出灰白色小结节,后者通常界限清楚,与"粟粒性小体"类似。较大的类癌质硬,呈均质性界限清楚的、灰白或黄白色肿块。DIPNECH 的病变通常累及一侧肺或两侧肺。

(2)组织病理学:组织病理学检查显示 PNCs 的广泛增生。最早的病变包括局限在支气管或细支气管上皮细胞的数量增加,形成小群或较大的结节样聚集,较大的病变可突入腔内,但未突破基底膜。细支气管壁有时呈纤维性增厚。由于纤维化和(或)PNC 增生,可能发生细支气管闭塞。未见可导致继发性 PNC

增生的特殊性炎症和纤维性病变。然而常可见更晚期的病变。当增生的、PNCs突破基底膜、局限性地侵袭并发展成有明显纤维性间质而形成小的NEC(2~5mm)聚集,传统的称为"微小癌"。增生的NEC有时伴随受累气道管壁内、外的纤维化,常导致管腔堵塞,但周围肺受累并不明显。一旦增生的PNC达到或超过5mm,即可诊为类癌。

（王　朔）

第四节　肺癌的临床表现

一、由原发肿瘤引起的症状

1.咳嗽、咳痰　咳嗽是肺癌患者比较普遍的症状,因为咳嗽总是和肺部感染、慢性支气管炎等联系在一起,所以比较容易被忽略。咳嗽是一种由于支气管受到刺激而发生的保护性非自主条件反射,目的是清除呼吸道的分泌物或异物,是肺癌最常见的初发症状,在疾病的发展过程中几乎都会出现。肺癌引起的咳嗽多种多样,因气管或支气管是部分或完全梗阻、有无溃疡或癌瘤的破坏程度而定。远端的支气管出现狭窄时,呼吸中可听到哮鸣音;气管有外在性压迫时可听到金属鸣音;胸膜受累时为疼痛性干咳;上纵隔受累在平卧时可出现阵咳,常为抽搐状。

患者以咳痰为初发症状的约为15%,痰可稀可稠,可白可黄,可呈脓样或铁锈样,痰量多少不定。肺泡癌可有大量黏液痰。当肺癌有继发感染时,痰量增高,且呈黏液脓性。吸烟者多数有慢性的咳嗽,但是当咳嗽的特征(痰、频率)发生改变时应引起注意。

2.咯血　咯血也是肺癌的早期首发症状之一,是肺癌的重要诊断依据。不管是痰中带血还是整口血,只要咳出的痰有血都称为咯血。由于癌肿组织血管丰富,当其糜烂破裂或癌瘤侵蚀所致的支气管黏膜溃疡时,可引起反复间歇性或持续性少量咯血或痰中带血,血色鲜红。中央型肺癌较多见,多为痰中带血或间断血痰。持续性痰中带血或不明原因的咯血是肺癌较典型的症状。大口咯血很少见,只有晚期肺癌侵犯了大血管才会出现。

3.胸闷、气急肿瘤　压迫或阻塞主支气管或肺叶支气管时,可影响肺功能,还有可能出现肺不张,而出现胸闷、气急,多见于中央型肺癌,严重时出现喘鸣。弥漫型细支气管肺泡癌使呼吸面积减少,并影响弥散功能,胸闷、气急症状可呈进行性加重,并出现发绀。随着肿瘤的发展,并发胸腔积液,癌性淋巴管炎,肿瘤压迫膈神经发生膈麻痹,也可引起胸闷、气急。晚期肺癌病变增大或淋巴结转移压迫气管,阻碍呼吸,导致胸闷、气短,甚至窒息死亡。

4.喘鸣　因支气管部分阻塞造成狭窄,空气通过时出现哮喘声,患者能自己听到,声音较大时外人也可听到。45岁以后,既往无心脏病或过敏史,突然出现喘鸣,首先应当考虑是否有支气管肺癌。

5.体重下降　消瘦为肿瘤的常见症状之一。肿瘤发展到晚期,肿瘤毒素和消耗的原因,并有感染、疼痛、发热所致食欲缺乏、精神萎靡,可表现为消瘦、乏力、虚弱、贫血等症状。

6.发热　一般肿瘤可因坏死引起发热,多数发热的原因是肿瘤在支气管腔内生长致管腔受压或阻塞,引起阻塞性肺炎。中心型肺癌常因较大的支气管狭窄或阻塞,远端的支气管分泌物潴留而引起感染发热。当肿瘤过大时,可因肿瘤组织坏死吸收或肿瘤组织分泌致热源而引起发热,即为癌性发热,常在肿瘤晚期广泛转移时出现。

二、肿瘤胸内扩散引起的症状

1.胸痛　肺实质及脏胸膜没有疼痛感觉,肺癌早期可有胸,部不适,不定时的轻微闷痛或钝痛,起初疼痛部位不定,甚至呈游走性,有时放射至颈、背或上腹部。但当癌瘤发展到一定程度时,疼痛部位固定,且持久不愈,逐渐加剧,提示肿瘤外侵累及壁胸膜、纵隔、脊柱、肋间肌、肋骨或肋间神经。当肋骨、胸椎受侵犯可出现持续性胸痛,压痛明显,并随呼吸、咳嗽、变换体位而加重;压迫肋间神经则胸痛部位在该神经分布区域。当出现纵隔淋巴结转移时可出现胸骨后深部疼痛,肿瘤靠近膈时可出现心窝部疼痛。当有肩、胸背部的持续性疼痛或腋下放射性疼痛时候,常提示肺上沟癌。

2.声音嘶哑　左侧肺癌主动脉弓前下方淋巴结转移累犯左侧喉返神经造成左侧声带麻痹,而导致声音嘶哑。右侧喉返神经位置较高,引起声带麻痹机会较少,当右侧锁骨上淋巴结转移时有可能出现。

3.上腔静脉综合征　上腔静脉综合征是因为肿瘤侵犯纵隔,压迫上腔静脉,上腔静脉回流受阻所致。主要表现为气短,咳嗽,面部、颈部、上肢水肿以及胸前部淤血和静脉曲张,其他还有头痛、头晕、视物模糊、眩晕等症状。

4.吞咽困难　很多肺癌患者可能由于肿瘤本身或者转移的淋巴结压迫食管导致食管的变形、移位,单纯的变形、移位并不足以引起食管阻塞而表现出明显的吞咽困难。肿瘤直接侵犯食管是导致吞咽困难的主要原因,严重者可引起支气管-食管瘘,导致肺部感染。

5.Pancoast 综合征　位于肺尖部的肺癌称为肺上沟癌,因其位于狭窄的胸腔入口处,容易侵犯胸腔内筋膜的淋巴管,并且直接侵犯臂丛下神经根、肋间神经、星状神经节、交感神经节链以及邻近肋骨和椎体,产生严重疼痛和 Homner 综合征。

症状主要与肿瘤的部位以及其邻近的第1、2胸神经和第8颈神经根、交感神经节链和星状神经节有关。起初,肩部和肩胛骨内侧缘的局限性疼痛,尔后疼痛向上臂和肘的尺侧延伸(Ti 受累),最后疼痛到达前臂的尺侧和手的小指与环指(C8分布区)。肿瘤累及交感神经节链和星状神经节,则出现同侧 Homner 综合征(眼球内陷、瞳孔缩小、眼睑下垂、同侧颜面无汗),甚至同侧上肢无汗。疼痛为顽固性剧痛,可为烧灼型,阵发性加重,时常难以忍受。同时伴有皮肤感觉异常和不同程度的肌肉萎缩,严重者可出现神经麻痹。疼痛可累及第1肋或第2肋或椎体,因而疼痛可更加重;椎管以及脊髓亦可受侵,而表现出脊髓肿瘤症状。锁骨上窝出现肿瘤比较少见。

6.膈麻痹　当肿瘤侵犯膈神经时,可出现膈神经麻痹,出现胸闷、气急和顽固性呃逆,还可引起膈位置升高,运动消失或呼吸中患侧膈出现反常运动,即吸气时膈上升,呼气时下降。

7.心包积液　因心包或心肌的直接受累或转移而引起心包积液,可表现为心跳过速、心律失常或心力衰竭等。

三、肿瘤远处转移症状

1.脑转移　脑转移的临床症状及体征随着转移部位及脑水肿的范围及颅内压力如何而异。以颅内压增高的表现,患者可出现进行性头痛、眩晕、恶心、喷射性呕吐及语言不清或失语、复视、视物模糊、一侧肢体无力、动作震颤、肢体感觉异常和疼痛、深部腱反射消失、进行性瘫痪等。精神上的改变也是脑转移常见的表现。有些患者脑转移的症状出现在肺部症状之前。当大量癌栓脱落入脑血管时,可表现为突然发作的抽搐、神志丧失、眼球向一侧偏斜,部分患者经抢救后可苏醒,但常可复发并逐渐加重。

2.骨转移　最常见的骨转移部位为肋骨、脊柱、骨盆及锁骨、肩胛骨、长骨,其中肋骨转移最多见。主要表现为局部、持续性、进行性刺痛和明显的压痛。脊柱转移可压迫或侵犯脊髓,导致阻塞或压迫症状,可表现为尿潴留或失禁、便秘,甚至造成该脊椎水平以下截瘫。如转移至长骨,除局部疼痛、压痛外,还可见到局部红肿胀大,累及关节时常有邻近组织受累征象,如疼痛、活动受限等。当有骨转移时,可在某种外来原因下产生病理性骨折。

3.肝转移　表现为明显的食欲减退、恶心、消瘦、肝区疼痛,检查时肝脏在短期呈进行性肿大,正常轮廓消失,柔韧度不一致,触之有高低不平结节,甚至可见黄疸、腹水,腹部叩诊有移动性浊音。

4.淋巴结转移　肺癌易发生淋巴结转移,首先转移到肺门淋巴结,再转移到锁骨上和颈部淋巴结,引起局部淋巴结肿大。在局部可触及增大的、质地较硬、活动度较差,甚至融合成团的转移淋巴结。肿大的淋巴结如压迫交感神经和臂丛神经,出现交感神经综合征和臂丛神经压迫征;如压迫喉返神经,可引起声音嘶哑;压迫上腔静脉,可引起上腔静脉综合征;如压迫食管,可引起吞咽困难。

5.肾上腺转移　肾上腺转移可呈现 Addison 病,血浆皮质醇减少或消失,临床上呈现乏力易倦,食欲减退、恶心呕吐、腹泻、皮肤色素增加、腋毛脱落、低血压等症状。

6.其他位置转移　肺癌的转移可涉及身体各个部位,呈现的体征也多种多样。Moiser(1992)报道小肠转移导致肠穿孔为肺癌首发症状。Berger(1999)报道以黑粪为肺癌的首发症状。Gutman(1993)报道大细胞肺癌的初发表现为急性胰腺炎。Kel-ly(1988)收集文献报道 42 例以乳腺肿块为初发表现的非乳腺癌恶性肿瘤患者中,有 20 例是肺癌转移,其中 16 例是小细胞肺癌。Rose 和 Wood(1983)、Sweldens(1992)报道以指尖软组织转移为肺癌的首发表现。这些转移的出现表明肺癌进入晚期,预后差。

四、肺癌的副瘤综合征表现

只有少数肺癌患者表现出副肿瘤综合征,极少数患者可以产生促分泌激素并作用于相应器官(表 10-4-1)。而且这种表现可以出现在肺部肿物出现之前。下面为几种较常见的副瘤综合征表现。

表 10-4-1　几种较常见的副瘤综合征表现

系统名称	副瘤综合征表现
代谢性	高钙血症
	库欣综合征
	抗利尿激素分泌异常
	类癌综合征
	男性乳房发育症
	高降钙素血症
	高生长激素
	高泌乳素、高促滤泡激素及高促黄体激素
	低血糖
	甲状腺功能亢进症
神经系统	脑病
	亚急性小脑病变

系统名称	副瘤综合征表现
	周围神经病变
	多发性肌炎
	自主神经病变
	兰伯特-伊顿综合征
	斜视眼阵挛-肌阵挛
骨骼	杵状指
	肺性肥大性骨关节病
血液系统	贫血
	白血病样反应
	血小板增多症
	血小板减少症
	嗜伊红细胞增多症
	单纯红细胞再生障碍
	成白红细胞增多症
	弥散性血管内凝血
表皮和肌肉	过度角化
	皮肌炎
	黑棘皮症（病）
	色素沉着
	匐行性回状红斑
	获得性胎毛增多症
其他	肾病综合征
	血内尿酸不足
	分泌血管活性肠肽的腹泻
	高淀粉酶血症
	食欲缺乏-恶病综合征

1.抗利尿激素分泌异常综合征（SIADH）　1957年,Schwartz等报道肺癌患者的稀释性低钠血症可能和一种抗利尿激素（ADH）样物质异常分泌相关。到1972年,George等报道抗利尿激素分泌异常综合征的肺癌患者,其肿瘤细胞体外生物合成出ADH。后继的研究表明,肺癌肿瘤细胞合成ADH的方式与下丘脑几乎相同。

肺癌患者的ADH分泌异常,只有极少数患者会有症状。DeTroyer和Demanet(1976)、List等(1986)报道SIADH好发于女性的小细胞肺癌患者。虽然患者的低血钠水平通常很低（<120mmol/L）,但只有27%～44%的患者表现出临床症状,这可能与肿瘤生长时间较长有关。通常出现的症状包括恶性、精神错乱、癫痫发作、谵妄、神志昏迷。

肺癌 SIADH 最有效长期治疗是针对原发病本身,80％的患者可以通过化疗症状得以纠正。大部分患者的血钠水平 2 周内可恢复至接近正常水平。在肿瘤复发的患者中,60％～70％的 SIADH 同时复发。在病理未明确而不能确定化疗方案时,可以通过严格限制水摄入及药物治疗缓解症状,纠正血钠。去甲金霉素,一种四环素类的抗生素,对 SIADH 的治疗表现出很好的效果。

2.高钙血症　高钙血症的发病率在 8％～12.5％,可能由转移癌导致的骨质破坏、肿瘤分泌甲状旁腺激素导致骨对钙的重吸收、甲状旁腺激素相关蛋白的产生导致。鳞癌患者好发,有报道其发病率高达 23％。临床症状及体征包括恶心、呕吐、腹痛、便秘、厌食、多饮、多尿、精神状态异常、反射减弱。心电图上改变包括 P-R 和 QRS 间期延长,Q-T 间期缩短,心动过缓及心脏传导阻滞。出现高钙血症的肺癌患者,预后较差,中位生存期仅为 1 个月。血钙高于 150pmol/L 的患者更容易出现骨转移,而且生存期更短。

3.异位库欣综合征(ECS)　异位库欣综合征是由于肿瘤细胞过量分泌 ACTH 及其前体而出现的皮质醇增多症。ECS 约占所有库欣综合征的 12％。癌伴 ECS 的患者中,肺癌约占 50％,其中 27％为小细胞肺癌,21％为肺类癌。多数肺癌患者可以检测出免疫反应产生 ACTH,而且＞50％出现血清 ACTH 水平升高,但是仅有 1.6％～4.5％的小细胞肺癌患者出现 ECS。非小细胞肺癌也可伴有 ECS,但是极为罕见。

ECS 的临床表现并不相同,伴 ECS 的小细胞肺癌患者很少出现所有的典型的库欣综合征症状,有 40％～52％呈现特征性"满月脸",几乎所有患者都有低血钾,多数患者出现高血糖。64％～87％的患者化疗敏感性比较低,其中位生存期约为 4 个月。伴 ECS 的类癌患者与典型的库欣综合征表现相近,明显的高血压,约 50％患者出现低血钾。有报道出现 ECS 的类癌可能是一种新的亚型,更容易出现局部浸润和淋巴结转移。

4.杵状指和肺性肥大性骨关节病　非小细胞肺癌患者,特别是鳞癌患者经常出现杵状指,其中有一小部分发生肺性肥大性骨关节病。杵状指并不是肺癌特有的,可发生于慢性肺疾病和发绀性先天性心脏病等。肺性肥大性骨关节病多数见于肺癌,通常是腺癌患者,可以作为肺癌的首发症状,极少数可见于慢性肺疾病。其他的肺和胸膜肿瘤,尤其是单发的胸膜孤立性纤维瘤也可有肺性肥大性骨关节病。

肺性肥大性骨关节病特征是长骨骨膜炎,特别是桡骨、尺骨、胫骨、腓骨。典型出现在长骨远端,炎症导致疼痛和隆起。X 线胸片表现为骨膜增厚和新骨增生。

杵状指和肺性肥大性骨关节病可能在肺癌确诊前几个月即出现,通常肺癌切除术后,疼痛可以缓解。非甾体抗炎药也可有一定疗效。

5.副肿瘤神经综合征(PNS)　副肿瘤神经综合征是恶性肿瘤间接效应引起的一组神经系统症状体征,并不是由肿瘤本身或其转移造成,也不是由感染、局部缺血或代谢障碍引起。肿瘤患者 PNS 发病率很低,不到 1110000,只有 Lamber-Eaton 综合征相对发病率较高,约 1％的小细胞肺癌患者出现此综合征,典型症状包括近端肌肉无力,反射降低和自主神经功能失常(口干、勃起功能异常、便秘、视物模糊)。PNS 可累及脑、脊髓、周围神经、神经肌肉接头及肌肉等多处结构,多数患者发生在肿瘤发现之前。

PNS 临床表现多样,常见 Lambert-Eaton 综合征(LEMS)、脑脊髓炎、感觉神经元病(SN)、亚急性小脑共济失调、边缘叶脑炎(LE)、斜视眼震挛-肌阵挛(OM)、视网膜性变性、多发性肌炎(PM)或皮肌炎(DM)、僵人综合征(SPS)等。这些症状可能出现在肺癌确诊前几个月甚至是数年。

多数观点认为 PNS 与肿瘤表达一种特异抗原有关,只有正常神经系统表达这种抗原。虽然肿瘤表达的抗原与神经系统表达抗原结构相同,但是仍被机体认为是外来物,从而导致对肿瘤和神经系统的免疫应答反应。近年来很多 PNS 特异性神经抗体被报道,可这些抗体的描述还比较混乱,因为特定的抗体可以在不同的症状中出现;而特定的症状又与不同的抗体相关。

6.贫血和血液系统异常　多种血液系统的异常与肺癌相关。

Silvis(1970)发现约60%的肺癌患者出现血小板增多症。Zucker(1974)报道20%的肺癌患者出现正色性正常红细胞贫血,缩短红细胞寿命、降低血清铁浓度及降低铁结合能力均能够导致贫血。其他与肺癌相关的血液系统异常还有铁粒幼红细胞性贫血、溶血性贫血、红细胞再生障碍性贫血、红细胞增多症、白血病样反应、嗜伊红细胞增多症、血小板减少症、特发性血小板减少性紫癜、弥散性血管内凝血等。

7.血凝异常　Trousseau(1865)首次提出实体肿瘤患者处于血液易凝状态的观点。肺癌患者血液处于一种高凝状态容易形成血栓。血栓性浅静脉炎和深静脉血栓形成是较常见的表现,急性的动脉血栓形成预后不好。血栓性静脉炎多为游走性,可以出现在各个静脉,而且抗凝治疗疗效不佳。高凝状态的生化改变很难鉴别。罕见的非细菌性血栓性心内膜炎发生于晚期肺癌患者,主要累及心脏左边的瓣膜,其脱落的栓子可以到脑部和其他器官。

8.皮肤　很多皮肤系统异常与肺癌相关,常发生于腺癌患者,进展较快,包括皮肌炎、黑棘皮症、匐行性回状红斑、获得性胎毛增多症等。

9.自身免疫症状　肿瘤相关的自身抗体可能产生一些自身免疫症状。Odeh(2001),Blanco(1997)和Enzenauer(1989)报道肺癌以白细胞分裂性脉管炎、过敏性紫癜和系统性硬皮病为首发症状。

(邓爱兵)

第五节　支气管镜检查术

【适应证与禁忌证】

1.适应证　纤维支气管镜技术应用于临床以来,由于其可视范围大,患者耐受性好,对肺疾病的诊疗效用高且安全,并发症少,适应证越来越广泛。

(1)诊断方面的适应证

①肺部占位病变的定性诊断:胸部影像学检查对肺部肿块的大小、形态、部位多能够做出明确诊断,但对肿块的定性诊断较为困难,而定性诊断对临床治疗方案的制订是非常重要的。应用可弯曲的纤维支气管镜(纤支镜)可观测到气管至4~5级支气管,位于该范围内的肺癌多可直接镜检到,在内镜直视下利用双关节活检钳取得病理学诊断标本。Zavdla报道,对可见肿瘤活检阳性率高达97%,国内学者报道所见肿瘤活检的阳性率与肿瘤生长方式有关。增殖型病变活检阳性率最高,浸润型较低。对弥漫性病变经纤支镜盲检阳性率接近90%,对周围型肺癌在X线导引下行纤支镜肺活检可获得60%~90%的阳性率。联合应用活检、刷检针吸可进一步提高阳性率。

②咳嗽:咳嗽为机体一种重要的防御机制,可清除呼吸道内的分泌物或异物,也是多种肺部疾病常见的临床症状,如呼吸道感染、急慢性支气管炎、肺炎、肺-支气管结核、肺内肿块、胸膜疾病等,但在慢性咳嗽基础上出现咳嗽性质的变化及咳嗽频率的改变、咳嗽症状加重、常规治疗无效时,则需要进行纤维支气管镜检查,以明确引起咳嗽的原因。

③咯血:咯血是较常见的临床症状,气管、支气管病变及肺部病变均可引起咯血。其中肺部肿瘤是高龄患者咯血的主要原因,其次为支气管炎、肺脓肿、肺结核、支气管扩张。有一组5488例咯血病例病因分析中,肺恶性肿瘤占44.6%,非特异性炎症(包括支气管炎、肺炎、肺脓肿)占35.3%,肺结核占5.8%,支气管扩张占4.3%。对高龄患者首次咯血的病因分析中肺部肿瘤的比率更高,所以对有长期吸烟史,年龄大于40岁的患者出现咯血症状时,即使X线检查阴性,也应行纤支镜检查。对大咯血的纤支镜诊断价值,目前尚无统一意见。有学者反对将纤支镜检查用于大咯血的病因诊断,认为纤支镜检查虽是一种微创技术,

但对咽喉部位及气管黏膜的刺激不可避免,易刺激患者因咳嗽诱发更严重的咯血,甚至窒息死亡,而且由于纤支镜吸引孔道直径较小,易被血凝块堵住。另外,由于支气管内较多的血迹可造成镜面的严重污染影响视野,给病因诊断造成困难。但也有学者认为,在大咯血期间纤支镜检查不仅能够明确出血的部位和病变性质,还可以在镜下进行局部止血治疗。总之,对大咯血患者的纤支镜检查要根据患者的具体情况进行综合考虑来做决定。

④支气管腔内阻塞性病变:对肺不张、阻塞性肺炎、局限性肺气肿的病因诊断,纤支镜检查是最好的诊断手段之一,任何引起支气管腔内阻塞的原因均可导致阻塞性肺部病变。当管腔完全阻塞时表现为阻塞性肺不张或阻塞性肺炎;当管腔部分阻塞形成吸气性单向阻塞时则表现为阻塞性肺气肿。常见的阻塞病因有肿瘤、炎症、结核、血块、异物、痰栓及外伤等。其中肿瘤引起的阻塞最为常见,占50%以上,但中叶不张的病因分析则以炎症居多。纤支镜检查不仅能够明确阻塞的具体部位及病变性质,而且可以对阻塞的病因进行相应的介入治疗。

⑤双肺弥漫性病变:双肺弥漫性病变的诊断是临床上常遇到的难题,经纤支镜活检病理学检查,以及经纤支镜毛刷肺泡灌洗细胞学微生物学及酶学检查,对部分弥漫性病变能够明确诊断,但对肺间质性纤维化病因诊断的价值有限。

⑥肺部感染的病原学诊断:痰培养是临床常用的获取肺部感染病原学的一种方法,但痰液咳出时受到口咽部微生物的严重污染,较难反映下部呼吸道的菌群情况,对临床指导意义不尽满意。经纤支镜获取下呼吸道标本进行病原学检查是一种很好的方法。应用纤支镜的单、双套管保护毛刷技术及保护性肺泡灌洗技术可以获取几乎没有被污染的标本,得到的病原学检查结果对临床治疗有重要的指导作用。

⑦肺癌的分期:纤支镜对肺癌的诊断作用不容置疑,同时还可以协助确定肺癌的分期。通过纤支镜直接观察中心型肺癌的部位及病变范围,确定病变与隆凸的距离,同时经纤支镜针吸技术还能对肺癌引起的纵隔淋巴结转移情况进行判断,确定支气管和肺的切除范围。

⑧其他:纤支镜检查可用于不明原因的喉返神经或膈神经麻痹者的病因诊断及气管、食管瘘的诊断。经纤支针活检毛刷肺泡灌洗等技术还可用于肺部少见疾病的诊断。纤支镜也可以代替胸腔镜对各种胸膜疾病做出判断。

(2)治疗方面的适应证

用于支气管肺癌的治疗:纤维支气管镜对肺癌的诊断作用已被广大临床工作者所接受并普及应用,但经纤支镜对肺癌的介入性治疗因设备条件及技术因素等影响尚未得到普遍开展。经纤支镜介入治疗肺癌的方法主要有:①激光治疗。CO_2激光虽有优异的切割功能,但不能通过光纤维传导且光凝固作用不强,因此通过纤支镜的应用受到限制。临床上多选用 YAG 激光。Nd-YAG 激光比 CO_2 激光具有更强的凝固作用,在气道恶性疾病的治疗方面有重要价值。②腔内放射治疗。经支气管镜支气管腔内后装机放射治疗,多选用 ^{192}Ir 借助气管镜用导丝或导管将放射性核素置入肿瘤组织中。③光动力学治疗,如应用氩等离子由石英光导纤维经支气管镜引入靶组织引起组织坏死,达到治疗肿瘤的作用。④支气管支架置入治疗可用于癌性气管、支气管狭窄。⑤经纤支镜微波治疗。⑥经纤支镜高频电刀治疗。⑦经纤支镜冷冻治疗。⑧其他,经纤支镜局部化疗或瘤体内注射无水乙醇等硬化剂治疗。

肺内感染性疾病的治疗:①特异性感染。主要用于结核咯血时经纤支镜介入止血治疗及治疗由肺结核引起的支气管腔内阻塞性病变。近年来有学者应用经纤支镜介入局部注入抗结核药物的疗法,但尚未得到公认,故治疗肺结核仍要以全身化疗为主。②非特异性感染。肺脓肿,经纤支镜细导管导入脓腔内冲洗脓腔或向脓腔内滴注抗生素可提高治愈率,缩短治愈时间。其他局限性肺化脓性感染,如化脓性肺炎、支气管扩张等,经纤支镜吸痰并冲洗局部感染肺段。经纤支镜吸引痰液,用于外科手术后患者或无力咳痰

患者

（3）支气管狭窄性疾病的治疗：应用纤支镜不仅能对支气管狭窄的部位、范围、程度和病因做出诊断，同时还可以用于支气管狭窄的治疗。应用经纤维支气管镜介入技术，如激光、冷冻、高频电刀、球囊扩张、支架置入等，对狭窄部位进行治疗，已收到很好的近期疗效。对良性狭窄的支架置入治疗方法，目前尚无统一意见，不应作为首选的治疗方法。

（4）咯血的治疗作用：纤维支气管镜对引起咯血的原因有重要的诊断价值，同时可以对咯血进行治疗。通过纤支镜介入局部止血措施包括注入冰盐水、血管收缩药（如垂体后叶素和肾上腺素等）、凝血药物（如凝血酶、纤维蛋白凝血酶等），以及气囊阻塞压迫治疗咯血。

（5）取异物及支气管结石：经纤支镜联合应用取异物钳、取异物网篮等器械对气管、支气管内较小异物的取出有很高的成功率，对周围肉芽组织少、与管壁粘连轻的腔内型结石，经纤支镜钳取易取得成功。

（6）气管插管中的应用：气管插管可分为经口腔和经鼻腔两种途径，以经鼻腔途径为最好，不仅利于固定，而且刺激性小，患者耐受性高。用纤支镜导入的方法经鼻腔途径气管插管，安全且迅速，是很理想的插管方法。

（7）其他治疗应用：经纤支镜冲洗治疗肺泡蛋白沉积症，用纤支镜代胸腔镜治疗部分胸膜疾病、支气管胸膜瘘等。

2.禁忌证　纤维支气管镜术是一种相对安全但有一定创伤性的诊疗手段。随着应用技术的熟练，纤维支气管镜术的禁忌证较少，但高危疾病的患者应视为纤维支气管镜检查的禁忌对象。

（1）纤维支气管镜术检查的禁忌证：①肺功能严重损害，$PaO_2 < 6.67kPa$（50mmHg）。因为即使肺功能正常患者行单纯纤支镜检查也可引起 FEV_1、$FEV_1\%$、PEF、V75、V5、V_{25} 及 MEF 明显下降，PaO_2 平均下降$(1.19\pm0.45)kPa$[$(8.92\pm3.38)mmHg$]，经纤支镜进行肺泡灌洗，对肺功能影响更大，PaO_2 可以降低 1.33～4.00kPa（10～30mmHg），降低的程度与灌洗液温度相关。②严重心功能不全和心律失常。纤支镜检查可引起低氧血症，缺 O_2 又可导致各种心律失常。在纤支镜检查中，各种心律失常可达24%～81%，表现为窦性心动过速或过缓、室性期前收缩、心搏骤停，在纤支镜检查中死亡的病例大部分死于心血管意外。③不稳定型心绞痛或近期的心肌梗死。纤支镜检查所造成的低氧血症及刺激，可加重心肌缺血，诱发心肌梗死或使梗死面积扩大。④一般情况差，多脏器功能不全，体质虚弱不能耐受检查者。⑤主动脉瘤有破裂危险者或严重高血压，血压高于 21.3113.34kPa（160/100mmHg）.⑥麻醉药物过敏，无法用其他药物替代者。⑦精神极度紧张或精神异常不能配合检查者。

（2）纤支镜活检的禁忌证：①严重的出血倾向、凝血机制障碍者；②尿毒症患者；③肺动脉高压；④严重贫血；⑤妊娠期妇女。

【操作方法】

1.术前准备　术前准备按支气管镜检查常规测定凝血功能、心电图、血常规。摄胸部正侧位 X 线片或胸部 CT 扫描确定病变位置。检查前禁食6h，肌内注射地西泮 10mg 及阿托品 0.5mg，用 2%利多卡因喷雾麻醉咽部及鼻腔。

2.患者体位与内镜插入

（1）患者体位：一般采用仰卧位，患者仰卧于检查床上，肩稍抬高，使头略后仰，操作者位于患者头侧进行操作。对于有呼吸困难或胸部畸形等不能平卧的患者可采用坐位或半坐卧位，要使患者头部后仰，操作者位于患者对面也可位于背后，要注意位于患者对面操作时，镜下所见病变方向与仰卧相反。

（2）插入途径

①经鼻腔插入：经鼻腔插入是临床上最常用的纤维支气管镜插入途径，操作简便且容易插入，不影响

患者咳痰,痛苦较少,经鼻腔插入的同时可对鼻咽腔进行全面的检查,经鼻腔插入途径另一重要优点是能避免纤支镜被牙齿咬损的危险。经鼻腔插入对初学者有一定困难,且容易造成鼻黏膜出血。

②经口腔插入:鼻腔狭窄或双侧鼻息肉、出血、鼻甲肥大等原因不能从鼻腔插入者,可选用经口腔插入。经口腔能插入较粗支气管镜,便于反复插入,能有效吸引支气管腔内黏稠分泌物或血液。但经口腔插入对咽部刺激较大,易引起恶心及舌翻动,导致插入困难,且使分泌物无法咳出,容易造成纤支镜咬损。

③经气管套管或气管切口插入:该插入途径应用较少,主要用于危重患者的抢救治疗。操作时应注意套管内径与纤支镜外径比例,动作迅速,应在心电图、心电监护下进行。

3.操作步骤

(1)纤支镜检查步骤:开启纤支镜冷光源,调节光源亮度,固定纤支镜前端并对准参照物调节屈光调节环,使视野达到最好的清晰度。

术者根据患者不同体位,处于合适操作位置,左手握住纤支镜操作部位,左手拇指放置于角度调节钮上,示指放于吸引按钮上,中指、环指及小指紧握手持部,右手持纤支镜可弯曲部分远侧,距端口约8cm,左手拇指向上拨动角度调节钮,使纤支镜远端可调部分向后向上翘起,右手将其送入患者鼻腔,沿下鼻道缓送入后鼻腔,左手拇指将角度调节钮回复原位并稍向下拨动。经鼻咽部向下进入咽喉部,窥视会厌,部分患者会厌有变形或紧贴咽喉后壁,需挑起会厌才能直视声门,挑起困难时可经会厌侧方接近声门,应仔细观察声带活动情况,必要时可让患者拉长声音说"一咿"。对未做气管局麻的患者,可经纤支镜操作孔插入细导管,通过声门,滴入气管利多卡因1~2ml,3~5min后,在患者声门张开时,迅速将纤支镜远端送入气管。此时,多数患者会因刺激而咳嗽,是严重气管痉挛最易发生的时间。若患者不能耐受,需立即退出声门。该情况多发生于极度紧张或气管局麻不彻底的患者,多数患者能够继续接受检查。操作者要尽量保持纤支镜远端在气管腔的中央,避免镜体对气管壁黏膜的刺激,并在直视下一面推入纤支镜,一面观察气管内腔,直到气管隆嵴。当气管腔因各种原因有明显狭窄时,不要贸然强行通过狭窄部位以防引起患者窒息。观察气管隆嵴要注意其随呼吸的活动程度、有无增宽,以及黏膜是否光滑等。插入左、右侧主支气管前应经活检孔追加注入局麻药物,充分麻醉隆凸部位。检查双肺支气管一般按照先健侧后患侧、先上后下的原则。检查右肺支气管时,将左手腕部内屈,使镜体右旋,结合调节角度钮,将纤支镜沿支气管外侧壁插入右总支气管,可见第一个支气管开口即为右肺上叶支气管开口,左手拇指轻压角度调节钮,纤支镜进入右肺上叶支气管内,纤支镜插入后可见右肺上叶各段管口。气管镜外径较细或患者段支气管较粗时,纤支镜可以进入亚段窥视到亚段情况。检查完上叶支气管后,退镜至右中间支气管开口,继续下行,可见到位于支气管前壁的中叶开口及下叶支气管开口,下叶背段开口基本平中叶开口水平,位于下叶支气管后壁,左拇指向下拨动角度调节钮,使镜前端稍前翘起,进入中叶支气管,可以见到中叶内、外基底段支气管,退出中叶支气管,将角度调节钮向上拨动,使镜前端向下、向后侧弯曲,进入右下叶背段支气管。沿背段支气管口稍向前插入可见位于下叶支气管内侧壁的内基底段开口,其余各基底段开口略低于内基底段。自外向内依次为前基底段,外基底段和后基底段开口。右侧支气管检查结束后将纤支镜退到支气管隆凸,并向左旋转镜体或操作者站于患者右侧,插入左侧主支气管,支气管前外侧壁可见左肺上叶和舌叶开口,舌叶支气管开口靠近下叶支气管口,分为上舌段和下舌段支气管,上叶支气管分为尖后段及前段支气管。沿下叶支气管继续进镜可见位于下叶支气管后壁的背段支气管,在进镜见到自外向内排列的内前基底段、外基底段和后基底段开口,完成双肺支气管镜的检查。

纤支镜检查中,对各支气管的检查要注意观察黏膜是否光滑、纵行皱襞是否连续、气管腔是否通畅、有无外压狭窄、是否有赘生物,同时观察病变的部位、范围、形态,对病变部位要进行进一步的辅助操作检查。

(2)辅助操作:纤支镜检查发现病变或疑似病变,为进一步明确诊断应采集标本,做有关的组织学和细胞学检查。

①组织学检查:对腔内病变的活组织检查,要固定内镜深度,调节好方向和前段弯曲度,使病变部位能很好地暴露在内镜视野内。活检前要尽量吸除病变表面的分泌物及坏死组织,对已有渗血的病灶可局部滴入止血药物1:10000肾上腺素或垂体后叶素。活检时内镜前端与病变部位保持1~3cm的距离,左手固定内镜,右手将活检钳插入纤支镜操作孔,操作者在内镜视野内看到活检钳伸出并送到病灶部位,此时请助手张开活检钳,术者将活检钳准确压在病变处,嘱助手关闭活检钳后,迅速把活检钳拽出。同时观察活检部位有无出血。必要时给予盐水冲洗或局部应用止血药物。用小片滤纸将活检的标本由活检钳取下,并立即放入盛有10%福尔马林溶液(4%甲醛溶液)的小瓶内,再重复取病变不同部位的活组织3~4块送检,钳取部位以病灶边缘或肿块基底最好。

对支气管壁浸润性病变或管外形病变,活检阳性率较低,可采用特制穿刺针针吸组织学活检技术,对吸出的组织碎屑经一定措施处理后,做组织学检查,同时也可对吸出的细胞进行细胞学检查。

对周围型肺肿块可在X线电视透视导引下进行经纤支镜钳取或针吸活检,对双肺弥漫性病变,可直接经纤支镜盲检。

②细胞学检查:细胞学检查的标本获取方法,多选用刷检,另外还有针吸细胞学检查、冲洗液细胞检查等。

对可视性病变的刷检在直视下进行,将毛刷送至病变部位,稍加压力,旋转刷擦数次,然后将毛刷退至纤支镜前端,同纤支镜一起拔出后,立即涂片3~4张送检,细胞学检查的涂片要放入95%乙醇内固定。

针吸细胞学检查,应用经纤支镜的穿刺抽吸针自病灶穿刺后,将抽吸物直接涂片或注入生理盐水内离心后涂片细胞学检查。

对不能直视的病变,根据X线资料确定某一肺段后,对其进行盲检,或穿刺后灌洗,也可直接进行灌洗,收集灌洗液离心取沉渣涂片行细胞学检查。

【常见并发症及处理】

纤支镜检查室必须配备有效的抢救药品和器械,以便在发生并发症时能及时有效处理。

1.麻醉药物过敏或过量 丁卡因过敏反应的发生率高于利多卡因,要在正式麻醉之前先用少许药物喷喉,如出现明显的过敏反应,不能再用该药麻醉。气道注入麻醉药后约有30%吸收入血液循环,因此,麻醉药不宜用量过多。如利多卡因每次给药量以不超过300mg(2%利多卡因15ml)为宜。对发生严重过敏反应或出现不良反应者应立即进行对症处理,如使用血管活性药物、抗抽搐药物等,对心动过缓者应用阿托品,心搏停止者进行人工心肺复苏,喉水肿阻塞气道者立即行气管切开等。

2.插管过程中发生心搏骤停 多见于原有严重的器质性心脏病者,或麻醉不充分、强行气管插入者。一旦发生应立即拔出纤支镜,就地施行人工心肺复苏术。

3.喉痉挛或喉头水肿 多见于插管不顺利,或麻醉不充分的患者,大多在拔出纤支镜后病情可缓解。严重者应立即吸氧,给予抗组胺药,或静脉给予糖皮质激素。

4.严重的支气管痉挛 多见于哮喘急性发作期进行检查的患者,应立即拔出纤支镜,按哮喘严重发作进行处理。

5.术后发热 多见于年纪较大者,除了与组织损伤等因素有关外,还可能有感染因素参与。治疗除适当使用解热镇痛药外,应酌情应用抗生素。

6.缺氧纤支镜检查 过程中动脉血氧分压(PaO_2)下降十分常见,进行纤支镜检查时PaO_2一般下降20mmHg(1mmHg=0.133kPa)左右,故对原来已有缺氧者应在给氧条件下,或在高频通气支持条件下施行检查。

7.出血 施行组织活检者均有出血。在病变部位应用活检钳钳夹组织,注意尽量避开血管,夹取有代表性的组织。少量出血经吸引后可自行止血,或用肾上腺素 2mg+生理盐水 20ml 局部灌注 5～10ml 止血。出血量大于 50ml 的出血须高度重视,要积极采取措施。可用下列方法止血:①经纤支镜注入冰盐水;②经纤支镜注入稀释的肾上腺素(肾上腺素 2mg,加入生理盐水 20ml 内,每次可注入 5～10ml);③经纤支镜注入稀释的凝血酶(凝血酶 200μg 加入生理盐水 20ml 内);④必要时同时经全身给予止血药物,出血量大者尚可进行输血、输液等;⑤纤支镜的负压抽吸系统一定要可靠有效,以保证及时将出血吸出,不使其阻塞气道。

(王 朔)

第六节 纵隔镜检查术

【适应证】

1.肺癌分期 Ⅰ期肺癌单纯手术即可获得 60％以上的 5 年生存率;Ⅱ期肺癌可直接手术,术后辅以化疗等,5 年生存率亦可达 40％左右;Ⅲ期肺癌已被公认为全身性疾病,直接手术效果不理想,5 年生存率仅 10％左右,而术前予以化疗等综合治疗能显著提高生存率(15％～30％)。可见,准确的术前分期对正确治疗起着至关重要的作用。在临床上,术前分期目前多采用无创方法加估测,但准确性差。CT 对纵隔淋巴结诊断标准为直径＞1cm,其敏感性为 64％左右,特异性为 94％左右;正电子发射断层成像(PET)是诊断纵隔淋巴结较好的无创检查,敏感性为 88％左右,但其特异性为 86％,阴性预测值较高。而纵隔镜的敏感性及特异性则分别为 96％、100％。对 PET 检查纵隔淋巴结阴性的患者可直接开胸,而阳性者仍应行纵隔镜检查,而且随时间的积累,PFT 的准确性有下降趋势,加之其价格昂贵亦是其广泛应用的障碍。纵隔镜在肺癌分期中的地位在近期内是其他检查所无法替代的。

2.纵隔疑难病的诊断 胸内气管周围病变一直是胸部疾病诊断的难点。如结核病、结节病无须手术治疗,前者一般不适于激素治疗,而后者则多需要激素治疗;某些纵隔肿瘤(如淋巴瘤等)亦非手术指征,而需要化疗、放疗,术前若能明确诊断,可避免不必要的手术及错误性的试验化疗。胸部影像学检查常无法确定病变性质,该部位的穿刺难度较大,且细胞学检查的准确性亦受到质疑。而纵隔镜可直接观察病变,同时可取足够的组织做病理检查,以明确诊断。

3.某些纵隔肿瘤的切除 对于气管周围直径＜3cm 的孤立病灶,可直接在纵隔镜下切除,达到诊断与治疗同步进行。某些前纵隔肿瘤或胸腺经纵隔镜下切除亦证明其可行性。由于纵隔镜手术为微创手术,避免了常规的开胸,大大减轻了患者的痛苦及创伤,降低了住院费用,缩短了住院天数。

4.肺癌分型 对肺癌患者,经气管镜或穿刺无法了解病理类型时,可直接通过纵隔镜活检,了解病理类型而指导治疗。尤其对于小细胞肺癌,纵隔镜的应用更有价值。有学者主张,对临床怀疑是小细胞肺癌的患者应尽可能行纵隔镜检查。

5.辅助肺癌及食管癌手术 联合胸腔镜或腹腔镜行肺癌或食管癌根治术,已成为微创胸外科的重要组成部分,正在实践中不断完善、改进。经纵隔镜行纵隔淋巴结清扫及食管切除,也是许多外科医师努力的方向。尤其对手术不能或不易达到的部位,辅助应用纵隔镜治疗更显其优越性。纵隔镜在该领域中的应用已初见成效,且定会日新月异。

6.经肋间纵隔镜手术 经肋间纵隔镜手术是纵隔镜在实践中应用发展的结果,经肋间可行胸膜活检、小的纵隔肿瘤切除、交感神经切断、胸膜粘连术等,具有比开胸手术、胸腔镜手术更加微创及美观的特点。

【禁忌证】

一般来说,患者有以下情况时应视为纵隔镜手术的禁忌证:①一般情况差,不能耐受麻醉或手术;②有某脏器功能障碍或系统性疾病,对手术构成威胁者;③纵隔内解剖结构.畸形或明显异常者,如胸主动脉瘤、上腔静脉梗阻、胸部脊柱后凸、胸骨后甲状腺或气管移位者等,根据异常程度视为绝对或相对禁忌证;④有气管周围或纵隔内手术史,因纵隔内结构不清,容易损伤重要器官,应避免纵隔镜手术,但有学者主张二次纵隔镜检查,其认为手术安全性是有保障的。

【操作方法】

1.体位　患者仰卧位,肩部垫支撑物,颈部伸展使气管尽可能牵伸至颈部,同时头部的后仰亦为纵隔镜的插入提供空间。对于有上腔静脉综合征的患者,为利于静脉回流减轻术中出血,可使其上半身抬高。

胸骨旁切口时,患者取仰卧位,背部可加垫支撑物以便使胸部前挺,肋间隙增大便于操作。仅需单纯一侧的操作时,可使患者取半侧位,即垫高一侧肢体更利于操作。

胸腔肿物切除或后纵隔操作时,多经肋间操作,可采用侧卧位,或根据肿物的位置就近选择切口,选择相应的体位,如患者采用俯卧位时肺部自然向前下垂,利于后纵隔暴露,较适于后纵隔的操作。

2.基本操作要点

(1)颈部操作时,有些患者的无名动脉可能位于胸骨切迹的上缘,要探查清楚,避免误伤引起严重的并发症。

(2)甲状腺血管可能在颈部切口处形成血管丛,要牢固结扎。

(3)打开气管前筋膜,由于该筋膜是气管与其前方大血管的天然屏障,沿此向下可避免损伤大血管,如果在气管前筋膜的前面分离,则损伤大血管的机会相当大,而且难以到达隆凸部。

(4)手指尽可能探查各部位,了解血管与淋巴结或肿块之间的关系位置等,这是进镜的基本前提。

(5)纵隔镜不可进入手指未经分离的部位,气管左区由于左颈总动脉及主动脉的关系而应列为危险区。

(6)血管为长条形状,蓝黑色,淋巴结多为球形或肾形,有炭末沉着时易于区分,有时形状及颜色并不典型,鉴别困难,无论有无区分把握,活检前一定要穿刺看有无回血,以排除血管的可能,一时的省时快捷可能造成无法挽回的结局。

(7)术中出血若能看清出血点则电凝止血,否则纱布填塞压迫多有效。大血管损伤时出血汹涌,纱布压迫的同时做好开胸的准备。

(8)前纵隔切开术时,要注意有无胸膜损伤,若有损伤应放置胸腔闭式引流,术毕无肺实质损伤时可拔出引流管。

(9)为获取5区或6区淋巴结时,一定要注意避免膈神经及喉返神经的损伤。

(10)活检组织要足够,最好能术中冰冻,避免无效的纵隔镜检查。

3.经颈纵隔镜检查术　胸骨切迹上一横指处做3cm长的水平切口,切开颈阔肌,沿中线直达气管前筋膜。过程中应解剖清晰,避免损伤变异的大血管。有时需将甲状腺上牵,此时应避免甲状腺血管的撕裂造成大出血,一般的出血可结扎或电凝均可。仔细打开气管前筋膜,避免损伤气管,可将气管前筋膜提起,然后将示指放于筋膜深面,紧贴气管向下钝性分离。

经颈纵隔镜检查术可行气管周围、气管支气管、隆凸下及无名动脉旁淋巴结的活检

分离时应沿中线探查,注意有无气管易位。手指在胸骨柄后方可触及其前方偏右的由下往上斜行的搏动大血管,即头臂动脉。其下方靠左便是横跨气管的主动脉,应小心将其与气管和隆凸分开。手指向右可摸到奇静脉上缘淋巴结,向下可触及左右支气管的上缘。

经颈活检的淋巴结有隆凸下淋巴结(第 7 组)、两侧气管支气管淋巴结(4 组)、气管周围淋巴结(2 组)、无名动脉下淋巴结(3a 组),应用手指仔细探查并适当钝性分离,有肿块时亦应了解它们与血管的关系。经此操作,人工隧道已形成,纵隔镜即可沿此道进入,注意其前端要贴紧气管,气管环是指引标志,否则纵隔镜的尖端可能损伤大血管。纵隔镜观察的重点是气管前区、隆凸下区、气管右侧区及气管支气管区,气管左区为危险区。淋巴结的剥离应在直视下,金属吸引器是良好的钝性分离器,可进一步分离筋膜平面和区分淋巴结和血管结构。一般而言,癌性淋巴结质地较硬,但分化差的癌性淋巴结较软,淋巴结结核常常有粘连或干酪样坏死,结节病的淋巴结较多且不粘连,了解其特性有助于淋巴结的游离。

准备取活检时,行穿刺术是必要的。游离出淋巴结整个切除或咬取部分均可,有学者认为放弃整个淋巴结切除而咬除部分淋巴结可减少出血。笔者认为,对小的淋巴结最好整个摘除,其供应支血管通过电凝切断或切下后电凝可能更有利于止血。大的淋巴结活检后电凝或纱布压迫止血均有效,必要时采用明胶海绵填塞止血,偶尔可通过纵隔镜使用血管夹。

如果怀疑胸腔转移或积液,Deslauriers 等认为可钝性打开气管旁纵隔胸膜,进行纵隔镜检查或活检。

术后,取出纵隔镜,放或不放引流条,逐层缝合气管前肌、皮下组织及皮肤。

4.胸骨旁纵隔镜术　又称前纵隔切开术,主要是对主动脉下及主动脉周围淋巴结进行活检。通常在左侧第 2 肋间切开进入纵隔,亦可用同样方法经右侧进行纵隔肿物和淋巴结活检。最早采用胸骨旁垂直切口,并切除第 2 肋软骨,现多采用胸骨旁第 2 肋间的横切口,不去肋软骨。

第 2 肋间胸骨旁切口,左侧可行主动脉周围和主肺动脉窗淋巴结的活检。在胸骨旁第 2 肋间做一个 3cm 长的小切口,逐层解剖分离至胸大肌。分开胸大肌,在第 2 肋软骨上缘用电刀切开肋间肌,注意避免损伤胸廓内血管。用手指向下钝性推开纵隔胸膜,尽量避免进入胸膜腔。若胸膜破裂,应安放引流管。一般与颈部纵隔镜术同时进行,此时可将双手示指分别从颈部切口及纵隔切口探查主动脉窗,这样有助于确定淋巴结肿大,以及肿瘤的外侵固定等情况。经切口置入纵隔镜,要小心避免损伤膈神经及迷走神经,以及上肺静脉、主动脉、肺动脉等。活检一定在直视下进行。

5.扩大的经颈纵隔镜术　它可代替前纵隔切开术,以获取主动脉弓下主肺动脉窗内有无淋巴结转移。一般在颈部纵隔镜术阴性时再行扩大的颈部纵隔镜术。

扩大的经颈纵隔镜术方法同经颈纵隔镜检查术,只是将纵隔镜放在主动脉弓上方和主肺动脉窗内。

用示指钝性分离右头臂动脉和左颈总动脉间的疏松结缔组织,直至主动脉弓,形成隧道后,将纵隔镜置于右头臂动脉及左颈总动脉之间,沿主动脉弓前向下方推进,即可达主肺动脉窗。在此处活检淋巴结。

6.电视纵隔镜手术　手术时,术者变单视野操作为看监视器操作。手术所用器械和手术方法同常规纵隔镜手术。摄像系统将手术野清晰地放大显示在监视器上,既改善了术者的视野和操作条件,又方便了助手们的配合,同时便于纵隔镜手术示教。电视纵隔镜是未来纵隔镜手术发展的需要。

【并发症及处理】

1.局部出血　气管前结缔组织中血管少,出血不常见。纵隔大血管较多,空间狭小,操作不便,出血多为误伤大血管所致,以奇静脉常见。因此,活检前一定要用针穿刺,无回血时才可咬取活检。对于小的出血可局部电凝止血或用明胶海绵压迫止血,操作简单有效。对严重的出血,则需开胸治疗。

2.气管损伤　多为操作不熟练、用力粗暴所致。一旦发生,需开胸修补。

3.胸膜损伤　多因手指钝性分离或活检时误伤胸膜所致。可在该处发现气泡溢出,一般无须特殊处理。术后少许气胸可自行吸收,有明显症状且证实气胸较多者可予胸穿或置胸管引流。

4.局部感染　纵隔镜手术为Ⅰ级切口,感染均为手术污染所致,可为刀口感染或纵隔炎。刀口感染局部可有红肿等表现,纵隔炎则表现为发热、白细胞增多、胸骨叩痛等。其治疗可应用抗生素及局部处理,必要时撑开切口或纵隔引流。

5.切口种植转移　由于活检使癌细胞随操作范围转移,发生率极低。有报道为0.12%,多发生于术后6～24周。单纯局部种植可手术切除转移灶,术后辅助放疗、化疗。

总之,纵隔镜手术的并发症发生率较低(1%～2%),最严重的并发症为大出血。其有效预防措施为熟悉解剖,活检前用细针穿刺,无回血方可咬取组织标本,以避免损伤血管。纵隔镜的治疗性操作前景诱人,但必须在基本操作熟练的基础上开展。

（李　丹）

第七节　胸腔镜检查术

【适应证及禁忌证】

（一）适应证

1.诊断性胸腔镜术

(1)不明原因胸腔积液的诊断:在临床工作中,25%以上的胸腔积液患者的病因经其他检查方法包括胸穿抽液、酶学、细胞学、病原微生物、肿瘤标记物,甚至胸膜活检病理检查仍不能最后确定诊断,这是内科医生的一大临床难题。B超、X线检查可发现胸腔积液的存在,但无法确定胸膜病变的部位,胸膜穿刺活检具有很大的盲目性,且胸膜病变常散在分布,导致活检阳性率不高。胸腔镜可以直接观察胸膜病变的性质和范围,并且为直视下活检,显著提高了胸膜病变的诊断率。

(2)胸膜占位性病变:部分胸膜占位性病变不伴有胸腔积液,X线胸片或CT等影像资料可以清楚地显示病变大小、部位,但无法确定病变性质,在影像学检查方法导引下的胸膜活检常因组织取材不满意而使诊断失败。胸腔镜术可以在直接观察病变的同时获取足够的标本进行病理学及免疫组化等特殊检查,从而明确诊断。

(3)肺弥漫性病变或周围性局限性肺病变的病因诊断:双肺弥漫性病变诊断是医生检查肺部疾病时常遇到的问题,经纤支镜盲检或经皮肺穿刺也可取到少许肺组织标本,但常因为取材太少而失去诊断意义。开胸肺活检具有一定的危险性,因肺弥漫性病变本身对患者肺功能已造成严重损害,再加上开胸手术的创伤,使围术期并发症发生率很高,甚至造成患者死亡。经胸腔镜手术创伤少,对肺功能影响不大,能获得有价值的肺病变组织标本,提高了诊断效果。肺表面结节性病变,经胸腔镜可以直视病灶,应用活检钳、电切、激光等方法获取组织送病理检查。

(4)肺癌的分期:经胸腔镜诊断纵隔、胸骨旁、乳内淋巴结转移情况,对肿瘤分期有很大的帮助,同时经过胸腔镜可以直接观察肺癌或食管癌对周围组织浸润扩散的情况,决定手术切除的可能性,避免不必要的开胸探查。对肺癌并胸腔积液患者胸腔镜检查,可以排除胸膜转移,争取手术治疗机会。

(5)纵隔肿瘤:通过胸腔镜可以判断肿瘤与周围器官的关系,确定手术的可能性及手术方式,直接镜下活检组织或抽取细胞检查获取详细的病理学、细胞学诊断,对治疗方案的制订有重要意义。

(6)心包疾病:胸腔镜可以很好地显示大部分心包,对心包炎症、结核、肿瘤等病变,通过获取心包积液、活检病理检查等方法确定诊断,对包裹性心包积液,多次穿刺失败者尤为适用。

(7)横膈病变:胸腔镜可以清晰显示整侧膈肌表面,对膈肌的炎症、缺损或发育异常及肿瘤做出诊断,对肝性胸腔积液的发病机制研究有独到之处。

(8)气胸和血胸的病因诊断:可以观察气胸破裂口可能的部位、肺大疱的类型、有无粘连及血胸产生的原因。

(9)急性胸部创伤:胸部创伤造成的胸部组织损伤大多数可以通过 X 线检查或胸穿诊断,但进行性血胸、血气胸、食管裂伤、气管支气管断裂等需立即手术的严重胸外伤,经 X 线或胸穿难以确定。非手术治疗有可能丧失最佳手术时机。胸腔镜手术检查可以明确外伤的部位和程度,决定是否开胸手术。

(10)支气管胸膜瘘的诊断:经胸腔镜可以直接观察瘘口,并进行治疗,从而避免开胸手术,减少手术创伤,节省医疗费用。

(11)激素受体测定:乳腺癌胸膜转移的患者取胸膜活组织检查,做雌激素受体检测,为激素治疗提供依据。

2.治疗性胸腔镜术

(1)粘连松解术:是胸腔镜术最早开展的胸膜病治疗技术,治疗肺结核、萎缩性肺不张。

(2)胸膜固定术:是内科胸腔镜术应用最多且疗效确切的治疗方法,用于治疗恶性胸腔积液、慢性复发性良性胸腔积液、持续性或复发性气胸。

(3)血胸的治疗:经胸腔镜清除血块及积血,并在内镜直视下经激光、电凝等措施进行腔内止血。

(4)乳糜胸的治疗:探查胸导管破口,结扎胸导管或行胸膜闭锁治疗。

(5)急性脓胸的治疗:经胸腔镜进行清创和冲洗,并通过胸腔镜进行粘连松解、纤维膜剥脱,使肺完全膨胀,清除残腔,加速脓胸的痊愈,疗效较好。

(6)支气管胸膜瘘的治疗:在胸腔镜直视下,对胸膜瘘口清创,应用闭锁剂或封堵剂闭缩瘘口,有很高的治愈率。

(7)清除胸腔内异物:通过胸腔镜直接观察异物与其周围组织的关系,采用合适的方法取出异物,并对异物造成的周围组织损伤进行相应的处理。

(8)肺大疱的治疗:经胸腔镜对 I 型肺大疱(孤立型肺大疱)进行套扎、闭锁治疗。

(9)肺囊肿的治疗:对巨大型周围性肺囊肿经胸腔镜切开引流囊腔闭锁治疗。

(10)其他治疗:随着电视胸腔镜和相应配套手术器械的不断更新完善,以及手术操作技术的不断提高,胸腔镜手术的临床应用越来越广泛,目前外科胸腔镜手术已能对胸膜、肺、纵隔、心包等多种疾病进行有效的治疗。如外科胸腔镜可以完成局限性胸膜肿瘤的切除、肺孤立性肿块切除、肺大疱切除、肺囊肿切除、肺楔形切除、肺叶切除、心包切开、心包开窗、心包囊肿切除、部分纵隔肿瘤切除、肺动脉导管未闭的结扎及部分食管疾病的手术。另外还用于胸交感神经切断术、胸迷走神经切除术、膈疝修补术、椎旁囊肿切开引流术等。但胸腔镜也有其局限性,尚不能完全代替开胸手术,其手术本身也存在一些禁忌证。

（二）禁忌证

一般认为有以下情况者不适合做胸腔镜检查,但并非均为绝对禁忌证,每位患者都应权衡利弊,估测风险,以便选择最好的治疗方法。

1.广泛的胸膜粘连或脏胸膜和壁胸膜融合者,胸腔镜无法进入胸膜腔内。

2.血小板计数减少或凝血酶时间延长的血液凝固系统功能障碍者,一般当血小板计数$<40\times10^9/L$ 或凝血酶原时间在 16s(40%)以上者为绝对禁忌证;血小板$>70\times10^9/L$,凝血酶原时间$>14.5s$(60%)为胸腔镜术的最低安全条件。

3.严重的心肺功能不全患者,严重的器质性心脏病、顽固性心律失常和心功能不全、近期内发生心肌梗死者,较严重的呼吸困难不能平卧者。

4.严重的肺动脉高压患者,以及肺动、静脉瘘或其他血管肿瘤患者。

5.肺包虫囊肿病。

6.极度衰弱不能承受手术者。

7.急性胸膜腔感染患者。

【操作方法】

1.术前准备　除气胸患者外,对胸腔积液或无胸腔积液的胸膜病变患者,在进行胸膜镜术前 1～2d,要进行人工气胸术,使肺压缩,避免胸腔镜套管针穿刺时造成脏胸膜及肺组织损伤。先进行逐层局部麻醉直至壁胸膜,然后刺入胸膜腔,回抽可见有胸腔积液流出,在抽出胸腔积液后将过滤空气注入胸膜腔,通常注入 300～500ml 空气即可。术毕,行胸部 X 线透视,观察肺压缩的情况,重点观察胸膜粘连的有无及部位,以便在进镜时避开该部位。如果患者无胸腔积液,则人工气胸的建立较为困难,因为这时向胸膜腔内穿刺、注入空气要冒着刺破肺组织或发生气体栓塞的危险,因此操作应更加谨慎。在用利多卡因进行局部麻醉的过程中,进针应十分小心、缓慢,当有突破感时考虑针头已经到达胸膜腔,可拔下针管,在针头的尾端注入 1 滴局麻药,若观察到药滴随着患者的呼吸运动而被胸膜腔内的负压吸入,则证实针头确实在胸膜腔内,此时方可注入过滤空气。注入空气的过程中要边注入边回抽,如果回抽有血液,考虑针头移动到血管内的可能较大,要更换针头的方向和深度,一定避免将空气注入血管内,以防发生气体栓塞而危及患者生命。同样,人工气胸成功后,也要进行胸部透视检查。

胸腔镜要求严格的无菌操作,对于手术环境要求较高,术前需对内镜室严格消毒,保证所有器械绝对无菌,术者及护士应按外科手术术前要求,常规使用手术刷清洁手部,穿手术衣,戴无菌手套。

术前 15～30min 肌内注射阿托品 0.5mg,肌内注射地西泮 10mg,必要时给予哌替啶 50mg 肌内注射,也可以给予哌替啶 50mg、异丙嗪 25mg、东莨菪碱 0.3mg 术前 0.5h 肌内注射。手术麻醉可分为局麻和全麻两种方法,内科医生一般以采用局麻麻醉方法居多。局麻又分两种方法。一种是选用 2% 利多卡因 10～15ml,对胸腔镜插入部位进行自皮肤至胸膜逐层浸润麻醉;另一种为肋间神经根阻断,多选用 0.25% 丁哌卡因,从第 3～10 肋间的脊柱旁做神经阻滞,然后在胸腔镜进镜孔及操作孔部位用 1% 利多卡因做局部浸润麻醉,此法操作较繁琐,故临床以第一种方法为主。

2.患者体位及切口选择　胸腔镜手术患者的体位主要决定于患者病变的部位。健侧侧卧位是手术最常采用的体位。将患者患侧手臂上抬,固定于头架上,在健侧胸部下方置一长枕或卷起的床单,若在可调节的手术台上手术时,可通过调节手术床使其成为折刀位 30° 左右,根据手术的需要,可以在标准侧卧位基础上做适当调整。仰卧位适用于对双侧胸内病变的一期手术病例,对肺尖、肺前方、胸膜顶及部分纵隔内病变的胸腔镜手术时,也多采用此体位。

胸壁切口的位置,如同决定患者体位一样,取决于病变的部位,也取决于病变性质及手术方式。侧卧位时一般选择腋前线第 4 肋间或腋中线第 5 肋间及腋后线第 6 肋间为插入胸腔镜的切口,进行胸腔镜检查。若为双穿刺式胸腔镜或用于胸腔内较复杂手术操作时,还需做第二或第三切口,可在胸腔镜直视下通过手指按压肋间肌肉或用长的注射针头自肋间刺入胸腔的方法协助定位。仰卧位时,胸腔镜切口选在腋前线第 4 或第 5 肋间。

3.操作步骤　常规皮肤消毒,铺无菌洞巾,麻醉成功后,由确定的进镜部位做 1～1.5cm 长皮肤小切口,平行于肋骨,止血钳钝性分离皮下组织、胸壁肌肉组织,并穿透壁胸膜,插入胸腔镜套管针,拔出套管针针芯,打开密闭式套管的开关,让空气自由进入胸腔,使肺组织进一步萎缩,并达到胸腔内外气体压力平衡。顺套管插入胸腔镜,通过内镜窥视胸腔。用胸腔镜观察胸膜腔时,要仔细全面地观察脏胸膜、壁胸膜、纵隔面和横膈面,必要时换用不同视角的胸腔镜,减少或消除观察死角。用电视显示屏幕观察时,应具备胸腔的大体解剖知识,同时熟练掌握不同视角胸腔镜在不同位置摄取的影像与胸腔内实际位置关系。对观察到的病变必须明确其部位、形态、大小、质地、表面是否光滑、有无波动、病变底部大小、活动度,以及病变与周围组织关系等。

根据观察到的病变决定其他操作孔间的位置。对胸腔内有积液的患者通过操作孔插入带有开关的胸腔镜吸引导管,在胸腔镜直视下吸尽胸液,也可以在没有制作操作孔之前,经胸腔镜套管插入软导管抽吸积液,以便胸腔镜观察寻找病灶。抽吸积液时应间断进行,通过开放套管调整胸腔内压力,保持两侧胸膜腔内压相对平衡,以免产生纵隔摆动。吸尽胸液后常可发现隐藏于后肋膈窦内的病灶,胸膜转移瘤最常种植于肋膈窦,特别是后肋膈窦。对胸膜结节性病变可经操作孔插入活检钳活检,但对较大肿块活检前应先使用探针探触病灶,以判断为实性或囊性病变及有无搏动感,再应用穿刺针抽吸,排除血管瘤、扩张的血管或囊性肿物,以免活检造成大出血或血性内容物污染胸腔,若胸膜有粘连影响胸腔镜诊断,可在胸腔镜直视下对不同形式的粘连进行松解分离。对需要胸膜固定的患者可在胸腔镜直视下经操作孔喷入不含石棉的医用灭菌滑石粉。胸腔镜操作结束后,一般需放置闭式引流管,但对仅用于壁胸膜病变的检查时,可不必放置引流管,胸腔镜操作结束后,在拔出套管之前,尽量缓慢地吸尽胸腔内气体,肺复张后拔出套管,缝合胸壁切口。

4.观察

(1)胸腔镜直视下胸膜转移瘤的典型表现为胸腔积液量较大,常常表现为血性胸腔积液。胸膜表面可见单个或多个大小不等的结节(直径 5～10mm),或者呈特征性的葡萄状病变,分布于肺及膈表面,以下胸部及肋膈窦多见,晚期分布于肋胸膜及整个胸膜腔。结节呈菜花状、乳头状、桑葚状,灰色或粉红色,表面可有坏死组织或血痂,有时呈弥漫性胸膜增厚。瘤组织松脆,活检时能切下完整块状物,边缘清晰,出血少。多数患者胸腔内无粘连,经胸内药物治疗后可有不同程度的粘连。

(2)胸腔镜直视下胸膜间皮瘤的典型表现为胸腔积液量大,多为黏稠血性。局限型良性胸膜间皮瘤通常是发生于脏胸膜的带蒂肿块,直径大多<10cm,而局限型恶性胸膜间皮瘤则表现为体积更大的带蒂肿块,多见于纵隔胸膜和膈胸膜;弥漫型胸膜间皮瘤多分布于壁胸膜,最早期肉眼仅仅见到大量胸腔积液,只有在显微镜下才会发现肿瘤组织;随着病变的进展,胸膜上可以出现孤立或多发的结节,大小不一,基底宽,大多数表面光滑如陶瓷,呈卵石状、葡萄状,多为白色或淡红珠光色,也有灰白或淡黄色,伴有大量胸腔积液,少数晚期患者由于肿瘤相互融合而出现不规则的片状胸膜增厚或片状鸡皮样改变,甚至胸膜腔消失,瘤体多数质硬,不易钳取,但也可以软而脆,血管较多。

5.术前及术后处理　术前应详细询问病史和了解全身情况,尤其应注意有无结核性胸膜炎、胸部外伤手术史等病史,因为这些疾病常会形成胸膜粘连等情况,给手术操作带来困难甚至失败。此外还要常规测定血常规、出凝血时间、肝肾功能、乙肝五项指标、血糖、红细胞沉降率及胸部 X 线检查、血气分析、肺功能(尤其健侧卧位肺功能)。若患者合并高血压、冠心病、糖尿病等应将其纠正到最佳状态。最后,还要做好患者及家属的心理准备工作,以便配合检查和操作。

术中应观察血压、脉搏、呼吸、心电监护及血氧饱和度测定,术中可随时与患者对话以便了解患者的自觉状况。

大量胸腔积液的患者术后通常肺不能马上复张,应接胸膜腔闭式引流,并注意观察引流管是否通畅、引流液的量及颜色,以便确定是否存在出血、漏气。如有必要,可以通过引流管向胸膜腔内注入药物。

若无明显异常,2～3d 后即可拔管。为预防感染,可酌情应用抗生素。如有发热、疼痛等情况可对症处理。

(李　丹)

第八节　影像技术导引下经皮肺穿刺活检

一、CT导引下肺穿刺活检术

由于CT扫描在肺部的显示中有着其他影像技术无可比拟的优势,而且穿刺针显示清晰,因而CT导引成为胸部病变导向活检的金标准。随着肺部肿瘤的发病率的增加及其解剖的特殊性,同时要求获取肿瘤组织学分型,以便确定的治疗方案和估计预后,胸部病变活检的比率越来越高。

1.适应证　①肺内占位性质不易确定,需要获得组织学诊断;②为进一步明确诊断,同时可给予治疗;③获取病变组织学诊断,指导治疗;④获取病变病原学诊断。

2.禁忌证　①严重心、肺、肝、肾功能不全者;②出、凝血功能障碍者;③严重的全身感染、败血症、脓毒血症未控制者;④穿刺入路存在严重溃疡或感染;⑤病变周围有大量肺大疱,尤其是穿刺针道方向胸膜下有肺大疱者;⑥存在弥漫性肺间质病变导致的高通气量高循环量的患者;⑦患者不能平卧。

3.患者术前准备　①术前查血常规、凝血功能、肝肾功能及心电图;②术前谈话,内容包括患者目前的病情状况、穿刺的重要性、危险性;③与患者、家属签订穿刺协议书;④仔细阅读病史及相关影像资料,必要时进行CT增强扫描;⑤纠正预防其他系统疾病;⑥给予止血,抗感染,必要时给予镇静药,小儿可根据体重给予水合氯醛灌肠;⑦穿刺器械及药物的准备;⑧确定手术的实施方案;⑨做碘过敏试验,保留静脉通道。

4.穿刺过程　①病变区CT扫描,必要时强化扫描;②采用栅栏法、胶布定位法确定进针点;③做标记进针点;④手术区域消毒,铺洞巾;⑤进针点利多卡因局部麻醉;⑥按照设定方向角度进针;⑦CT扫描确定针尖位置;⑧针尖位于待检部位后,根据组织类型确定检出方式;⑨组织检出,必要时进行多角度多次检出,尽可能取得满意的组织量为度;⑩用敷贴粘住皮肤针孔或加压包扎5～10min。的穿刺针穿刺至病灶外侧缘检取病理组织。病理检查示间质性肺炎,部分区域纤维组织及类上皮样细胞呈结节状增生,尚不能排除结节病。经2个月门诊抗炎及对症治疗基本恢复。

二、磁共振导引下肺穿刺活检术

经皮穿刺胸部活检为胸部介入放射学的重要内容之一,它和经纤维支气管镜活检相得益彰,成为获取胸部病变病理诊断资料的重要手段,尤其适合于周围型肺部病灶、胸膜、胸壁病变及纵隔肿块的活检。20世纪70年代CT的问世,以其多维成像、解剖结构显示清晰、重复性好等优势而被用作导引工具。随着医学影像的发展和日新月异,目前已发展成了CT、MR及超声导引下的经皮非血管途径影像微创性诊断及治疗,广泛应用于全身多脏器病灶的活检、囊肿及脓肿的抽吸引流、肿瘤的治疗等。

1.适应证　①新发现的或逐步增大的孤立性肺部结节或肿块,诊断不明,尤其是疑为肺癌可能性较大的病例;②诊断不明的纵隔肿块及纤维支气管镜活检结果阴性的肺门肿块,为了明确病理诊断;③局灶性或多发性肺实变或脓肿,感染菌种不明者;④无法手术处理的肿瘤,为了明确细胞类型以便制订合理的化疗或放疗方案,或检验肿瘤细胞对化疗、放疗的敏感性。

2.禁忌证　①严重心、肺、肝、肾功能不全者;②出、凝血功能障碍即有出血倾向者;③装置心脏起搏器者;④穿刺部位附近有金属异物;⑤所检病灶可能为肺动静脉瘘或棘球蚴病者;⑥患者不能配合或不能保持恒定的穿刺体位或不能屏气。

3.术前准备

(1)患者准备:术前须出示 CT 和(或)MRI 等影像资料,测定血常规、出凝血时间和凝血酶原时间,常规术前肌内注射止血药物,对个别焦虑患者适当给予镇静药。术前 4～6h 禁食,向患者及其家属详细说明穿刺活检过程和可能发生的并发症,取得患者的主动配合,包括训练好患者平静呼吸下屏气、体位保持等,并与其签订手术协议书。

(2)器械准备

环境及设备的准备:①操作室紫外线空气消毒至少 2h,MR 扫描仪覆盖消毒外罩。②启动 0.23T 开放式常导 MR 扫描仪,常规主磁场匀场及线性补偿,如预计术中使用完全平衡稳态(CBASS)序列,则还需行二次补偿和快速线性补偿,进入 MR 导引操作序列(MRGP)模式,将示踪器置于主磁场中心,选择 Cal(校正)菜单。③开启 ipatH$_2$O 光学追踪导引系统,调整红外线立体相机方向,使其接受来自扫描机架及示踪器上反光球的信号,进行自动校正。④将穿刺针固定在光学导引持针板上,针尖置于示踪器上方的测针点上,将红外线立体相机对准示踪器及光学导引持针板上的反光球,启动软件测针,并将测得的针长数值与手工测量值进行对照,误差不得超过 3mm。⑤根据患者体形及病变部位选择不同型号柔性多功能表面线圈。

选择合适穿刺针:①选择穿刺针的一般原则是要尽可能获取较多的标本量,又不至于增加并发症的发生率,还要取决于预检病灶的位置,所在脏器及其与邻近结构的关系,以及病理科医师所需的标本量等。②MR 导引下胸部穿刺活检术时所用的穿刺器械均为磁兼容性的镍钛合金材料,如穿刺套针常用的规格有 14G、16G 及 18G,长度为 10～15cm,切割枪的规格一般有 16G、18G,长度为 20cm,也可仅用 19G 或 20G 的细针做细胞学涂片来区分肿瘤的良恶性。

药物准备:①2%利多卡因;②酚磺乙胺;③明胶海绵条。

4.操作方法与注意事项

(1)操作方法:①根据病变位置及拟进针方向,患者取仰卧位、侧卧位或俯卧位。固定多功能线圈于拟进针点附近,将穿刺针针尖对准拟进针点,调整红外线立体相机,对准光学导引持针板及扫描机架上反光球,行定位扫描,选择适当的病变定位像层面,如冠状位、矢状位、轴位或斜位,依据目的不同选择最佳的快速成像序列,必要时静注磁共振造影剂增强扫描以显示病变及其周围结构。②由于计算机自动将穿刺针的空间定位信号叠加在图像上,屏幕上可显示蓝色条线,根据需要或病变强化情况,可在图像上确定穿刺靶点(为一红色圆点)。调整针的角度,确定进针路径,并进行体表标记,模拟进针时要注意尽量避开正常肺组织、血管及神经等,并使皮肤进针点和靶点之间的直线距离尽可能短。③将检查床拉出,常规消毒、铺巾,在体表标记处皮下注射利多卡因,调整持针板的方向,使虚拟针的延长线在二维扫描图像上均指向靶点,在逐步进针过程中使用场回波(FE)或 CBASS 序列在一或两个方向上重复扫描成像,确定穿刺针的实际位置,到达靶点后再次扫描以确定针尖的位置,然后拔出针芯,采用相应规格切割枪对病灶进行切割,检查切割的病变组织,将其固定于 10%甲醛溶液的容器内送病理,并涂片行细胞学检查。

(2)注意事项:①术前患者呼吸屏气训练,以保持术中扫描时处于相同呼吸相;②当穿刺针达胸膜时嘱患者屏气,以保持穿刺路径准确性,防止因呼吸波动造成穿刺误差,引起肺及血管损伤;③纵隔病变穿刺选择进针路径非常重要,应适当调整患者体位,尽可能避开肺组织穿刺或采用人工气胸法避免伤及正常肺及肺门组织结构;④拔针前行 MR 扫描,确认针尖位置,拔针后再次扫描,确认有无出血、气胸等并发症。

5.术后处理　随着影像导引设备的发展与更新,经皮穿刺肺活检并发症的发生率较过去明显降低,并发症发生率的高低一般与下列因素有关:①穿刺针的选择,较粗的穿刺针尤其是较粗的组织切割枪并发症发生率高;②影像导引设备的优劣与选择;③病灶部位与进针途径;④穿刺的次数;⑤病例的选择,凡有肺气肿的患者和年龄大者,并发症的发生率明显高于年轻而无肺气肿的患者。

(1)一般处理:术后嘱患者平卧,严密观察4～6h,根据实际情况采用相应的措施。

(2)并发症及处理:①气胸。经皮肺病变穿刺活检并发症中发生率最高的为气胸,发生率从10%～35%,通常为少量气胸,临床无须特殊处理。对原有肺疾病而产生明显临床症状者和气胸超过50%者,应及时采用抽气或负压引流的方法治疗。②咯血及出血。术后少量咯血甚为常见,穿刺时损伤肺组织内微小血管,少量血液渗入到肺泡腔及支气管腔内被咯出,往往表现为痰中带血,临床无须特殊处理;穿刺通道或穿刺靶病变出血常见于使用粗穿刺针或切割针(>16G)和穿刺富血管肿瘤时,术后应立即注射止血药物,并密切观察病情变化,若有活动性出血且使用促凝血药物无效、伴有大量咯血及血胸时,须联合胸外科医生紧急处理。③疼痛。穿刺活检后疼痛多为轻度,1～2d可自行消失,无须处理,若出现剧烈疼痛,应考虑损伤肋间神经或血管,除给予镇痛药外,还应给予止血药和抗生素。④感染。穿刺活检后感染多与穿刺器械或皮肤消毒不严有关,穿刺术后应常规应用广谱抗生素2～3d预防感染,一旦出现感染症状或体征应及时加大抗生素用量并根据感染细菌类型选用敏感抗生素。

(邓爱兵)

第九节　脱落细胞学检查

一、概述

脱落细胞学是采集人体各个部位,特别是管腔器官表面的脱落细胞,经过制片、染色后用显微镜观察细胞的形态,从而提出诊断意见的一门学科,因此,也称诊断细胞学或临床细胞学。它是在组织胚胎学及病理学基础上发展而来的新兴临床检验学科。

脱落细胞学可用于诊断肿瘤、炎症及其他各种疾病,由于早期技术有限,应用率很低。随着纤维内镜及超声定位穿刺技术的应用,近十几年来,脱落细胞学发展迅速,被广泛应用于肿瘤及其他疾病的诊断和鉴别诊断。脱落细胞学检查主要包括以下3个方面内容:①各种管腔、器官表面(黏膜表面)的脱落细胞;②细针吸取细胞;③体腔积液脱落细胞。

正常细胞转变为肿瘤细胞后就会具有异常的形态、代谢和功能,并在不同程度上失去了分化成熟的能力。肿瘤细胞生长旺盛,并具有相对的自主性,消除致病因素后,仍可继续生长。肿瘤的脱落细胞学诊断主要根据细胞的异型性做出判断。但是任何一种异型性的表现都不能作为绝对指征,应以涂片背景或背景细胞做对照比较,并密切结合临床及其他检查结果来综合判断。

1.良性肿瘤的细胞学改变　良性肿瘤细胞胞质较丰富,核浆比值近于正常,细胞核大小形状一致,包涵体及变形颗粒少见,核染色质细致,淡染,分布均匀,核仁小或无,核分裂象少见。细胞大小及排列有一定规律。

2.恶性肿瘤的细胞学改变

(1)整个细胞的改变:肿瘤细胞的大小、形态、核浆比等都有不同程度的改变。

①细胞体积增大:恶性肿瘤细胞体积增大,有的形成瘤巨细胞。如横纹肌肉瘤的瘤细胞可以非常巨大。但有些瘤细胞体积可以近似于正常细胞或更小,如肺小细胞未分化癌。

②细胞的多形性：由于恶性肿瘤细胞分化障碍和繁殖过盛，可导致细胞形态上的变异。恶性肿瘤细胞的形态除圆形、椭圆形外，还多见异常形态，如鳞癌细胞呈蝌蚪状、蛇形等。

③核浆比改变：肿瘤细胞功能上的改变表现为活力减退和繁殖增强。前者表现于胞质，后者表现于胞核。因此，造成核增大远远超过胞质的增加，使核浆比失常。

④裸核：由于恶性肿瘤细胞高度繁殖，很容易发生退化变性，细胞膜溶解消失而形成裸核。特别是在分化差的鳞癌细胞和腺癌细胞中常见。

（2）细胞核的改变：肿瘤细胞的恶性特征集中表现在核形态和结构的变化上。因此，对肿瘤细胞核的观察是判断肿瘤细胞性质的关键，具体表现在以下几个方面。

①核增大：恶性肿瘤细胞由于细胞核内蛋白合成增多，所以核可增大至1～4倍不等。应注意的是，当炎性增生时，细胞核也可见明显增大；同时，还会伴有核染色质增多。此时，需综合分析才能做出正确的判断。另外，退变细胞的核也会增大，但此时往往伴有核染色质结构模糊、着色浅淡、核内空泡等退化变性表现，因此不难与恶性肿瘤细胞鉴别。某些肿瘤，如小细胞未分化癌细胞、淋巴瘤细胞等的瘤细胞核可以增大不明显，甚至比正常细胞核还小。但其具有其他恶性特征，如核染色质浓密、结构异常，核浆比明显失调等，这些都有助于诊断。

②核染色质增加，并且分布不匀：由于恶性肿瘤细胞核DNA的含量增加，核染色质增多，使细胞核深染而粗糙，构成粗颗粒状、粗网状、斑块状、条纹状，并且排列紊乱，分布极不均匀。但需注意细胞退化变性而致核固缩及染色过度，亦可引起核深染。

③核膜增厚：增多的核染色质在核膜处聚集更明显，造成核边清楚及核膜增厚，在癌细胞中此特点尤其明显。

④核仁增大，数目增多：癌细胞常见核仁增大并畸形，核仁数目增多。如果核仁的直径超过 $5\mu m$，其数目超过3～4个，就要考虑是癌细胞。但是，核仁增大也可见于炎性增生，而有些癌细胞核仁并不增大。

⑤核畸形：核形变长，并出现折叠、扭曲、分叶、核边深陷呈切迹状、锯齿形等畸形改变都是恶性征象。有时还可见到多核和巨核。

⑥核大小不一：由于恶性肿瘤细胞繁殖功能紊乱，细胞核增大程度很不一致，因而形成了显著的核大小不一，尤其是癌细胞。但某些肉瘤细胞核的大小变异可以不明显。

⑦核分裂活跃及出现异常丝状分裂：核分裂的速度反映细胞的增殖状态，生长活跃的恶性肿瘤细胞分裂旺盛，核分裂象增多，而且丝状分裂表现出染色体数量增多、分配不均和出现不对称、环状、多极丝状分裂等异常现象。

（3）细胞质的改变：恶性肿瘤细胞的特征在一定程度上也反映在细胞质的变化上，尤其是在进一步推断肿瘤细胞的组织来源和类型时，仔细观察胞质的状态是一个重要方面。

①受染性：经瑞特染色后，角化的鳞癌细胞胞质呈红色（嗜酸性），而腺癌细胞胞质多呈蓝色（嗜碱性）有助于两者的鉴别。

②包涵物：细胞内的色素颗粒结合核的改变对于诊断黑色素瘤有特殊意义。

③空泡：细胞内的黏液或类脂质等被染色液中的有机物质甲醇溶解后可形成大空泡，甚至把细胞核挤在一边，形成"印戒细胞"，常见于腺癌。细胞退化时形成的空泡则表现为多且圆。当然，吞噬细胞也常有空泡，特别是当吞噬了脂肪颗粒时，此时应结合其他改变综合分析。

（4）细胞间相互关系的变化：细胞与细胞之间关系的改变在恶性肿瘤中的表现如下。

①排列紊乱：由于癌细胞失去细胞黏附力，癌细胞彼此之间的结合力仅为正常细胞的1/10，加之增生快速，造成彼此堆叠，失去排列，而一般良性细胞的排列则较整齐。

②细胞核及细胞大小不匀：在一群细胞之中，核及细胞的大小不匀，是恶性细胞的重要特征，尤以细胞核的大小不匀更具有诊断价值。而散在细胞的大小不一却不十分重要。但是在非恶性情况下，如皮下组织慢性炎症及结节性筋膜炎时，成纤维细胞的大小亦可相差几倍。

③细胞间境界不清：即在一团细胞内，细胞相互之间界限不清，常表示细胞分化程度较低，多见于未分化或分化差的鳞癌和腺癌。但在非恶性情况下，细胞边界也可以因退化变得模糊，最后消失，需加以鉴别。

④细胞与细胞群聚与密集：这是恶性瘤细胞的重要特征。但应注意在制片过程中，亦可人为地造成细胞堆积。

⑤细胞封入：即一个细胞被封在另一个细胞内，称为封入细胞，在癌细胞中偶可见到。

（5）细胞的特殊排列形式：观察细胞的排列形式，对判断肿瘤类型有一定的辅助意义。

①排列：癌细胞向心排列成环，中央呈圆形或不规则形，如同腺腔样，是腺癌的排列特点。甲状腺癌腺腔内还可见粉红色均匀物质（胶质）。

②癌珠：在分化好的鳞癌，有时可以见到由高度角化的梭形癌细胞层层环绕，构成形似洋葱皮样的癌珠。

③菊形团状排列：肿瘤细胞多层环状排列，形如菊花团样，可见于视网膜母细胞瘤。如瘤细胞团中央有猩红色放射状物质（神经纤维）则为神经母细胞瘤的特征。

④栅栏状排列：肿瘤细胞排列整齐成行，形如栅栏状，可见于基底细胞癌、成釉细胞瘤。单行者常见于平滑肌瘤，双行者见于神经鞘瘤。

⑤旋涡状排列：梭形肿瘤细胞群成弧形旋涡，可见于神经纤维瘤及神经鞘瘤。

⑥放射状排列：梭形肿瘤细胞自中心向外成放射状排列，如隆凸性皮肤纤维肉瘤。

⑦镶嵌状排列：肿瘤细胞排列很紧，核与核紧密相接，呈镶嵌样结构，可见于分化差的腺癌。

⑧桑葚样排列：肿瘤细胞密集成团，中央部分的细胞分界不清，细胞核相互重叠，外层细胞呈小丘状向外突出，使细胞排列呈桑葚样。常见于分化差的腺癌和间皮肉瘤。

二、恶性肿瘤常见的细胞学分型

恶性肿瘤从组织学上分为上皮性癌、非上皮性肉瘤及血液系统恶性肿瘤。

（一）上皮性癌

癌是来源于上皮组织的恶性肿瘤，也是最常见的恶性肿瘤，组织病理学上可分为鳞癌、腺癌和未分化癌等。在细胞学上，各型癌细胞有时不易准确区分，但仔细观察各自仍有一定的特征。有时根据瘤细胞分化程度不同，可将其大致分为分化好的和分化差的两种癌细胞。

1.鳞状细胞癌

（1）分化好的鳞癌：常单个散在，数个成团时细胞扁平，边界较清楚，互相嵌合。鳞癌分化还表现在似正常的表层细胞形态，即胞质丰富（核浆比不太大），细胞较扁，呈角形、方形、梭形、纤维形，核粗糙而深染，核染色质高度浓集成不规则块状，而且异型性表现较突出，如核畸形等。分化型鳞癌主要有3种细胞。

①蝌蚪形癌细胞：胞体一般较大，一端细长，膨大部含一个或多个具有上述恶性特征的核，胞质常有角化。细胞很长时称为蛇形细胞。

②纤维形癌细胞：胞体细长的纤维，核多细长、居中、浓染，核边缘达两侧胞膜。

③癌珠：即癌性角化珠，偶见，其中心有一个圆形细胞，周围有长梭形细胞层层包裹，呈洋葱皮样。核浓染，梭形，胞质角化，核浆比不大。由于核存在异型性，可与正常鳞状上皮珠区别。

（2）分化差的鳞癌：分化差的鳞癌涂片中仅见相当于中层或底层的癌细胞，表层癌细胞难以找到。一般而言，中层癌细胞多为中等大小的圆形细胞，亦可呈星形或多边形，核圆形，染色质粗糙。基底层癌细胞体积较小，圆形或梭形，大小形状不一，常成团脱落。

2.腺癌

（1）分化好的腺癌：胞质较丰富，含有黏液，嗜碱性，因黏液不着色，呈透明空泡样，可见一个或多个大空泡，核被挤压至细胞一侧，称为"印戒细胞"，核圆形或不规则圆形，染色质略多，核边增厚，核膜显著，核仁清晰，着色淡。癌细胞较大，一般为圆形或卵圆形，涂片中多散在分布，也可成行、成团排列或成腺腔样。

（2）分化差的腺癌：癌细胞胞质少，嗜碱性，少数细胞内可见较小的黏液空泡，核较小，畸形较明显，核染色质明显增多，粗颗粒状分布不均，核边增厚，有时可见较大核仁。癌细胞较小，成团脱落时融合成片，界限不清，外周细胞的胞质随细胞核隆起使细胞团呈"桑葚样"改变。

3.未分化癌

（1）大细胞型未分化癌：胞质量中等，嗜碱性，核大，大小不等，畸形明显，染色质增多，粗颗粒状，染色很深。涂片中细胞较大，单个散在分布或集合成团，呈不规则的圆形、卵圆形或长形。

（2）小细胞型未分化癌：胞质极少，呈裸核样，胞质弱嗜碱性，核畸形明显，核很小，大小不一，为不规则形、瓜子形、卵圆形等。涂片中癌细胞极小，恶性程度很高，呈不规则小圆形或椭圆形，核浆比很大。

（二）血液系统恶性肿瘤

血液系统恶性肿瘤即俗称的白血病，其诊断需要观察骨髓穿刺涂片、外周血液涂片的血细胞形态改变，以及其他各种辅助检查。

三、细胞学诊断须知

1.涂片显微镜检的原则　①严格核对脱落细胞涂片的编号，防止混淆；②认真阅读送检单上所填写的全部资料，包括患者年龄、性别、症状、体征、治疗情况、各种化验结果及影像学检查结果等；③镜检时先用低倍镜观察，发现可疑细胞时再换用高倍镜或油镜观察，要按顺序镜检全片以免重复或漏诊；④对细胞形态要详细地描述，能确定诊断的要下出诊断；对可疑的标本，要进行会诊；对难于定性的标本，可提供参考意见或重复涂片检查；有的背景成分也应写进报告单中，有时有助于诊断。

2.细胞学诊断注意事项　①了解取材部位，肿块大小、形状、硬度、活动度、表皮颜色改变及疼痛等情况；②要结合临床资料综合分析；③一切病变都是由量变到质变的过程，故应用动态的观念来看待细胞学形态变化；④熟练掌握脱落细胞的制片技术；尽可能了解、掌握本专业新技术及新方法的发展与运用。

3.细胞学诊断的优点　①技术简单，容易掌握，操作方便，并适合人群普查；②脱落细胞学可来源于多个位点，能够代表更大范围的细胞学形态特点，对肿瘤的早期诊断有重要意义；③患者痛苦少，容易接受，故可反复多次取材提高阳性率；④实验操作简便，短时间内即可得出报告；⑤脱落细胞学有较高的肿瘤检出率，可达80%以上；对于某些肿瘤或无法做活检时，脱落细胞学诊断更显出其优点，对于某些特殊疾病，若发现特殊性细胞即可确诊。

4.细胞学诊断的局限性　①脱落细胞学由于取材量小，以单个细胞或少数细胞为观察对象，缺乏组织学整体结构，因此阳性率和准确性不如病理组织学高，有时需反复取材；②由于某些原因标本取材欠佳或细胞学形态识别水平欠佳等原因，可导致一定的误诊；脱落细胞学约有10%的假阳性，有时易将具一定异形的良性细胞误诊为恶性细胞而造成假阳性，这种情况在阳性标本的诊断中占1%~3%；③脱落细胞学诊断有时难以确定细胞的来源及肿瘤发生部位，有时不易对癌细胞做出明确的组织分型，需结合其他检查结果考虑。

四、涂片制作

(一)涂片的制备原则

1.在标本制片之前,要把材料准备好,如载玻片、推片、盖玻片、滴管等。各种用品均要求清洁、干燥,载玻片要求表面光滑,无油渍、无划痕及破损等。新玻片在使用前,应在清洁液(浓硫酸250ml,重铬酸钾100g,加入蒸馏水750ml,混合后即成)中浸泡,自来水冲洗,再置于75％乙醇中浸泡,最后用自来水冲洗干净后,干燥备用。旧玻片再次使用时,要经过清洁液长时间浸泡(24h以上)或肥皂水煮沸20～30min,用温水洗净后,干燥备用。

2.标本采集后,应尽快做出处理,以最快的速度制片,否则标本凝固或pH改变,引起细胞形态变化或自溶、腐败等,会影响诊断结果。

3.制片时操作应轻巧,以免损伤细胞。涂片的厚薄应适宜,太厚则细胞过多、重叠,不易染色且细胞形态不易辨别;太薄则细胞稀少,影响阳性的检出率。一张好的涂片应是分布均匀、厚薄适宜,涂片呈舌状,分为头、体、尾三部分,镜下各个视野中均有细胞成分,红细胞无明显重叠现象。

4.若液体标本内缺乏蛋白质时,在制片过程中,可先在玻片上涂上黏附剂(如甘油血清、甘油蛋白、血清等)或直接在液体标本中加入黏附剂,以防标本在固定及染色过程中脱落。

5.应采取标本的各部分制片,特别是对于组织钳取物及较大组织的印片,并尽可能选取具有代表性的部位制片,以减少漏诊,提高阳性检出率。

6.标本一般应制片4张以上,并逐张固定、染色及镜检,以防遗漏。

7.涂片应统一进行编号、登记,以免混淆。

(二)涂片的制备方法

1.推片法　适用于体液和针吸标本制片。取标本一滴置于载玻片的右侧端或黏附于推片上,将载玻片与推片在标本处呈30°接触,并使标本在玻片与推片间分布均匀,将推片按原角度在载玻片上匀速向左侧端移动,直到标本完全均匀分布于载玻片上为止。另外,也可用穿刺针头、滴管等直接推制涂片,即先将标本滴于载玻片一端,将针头或滴管前端部分平放于标本之后,向载玻片另一端匀速移针头或滴管,直到标本推完为止。

2.涂抹法　适用于液体标本的制片。

(1)往复涂抹法:从玻片一端开始,与玻片平行涂抹,先由左向右,然后稍向下,再平行由右向左涂抹。涂抹的标本膜要比盖玻片稍窄些。

(2)转圈涂抹法:由玻片中心开始,以顺时针或逆时针方向由内向外转圈涂抹标本。涂片要均匀、厚薄适宜,不要重复和反向涂抹。

3.压片法　适用于较黏稠的液体或块状标本的制片,如痰液、活体组织块等。将标本夹子横竖交叉的两张玻片之间,然后将上下玻片边压边拉,直至适宜的厚度为止。

4.喷射法　适用于各种针刺吸取的液体标本,如由阴道后穹抽吸或肿块针吸所得的标本。在距玻片2～3cm处高度,将吸管或针管内的标本由左至右反复喷射在载玻片上。

5.印片法　适用于皮肤表面的结节性皮疹、溃疡及活体组织。将采集的活组织块,用刀切开,将玻片平放于新切面上适当用力按压即可。

6.玻片离心法及沉淀室法　适用于脑脊液、部分浆膜腔积液、尿液等标本的涂片。利用仪器(如粟氏

FMU-5 型玻片离心沉淀仪、袖珍式细胞沉淀仪)直接把细胞收集于玻片上。

（三）涂片制备后的固定

固定是要保持细胞的形态,以防细胞的溶解和腐败,并且固定标本细胞内的溶酶体被破坏、蛋白质被凝固,使得细胞易于着色,便于显微镜下的辨别。

1.常用的固定液　常用的固定液有 95% 的乙醇固定液、乙醚乙醇固定液及氯仿乙醇固定液。

(1)95％乙醇固定液:此液渗透作用稍差,适用于大规模普查。

配方:无水乙醇 95ml

蒸馏水　5ml

(2)乙醚乙醇固定液:此液渗透作用强,效果好,适用于巴氏染色及 HE 染色。

配方:95％乙醇 49.5ml

乙　醚　49.5ml

冰醋酸　　1.0ml

(3)氯仿乙醇固定液:此液渗透作用强,效果好,适用于巴氏染色及 HE 染色。

配方:无水乙醇 60ml

氯仿　30ml

冰醋酸　　10ml

2.固定的方法及时间

(1)干燥固定法:此法适用于瑞特染色、姬姆萨染色及瑞特-姬姆萨复合染色。干燥固定法是涂片后任其自然干燥,再进行染色。

(2)湿片固定法:此法适用于巴氏染色及 HE 染色。湿片固定法是在涂片尚未干燥前,或涂片边缘开始干燥时,滴加固定液于其上,待其自然挥发、干燥,常用于阴道涂片、痰液涂片及食管拉网涂片的脱落细胞学检查。

(3)固定的时间:一般需要固定 15～30min,根据涂片的厚薄、取材部位及标本含量的多少,适当缩短或延长时间。

五、常用染色方法

在脱落细胞学诊断的日常工作中常用的染色方法有瑞特染色、姬姆萨染色、瑞特-姬姆萨复合染色、巴氏染色及苏木素-伊红染色(HE 染色)。

（一）染色目的

染色的目的,是借助于一种或多种染料,使得组织和细胞内的不同部分在与染料的物理和(或)化学反应作用下分别染上不同深浅的颜色或不同的颜色,产生了不同的折光率,利用显微镜可以根据细胞的大小、形态和内部结构来识别各种细胞。理想的染色剂应能达到下述 3 个目标:①细胞核内部结构应显示清晰;②透明,即应使细胞结构不受其厚薄或重叠的影响;③分色,即使不同染色反应的细胞都能显示出应有的颜色。

固定及染色都是人为的,通过这种人为的作用使细胞中不能看到与分辨的结构显示出来,然后再根据各种染色方法的不同特点,对各种细胞加以鉴别。但是,染料也可以破坏细胞的固有结构,甚至可造成一些人为的假象,因此,细胞学工作者在实际工作中对于染色后观察到的细胞结构应全面、细致地加以分析。

（二）染色原理

细胞着色的原理,一般认为是物理作用和(或)化学作用的结果。染色中的物理作用包括渗透、吸收、吸附和毛细管现象等,通过这些作用中的一种或数种,染料中的色素粒子能进入细胞使其显色;染色中的化学作用就是染料渗入细胞与其相应物质发生化学反应生成有色的化合物。

各种染料都具有产生颜色和与被染组织形成亲和力两种性质。这两种性质主要由两种特殊基团(即发色基团和助色基团)产生。

染料含有苯的衍生物这些化合物,当其被氧化后,其结构式发生改变,产生带有颜色的醌式环,称为发色基团。

助色基团是一种能使化合物发生电离作用的辅助原子团(酸碱性基团),这种原子团称为助色基团。助色基团能使染料的色泽进一步加深使其与被染组织具有亲和力。助色基团的性质决定染料的酸碱性。碱性染料(如苏木素等),具有碱性助色基团(-NH2,-NHCH3 等)在溶媒中所产生的带色部分为带正电荷的阳离子,易与组织和细胞内带负电荷的物质结合而显色。而细胞核内的主要化学成分脱氧核糖核酸(DNA)带负电,呈酸性,易被碱性染料(如苏木素)染成紫蓝色。酸性染料(如伊红、橘黄等)具有酸性助色基团,在溶媒中产生带色部分为阴离子,易与组织和细胞内带正电荷的物质结合而显色。而胞质中的主要化学成分为蛋白质,在一般情况下带正电,呈碱性,因此染色过程中表现为嗜酸性,故易与伊红、橘黄等嗜酸性染料结合呈红色或橘黄色。

值得注意的是,细胞质内的蛋白质为两性电解质,根据其所处环境的 pH 不同而使其酸碱性发生改变。当染料的 pH 高于其等电点时,蛋白质呈酸性,易被碱性染料染色。反之,pH 低于等电点时,蛋白质呈碱性,易被酸性染料染色。如环境偏碱,则胞质易被亚甲蓝(碱性染料)着色;环境偏酸,则胞质易被伊红(酸性染料)着色,因此,染液的 pH 对细胞的着色有一定的影响,染色时应予注意。

（三）染色方法

1.瑞特染色

(1)染色原理:瑞特染料中含有亚甲蓝和伊红两种染料,前者为碱性,后者为酸性,它们与细胞内的各种物质具有不同的亲和力,从而使其显现出不同的颜色,以便辨认。

细胞核染色质的核酸与强碱性的组蛋白、精蛋白等,形成核蛋白,这种强碱性物质与瑞特染料中的酸性染料伊红有亲和力,故染成红色;但核蛋白中还有少量的弱酸性蛋白及其氨基,它又与瑞特染料中的亚甲蓝起作用,只因其量太少,而不显蓝色,故细胞核呈紫红色。较幼稚细胞的胞质和细胞核的核仁含有酸性物质,与瑞特染料中的碱性染料亚甲蓝有亲和力,故染成蓝色;当酸碱物质各半时,则染成红蓝色或灰红色,即多嗜性。

(2)试剂配制

①瑞特染液:瑞特染料 1.0g,甲醇 600ml。将瑞特染料置于清洁的研钵内,加少量的甲醇(也可以加入10ml 甘油,充分研磨使染料研成细粉末易溶解)充分研磨染料,加入甲醇溶解,倒入棕色玻璃瓶中,未溶解的染料再加少量甲醇研磨,直到染料溶完,600ml 甲醇全部用完为止。亦可将 lg 瑞特染料一次性加入600ml 甲醇中,置于棕色瓶内,盖好瓶塞,室温保存,每日振摇数次,连续 7d 以上即可使用。

②磷酸盐缓冲液(pH6.4~6.8):磷酸二氢钾(KH_2PO_4)0.3g,磷酸氢二钠(Na_2HPO_4)0.2g,蒸馏水加至1000ml。配好后校正 pH,备用。

(3)染色方法:①将已编号的涂片平放于染色架上。最好不要在涂膜两端用蜡笔画线,以免漏掉应染之物,特别是涂片头、尾及两侧部。②滴加瑞特染液。多少依标本所占面积大小及涂片的厚薄程度而定,一般为 4~8 滴,至染液将标本完全盖住为止。固定细胞 1~2min。③按染液:缓冲液为 1:1 或 1:2 比例,滴加缓冲液,用吸耳球来回轻轻吹之,使之混匀。④染色时间须视何种标本、涂膜厚薄,有核细胞多少、何种细胞及室温等而定,一般染色 10～20min。⑤用自来水冲洗涂片上的染液。要轻轻摇动涂片,使染液沉渣浮起冲走,切勿先倾去染液再用水冲,否则,涂片上的许多染料将沉淀于涂膜上。冲洗时间不可过长,水冲力亦不可太大,以防脱色或涂膜脱落。冲洗后的标本竖置在片架上,在空气中自然干燥,或用洁净吸水纸吸干。⑥初步镜检。

(4)染色注意事项:①染色涂片冲洗后,应自然干燥或风干;②染液量需充足,勿使染液蒸发干燥,以防染料沉着于涂片上;③若细胞着色浅淡,可待标本干燥后重染;若细胞着色太浓或沉淀物过多时,可待标本干燥后,滴加瑞特染液数滴(利用其中的甲醇退色),之后冲洗、晾干即可。

2.姬姆萨染色

(1)染色原理:染液主要含伊红、亚甲蓝两种成分,染色原理与瑞特染色相同。

(2)试剂配制:姬姆萨染料 0.5g,甘油 33.0ml,甲醇 33.0ml。染料粉末全部溶于 33.0ml 的甘油中,加热至 55.6～60℃,持续 90～120min,再加入 33.0ml 甲醇,摇匀后置棕色瓶中,放置数天,过滤后即可应用。

(3)染色方法:①将标本涂膜用甲醇固定 3min;②再置于稀释过的染液(10ml 缓冲液加 lml 液,或 30 滴缓冲液加染液 3 滴)中,染色 10～40min;③取出涂片,用自来水冲洗,自然干燥即可;④初步镜检。

3.瑞特-姬姆萨复合染色

(1)染色原理:由于上述两种染色原理基本相同,混合染色法的优点是,瑞特染液对胞质着色好,姬姆萨染液则对核着色好,两法合并.可兼得两者的优点。因此在细胞学检查中,常用两者进行复合染色,使其互相补充,有利于显微镜下的细胞辨别。

(2)试剂配制

①瑞特-姬姆萨复合染色液:瑞特染料 0.38g,姬姆萨染料 0.03g,甲醇 100ml。

将瑞特染料与姬姆萨染料置于清洁的研钵内,加少量甲醇,充分研磨使染料溶解,储存于棕色瓶内备用。配成的染液 2d 后即可使用,放置越久,染色效果越好。

②磷酸盐缓冲液(pH6.4～6.8):磷酸二氢钾(KH_2PO_4)0.3g,磷酸氢二钠($Na2HPO_2$)0.2g,蒸馏水加至1000ml。配好后校正 pH,备用。

(3)染色方法,同瑞特染色方法。

(王　朔)

第十节　肺癌的外科手术

一、总体治疗原则

外科手术是肺癌的主要治疗手段,但是如果切除不彻底,未必能使患者受益。肺癌外科手术的目的主要是达到最佳的、彻底的切除肿瘤,减少肿瘤转移和复发,并且进行最终的 TNM 分期,指导术后综合治疗。根据 2007 年 NCCN 指南,可手术肺癌患者的外科处理应该遵守下列原则。

1.全面的治疗计划和必要的影像学检查均应在任一非急诊手术治疗前完成。

2.强烈推荐由以肺癌外科手术为主要专业的胸部肿瘤外科医师来决定手术切除的可能性。

3.如身体状况允许,则行肺叶切除或全肺切除术。

4.如患者的肿瘤能手术切除且无肿瘤学及胸部手术原则的限制,电视辅助胸腔镜外科手术(VATS)被认为是一个选择。

5.如身体状况不允许,则行局限性切除。

6.N_1 和 N_2 淋巴结切除并标明位置(最少获取 3 个 N_2 站的淋巴结标本或全部淋巴结清扫)。

7.如胸外科医师认为不能手术,则 Ⅰ 期和 Ⅱ 期的患者应进行根治性放疗。

8.如解剖位置适合且能够达到边缘阴性,则保留肺组织的解剖性切除术(袖状切除术)优于全肺切除术。

二、外科手术的适应证和禁忌证

1.手术适应证

(1)Ⅰ 期[$T_{1a}(T_{1b})N_0M_0$ 和 $T2aN_0M_0$]、Ⅱ 期[$T_{1a}(T_{1b}、T_{2a})N_1M_0$、$T_{2b}N_0M_0$、$T_{2b}N_1M_0$、$T_3N_0M_0$]非小细胞肺癌。

(2)部分经过选择的 ⅢA 期非小细胞肺癌,如 $T_3N_1M_0$ 肺癌。

(3)ⅢAN_2 期的治疗:ⅢAN_3 期患者细分为 ⅢA$_1$、ⅢA$_2$、ⅢA$_3$ 和 ⅢA$_4$ 四型。①ⅢA$_1$ 型:指在术后最终病理发现存在 N_2 转移的患者;②ⅢA2 型:指在术中冷冻切片发现存在 N_2 转移的患者;③ⅢA$_3$ 型:称为潜在的可切除期,指的是胸部 CT 显示纵隔淋巴结肿大短轴直径超过 1cm(<2cm),此类患者进行新辅助化疗或放化疗后,术前要进行谨慎评估(包括再次纵隔镜和 PET-CT),若由 N_2 降期为 N_0 或者由多站降为单站转移则手术治疗,仍为多站转移则不宜手术,而是同步放化疗;④ⅢA$_4$ 型:称为不可切除期,指的是胸 CT 显示纵隔淋巴结短轴直径>2cm,特别是出现结外浸润、多站转移和多个小的阳性淋巴结群,由于不能从手术获益,此类患者不宜手术,而是放化疗同步的综合治疗。

(4)部分 Ⅳ 期非小细胞肺癌,如单发的脑转移、骨转移或者肾上腺转移。

(5)高度怀疑或不能排除肺癌,但又无法得到病理证实,不宜长期观察,且病变能完整切除者。

(6)症状严重的中晚期患者,如严重出血、感染,非手术方法难以控制,从减轻症状的目的出发,可行姑息性切除。

2.相对手术禁忌证

(1)有血管(上腔静脉、主动脉)、心脏(左心房)局部受侵者,如无淋巴结转移,上腔静脉可行成形术或置换术,主动脉可行置捞术,左心房可行不超过 1/3 的切除术。

(2)气管隆嵴受侵者,如无明显淋巴结转移,可行隆嵴切除重建术。

(3)有神经受侵者,如喉返神经、膈神经麻痹,如能整块切除,则可手术切除。

(4)胸腔积液。

(5)肺功能轻、中度损害,应该严格限制肺切除范围。

(6)单发其他脏器转移。

3.绝对手术禁忌证

(1)对侧肺、肺门或气管旁淋巴结转移者以及同侧或对侧斜角肌、锁骨上淋巴结转移者。

(2)广泛纵隔淋巴结转移,CT 扫描见纵隔淋巴结广泛融合;或胸内脏器,如心脏、大血管、食管等广泛受侵者。

(3)多脏器出现远处转移,如肝、脑、肾、骨骼等多处广泛转移者。

(4)严重心肺功能损害,3 个月内患有心肌梗死者。

(5)伴有严重肝肾功能疾病、出血性疾病以及恶病质无法耐受手术者。

三、肺癌手术分类

2005年国际肺癌研究会分期委员会推荐:根据手术切除的彻底程度和性质,将肺癌的手术分为完全性切除、不完全性切除、不确定切除和剖胸探查。

1.完全性切除

(1)所有切缘包括支气管、动脉、静脉、支气管周围组织和肿瘤附近的组织。

(2)行系统性或叶系统性淋巴结清扫,必须包括6组淋巴结,其中3组来自肺内(叶、叶间或段)和肺门淋巴结,3组来自包括隆嵴下淋巴结在内的纵隔淋巴结。

(3)分别切除的纵隔淋巴结或切除肺叶的边缘淋巴结不能有结外侵犯。

(4)切除的最高淋巴结必须是镜下阴性。

只有同时满足上述条件才能列为完全性切除。

这一定义除了满足原来规定的将肺原发癌及肺门纵隔淋巴完全切除干净,无肉眼或显微镜下癌残留的手术的条件之外,还排除了2疑的不彻底,也将淋巴结的评价标准化。

2.不完全性切除

(1)肿瘤残留。

(2纵隔淋巴结或切除肺叶的边缘淋巴结结外侵犯。

(3)淋巴结阳性但不能切除。

(4)胸膜腔或者心包腔积液癌细胞阳性。

3.不确定切除所有切缘镜下阴性,但出现下列4种情况之一者。

(1)淋巴结清扫没有达到上述要求。

(2)最高纵隔淋巴结阳性但已切除。

(3)支气管切缘为原位癌。

(4)胸膜腔冲洗液细胞学阳性。

可以看出,不确定切除指的是没有癌残留证据但手术达不到完全性切除的标准。

4.剖胸探查术 指的是仅切开胸廓但癌瘤没有切除的手术或者仅行活检的手术。

四、手术切口和手术方式的选择

针对不同患者的身体状况、肿瘤位置、临床分期等因素,肺癌手术的手术切口和手术方式均有多种。

1.手术切口 后外侧切口、保留前锯肌的后外侧切口、腋下开胸切口、前外侧切口、胸骨正中切口、局限性开胸切口。目前常规采用保留前锯肌的后外侧切口,该切口大大减轻术后伤口疼痛,对肩部运动的功能影响相对较小,而且术中出血明显减少。有利于提高患者的生活质量,是值得提倡的手术切口。

2.手术方式 包括肺叶切除术、双肺叶切除术、全肺切除术、支气管肺叶袖状切除、气管隆嵴切除重建术、肺段切除术、肺部分切除术(楔形切除术和精确的局部切除术)、肺动脉成形术。

不同的手术方式适用于不同分期和身体状况的患者,下面将各种分期患者的手术方式详述如下。

(1)Ⅰ期[$T_{1a}(T_{1b})N_0M_0$、$T2aN_0M_0$]:肺段切除、肺部分切除术、肺叶切除术、双肺叶切除术、支气管肺叶袖状切除以及胸腔镜下手术。其中以肺叶切除为首选,不仅能够较彻底切除肿瘤,减少肿瘤复发,而且术后并发症较少。近期有学者主张对病变小的周围型肺癌采用肺段或者肺部分切除术,据报道其生存期与肺叶切除相似。对于肿瘤位于肺叶支气管开口者,为保留更多的肺组织,应选择支气管肺叶袖状切除,尽量不行全肺切除术。

（2）Ⅱ期［$T_{1a}(T_{1b},T_{2a})N_1M_0$、$T_{2b}N_0M_0$、$T_{2b}N_1M_0$,$T_3N_0M_0$。］:肺叶切除术、双肺叶切除术、支气管肺叶袖状切除、胸腔镜下手术、全肺切除术。对于无淋巴结转移 T_{2b} 患者,由于肿瘤直径较大,常规采取肺叶切除和系统性淋巴结清扫,部分肿瘤相对较小者可行胸腔镜下手术;对于有淋巴结转移的 $T_{1\sim2}$ 患者,淋巴结转移均局限在 N_1,此类患者一般选择肺叶切除及系统性淋巴结清扫就能达到完全切除的目的,有时为保证完全性切除须行双肺叶切除或者全肺切除;对于中央性肺癌,可选择袖状切除,必要时行全肺切除。由于此类患者存在淋巴结转移,不宜行局部切除。对于有胸壁受侵的 T_3 患者,手术原则是:肺叶、双肺叶或者全肺切除联合胸壁部分切除并重建,同时行系统性淋巴结清扫。对于近端主支气管受累的 T_3 患者,可以选择袖状切除术或者全肺切除术。

（3）ⅢA期（$T_3N_1M_0$、$T_{1,2,3}N_2M_0$ 和 $T_4N_0M_01M_0$）:$T_3N_1M_0$ 期患者可行术式同 $T_3N_0M_0$ 患者,$T_1N_1M_0$、$T2N_2M_0$、$T2N_2M_0$ 和 $T_3N_3M_0$ 期患者多采用新辅助化疗,对有效的患者实施手术,大部分病例达到完全切除。手术方式包括肺叶切除术、双肺叶切除术、袖状切除术等。如果在新辅助治疗后再次评估需行全肺切除时,由于患者的生存期不能从手术获益,应慎重考虑,推荐放化疗同步的综合治疗而非手术。对于部分侵犯隆嵴的 T_4 患者可采用隆嵴切除重建术。

五、手术方法

（一）肺癌的根治性切除

肺癌的根治性切除指将肺原发癌及其转移淋巴结完全切除,无肉眼或显微镜下癌残留。有的学者称此为完全性切除。包括早期肺癌的肺叶切除、支气管肺血管成形肺叶切除术、全肺切除术及局部切除术。

1.肺癌切除的首选式是肺叶切除术　对于没有淋巴结受侵的T1、T2期病变,肺叶切除是标准的手术术式。肺癌研究组进行一项试验来研究 $T_1N_0M_0$ 的 NSCLC 患者手术切除的最小范围。该研究将276例 IA 期 NSCLC 患者随机分组,分别接受楔形切除、肺段切除和肺叶切除,可以观察到前两组患者复发率增加75%（P=0.02）,局部复发率增加3倍（P=0.008）。因此,对可切除的 NSCLC 患者只要能够耐手术,肺叶切除术应作为首选。

如需切除右侧肺的两叶如上中叶或中下叶,又称为扩大性肺叶切除术。1950年 Churchill 在美国胸部外科年会上首次使用了根治性肺叶切除术的概念,他强调了肺叶切除不仅仅需清除肺叶水平的淋巴结,还应包括纵隔淋巴结。由于肺叶切除对肺功能影响较小与显示的良好的疗效而成为肺癌外科治疗的基本术式。有70%～80%的肺癌均是采用肺叶切除的。

对于早期肺癌患者,在外科治疗当中,在肺功能允许的情况下,手术应以完全性切除为第一原则,其次再考虑切除的范围。对每一个肺癌手术,标准的肺叶切除是否能保证肺癌的完全切除最好术中行切缘快速冷冻切片,以保证切缘阴性。位于肺动脉或叶间的淋巴结也必须冷冻切片,如果阳性,则应考虑更大范围的切除,如双叶切除、袖状切除甚至全肺切除。特别是上肺叶近端或血管的淋巴结可能会累及主支气管或主肺动脉,此时有可能需做主支气管的袖状切除或全肺切除。

2.支气管、肺血管成形肺叶切除术　这种术式是一种特殊的肺叶切除术,其特殊之处在于因肿瘤的侵犯致手术在切除病变部位后需重建支气管或肺血管的连续性。最典型的术式是支气管袖状切除术。通过支气管、肺动脉袖状切除成形,可避免全肺切除,最大限度地保留肺功能,为不能耐受全肺切除的患者提供了手术机会。袖状切除较全肺切除而言,并发症有所降低,患者的生活质量从某种程度上得到提高,这一技术的应用扩大了肺癌的手术适应证,减低了全肺切除或剖胸探查率。就长期生存率的情况,袖状切除并不低于全肺切除。

支气管袖状切除术的适应证是肿瘤位于或侵犯肺叶支气管的开口处,这可由术前的支气管纤维镜检查所确定。年龄较大或是心肺功能处在代偿阶段的患者,特别是那些 FEV_1 的术后预测值<1L 的,是支气管袖状切除术的最佳对象。纵隔淋巴结>1.5cm 的需做纵隔镜检查,如果对侧纵隔淋巴结阳性或同侧上纵隔淋巴结结外侵犯,应列为本手术禁忌。需指出的是由于技术或吻合的原因,术中支气管袖状肺叶切除术完全有可能变为全肺切除术,此时手术的并发症和病死率大大提高。

支气管肺动脉联合袖状成形肺叶切除术弥补了单纯支气管成形肺叶切除术的不足,进一步扩大了肺癌外科手术的适应证,适于肿瘤直接侵犯肺动脉干(或紧密粘连)的情况。

3.全肺切除术 肺癌切除的另一个常用术式是全肺切除术。肺癌的外科治疗是以一侧全肺切除而开始的,因而早期的观点认为只有全肺切除加纵隔淋巴结切除术才能治愈肺癌。目前,全肺切除术术式在所有的肺癌术式中约占 1/4,不少学者把全肺切除的减少归之于肺叶切除的效果较优。但有的报道认为,全肺切除减少是因为其高手术并发症和高病死率。尤其是年龄较大、心肺功能较差的患者,其手术病死率及术后并发症更高。

扩大性全肺切除术指心包内全肺切除。其基本特点是经心包内结扎肺血管,连同纵隔淋巴结和全肺的整块切除。这一术式适合于肿瘤已直接侵犯心包导致心包外静脉缩短和肿瘤侵犯左心房的病例。经心包途径也容易处理肺动脉近端和上腔静脉,这在肿瘤侵犯超出肺门时尤其有用。全肺切除术后 5 年生存率可达到 30%左右,10 年生存率可达到 20%左右。

4.局部切除术 这种手术指的是切除范围小于一个肺叶,包括了肺段切除术、楔形切除术和精确切除术。从理论上讲,如果肺癌的局部切除能取得与肺叶切除相同的效果,那么其优点是不言而喻的。许多回顾性研究表明,全肺切除的病死率超过袖状切除,而肺叶切除的围术期病死率和并发症高于局部切除。局部切除也有不足,如病变<1cm 淋巴结转移的概率几乎为 0,随着肿瘤的增大,淋巴结转移的概率也逐渐增大。局部切除就可能成为一种不完全性切除,使局部复发的概率增大。

(1)肺段切除术:肺段切除是先解剖、分离和结扎肺段的供养动脉和肺段支气管,然后沿着段间静脉的平面把要切除的肺段撕剥下来。尽管对肺段的淋巴引流有不同的认识,但一般情况下的肺段淋巴引流通路是沿着肺段动脉分布的,与邻近的肺段一般没有交叉,因此有可能在肺段切除的同时把大部分的引流淋巴管和巴结一并切除,从而达到接近根治的目的。这一解剖上的优点,使得肺段切除可作为肺癌外科治疗的一种术式。近年来,缝合切割器切割代替撕剥行肺癌局部切除就达不到此目的。

(2)楔形切除:从严格意义上讲,肺癌的楔形切除并不是一种根治性或完全性切除的方式,其切除的范围完全没有考虑引流区域的淋巴组织的清除问题。一般情况下认为正常组织切缘至少应距肿瘤 2cm 以上,术中切缘的冷冻切片决定切缘有否癌残留十分重要。

(3)准确切除术:其主要用于肿瘤位置较深,不适于做楔形或肺段切除,也不允许做肺叶切除时。其要点是在肺膨胀的状态下,用电灼或激光的方法,把肿瘤连同周围正常 2cm 的组织一起切除,位置特深的要解剖和结扎相应的动脉和支气管。缺损的肺泡空间利用电灼或激光封闭,粗糙的肺表面可封闭或暴露不做处理。

肺癌的局部切除只能作为一种患者不能耐受肺叶切除时的挽救性妥协性手术,它的本质是一种非根治性的不完全性肿瘤切除术,它的结局是增加了肺癌局部复发。对肺癌外科来讲,术式的选择应是以根治性完全性为目的,从这一意义上讲,肺叶切除是肺癌手术选择中范围最小的术式。在某些情况下局部切除是一种非常有用的挽救性手术,也能取得有效的生存率。局部切除后应考虑术后的辅助性放化疗。

(二)肺癌纵隔淋巴结清扫

对肺癌纵隔淋巴结清扫有两种意见,一是仅切除可疑转移的淋巴结,称为纵隔淋巴结采样术。二是系统的纵隔淋巴结切除术,术中应将纵隔淋巴结连同周围的脂肪组织一并切除,右侧肺癌应将1～4组和7～9组的纵隔淋巴结切除,左侧由于主动脉弓的原因,至少应将4～9组的纵隔淋巴结切除。这两种意见的分歧在于,前者认为纵隔淋巴结的切除主要作用在于更为准确的临床分期,对长期生存率没有积极影响,手术还要考虑并发症和死亡率的问题,纵隔淋巴结采样术已能满足上述的要求,因此无须范围更大的系统淋巴结切除。后者认为系统纵隔淋巴结切除术使肺癌的术后病理分期更为准确,也能提高长期生存率和减少局部复发率,手术并发症和病死率也在可以接受的范围内。

不论是从术后分期还是从减少肺癌术后局部复发率和远处转移率、提高长期生存率的角度,肺叶(全肺)切除加上系统的胸内淋巴结清扫,应列为 NSCLC 的规范性术式。

(三)肺癌的姑息性切除

肺癌的姑息性切除又称不完全性切除,指的是肺癌主要病灶切除后胸腔内仍有肉眼残留病灶或残留转移淋巴结的手术,但不包括支气管残端阳性的手术。在某些情况下,也称为肿瘤的减量手术。经典的肿瘤减量术即 Gompertzian 定律认为,减量术的成功在于肿瘤负荷减少后癌细胞分裂的增加而对化疗药物或射线的敏感性提高,在整体治疗方案中,减量只为辅助手段。另一方面手术切除癌组织,能有效地解除患者 T 细胞集落形成能力受抑的情况。

过去多认为减量手术仅适于肿瘤原发病灶的大部手术切除后,残留的肿瘤能用其他治疗方法较有效地控制者,如果对残留的肿瘤组织无特殊有效的治疗方法,一般不适合做减量手术。但随着化疗放疗技术的进步,减量手术也越来越多的应用于各种肿瘤。由于临床上局部晚期的非小细胞肺癌多见,因此 NSCLC 的减量手术相当常见。

(四)局部晚期可切除 NSCLC 的外科治疗

从治疗角度来看,局部晚期患者可分为:可切除组($T_3N_{0\sim1}M_0$;$T_{1\sim3}N_0M_0$),和一般认为不能切除组(任何 T_4M_0;任何 N_3M_0)。以往认为ⅢB 和Ⅳ期肺癌已属晚期,失去手术治疗机会,常以全身化疗作为主要治疗手段。随着注重提高生存率的同时,生存质量的提高日益得到同样的重视。应用外科手段对转移病灶的治疗,达到减轻晚期肺癌患者的症状,提高患者生活质量为目的的减状性手术,在肺癌多学科综合治疗中已具有重要位置,治疗效果明显优于单纯的放、化疗。

对于 NSCLC 患者外科手段通常限于姑息治疗措施,如对于恶性胸腔积液行化学性胸膜粘连术等。少数患者外科手术切除后似乎有益,尤其是有孤立的脑或肾上腺转移的患者和一些 T_4 隆嵴侵犯的患者。脊柱、纵隔或胸膜转移的 T_4 肿瘤彻底切除的患者最终受益多少现在还不明确,尽管偶见个别大块切除术后生存时间得到延长。

需注意的是,这部分能通过手术取得较好治疗效果的所谓 T_4 肺癌,都是属于经过特别挑选的病例,其治疗成功在很大程度上取决于手术医师的手术技巧和病例选择的严格,决不能因此推论到所有的 T_4 肺癌均可通过手术治疗来治愈,也不能不考虑自身的条件而贸然地开展 T_4 肺癌的手术治疗。下面就部分可手术的 NSCLC 分别阐述。

1.肺癌肿瘤侵犯胸壁　侵犯胸壁的肺癌应进行外科切除,影响切除后长期存活的因素包括胸壁受累的范围,肿瘤是否能完全切除,以及有无淋巴结转移。肿瘤侵犯胸壁经外科完全整块切除后 5 年存活率接近于 50%～60%,但如肿瘤侵犯肌肉或骨质破坏的预后较差。

T_3 肿瘤侵犯胸壁多为周边型肺癌,它们很少播散到纵隔淋巴结,但是如果淋巴结有转移时,N_1 或 N_2

淋巴结转移对于切除肿瘤后患者长期存活无明显影响。但 $T_3N_2M_0$ 期肺癌患者 5 年存活率极低,现在的观点认为该期患者在切除前先行肿瘤的辅助治疗,主要是化疗或化、放疗。当肿瘤侵犯胸壁时,手术之前最好行纵隔镜检查,以除外 N_2、N_3 病变。

是否能完整切除肿瘤直接关系到患者的 5 年生存率。一般来说,肉眼可见肿瘤边缘上下各一个肋骨均要切除,从而保证切除肿瘤边缘阳性。胸壁肿瘤大块切除后,还应考虑胸壁重建问题。如切除较短的 1 或 2 根肋骨,或者是切除肩胛骨下或椎旁肌下的后 3 根肋骨的后部,不需要胸壁重建。当需切除的肋骨位于前、侧、后外侧胸壁,且切除的范围较大,术后可能出现呼吸时胸壁的矛盾运动,则应行胸壁的重建。胸壁大块切除术后的合并症发生率高低,主要与胸壁缺损的大小和部位有关,也与肺组织切除的多少以及胸壁重建技术有关。

ⅢB 中 T_4 胸膜种植转移的患者,外科治疗仅限于通过胸膜粘连术姑息性治疗胸膜种植所引起的恶性胸腔积液。方法是经胸腔闭式引流或电视胸腔镜向胸腔内灌注化学药物使胸膜粘连。其中经胸腔镜下注入滑石粉使胸膜粘连的成功率最高。也有部分通过各种手术方法行胸膜或胸膜肺切除的报道,效果均不十分理想,其 5 年生存率仍较低,约 19.4%。对于该期患者来说,通过开胸行壁胸膜部分切除术的风险较大,电视胸腔镜虽可降低手术风险,但手术指征需要严格掌握。对于反复发作的顽固性胸腔积液,预计术后生存时间能够延长的病例,可考虑手术。

2.肺癌肿瘤侵犯纵隔　肿瘤侵犯了纵隔胸膜、脂肪、神经、大血管和心包,这类 T_3、T_4 期患者单纯外科切除 5 年存活率极差,其部分原因是在这组患者中很可能纵隔淋巴结受累,另一个原因是侵犯纵隔淋巴结的肿瘤切除率明显降低。由于 N_2 发生率很高,CT 显示纵隔受侵的患者最好行颈部纵隔镜检查,以除外 N_2 期肿瘤。如为 N_2 期需行外科手术时,辅助放化疗可能有助于延长生存期。郭永庆等报道 136 例肺癌侵犯大血管的患者,行血管成形和肺叶切除术。其 5 年生存率为 38.2%。

(1)肺癌侵犯上腔静脉:肺癌合并上腔静脉综合征是晚期肺癌的表现,为最严重的并发症之一,一旦出现,患者多在 3 个月内死亡虽经导管行血管内支架或外科旁路术可减轻症状,但由于未去除肿瘤,患者多在短期内死于转移或再狭窄。近年来国内外不少学者对单纯上腔静脉受累的患者,行肺肿瘤及受累上腔静脉切除,并行上腔静脉修补或置换术。上腔静脉一侧壁受侵,范围小于 1/2 周径时,可行侧壁切除,必要时心包补片修补;范围大于 1/2 周径时,应行上腔静脉受累段切除,人造血管置换。吻合时应先将人造血管与近心端(右心耳)吻合,再阻断上腔静脉,切除肿瘤,最后行人造血管与上腔静脉远心端吻合或与无名血管吻合,这样先吻合近心端再吻合远心端明显减少上腔静脉阻断时间;亦可于右心耳与右无名静脉间临时插管转流,再阻断并切除重建上腔静脉,这样更加安全、从容。不少患者可经此手术获长期生存,生活质量明显改善。

(2)肺癌侵犯主动脉:左肺癌易侵及主动脉弓或降主动脉,通常情况下列为手术禁忌,即使手术切除肿瘤,亦常是肿瘤残留于主动脉的姑息性切除,术后生存率低,放疗常招致肿瘤处主动脉的大出血。近年来开展的扩大主动脉部分切除,血管重建已见于多家报道,尤其是日本学者在该领域探索较多。Chida 等报道 3 例 T_4N_0 的患者行扩大主动脉切除,其中 2 例分别 37、26 个月无瘤生存。周清华等报道 4 例扩大主动脉切除的患者,5 年生存率为 33.3%。但由于扩大主动脉切除手术操作复杂,手术需要在体外循环下进行,因此,应严格适应证,手术必须保证彻底切除,且根据已有的经验,应限于 N_0M_0 的患者较为合适。

(3)肺癌侵犯心房:当肺静脉或左心房受累时可能需要切除部分左心房才能达到切除的目的。扩大左心房切除应在保证肿瘤能彻底切除的情况下进行,且注意不要超过心房的 1/3,否则会影响血流动力学。术前应常规行心脏超声检查,了解心脏受累的情况及有无血栓形成,对心脏内有可疑的患者应在体外循环下进行较安全。

　　(4)当食管受侵时:如能切除亦可考虑手术切除。彭忠民等研究了 18 例肺肿瘤侵及食管的患者,14 例为转移淋巴结累及食管,4 例为肿瘤侵及食管,7 例患者切除局部受累的食管肌层;5 例行食管切除、胃-食管吻合术;2 例切除大部受累肌层,部分肿瘤残留;4 例单纯探查,未切除肿瘤。14 例切除组患者中,1 例行左全肺切除＋食管局部肌层切除,术后 4d 发生食管瘘,自动出院,2 周后死于衰竭,其余随访 3～30 个月。死亡 4 例,均为复发或转移,分别为术后 9、10、13 和 26 个月;9 例随访中,最长者为 30 个月,1 年生存率达78.6％。而 4 例探查组无生存超过 12 个月。

　　(5)隆嵴近端的肿瘤:肿瘤距隆嵴在 2cm 以内但未侵犯隆嵴的 T_3 期肿瘤,主要是外科手术切除。影响该期患者的长期存活的主要因素有支气管周围有无肿瘤扩散以及是否存在 N_2 淋巴结转移。若肿瘤仅限于支气管内未侵犯支气管周围组织或者是未合并 N_2 期肿瘤,则 5 年生存率可达 80％。T_3 期肿瘤接近隆嵴或合并 N_2 期转移的患者,5 年生存率几乎为 0。所以该类患者术前也应行颈部纵隔镜检查。Kawahara 等对 16 例局部晚期肺癌实行隆嵴加相应器官如部分主动脉、部分心房、上腔静脉等切除,5 年生存率达 23％。对较复杂的气管、隆嵴和支气管重建手术,可应用体外循环辅助,由于术中无须换气,气管、支气管可任意开放,获得了较好的近、远期疗效。

　　限于左主支气管内未完全侵透支气管壁的小的支气管鳞癌,单纯切除主支气管即可。右侧主支气管内的肿瘤,因为右上肺叶支气管开口距右主支气管太近,通常需要做右全肺或右上叶切除。对于那些肿瘤已侵犯肺叶支气管开口或侵犯主支气管,而无支气管周围淋巴结或肺门淋巴结转移的患者,只要有可能就要施行肺叶袖状切除而不做一侧全肺切除。

　　当肿瘤侵犯支气管周围组织或者 N_1 期肿瘤,通常需要做一侧全肺切除。若肿瘤侵犯靠近隆嵴切除支气管够要与气管贴平吻合又要求切缘阴性,需用手工缝合方法闭合残端。若手工闭合有困难,可供选择的方法是一侧全肺切除及支气管袖状切除。

　　(6)N_2 期肿瘤:N_2 期肺癌患者单纯外科切除手术总的 5 年生存率仅为 5％～15％,但在某些选择性病例,首先进行手术切除依然获得了明显的效果。T_1 期原发性肺癌,以及临床诊断纵隔淋巴结阴性的患者,外科完全切除后 5 年生存率可达 30％～50％,而术前诊断巨块型 N_2 期肺癌以及有淋巴结转移的 T_3 期原发性肺癌 5 年生存率不到 10％,左上肺叶肺癌和限于第 5、6 组淋巴结转移的 N_2 期肺癌预后最好,完全切除后 5 年生存率高达 42％,

　　处理 N_2 期患者外科技术上的问题,包括纵隔淋巴结清除范围和技巧,只要有可能就应进行淋巴结完全切除。清扫淋巴结是尽量将其周围组织一并切除。但需小心勿损伤喉返神经和迷走神经,尽可能保留气管和支气管的营养血管,但是隆嵴下解剖时结扎支气管动脉是不可避免的。

　　(7)体外循环在 NSCLC 切除中的应用:对某些晚期肺癌,尤其累及心脏大血管,常规手术无法切除病灶,需要在体外循环的情况下,行肿瘤切除。常见适应证:肺动脉根部受侵:如肿瘤侵犯肺动脉至近左、右肺动脉分叉处时,常规方式无法处理肺动脉,此时可在体外循环下直视剪开肺动脉切除肿瘤,然后连续缝合肺动脉残端,达到根治的目的。

　　综上所述:局部晚期非小细胞肺癌,大多数可手术切除,手术仍是提高其生存率的有力手段。由于手术医师的差异及医院条件限制,效果仍不十分满意。术前辅助化疗的周期及手术时机的选择得当,可提高生存率且不增加手术危险性。多学科综合治疗以及使外科治疗达到个体化,应成为下一步胸外科医生努力的方向。

(五)几种特殊肺癌的外科治疗

　　1.局限远处转移的晚期肺癌的外科治疗　对于Ⅳ期患者多数存在广泛的播散、转移,治疗上仅宜采用化疗。但小部分患者孤立转移灶可考虑手术切除,如脑部、肝左叶、肾上腺及孤立的肺御转移灶。多数学者认为,原发肿瘤的 TN 状态影响生存时间,即越是早期局灶性的肿瘤预后越好。原发肿瘤及转移灶切除程度对于术后生存时间的长短起到显著作用。如果手术切除不完全,术后生存时间基本不超过 1 年。

2.复发肺癌的再切除 肺癌术后复发率在 15% 左右,那么如何处理肺部的复发病灶便是摆在胸外科医生面前的一个不得不解决的问题。对术后肺部出现的复发、转移或第二原发癌,许多专家提倡再次或多次手术。河南省胸外医院一组 32 例肺癌行余肺切除术的 5 年生存率仍可达到 21.9%。但由于手术难度大和并发症多从而影响肺癌多次手术的实行。大多数肺转移癌患者体内存在多处部位转移,或者有不能切除的肺内转移或胸膜转移,对这些患者的治疗只能是姑息性缓解症状,虽然常应用放疗或化疗,但对多数这些组织类型的肿瘤,无治愈希望。如原发肿瘤已被有效地控制,转移灶仅限于肺内,可以考虑将所有可见的或可触及的转移灶全部切除,不论原发肿瘤是何种组织学分型。一般来讲肺转移灶彻底切除后,患者的生存期均能改善。确定和选择手术切除治疗肺转移癌患者的标准如下:①与转移癌并存的所有肺结节均可切除;②原发癌已被控制;③计划中的所有结节均可被切除;④预期有适宜的肺功能储备;⑤无胸外转移。其他指征:确定的诊断;化疗后病灶变小。肺转移癌治疗最多采用的手术方式是施行多个肺楔形切除,其他的包括肺段切除或肺叶切除。临床很少行一侧全肺切除的姑息治疗。

中山医科大学肿瘤医院对 26 例肺癌患者施行了 56 次手术,其中 1 例做了 3 次,1 例做了 5 次。同侧肺手术 15 例,非同侧肺手术 11 例。首次手术后的 1、3、5 年累积生存率分别为 83%、58%、35%,中位生存时间 46 个月;第二次手术后的累积生存率分别为 55%、17% 和 17% 中位生存时间为 15 个月。

(1)不管是原发性 NSCLC 还是转移性肺癌,在条件允许的情况下,首先采取以手术切除为主的综合治疗方案。但对于肺术后复发性或转移性肺癌的治疗则有争论。不少人认为这类患者治疗效果不佳而取非手术治疗。据中山医科大学肿瘤医院的资料,对于肺癌术后复发的病例,不要轻言放弃。即使有多个病灶,无论是位于同一个肺叶,或是多叶病灶,估计做多处楔形切除或肺叶切除或一侧余肺切除能获得比其他治疗手段更好效果,且患者心肺功能可耐受的都要力争手术切除。

(2)从并发症看,二次术后呼吸衰竭并发症的发生率达 1.5% 且成为唯一的手术死亡原因。呼吸衰竭的并发症的发生虽远远高于首次手术,但与文献报道的基本一致这与首次肺切除术后肺的有效容量减少致肺功能减退直接有关。肺叶切除术后肺活量可下降 13.5%MVV 可下降 13.6%,因此制约肺癌多次手术施行的关键是患者的肺功能,如何预计多次手术患者肺功能的。情况是十分必要的。该组病例二次手术术前的常规肺功能检查均提示患者可耐受手术,但仍有 3 例出现呼吸衰竭。所以,对这类患者常规的肺功能检查显然是不够的,需要对患者的肺功能进行综合评价。此类患者推荐检查运动肺功能、血气分析、静态和运动后的血氧水平作为肺功能的综合评价指标,最好是用肺通气灌注扫描方法来预测患者的术后肺功 Hu。

(3)同侧的肺癌多次手术最大的难度是处理胸膜粘连。在胸膜粘连严重处,应胸膜外进路的剥离方法。另外,后下胸壁的粘连往往不太严重,可先经次处游离肺。如仅考虑进行肺的局部切除,则不应强调整个肺的游离,能达到病灶楔形切除或肺叶切除的目的即可。如考虑进行余肺的切除,最好直接行心包内处理血管更为安全。

(4)肺癌术后胸腔出血的发生率约 1%,但多次手术后这一并发症更为常见。该组病例二次手术术后胸腔内出血发生率高达 11.5%。这与胸腔广泛粘连广泛剥离有关,故手术操作过程中应更加严密止血,尤其是胸顶与侧胸壁。一旦继发胸腔内出血则应积极剖胸,而不做保守治疗。因术中粘连分离时易损伤脏胸膜和肺泡,这样的肺创面很难获得理想的修补。故此类手术术后胸:腔引流管的放置时间要长,在保证无菌的前提下,肺的漏气多数能自愈。

3.对残余肿瘤的切除在这种情况下,外科手术并不是一种主要的治疗手段,而是作为辅助治疗手段加以应用的。最常见的情况是原本没有手术机会的肺癌,经过非手术治疗后,肿瘤缩小但没有完全消失而采取手术切除,因而也有人称此种手术为挽救性手术。在这方面比较突出的例子是小细胞肺癌。其机制在于:不能完全消失的肿瘤往往是耐药的或是乏氧的细胞所组成,对小细胞肺癌而言,还有一个可能性是小细胞和其他成分的细胞混合存在,导致对放化疗的不敏感。这样,手术切除残余病灶就成为唯一的选择,而一旦手术成功则治疗是为根治性的,从理论上讲,应能减少复发或转移。

4.肺上沟瘤(肺尖癌)　肺上沟瘤是肺癌的一个特殊类型,由于它位于胸部入口这一特殊部位,狭窄的区域使得源于该处的肺癌容易直接侵犯臂丛神经、肋间神经、星形神经、交感神经以及破坏邻近的脊椎和肋骨,从而产生严重的肩背疼痛、上肢麻痹、肌肉萎缩和 Homner 综合征(即 Pancoast 综合征)。根据其症状诊断并不困难,但要取得肺上沟瘤的病理组织诊断则相对较难。

肺上沟瘤的病理以鳞癌为主,其发展过程的特点是相对的局限性,直到肿瘤晚期才向纵隔和斜角肌淋巴结转移。因此,在确定治疗方案之前,不要轻言放弃手术治疗。但必须辅以 CT 检查以明确肿瘤的部位以及肋骨、脊柱旁区和椎骨侵犯的范围,这对确定手术的范围有极大帮助。肺上沟瘤的治疗在 20 世纪 50 年代之前,被视为手术禁忌,现在,随着术前放化疗的应用,肺上沟瘤术后 5 年生存率可达 68% 左右。但术前应对肿瘤进行准确的分期,它将明显影响患者的生存时间。

目前的分期系统对肺上沟瘤而言 T_3 与 T_4 期的区别不很清楚。在肺上沟瘤的病程中,若肿瘤开始侵犯壁胸膜、肋骨、肋间肌,应属 T_3 期肿瘤;若肿瘤直接侵犯脊椎椎体,有臂丛或分支受累,或侵及锁骨下血管则应划分为 T_4 期肿瘤。由于术前新辅助治疗的f预,患者的临床症状和侵袭范围可有较大的变化。因此有人提出对于非早期的肺上沟瘤患者应该先行术前的辅助治疗后再行评估以确认是否能够手术治疗,而最初的分期仅作为临床判断的基础。

($T_3N_0M_0$)期的肺上沟瘤预后明显好于 ⅢA 期者,但是 ⅢA(N_2)期者与 ⅡB(T_4 或 N_3)期者的预后并无差异。近年来由于外科技术水平的提高,锁骨下血管侵犯,单个椎体、椎板受累已不再是手术禁忌。椎体破坏对影响预后争论不一,有待于进一步评价,而在椎体受侵后行椎体部分切除(1/4~1/2)也相当普遍。椎体广泛受累则被认为是手术禁忌,但已有行广泛椎体部分切除及脊椎重建术的报道。

肺上沟瘤除了所谓的根治性切除之外,有时为了解除或减轻严重的疼痛,也可行姑息性切除。但一般而言,患者出现臂丛中干以上受侵则是手术禁忌,另外有远处脏器转移如脑部、腹部重要脏器和骨骼系统转移,对侧纵隔和锁骨上淋巴结转移,心肺难以耐受手术等也被视为手术禁忌。肺上沟瘤的手术切除实质上是一个扩大的胸壁整块切除术,切除范围包括 1~3 肋的后部、部分上胸椎及横突、肋间神经、臂丛神经的下干、星状神经结节和部分背部交感神经链、受侵犯的肺行肺叶切除或肺楔形切除。

(六)小细胞肺癌的外科治疗

肺癌的发病率由于各种因素的影响在逐年升高,而小细胞肺癌(SCLC)的发病率在肺癌的比例中相对较少,仅占肺癌总发病率的 20%~30%。但其肿瘤学行为较为特殊,生长速度快,其他脏器转移较早,预后相对较差。对 SCLC 的治疗方法,一直是肺癌治疗争论的焦点。曾经一度认为外科治疗无效,应以化疗为主,但其效果也不尽如人意,单独化疗后胸部肿瘤复发率接近 75%。因小细胞肺癌对化疗的敏感性,以及新的化疗药物的出现,其早期即出现全身转移,故化疗是小细胞肺癌目前主要治疗方法。

有关小细胞肺癌是否需要外科手术的介入的争论,直到 20 世纪末期方达成共识,即外科手术为主的多学科综合治疗的疗效显-著优于单纯内科治疗。

根据 Shepherd 等的一组外科治疗报道,5 年生存率在 Ⅰ 期为 50%,Ⅱ 期为 28%,ⅢA 期为 19%,对于 T_4 和 N_2 期的患者,其外科手术的价值似乎较小,故主张以 1997 新的肺癌国际分期标准来进行肿瘤术前的分期,以利于治疗方案的确定。多数学者认为手术指征应控制在 Ⅰ、Ⅱ 期,Ohkubo 等认为如 ⅢA 期的患者在经过化疗后不敏感者也应手术,因为此种肿瘤内往往混有非小细胞成分。Shidhar 认为手术治疗的最好结果可以达到长期生存,而对 N_2 期的患者外科治疗效果最差。

通过各种资料显示,肺切除术式与生存率无关,说明可视患者的肺功能及全身状况合理选择术式,以保证术后患者的生存质量。

六、手术操作要点及无瘤原则

1.手术切除的顺序和范围　术中处理血管、支气管以及淋巴结的顺序是首先清扫术野中淋巴结。之后再处理血管,先处理静脉,再处理动脉,最后处理支气管。切除范围要彻底,右侧:前面应沿着膈神经后缘,后面应该沿着食管前缘,上方到奇静脉上缘,下到肋膈角;左侧:前面应沿着膈神经后缘,后面应该沿着胸主动脉前缘,上方到主动脉弓下缘,下到肋膈角。应将上述范围内的胸膜、软组织及淋巴结整块切除。

2.手术操作技术　包括原发病灶、血管、支气管、周围软组织及淋巴结。

(1)血管处理:要求充分显露,应用长弯组织剪刀先于血管主干剪开血管鞘,然后延血管主干方向不断向两侧扩大范围,并用锐性分离法(用弯剪刀)逐一解剖出肺动脉、肺静脉干及其分支,并切除血管周围软组织,尽量靠近近心端双重结扎。较细的肺动脉分支可用 4 号丝线双重结扎近心端。此外如遇到血管远端被肿瘤组织侵犯时,不必勉强解剖。在近心端双重结扎确实后,即可切断。如果肿瘤已将心包外部分肺血管侵犯时,不应在心包外解剖血管,应及时打开心包,在心包内处理血管,通常在心包内有足够长度行双重结扎。

(2)支气管处理:应将支气管周围所有的软组织、淋巴结等清除干净,有人担心该方法会影响支气管血供。但有的经验是该操作并不影响支气管残端愈合,没有因此出现支气管残端瘘。为确保支气管残端无癌组织残留,切缘应距肿瘤边缘应在 2cm 以上;如<1.m 则癌组织残留可能性大,术中应行残端快速病理检查。如果因肿瘤侵犯仅有 0.5cm,大部分病例会出现癌组织残留。如无法再行进一步切除,则只能为姑息切除,术后应补充放疗。

根据经验:在全肺切除时,支气管的切缘距隆嵴约 0.5cm 为宜;在肺叶切除时,支气管的切缘距气管杈也以 0.5cm 为宜。如气管残端过长,易形成盲端积液,甚至感染。患者也可因此而导致长期刺激性咳嗽。

(3)淋巴结清扫:手术侧胸腔内完全性系统性淋巴结清扫是必要的,不但可以避免转移淋巴结的残留,更有利于术后准确的病理分期,指导术后的综合治疗。

3.无瘤原则　为了防止肿瘤的扩散和瘤细胞的种植,包括

(1)探查原则:如果术前已经有明确的病理诊断,胸腔内无粘连,则尽量不去触摸肿瘤,只需探查肺门结构(血管及气管等);如能手术,直接进行手术操作,尽量减少触摸翻动的操作。如果术前无明确病理诊断,探查肿瘤时动作一定要轻柔,避免过度翻动,尤其应该注意切勿用力挤压肿块。如果需行术中病理诊断时,应完整切取病灶组织,应避免行肿块之部分切除。

(2)锐性解剖,建议使用解剖剪或者电刀解剖分离血管及支气管,切忌钝性分离。目前仍然有医师习惯于使用"花生米"游离血管,该操作不应提倡。首先使用一个"花生米"钝性分离肺动脉及其周围软组织,然后再钝性分离肺静脉及支气管,如此将同一"花生米"摩擦了所有的肺门结构容易导致肿瘤细胞种植。同时,钝性分离一旦出现血管破裂,往往裂口较大,难以止血。此外当肿瘤与血管关系密切时,使用"花生米"也很难将其解剖。而使用解剖剪直接剪开血管鞘解剖血管,该方法干净利落,解剖清晰创伤小,如能熟练操作,十分安全。

(3)纱布的使用:应该使用较大块纱布(20cm×40cm),如纱布过小,吸收血液量少且术中查对纱布数

目时易出现错误。更重要的是应该一次性使用纱布,避免重复使用。如术中将已浸满血液的纱布清洗后再次使用,则极易导致肿瘤细胞术中种植。

(4)如肿瘤无意被切开和破裂,须用纱垫遮盖包裹,避免造成肿瘤的种植转移。

(5)手套或器械被污染时,应当及时更换。

(6)手术结束后要对胸腔进行彻底的冲洗。

(张　伟)

第十一节　肺癌治疗常用的化疗药物

一、经典化疗药物

(一)铂类药物

铂类抗癌药是肺癌化疗的生力军。在化疗史上,是具有里程碑性质的发现,现在应用的铂类还有二代卡铂、三代草酸铂、洛铂等。

1.顺铂(DDP)　顺铂具有抗癌谱广、作用强、与多种抗肿瘤药有协同作用且无交叉耐药等特点,为当前联合化疗中最常用的药物之一,也是肺癌最常用的化疗药。

(1)主要不良反应

①胃肠道反应:最常见,且明显,如恶心、呕吐、食欲减退等,一般静脉注射 1～2h 后发生,持续 4～6h 或更长,停药后 3～5d 消失,但也有少数患者持续 1 周以上。

②肾脏毒性:是常见而又严重的毒性反应,也是剂量限制性毒性,重复用药可加剧肾毒性,常发生于给药后 7～14d。肾小管的损伤在一般剂量下多为可逆的,但剂量过大或用药过频,可导致药物在体内的蓄积,使肾小管损伤成为不可逆性,产生肾衰竭。

③听神经毒性:与总量有关,大剂量及反复用药时明显,损伤耳内毛细胞,引起失听,在一些患者表现为头晕、耳鸣、耳聋、高频听力丧失。

(2)注意事项

①在运用较大剂量时,必须同时进行水化和利尿。医生会在事先制订周到的水化方案以降低肾脏毒性。一般每日液体总量 3000～4000ml,输液从顺铂给药前 6～12h 开始,持续至顺铂滴完后 6h 为止。大剂量顺铂化疗,一般需连续输液 3d。也应注意多饮水,并记出入量,保持尿量＞3000ml/24h。

②由于顺铂恶心呕吐的消化道不良反应较大,在化疗期间应使用较强的止吐药物,缓慢进食或饮水,避免过饱,以少食多餐代替一日三餐。避免油炸或多脂食品,尽量回避引起恶心的气味,如做饭气味,香烟、香水等,感到恶心时做深而慢的呼吸,尽量使头部少活动。当然医师会在化疗前就制订止吐方案,并会交代相关事项。

2.卡铂(CBP)　卡铂为第二代铂类抗癌药,与顺铂一样,也是肺癌的最常用化疗药物之一。与顺铂的作用机制相似,但肾毒性、胃肠道反应、耳毒性和神经毒性较顺铂为轻,而骨髓毒性较顺铂为重。卡铂使用时不需要水化。既然卡铂的肾毒性及消化道反应较低,骨髓毒性又可以用升白细胞药支持,那卡铂是否能替代顺铂呢? 在非小细胞肺癌,目前认为卡铂和顺铂一样有效,可根据患者的体质、肾功能、骨髓储备等情况选用卡铂或顺铂。在小细胞肺癌,如果是广泛期,化疗的目的是减轻症状,为了减轻毒性,可以考虑使用卡铂。但对于局限期的小细胞肺癌,恐怕要多遵从原化疗方案,不要轻易变更。

3.奥沙利铂(草酸铂 OXA)　草酸利铂为第三代利铂类化疗药,但抗癌谱与顺铂及卡利铂不同。一般用于结、直肠癌患者,但某些对顺铂、卡铂耐药的细胞系,本品治疗有效,故近年来也有用于肺癌。不出现顺铂的肾脏毒性,消化道反应较轻,骨髓毒性也远较卡铂为轻,主要毒性是以末梢神经炎为特征的周围性感觉神经病变,与累积剂量相关。在奥沙利铂化疗期间,一定要避免接触冷水、喝冷饮等。通常遇冷会激发肢体末端感觉异常,而喝冷饮时可能出现急性喉痉挛、吞咽困难和呼吸困难。

(二)紫杉类药物

1.紫杉醇(紫素、特素 Taxal,PTX)　紫杉醇是从紫杉的树皮提取或半合成的有效成分,是一种新型的细胞毒性药物,广泛应用于乳腺癌、卵巢癌等,是治疗非小细胞肺癌的主要药物,也应用于小细胞肺癌中。

(1)主要不良反应

①中性粒细胞减少:此为 PTX 的一种主要剂量限制性不良反应,较大剂量时大多数患者都很严重,然而很少需要停药,通常在 5～10d 后恢复正常,粒细胞集落刺激因子(G-GSF,即俗称的升白药)支持下可减少中性粒细胞减少症的持续期及并发症,能够保障那些白细胞下降患者的正常化疗。另外,在先给予顺铂的患者发生骨髓抑制更为严重,因为在紫杉醇之前先给予顺铂,紫杉醇的清除率降低 33%。

②神经毒性:当紫杉醇剂量较大时,特别是累积剂量较大时,会发生感觉性神经病变,表现为呈手套和脚袜状分布的麻木、刺激和(或)烧灼疼感,以及有时会发生口角麻木。这些症状通常是可以忍受顺铂联合化疗的患者,症状可能更为严重,但在停止用药后数月内,这些感觉症状通常会得到改善和消失。

③过敏反应:通常于开始输注的第 th 中表现出严重的症状,如低血压、呼吸困难、荨麻疹、潮红和腹部或四肢疼痛。暂时停止输注可缓解一些患者的症状,严重患者需用支气管扩张药、肾上腺素、抗组胺药和皮质激素单独或联合用药治疗。过敏反应特别是过敏性休克,是紫杉醇用药过程中最严重的反应,也是医生最为关切的事情,医生往往在事先就给予联合的抗过敏药物,在用药当天进行 6～9h 的心电血压监测。防止发生休克,危及生命。

(2)注意事项

①所有患者在接受紫杉醇治疗之前都须预防用药,以防止发生严重的过敏反应,经典的办法是在紫杉醇开始前 12h 和 6h 口服地塞米松 20mg,用药前 30～60min 肌内注射苯海拉明 50mg 或异丙嗪 25～50mg,静脉注射西咪替丁 400mg。由于现在医生积累了大量紫杉醇的使用经验,对地塞米松的使用有了一些改良方案。

②配制输液时,紫杉醇溶液不应接触聚氧乙烯塑料(PVC)装置、导管或器械,一般用玻璃注射器,配制好溶液后应立即输液,并使用专用聚乙烯输注装置。

③紫杉醇通常限于对肿瘤化疗有经验的科室及医师使用,因为涉及特殊的药物配制,抗过敏药物预处理及心电血压监测等。

2.多西他赛(多西紫杉醇,紫杉特尔,泰索帝)　因紫杉醇的提取率很低,须以紫杉树皮为原料,耗资较大,故从另一种欧洲植物的针叶中提取,经过半合成而改造为多西他赛。其基本核与紫杉醇相似,作用机制也相似,抗瘤谱基本相同,疗效比紫杉醇强,但相互之间无完全交叉耐药性,是非小细胞肺癌的重要化疗药物,也用于小细胞肺癌。不良反应与紫杉醇相似,也可以引起过敏反应和末梢神经炎,它引起的骨髓抑制比紫杉醇更加明显。它独有的不良反应是毛细血管通透性增加,引起液体潴留水肿、胸腔积液和腹水形成,体重增加,这一过程是积累而成的。在应用泰索帝前后的几天中给予地塞米松可以防止水分的潴留。

(三)喜树碱类药物

1.伊立替康(开普拓 CPT-Ⅱ)　伊立替康是半合成喜树碱的衍生物,抗瘤谱较广,也是新一代非小细胞肺癌治疗药物。伊立替康应该由有经验的肿瘤临床医生使用,因可导致较严重的腹泻。腹泻(用药24h后发生)是伊立替康的剂量限制性毒性反应,如果发现不及时或处理不当,可能导致严重后果。慢性肠炎、肠梗阻等患者不宜使用伊立替康。另一个剂量限制性毒性反应是白细胞减少,但因为有升白药的支持,一般不影响化疗。

2.拓扑替康(和美新,Topotecan)　拓扑替康也是半合成喜树碱衍生物,抗瘤谱也很广,但在肺癌中则主要用于小细胞肺癌,是小细胞肺癌最重要的二线化疗药。与伊立替康一样,也能引起严重的白细胞减少,一般在拓扑替康结束后24h即可用升白药支持。但腹泻的不良反应明显较伊立替康为轻。

(四)蒽环类药物

1.多柔比星(阿霉素,ADM)　对小细胞肺癌及非小细胞肺癌均有效,但目前多用于小细胞肺癌。主要毒性是心脏损害,轻者表现为室上性心动过速、室性期前收缩及心电图ST-T改变;重者可出现心肌炎而发生心力衰竭,心肌损伤程度与剂量有关",总量在 $500mg/mm^2$ 以上者多见,一般亚洲人掌握在 $\leqslant 450mg/mm^2$ 总剂量,并在1年内不要重复用药,使用维生素E、维生素C、维生素B6及辅酶Q10等可减轻心脏毒性;与纵隔、心包区放射治疗联合,可加重心脏毒性;既往有心肌损害病史的患者应避免使用。脱发也是主要的不良反应,首次用药后第2~4周开始,停药3~5个月内长出新发。骨髓抑制也较重,中度恶心呕吐。

2.表柔比星(表阿霉素,E-ADM)　与多柔比星的区别只是在氨基糖部分4,位的羟基由顺式变成反式,但这种立体结构的细微变化导致其心脏毒性明显降低。临床应用与多柔比星相同,总量可达 $800\sim1000mg/m^2$,亚洲人可掌握在 $750mg/mm^2$。

3.吡柔比星(吡喃阿霉素,THP-ADM)　心脏毒性更低,故治疗指数更高,临床应用与多柔比星相同。

(五)鬼臼毒素类药物

1.足叶乙苷(鬼臼乙叉苷,VP-16)　足叶乙苷有静脉及口服两种制剂,主要用于小细胞肺癌,有效率较高,是常用的一线药物,也用于非小细胞肺癌。不良反应有骨髓抑制、恶心呕吐等,但不是很严重,脱发较明显,但具可逆性。

2.替尼泊苷(鬼臼甲叉苷,Vm²6)　替尼泊苷是半合成鬼臼毒素的衍生物,作用机制与足叶乙苷相似,也用于肺癌。由于能透过脑屏障,有一定的脑脊液浓度,临床主要用于脑转移患者。

(六)其他

1.吉西他滨(健择,Gem²er)　吉西他滨是肺癌,特别是非小细胞肺癌治疗的重要药物。据有关资料统计,吉西他滨单一药物治疗无法手术的非小细胞肺癌时,缓解率并不比其他如紫杉醇、多西他赛、顺铂等更高,但吉西他滨并用顺铂的疗效很好,缓解率、缓解期及中位生存期均达到目前化疗的最好水平,除了血小板下降以外,其他的不良反应不比别的常用化疗方案更严重,甚至化疗的耐受性更好,生活质量更高。对于老年患者或体质较差的患者,提倡可以单用吉西他滨化疗,生存期也不见得比联合方案有明显缩短。

2.长春瑞滨(去甲长春花碱,异长春花碱,NVB)　长春瑞滨与长春新碱、长春碱结构相似,但神经毒性最低,骨髓抑制则较明显。主要用于非小细胞肺癌,也用于小细胞肺癌。静脉注射时药物外渗,可引起严重反应甚至组织坏死。如已渗出血管外,应停止原处注药,所余药物经另一静脉输入,局部冷敷,注射玻璃酸酶。

3.异环磷酰胺(IFO)　异环磷酰胺为环磷酰胺的同分异构体,已经合成前多年,但直到20世纪80年代有了尿路保护药美司纳(Mesna)后才进入临床。目前已在各国广泛应用,其抗瘤谱与环磷酰胺不完全相同,因而不能互相代替,在肺癌中应用较多。

注意事项:①异环磷酰胺的抗癌作用有累积性,而毒性却因分次给药而降低。据此,分次给药的方案已成功地应用于临床,提高了抗癌疗效和患者耐受性,而不像环磷酰胺那样一次给药。②限制剂量提高的主要毒性为泌尿道刺激,可引起出血性膀胱炎,发生率比环磷酰胺高,如不给尿路保护药,有1/3的患者可出现血尿。所以一般必须配合尿路保护药美司纳及适当水化。

二、非小细胞肺癌(NSCLC)的新药治疗

除了上述"经典"治疗药物以外,近年来一批新药也正在由试验逐渐进入临床应用,主要有:

1.ZD6474(Vandetanib,范得它尼)　是VEGF、EGFR和RET信号传导途径的多靶点抑制药。Heymach等进行了一项旨在比较ZD6474、TC(紫杉醇/卡铂)以及两者联合一线治疗进展期NSCLC的Ⅱ期临床试验,其中ZD6474300mg/d、紫杉醇200mg、卡铂药时曲线下面积(AUC)=6,共181名患者人组,ZD6474组73人、TC组52人、联合组56人,有效率分别为7%、25%和32%;联合组与TC组在中位无进展生存期(24周和23周)及中位生存期上均无显著性差异,但亚组分析显示在女性患者中联合组在上述各方面均优于TC组。ZD6474组则因其疗效差而提前终止。

2.Sunitinib(SU11248,商品名Sutent)　也是一种多靶点制药,其主要作用位点为VEGFRs、PDGFRs、KIT、PET和FLT_3。Brahmer等进行了一项以其作为二线药物治疗曾经1~2次化疗失败患者的Ⅱ期临床试验,共47名患者入组,PR2%,SD并维持3个月以上者17%,中位无进展生存期12.1个月。不良反应在可接受范围内。

3.Sorafenib(索拉菲尼)　也是一种多靶点抑制药,其主要作用位点为VEGFR-2和3、PDGFR-β和KIT。最早用于治疗肾癌和肝癌,继而也开始了多项针对NSCLC的Ⅱ期临床试验,其中Gatzemeier等开展了一项以其作为二线药物治疗复发或难治性进展期NSCLC的Ⅱ期临床试验,Sorafenib400mg,口服Bid。52名患者可评价结果,总中位无进展生存期11.9周;值得关注的是,所有病例中SD者占60%、中位无进展生存期达29.3周。主要不良反应为腹泻(40%)、手足综合征(37%)和疲劳(27%),显示其对肺癌有一定疗效。比较其联合化疗(TC,GP方案)与单用化疗一线治疗进展期NSCLC的Ⅲ期临床试验也已开始,结果正被翘首以待。

(邓爱兵)

第十二节　非小细胞肺癌的放疗

一、非小细胞肺癌放射治疗适应证的选择

1.首选放疗

(1)Ⅰ~Ⅱ期患者由于医学原因不能行手术治疗,预计生存期较长,应选择根治性放疗。

(2)ⅡB~ⅢA期接近可切除或不可切除的肺上沟瘤,应选择根治性同步放化疗或根治性放疗或术前放疗+手术治疗。

(3)$T_{1\sim2}$,N_2(+),术前放疗或根治性同步放化疗或根治性放疗。

(4)不能手术切除的ⅢA、ⅢB期NSCLC应选择根治性同步放化疗或根治性放疗加序贯化疗。

(5)Ⅳ期多发脑转移灶或骨转移的患者,针对转移灶的放疗。

2.术后需辅助放疗

(1)T_1N_0 术后切缘阳性,患者拒绝再次手术治疗,行术后放疗＋化疗。

(2)N_2 术后切缘阳性,行术后放疗＋化疗。

(3)除相同肺叶内多于一处病灶或者有恶性胸腔积液以外的任何 T_4。

(4)切缘不够或者切缘阳性。

(5)大体肿瘤有残留。

(6)多个肺门淋巴结阳性的患者也可考虑加入。

(7)没有进行足够纵隔淋巴结探查,或外科医师认为手术不可靠者。

(8)已经进行术前诱导化疗的患者的术后放疗适应证同上。

3.随访过程中因疾病进展需进行放疗

(1)气道阻塞:腔内近距离治疗。

(2)纵隔淋巴结复发而未接受过放疗可选择同步放化疗。

(3)对随访过程中转移灶的姑息放疗。

二、影响放疗疗效的因素

1.年龄和一般情况　在放射治疗的患者中,年龄≤70 岁和卡氏评分≥70 患者的 3 年和 5 年生存率均明显高于年龄＞70 岁和卡氏评分＜70 者。但这并不意味着高龄患者不必接受根治性放疗,即使是高龄患者,只要一般情况允许,仍可给予根治性放疗。

2.放射剂量　在 20 世纪 80 年代中期一项临床试验中,放疗组 4 年生存率 10％,手术组 45％。但放疗患者中有 97％剂量不足 40Gy,1/4 的患者剂量不足 30Gy。此后照射剂量提高到 50～70Gy,多数报道的 5 年生存率达 21％～32％。

3.肿瘤体积　肿瘤大小为 3cm、3～6cm 和＞6cm 的 3 年无瘤生存率分别为 30％、17％和 0。临床总结,肿瘤≤4cm 和≥4cm 患者的 3 年生存率分别为 40％和 10％。

4.放疗方式　比较了常规连续放疗、分段放疗和超分割方法的疗效,连续组 5 年生存率 45％,分段组 5 年生存率仅 12％,超分割组 5 年生存率 30％。

三、根治性放疗的实施规范

1.放疗前的基线评估　常规的放疗前检查应包括:病理诊断;病史采集和全身状况评估;胸部 CT、上腹 B 超、血尿常规、生化常规、脑部 CT 或脑磁共振;放射性核素骨扫描;心电图j肺部功能检查,包括最大肺活量、第 1 秒最大呼气量和一氧化碳弥散量;肺癌标志物,放射性肺损伤标志物。并嘱患者戒烟。

2.放疗定位及靶区勾画

Ⅰ～Ⅱ期患者由手医学原因不能行手术治疗放射治疗规范。

(1)剂量。66Gy/33f2Gy/f。

(2)靶区。①GTV:包括肺窗中所见的肺内肿瘤范围以及纵隔窗中所见的纵隔受累范围,病变的毛刺边缘应包括在 GTV 中。应基于 CT 所见勾画 GTV 的范围,PET 检查所见可用于分期,而慎用于勾画靶区。②CTV:对所有的组织学类型 GTV 都外放 8mm,除非确有外侵存在,CTV 不应超出解剖学边界。不进行淋巴引流区选择性预防照射。③PTV:为 GTV 加上肿瘤的运动范围,再加上 7mm 的摆位误差。

运动范围确定方法：

模拟机下测量肿瘤的活动范围，作为确定 ITV 的依据。

ITV：PTV＝ITV 外放 1cm（7mm 摆位误差＋3mm 运动范围）。

呼吸门控：PTV－CTV＋7mm 摆位误差＋8mm 门控变化范围。

延时 CT：PTV＝CTV＋7mm 摆位误差＋8mm 运动范围。

如上所述，对于所有的延时 CT 以及门控患者 PTV＝GTV＋2.3cm。

注：☆对 T_1N_0，$T2N_0$，周围型病变，直径小于 5cm 的病例，建议进行剂量分割的研究，日本采用的剂量分割为：12Gy×4 次；美国在进行 20Gy×3 次的研究。参考日本的经验，BED 应≥100Gy。进行大剂量分割的临床研究，要求具备良好的质量控制。

不能手术切除的ⅢA、ⅢB 期 NSCLC 应选择根治性同步放化疗或根治性放疗规范。

（1）放疗剂量。①单纯放疗模式：60～70Gy/33f。②同步放化疗：诱导化疗十单纯放疗模式：60～66Gy，2Gy/f。③新辅助性同步放化疗十手术模式：45Gy。

（2）靶体积。

①GTV：影像学（包括 CT/PET，FOB 等）显示的原发肿瘤＋转移淋巴结区域。GTV 应在 CT 影像上勾画，PET 作为参考。如果 PET 结果显示有病变但 CT 上并无相应的阳性表现，医师应当请影像诊断学医师会诊；如果 CT 有符合病理学改变标准（最短径＞1.5cm）的阳性表现而 PET 是阴性的，则应该根据临床经验将这一病变包括进去。

如果患者有阻塞性肺不张，应考虑将不张的部分置于 GTV 以外。CT 和 PET 均可作为排除不张的依据。经过 3～4 周的治疗，不张的肺可能已经复张，这时候应该重新进行模拟定位。

考虑纵隔淋巴结阳性的标准：最短径＞1cm，或虽然最短径不足 1cm 但同一部位肿大淋巴结多于 3 个。

对侧纵隔、对侧肺门或隆嵴下淋巴结仅在影像学阳性时包入 GTV。

化疗后放疗的患者，GTV 应以化疗后的肺内病变范围为准，加上化疗前的受侵淋巴结区域，如果纵隔或者隆嵴下淋巴结受侵则还应包括同侧肺门。如果化疗后 CR，则应将化疗前的纵隔淋巴结受侵区及肺内病变的范围勾画为 CTV，最少给予 50Gy。如果化疗期间病变进展，GTV 则应包括进展的病变范围。

②CTV：GTV 外放 8mm。除非确有外侵存在，CTV 不应超出解剖学边界。

以下的影像学无受侵证据时的预防性淋巴结照射：如果隆嵴下淋巴结或者纵隔淋巴结受侵，同侧肺门应包入 CTV。

对于右中下叶或者左舌叶，左下叶病变，如果纵隔淋巴结受侵，隆嵴下淋巴结应包入 CTV。对于左上叶病变，如果纵隔淋巴结包括隆嵴下淋巴结受侵，主动脉窗的淋巴结应包入 CTV。

③PTV：为 CTV 加上肿瘤的运动范围，再加上 7mm 的摆位误差。

运动范围确定方法：

模拟以下测量肿瘤的活动范围，作为确定 ITV 的依据。

ITV：PTV＝ITV 外放 1cm（7mm 摆位误差＋3mm 运动范围）。

呼吸门控：PTV＋CTV＋7mm 摆位误差＋8mm 门控变化范围。

延时 CT：PTV＝CTV＋7mm 摆位误差＋8mm 运动范围。

如上所述，对手：所有的延时 CT 以及门控患者 PTV＝GTV＋2.3cm。

在临床实际工作中，如果患者的肺功能很差，或者 CTV 体积较大，我们需要在获得肿瘤放疗靶区良好剂量分布的同时考虑到放射毒性，在提高肿瘤剂量与降低正常组织剂量之间取得一个较好的平衡。

3.术后放疗规范

(1)放疗剂量。①完全切除且切.缘阴性者:50Gy/25f2Gy/fQD;②阳性 ECE;镜下切缘阳性:60Gy/30f2Gy/fQD;③大体肿瘤残留:66Gy/33f2GylfQD 或 63Gy/35f1.8Gy/fQD-1-同步化疗。

(2)靶体积。①GTV:多数时候术后放疗没有 GTV 的概念。切缘阳性,CT、PET、手术记录以及病理可见到的大体残留情况下,GTV 定义同根治性放疗。②CTV:GTV 外放 8mm。手术残端的镜下切缘阳性、切缘不够或者外科医师认为有高度危险的区域列入 CTV。没有进行足够纵隔淋巴结探查时,同侧肺门以及同侧纵隔淋巴结应包入 CTV。如果隆嵴下淋巴结或者纵隔淋巴结受侵,同侧肺门也应包入 CTV。右中叶、右下叶、左舌叶以及左下叶病变,如果纵隔淋巴结受侵,隆嵴下淋巴结也应包入 CTV。左上叶病变,如果有隆嵴下淋巴结在内的纵隔淋巴结受侵,主动脉窗淋巴结也应包入 CTV。如果患者只有病理学阳性的肺门淋巴结,CTV 应包括同侧肺门。除非确有外侵存在,CTV 不应超出解剖学边界。③PTV:PTV＝CTV＋1cm(7mm 系统误差＋3mm 的肿瘤运动范围)。如果纵隔有大体肿瘤残留,则治疗技术同根治性治疗。

4.放疗及质量控制和质量保证(o%c)　采用直线加速器 6～8MVX 线实施放疗。o%c 包括:3D-CT 扫描与治疗对使用软件及硬件系统进行测试;对放疗设备的校准;建立 3D-CRT 档案;对 3D-CRT 工作人员实施培训,包括:①准确摆位 CT 模拟定位;②设计超薄层 CT 参数;③工作站将 CT 原始图像经 HIS 传输至治疗计划系统(TPS);④工作站根据靶区三维形状和靶区设计勾画 CTV 和受危及器官体积,TPS 算出 CTV 和 PTV 剂量图,以及放疗剂量;⑤据肿瘤体积制作铅模型或光栅,形成 3D-CRT 计划。

5.放疗过程中不良反应的处理　使用 NCICTC(3.0 版)评价急性和慢性毒性反应。放疗过程中主要的不良反应包括:放射性食管炎、急性放射性肺炎、骨髓抑制。

6.疗效评估　采用 NCI 的实体肿瘤评价标准(RECIST),在基线期,对所有可测量肿瘤病灶均应记录并测量,并作为评价的对象(靶病灶)。靶病灶的选择应根据其最大直径和是否可以重复测定。计算所有靶病灶的最长直径之总和,这个值就是基线期最长直径,根据此最长直径的变化判断总有效率。胸部 CT 检查作为测量肿瘤大小、每个靶病灶的反应和评价总的有效率的依据。胸部 CT 检查应在下列时点进行:基线期,放疗结束时,结束后第 30 日、第 3 个月,以后每 3 个月检查 1 次,从第 2 年起每 6 个月检查 1 次,直至肿瘤恶化。对所有患者进行连续 3 年的生存随访。

四、单纯放射治疗

将所有患者分为早期、局部晚期及晚期(远处转移),对于不同期别患者的治疗分别加以阐释。

(一)早期非小细胞肺癌

早期非小细胞肺癌(NSCLC)通常是指 I ～ II 期(T_1～$T_3N_0M_0$、T_1～$T2N_1M_0$)的肺癌,其标准治疗是手术切除,5 年生存率为 33.5%～88%。放射治疗早期 NSCLC 目前限于有手术禁忌或拒绝手术的患者。

1.适应证

(1)由于有严重的内科合并症(多为心肺疾病),可能造成围术期的高风险而不能手术。

(2)高龄,心肺功能储备不足,不能承受化疗及一般放疗的患者的姑息治疗。

(3)部分患者拒绝手术。

2.禁忌证

(1)患者不能平卧,不能按要求的体位保持一定时间。

(2)CT 上病灶边界不明确,影响靶区的精确定位。

(3)病灶周围有金属存在,无法获得清晰 CT 图像等为 SRT 的禁忌证。

一般来说,只要患者一般状况评分在 60 分以上者均可耐受治疗,姑息治疗的患者可适当放宽。

3.放疗技术 尽管随着放射治疗技术的改进,早期 NSCLC 的疗效有了一定的提高,但是,放射治疗的总剂量、靶区范围、分割剂量等问题尚未根本解决。

目前在国内外常用的放疗技术:体网或真空负压袋固定体位,采用呼吸门控或主动呼吸控制或自主呼吸状态下 CT 扫描或采用缓慢 CT 扫描(每层 4~10s)定位;采用金标记植入进行实时肿瘤位置追踪或采用 CT 和加速器同床在线扫描定位。治疗设备多数采用直线加速器,或质子加速器和重粒子加速器。

治疗计划根据不同设备和单位也有相当大的差异,采用直线加速器治疗多用共面或非共面旋转多弧照射(3~10 个弧)或固定多野照射(6~20 个野),不规则照射野形状可用铅块或多叶光栅。直线加速器治疗的剂量分布以相对均匀的高剂量覆盖 PTV 为特点,剂量计算多以等中心或 90% 剂量线为参考。在国内体部丫刀治疗多采用单靶点或多靶点填充治疗,剂量分布以不均匀的逐渐递增高剂量覆盖 GTV 为特点,剂量计算以边缘剂量(50% 剂量线)为参考。CT 扫描层厚 3~5mm,层距 3~5mm;靶区范围 CTV 在 GTV 外扩 5~10mm。

(1)放疗范围:肺门和纵隔淋巴引流区要不要进行预防性照射还没有统一的观点,但倾向于减少预防性照射的范围,仅行累及野放疗,即放疗靶区为影像学上所显示的原发和转移的淋巴结外加一定边界所形成的计划靶体积(PTV)。在临床放疗中,靶区的范围不是对所有病例都一成不变的。要在对其生物学规律认识和理解的基础上;结合患者的具体情况,体现治疗的个体化。因此,设定照射野时,应结合具体病例淋巴结转移可能性(危险性)的高低,还要考虑患者的情况,包括一般状况、肺功能、年龄等。综合上述因素对患者进行评估,选择最佳治疗方案。对于一般情况较差、肿瘤较小、周围型、肿瘤分化较好、血清癌胚抗原抗体水平低的患者行累及野放疗认为更为合理。

(2)照射剂量:在 NSCLC 放疗中存在剂量一效应关系,常规分割放疗 50~60Gy 后,仍有 50% 左右患者局控失败。所以,建议使用较高的放疗剂量,对于 <3cm 直径的肿瘤,总剂量为 64Gy/32 次,6.4 周。对于 >3cm 者,总剂量应该继续提高,或采用超分割或加速超分割放疗,以提高放射生物效应剂量。然而,最佳的照射剂量尚待确定。三维适形放疗技术最适合这部分早期 NSCLC,因为这种技术能明显提高放疗剂量,而不增加正常肺的放射损伤。

(3)照射间隔时间:应该使得靶区内晚反应组织在照射间隔的时间内完成亚致死性损伤的修复,以避免严重的并发症。一般认为两次照射的间隔时间至少 6h 才可使得 94% 的细胞损伤得到修复。

(4)总的治疗时间:虽然延长总的治疗时间可以减轻正常组织急性反应,但却可能导致肿瘤控制率的降低,这一点也在头颈部肿瘤治疗中得到了证实。对于肿瘤倍增快、放疗后加速再群体化明显的肿瘤,为了克服肿瘤干细胞的增殖,放射治疗必须在尽可能短的时间内完成。

4.结果单纯放射治疗 早期 NSCLC,2 年、3 年、5 年总生存率分别为 22%~72%、17%~55%、6%~42%;2 年、3 年、5 年肿瘤特异性生存率分别为 54%~93%、22%~56%、13%~39%;11%~43% 的患者是其他原因死亡;除外死于合并症或第二原发癌因素,5 年癌相关生存率(CSS)可达 13%~60%。完全缓解率为 33%~61%,局部复发率为 0~70%,单独区域淋巴结复发率为 0~7%,远处转移率接近 25%。

单从数据看,放疗效果明显逊于手术,但至今未见两者的比较研究报道,而用现有资料比较两者疗效存在明显的不可比性。

5.不良反应 目前多数研究结果表明,急性反应中 3~4 级一的放射性肺炎发生率为 1.5%~3.0%,1、2 级的放射性食管炎约见于 2/3 的患者,1、2 级放射性肺炎约见于 1/5 的患者。皮肤损伤和慢性气管炎相当少见,无致死性的不良反应。晚期放射性肺损伤的评价十分困难,肺部疾病是老年人常见死因,多数患者在放疗前就合并有慢性阻塞性肺病,即使没有接受过放疗,许多患者也会经历肺功能进行性恶化的慢性过程,高剂量放射毫无疑问会加剧或加快这一过程。由于具体的量化分级难以确定,有时研究者只好简单地将肺损伤分为无症状的肺纤维化和有症状的肺损伤两种。晚期食管损伤主要表现为食管狭窄导致进食梗阻,但这种损伤极少发生。心脏的损伤向来是放疗毒性评价的难点,在早期 NSCLC 放疗中尚未见报道。高分次剂量对大血管、气管、食管以及脊髓的慢性作用还不清楚,单次 24Gy 以上的治疗模式有引起致死性肺出血的报道。

6.预后因素

(1)患者年龄:接受放疗的患者大多年事已高,多项研究发现年龄的预后意义达到或接近 0.05 统计水平。然而,在多数研究中年龄不是一个独立的预后因素,高龄患者放疗的长期疗效与其他报道类似。因此,只要一般情况允许,应给予高龄患者积极的根治性放疗。

(2)合并症:多数患者因患有以慢性心肺疾患为主的疾病而不能手术,拒绝手术者占全部放疗者的 0～40.8%。分析多篇文献结果呈现出拒绝手术患者比例越高.总体疗效就越好的趋势。而当使用 CSS 来表示生存疗效时,这种趋势就不复存在。这是因为内科疾病不能手术的患者比例越高,死于非原发癌因素的比例也越高,而 CSS 的计算排除了死于非原发癌的因素,比较客观地反映了放疗对患者生存的影响。

(3)肿瘤分期:1997 年 UICC 肺癌分期资料表明,早期 NSCLC 的 5 年生存率病理分期从 T_1N_0 的 67% 到 T_3N_0 的 38%,而临床分期患者 5 年生存率从 $T_{1\sim6}$ 的 61% 到 T_3N_0 的 22%。主要原因是临床分期不能检出的局部和区域微小淋巴结转移高达 25%～35%。很多放疗资料的分期检查没有包括上腹部和脑 CT 或 MRI,部分患者甚至没有进行胸部 CT 扫描,只有极少患者的分期结合了纵隔镜检查。因此,这些"早期"的病例中必然包括一部分非早期患者,这也是放疗早期 NSCLC 疗效不如手术的重要原因。T 分期在很多研究中都是一个独立的预后因素。

(4)肿瘤体积:肿瘤体积是影响肿瘤局部控制的主要因素,其与疗效的关系比 T 分期与疗效的关系更为密切。T_1 期与 T2 期的区别主要在于体积大小(以 3cm 为界),它们在预后分析中的意义也基本一致。但是 T_3 期与 T_4 期的划分不再包括体积因素,更多关心的是手术切除的难易程度。放疗受解剖位置影响的程度显著低于手术,而更多地受肿瘤体积的影响。其杀灭肿瘤遵循指数规律,体积越大的肿瘤所需剂量也越高。因而位于不同位置相同体积的病灶放疗的控制情况相差不大。

(5)其他:功能状态和体重下降的预后意义存在争议,一部分研究发现功能状态显著影响患者预后,但也有相当数量的研究未观察到功能状态与预后有关。除个别研究认为体重下降与疗效有关外,大多数没有发现体重下降与预后存在明显关系。性别对预后无明显影响。

(二)不能手术的局部晚期非小细胞肺癌

局部晚期 NSCLC 指在确诊时尚未发生远处转移,但又不宜手术切除的病变,这部分患者通常分为两类,即ⅢA 期和ⅢB 期,约占 NSCLC 总数的 1/3,是临床上最常见的病变类型。除约 12% 的ⅢA 期和极少数ⅢB 期外,大多数已失去了手术的机会。长期以来,常规分割放疗一直是不能手术的局部晚期 NSCLC 的标准治疗,然而总体的疗效令人失望。近年来开展的非常规分割放疗、适形放疗和质子射线放疗有望提高疗效和减少正常组织的放射损伤。

1.病例选择局部晚期　NSCLC 放疗的首要问题是病例选择的标准,即哪些病例适合根治性放疗并能够从中获益,哪些仅适宜接受姑息性放疗,以免增加由于治疗带来的不适和加重患者的经济负担。

对预后影响最大的三个因素依次是患者的功能情况(卡氏评分,KPS)、病期和确诊前体重减轻的情况。RTOG 另一项包括 1592 例患者的单因素分析和递归生存分析显示,KPS、恶性胸腔积液、体重减轻、年龄、T 分期、N 分期和放疗剂量显著影响患者的预后。

根据以上研究,可以认为一般情况差和体重明显减轻患者的预后主要受全身情况的影响。目前对"有利型"的患者应给予积极的局部治疗。所谓"有利型"是指:ⅢA期的患者,一般情况较好(KPS≥70),在确诊为肺癌前半年中体重下降少于原体重的5%者。预后差的因素有:锁骨上和(或)前斜角肌淋巴结转移、恶性胸水、肋骨或椎骨受侵、上腔静脉综合征。部分文献认为病理类型为腺癌、肿瘤细胞分化差者的预后也不好。

2.常规分割放疗　长期以来,不能手术的局部晚期 NSCLC 一直采用单纯的常规分割放疗,然而总体的疗效令人失望,1年生存率为29%~58%,5年生存率仅为4%~10%。

(1)常规分割放疗的时间-剂量-分割因子:常规分割放疗方法的确立是基于 RTOG 临床试验73-01的结果。该研究用随机分组方法试验了下述4种放疗方法:①4Gy/次,每周5次,照射20Gy后休息2~3周,然后重复1个疗程,总剂量40Gy/10次,4周,共治疗181例;②2Gy/次,每周5次,总剂量40Gy/20次,4周,共治疗182例;③2Gy/次,每周5次,总剂量50Gy/25次,5周,共治疗98例;④2Gy/次,每周5次,总剂量60Gy/30次,6周,共治疗96例。结果显示2年和3年的绝对生存率以第4组最好,但是5年生存率在四组间无显著差别,均在5%左右。3年肿瘤局控率随着总剂量增加而提高。因而60Gy/30次,6周被确立为 NSCLC 放疗的常规方法。以后的临床实践结果证明,这种放疗方法治疗后的中位生存期为10个月左右,5年生存率约为5%,肿瘤的胸腔内局控率30%~40%。

(2)常规分割放疗的靶区:常规放疗靶区的大小至今没有统一。近年来,由于 CT 和 MR 的普遍使用,尤其是三维影像重建和融合等现代放疗技术的发展,临床医师确定临床靶区体积(CTV)的准确性大大提高,并可通过三维放疗计划计算机设计系统(3DTPS)准确地显示靶区剂量分布和正常组织受照射的情况。事实上,照射体积的大小与患者所能耐受的剂量成反比关系,照射体积越大,肺的耐受越差,小的靶区能耐受的剂量肯定高于大的靶区。下述靶区的选择似乎更合理,也被更多的人试用,即靶区包括影像学诊断可见的原发灶、转移淋巴结及其直接邻近的淋巴引流区。

具体来说,Ⅲ期 NSCLC 放疗的 CTV 可采用以下建议:原发灶位于上叶或中叶者,包括原发灶、同侧肺门和双侧中上纵隔淋巴引流区(放射野下界到隆嵴下5~6cm);原发灶位于下叶者,隆嵴下淋巴结阳性时包括原发灶、同侧肺门和全纵隔;隆嵴下淋巴结阴性者时包括原发灶、同侧肺门及中上纵隔。在这种小靶区照射的情况下,总剂量可以超过60Gy,达64~66Gy。

实施放疗时,照射的靶区体积还应考虑以下因素:①高能射线通过较多肺组织后在肿瘤表面存在二次剂量建成现象,肿瘤的表层受照剂量较低。②CT 扫描时,最能反映肿瘤实际大小的窗宽和窗位尚待确定。目前临床上常根据纵隔窗反映的情况确定射野大小,有可能低估肿瘤的实际体积。③治疗摆位中的误差。④治疗中患者的移动以及正常呼吸等器官运动造成的误差。因此,计划靶区(Planningtargetvolume;PTV)应在 CTV 的基础上适当扩大,一般应包括临床灶外1.5~2.0cm 和亚临床灶外1.0~1.5cm 的正常组织。

(3)影响疗效的放疗参数:①总剂量:根治一个直径5cm 的 NSCLC 需80~100Gy 的剂量,如此之高的照射剂量是常规放疗难以达到的。局部晚期 NSCLC 常规放疗后的局部未控和复发的概率高达60%~80%,许多资料证明在 NSCLC 的放疗中存在明显的剂量-效应关系。RTOG 对剂量强度与局控率的关系进行的前瞻性随机试验表明,在5~6周内接受50~60Gy 照射的局控率优于接受较低剂量照射者。20世纪80年代以来,各种非常规分割放疗方案三维适形放疗能够在不增加放射损伤的情况下给予肿瘤更高剂量的照射,显示出较高剂量的照有提高疗效的趋势。②疗程:目前较为一致的意见是当治疗目的是根治性时,放疗应连续进行,疗程不应中断;当目的是姑息性时,尤其是患者一般情况较差,可采用分段放疗或低分割(即每次较高剂量,减少治疗次数)的方式,以尽可能减少患者的不适。

（三）晚期非小细胞肺癌

肺癌的早期发现比较困难，临床所见多为中晚期患者，需做姑息治疗的患者数并不比根治性疗的少。这部分患者包括经过手衣、放疗和化疗后，原发肿瘤未控或复发，或发生远处转移者；确时三有远处转移者；相当一部分局部晚期肺癌的治疗实际上也属姑息的性质。适当的姑息治疗使大多数患者的临床症状改善，痛苦或轻，生存质量提高，并能延长少数患者的生存期。在多数情况下，放疗是姑息和减症治疗的首选方法，疗程短，花费少，操作简便，疗效确切。

晚期肺癌患者的情况有许多不同的状态和变化，应给予个体化的治疗。已临近终末期的患者或生命很短，多数不会得益于姑息放疗。患者的一般情况很差，姑息放疗的疗效也不好。姑息治疗应选择一般情况尚好，预期生命还有数月，且有明显临床症状和体征的患者。另外一些情况也需个别对待，如被确诊为肺癌时已有脑内弥漫性转移患者的预后很差；然而对原发灶治疗数年后出现脑内单发转移灶，则预后明显好，应予积极治疗。

姑息放疗的原则是缓解患者的临床症状而不给患者带来更多的经济负担、不便和不良反应。一般认为姑息放疗应采用大分割方式，以减少患者的不便，且大的分割剂量抑制肿瘤的效应强，出现姑息疗效快。然而分割剂量加大会增加正常组织，特别是后期放射反应组织的损伤，如肺的纤维化、脊髓和心脏损伤，但这类损伤多发生在放射结束后 1 年以上。而这类晚期肺癌患者的预期生命大多不超过 1 年。因而即使给予超过正常组织放射耐受量的放疗，再发生放射并发症以前，患者已死亡。然而，对预期生命较长的患者，在设计姑息放疗计划时，仍应考虑放疗的时间-分割剂量等因素。既能达到姑息治疗目的，又要避免后期放射损伤的发生。

五、放射治疗和手术的联合应用

肺癌的早期诊断较为困难，在确诊时仅有约 1/3 的 NSCLC 能够手术切除，另有一部分患者勉强能够切除或姑息切除。放疗是治疗 NSCLC 的另一个主要手段，但由于肺和脊髓等重要脏器放射耐受性的限制，肿瘤剂量难以提高，根治性放疗后有 39%～62% 的患者在未发生远处转移的情况下出现了局部复发。因此，临床上经常将手术和放疗两种局部治疗方法联合应用，主要形式有术前放疗、术后放疗和术中放疗 3 种。

（一）术前放疗

术前放疗兴起于 20 世纪 60 年代，目的是希望通过放疗和手术两种局部治疗方法的有机结合，提高手术切除率、局部控制率和生存率，改善局部晚期 NSCLC 的疗效。从理论上讲，术前放疗能清除亚临床病灶和缩小肿瘤，使肿瘤与周围血管和重要脏器的癌性粘连变为纤维粘连，使手术难度降低并减少术中的医源性扩散，提高手术切除率。

1. 术前单纯放疗　对于传统的术前单纯放疗，目前比较一致的观点是早期肺癌常规做术前放疗肯定无益，并不能增加患者的 5 年生存率，而且增加了术后并发症的发生。但对肿瘤已侵犯肺门及纵隔主要脏器或纵隔有淋巴结转移、估计肿瘤不能完全切除，以及肺上沟瘤伴 Pancoast 综合征者行术前放疗是有益的。

2. 术前放化综合诱导治疗　传统的术前放疗主要用于技术上切除有困难的局部晚期 NSCLC。由于能够切除的 Ⅱ～ⅢA 期肺癌的疗效不尽如人意，术后 5 年生存率为 15%～50%。主要失败原因是局部复发和远处转移。因此，近年来术前诱导治疗的尝试已从技术上切除有困难的病例扩大到上述能够切除的类型，诱导治疗手段也从单纯的术前放疗发展到诱导化疗（又称新辅助化疗）和放化综合的诱导治疗。

术前放化综合诱导治疗目前处于临床试验阶段，其目的主要是评价治疗毒性和探索合理的放化疗剂量及两者的联合方式,虽然有一些有希望的初步结果,但尚不能得出肯定的结论。考虑到Ⅲ期肺癌诱导治疗后仅有不到 50% 可考虑手术,而手术又有约 50% 的完全切除率,则接受诱导治疗的全部患者只有约 25% 的完全切除率,整体疗效的提高并不显著。

3.术前放疗技术 术前放疗一般设前后对穿大野,包括原发灶、同侧肺门和纵隔淋巴引流区。放射剂量一般为 40～50Gy/20～25 次,4～5 周,放疗结束后 1 个月左右手术。术前放射剂量过高会增加手术并发症。在前述放化疗综合诱导治疗的临床试验中,放疗一般使用中等剂量的超分割或加速超分割方式:总剂量 40～50Gy,每周 5d,每天 2 次,每次 1.2～1.6Gy,同时使用 DDP 为主的联合化疗。最佳的放化疗时间-剂量-分割方案有待进一步研究。

(二)术后放疗

1.术后单纯放疗

(1)后肿瘤残留的放疗:清除局部病灶是治愈恶性肿瘤的基本前提,对手术未能切除全部肿瘤组织、病理证实手术切缘有癌残留者和切缘距肿瘤边缘不足 0.5cm 者应给予积极的术后放疗。治疗方法应根据不同的肿瘤残留情况区别对待。照射野包括和剂量可参考以下建议:①原发灶有残留,淋巴结彻底清扫且无转移者,照射野只包括残留部位,2Gy/次,总量 60～66Gy/6～7 周。②原发灶完全切除但有肺门和(或)纵隔转移淋巴结残留者,照射野包括残留淋巴结、同侧肺门和纵隔淋巴结引流区;上纵隔淋巴结残留照射野包括锁骨上区,2Gy/次、40Gy/4 周后缩野照射残留淋巴结至总量 60～66Gy/6～7 周。③原发灶和转移淋巴结均有残留者,照射野包括残留原发灶和淋巴结、同侧肺门和纵隔淋巴结引流区,2Gy/次、40Gy/4 周后缩野照射残留原发灶和残留淋巴结至总量 60～66Gy/6～7 周。④原发灶有残留,肺门和(或)纵隔淋巴结有转移但已彻底清扫切除者,照射野包括残留原发灶、同侧肺门和纵隔淋巴结引流区,2Gy/次、40Gy/4 周后缩野照射残留原发灶至总量 60～66Gy/6～7 周。⑤切缘癌残留和切缘距肿瘤边缘不足 0.5cm 者,给予总量 60Gy/30 次,6 周的照射。以上建议是目前经常采用的方法。

(2)原发灶完全切除:肺门和(或)纵隔淋巴结有转移但已被完全切除病例的放射治疗,对这类病例的术后放疗存在争议。许多回顾性资料显示术后放疗提高了疗效,但随机对照的临床试验表明术后放疗的益处非常有限。考虑到术后放疗虽然未能显著改善 5 年生存率,但能够明显提高局控率,因此建议此类患者应接受放疗。照射野包括同侧肺门和纵隔引流区,剂量为 50Gy/(25 次.5 周)。

(3)原发灶完全切除且无淋巴结转移的病例:对于原发灶已完全切除且切缘阴性、术后病理证实无淋巴结转移的病例,术后放疗不但无益反而有害。VanHoutte 等报道 175 例患者随机对照试验的结果,所有病例原发灶切除彻底且清理证实无淋巴结转移,术后放疗未显示任何好处,反而使预后变差。

综上所述,术后原发灶和(或)转移淋巴结有残留需辅以放疗和原发灶完全切除的 N_0 病例不需放疗的原则已经确立。肿瘤已完全切除的 $N_{1\sim2}$ 病例是否需术后放疗仍未明了。

2.术后放化综合治疗 术后辅助治疗除放疗外,还有辅助化疗和辅助放化综合治疗等手段。但无论是 20 世纪 60-70 年代使用 CAP 方案还是 20 世纪 80-90 年代以 DDP 为基础的联合化疗,术后化疗均未能提高疗效。10gan 等通过调查,对术后放疗、化疗和放化综合治疗的作用进行了评价。资料包括一个 meta 分析和 22 个前瞻性随机临床试验。多数研究的对象为Ⅲ期病例,少数研究包括了未完全切除的Ⅰ期病例或小细胞肺癌(不超过 10%)。该研究的结论是术后放疗降低了完全切除经病理证实的Ⅱ～ⅢA 期病例 11%～18% 的局部复发率,但未能改善生存率。早期的强烈化疗对生存率的改善十分有限且毒性很大,现已不用。目前尚无足够资料对现代术后化疗做出评价。

3.术后放疗的时机 肿瘤细胞加速再增殖并非放疗过程中所特有,手术后残留的肿瘤也有可能发生。Trotti 等用加速超分割做头颈部鳞癌的术后放疗,发现局部控制率明显高于术后常规分割放疗;术后 6 周内开始放疗者局部复发率为 14%,6 周后开始放疗者上升至 40%。但是,Wurschmidt 等回顾性分析 340 例非小细胞肺癌后发现放疗在术后 36 天内开始者生存率低于 36 天后开始者,并认为原因可能是术后放疗过早开始使患者由于手术造成的免疫抑制未能及时恢复。但是多数意见认为术后放疗不宜拖延时日,一般主张在术后 4 周左右开始。

(三)术中放疗

使用高能电子束进行术中放疗(IORT)于 20 世纪 60 年代始于日本。在我国,目前已有 10 余个单位开展了这一技术的应用和研究。

IORT 是经手术切除或暴露肿瘤,术中直视下单次大剂量准确地直接照射残存肿瘤、瘤床或淋巴引流区。IORT 最大的优点是在直视下进行,避免和减少了对肿瘤附近重要脏器的照射。IORT 的不利之处是使用单次照射,在放射生物学上表现为①肿瘤乏氧:对放射效应的负面影响增加;②后期反应:正常组织修复 SLD 的机会减少;③失去了分割放射中肿瘤细胞周期再分布的机会。

IORT 在 NSCLC 中的应用尚处于初步探索阶段。临床报道的例数均很少,从这些资料中无法得出具有普遍意义的结论,IORT 在 NSCLC 治疗中的价值、适应证、最佳剂量、与外照射和化疗配合的方案等均有待进一步研究确定。但以下几点得到多数学者的认同:①IORT 在肺癌方面的应用主要是局部晚期 NSCLC;②单次 10～15Gy 的剂量是安全的;③IORT 必须与外照射有机地结合进行。

六、放射治疗与化疗的联合应用

放疗作为局部晚期不能手术 NSCLC 的标准治疗沿用了多年,但常规放疗的疗效不尽如人意,长期生存率令人失望,仅约为 5%。由于超过 50% 的患者死于远处转移,多年来一直在探索在放疗的基础上结合全身化疗,以减少远处转移。近年来更希望通过合理的放化综合治疗达到不仅减少远处转移率,而且提高局控率的目的。通过多年的研究对放化综合治疗的生物学基础已有一定的了解,临床应用也有了长足的进步。

1.放射和化疗综合治疗的生物学基础

(1)预防抗治疗的肿瘤克隆出现:由于普遍存在的肿瘤细胞群的异质性,敏感的细胞群易被放疗或化疗杀灭,残留的细胞群具有治疗抵抗性,加之肿瘤克隆细胞在增殖中的畸变不断发生,那些抗治疗的克隆细胞亚群也逐步增加。由此,残留肿瘤会在治疗过程中出现治疗抵抗性。对一种治疗方法抵抗的肿瘤克隆细胞往往对另一种治疗方法敏感。因而放射和化疗联合应用有互补作用,从而阻止抗治疗的肿瘤克隆细胞群的产生,提高治疗效果。当然临床上也常常有对放疗和化疗有交叉抵抗性的情况,然而许多实验和临床资料仍表明,放化疗联合应用有可能减少抗治疗克隆的出现。

(2)立体的联合作用:放化联合治疗某一肿瘤时,两种方法杀灭肿瘤的效应各自独立,又互相补充。如对肺癌的治疗,放疗在于控制胸腔内肿瘤,化疗则主要在于控制可能已有的微转移灶。

(3)增效作用:放疗和化疗最终效应大于两者各自使用时的效应,即 1+1＞2。这些增效作用的确切机制还不很清楚,部分研究显示有以下可能的机制。①肿瘤细胞群同步化:如泰素阻止肿瘤细胞于 G2/M 期,而 G2/M 期是细胞周期各期相中对放射杀灭最敏感的;②再氧化作用:乏氧细胞具有抗放射性,DDP 有乏氧细胞再氧化作用,从而提高了细胞的放射敏感性;③乏氧细胞杀灭作用:丝裂霉素有直接杀灭乏氧细胞的作用,因而使放射的效应增加;④阻止放射损伤的修复:在分割放疗期间,部分放射损伤能够修复,使放射杀灭效应减弱。多柔比星、顺铂、博来霉素等能阻止上述放射损伤的修复,从而加重了放射损伤。

(4)减少放射剂量的应用:放射对肿瘤的杀灭呈一级动力学规律,即每次剂量杀灭一定比例的细胞数,细胞数量越大所需剂量越高。如果化疗能够杀灭一定数量的肿瘤细胞,则消灭剩余肿瘤的放射剂量就可以降低。放射剂量的减少有重要的临床意义,它能降低放射并发症的发生率,提高患者治疗后的生活质量。

(5)阻止放疗中残留肿瘤细胞的增殖:常规放疗一般要进行6～7周,在此期间残存的肿瘤细胞会发生加速再增殖,因而需要更多的剂量来杀灭这些增殖出来的肿瘤细胞。放疗同时合并化疗能够杀灭或抑制增殖的肿瘤细胞,同时由于处于增殖周期中的细胞对化疗更敏感,所以杀灭效应更强。

(6)降低治疗的毒性:诱导化疗能使肿瘤缩小,放射治疗野因而缩小,使放疗的毒性反应减轻。另外,肿瘤体积缩小后,肿瘤血液供应改善,使得更多的细胞进入增殖周期,提高了肿瘤整体的放射敏感性,因而放射剂量可以适当降低,有利于减少放射并发症。

2.放射和化疗药物相互作用的机制

(1)顺铂(DDP)和放射:20世纪70年代中期,动物实验和临床应用都提示DDP和放射合用有可能提高放射的效应。放射前给DDP使放射后细胞生存曲线的斜率变小,同时它能阻止亚致死性损伤和潜在性放射性损伤的修复,从而使放射的效应增加。一般认为,临床上把DDP作为放射增敏药使用时,以持续静脉滴注更好。

(2)多柔比星(ADM)和放射:已发现ADM使放射效应增加的现象,特别当它在放疗期间或放疗刚结束时使用。然而关于其增敏机制还未完全搞清。可能的解释为:①ADM抑制线粒体和肿瘤细胞的呼吸,导致肿瘤外层细胞氧分压减小,而内层缺氧肿瘤细胞的氧分压相对增加,从而增加了这些缺氧细胞的放射敏感性;②ADM能阻止放射造成的DNA单链断裂的修复。但在胸部放射中,由于ADM的心脏毒性会加重放射对心脏的损伤,故不宜联合使用。

(3)丝裂霉素(MMC)和放射:MMC具有烷化剂样的作用,对缺氧细胞的毒性比富氧细胞更大些。临床前期研究显示:MMC在放射前使用对放射有增敏作用,但是当在放射后使用时仅有相加作用。由于正常组织内不存在缺氧细胞,所以放射与MMC合用从理论上推测不会使正常组织的放射损伤加重。动物实验也没有发现MMC对正常早期和后期反应组织的放射损伤有增敏作用。一个头颈部肿瘤前瞻性临床研究的初步结果是:MMC和放射合用增加了肿瘤的局控率,但没有增加正常组织的放射反应。

(4)紫杉醇(Taxol)和放射:紫杉醇具有抑制微管的作用,阻止细胞分裂,使细胞停滞于G2/M。而这一期相的细胞对放射杀灭最为敏感。在放疗前48h使用紫杉醇的放射增敏效力最强。I临床试验紫杉醇放射增敏的研究正在进行之中。

(5)拓扑替康(Topotecan;CPT-11)和放射:CPT-11是拓扑异构酶I的抑制药,作用于S期细胞,造成DNA损伤。实验研究提示,CPT-11能增加放射的细胞杀灭。当在放射前2～4h给药时增敏效应最强。其增敏作用可能是:①CPT-11阻止放射后SLD和PLD的修复;②放射导致肿瘤细胞群中S期细胞的比例增加,而CPT-11杀灭S期细胞的作用强。临床试验CPT-11放射增敏效应的研究正在肺癌和头颈部肿瘤中进行。

3.放射和化疗综合治疗的临床应用

(1)序贯放化疗:在放疗之前使用化疗,两者序贯进行,也称作诱导化疗,是NSCLC治疗中为避免毒性相加而最常采用的手段。单药试验表明单一细胞毒药物的加入,如甲氨蝶呤(MTX)、多柔比星(ADM)、长春碱(VDS)和长春新碱(VCR)等与放疗联合应用与单纯放疗相比没有延长患者的存活时间。不包含DDP的多药化疗试验中,化疗的加入不延长患者的中位生存期及长期生存率。以DDP为基础的联合化疗试验取得了较好的效果,降低了ⅢA～ⅢB期NSCLC的2年病死率30%,而非DDP联合化疗为18%,长期随访后显示提高了患者的5年存活率。

　　总之,尽管随机试验证实加入化疗对放射治疗局部晚期 NSCLC 有肯定的影响,但总的生存曲线并没有显著提高。增加化疗似乎仅减少了远处转移,对局部控制并无明显影响,而局控失败是这些患者治疗失败的主要原因之一。另外,诱导化疗以 2～3 个疗程为宜。原因如下:①文献报道取得较好疗效的诱导化疗多为 2～4 个疗程,没有资料表明增加诱导化疗疗程能够提高疗效;②化疗疗程过多,强度过大将影响随后放疗的实施,而放疗是这一类型患者最主要的治疗;③单用化疗控制 NSCLC 临床病灶是困难的,在临床上经常可以看到化疗 1～2 疗程时肿瘤有缩小,而继续化疗下去反而出现肿瘤增大的现象。

　　(2)同时放化疗:同时放化疗是另一种放化综合治疗的方法。其理论上的优势是通过两种治疗的同时直接叠加以增加局部控制的概率。但紧随的不利之处是毒性增加及剂量经常人为变化而难以达到最佳的组合。同时放化疗常见的毒性反应有骨髓抑制产生的白细胞减低症、放射性食管炎、放射性肺炎等。同时放化疗中最常应用的是顺铂、卡铂和依托泊苷等药物的单药使用或联合应用。Schaake-Koning 等报道的 EORTC 的临床试验。在这个随机Ⅱ期试验及随后的Ⅲ期试验中,331 例患者随机分成 3 组。结果显示每日应用 DDP 组显著提高了生存率:1 年、2 年和 3 年生存率分别为 54%、26%和 16%,而单纯放疗组分别为 43%、13%和 2%(P=0.003)。每日联合 DDP 的放化疗提高生存率的原因是局部控制的改善。

　　(3)目前研究的方向

　　①非常规放疗方法:主要是超分割、加速超分割和适形放疗与化疗的联合应用:由于常规放疗和化疗联合应用对提高局部晚期 NSCLC 疗效的作用有限,近来一些临床试验开始探讨非常规的放疗方法,如超分割、加速超分割和适形放疗与化疗联合应用的有效性,初步结果显示疗效优于常规放化疗。

　　②新化疗药物与放疗的联合应用:化学药物治疗肿瘤的研究发展非常迅速,新的药物不断涌现。其中一些已用于局部晚期 NSCLC 的治疗。目前正对这些药物与放疗的联合应用进行临床试验。这些新的化疗药物是:泰素类、异环磷酰胺、长春瑞滨、拓扑替康和吉西他滨。

　　总之,序贯(诱导)化放疗提高了生存率,同时放化疗的疗效尚未明确,一些初步临床试验显示提高了疗效,最终结论有待更多资料的累积。超分割、加速超分割和适形放疗与化疗的联合应用紫杉醇等新的化疗药物与放疗联合应用的基础和临床试验正在进行。

七、放射治疗肺癌的新进展

　　1.非常规分割放疗　100 多年的临床实践证实分割放疗是行之有效的放疗基本原则。常规分割放疗已沿用了半个世纪,然而疗效并不满意,即局控率不高,放射后遗症明显。常规分割放疗局部晚期 NSCLC 的局部复发率高达 60%～80%。提高肿瘤放射效应的方法主要有两种,一是改善放射物理剂量的分布,在减少正常组织照射的同时使肿瘤受到更高剂量的照射,适形放疗即属于这一范畴;二是通过对放疗的时间-剂量-分割等因素的合理调整,提高正常组织的耐受量,增加肿瘤的放射生物效应,即非常规分割的放疗方法。这一方法 20 世纪 80 年代以来用于临床实践,已证实其对部分肿瘤尤其是 NSCLC 的放疗疗效优于常规分割放疗。

　　广义的非常规分割包括对常规分割方式中时间-剂量-分割因子的任何修正,在这里非常规分割放疗特指每日照射 1 次以上的分割方式。主要有以下两种类型。①超分割放疗(HRT):与常规分割相比,每次剂量降低,分割次数增加,总剂量增加,总疗程基本不变;②加速超分割放疗(HART):每次剂量降低,分割次数增加,总疗程时间缩短,总剂量做相应调整。

　　(1)放射生物学基础:分割放射的生物学基础包括 SLD 修复、再增殖、细胞周期再分布和再氧合,即"4R"原理。与非常规分割放疗有关的时间-剂量因子包括分割剂量、总剂量、总疗程时间和分次间隔时间。

几十年的临床实践使我们对常规分割放疗的肿瘤放射效应和正常组织的急性反应及后期损伤有了比较清楚的认识,但这些经验可能不适用于非常规分割放疗。这反映在由于分割方式的变化导致的肿瘤组织、早期反应组织和后期反应组织放射效应的变化,即急性反应与累积剂量(周剂量)关系密切,后期损伤则对分割剂量的大小更为敏感,而肿瘤组织的放射反应规律与早期反应组织类似。

①分割剂量与放射损伤:根据放射损伤发生的规律,正常组织可分为早期和后期反应组织,肿瘤组织的放射反应规律类似于早期反应组织。分割剂量的大小和正常组织及肿瘤放射损伤之间的关系可用线性一平方模式(L-Q 模式)来描述,其中的 α/β 参数反映了组织修复放射损伤的能力。α/β 值较小的组织修复 SLD 的能力较强,反之则修复能力较弱。在分割剂量变化时,不同 α/β 值的组织达到某一特定生物效应所需的等效总剂量的变化也不同。较低的 α/β 值意味着较大的等效剂量的变化,反之亦然。由于后期反应组织的 α/β 值较低,早期反应组织 α/β 值较高,因此当分割剂量变化,后期反应组织耐受量增加的幅度高于早期反应组织,换言之,使用较小的分割剂量有利于保护后期反应组织,或者提高其放射耐受剂量。肺组织 α/β 值为 β.3±1.5)Gy,主要是一个后期反应组织。当照射 59.4Gy,每次 1.8Gy,急性放射性肺炎发生率 17%,后期放射性肺纤维化为 0。而当照射 60Gy,每次 2.0Gy,分割剂量仅提高了 0.2Gy,上述两项损伤分别升至 34% 和 9%。在胸部肿瘤放疗中,肺和脊髓等后期反应组织损伤是限制肿瘤放射剂量提高的主要因素之一,因此,降低分割剂量能提高后期反应组织的耐受量(或减少放射损伤),而对早期反应组织和肿瘤的杀灭效应没有明显影响。

②照射间隔时间与亚致死性损伤修复:使用较小的分割剂量有利于保护后期反应组织的前提是在照射间隔期间 SLD 得以完全修复。修复损伤需要时间,如果照射间隔时间过短,SLD 修复不完善,损伤将会累积。组织修复动力学研究表明 SLD 的修复与照射后时间呈指数性关系,常用半修复时间(T.z,50%细胞损伤修复所需时间)来表示。不同组织修复 SLD 的速度是不一样的。皮肤、肾和脊髓的 $T_1/2$ 较长(1h至数 h),小肠黏膜较短(约 30min),肺和结肠介于两者之间。早期反应组织和后期反应组织在修复动力学方面没有本质的区别,重要的是一些希望通过超分割方式得到保护的后期反应组织的 $T_{1/2}$ 较长,两次照射的间隔时间必须足够,这一点在脊髓受到非常规分割照射时尤为重要。C,Ox 等观察到,肺癌超分割放疗中,两次照射的间隔时间<4.5h 的患者发生后期放射损伤的比例明显高于间隔时间≥4.5h 的患者。总之,在超分割放疗中,两次照射的间隔时间应根据 T1/2 尽可能延长,脊髓以外的正常组织 SLD 的修复至少需 6h,脊髓则需更长时间。分割剂量的大小与修复动力学的关系还不清楚,但有资料表明,分割剂量增大,修复能力减弱。

③总疗程时间与肿瘤细胞加速再增殖:长期以来,人们一直认为在"4R"中,再增殖对分割放疗效应的影响没有其他 3 个因素重要。这一方面是因为人类肿瘤的体积倍增时间相当长,从 27~166d,所以误认为在 4~7 周的分割放疗中,至多 1 次的肿瘤倍增不足以明显影响放疗的结果;另一方面是因为在放疗过程中大多数肿瘤有一定程度退缩的情况下,残余肿瘤细胞的增殖处于隐蔽状态,不易引起重视。放疗过程中存在肿瘤细胞加速再增殖主要有以下 3 方面的依据:a.肿瘤放疗后复发的时间;b.分段放疗与连续放疗的疗效;c.肿瘤控制剂量与总疗程时间。

近年来一些资料表明在 NSCLC 放疗中存在明显的时间-效应关系,在不能手术切除的局部晚期 NSCLC 高剂量根治性放疗中,疗程中断患者的局部控制率明显低于连续完成治疗者。尤其是在超分割放疗的患者,疗程中断超过 5d 患者的 2 年和 5 年生存率分别为 13% 和 3%,远低于按计划完成治疗者的 24% 和 10%。Komaki 等分析 85 例肺上沟瘤放疗的资料,发现接受分段放疗患者的 2 年局部控制率为 18%,明显低于接受连续放疗患者的 50%。

目前尚无有效的实验方法直接测定放疗过程中肿瘤细胞的增殖状态,也没有一个有效的细胞动力学指标能够单独地准确预测肿瘤细胞在放疗过程中的增殖状态。现已能用流式细胞技术测定人类肿瘤的潜在倍增时间，但其预测肿瘤细胞增殖状态的作用尚有争议。

（2）超分割放疗：超分割放疗的基本原理是使用较小的分割剂量，在不增加后期反应组织损伤的基础上提高总剂量，使肿瘤受到更高生物效应剂量的照射。超分割放疗的益处还包括增加细胞周期再分布的机会和降低细胞杀灭对氧的依赖性，从而提高了肿瘤的放射敏感性。由于早期反应组织和肿瘤一样具有较高的 a/13 值，在肿瘤杀灭效应提高的同时，急性反应不可避免的有所加重。

临床 I／II 期试验显示超分割放疗提高了 NSCLC 的疗效。傅深等的临床 III 期试验显示 54 例 III 期非小细胞肺癌超分割放疗的 2 年局控率和生存率分别为 27.8％和 31.3％，51 例常规放疗分别为 12.5％和 6％；超分割放疗急性放射性食管炎发生率较高，后期损伤两组无差异。

（3）加速超分割放疗：加速超分割放疗的基本原理是缩短总疗程时间以克服疗程中肿瘤细胞加速再增殖，同时降低分割剂量以保护后期反应组织。在分次间隔时间足够长的前提下，总疗程时间与后期放射损伤的关系不大，急性反应由于周剂量增加而明显加重，因而成为这种分割方式的剂量限制性因素。目前正在研究和应用的 5 种加速超分割放疗方式采用了不同手段来保证急性反应不致过重。这 5 种方式包括

①连续加速超分割放疗（CHART）：每次 1.5Gy，每天照射 3 次，连续治疗 12d（周末不休息）（54Gy/36次，12d）。这是目前疗程最短、周剂量最高的分割方案。试图在肿瘤加速再增殖尚未开始或程度较轻时结束治疗，同时降低总量以减轻急性反应。

②同期小野加量加速超分割放疗（CBHART）：在大野（包括原发灶和淋巴引流区）照射的某一时期加用小野（仅包括临床肿瘤灶）。疗程缩短限于临床肿瘤，通过减少加速放疗中正常组织的受照体积来减轻急性反应。

③分段加速超分割放疗（SCHART）：总疗程短于常规放疗，疗程中插入休息时间以减轻急性反应。

④后程加速超分割放疗（LCHART）：有资料显示肿瘤加速再增殖主要发生在后半疗程。因此，疗程前半段采用常规分割，后程缩野加速超分割照射，同时前半段常规放疗可刺激早期反应组织加速增殖，有利于后程耐受加速放疗。

⑤逐步递量加速超分割放疗（EHART）：分割剂量逐步递增，周剂量逐渐增加。符合疗程中肿瘤细胞加速再增殖逐步加重的趋势，同时有利于早期反应组织耐受较高剂量的照射。

临床 I／II 期和 III 期试验结果均显示超分割和加速超分割放疗提高了 NSCLC 放疗的疗效。但是，超分割和加速超分割放疗的急性放射反应明显重于常规放疗，每日剂量不应大于 4.8Gy。对于强烈的短疗程方案，急性反应是主要的剂量限制因素。后期反应组织放射损伤与分割剂量大小密切相关，两次照射至少应间隔 6h。

2.三维适形放疗　目前常规应用的二维设计的放疗技术存在较明显的缺陷，即未能最大限度地将剂量集中到病变（靶区）内，而使周围正常组织和器官受到较高剂量的照射，从而局控率不高，正常组织损伤较重。1959 年，日本学者 Takahasi 提出适形放疗的概念，即高剂量区分布形状在三维方向与病变（靶区）的形状一致，正常组织受量显著减少，因而称为三维适形放射治疗（3DCRT）。在肺组织能够耐受的范围内，利用这一技术可以给予肿瘤区 70～80Gy 甚至更高剂量的照射。1993 年开始用于临床的 IMRT 技术使三维适形放疗有了更进一步的发展。三维适形放疗在几何上限制了治疗射线束的截面形状，使其由射野视角方向的投影与靶区轮廓一致，如此采用多线束治疗可以得到较好的剂量体积分布。但是如果病灶与周围正常组织或危险器官在立体上难以分离，甚至包裹必须保护的正常组织时，对射线束强度的调制，即调强则可能是唯一能够对该重要器官提供保护的方法。IMRT 的基本原理来自 CT 成像的反思维：自 CTX 线球管出来的均匀射线束经过人体后变成了强度不均匀的射线束。因而如果给予一个强度不均匀的射线

来照射,则出射线就可能是均匀的。IMRT 的关键是在照射野内给出强度变化的射线进行治疗,加上使用多野照射,就能得到适合靶区立体形状的剂量分布,而且对靶区要求的剂量强度也可以"适形"。

适形放疗尤其是 IMRT 是放射治疗历史上的一个重大进步,由于它的适形性好,因此能明显增加肿瘤放射剂量,提高疗效,同时有效地保护周围正常组织,减少了放射并发症。目前普遍认为 IMRT 是 21 世纪放疗技术发展的方向。

3.质子射线放疗 带电重粒子在介质中运动的开始阶段,能量损失较小,而在接近其射程终末时,能量突然发生大量释放,在该处形成陡峭的电离吸收峰,称为 Bragg 峰,并在达到该电离吸收峰的最高值时,由于能量几乎全部损失而静止。粒子射线的深度剂量曲线分布特性显示,在其大部分射程内近似恒定剂量(坪段剂量),在其射程末端出现一明显的 Bragg 峰,峰值剂量为坪段剂量的 3～4 倍,并在达到峰值后迅速截止。质子射线的生物学效应与常规低 LET 射线相近,相对生物效应为 1.1。所以光子射线治疗的临床经验完全可以用于质子治疗。

质子射线放疗开始于 20 世纪 50 年代,在近些年里有了较大发展,主要归因于高能加速器的发展,出现了专为医用的质子放疗系统。由于质子射线的 Bragg 峰,加上适形调强放疗,使其放疗的适形性优于迄今所有的放疗方法。因此能显著提高肿瘤放射剂量,有效保护周围正常组织。肿瘤局部控制明显改善,放射损伤减少。Yenemoto 用质子射线治疗 28 例早期 NSCLC,3 年生存率达 51%。质子射线放疗在本世纪将会得到发展,然而该系统价格昂贵,在近期内不可能广泛应用。

4.近距离放疗 近距离放疗是将放射源直接贴敷于肿瘤表面或插植于肿瘤中心,其物理剂量分布的特点是近源处剂量很高而随着离源距离的增大,剂量迅速跌落。因而可以给予肿瘤部位非常高的放射剂量,而对周围正常肺的放射剂量较低。但这种剂量分布特点同时也是其致命的缺点:靶区内放疗剂量分布极不均匀。若以距施源管中心 0.5cm 处的剂量为 100%,则在距施源管中心 1.0cm、1.5cm 和 2.0cm 处的剂量分别为 25%、11% 和 6%。因而近距离放疗只能用于支气管腔内的肿瘤,对已向支气管腔外浸润的肺癌,仅适用于直径<2～3cm 的肿瘤。

近年来,使用较多的是支气管腔内近距离放疗(EBT)。EBT 方法是由纤维支气管镜引导插入 1.7～2mm 直径的施源管,将放射性微粒源送达肿瘤部位进行计算机遥控治疗。EBT 主要用于以下几种情况:支气管腔内的肿瘤引起的管腔阻塞,导致支气管远端的阻塞性肺炎、肺不张、肺实变。用低剂量率放射源照射后的临床症状缓解率在 50%～80%。高剂量率放射照射后为 60%～90%。然而多数临床报道没有显示患者的中位生存期延长,但患者的临床症状减轻,生存质量改善。另一种情况是用于外放射后有较小残留病灶的患者,作为一个局部加量照射方法,但是残留病灶必须<2～3cm。EBT 的主要并发症有:大出血、放射性肺损伤、瘘管形成(气管胸膜瘘、气管纵隔瘘、气管食管瘘)。

综上所述,对于不能手术的局部晚期 NSCLC 的放射治疗,常规分割放疗疗效不尽如人意,但目前仍是这一病变类型的标准放疗方法;非常规分割放疗显示出令人鼓舞的前景,但最佳的时间-剂量-分割方式及其适用范围有待进一步确认;适形放疗和质子放疗是本世纪放疗技术发展的方向。在照射靶区方面主要的变化趋势是治疗靶区较前适当缩小但更强调"适形"。在剂量方面一是通过改变分割方式提高肿瘤的生物效应剂量,二是通过适形放疗和质子放疗提高肿瘤的物理剂量。

(张 伟)

第十三节 小细胞肺癌的放射治疗

小细胞肺癌(SCLC)是来自神经内分泌系统的肿瘤,生物学行为显著不同于 NSCLC,表现为生长快、倍增时间短、分裂指数高、常早期出现远处转移,对放疗和化疗敏感。临床上将其作为一个独立的全身性疾病对待,一般根据病变进展的情况分为局限期和广泛期。广泛期小细胞肺癌的治疗以全身化疗为主,局限期则采用化疗结合放疗或手术的综合治疗。

一、局限期小细胞肺癌的放射治疗

放疗是 SCLC 的重要治疗手段。Meta 分析显示与单纯化疗比较,放疗(40～50Gy,常规分割)＋化疗可将局部控制率提高 25%～30%,将生存率提高 5%～6%。之后的多项研究发现,化、放疗同步治疗的疗效优于序贯治疗及单一治疗方法,但其不良反应亦相应增加。现大多数研究认为,依托泊苷、顺铂(EP 方案)是较好的同步治疗方案,其与胸部放疗联合应用的毒性反应可耐受,且并不影响药物或放疗剂量。

1.同步放化疗的理论依据包括以下几点。

(1)可降低发生转移的概率:实验研究发现随着肿瘤体积的增长,肿瘤细胞可很快获得转移能力,而 SCLC 细胞具有较快的增长速度以及较强的转移能力,因此尽早杀灭较小的肿瘤细胞应是降低转移概率的最好办法。

(2)可降低化疗耐药的概率:有研究认为,肿瘤细胞对化疗药物耐药是一个随机发生的基因突变过程,其发生概率与分裂细胞总数呈正相关,所以尽快地降低肿瘤负荷可减小耐药的发生概率。

(3)可降低放疗耐受的概率:新辅助化疗可能会引起 DNA 修复能力增强,从而使肿瘤细胞获得放疗耐受性,而同步放化疗可减少此种情况的发生。

(4)减少加速再群体化:动物模型发现,治疗后肿瘤细胞增长速度加快,当治疗时间延长时,为达到同样疗效需提高总治疗剂量。早期同步进行放化疗可较快地杀灭肿瘤细胞,减少再群体化的发生。

因此,目前对于 LSCLC 的治疗,已基本达成共识,即:在患者能够耐受的情况下,化疗(EP 方案或其他含铂类、VP-16 方案)、放疗同步治疗疗效最佳。但对于放疗的应用时间、放疗靶区、剂量及分割方式,尚存在一定的争议。

2.同步放疗的应用时间　加拿大国立肿瘤研究所(NCIC)发现,早期同步联合 EP 方案化疗与放疗明显优于晚期同步治疗者。其他对比早期与晚期同步放化疗疗效的随机试验结果不尽相同,部分研究并未发现早期同步治疗的疗效显著优于晚期治疗,但其晚期同步治疗的 5 年生存率仅为 10% 左右,远低于 NCIC 研究中早期同步治疗 20%～30% 的 5 年生存率。

早期同步放疗可显著提高近期疗效。亚组分析发现,对超分割放疗或含铂类化疗者,早期同步放疗的优势更为明显。最近的 Meta 分析发现,如以初次化疗后 30d 内开始放疗作为早期同步放疗的定义,对于应用了含铂方案的患者或放疗总疗程少于 30d 者,早期同步放疗可显著提高患者的生存率。当放疗总疗程少于 30d,同步应用含铂类化疗方案时,早期同步放疗可明显提高患者长期生存疗效。

3.放疗靶区　传统的放疗定位多在模拟定位机下完成,虽较简便快捷,但无法详细获知各具体器官的剂量分布。而根据 CT 定位进行的三维适形放疗可准确地勾画靶区,了解靶区和危及器官的具体受量,从而给以优化的治疗方案,应作为 SCLC 的标准放疗方式得到广泛开展。传统的放疗靶区包括大体肿瘤体积(GTV)、同侧肺门、双侧纵隔及双侧锁骨上淋巴结区,但随着强效化疗药物的应用,靶区范围已较前缩小,最近的研究倾向于靶区仅限于 GTV 外放 2cm。较小的靶区范围可降低放疗的不良反应并有助于提高放疗、化疗的剂量,但目前尚无随机对照临床试验比较其与传统靶区在治疗效果上的差异。通过回顾性研究,Tada 发现 N_2 及 N_3 患者的上纵隔及锁骨上区边缘复发较多,而 N_0 及 N_1 患者的边缘复发较少,因此建议适度增大前者靶区的上界,而对于后者则可较安全地缩小放疗靶区。另外,对于化疗后肿瘤缩小的患者,靶区勾画的参考标准亦有争议。SWOG的前瞻性研究将化疗后取得部分缓解的患者随机分为两组,一组以化疗前肿瘤区域作为靶区,另一组以化疗后缩小的肿瘤作为靶区,随访发现两组患者的局部复发率并无显著差异。因此,对于化疗后部分缓解患者,放疗靶区多选择化疗后瘤区。但对于化疗后完全缓解者,放疗靶区多为化疗前受累的淋巴引流区域。

4.放疗总剂量 目前对于LSCLC的放疗总剂量,仍有较多争论。现多应用常规分割方式照射,即每日2Gy,每周5次。总剂量多为45～55Gy。有回顾性研究发现,当总剂量由30Gy升至50Gy时,局部复发率可由79%降至37%,而当剂量在40～50Gy时,其局部复发率与30Gy无明显差异。因此,总剂量>50Gy可能较<50Gy获得更好疗效。有研究认为,常规分割条件下,最大耐受总剂量可达70Gy。对于高剂量放疗,尚需进一步行随机对照研究。

5.放疗分割方式 因SCLC具有加速再群体化的特点,理论上,低分割或加速超分割放疗的疗效应优于常规分割。有报道显示,低分割或加速超分割放疗的中位总生存期可超过20个月。

二、广泛期小细胞肺癌的放射治疗

大多数SCLC患者确诊时即为广泛期,往往同时有多脏器的转移,主要累及骨、肝、肾上腺、脑等,其预后很差,未经治疗的广泛期患者中位生存期仅6～12周。其治疗以化疗为主,并可根据患者的具体情况,予以局部放疗,以减轻症状、减小肿瘤负荷。靶区可包括原发灶及纵隔淋巴结、脑转移灶、骨转移灶等。有学者报道,对于SCLC患者,单纯化疗的中位生存期为6个月,1年、2年生存率分别为28.9%和7.8%。而化疗辅助放疗组中位生存期为11个月,1年、2年生存率分别为52.8%和19.7%;相当一部分ESCLC患者有呼吸困难、上腔静脉压迫综合征、骨转移疼痛及脑转移、颅内压增高的相关症状,经过放疗后症状缓解率可高达70%～80%。因此放射治疗可起到延长一定的生存期、缓解症状、改善生存质量的作用。

三、预防性脑照射

约10%的小细胞肺癌患者在初诊时被发现有肿瘤脑转移,另外有20%～25%的患者在随后的一生中被发现有脑转移,随着生存期的延长脑转移发生的可能性增高。在没有对中枢神经系统进行抗肿瘤治疗的情况下,小细胞肺癌2年生存患者发生脑转移的可能性高达50%～80%。65%的小细胞肺癌患者尸解病例被发现有脑转移。因为脑转移有时候是完全缓解患者的唯一复发部位,而且脑转移发生后通常使患者丧失能力,所以为了减少它的发生,自20世纪80年代以来预防性脑照射(PCI)已被经常应用。

曾有数项回顾性研究,认为PCI与放疗后神经系统及智力损伤有关。但这些研究多缺乏放疗前的基线数据,且未能考虑同步化疗、年龄、疾病等因素的影响。PCI后的智力损伤可能与身心状态欠佳有关。癌症与白血病协作组B(CALGB)的一项研究分析了347例接受PCI患者的情况,这些患者都接受了同步化疗。通过与治疗前基线数据比较,发现治疗后患者情绪状态未受明显影响,但认知能力较前下降,表明PCI与同步化疗对智力具有明显的不良反应。

接受PCI患者的脑CT及中枢神经系统异常的发生率显著高于没有接受PCI的患者,脑CT扫描显示异常变化,普通体检不容易发现神经系统症状和体征,许多症状通过神经心理学检查才能被发现,只有少数患者有明显症状。脑CT异常虽然最终会稳定,但是在治疗结束后的几年内异常变化会加重。神经系统异常改变在PCI加同期大剂量化疗或每次放疗4Gy的患者最为严重。

目前关于PCI的总剂量和分割方式尚无定论。大多数研究的PCI总剂量在30～36Gy,分割剂量2～

3Gy。Meta 分析发现,当总剂量在 36~40Gy 时,脑转移发生率可减少 73%;而 30Gy 可减少 68%;24~25Gy 可减少 48%;8Gy 的总剂量仅可降低 24% 的脑转移发生率,但总剂量并不影响总生存期。另一项研究发现,当 PCI 的总剂量在 20~35Gy 范围内时,剂量与脑转移的预防效果几乎为线形相关。一般认为,为防止发生迟发性脑损伤,单次分割剂量应低于 3Gy。也有研究认为,加速超分割 PCIβ0~36Gy,每次 1.5Gy,每日 2 次疗效较好,且无明显不良反应。目前放疗肿瘤协作组正在进行加速超分割 PCI 的 Ⅱ/Ⅲ 期随机试验(RTOGO₂12)。关于 PCI 的应用时间,现也并不统一。大多数研究认为应在获得 CR 后进行 PCI,但不应晚于化疗开始后 6 个月。

现在正在进行更多的临床随机研究,对治疗后完全缓解患者加或不加 PCI,这些研究对 PCI 的毒性反应及 PCI 对生存期的影响将会提供更加明确的资料。在这些研究没有完成及发表以前,有专家认为可参照以下的指导原则给予 PCI:①PCI 仅给予完全缓解患者;②每次放疗剂量 2~3Gy,2~3 周内完成,总剂量 24~30Gy;③PCI 不应该在化疗的同一天给予,放疗与化疗的间隔应尽量延长,例如在全部化疗结束后进行。

总的来说,目前评测 PCI 不良反应的研究尚需进一步排除以下因素对神经系统的影响:治疗过程中的抑郁、焦虑情绪、年龄、吸烟、副肿瘤综合征及脑内微转移灶等。根据现有研究结果,为减少晚期神经毒性,PCI 治疗应避免同步化疗,并应使单次分割剂量<3Gy。

四、肺癌放射治疗的并发症

1.放射性肺损伤

(1)急性放射性肺炎:肺组织受照 25~30Gy 后,呈现急性渗出性改变,病理检查可见毛细血管内皮细胞肿胀、空泡化、血栓形成,肺实质和间质充血,肺泡水肿,胶原纤维肿胀,炎性细胞浸润,肺泡上皮细胞脱落,蛋白性物质渗出。在此阶段多数患者不产生症状,若合并感染即产生与普通肺炎类似的症状。这些急性改变在数周或数月后逐渐消失。

急性放射性肺炎的临床症状多出现在放疗开始后的 1~3 个月。早期的临床症状为低热、干咳、胸闷,较严重尤其是合并感染者有高热、气急、胸痛、咳痰,有时有血痰。体检可闻及啰音,有肺实变表现。部分患者有胸膜摩擦音和胸腔积液临床表现。较严重者出现急性呼吸窘迫,甚至导致肺源性心脏病死亡。度过急性期后,则将经历一个逐步发展到肺纤维化的过程。

肺放射后多数会出现影像学改变,即使在没有临床症状的患者也会出现。所以影像学检查发现肺异常改变的比例明显多于有临床症状者。急性放射性肺炎在常规 X 线胸片显示为弥漫浸润样改变,这些改变的分布与放射野的形状一致。胸部 CT 检查通常的改变为肺密度增加。由于 CT 在区别肺的密度方面比 X 线胸片更敏感,而且能显示出放射剂量越高,肺密度增加越明显的关系。因而更常被用于诊断肺的放射损伤。

急性放射性肺炎的治疗以抗生素和肾上腺皮质激素为主,必要时给予支气管扩张药和吸氧等对症处理。皮质激素的用量要大,10~20mg/d,连续使用 4 周左右,然后逐步减量。骤然停药会引起肺组织潜在放射损伤的表达,使放射性肺炎的症状出现反跳。

(2)后期放射性肺纤维化:放疗 3 个月后,肺放射性损伤的改变主要是逐步发展的纤维化。肺泡间隔有弹性纤维和胶原沉积使之增厚。肺泡缩小塌陷,代之以纤维结缔组织。血管壁上也有胶原沉着,血管壁增厚使管腔狭窄、阻塞。肺的放射性纤维化进展较缓慢,呈隐匿发展。在放疗 1~2 年后趋于稳定。

大多数患者无明显临床症状,或仅有刺激性咳嗽,少数患者有临床症状,特别是那些急性放射性肺炎较严重的患者,表现为气急、运动能力下降、端坐呼吸、发绀、慢性肺心病、杵状指。

肺受放射后,大多数患者的影像学检查中会出现肺的后期放射改变。放疗后 1～2 年,在胸部 X 线上出现肺纤维化的表现,在肺的放射高剂量区有致密阴影,伴纤细的条索状阴影向周围放射。上述表现与放射野的形状基本相似,但也可超过原放射野的大小。肺纤维化的形状和放射野的一致性远不如急性放射肺炎时的表现,肺纤维化的另一个明显改变是肺呈局部收缩状态,即以放射野为中心收缩,使纵隔、肺门移位,横膈上抬。局部肺的纤维化使其余肺有不同程度的代偿性气肿,受照胸膜可出现增厚。有时肺纤维化造成的阴影和肿瘤的局部复发很难鉴别。MRI、PET 和 SPECT 有助于鉴别肺纤维化和肿瘤复发。

肺放射性纤维化尚无有效的治疗方法,重在预防,即在给予肿瘤高剂量照射的同时,尽可能避免和减少对正常肺组织的照射。

（3）与放射性肺损害有关的因素

①放射方面的因素:依据正常组织对放射损伤反应的规律,一般把它们分为急性放射反应组织和后期放射反应组织。急性放射反应组织的生物学特性是这些组织在不断地更新,有较强的增殖能力,其放射反应出现在放疗过程中。而后期放射反应组织多数是那些已经丧失了增殖能力的组织,其放射反应出现在放疗结束以后的不同时期里。放射反应的严重程度或损害大小与受照体积、放射总剂量、分割剂量、两次照射的间隔时间和照射总时间这 5 个因素密切相关。肺属于后期放射反应组织,它对放射损伤的反应形式基本遵循后期放射反应组织的反应规律。

②其他因素:a.年龄:儿童的肺放射耐受性比成年人的肺更差,而且照射儿童的肺必定使胸廓受照射,因而放射不但造成肺纤维化,还使胸廓的生长发育受影响,从而使肺功能的受损更明显;b.照射前肺功能状态:老慢支和肺气肿等慢性阻塞性肺病都使肺的放射耐受量降低,这些患者除容易产生急性放射性肺炎和肺纤维化外,由于肺功能的储备有限,因而若照射同样量的肺体积,正常的肺能耐受,而慢性肺病的患者就不能耐受;c.全身性疾病:血管硬化和糖尿病所致血管损坏会使肺的放射耐受下降;d.合并化疗:放疗的同时合并化疗会降低肺的放射耐受性,特别是使用对肺有毒性的化疗药物,如博来霉素、环磷酰胺、异环磷酰胺、丝裂霉素、长春新碱、多柔比星,亦有报道同时使用干扰素也可能使肺的放射损伤增加;e.肺照射部位:肺底部放射耐受性比肺尖部差。

2.放射性食管损伤　放射性食管损伤有两种表现形式,即早期的急性放射性食管炎和后期的放射性食管损伤。急性放射性食管炎是胸部肿瘤放疗中常见的急性反应,特别在超分割放疗或加速超分割放疗中的发生率更高,70%～80%的患者出现 RTOG Ⅱ 级以上的食管炎。其机制与皮肤急性放射性反应相似,是放射损害了迅速增殖的黏膜上皮生发层细胞所致,一般出现于放疗开始后的 2～3 周。患者出现进食疼痛、胸骨后疼痛或烧灼感。合并化疗患者的食管炎出现更早,发生率更高,程度更严重。放疗结束后这些症状多可自行消失。食管炎的治疗为对症治疗,可用黏膜表面麻醉药,嘱患者进软食,避免酸、辣等刺激性食物。症状严重不能进食者应给予鼻饲和静脉营养。后期放射性食管损伤很少见,主要是食管狭窄、放射性溃疡、食管气管瘘和瘘管形成。

3.放射性脊髓损伤　早期的放射性脊髓反应主要表现为 I-hermitte's 征,在常规放疗中的发生率为 10%～15%,这是一种脊髓的亚急性放射损害,潜伏期 1～10 个月。患者在低头时出现背部自头向下的触电感,放射到双足跟,多为一过性。若脊髓放射剂量在耐受剂量(45Gy/10cm 脊髓)以内,则患者的上述症状数月后自行消失,不需任何治疗。

放射性脊髓病是脊髓的后期放射性损伤,发生在放疗 1 年以后。由放射对少突神经胶质细胞和毛细血管的损伤引起,产生神经脱髓鞘等退行性变,严重者有脊髓白质坏死等。临床上脊髓炎表现为横断性脊髓损伤,严重者出现截瘫,瘫痪平面与受照射脊髓段所支配部位一致。

放射性脊髓病是不允许出现的放射性损伤,一旦发生,无有效治疗方法。因此,设计和执行放疗计划时,必须保证脊髓受照射剂量在其耐受范围以内。

4.其他放射性损伤

(1)心脏损害:这是放射对心肌细胞本身或心包等的损伤引起。临床表现为心包积液、心包积血、缩窄性心包炎和心肌病。合并化疗会增加其发生率,在胸部放化综合治疗中一般不应使用多柔比星。

(2)臂丛神经损伤:肺尖癌或锁骨上区淋巴结转移时做高剂量照射引起。照射50Gy以内一般不发生。

(3)放射性肋骨骨折:发生于放疗数年后,表现为放射野内多根肋骨骨折,一般无症状,不需处理。

(王富霞)

第十四节　非小细胞肺癌的化疗

据统计,目前非小细胞肺癌(NSCLC)的治疗现状是,初诊时可手术早期肺癌患者只有,25%～30%,早期患者的5年生存率为35%～50%(其中Ⅱ期患者的5年生存率为30%～40%,ⅢA期患者的5年生存率为20%～25%),因此尽管外科手术仍然是治愈肺癌的主要手段,但非常遗憾的是,术后复发率和死亡率非常高,ⅠB～ⅢA期患者的术后复发及死亡可达50%～75%。初诊时大部分(70%～75%)的非小细胞肺癌是不可手术的晚期患者,生存状况差,总生存期只有7～11个月。

从肺癌最初被人类认识之日起,人们就进行着药物治疗的尝试,但在20世纪80年代以前,由于当时缺乏有效的化疗药物和减轻化疗不良反应的辅助用药及措施,肺癌的化疗疗效一直不令人满意,20世纪80年代后期辅助用药大大减轻了cDDP的肾毒性和胃肠道反应,该药得以顺利使用,为肺癌的治疗揭开了新的篇章,20世纪90年代紫杉类、GEM和NVB等药物的问世,更使NSCLC的治疗达到了新的水平。

NSCLC的化疗方案目前经历了3个阶段:20世纪80年代的第1代化疗方案以EP(cDDP＋VP-16)方案为代表,有效率20%～25%,具有价格便宜、耐受性好等优点,至今仍在采用;第2代化疗方案以三药含铂方案MVP(MMC＋VDS＋cDDP)和MIC(MMC＋IFO＋cDDP)为代表,有效率30%左右,中位生存期6～8个月,从20世纪90年代开始使用后,因未被证实有更高的疗效,不良反应却更为明显,逐渐被第三代方案代替;第3代新药含铂方案(紫杉类、GEM和NVB＋铂类)从21世纪前后开始使用,有效率超过了40%,中位生存期延长至8～10个月,其中以NP方案(NVB＋cDDP)较早,故被称为"二代半"方案。

一、NSCLC的辅助化疗

1.辅助化疗的适应证　根据现有的临床研究提供的循证医学证据,辅助化疗的周期数以3～4个为宜。目前在临床实践中采用的NSCLC的辅助化疗适应证为:①完全切除的ⅠA期患者不适宜行术后辅助化疗;②完全切除的ⅠB期患者,不推荐常规应用术后辅助化疗,可选择观察,对"高危人群"可给予辅助化疗,包括肿瘤＞4cm、低分化、脉管癌栓、脏胸膜受累、肿瘤切缘阳性、Nx等;③完全性切除的Ⅱ期患者推荐术后辅助化疗;④Ⅲ期中T_3N_1的NSCLC患者,首选手术治疗,术后行辅助化疗;⑤行新辅助治疗的患者于根治术后需要继续完成辅助化疗;⑥ⅠB期(外周$T_{2a}N_0$)、Ⅰ期(中心$T_{1ab}N_0$)、Ⅱ期(T_{1ab}～$2_{ab}N_0$,$T_{2b}N_0$)、ⅡB期(T_3N_0)患者有手术指征而因其他医学原因不能行根治手术的,在根治性放疗或立体定向体部放射治疗(SABR)基础上酌情给予辅助化疗。

2.辅助化疗的方案　NSCLC辅助化疗的方案来自于NCCN指南2012年第3版。本章内容中"q28d"

为"每 28 天为 1 个周期"，"q21d"为"每 21 天为 1 个周期"。

(1)标准方案为：cDDP50mg/m²，第 1、第 8 天＋NVB25mg/m²，第 1、8、15、22 天，q28d×4 周期；cD-DP100mg/m²，第 1 天＋NVB30mg/m²，第 1、8、15、22 天，q28d×4 周期；cDDP75～80mg/m²，第 1 天＋NVB25～30mg/m²，第 1、8 天，q21d×4 周期；cD-DP100mg/m²，第 1 天＋VP-16100mg/m² 第 1～3 天，q28d×4 周期；cDDP80mg/m²，第 1、22、43、64 天＋VLB4mg/m²，第 1、8、15、22 天，在 43d 后每 2 周 1 次，q21d×4 周期。

(2)其他可选择的方案为：cDDP75mg/m²，第 1 天＋GEM1250mg/m²，第 1、8 天，q21d×4 周期；cD-DP75mg/m²＋TXT75mg/m²，q21d×4 周期；培美曲塞 500mg/m²＋cDDP75mg/m²，q21d×4 周期（用于腺癌、大细胞癌和组织学类型不明确型不伴特殊组织类型者）。

(3)不能耐受 cDDP 者：紫杉醇 200mg/m²＋CBP　AUC6，q21d×4 周期。

3.辅助化疗的应用　关于术后辅助化疗，从 20 世纪 90 年代开始已进行了大量的研究工作。1999 年日本西部肺癌手术研究会报道了一项随机研究，完全切除术后的 I 和 II 期 NSCLC 患者术后辅以 PVM(cDDP＋VCR＋MMC)方案化疗 2 周期，然后口服优福啶(UFT)1 年，与单纯手术组比较，5 年生存率在实验组为 76.38%，对照组 71.7%，无显著性差异，但进一步分层后，pT₁N₀M₀ 的患者术后 5 年生存率在实验组为 90.7%，对照组 75.3%，一向认为是非辅助化疗对象的 pT₁N₀M₀ 患者反而显示出辅助化疗价值。

其后类似的阴性结果是 2002 年意大利发表的 III 期临床研究 ALPI 结果。1209 例 I 期(42%)、II 期(31%)、III 期患者随机分为术后 3 个周期的 MVP 化疗组和单纯手术组，术后放疗按各中心的规定执行，中位随访时间 63 个月，两组在死亡率、中位生存期和无进展生存期上均无显著性差异，分析原因，可能是化疗组的依从性较差(327 例 1474 例，即 69% 完成化疗)对结果造成了一定困扰，三药联合方案引起的毒性反应较大可能是依从性较差的原因。

2003 年，ASCO 大会上国际肺癌辅助治疗项目 IALT 研究结果的公布，首次确定了术后辅助化疗的地位，具有里程碑意义。该研究纳入 33 个国家 148 个中心的 1867 例 NSCLC 患者，其中 p I 期 36%、p II 期 25%、p III 期 39%，试验组接受含铂两药方案的术后化疗 3～4 周期，对照组不接受辅助化疗，结果辅助化疗组 5 年 OS 率 45%，5 年无病生存率 39%，未化疗组分别为 40% 和 34%，均有显著差异。

2004 年发表的 CALGB9633 研究进一步验证了辅助化疗在 T₂N₀M₀ IB 期 NSCLC 中的价值，是目前唯一的评价 IB 期 NSCLC 术后辅助化疗疗效的临床研究。344 例患者在肺叶切除术(占总患者的 89%)或肺切除术后 4～8 周内，随机接受紫杉醇 200mg/m² 静脉滴注超过 3h 联合 CBPAUC6，第 1 天，q21d×4 周期辅助化疗或进入观察组，结果发现辅助化疗组的耐受性良好，3～4 度中性粒细胞减少的发生率为 36%，无化疗毒性相关死亡，两组死亡率无显著性差异，中位随访 34 个月时死亡人数分别为 36 例/173 例和 52 例/171 例，4 年 OS 率分别为 71% 和 59%，有显著性差异。2008 年发表该研究随访 74 个月的结果，显示 IB 期的总人群生存率无明显差异，但分层分析发现肿瘤直径≥4cm 时有明显的生存获益，此后 IB 期的辅助化疗不做常规推荐，仅在高危人群中进行。

2006 年，法国报道了 14 个国家 101 个中心 IB～IIIA 期 NSCLC 患者 NVB＋cD-DP 方案辅助化疗的结果(ANITA 研究)，其中 IB 期 301 例(36%)，II 期 203 例(24%)，IIIA 期 325 例(39%)，中位随访期 76 个月(43～116 个月)，中位生存期在化疗组为 65.7 个月，在未化疗组为 43.7 个月(35.7～52.3 个月)，化疗组的死亡风险较对照组显著降低，化疗可使 5 年生存率增加 8.6%，7 年生存率维持增加 8.4%，这个研究为 IB～IIIA 期 NSCLC 患者根治术后接受辅助化疗增添了循证医学证据。

2007 年，加拿大报道了 NSCLC 患者 NVB＋cDDP 方案辅助化疗的结果(JBR.10)，213 例/482 例患者接受化疗，尽管老年组(>65 岁)接受化疗药物的剂量强度低于非老年组，但和 JBR.10 的总人群一样，化可同样显著延长患者的总生存率,并且毒性可以接受。

2008 年,ASCO 会议再次报道了 IALT 研究随访 7.5 年的情况,与 ANITA 结果不同的是 5 年以上的长期生存率未显示优势,术后辅助化疗 5 年后化疗相关的死亡增加,生存优势仅表现在术后 5 年之内。

2008 年,LACE 研究对 5 个著名的临床研究(ALPI、ANITA、BLT、IALT 和 JBR.10)进行了 Meta 分析,共纳入了 4584 例病例,术后辅助化疗组与对照组相比,总生存率提高了 5.3%,NVB+cDDP 方案提高总生存率 9%,亚组(分期)分析的结果表明 Ⅱ/Ⅲ 期患者通过辅助化疗可以得到生存获益。LACE 研究的结果进一步为辅助化疗的地位奠定了坚实的基础。

2009 年,JBR.10 结果更新,是目前随访时间最长的 NSCLC 辅助化疗临床研究。尤其具有重要意义的是,中位随访时间已超过 9 年,NVB+cDDP 辅助化疗的生存优势和 5 年 OS 率一样维持增加了 11%,接受辅助化疗的患者未因其他原因或原发肿瘤本身造成死亡率的明显增加。

4.辅助化疗存在的问题　辅助化疗不可回避的问题是血液学毒性,几项著名的研究结果中,血液学毒性最低的 17.5%,最高达 85%,但大多在不良反应程度上可以接受,少部分导致化疗终止。术后辅助化疗尚存在以下几方面的问题:总生存率增加幅度无法令人满意,获益人群比例太低,有 80%~90% 的患者接受了无效"冤枉"的化疗,到目前为止还没有明确的分子标志物指导化疗的选择(目前化疗药耐药分子标志物的最高证据级别仅为 Ⅱ 级);在化疗过程中,前 6 个月的非肺癌相关的死亡率明显增加(1.4%)。

二、NSCLC 的新辅助化疗

1.新辅助化疗的指征　目前在临床实践中采用的 NSCLC 新辅助化疗的指征为对于 Ⅲ 期中 N_2 期肺癌患者,对其直接手术切除是有争议的,影像学检查发现单组纵隔淋巴结肿大或两组纵隔淋巴结肿大但没有融合估计能完全切除的病例,推荐行术前纵隔镜检查,若为阳性行新辅助化疗,条件具备后行手术治疗。对于 Ⅲ 期中 $T_4N_{0\sim1}$ 的患者要区别对待。

(1)相同肺叶内的卫星结节:在新的分期中,此类肺癌为 T_3 期,首选治疗为手术切除,也可选择术前新辅助化疗,术后辅助化疗。

(2)其他可切除之 $T_4N_{0\sim1}$ 期非小细胞肺癌:可酌情首选新辅助化疗,也可选择手术切除。如为完全性切除,考虑术后辅助化疗。

(3)肺上沟瘤的治疗:部分可手术患者,建议先行同步放化疗,然后再手术+辅助化疗。

(4)胸壁,近端气道或纵隔侵犯(T_3 浸润周围结构 $N_{0\sim1}$,T_4 侵犯周围器官组织 $N_{0\sim1}$):可给予新辅助放化疗或新辅助化疗后再酌情考虑手术切除。

2.新辅助化疗的优点

(1)通过减少局部肿瘤负荷,达到肿瘤 T 和 N 的分期降低,增加手术的可切除性和手术切除率。

(2)早期治疗全身已存在的微转移灶,避免在原发灶切除后由于体内肿瘤总量减少而引起肿瘤加速生长。

(3)通过完整的血管输入药物,抑制、杀死存于血管、淋巴管的微转移灶,推迟复发和转移时间。

(4)体内评价化疗的有效性,指导术后正确治疗。

(5)可缩小放射治疗野。

(6)使手术时肿瘤细胞活力降低,不易播散入血,防止手术中的肿瘤播散。

3.新辅助化疗的缺点　化疗后胸膜和血管外膜明显增厚、水肿、正常组织间隙消失,血管外膜无法打开,淋巴结和支气管外膜及周围组织粘连紧密,术中因大量小血管渗血,而使手术难度可能增加。为了尽可能减少新辅助化疗对手术的可能影响,从目前看,新辅助化疗不要超过 2～3 个周期,化疗药物结束后休息 2 周为最佳手术时间。

4.新辅助化疗的疗效　到目前为止,新辅助化疗的报道多是一些 Ⅱ 期研究的结果。多中心、前瞻性的随机Ⅲ期临床研究 EORTC08941 本来被寄予厚望,该研究起始于 1994 年,病例人组截止于 2002 年,目的是比较对含铂类方案诱导化疗有客观反应的 ⅢA(N₂)患者其后接受手术或放疗的生存情况,遗憾的是 EORTC08941 研究最终因未达到统计学要求未得到结论,仅有其中的几个研究中心报道了其 Ⅱ 期研究结果。

2003 年报道的 EORTC08958 研究是 EORTC08941 研究中的一个 Ⅱ 期临床研究,52 例能耐受肺切除的 ⅢA(N₂)NSCLC 患者,中位年龄 60 岁,接受紫杉醇 200mg/m² 3h 静脉输注随后 CBPAUC6,第 1 天,q21d,共 3 个周期的新辅助化疗,未出现 3～4 度贫血、血小板减少,6%(3 例)出现 3 度白细胞减少,其中 63%(32/52 例)3～4 度中性粒细胞减少,2%(1 例)伴随发热,未出现早期或毒性死亡及过敏反应,除了 39% 的患者出现 3 度脱发,8% 的患者出现虚弱,6% 的患者出现肌痛外,严重的非血液学毒性不常见。1 例患者达到 CR,32 例患者达到 PR,RR 达到 64%。随机分为手术组的 15 例患者,3 例患者拒绝手术,2 例患者(17%)在术后证实纵隔淋巴结转移为阴性。总中位生存期(n=52)为 20.5 个月(16.1～31.2 个月),1 年生存率为 68.5%(55.2%～81.7%)。研究认为 ⅢA(N₂)NSCLC 患者紫杉醇联合 CBP 是有效可行的诱导化疗方案。

EORTC08955 研究是 EORTC08941 中的另一个 Ⅱ 期临床研究。47 例中位年龄 58 岁,PS0～1 能耐受肺切除术的 ⅢA(N₂)患者,接受 GC(GEMl000mg/m²,第 1、8、15 天＋cDDP100mg/m²,第 2 天,q28d×3 周期)新辅助化疗,然后随机进入手术组或放疗组。结果:3～4 度的血小板减少是主要的血液学毒性,出现于 60% 的患者中,但未出现出血,48% 的化疗疗程中 GEM 是足量的,严重的非血液学毒性不常见,2 例原来有自身免疫性肺纤维化伴随疾病的患者在放疗后肺功能恶化。33 例(70.2%)出现客观反应 β 例达到 CR,30 例达到 PR,53% 的患者达到纵隔淋巴结阴性,71% 实现完全切除。中位生存期为 18.9 个月,1 年生存率为 69%。该研究认为对 ⅢA(N₂)患者,GC 是有效的、耐受性良好的诱导化疗方案,值得进行和手术或放疗联合的进一步研究。

2005 年报道了 EORTC08941 研究中手术组的相关数据。167 例随机进入手术组的患者,1 例转到了放疗组,17 例资料不详,其他患者行根治术,术后有 74 例(49.7%)的患者手术切缘为阴性,61 例(40.9%)患者的病理分期降至 N₀ 或 N₁,手术相关 30d 和 90d 死亡率分别为 4.0% 和 8.7%。死亡原因中呼吸系统疾病占 27.9%,胸腔疾病占 18:4%。术后并发症主要为肺炎、呼吸功能不全、心律失常、胸膜漏气、心脏失代偿、脓胸和支气管胸膜瘘,共有 12 例(8.1%)患者因切缘阳性、血胸、脓胸和支气管胸膜瘘行二次手术,此报道证明了诱导化疗后根治性手术的可行性。

EORTC 于 2009 年报道了起始于 2001 年 9 月到 2006 年 5 月的另一个多中心 Ⅱ 期研究结果 (NCT30810),比较对 TP 方案 3 周期诱导化疗和后程加速同步放疗(22 次,共 44Gy)有客观反应的 ⅢA (N₂)患者行手术治疗的生存情况。46 例患者中位年龄 60 岁(范围 28～70 岁),13 例(28%)为 N₃,36 例 (78%)为 T₄,所有患者接受化疗,35 例(76%)接受了放疗。化疗的主要毒性是中性粒细胞减少,25 例 (54%)为 3～4 度,其中发热性中性粒细胞减少 9 例(20%),放疗后的主要毒性是食管炎,10 例(29%)1 度,9 例 2 度,1 例 3 度。35 例(76%)接受了手术,其中 17 例为肺切除,27 例达到 Ro 切除。14 例出现围术期并发症,其中 2 例死亡(30d 死亡率 5.7%),7 例患者需要二次手术。28 例纵隔淋巴结阳性的患者经新辅助化疗后,11 例出现病理分期降期,达到病理学 CR6 例。l2 月时的 PFS 为 54%。中位随访 58 个月后, MST 为 29 个月,1、3、5 年的 OS 率分别为 67%、47% 和 40%。他们认为在新辅助化疗和放疗后进行手术在有选择的患者中是可行的,毒性值得注意但可控,ⅢA期患者在新辅助化疗后获得组织学缓解的患者生存率获益情况更明显。

虽然在NSCLC的新辅助化疗中多中心、前瞻性的随机Ⅱ和Ⅲ期研究总是显得不太完善导致研究结论不太可靠,但新辅助化疗和放疗后给予手术治疗在有选择的患者中似乎是可行的,更多的回顾性临床观察结果证实着这一点。Stefani于2010年回顾性分析了175例预期可切除的N$_2$期NSCLC患者接受新辅助化疗后再手术治疗的结果。患者大多(81%)接受2或3周期化疗,均为含铂方案,RR为62%。96例患者随后接受了肺叶切除或双肺叶切除,79例全肺切除,切除率94%,围术期死亡率4.5%;39%的患者纵隔淋巴结分期降期;MST为34.7个月,5年OS率为30%。患者的生存情况明显受到化疗疗效的影响,化疗有效和无效者的MST分别为51个月和19个月,5年OS率分别为42%和10%,患者的生存也受到N降期与否的影响,MST分别为51个月和25个月,5年OS率分别为45%和22%。化疗有效的患者即使未能达到降期也得到满意的生存获益,MST为30个月,5年OS率为30%;化疗无效患者行肺叶切除术后未获得满意的生存获益,MST为20个月,5年OS率为13%,行全肺切除者生存情况更差,MST为15个月,5年OS率为6%。由此可以看出,经过选择的N$_2$期NSCLC患者接受新辅助化疗是有效的治疗选择,化疗有效(临床或病理完全或部分缓解)的患者生存获益明显,即使是N$_2$期新辅助化疗后疗效评价稳定的患者也得到满意的生存获益,化疗无效者预后差。

Pataer等2012年报道了病理学改变可预测新辅助化疗带来的OS和DFS获益。192例新辅助化疗患者手术标本中的活性肿瘤细胞残存量和病理分期均与OS和DFS相关,而直接手术患者未见此相关性,≤10%的活性肿瘤残存较其他情况可显著延长OS和DFS(5年OS率为85%vs40%,5年DFS率为78%vs35%),提示新辅助化疗后活性肿瘤细胞残存量具有预后意义。

5.新辅助疗后手术治疗的风险　单纯就新辅助化疗与手术风险的关系上,一般认为新辅助化疗可不同程度增加手术风险,尤其是肺切除术。如1993年Fowler等报道手术相关死亡率23%,肺切除术增至43%,但以后的报道中风险较前降低,甚至与对照组并未发现差别。2005年Martin报道470例新辅助化疗或新辅助放化疗后肺叶或肺切除术的安全性,总死亡率为3.8%,其中肺叶切除术为2.4%,肺切除术为11.30%,尤其右肺切除术高达23.9%,原因未能确定。

Mansour等于2007年报道了该中心298例行肺切除术患者的手术并发症的回顾性、对比性分析。其中,60例(20.1%)行新辅助化疗,其余的直接手术。两组中手术侧、伴随疾病及戒烟时间相似,但直接手术组年龄较大[(57.75±8.94)岁 vs(61.83±9.58)岁]且女性较多(5.0%vs17.2%)。30d内手术死亡率分别为6.7%和5.5%,90d内手术死亡率分别为11.7%和10.9%,脓胸发生率分别为1.7%和2.1%,支气管胸膜瘘分别为1.7%和5.5%,急性呼吸窘迫综合征分别为3.3%和3.4%,均无显著性差异。

Gaissert2009年报道了183例肺切除术患者的手术并发症的回顾性对比性分析,其中46例(25.2%)接受新辅助放疗联合化疗,137例直接进行手术。在临床特征上,临床分期为ⅡB期1例,ⅢA期35例,ⅢB期8例,Ⅳ期2例;接受新辅助放化疗的患者相对较年轻,伴随有心脏疾病的患者少,肺功能较好,支气管内肿瘤的发生概率少。分析发现两组的住院死亡率分别为4.3%(2例 l46例)和6.6%(9例/137例);心肺并发症的发病率亦无显著差异。

Weder2010年报道了两个中心827例新辅助治疗的局部晚期患者中,其中的176例行肺切除术后手术并发症的回顾性分析。这些肺切除患者中,20%的患者术前单独行含铂双药方案化疗3~4周期,余80%的患者联合瘤床及纵隔放疗(45Gy),手术后病理分期为O期36例(21%),Ⅰ期33例(19%),Ⅱ期38例(21%),Ⅲ期57例(32%),Ⅳ期12例(7%),病理分期比临床分期降期的达61%。90d内死亡率3%,死亡原因中,3例肺栓塞,2例呼吸衰竭,1例心力衰竭。22例(13%)出现了23人次的大并发症。这些肺切除患者的 3 年 OS 率为 43%,5 年 OS 率为 38%,此结果再一次证明在有经验的中心,局部晚期患者在新辅助治疗后行肺切除是可行的,并发症可以接受,5 年 OS 率达到了扩大切除术的效果。

总之,新辅助化疗目前尚缺乏大型Ⅲ期研究的支持,仅有的几个Ⅲ期研究也受到批评,大多是因为术前准确分期很困难,导致入组患者实际分期差别很大,另外入组患者的数量也较少。目前还没有新辅助化疗后再手术与直接手术后再化疗头对头比较的随机、多中心Ⅲ期研究,因而新辅助化疗的优势仍存在争议,但一般认为在有经验的中心,有选择的局部晚期患者在新辅助治疗后行肺叶切除甚或是一侧肺切除是可行的,并发症值得重视但可以接受。在 2012 年肺癌 NCCN 指南中指出,纵隔切开术证实纵隔淋巴结为阴性或仅有 1 个<3cm 淋巴结转移的患者直接进行手术治疗是适宜的方法,对 N₂ 患者,目前～半 NCCN 中心给予新辅助放化疗,另一半给予新辅助化疗,但患者若有多个病理学证实的>3cm 的淋巴结转移最好不要手术,给予根治性放疗、化疗更适合。

三、晚期非小细胞肺癌的化疗

对于晚期 NSCLC,在一线治疗上有几个选择。

1.单独含铂方案的化疗 目前一般来说,第三代新药含铂化疗方案的 ORR 为 25%～35%,TTP4～6 个月,MST 一般为 8～10 个月,1 年生存率 30%～40%,2 年生存率 10%～15%,但要注意 PS3～4 的患者并不能从化疗中获益。疗效达到 SD 的患者用 4 个周期,有客观疗效反应的患者可用至 6 个周期,随后可选择观察或维持治疗。

2.靶向治疗 表皮生长因子受体(EGFR)突变阳性的患者可选择 EGFR 酪氨酸激酶抑制药(EGFR-TKI);存在棘皮动物微管蛋白样 4 间变性淋瘤激酶(EML4-ALK)融合突变的患者一线治疗可选择 ALK 选择性抑制药克唑替尼。

3.化疗和单克隆抗体的联合 如贝伐单抗和化疗的联合,西妥昔单抗和 NP(NVB+cDDP)方案的联合等,此种联合中,化疗一般用至 4～6 周期,而单克隆抗体可继续维持至疾病进展。

4.同步放化疗 局部晚期肿瘤中,同步放化疗的疗效优于单独化疗或序贯化疗、放疗。

在晚期 NSCLC 的化疗中,第 3 代新药含铂化疗方案的疗效基本相似,一般使用两药方案,增加药物虽然可以增加反应性,但不能带来 OS 获益。对于非鳞癌,培美曲塞+cDDP 优于 GEM+cDDP,但鳞癌则疗效相反。特殊情况下,如老年人或 PS2 的患者可使用单药化疗,也可使用不含铂的第 3 代新药联合方案。

(一)一线化疗

1.第 3 代新药含铂方案疗效的比较 2001 年报道的 SWOG9509 研究中,NVB+cDDP 组(202 例,VC:NVB 每周 25mg/m²,cDDP100mg/m²,第 1 天,q28d)和紫杉醇+CBP 组(202 例,DCb:紫杉醇 225mg/m² 超过 3h 滴注,第 1 天,CBPAUC6,第 1 天,q21d)相比较发现,2 个第 3 代含铂化疗方案对未进行组织学类型分层分析的晚期 NSCLC 人群疗效无显著性差异。

确定晚期 NSCLC 患者一线化疗方案的关键研究之一是 2002 年的 ECOG1594 研究。以紫杉醇联合 cDDP(DC:紫杉醇 135mg/m² 超过 24h 滴注,第 1 天+cDDP75mg/m²,第 2 天,q21d)为对照组,紫杉醇+CBP(DCb:紫杉醇 225mg/m² 超过 3h 滴注,第 1 天+CBPAUC6,第 1 天,q21d)、TXT 联合 cDDP(TC:TXT75mg/m²,第 1 天+cDDP75mg/m²,第 1 天,q21d)、GEM 联合 cDDP(GC:GEM1000mg/m²,第 1、8、15 天+cDDP100mg/m²,第 1 天,q28d)的 3 个第 3 代双药含铂方案为实验组,1207 例患者入组,1155 例可评价,结果发现 4 个化疗方案对不同组织学类型的 NSCLC 患者疗效相似,在安全性方面,各组也相似。

2003 年的 TAX326 研究发现第 3 代含铂化疗方案的疗效存在显著性差异。该研究中的病例数为 1218 例,DC 组(TXT75mg/m² + cDDP75mg/m²,q21d),DCb 组(TXT75mg/m² + CBPAUC6,q21d),VC 组(NVB 每周 25mg/m² + cDDP100mg/m²,q21d),DC 组和 VC 组的中位生存期分别为 11.3 个月和 10.1 个月,2 年 OS 率分别为 21% 和 14%,总反应率分别为 31.6% 和 24.5%,而 DCb 无论在中位生存期还是总反应率上都与 VC 相似,证明 TXT 联合 cDDP 明显优于 NVB 联合 cDDP,且没有病理学类型的选择性,分析还发现,3 个方案中中性粒细胞减少、血小板减少,感染及发热性中性粒细胞减少都相似,但 TXT 联合 cDDP 或 CBP 在 3~4 度的贫血、恶心、呕吐等不良反应方面明显少于 NVB 联合 cDDP 方案,总体生活质量更好。

2007 年 Douillard 等对 7 项研究共 2867 例患者使用含紫杉类和含长春碱类化疗方案的 meta 分析也证明了含紫杉类化疗方案的疗效优于长春碱类。

2005 年的一项 meta 分析证明 GEM 联合铂类与其他方案比较,在疗效上存在显著性差异。13 项临床研究中的 4556 例患者随机接受 GEM 联合铂类化疗或其他含铂方案化疗,GEM 联合铂类化疗死亡率明显下降(HR0.90),1 年 OS 率绝对值增加 3.9%,MST 分别为 9.0 个月和 8.2 个月。亚组分析显示 GEM 联合铂类化疗较第 1 代和第 2 代含铂方案明显获益(HR0.84),但与第 3 代含铂方案相比仅出现获益趋势(HR0.93)。GEM 联合铂类化疗较其他方案疾病进展风险明显降低(HR0.88),中位 PFS 分别为 5.1 个月和 4.4 个月,亚组分析显示 GEM 联合铂类化疗较第 1 代、第 2 代和第 3 代含铂方案在 PFS 上都明显获益。

2.第 3 代新药含铂方案与组织学类型的相关性　在化疗方案的疗效与组织学类型的相关性研究上,2008 年 JMDB 研究有所突破,该研究采用等效性实验,不仅证明了培美曲塞＋cDDP 与 GEM＋cDDP 的疗效相似(MST 分别为 10.3 个月和 10.3 个月,PFS 分别为 4.8 个月和 5.1 个月,ORR 分别为 30.6% 和 28.2%),且亚组分析显示两个方案对不同组织学类型的 NSCLC 患者疗效不同:对鳞癌,培美曲塞组的 OS 短于 GEM 组(MST9.4 个月 vs10.8 个月),但对腺癌,培美曲塞组的 OS 明显长于 GEM 组(MST$_1$2.6 个月 vs10.9 个月),同样对大细胞癌,培美曲塞组的 OS 明显长于 GEM 组(MST$_1$0.4 个月 vs6.7 个月),在不良反应方面,3~4 度的中性粒细胞减少、血小板减少、感染、白细胞减少及脱发在培美曲塞组明显低,但 3~4 度的恶心比较常见。基于该研究,2009 年版 NCCN 指南认为培美曲塞＋cDDP 一线治疗非鳞癌的疗效优于 GEM＋cDDP,且毒性更低。

2012 年 Saleh 等进一步把培美曲塞方案与安慰剂或其他治疗方案比较的 5 个研究进行了 meta 分析,研究包括一线、二线和维持治疗阶段,发现培美曲塞组都明显优于其他治疗,但这种优势仅限于非鳞癌。

(二)维持化疗

NSCLC 一线化疗方案治疗 4~6 个周期有效或稳定的患者是否维持治疗取决于组织病理学类型、PS 状态及治疗期间患者的不良反应程度。目前有两种尚存争议的治疗策略,分别为维持治疗和观察。

维持治疗策略又分两种:一种方法是继续维持治疗,也就是使用一线治疗方案中使用过的至少一个药物继续治疗,直至疾病进展、毒性不可接受或超过了预定治疗周期数,一般继续维持治疗中的治疗强度低于一线治疗方案中的强度。继续维持治疗的药物可选择其中的化疗药如培美曲塞、GEM.也可选择非化疗药物,如贝伐单抗、西妥昔单抗。另一种是更换维持治疗,即换用从药物分类或作用靶点与原治疗方案完全不同的另一种药物继续治疗,包括培美曲塞、厄洛替尼等。

对 NSCLC 的维持治疗,有几项代表性的研究,即 TXT 更换维持治疗的 Fidias 研究,培美曲塞更换维持治疗的 JMEN 研究,GEM 继续维持治疗的 CECOG 和 IFCT-GFPC05O$_2$ 研究及厄洛替尼更换维持治疗的 SATURN、AT1AS 和 IFCT-GFPC05O$_2$ 研究。

对于维持治疗的两种不同策略,2010 年 Fidias 做了 1999 年 1 月至 2010 年 1 月维持治疗研究的 meta

分析,发现用厄洛替尼和培美曲塞更换维持治疗可带来 OS 的改善,而继续维持治疗至今,只带来 PFS 延长,并没有转化成 OS 的延长。

1.Fidias 研究 2009 年的 Fidias 研究曾经确立了 TXT 维持治疗的疗效和地位。研究对象是伴有胸腔积液的 ⅢB(UICC6 分期)或 Ⅳ 期 NSCLC。方案设计为先给予 GEM 联合 CBP 方案化疗(GC:GEM1000mg/m²,第 1、8 天,CBPAUC5,第 1 天,q21d),4 周期化疗后未进展的患者随机分组,一组为 TXT 维持治疗组 75mg/m²,第 1 天,q21d,最多 6 个周期,另一组为 TXT 延迟治疗组。最终注册 566 例,398 例完成 GC 方案治疗后,309 例随机进入两个治疗组。TXT 维持治疗能够明显延缓疾病进展(中位 PFS 分别为 5.7 个月 vs2.7 个月),并有延长总生存期的趋势(中位 OS 分别为 12.3 个月 vs9.7 个月),毒性未增加,QOL 无显著性差异。但值得特别指出的是,延迟治疗策略使 37.2% 的患者大多由于疾病进展而丧失了继续接受 TXT 治疗的机会,这使得 TXT 维持治疗的证据级别仅为 2B 级,因后续研究未能提供更充分的证据,2012 年 NC-CN 指南把 TXT 从维持治疗中去除。

2.JMEN 研究 2009 年的 JMEN 随机双盲研究结果确立了培美曲塞维持治疗的疗效和地位。研究在 20 个国家的 83 个中心进行,663 例ⅢB 或 Ⅳ 期 NSCLC 患者在 4 个周期含铂方案化疗未进展后,按 2:1 比率随机进入培美曲塞组(500mg/m²,第 1 天)或安慰剂组,均每 21 天为 1 个周期,并配合最佳支持治疗(BSC)。培美曲塞维持治疗显著延长 PFS(4.3 个月对 2.6 个月)和总生存期(13.4 个月 vs10.6 个月);因药物毒性导致治疗终止的概率在培美曲塞组稍高(5% vsl%),药物相关的 3～4 度毒性亦显著高于安慰剂组(16% vs4%),尤其乏力(5% vsl%)和中性粒细胞减少(3% vsO)。无培美曲塞相关死亡出现,因药物毒性中断治疗后接受后续全身治疗的概率在安慰剂组显著高于培美曲塞组(51% vs67%)。随后陆续发表的临床研究结果进一步巩固了培美曲塞维持治疗的地位,2012 年 NCCN 指南把其证据级别由 2B 升至 2A。

3.CECOG 研究 2006 年的 CECOG 研究提出 GEM 维持治疗具有可行性。325 例患者接受 GEM1250mg/m²,第 1、8 天+cDDP80mg/m²,第 1 天,q21d 一线化疗,其中 206 例达到有效或稳定者按 2:1 进入 GEM 维持治疗组(GEM 组)和最佳支持治疗组(BSC 组),TTP 分别为 6.6 个月 vs5 个月,有显著差异,OS 分别为 13.0 个月 vs11.0 个月。毒性反应轻微,最常见为 3～4 度中性粒细胞减少。

4.IFCT-GFPC05O₂ 研究 2010 年报道的 IFCT-GFPC05O₂ 研究中,834 例患者给予 GEM+cDDP 一线化疗 4 周期,达到有效或稳定的 464 例患者随机接受 GEM(GEM1250mg/m²,第 1、8 天,q21d)或厄洛替尼(E150mg/d)或观察,中位 PFS 分别为 3.7 个月、2.8 个月和 2.1 个月,G(HR0.51)和 E(HR0.83)维持治疗组较观察组明显延长了 PFS。2012 年 NCCN 指南增加了 GEM 作为晚期 NSCLC 一线治疗达到有效或稳定后继续维持治疗的药物,其证据级别为 2A。

2010 年的 SATURN 研究和 IFCT-GF-PC05O₂ 研究结果同样确立了厄洛替尼作为维持治疗的疗效和可行性。

(三)二线化疗

在一线治疗过程中或治疗后,部分患者病情进展,需要二线治疗,这部分患者的生存期在很大程度上依赖于他们开始二线治疗时的 PS 评分,肺癌的相关症状、以前所用化疗的残存毒性及伴随疾病的存在都可影响 PS 评分。近年来的多项研究确定了二线治疗在晚期 NSCLC 中的地位,包括两种化疗药 TXT 和培美曲塞及厄洛替尼、吉非替尼等 EGFR-TKI 制剂。

1.多西他赛 TXT 二线治疗地位的确定是基于 TAX317B 和 TAX320 研究。2000 年报道的 TAX317B 研究以 TXTD100(100mg/m²,第 1 天,q21d,n=49)和 BSC 比较,后因毒性相关死亡率较高,TXT 修改为 D75(75mg/m²,第 1 天,q21d,n=55)。研究发现 TXT 组的 TTP 明显高于 BSC 组(10.6 周 vs6.7 周),OS 也显著延长(中位 OS7.0 个月 vs4.6 个月),尤其是 TXT75mg/m² 组更优于 BSC 组(中位生

存期 7.5 个月 vs4.6 个月,1 年生存率 37%vs11%)。发热性中性粒细胞减少在 TXT 组是最常见的毒性(11 例发生于 TXT100mg/m² 组,3 例死亡,1 例发生于 75mg/m² 组),除腹泻以外的 3～4 度非血液学毒性在两组相似。同年发表的 TAX320 研究则比较了 TXTD100 或 D75 与 NVB 或 IFO(V/I)的疗效差别,总反应率在 D100 为 10.8%,D75 为 6.7%,均与 V/I 的 0.8% 有显著差异。TXT 组 TTP 时间显著延长,PFS 延长至 26 周,尽管 OS 无显著性差异,但 1 年生存率在 D75 组显著增加 β_2%vs19%)。一线治疗使用过紫杉醇的患者再使用 TXT 未减少 TXT 的反应率或影响患者生存情况。亚组分析中铂类耐药与铂类治疗后复发的患者相比,PS 评分 O 或 1 与 2 的患者相比,TXT 组出现有效率更佳的趋势。不良反应方面,D100 毒性较大,但 D75 耐受性良好。

在 TXT 作为二线化疗方案的使用方法上,因 TXT$_3$ 周方案的毒性如乏力、骨髓抑制及疼痛较普遍,有数个研究探讨了 TXT 每周方案的可行性。2007 年 DiMaio 对其中的 5 个随机临床试验进行了 meta 分析,显示两者在生存上无明显差别(HR-1.09),但每周方案的毒性如发热性中性粒细胞减少显著降低。

2.培美曲塞　2004 年的 JMEI 研究发现培美曲塞与 TXT 二线治疗的疗效相似而不良反应更少,从而确立了培美曲塞在二线化疗中的地位。在 JMEI 研究中,571 名患者随机接受培美曲塞 500mg/m²,第 1 天或 TXT75mg/m²,第 1 天,q21d,总反应率分别为 9.1% 和 8.8%,中位 PFS 均为 2.9 个月,MST 相似,为 8.3 个月 vs7.9 个月,1 年生存率均为 29.7%。TXT 组有更多的 3～4 度中性粒细胞减少(40.2%vs5.3%)、发热性中性粒细胞减少(12.7%vs1.9%)、伴感染的中性粒细胞减少(3.3%vs0.0%),因发热性中性粒细胞减少的住院率分别为 13.4% 和 1.5%,其他不良反应造成的住院率无明显差别(10.5%vs6.4%),脱发差别明显(37.7%vs6.4%)。

3.厄洛替尼与吉非替尼　2005 年的 BR.21 研究确立了厄洛替尼二线治疗的疗效,2008 年 INTEREST 研究显示 TXT 与吉非替尼作为二线治疗的疗效相等,分别确立了靶向治疗药物厄洛替尼和吉非替尼二线治疗的地位。

(王　朔)

第十五节　小细胞肺癌的化疗

与 NSCLC 相比,SCLC 细胞的倍增时间明显短,生长比率明显高,更早发生全身广泛转移,虽对化疗和放疗均有高度的反应性,但易获得性耐药。SCLC 的治疗原则是以化疗为主,辅以手术和(或)放疗。SCLC 的全身化疗肯定能延长生存,改·善症状,对初治的大多数患者可以缩小病灶,但单纯化疗很少能达到治愈,由于耐药问题通常缓解期不到 1 年,因而综合治疗是达到根治的关键。

SCI-C 分期是由退伍军人医院肺癌研究组(VALG)制订的,把 SCLC 简单地分为局限期(LD)和广泛期(ED)。LD 期为病变局限于一侧胸腔伴有区域淋巴结转移,后者包括肺门、同侧和对侧纵隔、同侧和对侧锁骨上淋巴结,但不能有明显上腔静脉压迫、声带麻痹和胸腔积液,即所有病灶能安全地被一个放射野囊括。ED 指超出此范围的病变。

LD 期 SCLC 的治疗原则是首选化疗或放化疗同步治疗,酌情加用颅脑预防性放疗(PCI),酌情在化疗和放疗后手术切除受侵的肺叶以除去耐药的残存癌细胞,也可切除混合性肿瘤中其他类型的癌细胞。经有创检查明确为 TiN_0M_0 的 SCLC 患者也可进行手术治疗,术后辅以化疗。

ED 期 SCLC 的治疗原则是采用以化疗为基础的治疗,根据病情酌情加局部放疗,如骨、颅内、脊柱等处病变首选放疗以尽快解除压迫或症状。

复发 SCLC 的治疗原则是给予姑息性放疗或化疗以解除症状,如有可能尽可能参加临床试验,以便争取机会试用新药。

一、小细胞肺癌的一线化疗

在 20 世纪 70 年代,CAV(CTX+ADM+VCR)成为 SCLC 的标准化疗方案,20 世纪 80 年代中期,EP(VP-16+cDDP)方案作为一线化疗方案治疗开始显示出很好的效果,可使 80% 以上的 SCLC 达到完全或部分缓解,在此基础上,EP 方案或是与其他方案交替,或是增加剂量强度,或是和造血干细胞移植/支持联合,或是增加第三种药物,都未能得到明显的生存获益,SCLC 化疗疗效进入平台期。

近年来用于 NSCLC 的第 3 代新药含铂方案进入 SCLC 的治疗,但因未显示出明显的生存优势,仍未能取代 EP 方案的地位,多数第 3 代新药含铂方案用于二线化疗,仅 CPT-11 方案已进入 ED 期 SCLC 的一线治疗。目前 IA 期以后的 LD-SCLC 的一线标准治疗是 4～6 周期 EP 方案化疗,并尽可能在第一或第二周期时配合胸部同步放疗,或在化疗结束后有良好反应的患者可进行胸部放疗,RR 可达到 70%～90%,PFS 为 14～20 个月,2 年 OS 率为 40%。对 ED-SCLC,可给予 4～6 周期 EP 方案或 CPT-11 方案化疗,若远处转移灶达到 CR、胸腔病灶缩小很明显也可进行胸腔放疗,单纯化疗的 RR 可达到 60%～70%,PFS 为 9～11 个月,2 年 OS 率仅为 5%。

1.CAV 方案和 EP 方案　Evans1985 年报道 31 例患者接受 EP 方案化疗,LD 期 11 例,其余的 ED 期患者中包括 8 例脑转移患者,结果 43% 达到 CR,43% 达到 PR,PFS 在 LD 期为 39 周,在 ED 为 26 周,有疗效患者的 MST 在 LD 期为 70 周(28～181 周),在 ED 期为 43 周(17～68 周)。在毒性反应方面,胃肠道毒性轻微,但白细胞减少和血小板减少较普遍,有 4 例败血症,其中 1 例死亡,15 例出现神经毒性并导致 2 例终止化疗。该作者认为 EP 方案较传统化疗有优势。

Johnson 等证明 CAV 方案化疗后 EP 方案巩固治疗可增加生存率。在这个报道于 1993 年的包括 386 例 LD 期 SCLC 患者的 III 期临床研究中,患者随机分为胸部放疗(TRT)组和单纯化疗组,所有患者接受 CAV(CTX1000mg/m² + ADM40mg/m² + VCR1mg/m²,q21d)×6 周期,放疗组患者在第 1 和第 2 周接受 10 次共 30Gy 放疗,在第 5 周接受剩余的 5 次共 15Gy 放疗。对 CAV 化疗有反应的患者随机接受 2 周期的 EP 方案巩固化疗(cDDP20mg/m²,第 1～4 天 + VP-16100mg/m²,第 1～4 天)或观察。他们发现放疗组和非放疗组的 CR 率(46% vs38%)和 RR 率(67% vs64%)无显著性差异,但 MST(14.4 个月 vs12.8 个月)和 2 年 OS 率(33% vs23.5%)在放疗组稍显优势,同时 4 度血液学毒性在放疗组明显多见,巩固化疗的患者 MST(21.1 个月 vs13.2 个月)和 2 年生存率(44% vs26%)明显延长,他们认为 CAV 方案和同步 TRT 在 LD 患者未较单用 CAV 方案化疗显示生存优势,致命血液学毒性反而多见,CAV 方案化疗(有或无同步 TRT)后给予 2 周期 EP 方案巩固治疗可增加生存率。

其后的 III 期临床研究未能证明 EP 方案较 CAV 有生存优势,但与 TRT 联合治疗时 EP 方案显示出了更好的耐受性,很快 EP 方案成为最常用的 SCLC 化疗方案。2002 年 Sundstrom 报道了 436 例患者随机接受 EP 和 CEV 方案比较的 III 期临床研究,EP 组为 cDDP75mg/m²,第 1 天 + VP-16100mg/m²,第 1 天,继之以口服 VP-16200mg/m²,第 2～4 天,CEV 组为 CTX1000mg/m²,第 1 天 + E-ADM50mg/m²,第 1 天 + VCR2mg/m²,第 1 天,均为 5 周期,另外 LD 患者在化疗第三周期接受同步 TRT,CR 患者接受预防性脑放疗。2 年和 5 年 OS 率在 EP 组为 25% 和 10%,显著高于 CEV 组(8% 和 3%),在 I,D 患者中,中位生存时间是 14.5 个月对 9.7 个月,在 ED 患者中,两组生存率和生活质量无明显差异。

为了增加反应率,Ihde 等进行了高剂量和标准剂量 EP 方案在 ED 期 SCLC 患者中的前瞻性研究。95

例患者随机进入高剂量和标准剂量 EP 组,另外 25 例预计接受高剂量 EP 方案风险较大的患者直接进入标准剂量 EP 组。在第 1～2 周期,标准剂量 EP 组为 cDDP80mg/m²,第 1 天＋VP-1680mg/m²,第 1～3 天,q21d,高剂量 EP 组为 cDDP17mg/m²,第 1～5 天＋VP-1680mg/m²,第 1～5 天,q21d,第 3～4 周期都接受标准剂量 EP 方案化疗。在 5～8 周期,已达到 CR 的患者接受标准剂量 EP 方案化疗,其他的接受 CAV 或者按体外药敏实验组合的其他化疗方案化疗。结果显示,尽管高剂量组的剂量增加了 68％,但两组的 CR 率(23％ vs22％)、MST(10.7 个月 vs11.4 个月)很一致。未随机患者的 CR 率为 4％,MST 为 5.8 个月。高剂量组白细胞减少、发热性白细胞减少及体重减少明显增加。此研究证明增加 EP 方案的剂量未能增加疗效,反而不良反应增加。

为了避免 cDDP 的毒性,CBP 被用来代替 cDDP,研究证实了这种替代未影响疗效。Skarl0s 等报道,患者随机接受 EP:cDDP50mg/m²,第 1～2 天或 CE:CBP300mg/Il2,第 1 天,均联合使用 VP-16300mg/m²,第 1～3 天,q21d×6 周期。有反应的 LD 期患者和达到 CR 的 ED 期患者大多数在第三周期接受 TRT 和预防性脑放疗。化疗周期延迟天数在 EP 和 EC 组分别为 8d 和 9d,药物平均实际用量分别达到 74％和 80％。CR 率分别为 57％和 58％,MST 分别为 12.5 个月和 11.8 个月,无显著差别,EP 组白细胞减少、中性粒细胞减少性感染、恶心、呕吐、神经毒性和高敏反应常见而且严重,显示 CE 不劣于 EP。

因 SCLC 极易获得性耐药,在 20 世纪 80-90 年代人们曾尝试交替两个化疗方案治疗。Roth 等进行了 EP、CAV 及两者交替化疗的 Ⅲ 期临床研究,并在 1992 年公布结果。在该研究中,437 例 ED 期患者接受 12 周 EP 方案、18 周 CAV 方案或 18 周 CAV/EP 方案交替化疗,发现 3 组在有效率方面无显著差异,分别为 61％、51％和 59％,CR 率分别为 10％、7％和 7％,MST 分别为 8.6 个月、8.3 个月和 8.1 个月,TTP 在交替化疗组有延长趋势但与另外两组相比无显著差异,分别为 4.3 个月、4.0 个月和 5.2 个月,两组患者在病情进展后进行的交替二线化疗均出现反应率低、生存时间短的特点。骨髓抑制是所有各组的限制性毒性。该研究认为 4 个周期 EP 和 6 个周期 CAV 在 ED 期患者中疗效相等,并且在一定程度上存在着交叉耐药,交替化疗未显示出较任一单独化疗方案更有优势,因而不应被用作标准治疗。

因 SCLC 对化疗有高度的反应性,在 20 世纪 80-90 年代人们亦曾尝试在造血干细胞支持下提高化疗药剂量来增加疗效。Smith 等给予 36 例 SCLC 患者传统化疗(VP-16＋ADM＋VCR)后再给予高剂量 CTX7g/m² 化疗,最初的 17 例同时接受了自体造血干细胞解救,除了 1 例治疗相关性死亡外,患者对治疗的耐受性良好,15 例患者在高剂量 CTX 化疗前仍有可测量病灶,其中 12 例(80％)再次获得治疗反应,但维持时间较短,中位时间为 9 周,14 例在高剂量 CTX 化疗前已达到 CR 的 LD 期患者,其中的 11 例(79％)平均总 PFS 也仅为 10 个月。该研究证明,传统化疗后高剂量 CTX 化疗是可行的并且可增加反应率,但无论在整体还是亚组分析都没有转化成生存获益。

Rizzo 等 2002 年报道了 22 个自体血和骨髓移植中心中 103 例 SCLC 患者接受自体造血干细胞移植配合高剂量化疗的结果。常用预处理方案为 CBP(CTX＋卡莫司汀＋cDDP)(60％)和 ICE(IFO＋CBP＋VP-16)(28％)。从诊断到移植的平均时间为 6 个月(1～34 个月)。66％在诱导化疗达到 PR 后、27％在达到 CR 后接受移植。100d 死亡率为 11％。3 年 OS 率和 PFS 率为 33％和 26％,负性影响因素为年龄超过 50 岁、ED 期、预处理方案不为 CBP 或 ICE。3 年 OS 率和 PFS 率在 LD 期和 ED 期差别明显(43％ vs10％,35％ vs4％),年龄超过 50 岁的患者死亡风险或进展风险加倍。该结果提示自体造血干细胞移植仅在年轻 LD 期 SCLC 患者中延长了生存期。

在 EP 方案联合放疗基础上增加第 3 个药物,如紫杉醇,未能显示生存获益。在 Et-tinger 等 2005 年报道的 LD-SCLC 研究中第 1 周期化疗为紫杉醇 135mg/m²3h 静脉滴注,第 1 天＋VP-1660mg/m²,第 1 天静脉滴注,随后 80mg/m² 口服,第 1～3 天,cDDP60mg/m²,第 1 天,同步 TRT1.5Gy 每天 2 次×15d,第 2～4

周期单用化疗,但紫杉醇增至 $175mg/m^2$ 3h 静脉滴注,第 1 天。55 例患者人组,53 例可评价,主要毒性为 3 度和 4 度的中性粒细胞减少(分别为 32% 和 43%),3 度和 4 度食管炎(分别为 32% 和 4%),1 例死于急性呼吸窘迫综合征,另 1 例死于败血症。MST24.7 个月,2 年 OS 率为 54.7%,PFS 为 13 个月,2 年 PFS 率 26.4%,他们认为所用研究方案对 LD-SCLC 有效,但三药联合方案配合 TRT 不一定会比 EP 配合 TRT 改善生存率。

2.NSCLC 第 3 代新药方案　　第 3 代新药方案也在 SCLC 中进行了研究。Lee 于 2009 年报道,ED-SCLC 或预后不良的 LD-SCLC 随机接受 GC(GEM+CBP,n=121)或 EP 方案化疗(n=120),OS 未出现明显差异,MST 分别为 8.0 个月和 8.1 个月,中位 PFS 分别为 5.9 个月和 6.3 个月;3 度和 4 度骨髓抑制在 GC 组常见(贫血为 14%vs2%;白细胞减少为 32%vs13%;血小板减少为 22%vs4%),但未增加住院率、感染或死亡,2~3 度脱发(17%vs68%)、恶心(43%vs26%)在 PE 组常见;GC 组患者门诊治疗多见(89%vs66%),即 GC 和 EP 在 OS 和 PFS 上同样有效,毒性更可接受。

3.伊立替康方案　　CPT-11 方案最早是用于 SCLC 的二线化疗方案。受其启发,Noda 等 2002 年完成了 CPT-11 联合 cDDP 与 EP 方案在 ED-SCLC 中的比较研究,这是一项多中心Ⅲ期随机研究,由此奠定了 CPT-11 联合 cDDP 在 ED-SCLC 中的一线治疗地位。此研究原计划人组 230 例患者,但因在中期分析时即已显示出两组之间的明显差异,故最后仅入组 154 例。MST 分别为 12.8 个月和 9.4 个月,2 年 OS 率分别为 19.5% 和 5.2%,严重的或威胁生命的骨髓抑制在 EP 组更常见,严重的或威胁生命的腹泻在 CPT-11 组更常见。

同样为了避免 cDDP 的不良反应,Her-mes 比较了 CPT-11 联合 CBP(IC)与口服 VP-16 联合 CBP(EC)在 ED-SCLC 中的疗效。IC:n=105,卡铂 AUC4+CPT-11175mg/m²,第 1 天,q21d 或 EC:n=104,CBPAUC4+VP-16 口服 120mg/m²,第 1~5 天,q21d(1/3 的患者因 PS=3~4 或年龄>70 岁减少了剂量)。OS 在 EC 组显著低于 IC 组,MST 分别为 8.5 个月和 7.1 个月,1 年生存率分别为 34% 和 24%。CR 分别为 18 例和 7 例,有显著差异。两组在 3~4 度骨髓毒性上无显著差异,3~4 度腹泻在 IC 组常见,QOL 差异较小,但 IC 组较 EC 组有姑息疗效延长的倾向,即 IC 可延长生存期并伴有 QOL 稍有改善,但差异不如 CPT-11 联合 cDDP 与 EP 间的差别明显。

二、小细胞肺癌的二线化疗

在现行的放化疗模式下,90%~95% 的 SCLC 患者一线治疗后可达到延长生存的目的,但大多数患者在或长或短的化疗暂停期后会复发,需要进行二线化疗,此时区分出患者对诱导化疗究竟是敏感还是耐药,对二线化疗方案的选择很重要,3 个月内复发的一般认为是耐药,要另外选择无交叉耐药的药物。SCLC 二线治疗虽较多,但有临床收益的结果少见,至今,所有化疗方案中并未发现反应率和生存受益有明显差异。其中最常见的是喜树碱类化疗药,该方案反应率和生存受益较安慰剂好,但与 CAV 方案相比毒性要强,CAV 或 CPT-11 化疗都优于最佳支持治疗。TPT 除了静脉使用外,口服用药也是一种选择。

1.喜树碱类　　含喜树碱类方案在 SCLC 二线治疗中的研究较多。Masuda1992 年报道了单中心、前瞻性、非随机对照Ⅱ期临床研究,16 例患者一线接受含铂类强烈化疗后耐药或复发,其中 5 例接受过 cDDP+VCR+ADM+VP-16(CODE)诱导化疗,6 例接受过 EP 方案化疗和胸腔同步放疗,中位停止化疗时间为 7.3 个月(1.9~15.1 个月)。患者接受 CPT-11 每周 100mg/m²90min 静脉滴注,其后根据不良反应情况调整剂量。7 例对 CPT-11 有反应的患者中位 TTP 时间为 58d,主要毒性为骨髓抑制、腹泻和肺毒性,提示 CPT-11 值得进一步研究。

VonPawel 证明了 TPT 在复发 SCLC 的二线化疗中,和 CAV 方案在有效性上是相等的,并可得到严重症状的改善。患者接受 TPT1.5mg/m²,第 1～5 天,q21d(n-107)或 CAV:CTX1000mg/m² + ADM45mg/m² + VCR2mg,第 1 天,q21d(n-104)化疗,反应率分别为 24.3% 和 18.3%,无显著差异,TTP 分别为 13.3 周和 12.3 周,中位生存期分别为 25.0 周和 24.7 周,均无显著差异,但在呼吸困难、缺氧、声嘶、疲劳、无力及对日常生活的困扰等症状改善上,TPT 更有优势。在不良反应上,4 度中性粒细胞减少分别为 37.8% 和 51.4%,4 度血小板减少和 3～4 度贫血分别为 9.8%、17.7% 与 1.4%、7.2%,有显著差别,非血液学毒性主要为 1～2 度。

为了比较 TPT 的使用方法之间的疗效差异,一线治疗停止至少 90d 后复发的患者随机接受口服 TPT2.3mg/(m²·d)×第 1～5 天,q21d(n=52)或静脉使用 TPT1.5mg/(m²·d)×第 1～5 天,q21d(n=54),反应率分别为 23% 和 15%,MST 分别为 32 周和 25 周,两组在症状控制上相似。耐受性较好,骨髓抑制是主要的毒性,4 度中性粒细胞减少分别为 35.3% 和 67.3%,有显著性差异,超过 2 度的发热或感染与 4 度中性粒细胞减少有关,败血症分别为 5.1% 和 3.3%,非血液学毒性主要为呕吐(分别为 36.5% 和 31.5%)和恶心(分别为 26.9% 和 40.7%),此研究提示 a 服 TPT 用于复发的、一线化疗敏感的 SCLC 在疗效上和静脉使用相似,4 度中性粒细胞减少降低,使用方便。

2006 年 O'Brien 比较了口服 TPT 二线化疗[2.3mg/(m²·d),第 1～5 天,q21d,72～71]与单纯最佳支持治疗(n=70)相比的疗效差别,发现 TPT 组生存时间延长,MST 分别为 25.9 周和 13.9 周,在治疗终止时间短的亚组(≤60d)也保持了这种显著优势。TPT 组患者 7% 达到 PR,44% 达到 SD,QOL 恶化速度及症状控制较好。TPT 组的毒性主要为血液学毒性,4 度中性粒细胞减少 33%,4 度血小板减少 7%,3～4 度贫血 25%。4 度感染分别为 14% 和 12%,败血症 4% 和 1%,其他 3～4 度事件包括呕吐分别为 3% 和 0,腹泻分别为 6% 和 0,呼吸困难分别为 3% 和 9%,疼痛分别为 3% 和 6%,TPT 组中的 4 例(6%)因毒性死亡,分组后 30d 内任何原因死亡率分别为 13% 和 7%。另一个 II 期临床研究也证明口服 TPT 用于治疗一线治疗敏感的复发 SCLC,在疗效上与静脉使用相似。

2.紫杉类　紫杉醇已被证明在耐药的实体瘤中有效,如耐铂类的卵巢癌,而且在 SCI-C 的一线化疗中也被证实有一定疗效。Smit 等尝试把紫杉醇单单药用于一线化疗后 3 个月内复发的 24 例患者,紫杉醇 175mg/m² 超过 3h 静脉滴注,q21d,并按上一周期出现的不良反应情况调整后续周期中的剂量,21 例患者的疗效可评价,2 例患者在化疗早期死亡,2 例患者因毒性死亡,无达到 CR 病例,7 例达到 PR(29%),7 例达到 SD,MST 为 100d,共 4 例患者出现致命毒性。类似的结果可见于之前 Smyth1994 年的报道,28 例患者的 PR 率为 25%,TTP3.5～12.6 个月。

3.吉西他滨　Masters2003 年报道了 GEM 在二线治疗耐药或复发的 SCLC 的 II 期临床研究,方法是患者按对一线化疗的反应分为顽固性耐药组(n=20)和敏感组(n=26),中位年龄 60 岁,中位 PS 评分为 1。患者接受 GEM 1000mg/m²,第 1、8、15 天,q28d,主要的 3～4 度血液学毒性为中性粒细胞减少(27%),血小板减少(27%)。主要的 3～4 度非血液学毒性为肺(9%)和神经毒性(14%),客观反应率 11.9%,其中 1 例(5.6%)在顽固性耐药组,4 例在敏感组(16.7%)。总中位生存期 7.1 个月,研究认为 GEM 二线治疗 SCLC 作用有限,但毒性较低,可考虑进一步做和其他化疗药或靶向药联合的研究。

三、小细胞肺癌的辅助化疗

(一)SCLC 的手术治疗

1.SCLC 的手术指征　SCLC 的手术治疗限于 $T_{1\sim2}N_0M_0$ 的患者,在确定手术治疗前患者需经过以下流程:经胸、上腹强化 CT 及脑 CT 或 MRI 检查确定临床分期为 $T_{1\sim2}N_0M_0$ 后初步考虑手术切除的可能性,必须进一步行 PET-CT 检查排除远处转移后,再采取有创手段进行纵隔淋巴结病理分期,这些有创手段包括纵隔镜、纵隔切开术、支气管镜或食管镜下超声引导淋巴结穿刺活检术、电视胸腔镜术等,若排除纵隔淋巴结转移,才可行肺叶切除术并纵隔淋巴结清扫或取样活检,术后辅以全身化疗,手术病理若显示纵隔淋巴结为阳性,则行全身化疗并纵隔同步放疗。

2.SCLC 手术治疗的争议　　20 世纪 60 年代以前,外科手术是所有肺癌的标准治疗,20 世纪 70 年代以后认识到 SCLC 是全身性疾病,手术治疗被放弃,20 世纪 90 年代以后,随着化疗和放疗疗效的提高,手术在 SCLC 中的地位重新被审视。1999 年的一个 Ⅱ 期临床试验结果显示,术前或者术后化疗都是可行的,5 年 OS 率因原发灶范围不同在 10%～50% 波动。2008 年 Lim 回顾性分析了 1980-2006 年间接受手术的 59 例 SCLC 患者的结果。患者分期情况 IA(n=9),IB(n=21),ⅡA(n=0),ⅡB(n=13),ⅢA(n=9),ⅢB(n=1),中位随访时间 2.8 年(0.79～8.65 年),结果发现 1 年和 5 年 OS 率分别为 76% 和 52%,不同 T 和 $N_{0\sim2}$ 分期未导致明显差别,提示 Ⅰ～Ⅲ 期的 SCIC 患者有必要重新评估肺切除和淋巴结清扫作为主要治疗的可能,此时采用 TNM 分期筛选能手术者是很有用的。

(二)SCLC 的辅助化疗方案

辅助化疗方案可选择 EP 或 CE 方案,均用 4～6 个周期。

1.EP 方案

cDDP60mg/m²,第 1 天＋VP-16120mg/m²,第 1～3 天,q21d。

cDDP80mg/m²,第 1 天＋VP-16100mg/m²,第 1～3 天,q21d。

2.CE 方案

CBPAUC5～6,第 1 天＋VP-16100mg/m²,第 1～3 天,q21d。

(张　杰)

第十一章 结核病诊断与预防

第一节 结核病细菌学诊断

传统的结核病实验室诊断技术基本上都是基于细菌学的检查方法,这些方法虽然已经有了几十年,甚至上百年的历史,但目前仍然作为结核病实验室诊断的主要检查手段,并且分枝杆菌培养技术目前仍然被看作结核病诊断的金标准。究其原因,是由于传统技术可靠、直观、实用性强,而且价格便宜。

一、涂片显微镜检查

结核病是以呼吸道疾病为最常见类型的传染性疾病,肺结核患者痰涂片经抗酸染色后显微镜检查可能会发现抗酸杆菌。抗酸染色显微镜检查虽然已有 100 多年历史,但由于其简便快速、经济实用,所以目前仍然是结核病筛查的最重要手段。鉴于涂片阳性的患者被认定为重要的传染源,因此,涂片检查对疾病控制具有重要的价值。众所周知,涂片显微镜检查的一个重要缺陷是灵敏度低,近年来,在显微镜设计和染色技术两方面都取得了一些技术进步,使此项技术的灵敏度得到了一定程度的提高。

【分类】

涂片显微镜检查按照涂片的制备方法不同分为直接涂片法和浓缩涂片法,常用的浓缩涂片法包括离心法和浮游法;依照染色方法和所使用的显微镜的差别,分为齐-内(Ziehl-Neelsen,ZN)染色-光学显微镜法和荧光染色-荧光显微镜法。

直接涂片时,痰标本无须处理,用竹签等物挑取脓样痰液 0.05～0.1ml 于载玻片正面右侧 2/3 处,均匀涂抹成 2cm×2.5cm 的卵圆形痰膜。待自然干燥后,通过火焰 2～3 次固定后染色镜检。此方法简单、实用,适用于标本量较大的实验室。浓缩法在制备涂片之前,需要首先将痰样本进行液化和稀释处理,把黏蛋白包裹的菌体释放出来,之后再通过离心力沉淀或是借助分枝杆菌胞壁疏水性强的特性使其浮游于水表面的特点,达到富集细菌的目的。充分的液化和稀释是浓缩法涂片的关键,否则不仅不能提高阳性检出率,反而由于操作步骤中细菌的丢失降低阳性检出率。

齐-内染色过程包括涂片、干燥、固定,之后由碱性复红初染、酸性酒精脱色、亚甲蓝复染等步骤。在涂片制备完成后,应用普通的光学显微镜检测涂片。结核分枝杆菌(MTB)在油镜下的形态为细长或略带弯曲的杆菌,有的呈分枝状,单个存在或聚集成团。菌体被覆红染成红包,其他细菌及背景物质呈蓝色。通常认为,若齐-内染色后显微镜检查阳性,标本中的分枝杆菌的量至少在 10000 条/ml 以上。即便是运行良好的实验室,对痰菌阳性标本的检出率也只能达到 40%～50%。荧光染色过程类似于齐-内染色,不同的是初染的染色剂应用金胺 O 和苯酚(石炭酸),最后用高锰酸钾复染。涂片制备完成后,需用荧光显微镜进行检查。在荧光显微镜下,抗酸菌发出黄绿色杆状荧光。通常认为,若荧光染色后显微镜检查阳性,标本中的分枝杆菌量至少在 5000 条/ml 以上。

大量的研究报道显示,荧光显微镜检查较光学显微镜检查的阳性检出率高出 10% 以上。虽然荧光染色法的灵敏度要优于齐-内染色法,并且绿色荧光更易于观察,但荧光显微镜价格相对昂贵,限制了此技术的普及。发光二极管荧光显微镜(LED)是近年来新兴的新型显微镜,其将传统荧光显微镜使用的价格昂贵、维护费用高、对使用环境要求高的汞灯光源替换为价格便宜、便于维护、对使用环境要求低的 LED 光源,大大降低了显微镜的价格,而其使用性能则与传统荧光显微镜接近。来自不同国家的报道都认同,在涂片检查中,LED 显微镜较齐-内染色-普通光学显微镜检查灵敏度高,具有与荧光显微镜媲美的高灵敏度和相似的特异性,并且 LF,D 显微镜检测不需要暗室,技术人员阅读涂片所需时间少,不易造成视觉疲劳。诸多优势决定了未来 LED 显微镜在涂片检查中将逐步取代光学显微镜和传统荧光显微镜。

【临床评价】

涂片染色镜检法灵敏度较差,并且灵敏度易受标本质量、检查者技术水平和责任心的影响。一般认为 40%～50% 的活动性肺结核患者可涂片阳性,空洞性肺结核涂片检查阳性率是无空洞性肺结核患者的 2 倍。与培养相比,不同实验室报道的涂片灵敏度为 35%～80%,但对于结核病/艾滋病(TB/HIV)共感染者和儿童,涂片检查的阳性率很低。

抗酸染色性是分枝杆菌的重要特征,是指细菌在经苯胺染料染色后,耐受酸或(和)醇脱色的着色性,它依赖于细胞壁的分枝菌酸和细胞壁结构。实际上抗酸染色性不只是分枝杆菌属的特征,棒状杆菌属、诺卡菌属、玫瑰红球菌属和一些细菌孢子都存在程度不同的抗酸染色性,它们的抗酸染色性也与各自细胞壁中所含的脂质有关。正是如此,在被检样本中发现具有抗酸染色特性的杆状细菌时只能报告为抗酸杆菌阳性,需要与受检者的临床症状和体征结合,才能保证临床诊断的可靠性。大多数发表的文献都支持涂片染色镜检的高特异性,如 Gordin(1990)认为特异性可超过 99%,阳性预期值为 91.5%～98%。实际上,这样的数据都是在对研究对象经过临床症状初筛基础上获得的,也和当地非结核分枝杆菌(NTM)感染和 HIV 流行程度有关。NTM 种类很多,并且都具备抗酸染色的特点,单纯的涂片显微镜检查无法区分结核分枝杆菌和 NTM。HIV 感染者不仅是结核病的高发人群,同时也是 NTM 的易感染者。因此,对于 NTM 感染和 HIV 流行程度较高的地区,应该时刻关注结核病与 NTM 感染的鉴别诊断问题。

二、结核分枝杆菌的培养

尽管现代分子生物学技术在结核病研究中发挥着越来越重要的作用,但是结核杆菌的培养在结核病的诊断、流行病学调查、菌种鉴定、基因分型、药物敏感性试验、结核病药物的研究等方面依然有着不可替代的作用,而且至今仍然作为结核病诊断的金标准。培养技术在标本中菌量达到 10～100 条/ml 即可培养阳性,较涂片显微镜检查的灵敏度要高,因此,开展培养技术有利于及时发现传染源。一般大、中量排菌的患者均能引起患者及其周围人的注意;而排菌量小、涂片检查阴性的患者则不然,此种情况下分枝杆菌培养有利于发现更多传染源,对疫情控制有重要价值。分枝杆菌培养可用于各类标本,包括痰液、胸腔积液、腹腔积液、脑脊液、尿液和脓液等。然而培养技术报告结果时间通常需要 2～8 周,这一特点降低了其用于诊断的价值。另外,培养技术的操作相对复杂,并且需要相应的生物安全防护设施,也限制了其在基层实验室的普及。

【分类】

培养法是以结核分枝杆菌体外生长为基础的。结核分枝杆菌生长的最重要特点是生长缓慢,其在液体培养基倍增的时间为 15～20 小时,并显示出生长速度因株而异的异质性特征。临床标本原代培养的时间受标本中菌量多寡、患者用药情况等因素影响。培养技术按照所使用的培养基的不同可分为固体培养和液体培养,按照标本的处理方式不同又分为简单法和离心法。

分枝杆菌培养最常使用的固体培养基是以鸡卵为支撑剂的罗氏培养基,而最常用的液体培养基 Middlbrook7H9 则常与自动培养系统结合应用。

(一)罗氏培养

由于罗氏培养基制备简单,价格便宜,并且能够用于分枝杆菌初次分离培养、传代培养、菌落观察、保存菌种、药物敏感性测定及初步菌种鉴定等,因此,是目前使用最为广泛的一种培养基。罗氏培养基接种后 4 天和 7 天需观察是否有快速生长分枝杆菌的生长。生长者在抗酸染色证实后以次代培养证实为快速生长分枝杆菌。此期间未见生长的斜面继续培养,每周观察结果直至菌落出现。除了快速生长分枝杆菌外,常见的致病性分枝杆菌培养阳性的标本在 2～5 周可以获得阳性结果,但报告培养阴性需要在 8 周以后。结核分枝杆菌复合群在罗氏培养基上培养后,呈现乳白色或米黄色颗粒,表面粗糙、边缘不整齐、较为干燥坚硬、形似菜花状。报告阳性培养结果前需做镜检证实为抗酸染色阳性后,方可报告抗酸杆菌培养阳性。

根据多项研究的综合报道,推测罗氏培养对排菌的结核分枝杆菌感染患者的灵敏度可能在 85% 左右。由于在标本的收集、运输和保存过程中,在标本的去污染和离心过程中,很多步骤会导致细菌的丢失和活力降低甚至死亡,因此,涂阴培阳的情况时有发生。另外,由于细菌在体内长期生存面临着复杂的生存环境,包括免疫压力和药物压力,使细菌对生存环境有较高的要求,也是导致培养失败的一个重要原因。罗氏培养虽然就灵敏度而言还属于一项很好的技术,但由于操作较为复杂、对生物安全设施有较高的要求、报告结果的时间较长等因素,大大降低了此项技术的灵敏度优势。

(二)液体培养

液体培养目前已经与现代先进的仪器设备、技术进行了结合,较固体培养灵敏度高而所需时间短,但所需设备昂贵、耗材成本较高、操作相对复杂、较易发生污染等不利因素限制了其在不发达国家和地区的使用。大量研究已经证实,液体培养的阳性率高于固体培养的阳性率 10% 以上,而且阳性结果多在 1～3 周内报告,报告阴性结果则在培养满 6 周后,总体较固体培养缩短了 2～3 周的时间。鉴于液体培养较罗氏培养更易于发生污染,因此,当液体培养系统报告培养阳性时,需要进行涂片显微镜检查以证实有抗酸杆菌存在,同时要接种血培养平板,判断杂菌污染的存在。

目前我国最为常用的液体培养系统有以下 2 种。

1.MGIT960 系统 20 世纪 70 年代末,美国 BectonDiskinson (BD) 公司研制的培养系统 BACTEC460TMTB 是全球第一台专业的全自动分枝杆菌培养鉴定仪,依靠监测培养基中细菌代谢产生 CO_2 的量了解细菌生长情况。由于存在废弃物放射性环境污染等缺陷,BD 公司又推出无放射性污染的 BACTEC9000MB 及 BACTECMGIT960 全自动快速分枝杆菌培养鉴定药敏系统,真正实现了分枝杆菌的快速、安全、无放射性检测。BACTECMGIT960 系统以 Middlebr00k7H9 为基础,添加配方优良的 BBLPANTATM 抗菌剂和 OADC 营养剂。由于采用一种荧光物质作为分枝杆菌生长指示剂,因此,也称为分枝杆菌生长指示试管法(MGIT),是目前使用最为广泛的分枝杆菌培养、鉴定、药敏系统。对多个报道的系统性分析显示,结核分枝杆菌平均报告阳性结果时间为 14.4 天,最快 10 天。鉴于 MGIT960 系统需要昂贵的设备,不利于此项技术的普及,BD 公司近年来又研制出了 BACTECTMMicroMGITTM 荧光判读器,该仪器能利用荧光增强检测技术直接测定培养管内分枝杆菌生长消耗氧气昕致的荧光强度的变化,快速判断是否有分枝杆菌生长,所需设备的价格低廉,但需要每天进行人工判读。

2.BacT/Alert3D 全自动快速结核分枝杆菌培养检测系统 该系统由法国生物梅里埃公司生产。其原理是当检测标本经前处理接种于专用的 7H9 培养管后,如有分枝杆菌生长时,分枝杆菌生长过程中代谢产生 CO_2,导致 pH 改变,传感器颜色从绿色变为黄色,仪器每 10 分钟自动连续地检测、报告结果。BacT/Alert3D 在试验操作、诊断效能、使用范围方面与 MGIT960 接近。

世界卫生组织(WHO)在全球范围内推荐使用液体培养,在发达国家和地区,液体培养已基本普及。液体培养虽然较固体培养报告结果的时间缩短,但仍不能满足临床需要在患者就诊期间及时获得实验室结果的要求,并且技术操作复杂、价格较昂贵、易于发生污染等特点导致液体培养还不能在经济欠发达地区广泛使用。

(三)简单法和离心法

去污染处理结束后可直接将处理过的标本接种于酸性罗氏培养基,也可在采用大量的中性磷酸盐缓冲液中和碱处理标本后,再经过离心的方法收集沉渣接种至缓冲能力弱的中性罗氏培养基、琼脂培养基和液体培养基。前者被称为简单法,后者被称为离心法。离心法理论上能够富集分枝杆菌,提高阳性率,但已有数据提示,当离心力未达到 3000g 的相对离心力和离心时间不充分时,反而影响了培养的阳性率,这是因为增加了离心步骤也增加了分枝杆菌丢失和死亡的可能。

【临床评价】

分枝杆菌培养技术与涂片显微镜检查相比更为敏感,而且特异性也很高,同时又能检测各种类型的标本,因此,对于结核病的诊断是一项关键技术。由于培养技术又常常为后续的药物敏感性试验、菌种鉴定、一些分子生物学诊断、各种科学研究提供研究对象,因此,又进一步扩大了培养技术的应用范围。另外,培养阳性意味着患者标本中的分枝杆菌是活菌,这一点对于疗效判定有重要价值,但报告结果的延迟又削弱了其疗效评估的价值。

培养不能很好地区分结核分枝杆菌复合群和 NTM。虽然有一些 NTM 菌种由于生长速度快、菌落呈特殊形态和颜色,易于被发现,但大多数菌种无法通过细菌的生长状态被区分,在考虑有可能是 NTM 感染时应该进行菌种鉴定。不同培养基对菌种也有一定的选择性,如罗氏培养基主要用于结核分枝杆菌复合群的培养,相比起来,液体培养基 Middlbrook7H9 适宜的菌种更加宽泛,因此,更容易培养出 NTM。当临床考虑患者有可能为 NTM 感染时,至少应进行液体培养检查。

虽然培养的灵敏度要远高于涂片显微镜检查,但在实际工作中,涂片检查阳性而培养阴性的情况并不少见。引起上述结果的原因可能涉及多个方面。首先,标本的收集、运输和保存不当会影响培养阳性率。有研究发现,室温存放的标本随着时间的延长,标本的培养阳性率明显降低,表明标本中的分枝杆菌经长时间存放会失去活力,因此,建议及时处理标本,在无法及时处理时标本要冷藏,并且冷藏时间最好也不超过 1 周。另外,临床痰标本中结核分枝杆菌常包裹在坏死组织或是支气管分泌物中,在分离培养前需要对痰样本进行预处理,水解糖蛋白,稀释痰液便于游离出包裹的结核分枝杆菌。由于分枝杆菌细胞壁富含脂质,因此,其能够抵抗较强酸或碱的杀灭作用,细菌的这一特点被用于去污染的过程,目的是杀死普通的细菌和真菌,但保留分枝杆菌的活力。目前最常用的去污染的方法是 N-乙酰半胱氨酸和氢氧化钠法,目的是杀灭标本中的杂菌,虽然这种处理方法对分枝杆菌也有杀伤作用,但一般不会杀死标本中所有的分枝杆菌。然而分枝杆菌对酸碱的耐受性不是绝对的,能够成功处理杂菌的酸碱处理也往往会造成一定比例的分枝杆菌死亡,因此,应严格掌握使用的酸碱浓度和处理时间,处理结束后立即接种或立即进行中和等处理,以此减少前处理对样本内分枝杆菌的损伤作用,这对提高培养的成功率至关重要。在样本较多的情况下应分段进行处理,留足处理后接种的时间。即使如此,前处理尚不足以抑制全部污染,一般在罗氏培养基中添加孔雀绿,在 7H9 培养基中添加抑菌剂都是为了降低培养发生污染的可能,保证分离培养成功。培养操作中去污染效率和对分枝杆菌的损伤是一个难以两全的过程,一般以临床实验室的分离培养污染率作为调整前处理的依据。污染率高于5%,提示前处理强度不足,若污染率低于2%则提示前处理过强。

三、药物敏感性试验

结核病耐药疫情的不断加剧导致临床对药物敏感性试验的需要不断增加。目前药物敏感性试验方法多采用表型药物敏感性试验,即通过将细菌直接与一定浓度的药物接触,观察细菌是否能够生长,由此判定药物敏感性。药物敏感性试验(DST)依照标本类型可以分为直接法和间接法。直接法是指将临床标本进行前处理后,根据涂片镜检的菌量进行稀释,再直接接种到对照和含药培养基上的药物敏感性试验方法,适用于经显微镜验证含菌量较多的标本。而间接法则是首先对临床标本进行分离培养,待得到肉眼可见的细菌纯培养物后再进行药物敏感性试验。直接法的优点是分离培养和药物敏感性试验同时进行,可以比间接法提前3～4周报告结果,缺点是接种量不易量化、难以控制污染。与之相反,间接法报告结果较慢,但基于纯培养物的操作相对容易控制菌量、结果比较准确、污染率较低,因此,在实际操作中以间接法更为常用。

【分类】

药物敏感性试验依照所使用培养基的不同也可以分为固体培养基药物敏感性试验和液体培养基药物敏感性试验。

(一)固体培养基药物敏感性试验

应用罗氏培养基开展的药物敏感性试验在我国使用广泛,是依据细菌在含有特定浓度药物培养基上的生长状态,与不含药的培养基上细菌的生长状态进行对比,判定细菌对药物的敏感状态。理论上讲通过设定适当的药物浓度,所有抗结核药物均可以应用固体培养基开展药物敏感性试验,然而吡嗪酰胺除外。吡嗪酰胺仅在pH为5.5左右的酸性条件下才能转化为具有杀菌作用的吡嗪酸,而结核分枝杆菌在酸性条件下生长很差,甚至不生长,从而导致吡嗪酰胺的药物敏感性试验一直是实验室中的一个难题。虽然曾经有过应用酸性罗氏培养基法进行吡嗪酰胺药物敏感性试验的尝试,但由于罗氏培养基中所含蛋白质对药物有吸附作用,且在酸性条件下结核分枝杆菌生长缓慢甚至不生长,从而使酸罗氏法耗时长且结果不够稳定,可靠性差。

以固体培养基为基础的药物敏感性试验常用的有绝对浓度法和比例法,这两种方法在国际上均被广泛采用,对二者的选择往往与习惯有关,孰优孰劣并无定论。一些临床株的比较研究显示,应用绝对浓度法或比例法的结果存在较小比例的差异,但对存在差异菌株的最小抑菌浓度(MIC)检测显示这些菌株的MIC值一般接近液体药物敏感性试验的阈值。我国进行的耐药菌流行病学监测中考虑到资料的国际可比性,多采用比例法进行。

1.绝对浓度法　绝对浓度法由Meissner(1963)提出,采用一个或数个临界药物浓度作为敏感或耐药的临界浓度。我国采用罗氏培养基上的两浓度的绝对浓度法。

要求接种细菌处于生长旺盛的状态,一般需要将培养2～3周的次代培养物研磨成均匀菌悬液后每管接种103cfu,35～37℃培养2周,在无药对照管满斜面生长的情况下,在含药斜面上生长超过20个菌落时,即可认定被检菌的临床耐药性。在绝对浓度法中临界耐药菌比例是以103cfu菌群中出现20个耐药菌落的比例来确定的,大体是一个1%比例法的简化。

2.比例法　比例法由Canetti(1963)提出,采用临界药物浓度和临界耐药菌比例两个方面来限定有临床意义的耐药性。比例法需要接种两个菌量相差100倍的菌悬液来确定耐药菌在整个菌群中的实际比例。比例法的临界耐药菌比例几经变化，目前大体确定在 1% 水平上，即如果在所限定的临界药物浓度培养基上能够生长菌落数超过了整个菌群的 1% 比例时，可能意味着在未来数月内由于药物选择效应，此 1% 比例的耐药菌将成为宿主体内优势菌群。

（二）液体培养基药物敏感性试验

鉴于液体培养基营养丰富，因此，应用液体培养基进行药物敏感性试验相对于固体培养基需要的时间短。如果与液体培养联合使用，液体培养基药物敏感性试验可将固体培养基法从获得标本到报告药敏结果通常所需的 2~3 个月缩短至 3~5 周，因此，对于临床及时制定个体化治疗方案有积极意义。液体培养基药物敏感性试验同液体培养一样，一般需要特定的设备，用于分枝杆菌液体培养的设备同样也可用于液体培养基药物敏感性试验。液体培养基药物敏感性试验有与固体培养基药物敏感性试验相似的菌悬液制备过程，所不同的是制备好的菌液接种到含不同药物的液体培养管中，之后由专用设备检测培养管中细菌的生长状态，以含药培养管中菌量超过对照不含药培养管中菌量的 1% 时定义为耐药。目前商业化的液体培养基药物敏感性试验技术包括的药物种类很多，包括目前唯一被 WHO 认可的吡嗪酰胺药物敏感性试验方法也是液体培养基药物敏感性试验方法。液体药敏技术在很多发达国家已经成为结核分枝杆菌药物敏感性试验的主要方法，在我国，由于液体培养基药物敏感性试验价格昂贵，因此，没有固体培养基药物敏感性试验普及程度高。

（三）板式药物敏感性试验

板式药物敏感性试验是以自动化设备为基础的液体培养基药物敏感性试验的一个变通方法，由于不需要特殊设备、试剂耗材价格便宜，但又具有液体培养基药物敏感性试验需要时间短的优势，因此，具有很强的实用性。板式药物敏感性试验技术目前已经有商业化的产品，在培养板上不同孔内包被不同的待检测药物，用户使用时仅需添加一定体积的液体培养基，之后将其与制备好的菌悬液接种至孔中，然后将培养板放至培养箱中孵育培养，1~2 周内通过肉眼观察不同孔中细菌生长的浊度变化即可判断细菌是否耐药。已有的报道显示板式药物敏感性试验技术与固体培养基药物敏感性试验和液体培养基药物敏感性试验有很好的一致性，表明这项技术在耐药诊断方面具有应用价值。

【临床评价】

影响药物敏感性试验准确性的因素有很多，技术本身的限制、操作人员的技术水平、药品和培养基的质量、标本中细菌的特性等，都会对药物敏感性试验的结果造成影响。药物敏感性试验精确度也因药物而异，抗结核药物中以利福平和异烟肼最高，链霉素和乙胺丁醇次之，而一些临界浓度与 MIC 接近，或是临床疗效不显著的药物（如二线抗结核药物）的药物敏感性试验结果需要慎重解读。临床观察到的涉及药物敏感性试验结果可靠性的问题越来越多。例如，不同药物敏感性试验方法不一致的问题、同一患者不同标本药物敏感性试验结果不一致的问题、不同操作者药物敏感性试验结果不一致的问题等越来越多，表明药物敏感性试验技术仍然存在很多问题。如何合理地、科学地判读实验室的药物敏感性试验结果，从而制定更合理的化疗方案，需要临床医生根据实际情况进行综合的判断。

（王富霞）

第二节　结核病影像学诊断

结核病系结核分枝杆菌引起的慢性传染性疾病，约 90% 侵犯肺部而表现为肺结核，仅约 10% 累及其他系统与脏器，统称为肺外结核，其中以累及骨与关节者相对多见。

一、肺结核的 X 线诊断

虽然痰结核菌阳性是诊断肺结核的金标准,但其菌阳比例一般仅为 50% 左右,而菌阴肺结核的诊断必须依赖影像学的检查、分析及与临床表现的综合诊断。由于肺部含有大量气体,具有良好的自然对比,传统的胸部 X 线片不仅能够清楚地发现肺部结核病变,而且对部分典型的肺结核病变亦能做出准确的诊断。因此,影像学诊断在肺结核的诊断中仍然具有重要价值。

(一)肺结核 X 线检查方法

胸部 X 线摄影是当前最常用的影像学检查方法。随着技术的发展,胸部 X 线摄影已经从普通 X 线摄影发展到管电压大于或等于 120kV 的胸部高电压 X 线摄影。后者的特点是 X 线波长较短,穿透力增强,组织吸收 X 线量减少,使不同组织的密度差减小,可以避免影像遮盖效应,增加影像信息量,因而提高了影像识别能力,较普通胸部 X 线摄影能够更清楚地显示纵隔旁、肋膈窦及心影后的病变,同时也有利于显示病变的内部结构,如病灶内的钙化和空洞等。

目前胸部直接数字 X 线摄影(DDR),即 DR 已经广泛运用,所获得胸片影像信息量大,层次丰富,图像清晰、细腻。同时还具备后处理功能,可以对感兴趣区的影像信息加以处理,如病灶放大和对比观察等,有利于肺结核病变的显示与细节的分析。

(二)肺结核影像学诊断要点

在结核病变的发展过程中,由于人体的抵抗力和免疫状态不同,所感染的结核分枝杆菌毒力不同,其病变过程、临床特点及影像学表现形式亦不相同。根据中华医学会结核病学分会的肺结核分类指南,将肺结核分为原发性肺结核、血行播散性肺结核、继发性肺结核和结核性胸膜炎四种类型,现分述如下。

1. 原发性肺结核 为机体初次感染结核分枝杆菌所致,主要见于儿童和青少年,成人较少见。结核分枝杆菌侵入细支气管和肺泡内可引起炎性浸润,即原发病灶,且以肺上叶后段多见,其次多发于下叶背段,直径多在 0.5～2.0cm。而将发生于锁骨下区者又称为"Ghon"病灶。原发病灶经淋巴管向肺门部淋巴结蔓延,产生淋巴管炎和肺门淋巴结炎,进一步可形成肺门和纵隔淋巴结的结核病变。

(1)原发综合征。①原发病灶:上叶尖段、后段或下叶背段的斑片状、片状或结节状阴影,边缘模糊或相对清楚;②淋巴管炎:自肺内病变引向肺门的索条状阴影;③肺门或纵隔的肿大淋巴结:表现为肺门增大或纵隔局限性增宽,边缘清楚或模糊。若同时具有原发病灶、淋巴管炎和肺门淋巴结肿大,则称为原发综合征的"双极像"或"哑铃像"。

(2)肺门和纵隔淋巴结结核。肺内原发病灶已经吸收,仅肺门和纵隔淋巴结结核继续进展,或者原发结核病变直接感染淋巴结而形成,在胸片上主要表现为肺门或纵隔淋巴结的肿大,呈圆形或椭圆形边缘清楚的结节状影凸向肺野,即"肿瘤型"。当同时合并肺门淋巴结周围炎或继发性浸润时,则表现为边缘模糊的肺门增大阴影,即"炎症型"。

此外,部分纵隔淋巴结结核显著液化坏死者,往往包膜破溃,直接累及邻近的肺组织而形成肺结核及支气管播散性结核,部分病例还可破入胸腔而出现胸腔积液,甚至形成两肺血行播散性结核等。

2. 血行播散性肺结核

(1)急性血行播散性肺结核。急性血行播散性肺结核又称急性粟粒性肺结核,多是继发于纵隔淋巴结核或肺外结核,是由大量结核分枝杆菌一次或短时间内多次进入血循环而形成。亦多见于儿童和青少年,成人较少见,但部分机体免疫力低下的患者亦可患粟粒性肺结核。

X 线表现主要为两肺弥漫分布的粟粒样结节影,结节直径 1～3mm 大小,最初边缘不清,待合并的渗出性病变吸收后,则结节边缘清楚。粟粒病灶在分布、大小和密度上表现为"三均匀"状态为其特点。结合临床高热等病史和肺外的结核病变即可确诊。值得注意的是,粟粒性肺结核早期阶段 X 线显示不明确,有时仅表现为肺野透过度减低。据报道,急性血行播散性肺结核需 3～6 周以后才能在胸片上显示,若临床怀疑为急性粟粒性肺结核时,应进一步做 CT 检查和结合临床表现诊断。

此外,随着时间的推移,急性粟粒性肺结核的粟粒病灶出现融合而失去"三均匀"的特点,此时与弥漫性细支气管肺泡癌的影像学表现极其类似,值得注意。

(2)亚急性或慢性血行播散性肺结核。急性或慢性血行播散性肺结核由少量结核分枝杆菌或在较长时间多次进入血循环而形成,且多见于成人。其 X 线表现主要为两肺上中肺野分布的结节或斑片状阴影,形态大小不一,密度不等。

3.继发性肺结核　多见于成人,其病理演变与原发性肺结核不同,主要特点:①肺部组织反应表现在将肺部感染局限包围,消灭致病分枝杆菌;②结核分枝杆菌的破坏作用和机体的抵抗和修复作用使病程趋于慢性。

继发性肺结核的 X 线影像学表现多种多样,多数局限于一侧或两侧肺尖和锁骨下区及两肺下叶背段,往往斑片、结节、空洞或索条影等多种形态病灶同时并存。

(1)斑片、结节和片状实变影。边缘模糊不清,是继发性肺结核的最常见表现,慢性者常与索条影合并存在。值得注意的是,多发性索条影的出现代表着病变处于吸收好转的修复状态。

(2)腺泡结节影(玫瑰花结影)。在解剖上腺泡为直径约 7mm 的肺实质单位,由终末细支气管及其所属的肺组织构成。当腺泡内的气体被结核病变取代时,在胸片上显示为边缘或清晰或模糊、密度稍高、直径 5～8mm 的略不规则的结节影,有时形成玫瑰花结状。此种表现往往多见于支气管播散性肺结核。

(3)融解、空洞及播散征象。干酪样坏死灶的溶解液化或经支气管排出后形成空洞,以及空洞周围及其他肺叶的支气管播散性病灶,也是继发性肺结核中的最常见表现。

继发性肺结核的空洞可以单发,多发,也可以出现于干酪样坏死的病灶内。可分为以下类型:①无壁空洞,常见于干酪样坏死的大片状阴影中,呈多个大小不一、形态不规则的低密度区或透亮影;②孤立或多发的厚壁空洞,内缘可不规则,一般无明显液平,但外壁常多较光整,与肺癌空洞的边缘分叶和脓肿空洞的边缘模糊均不相同;③纤维空洞,是空洞较长时间不能闭合,洞壁出现纤维化改变,即空洞形态略不光整,洞壁厚薄不一,空洞外壁可见有多少不等的索条影;④硬壁空洞,是空洞长期不能闭合、洞壁显著纤维化的结果,空洞形态往往极不规则,大量索条影连接洞壁与周围结构及胸膜等。

准确评价空洞的形态、空洞壁的厚薄变化及空洞周围的纤维化改变程度等具有重要意义,肺实变影内存在小空洞提示结核病变向干酪样改变进展;厚壁空洞洞壁逐渐变薄提示空洞内坏死物质逐渐排出,向好转发展;伴有大量纤维化的硬壁空洞则表明此空洞难以愈合。

(4)结核球。又称结核瘤,指纤维包裹的干酪样坏死病灶直径大于或等于 2.0cm 者(也有认为 1.0cm 以上者)。主要表现为单发或多发的结节影,常呈圆形,边缘光滑,无分叶或有浅分叶,病灶内部有时出现大小不等的溶解空洞,以近心端多见是其特点,慢性者往往可见多发性小点状或条状钙化的高密度影。

(5)肺损毁。继发性肺结核没有得到及时有效的治疗,或者耐药肺结核患者,病情反复恶化、进展,长期迁延可形成慢性纤维空洞性肺结核,即肺损毁。其 X 线表现主要为损毁的肺叶内常可见纤维厚壁空洞及多发性支气管扩张改变,并可见较为广泛的纤维化病灶与显著增厚的胸膜粘连。由于纤维组织的收缩牵拉,使得肺体积缩小,肺门上提,下肺纹理呈垂柳状,纵隔、气管、心影向患侧移位,肋间隙变窄,胸廓塌陷。此外,同侧或对侧肺野可见多发性新旧不等的斑片或结节状支气管播散性病灶,并常常合并肺气肿、肺大疱等多种病变。

4.结核性胸膜炎　为结核分枝杆菌经血液循环、淋巴管或肺部结核病变直接波及胸膜而致病,虽非为肺结核,但在胸部结核中最为常见,且与肺结核之间存在密切的关联性。通常结核性胸膜炎胸片上很少能发现肺部病灶。

结核性胸膜炎可分为干性胸膜炎和渗出性胸膜炎两种,干性结核性胸膜炎胸片上无阳性征象,渗出性胸膜炎则根据渗出液量的多少,以及渗出液存在于胸腔内的位置与状态等而表现不同。

(1)胸腔内游离积液。①少量胸腔积液:在正位胸片上,少量胸腔积液仅表现为肋膈角变钝。此时若旋转至斜位,或侧位胸片观察时方可显示;②中量胸腔积液:在正位胸片上,表现为典型的渗液曲线,即外高内低,上淡下浓的弧线状阴影,约平第4前肋间隙高度。在侧位胸片上,可见在前后胸壁形成与正位胸片一样的2个外高内低的渗液曲线阴影;③大量胸腔积液:在正位胸片上,表现为一侧胸腔均匀的致密阴影,上缘约平第2前肋间隙高度,有时仅肺尖部可见一小部分稍透亮的被压缩的肺组织。患侧肋间隙增宽,气管及纵隔心影向健侧移位等。侧位胸片上亦呈均匀的致密阴影。

(2)胸腔内局限积液。胸腔内局限积液是游离的液体被局限、包裹,分布于粘连的胸腔内所形成。①胸腔内包裹性积液。一般多发生于下部胸腔的侧壁和后壁,少数发生于上部胸壁或前胸壁。在胸片上,非切线位表现为片状阴影,边缘不清。切线位表现为凸向肺内的"D"字征,即呈半圆形均匀密度增高阴影,宽基底紧贴胸壁,边缘光滑锐利,与胸壁夹角呈钝角。②叶间积液。为胸腔内游离液体积聚于叶间胸膜内而成。其表现视液体积聚于叶间的部位而不同:当水平叶间积液时,在正、侧位胸部平片上均表现为边缘光滑的梭形阴影。当斜裂叶间积液时,在正位胸部平片上无一定的形态特点,但在侧位上亦呈边缘光滑的梭形阴影。③纵隔叶间积液或胸壁叶间积液。是指胸腔内游离液体积聚于纵隔叶间或胸壁叶间部位而成。在正、侧位胸部平片上,均表现为三角形阴影,其尖端沿着叶间裂指向肺野,宽基底贴在胸壁或纵隔面。纵隔叶间积液的三角形阴影在前弓位上显示的更加清楚。④肺底积液。为胸腔内游离液体积聚于肺底与膈面之间的胸膜腔而成。在正位胸片上主要表现:膈肌位置升高;"膈"顶弧度不如正常者自然,较平坦,其最高点比正常者偏外;在右侧"膈肌"与水平裂或肺门之间距离缩短,在左侧"膈肌"与胃泡间距离增宽;两下肺血管纹理因肺受压略密集或稍呈水平走行。若怀疑肺底积液,可在透视下嘱患者向患侧尽量倾斜并深呼气,可将肺底积液倒出来;或取卧位透视,使肺底积液流向后胸壁,可见患侧透过度减低;取患侧向下的侧卧水平投照,使液体沿侧胸壁分布,即使是少量积液亦能分辨。

(3)胸膜腔结核瘤。部分胸腔积液患者在接受抗结核治疗胸腔积液吸收后,脏壁层胸膜或叶间胸膜内出现结节或团块状病灶,手术病理证实病灶周围包绕一层厚薄不一的纤维组织,内壁为结核性肉芽组织,其内为干酪样坏死物质,部分中央伴有溶解坏死,即胸膜腔结核瘤形成。因此,有学者认为这可能系多种原因引起的胸膜表面的淋巴滤泡或淋巴结结核性肿大并干酪化而形成。

胸膜腔结核瘤在胸片影像上,根据其发生部位可分为4种类型:①胸壁型;②肋膈窦型;③叶间型;④膈上型。其主要影像学特点与局限包裹积液所形成的"D"字征相似,可呈长圆形或不整形,紧贴胸壁或膈面,与肺之分界大多数光整,若与肺之分界面毛糙时,可能为部分病变侵入肺实质。但值得注意是,叶间型者往往与肺内肿块不易区分。一般认为结合大量胸腔积液与胸膜腔结节或肿块影出现的先后顺序,或参照胸腔积液化验检查的结果,基本可以做出胸膜腔结核瘤的诊断。必要时可在CT定位下经皮行胸膜腔病灶穿刺活检进一步确诊。

(三)肺结核的非活动性病变

肺结核的非活动性病灶又称相对静止性肺结核或陈旧性肺结核。肺结核在肺部的表现是结核分枝杆菌与机体不断相互作用的结果,不仅存在着特异性炎症反应,而且也发生了非特异性组织反应。从病理解剖学炎症转归的角度分析可知,肺结核渗出性炎症可通过淋巴管和血管逐渐吸收,直至完全吸收,增生性肉芽肿也可被完全吸收而不留痕迹,而干酪样坏死病灶也能部分被吸收,但由于伴有局部组织结构的破坏,需要通过纤维组织增生进行修复,即上皮样细胞变为网状纤维,继而胶原化改变而形成胶原纤维,或由成纤维细胞变为纤维细胞直接形成胶原纤维。

　　从肺部病变的基本影像可知,钙化病灶代表病变的完全愈合,纤维性病灶代表着病变的临床愈合。因此,分析肺结核病灶的非活动性重点在于分析病灶密度、病灶形态和病灶边缘的锐利清晰度等。①病灶密度。肺部病灶内部分或大部分钙化是非活动性病灶的特征性表现。②病灶形态和边缘。星芒状和单支索条影提示病灶以纤维化改变为主,可认为是临床愈合的一种表现。形态不规则边缘清楚的结节病变通常是纤维性结节病灶,一般可认为是相对静止性结核病变。③净化空洞。薄壁空洞(小于 2mm),内壁光滑锐利,洞内无液体或坏死物,空洞周围或有纤维硬结病灶,并长时间无变化者,可认为是净化空洞的愈合形式。④肺硬变。是继发性肺结核的基本愈合阶段,结核性肺硬变常常表现为段性、叶性或不规则形态软组织阴影,境界清楚,密度高于肌肉组织,病变内部无空洞,亦无局限液化坏死区,并可见不同程度的钙化灶,呈结节、条状或多发性点片状散在分布,肺部其他部位病灶亦呈纤维硬结状改变,长时间观察无变化。

　　此外,由于肺结核病灶本身具有迁延反复的特点,对在 X 线影像上完全吸收和表现为肺结核吸收后残留病灶者,除确定其密度致密、轮廓清楚、边缘锐利外,尚需观察一定时间无变化,方可确定肺结核病灶的非活动性诊断。故有学者认为其观察时间标准如下:①病灶完全吸收,观察 6 个月无复发;②病变吸收到最小限度,如直径小于 2.0cm,观察 1 年不发生改变;③病灶吸收到最小限度,如直径大于 2.0cm,观察 2 年不发生改变;④空洞闭合,观察 1 年不发生改变,并符合上述条件者。

(四)肺外结核的 X 线诊断

　　肺外结核大多数继发于肺结核的血行播散或潜伏病灶而发病。中枢神经系统、腹腔脏器和骨关节等部位均可被累及。中枢神经系统及腹腔脏器的病变,由于缺乏自然对比,传统 X 线检查很难清楚分辨,即使采用造影等人工对比方法,所获得的影像信息仍然存在很大局限性。但骨关节与软组织之间也存在良好的自然对比,传统 X 线平片就能够清楚显示骨关节与周围软组织的结构,故在骨关节结核的诊断方面仍然具有重要意义。

　　1.骨结核的 X 线诊断　　骨结核易发生于血运丰富的松质骨(如长骨的骨骺或干骺端),如股骨上端、尺骨近端、桡骨远端、胫骨上端、肱骨远端和股骨下端等部位,也可累及长骨骨干、不规则骨、颅骨和扁骨等。

　　骨结核的 X 线表现可分为中心型和边缘型 2 种类型。中心型者早期主要表现为骨小梁稀疏与模糊,随后出现局限性透亮区,其内可见泥沙状及斑片状死骨,病灶边缘相对清楚,无硬化或轻度硬化,一般不累及骨膜。但破坏骨骺后可侵入关节。边缘型主要发生于骺板愈合后的骺端,早期可表现为局部骨结构的模糊,随后出现局限不规则骨质破坏,并累及局部骨皮质,骨膜反应性增生,局部软组织肿胀等。而发生于短管状骨的结核可表现为局部囊状破坏,长径与骨干长轴一致,骨皮质变薄并向外膨胀,形成骨"气臌",有时可出现层状骨膜增生等。

　　2.关节结核的 X 线诊断　　关节结核约占骨关节结核的 1/3,青少年多见。按其发病部位可分为骨型和滑膜型 2 种类型。骨型多由骨骺及干骺端结核发展而发生,早期除有骨骺及干骺端结核的骨质破坏和局部软组织肿胀表现外,往往仅伴有轻度的关节囊及滑膜肿胀、少量关节腔积液等。滑膜型往往为结核分枝杆菌的播散所致,其 X 线表现多较为典型,主要为滑膜肿胀明显、关节腔积液典型,并不同程度累及邻近骨质,其破坏往往多为非承重部位对称性,有时可以见到死骨,当关节软骨破坏后出现关节间隙狭窄,所累及的两侧骨端骨质疏松明显。晚期破坏修复可出现骨质硬化,最后形成纤维性关节强直等。

　　3.脊柱结核的 X 线诊断　　脊柱结核是骨关节结核中最常见病变,占骨结核的 50% 左右,以腰椎受累最为多见。其典型的 X 线表现主要为椎体破坏、椎间隙狭窄、椎旁脓肿形成。值得注意是,边缘型椎体骨质破坏最为多见,往往累及相邻的两个椎体,而中心型椎体骨质破坏多发生于儿童,与椎体的供血血管被累及有关,严重椎体破坏可以造成椎体的后凸畸形。椎旁脓肿是椎体结核的重要征象,颈椎椎旁脓肿主要表现为椎体前缘(咽后壁)软组织肿胀;胸椎椎旁脓肿往往表现为对称性的梭形;腰椎椎旁脓肿往往累及两侧腰大肌,对称或不对称,但有时出现向下流注,可以累及盆腔,甚至累及股骨上部肌肉间隙等,值得注意。

此外,椎体附件既可以在椎体结核时被累及而破坏,也可以单独出现破坏形成椎体附件结核,也可以合并局限软组织脓肿形成,不可忽视。

二、结核病的 CT 诊断

按照结核病的诊断标准,结核病可以分为原发性肺结核、血行播散性肺结核、继发性肺结核、结核性胸膜炎和肺外结核。CT 检查对肺结核、腹部结核、骨关节结核、淋巴结结核,尤其是肺结核的诊断、鉴别诊断和治疗疗效的观察,均起着重要的作用。

肺结核 CT 检查可显示胸片隐蔽部位的病变,可对病变做多个方位、多个平面的重建,显示纵隔淋巴结病变较胸片明显优越,可较明确地显示支气管腔内病变,有无狭窄和阻塞,有助于发现早期粟粒性结核病变,显示胸壁结核等。高分辨率 CT(HRCT)可以更好地显示弥漫性病变及支气管扩张等特点。

经典的肺影像学模式分为原发性肺结核和继发性肺结核,每一种都有特征性的表现。然而,在实际工作中,很难将这两种影像学模式划分出明显区分的界限,它们的影像学表现有一定的重叠。

(一)原发性肺结核

原发性肺结核最常见于儿童,亦可见于成人。胸部 X 线一直是诊断的主要依据。原发性肺结核分为原发性综合征和胸内淋巴结结核。前者由原发病灶、淋巴管炎和淋巴结炎三部分组成,CT 可以清楚地显示原发病灶、引流的支气管炎及肿大的肺门淋巴结,也易于显示淋巴结压迫气管引起的肺叶或肺段的肺不张;而后者是原发综合征演变过程中的一种形式。

在 CT 影像学上,原发性肺结核主要表现在四个方面:实质性病变,淋巴结肿大,胸腔积液和粟粒性病变,或者上述的任何表现组合出现。

原发性肺结核实质性病变主要表现为任何肺叶的实变,文献报道肺的原发病灶好发于右肺,但关于肺上、下叶的报道不一,有报道以中叶和下叶多发。多叶实变可见于约 25% 的患者中。肺内原发灶典型 CT 表现为均质、边界清楚的段或叶性实变,但 Leung 报道,也可见斑片、结节、线状影以及"磨玻璃密度样"影。在 10% 的患者中,原发性肺结核亦可表现为孤立的空洞性病变。CT 尚可见平片所不能显示的其他肺野沿支气管树分布的边缘模糊的"树芽征"、小叶中心结节或分支状影,即急性支气管播散病灶,对肺结核的诊断与鉴别诊断有着重要意义。淋巴结增大和结核性肺炎共存时强烈提示原发性肺结核。

在儿童,最常见的异常为淋巴结肿大,见于 90%～95% 的患者中;相对而言,成人中最高可达到 43%。CT 可见肺门、纵隔单发或多发的淋巴结肿大。尽管双侧淋巴结受累见于 1/3 的患者中,右侧气管旁、肺门和隆突下淋巴结是最常见的部位。淋巴结肿大的部位与原发灶的部位有关,90% 以上的患者可见多组淋巴结肿大,最多可见于双侧 9 个分区,并且每个区尚可见多发淋巴结肿大。淋巴结肿大的形式可以表现为肿瘤型和炎症型。若呈圆形或类圆形、边缘清楚的结节状影凸向肺野时,即"肿瘤型";当同时合并周围肺组织继发性浸润或不张时,则表现为边缘模糊的肺门增大影,即"炎症型"。增强扫描对于判断淋巴结病变的性质有着重要的意义,可较好地观察到肿大淋巴结的形态、密度及边缘情况。CT 平扫显示淋巴结可以密度均匀,增强扫描可均匀强化;当病变直径超过 2cm,增强 CT 显示典型的"边缘强化"的特点,淋巴结中心低密度、周边强化,并且病变周围脂肪消失,有助于诊断纵隔淋巴结结核。然而,这些也是非特异性的,由干酪样坏死的低密度中心和边缘肉芽肿性炎症导致的增强的环组成。陈耀强报道,小于 2cm 而边缘强化的淋巴结,可能更能提示淋巴结结核的诊断。淋巴结结核病变可以发生钙化。

胸腔积液在原发性肺结核中常见,可达到25%。这些积液被认为代表着对结核蛋白的过敏性反应,很少能把细菌从积液中分离出来。

大约2/3的患者,原发性病灶在传统影像学上不留痕迹地消失,剩下的1/3患者中,大约15%的患者可见钙化的瘢痕存在,而存在肿块样表现的称为结核瘤的影像表现可见于9%的病例中。通常,既往患过结核病的唯一的影像学证据称为"兰克综合征":包括一个钙化或未钙化的实质性的瘢痕;钙化的肺门和(或)气管旁淋巴结。肺实质破坏和纤维化的结果导致纤维性病变内支气管扩张的形成。

(二)血行播散性肺结核

有文献报道,血行播散性肺结核中43.1%伴纵隔和(或)肺门淋巴结肿大,44.6%合-H市外结核,常见于脑膜、浆膜腔、淋巴结、脑、肝、脾、骨等。

1.急性血行播散性粟粒性肺结核　CT主要表现为两肺弥漫大小相等、分布均匀的粟粒状阴影,无钙化,直径1～3mm,呈圆形或椭圆形,大部分结节境界较为清楚,少部分境界模糊,广泛均匀地弥散于两侧整个肺叶。结节为随机分布结节,但多与小叶间隔、血管支气管鞘、胸膜下间质和中轴间质有关,CT上粟粒性结核通常与小叶间隔增厚和小叶内小网格相联系,高分辨率CT(HRCT)可以更好地显示结节的分布特点。两肺尖常首先受累;有些患者肺尖的结节较大;较大的粟糙病灶,密度较高,可有融合倾向。

此外,急性血行播散性肺结核在X线片上显示的"三均匀",在CT上可见表现为"三不均匀",反映了病变在不同的播散时期。

2.亚急性及慢性血行播散性肺结核　CT表现为结节病灶大小不一,分布不均匀,密度不相等。粟粒结节可以融合,大小从粟粒状至直径1cm左右;分布上以两肺上中野为主,也可局限于一侧肺;有的为较淡的渗出增殖性病灶,有的则伴有钙化灶;病灶可融合产生干酪样坏死,出现空洞和支气管播散。

(三)继发性肺结核

1.CT表现　"多叶、多段、多种形态影像共存"是继发性肺结核有价值的CT表现。

继发性肺结核最常见的CT表现发生于上叶尖后段和下叶背段的灶性或斑片状的不均匀的实变影。在大多数病例中,病变累及多段,可以伴有空洞和钙化。

(1)空洞:空洞是肺组织发生液化坏死经支气管排出后的组织缺损,是肺结核的影像特征之一,有报道20%～45%继发性肺结核可见空洞,然而空洞中气液平面仅见于10%的患者。空洞可能发展为支气管播散,导致除了空洞以外典型的"树芽征"分布的结节。肺结核空洞可分为5种形态:无壁空洞、薄壁空洞,厚壁空洞、纤维空洞和净化空洞,净化空洞是肺结核空洞的一种愈合形式。"洞壁光滑、规则的空洞"影像是肺结核的常见形态。

(2)结节影:单发或多发,多数小于2cm,内可见空洞及钙化。部分结节位于小叶中心,是结核病支气管播散较为特征性的CT征象,对活动性肺结核的诊断有重要价值。CT表现为直径2～4mm的边缘模糊的小叶中心结节影,伴或不伴有分支线影,代表位于小叶中心的细支气管周围的结核炎性渗出结节。随着疾病的进展,结节可增大或融合,形成直径5～8mm小叶中心结节影或直径大于8mm酌小叶样阴影。

(3)树芽征:被认为是活动性肺结核的一个可靠的标志,是小叶中心的小结节的群集和伴随的分枝状阴影,模仿一棵发芽的树的分枝状模式。小叶中心结节分布于周围的胸膜下肺组织,与胸膜有一定距离,它表示在细支气管和支气管周围肺泡的炎性病变。高分辨率CT是显示早期支气管播散有效的方法。结核性"树芽征"成簇状或节段性分布,芽多枝少。

(4)实变:指段及段以上肺的实变,中心主要由干酪样坏死物及肉芽肿构成,周围则以渗出为主,纵隔窗上的软组织密度影面积不小于肺窗所见50%,约1/3伴有空洞形成。结核性实变中可见空洞影,空洞多为无壁多发,呈沿支气管走行的裂隙状、椭圆形,洞壁边缘呈多弧状,是结核性实变特征性的征象,有的伴有支气管播散病变。

(5)肺门或纵隔淋巴结肿大:在继发性肺结核少见,只有5%～10%的患者有些改变。

(6)结核瘤:尽管肺的结核瘤通常是原发性肺结核愈合的结果,但肺部结核瘤是影像学的主要或唯一异常表现大约发生于5%的复发患者中。

CT扫描显示了一个圆形或椭圆形的结节或肿块,直径0.4～5cm大小,伴有内衬肉芽组织的壁或由结缔组织包裹。以单发多见,边界多数光滑而整齐,密度均匀或不均匀;少数边缘有分叶和毛刺;结核瘤可以形成空洞,而钙化见于20%～30%的病灶中。在80%的情况下,紧邻主病灶可以观察到“卫星灶”。一组研究资料表明,约占95%的肺结核球增强后CT值无增加,时间CT值曲线低平,50%为病灶无任何强化,44.5%为包膜细条样强化,仅极少数病灶表现为广泛强化和边缘强化。由于活跃的肉芽肿性炎症使得葡萄糖代谢增加,结核瘤可能积聚2-氟-2-脱氧-D-葡萄糖(18F-FDG)。最大标准摄取值(SUVmax)在结核瘤和恶性病变往往不会有明显不同。一项研究表明,与18F-FDGPET不同,C-胆碱(C-choline)PET扫描可以帮助区分肺癌和肺结核,因为结核瘤对C-cholinePET扫描显示低示踪剂摄取。

(7)磨玻璃影:CT表现为分布不均匀的斑片影,密度淡,边缘模糊,其内可见血管纹理,出现在结核病的早期或病灶进展时,也可见于近期咯血的患者中。

(8)支气管壁增厚:双轨征或袖套征,管壁厚度大于同级支气管,管腔不规则狭窄,管壁粗糙。也是提示结核活动性的征象。

(9)肺间质改变:少部分患者表现肺间质改变为主的继发性肺结核,表现为以多发小叶内细网织影、小叶间隔增厚、结节影、树芽征、磨玻璃样密度影及支气管血管束异常间质性改变为主,是一种特殊类型的继发性肺结核。年轻患者中发病率较高,不同于以往的渗出、增殖性改变。经抗结核治疗后随着结核性增殖灶的减少和吸收,间质性改变也会减轻,不需要再进行抗感染治疗。

(10)病变发展与转归:常常出现纤维索条,支气管扩张,钙化,病变受累部位肺体积缩小,支气管扭曲,病变周围肺野肺气肿及肺大疱,胸廓塌陷,对侧代偿性肺气肿、肺大疱、肺毁损等。

2.总结文献　肺结核活动性CT征象包括:结节、树芽征、小叶性实变影、磨玻璃影、空洞、叶段性肺实变、支气管壁增厚及肿块(直径>3cm)、反晕征、间质性改变、坏死性纵隔及肺门淋巴结肿大等征象;非活动性征象包括纤维索条状阴影、肺气肿、支气管扩张及钙化。

(四)结核性胸膜炎

作为第四型肺结核易于被发现,若同时合并其他类型肺结核诊断较容易。诊断第四型肺结核的同时不应忽视其他类型肺结核的存在,而不合并其他类型肺结核又没有胸膜钙化的结核性胸膜炎由于缺乏特征性,经常需要结合临床表现及胸腔积液化验结果才能做出诊断。

1.结核性干性胸膜炎　早期CT检查也无异常发现,CT可以肺窗和纵隔窗转换观察,更为敏感地显示出局部胸膜变厚样改变,但出现少量纤维渗出或胸膜增厚、粘连时,CT能够敏感地显示。

2.结核性渗出性胸膜炎　CT能够敏感地显示积液的量及部位,CT值约为0或±15Hu。少量胸腔积液,在CT肺窗上常难于发现,在纵隔上,表现为后胸壁内侧与胸壁平行一致的弧形窄带状液体密度影,边缘光滑整齐,俯卧位检查可见液体分布于前胸壁下。中量胸腔积液,CT上表现为后胸壁内侧新月形的液体密度影,密度均匀,边缘整齐,局部肺组织轻度受压。大量胸腔积液,CT上可见胸腔中部以上凹面向上的大半月形液性密度区。患侧上叶后段和大部分下叶组织明显受到挤压向前萎陷,肺被压缩于肺门呈软组织影,有时很像肿块,其内有时可见支气管影。CT上可见被压缩不张肺的边缘,所见肺野透亮度减低。可见横膈下降、膈肌倒转征。纵隔可向对侧移位。

　　结核性胸膜炎易出现包裹,可见侧胸壁包裹性积液、叶间积液、纵隔包裹积液。在CT纵隔窗上侧胸壁的包裹性积液表现为自胸壁向肺野突出的凸镜样液体密度影,基底宽而紧贴胸壁,与胸壁的夹角多呈钝角,边缘光滑,邻近胸膜多有增厚,形成胸膜尾征,局部肺组织可受压,有时表现为多发。叶间积液在CT肺窗上,表现为叶间少血管区呈片状或带状的高密度影,有时呈梭形或球状高密度影。在纵隔窗上,少量叶间积液可不显示,积液量多时可形似肿瘤,易误诊为肺内实质性肿块,但其两端的叶间胸膜常有增厚,结合上下层面了解整个形态及其位于叶间裂位置上,密度均匀近似水密度,诊断多可明确。纵隔包裹性积液,CT可以明确显示液体聚集在纵隔胸膜与脏层胸膜之间。

　　膈附近出现液体密度影时,可以通过膈征、膈角移位征、界面征、裸区征来鉴别胸腔积液和腹腔积液。

　　结核性胸膜炎后期出现胸膜肥厚、粘连、钙化,好发于后胸壁及侧胸部。正常时壁层胸膜在CT上不显示,因此,CT上一旦显示壁层胸膜就表明胸膜有肥厚。胸膜增厚表现为胸壁下方的局限性、带状、广泛性高密度影像,厚薄不均匀,与肺的交界面可见小的粘连影。粘连常与肥厚同时发生,广泛的粘连导致胸廓塌陷或肺被牵拉,并影响呼吸功能。钙化是陈旧胸膜肥厚的表现,多呈点状、带状或块状的极高密度影,CT值接近骨骼。多见于结核性胸膜炎,也可见于脓胸及胸腔出血后机化。

　　杨露露等应用能谱CT研究结果显示结核性与恶性胸腔积液具有不同的CT能谱曲线和能谱特征物质含量。结核性胸腔积液能谱曲线斜率明显小于恶性胸腔积液能谱曲线斜率,结核性与恶性胸腔积液有效原子序数值的比较差异有统计学意义;结核性与恶性胸腔积液碘(水)含量比差异有明显统计学意义,恶性胸腔积液中碘的含量明显高于结核性胸腔积液。

　　结核性胸膜炎影像学诊断特点如下。①胸腔积液的量与位置:无特异性;②胸膜增厚:一般肋胸膜增厚多见,纵隔胸膜及叶间增厚少见,胸膜绝大多数较规则、光滑,胸膜增厚大多数小于1cm;③肋胸膜斑片状或带状增厚多见,多发结节少见;④常常合并其他类型肺结核或肺外结核;⑤短期内部分患者胸腔积液很难完全吸收消散;⑥容易发生胸膜钙化;⑦肋胸膜容易形成局部包裹积液、球形肺不张并具多发性及移动性。

　　3.结核性脓胸　结核性脓胸是由结核分枝杆菌或干酪样物质进入胸腔特异性化脓性疾病,有时合并其他细菌感染。最可靠的X线征象是胸膜分离征,增强扫描显示壁层胸膜增强明显,形成"脏层壁层胸膜分离征",后期胸膜往往有钙化。还可以通过扭曲的支气管或环绕病灶周围的肺血管识别被压迫的未受累肺组织。当出现脓气胸时,要考虑支气管胸膜瘘的可能。

(五)支气管结核

　　CT是该病的最佳检查方法。气管大支气管的多平面重建(MPR)、三维(3D)重建及仿真内窥镜检查等后处理图像能为气管大支气管病灶形态提供更为立体、更为形象的显示。主支气管,两肺上叶、中叶、舌叶支气管为支气管结核的好发部位。左主支气管多于右主支气管,可能与左主支气管纤弱、细长有关。气管结核则多见于气管下段。

　　支气管结核表现为支气管壁增厚、腔内结节、管腔狭窄阻塞,有时可见支气管管腔扩张、支气管黏液嵌塞。往往伴有肺不张、局限性肺气肿及支气管播散等,诊断时需综合几种征象诊断支气管结核。支气管结核所致气管狭窄多数比较长,常累及2个以上气管及支气管,且经常伴有主支气管受累,借此可以与中央型肺癌相鉴别。同时出现肺内结核、管壁不规则增厚、管腔扭曲变形以及支气管走行僵直等典型改变时,诊断较易。如果没有肺内结核,一定要紧密结合临床及支气管镜检等检查。

(六)肺外结核

　　1.腹腔结核

　　(1)腹腔淋巴结结核:腹腔淋巴结结核是腹部结核最常见的表现,55%~66%的腹部结核患者中可单独出现,也多伴有其他腹腔结核,CT是最好的评价方式。以肠系膜、小网膜、胰周区域以及横膈平面以上腹主动脉周围淋巴结较多,且腹腔淋巴结受累程度明显重于腹膜后间隙淋巴结,多呈簇集状排列。CT可表现为均匀强化的软组织密度结节,典型表现为环形强化,数个环形强化堆积成多房状或蜂窝状,晚期病变内见点状钙化或呈结节状钙化。

(2)结核性腹膜炎:可表现为腹腔积液,腹膜增厚、粘连,网膜、肠系膜增厚、粘连,腹膜结节,典型表现为"污垢状腹膜"。壁腹膜增厚多位于肝、脾旁肋间或剑突下;可伴有梭形结节(腹膜结核瘤),增强扫描边缘强化或分房样强化。

(3)肝结核:粟粒性肝结核多见,可见多发粟粒状低密度灶,或肝大伴密度减低,细小病灶CT平扫显示不清。结节型肝结核表现为单发或多发结节,CT平扫为低密度结节影或混合密度结节,圆形、卵圆形和花瓣形等,其中"花瓣形"较有特征性,常为多个粟粒结节聚集呈"簇状"排列,对提示结核性肉芽肿具有重要的指导意义;文献报道,"中心粉末状钙化"亦是典型的CT表现,比较少见。增强扫描有助于病变的显示;病变可表现为无强化、轻中度边缘强化、中心干酪样坏死不强化,液化坏死形成脓肿。

(4)脾脏:结核与肝脏结核相似,可以分为粟粒型(脾大;相对早期,直径<2mm,CT平扫难以显示)、结节型(5～20mm,中心可液化,CT表现为多发低密度或等密度,增强多无强化,少数环形强化)、脓肿型(进展期,结节融合而成;或中心干酪样变、液化,CT表现为单发或多发圆形低密度影,边缘强化)和钙化型(稳定期,CT表现为花瓣状或羊毛状钙化影)。

(5)肾上腺结核:以双侧多见,肾上腺增大:三角形、卵圆形或不规则结节状。平扫呈软组织密度,均匀或不均匀,可见小囊状低密度,典型表现增强后周边强化,呈"单环征"及"分隔征",环厚薄不均;病变出现钙化与病程较长、病变相对静止有关。

(6)胰腺结核:多侵犯胰腺实质,胰头颈多见,胰管较少受累。最典型的影像表现是胰腺内局灶型蜂房状强化的肿块。其辅助征象为胰周和门脉周围的淋巴结肿大伴环形强化以及其他部位结核灶。

(7)肾脏结核:典型的CT表现,肾内多发低密度灶,增强后静脉期呈花瓣样强化,不对称性肾积水、多发钙化、肾盂肾盏输尿管及膀胱壁的增厚,伴随肾周筋膜模糊。

2.椎体及骨关节结核　与X线平片相比,CT具有很高的密度分辨率,可显示X线平片难以发现的征象或更清楚地显示某些异常改变。特别是近年来的多层螺旋CT功能更加完善,可进行高质量的任意层面的MPR和容积显示技术,CT可更早发现轻微的骨质破坏和椎旁软组织改变,更清晰地显示椎旁脓肿的范围、椎间隙和关节间隙的改变等等。与磁共振相比,CT对于显示病变内死骨和椎旁软组织内及脓肿内钙化具有优势。

(1)脊柱结核:在全身骨关节结核中最多见,约占50%。椎体结核的CT主要表现为溶骨性骨质破坏,破坏区周围形成骨硬化,破坏区内沙砾或米粒大小的死骨,椎间隙变窄或消失,冷脓肿和异常软组织密度影,脊柱曲度改变(后突、侧弯,以及椎体相互嵌入)。多发的伴有硬化边的圆形、类圆形软组织密度骨破坏和破坏区内沙砾样死骨以及冷脓肿,为脊柱结核颇有价值的诊断征象。

(2)关节结核:占全身骨关节结核的30%～40%,最多见于髋、膝关节,其次为肘、腕和踝关节、骶髂关节结核。髋关节结核多见于儿童;膝和踝关节结核好发于青壮年。

分滑膜型关节结核和骨型关节结核,骨型关节结核于骨骺或干骺端可见局限性骨破坏,继之在骨骺与干骺结核基础上,出现关节囊及周围软组织肿胀,关节间隙于早期增宽,关节面完整。晚期,关节面破坏,关节间隙呈不对称狭窄。滑膜型结核起源于滑膜,主要CT表现为关节间隙增宽、关节腔积液、周围软组织肿胀和脓肿形成、骨质疏松、关节囊肿胀,逐渐关节面周边部分骨质破坏(多为上下缘对称性破坏);晚期骨破坏广泛,并可出现小块死骨、肌肉萎缩、窦道形成,严重者关节脱位与强直。关节腔、骨破坏区和周围脓肿内多有颗粒状或长条状碎骨片或钙化。

（3）骨结核：CT 影像特点为骨质疏松、骨质破坏、周围软组织肿胀或萎缩，没有明显的骨质增生硬化。发生于骨骺和干骺端者较多见。

3.颈部淋巴结结核　　CT 是颈部淋巴结首选检查方法，尤其是多层螺旋 CT 扫描 MPR 冠状面、矢状面重建及增强扫描能更直观地显示淋巴结的部位、数目、大小、密度变化以及与周围结构的关系，对颈部淋巴结结核诊断、鉴别诊断都起着重要的作用。

颈部淋巴结结核好发部位为颈静脉链周围及颈后三角区。分为四型，Ⅰ型为肉芽肿淋巴结炎，CT 表现均匀的软组织密度结节影，直径多小于 1cm，增强扫描明显均匀强化；Ⅱ型为受累的淋巴结干酪样坏死，表现为病变中心呈单发或多发小低密度坏死，边缘呈环形强化，周围脂肪间隙保存；Ⅲ型为淋巴结包膜坏死，淋巴结相互融合伴有淋巴结周围炎，表现为淋巴结的正常结构消失，多发的中心呈低密度坏死，周围环形强化，病变可融合成中央较大的低密度区，边缘模糊而不规则的环形强化，呈"花环状改变"，为颈部淋巴结结核的典型表现，其周围脂肪间隙消失，周围脂肪密度增高及短小索条影，如果累及周围肌肉可出现肌性脓肿，以胸锁乳突肌脓肿常见；Ⅳ型，为淋巴结破溃，窦道形成，可见皮肤增厚伴不连续。治疗过程中或愈合病变内可出现钙化灶。

4.胸壁结核　　CT 检查尤其是增强 CT 能很好地显示出胸壁结核的影像学特征，反映其病理基础，同时能发现肺部、胸膜及纵隔内的结核分枝杆菌感染证据，故 CT 检查对胸壁结核的诊断有十分重要的临床价值。平扫 CT 可清楚显示胸壁肿块影，单发肿块约占 3/4。软组织包块可呈梭形、不规则形或类圆形，病变最大长径可达 16cm，内部密度相对较低，其 CT 值 6～37Hu，很少部分累及邻近肋骨，导致溶骨性破坏，并导致骨膜增生硬化。增强 CT 扫描，肿块可见周边囊壁环形线样强化，边缘较光滑连续，而内部低密度区呈不强化的囊腔。多同时发现肺实质和（或）胸膜以及纵隔内伴有结核灶。

三、结核病的磁共振诊断

磁共振成像（MRI）是断层成像的一种，它利用磁共振现象从人体中获得电磁信号，并重建人体组织信息。MRI 技术与其他断层成像技术（如 CT）有一些共同点，如它们都可以显示某种物理量（如密度）在空间中的分布。同时，也有其自身的特色，MRI 无骨性伪影，有高于 CT 数倍的软组织分辨能力，能敏感地检出组织成分中水含量的变化，对颅脑、脊柱和脊髓等的解剖和病变的显示，尤优于 CT，常比 CT 更有效和更早期地发现病变。另外，MRI 可以得随意做直接的多方向（横断、冠状、矢状或任何角度）切层，3D 图像，甚至可以得到空间—波谱分布的四维图像。目前，MRI 已应用于全身各系统的成像诊断，在结核病中，除肺结核的一些成像及诊断正在研究中，MRI 已广泛应用于肺外结核，包括颅脑及脊髓、关节骨骼、腹腔结核及生殖系统结核等。

（一）中枢神经系统结核

按照解剖部位分为颅内结核和脊膜脊髓结核两种。

1.颅内结核　　2015 年中华医学会结核病学分会组织全国结核病影像学及临床专家制定了"颅内结核影像学分型专家共识"，按照结核病发病部位及临床与影像学特点，将颅内结核分为 3 种基本类型：脑膜结核、脑实质结核和混合型颅内结核。

（1）脑膜结核：脑膜炎性渗出和增殖导致脑膜增厚，最常累及的部位是颅底部脑池，其次为外侧裂池、大脑纵裂池，大小脑凸面脑膜及室管膜亦可受累。MRI 图像上，表现为基底池、脑裂和脑沟内的脑脊液信号被增厚的脑膜部分或者全部替代，T1 加权图像表现为高于脑脊液且与脑实质相仿的信号，T2 加权图像表现为低于脑脊液但等于或者略高于脑实质的信号，表面欠光整或不光整，增强扫描后病变均质或不均质强化,或者线样强化,软脑膜的增厚可以是薄线样,也可以是不均匀的增厚;增厚脑膜邻近的脑实质可出现水肿,表现为不强化的稍长 T1、稍长 T2 信号,T1 加权图像表现为低于脑实质但高于脑脊液的信号,T2 加权图像表现为高于脑实质但低于脑脊液的信号。另外,室管膜的改变表现为室管膜的增厚,T1 加权图像病变信号高于脑脊液,T2 加权图像等于或略低于脑脊液信号,增强扫描明显强化,室管膜粘连时可见不同程度的脑室不规则狭窄及扩张而致脑室扭曲变形。

脑膜结核的脑膜增厚多数不光整,并且常常伴发结核结节或结核瘤,结核结节少数散在分布,"簇状"排列更多见,MRI 影像根据病变不同病理阶段,表现各不相同。结核结节或结核瘤由肉芽肿的环和干酪样坏死或液化的中心构成。干酪样坏死中心在 T1 加权图像表现为低信号,T2 加权图像可为高信号(完全液化)或低信号(未液化),也可以是混杂信号(部分液化),边缘肉芽肿部分与脑实质相比,以等 T1、稍长 T2 信号为主,增强后的 T1 加权图像上肉芽肿环明显强化,干酪样坏死中心则不强化,病变呈环形高信号,多个病变融合则呈"分隔状"或"蜂窝状"强化。

当脑膜结核进展,除病变本身异常改变之外,可出现继发改变。当邻近的血管、神经受累时,引起相应供血区域脑缺血、梗死、白质脱髓鞘和神经炎等改变,还可以直接侵入小血管引起血管炎性改变。基于结核好发于基底池,脑梗死最常出现的部位为大脑中动脉供血区,在 MRI 图像上,表现为局灶性稍长 T1、稍长 T2 信号,急性期在弥散加权成像(DWI)上病变呈明显高信号。另外,结核病变易导致脑池粘连或脉络丛吸收障碍,从而继发梗阻性脑积水或交通性脑积水,表现为三脑室及侧脑室不同程度扩张,脑积水严重时可伴发脑室旁间质性脑水肿而出现片状稍长 T1、稍长 T2 信号。

(2)胸实质结核:病变呈散在多发性分布于大脑、小脑及脑干,易聚集成"簇状",为结核的相对特征性表现。

脑实质结核初期为增生的肉芽肿结节,病灶内有丰富的炎性细胞及增生的血管肉芽组织,继而形成结核瘤,由富含脂质内容物的乳酪样物质为主的实性干酪形成中心核,炎性细胞组成其壁,接着干酪坏死从中心开始液化,一旦结核瘤中心完全液化形成结核性脑脓肿,包围的壳由肉芽组织及被压缩的脂质物质组成,此时抽取脓液的抗酸染色阳性,基于以上病理基础,影像学中将其分为增生结节、结核瘤、结核脓肿及混合性四种类型,MRI 表现各不相同,几种类型在 T1 加权像上,与脑实质信号相比,基本呈稍低信号或中心明显低信号,在 T2WI 上有所不同,增生结节呈均匀稍高信号,结核瘤中心低信号边缘高信号,结核脓肿表现为中心明显高、边缘低等或稍高信号。另外,T2WI 上可见病灶周围水肿区呈片状高信号,少数范围较大的水肿区边缘呈"指状"。增强扫描增生结节表现为均匀强化,结核瘤及结核脓肿以环形强化为主的不均匀强化。DWI 序列对鉴别中心液化的结核瘤和脓肿有一定帮助,结核瘤中心液化水的弥散不受限而呈低信号,脓肿内所含成分不同,水的弥散受限而呈高信号。

(3)混合型结核:同时具备脑膜结核和脑实质结核的 MRI 表现,可以某种类型为主,或以脑膜病灶为主,或以脑实质病灶为主。

2.脊膜脊髓结核　结核病变可单独发生于脊膜或脊髓内,亦可混合存在。脊膜脊髓结核大多是由颅内结核随脑脊液向下播散所致,其次为血行直接播散或椎体结核向椎管内蔓延所致,其病理特征与颅内结核的脑膜改变基本相似,主要为含有丰富血管的软硬脊膜发生广泛炎性反应,导致脊膜增厚,可伴有结核结节及结核瘤。随病变进展,累及脊髓和神经根,出现脊神经根刺激症状,亦可累及脊髓血管,出现缺血及梗死病灶。蛛网膜与硬脊膜、软脊膜或神经根粘连,可形成继发性蛛网膜囊肿推压脊髓,产生脊髓压迫症状。脊髓结核与脑实质结核相似。

MRI 图像上,受累的脊膜多表现为连续性增厚,以颈胸段常见,累及范围可达几个椎体节段,少数可累及脊柱全长,多连续发生,薄厚不均,病变边缘不光滑、毛糙,T1WI 序列呈等或稍高信号,T2WI 序列呈高信号，T2WI-FS 序列亦呈高信号，增强扫描明显强化；另外，部分病变区 T1WI 可见脑脊液-脊髓交界面毛糙、不光滑。脊膜和脊髓内结核结节或结核瘤表现与颅内结核病变类似，增殖病变 T1 加权像呈稍低信号，T2 加权像呈稍高信号，当其内出现干酪样坏死呈低信号，出现液化呈高信号，增强扫描病变均匀或环形强化，"簇状"或"串珠样"排列较具特征性。

脊膜脊髓结核同颅内结核一样，可出现继发性改变。继发性蛛网膜下腔不均匀扩张形成囊肿样改变，多位于粘连的脊膜近端，T2 加权像上显示较清晰，呈多房状高信号，部分可见纤细分隔，此特点多见于脊膜脊髓结核较重患者。脊髓受到结核性炎症的累及，表现为脊髓肿胀，可局限或弥漫，由于发现时间不同，增强扫描可表现为强化或不强化，亦可累及血管，脊髓中心部细小的动脉内膜发生炎性反应，使内膜增厚，管腔狭窄或闭塞，表现为脊髓缺血，形成中央部缺血、梗死及软化灶，于中央灰质区见长 T1、长 T2 信号。

（二）骨关节结核

多数为血行感染，结核分枝杆菌进入骨髓腔内，经历渗出、肉芽肿、坏死、增生等复杂的炎性病理过程，好发于负重大、活动多、积累性劳损肌肉附着处，其中脊柱最多见，约占 50%，其次是膝、髋、踝、肘、腕关节等。

1.脊柱结核　　脊柱中，以腰椎、胸椎多见，骶椎及颈椎次之，其中以侵犯胸 10 至腰 2 椎体更常见。

早期发生结核性椎体骨炎。MRI 对组织的水、蛋白质含量变化高度敏感，使之反映结核的早期病理变化成为可能。早期椎体病变区充血、水肿使其在 T1WI 上信号减低，与正常骨髓内脂肪的高信号形成对比；T2WI 上病变部分的椎体信号增高，由于正常骨髓内脂肪在 T2WI 也呈高信号，可能病灶显示不清，但可显示病变椎体的信号不均，结合脂肪抑制技术，便可很好地显示出病灶。

随着椎体结核的进展，椎体出现"虫蚀状"骨质破坏并形成椎旁脓肿。典型病变发生于相邻的两个椎体，偶可见单椎体结核、椎体后部受累、附件单独受累以及多椎体跳跃式受累的不典型结核，MRJ 图像具有相应表现。

典型椎体结核在 T1WI 上呈混杂低信号或均匀低信号，在 T2WI 上多呈混杂高信号或均匀高信号，信号不均匀多由于病变内干酪样坏死物、死骨和椎体边缘增生硬化的骨质所致；由于抑制了骨髓内脂肪 T2WI 信号，因而对病变显示清楚；增强后骨质破坏区多呈不均匀强化，周边增生的肉芽肿区强化较明显，中心干酪样坏死及液化区、死骨无强化。椎间隙狭窄或消失是椎间盘破坏的表现，当令邻近椎体受累，椎间盘可能失去营养而继发性受累，病变早期椎间盘在 T1WI 上呈低信号，在 T2WI 上信号增高。随着病变进展，椎间盘破坏，髓核突入椎体或消失，在 T2WI 上呈不均匀略高信号或高低混杂信号，与相邻椎体分界不清，增强后有不均匀强化或无强化。椎旁软组织影常见于结核性肉芽肿和冷脓肿，其范围、大小不一，常跨椎体生长。典型的脊椎结核多有冷脓肿形成，在 T1WI 上呈不均匀的等信号或低信号，在 T2WI 上呈混杂信号或均匀高信号，增强扫描冷脓肿壁可见强化，边界显示更清楚，中心区域无强化。

不典型椎体结核中，单椎体结核大多数发生于腰椎和胸椎，颈椎和骶椎少见，起源于椎体中央的单椎体结核可导致椎体呈向心性压缩，MRI 表现为 T1WI 呈低信号，T2WI 呈高信号，相邻的椎体终板结构完整，椎间盘和椎旁软组织无受累，MRI 表现缺乏特征。同样，椎体后部受累、附件单独受累以及多椎体跳跃式受累的不典型结核，当椎旁脓肿不典型，仅有椎体水肿或骨质破坏时，影像诊断困难，均需注意同其他感染及椎体肿瘤鉴别。

2.关节结核　　关节结核分为滑膜型、骨型及全关节型，以滑膜型及全关节型常见，单独骨型结核少见。病变早期为关节滑膜炎性渗出、增生，关节囊肿胀，关节腔积液，病变进展累及关节面软骨、软骨下骨及骨质，骨髓腔水肿及骨质破坏，间隙变窄，关节周边软组织肿胀、脓肿，愈合期多以纤维性强直为主。

MRI 图像上，滑膜增生在 T1 加权图像上表现为较为均一的中等偏低信号，质子密度加权图像上表现为中低信号混杂图像，T2 加权图像上表现为中高低混杂信号，并可见不规则的低信号条状、突起状结节或团块影,高信号的液体渗出信号可分布于混杂信号间,并可见液体信号积聚于结节或团块间,T2加权图像上关节腔及关节隐窝内积液表现为高信号影。关节软骨异常时,表面毛糙不平、软骨局部缺损变薄、软骨全层缺失及大面积剥脱。骨质异常表现为骨皮质中断,正常骨髓高信号为异常的骨髓水肿及骨质破坏信号所取代,骨髓水肿在T1加权图像上表现为稍低信号、T2加权图像上表现为稍高接近于骨髓信号的片状模糊影,T2脂肪抑制序列中,表现为片状高信号;骨质破坏表现为特征性的"虫蚀样"破坏,骨质破坏在T1加权图像上表现为骨质中较均一的信号阴影,在T2加权图像上表现为骨质中高信号或高低混杂信号。关节结核周围冷脓肿,在T1加权图像上表现为较为均一的低信号,T2加权图像上表现为中高低混杂信号,并可见不规则的低信号条状、突起状结节影,较易形成窦道、皮肤破溃。

(三)腹腔结核

按解剖部位分为腹膜结核和腹腔脏器结核及淋巴结结核。

1.腹膜结核　腹膜结核病理改变分为渗出型、粘连型、干酪样坏死型,临床上,以渗出型最多见,粘连型次之,干酪样坏死型较少见,与之相对应的影像表现为湿性-腹腔积液型、纤维粘连型和干酪型,病变发展过程中,影像表现随着病理改变而变化,常常几种征象重叠出现,称为混合型。

MRI上,腹腔积液表现为长T1、长T2信号,早期少量积液分布于腹膜反折处,随着液体量增多,逐渐出现于肝、脾或结肠旁沟外围及腹腔脏器周围,脏器向心性集中,系膜皱襞间的腹腔积液将系膜衬托成迂回状;因渗出液内含有纤维素及其沉积等因素,易形成条索状及粘连等改变,故在影像学上腹腔积液中常见条索状及分隔样表现,甚至部分积液形成局部包裹样改变。

腹膜增厚、粘连是腹膜结核的另一常见表现,包括网膜、肠系膜及壁腹膜的改变,网膜及肠系膜因结核分枝杆菌的播散及浸润,形成粟粒或结节样结核病灶,多合并病灶周围渗出,表现为边缘模糊不清的结节或斑片,T_1加权像上脂肪间隙内呈稍低信号,T2抑脂序列呈等及稍高混杂信号,增厚及粘连严重时可以形成"饼状"或团块状混杂信号,增强扫描不均匀强化,其内干酪样坏死区不强化,此种表现相对少见;壁腹膜增厚在诊断中较具价值,以中上腹部为主,肝周壁腹膜受累常见,常合并丘状或椭圆形凸起形成结节状,结节多位于肋间及剑突下区,增厚的腹膜多边界清晰光滑,腹膜凸起结节邻近肝脏可呈弧形受压改变,受压边缘呈钝角、较柔和,多数腹膜凸起结节呈边缘稍长或等T1、稍长或等T2信号,中心更明显长T1等低或长T2信号,增强扫描腹膜凸起结节边缘及与之相延续的增厚腹膜可见强化,结节中心干酪样坏死或液化区无强化。

2.腹腔脏器结核　除腹腔空腔脏器结核外,MRIX对肝、脾、胰腺及肾结核的诊断均具一定诊断价值。

腹腔实质脏器结核多数为继发性结核,多由血行感染结核分枝杆菌所致。主要病理变化为结核性肉芽肿形成,可见干酪样坏死、液化坏死、纤维组织增生及钙化等。

肝结核和脾结核影像表现依据病理变化主要分为粟粒型、结节型,当病变形成结核性脓肿时,可称为脓肿型,较多钙化时可称为钙化型,极少数肝结核由于干酪样结核病灶或结核脓肿溃破入胆道,可形成结核性小空洞而称为肝内胆管型。MRI表现为粟粒或结节状稍长T1、稍长T2信号,边缘欠光滑,当病变进展,其内出现干酪样坏死或液化,亦或脓肿形成时,病变中心出现不均匀信号,T2加权像上表现明显,呈等、低或高信号,边缘稍高信号,增强扫描,粟粒病变可轻度强化或强化不明显,如MRI机分辨率足够高时,无明显强化的病变边缘可见轻度强化,较大病变多以环形强化为主。

肾上腺结核双侧多见,增大肾上腺多呈结节状相互融合而表现形态多样,三角形、卵圆形或不规则结节状,结核性肉芽组织增生合并新生毛细血管形成及周围纤维组织包裹,平扫呈稍长T_1、稍长T2信号,中心出现干酪样坏死及液化时信号不均,T2加权像上呈等、低或高信号,增强扫描病变可均匀强化,但以环形强化较具特征性;病变出现钙化时低信号,不强化。

　　胰腺结核影像最常见的表现是胰腺内局灶型蜂房状强化的肿块,胰周和门脉周围的淋巴结肿大伴环形强化以及其他部位结核灶可辅助诊断,胰腺结核多侵犯胰腺实质、胰管较少受累可作为与胰腺癌等病变的鉴别依据。

　　肾结核是泌尿生殖系结核中最常见的。病理学分为病理型肾结核阶段及临床型肾结核阶段。影像学上仅能发现临床型肾结核,表现为肾的体积增大、正常或缩小,外形分叶状或正常,肾髓质多发空洞或脓腔形成,常呈囊状影并围绕肾盂似"花瓣状"排列,继而肾皮质局部或普遍萎缩变薄,肾盂、输尿管及膀胱壁增厚,管腔狭窄或扩张,肾盂积水或积脓,肾功能损害,自病灶内逐渐出现沙砾状、弧线状、斑片或结节样钙化,MRI 上病变呈稍长 T1、稍长或混杂 T2 信号,钙化在 MRI 上显示不敏感,呈低或等信号,增强扫描病变区边缘强化多与邻近强化的肾实质高信号重叠显示不清,仅可见无强化表现,伴随的肾盂及输尿管壁增厚部分可见轻度强化。

　　3.腹腔淋巴结结核　腹腔淋巴结结核表现为淋巴结肿大,多呈"簇状"排列,以肝门区及下腔静脉和腹腔干周围多见,平扫呈结节状稍长 T1、稍长 T2 信号,T2 加权象上常见其信号不均匀,增强扫描以边缘环形强化、中心不强化为主,"簇状"排列时呈铃隔状或蜂窝状强化,邻近结构推移改变不明显。

　　腹腔淋巴结结核与腹膜结核及腹腔脏器结核合并存在时,三者具有相互辅助诊断价值。

(四)生殖系统结核

　　生殖系统结核包括女性生殖系统结核和男性生殖系统结核。

　　1.女性生殖系统结核　女性生殖系统结核是指由结核分枝杆菌引起的生殖器炎症,包括卵巢结核、输卵管结核、子宫内膜结核、宫颈结核、阴道和外阴结核、盆腔腹膜结核。输卵管被认为是女性生殖系统结核的始发部位,几乎所有生殖系统结核均累及输卵管,双侧居多,易伴发盆腔腹膜结核,累及宫旁韧带,其余部位结核相对少见。MRI 可发现输卵管积水呈管状或迂曲扩张的长 T1、长 T2 信号,盆腔包块内可有肠曲或包裹性输卵管卵巢组织,呈团块状不均匀稍长 T1、稍长 T2 信号,伴有干酪样坏死或液化区表现为信号不均匀,增强扫描不均匀强化,其内见不强化低信号影,病变可伴钙化或淋巴结肿大。盆腔内积液限制性居多。子宫内膜结核少见,表现为内膜增厚,较重者可伴有干酪样结节形成。

　　2.男性生殖系统结核　根据解剖部位分为前列腺结核、精囊结核、睾丸结核、输精管结核、阴茎结核。临床上最常见的是附睾及睾丸结核和前列腺结核。

　　(1)附睾及睾丸结核:主要病变为结核性肉芽组织、干酪样变和纤维化。MRI 表现取决于病变程度及病理成分,可分为结节型和弥漫型,结节可呈实性和囊实性,实性部分-在 T1 加权像呈等或稍高信号,T2 加权像上均呈低信号,增强扫描可见强化,囊实性病变呈环形强化。弥漫型可见附睾明显肿大,可伴结节,可完全或部分干酪样变,其结构模糊不清,输精管可以增粗变硬,呈串珠状。睾丸结核同附睾结核相似,早期睾丸结构完整,晚期可有脓肿形成,T1 加权像上多表现为等或稍高信号,T2 加权像上表现为低信号,出现脓肿时可见长 T2 信号,出现钙化时表现为明显低信号区,细小钙化 MRI 常不敏感,可伴少量鞘膜积液。

　　(2)前列腺结核:结核分枝杆菌进入前列腺后腺管中形成结核结节,进一步发展,破坏腺体上皮,形成结核肉芽肿、干酪样变,最后干酪区液化或形成脓肿,坏死组织排出后可形成空洞,修复时可纤维化。MRI 上可分为结节型和弥漫型,病变大多同时侵犯双侧,中央叶和周围叶均可受累,表现为前列腺体积增大,T1 加权像上病变呈稍低信号,T2 加权像上呈极低信号,与闭孔内肌信号相似或略高,弥漫型病变 T2 加权像上可见多发片状或弥漫信号减低,可伴条纹状改变,磁共振波谱(MRS)代谢正常;当形成结核性脓肿时,T2 加权像上可见高信号。精囊腺受累可以见到精囊腺管扩张,囊壁增厚,囊内容物 T2WI 呈低信号,增强扫描囊壁强化。

(彭　芳)

第三节 结核病血清学诊断

一、概述

人体暴露于结核分枝杆菌后,一般可能有三种不同的结局:可无任何感染结核分枝杆菌的临床和实验室检查证据[结核菌素皮试试验(TST)及(或)干扰素-1释放试验(IGRAs)]均为阴性,或无任何活动性结核病临床表现,但TST(+)及(或)IGRAs(+)的潜伏性结核分枝杆菌感染(LTBI)及感染后近期发展为活动性结核病。在LTBI中,5%~10%可因各种已知的危险因素如贫困、营养不良、老年、糖尿病、HIV/AIDS、各种免疫抑制剂的使用以及宿主遗传学背景等的影响而再活化。不同的结局主要取决于感染的菌量及其致病力以及宿主固有免疫和适应性免疫系统清除、控制结核分枝杆菌的能力。O'Grarra等综合既往多方面的研究和近年的进展,描述了宿主经气道感染的免疫应答过程。结核分枝杆菌进入宿主肺内,通过肺泡巨噬细胞表面清道夫受体、补体受体、免疫球蛋白Fc受体(FcR)、甘露糖受体等的识别得以被吞噬,从而启动固有免疫应答。近年来研究也发现中性粒细胞和树突状细胞也参与构成第一道防线,产生分泌Cathelicidin等各种抗菌肽、促炎症因子、趋化因子,释放肿瘤坏死因子-α(TNF-α)、白细胞介素(IL-6)、IL-12p40、IL-10α/β、干扰素-γ(IFN-γ)、干扰素-β(IFN-β)和趋化因子CC配体CCL2、CCL5和CCL8,以募集吞噬细胞、T细胞、B细胞等炎症细胞,对肉芽肿形成、启动适应性免疫具有重要作用。

还有报道表明,感染结核分枝杆菌的肺泡巨噬细胞内脂质介质前列腺素E2和脂毒素LXA4的平衡在决定巨噬细胞凋亡、自噬和坏死中具有重要作用,前二者有利于宿主,而后者则有利于结核分枝杆菌启动抗炎反应、阻断吞噬细胞产生活性氧和氮中间产物、阻止吞噬小体和溶酶体融合、逃避固有免疫的防御机制,得以增殖乃至在宿主体内传播。感染结核分枝杆菌的树突状细胞移行至肺内患病部位的区域淋巴结,在IL-12p40、IL-12p70和趋化因子CCL19、CCL21等作用下,启动了抗结核的适应性免疫,抗原呈递细胞加工处理后的抗原通过T细胞受体的识别,结核分枝杆菌抗原/MHC复合物活化,从而活化T细胞,通过分泌各种细胞因子而发挥其免疫调控功能,激活巨噬细胞发挥更强的抗结核活性。

根据早年经典的实验及Thl/Th2的范例,Thl细胞是保护宿主免受细胞内病原体损害,Th2细胞则是针对细胞外病原体,而一直认为细胞介导免疫在抗结核免疫中占有主导地位,之后一系列研究也证实结核分枝杆菌的保护性免疫是以T细胞为基础的,T细胞活化是抗结核免疫的关键,而体液免疫发挥的作用较小,相关研究也较少。B细胞受到结核分枝杆菌抗原刺激后产生的IgM、IgG和IgA-种免疫球蛋白可反映机体抗结核的体液免疫应答水平,甚至认为可以被忽视。但也有一些研究表明:除了Th细胞外,许多细胞和抗体也是参与免疫调控的。事实上,B细胞除了产生抗体和抗原呈递功能外,还能调控T细胞的分化和细胞介导免疫的发展。活化B细胞可产生许多细胞因子,如一些效应B细胞1(Bl细胞)可以分泌与Thl应答相关的细胞因子IFN-1和IL-2,B₂细胞可以产生Th2细胞为特征的IL-4,此外B细胞还可产生IL-6、11-10等。一些动物实验还表明:抗结核多克隆抗体的被动血清治疗可以保护重症联合免疫缺陷(SCID)小鼠免于结核分枝杆菌感染的再活化,而且,去毒结核分枝杆菌提取物(RUTI)治疗小鼠的血清被动免疫后,可获得明显的免疫保护作用。10pez等也报道了抗16kD和抗38kD两个IgA单克隆抗体TBA61和TBA48治疗小鼠活动性肺结核的保护性结果。早年也有一些关于人类的研究,如抗Ag85-IgG可抗结核分枝杆菌,卡介苗(BCG)接种后的血清可预防分枝杆菌的感染,BCG诱导抗体可增加结核特异CD4⁺、

CD8$^+$T 细胞产生 IFN-γ 细胞的增殖等。

二、结核病血清学诊断的历史

结核病的血清学诊断乃是根据结核分枝杆菌抗原与感染宿主产生的相应抗体间特异性免疫反应的原理,采用多种技术检测血清、胸腔积液、脑脊液中抗原、抗体、抗原抗体复合物,以达到诊断或辅助诊断的目的。因为最早也是最多用于血清的检测,而被冠以血清学诊断的名称。

血清学诊断的历史由来已久,早在 1898 年,Arloing 就试图以结核分枝杆菌悬液与患者血清进行凝集试验,阳性率 57%,但健康及疾病对照组假阳性率高达 11%。1948 年,Middlebrook 与 Dubos 以结核分枝杆菌的丙酮提取物致敏绵羊红细胞,进行血细胞凝集试验,继而,沉淀试验、补体结合试验、免疫扩散试验等免疫技术被采用。1941 年,Coons 和 Kaplan 建立了荧光免疫分析(FIA),但结果均令人失望。1959 年,Bersan 和 Yelow 创立了放射免疫分析(RIA)。1972 年 Engvall 和 Permann 建立了高效可重复的 ELISA 技术,再次引起人们对结核血清学诊断的兴趣,又由于免疫化学研究的进展,各种"特异性抗原"的分离、鉴定和纯化,血清学诊断的包被抗原由粗制抗原发展至"纯化"抗原。1979 年,Daniel 等以山羊抗血清,通过亲和层析分离、纯化鉴定的结核分枝杆菌"特异性抗原"-Ag5,以后被证实为 38kD 蛋白。随之,Ag6、Ag7、Ag60 等抗原纷纷被用于血清学诊断。但 1987 年 Daniel 曾综述 28 篇相关研究,发现其诊断价值差异甚大,灵敏度为 31.7%～94%,特异性为 78.6%～100%,从而提出血清学诊断仅可作为辅助性诊断、初筛性诊断和肺外结核的诊断。

随着各国不同包被抗原或联合抗原的商品试剂盒纷纷问世,又由于已有的结核病诊断技术不能满足临床的需求,尤其在低收入、结核病高疫情国家,血清学诊断被广泛应用。2007 年 Steingart 等先后对产自各国的商品化结核病血清学诊断试剂盒进行了评估与分析,发现其对肺结核、肺外结核诊断的灵敏度、特异性和准确性差异甚大。Steingart 等又于 2011 年对 67 项相关研究(48%来自低收入国家)进行了荟萃分析,发现活动性肺结核诊断的灵敏度和特异性各为 0～100% 和 31%～100%,肺外结核各为 0～100% 和 59%～100%。鉴于上述报告及 Grenier 等调查的 22 个结核病高负担国家广泛采用结核病血清学诊断的状况,以及儿童结核病血清学诊断的综述发现,抗结核抗体检测在特异性 86%～100% 的前提下,阳性率仅为 14%～85%,上述观察结果提示结核病血清学诊断的高度不一致性和不准确性,鉴于假阴性结果可能导致漏诊、误诊而增加结核病传播的机会,假阳性结果则会增加公共卫生机构和患者的负担,以及因治疗可能引起不良反应,WHOT2011 年 7 月发布相关声明:无论 HIV 感染状况,不推荐商品化血清学诊断用于怀疑活动性肺结核和肺外结核,此推荐适用于儿童结核;但是仍主张对结核病血清学诊断进行进一步研究。

三、结核病血清学诊断存在的问题及相应的研究探索

血清学诊断具有技术简单、快速、价廉、不需精密仪器、最符合即时检验、直接为患者服务的优势,但目前结核病血清学诊断仍存在诸多难题。

(1)首先要承认机体抗结核病的体液免疫应答是十分复杂的。B 细胞是体内唯一能产生抗体的细胞,B 细胞表面具有众多的膜分子参与抗原的识别,形成了识别抗原的受体库,不同发育分化阶段的 B 细胞膜免疫球蛋白(mIg)构成 B 细胞受体的重要组分,类别各异,而且机体体液免疫应答是依赖于细胞免疫应答的,B 细胞对抗原如蛋白质的应答需 Th 细胞的辅助,免疫球蛋白重链或轻链类或亚类的同型性,以及有些

细胞因子对免疫球蛋白类别的转换具有调节作用,如 IFN-γ 可下调 IgM、IgG、IgE,1 而上调 IgG3、IgG2α;TNF-β 下调 IgM、IgG3,而上调 IgG2b 和 IgA。又如 B$_2$ 细胞亚群在 T 细胞辅助下可大量增殖,其中少数为长寿记忆 B 细胞,在抗原刺激下可迅速活化,产生大量高亲和力的、以 IgG 为主的特异性抗体。

(2)被研究观察结核病患者的年龄(如婴幼儿、老年、超高龄等不同年龄阶段)、患者的确诊依据、不同的临床类型、不同的病程和病情等均可能反映不同的体液免疫应答而影响检测结果。

(3)在血清学检测中,抗原的特异性至关重要,有时结核病与其他疾病的抗体谱表达存在着交叉性,如 She 等采用美国 SeaT1e 生产的含结核分枝杆菌 81、结核分枝杆菌 8、MPT32、38kD 和两个专利抗原等多种抗原的试剂盒,检测了来自 37 例活动性结核病、58 例 NTM 病、105 例自身免疫性疾病等,329 份血清标本中活动性结核病组阳性率 54.1%,NTM 病组假阳性率 24.1%(NTM 菌种包括鸟胞内复合群、龟分枝杆菌、脓肿分枝杆菌、猿分枝杆菌和戈登分枝杆菌),自身免疫性疾病组假阳性率 10.5%,LTBI 组假阳性率 14.3%。而且,抗原的生物种类不一样,也会有不同的结果,如蛋白质抗原所导致的是 IgG 的应答,多糖抗原则引发的是 IgM 抗体,而 IgM 抗体常是早期体液免疫的反映,但结核特异性 IgM 常不易被捕获,且多为低滴定度。

(4)检测技术的影响,如 ELISA 技术是一项较为敏感、可重复的技术,但在具体操作过程中,时间、温度的稳定是必须的。抗体阳性滴定度 cutoff 值的确定一般常以阴性对照组的 OD 均值±2SD 或 OD 均值+3SD,为了提高特异性也可采用 OD 均值+6SD,但无疑将会降低其灵敏度,故一般主张确定一项检验技术诊断价值,需在特异性≥95% 条件下来评定其灵敏度。此外,某地区、某国家的患病率与阳性预测值(PPV)和阴性预测值(NPV)有关,患病率越高,阳性预测值也越高,患病率越低,则阴性预测值也低。总之,结核病患者抗体的异质性,使血清学诊断的评价更为复杂。

正如早年 Lyashchenko 等的研究发现,在 59 例 HIV(一)活动性肺结核患者及 80 例对照(非结核性肺部疾病 40 例、NTM 病 6 例、健康者 34 例),对 ESAT-6、14kD、MPT-63、19kD、MPT-64、MPT51、MTC28、Ag85B、38kD 和 KatG10 种抗原的 IgG 抗体检测结果显示,88% 患者至少对一种抗原的相应抗体阳性(52/59),但无一例对全部抗原有阳性反应。关于结核病患者对抗原的异质性识别,作者推测有 5 种可能原因:①感染者免疫遗传学背景不同;②结核病发展不同阶段对抗原识别的异质性;③感染不同的菌株具有不同的基因表达,导致异质性抗原识别,但也有报道,豚鼠雾化吸入 H37Rv 也可有不同类型的抗原识别;④痰菌负荷量不同;⑤接受结核治疗的影响。Fujita 等等获得类似的结果:在 924 例住院活动性结核病患者血清中,抗 6 种脂质抗原(BCG 索状因子,MAC-TMM-M,三酰基脂蛋白脂酶-2,tetraacylCPL-1,磷脂酰肌醇和 BCGtrehalosemonomycolate)任一抗原的 IgG(+)者占 91.5%,210 例初诊者则为 93.3%。作者还发现抗体水平与细菌负荷正相关,化学治疗后抗体水平显著降低。

研究发现活动性结核病患者血清中,88%~91.5% 患者可检测到抗结核抗体,又鉴于目前结核病诊断仍存在诸多难题:临床症状仅是患者就医和医生发现疾病的重要线索,缺乏特征性和肯定性;胸部影像学检查发现异常阴影的灵敏度较高,但表现多种多样,常与其他肺部疾病交叉重叠;病原体诊断方面,显微镜检查阴性率 20%~60%,培养需 3~6 周,核酸扩增技术特异性结核分枝杆菌 DNA 不能鉴别死或活结核分枝杆菌,且需与 NTM 鉴别;IGRAs,不能鉴别活动性结核病(ATB)与 LTBI,约有 20% 的假阴性,且不能监测治疗的效应;当前推荐的 GeneXpertMTB/RFP,价格不菲,不适用于常规检查,而且当前较难诊断的菌阴肺结核的检出率≤70%。故 WHO 仍鼓励继续研究,至今仍有不少研究者对结核病血清学诊断的研究热情不减。针对目前存在的问题,从特异性抗原的筛选、鉴定、优选联合抗原及联合抗体的检测和检测技术等方面进行探索。

（一）采用分子生物学等先进技术，进行特异性抗原的筛选与鉴定

Sritharan 等报道，HupB 蛋白是结核分枝杆菌的铁调节蛋白，是 Mycobactin 生物合成的正性调节剂，作者曾发现肺结核患者血清中有高水平的抗全长的 rHupB 的抗体，作者进一步将 HupB 根据氨基酸长度分段为三个抗原，检测血清中相应抗体，发现在肺结核中未治疗者及肺外结核患者中，重组 HupB-F2(aa63-161)具有显著的免疫原性，且其抗体水平与血清铁呈负相关。Khurshid 等报道作者构建了 TB16.3-tnPstsl（截断"Pstsl"）和 TB16.3-echAl 两种融合蛋白，发现 64％结核病患者对任一融合蛋白均呈阳性反应，尤其 TB16.3-echAl 更具有潜力。Afzal 等选择分枝杆菌抗原的截断区通过连接酶构建了 HSP 截断片段与 FbpCl 截断片段的融合蛋白 Hsptnl-FbpCl，以及 tn2FbpCl 与截断的 PstSl 的 tn2FbpCl-tnPSTSl 两种融合蛋白，以期提高血清学诊断灵敏度。经 ELISA 检测结核病患者血清中的相应抗体，发现 tn2FbpCl-tnPST-Sl 融合蛋白更具有潜力，抗体检出率 72％。

Sarpe 等合成结核分枝杆菌的脑硫脂-3 类似物（Sulfolipid-3）和 M.paraaffini-cicum 的乙酰化的四海藻糖脂，认为可作为血清学诊断的有潜力的候选抗原。Yang 等利用结核病患者特异性 IgG 作为靶分子，在噬菌体显示随机肽文库中筛选结核分枝杆菌特异性免疫活性模拟表位肽，经噬菌体-ELISA 检测，发现结核病噬菌体 H12、TB6、TB15、TB18 与结核病患者 IgG 有较高的亲和性，284 份人血清的检测结果显示，合成 TB15 的敏感性和 AUC 较高。Zhou 等经高通量 GST-融合蛋白芯片筛选出 14 个高反应性蛋白，其中 6 个（38kD、LprG、Rv566c、Rv623c、MPT64 和 HSPX）抗原通过 96 例结核病患者和 49 例健康对照进行验证。结果为：各个抗原的特异性均大于或等于 95.9％。66.7％的患者（65/96）至少识别一个抗原，65 例中有 4 例能识别 6 个抗原，各个抗原的灵敏度为 15.6％～33.3％。联合 6 个抗原的灵敏度为 67.7％，特异性为 91.8％。

Abraham 等报道，PPE 蛋白是一类具有高度抗原性、可较强诱导 B 细胞免疫应答的免疫蛋白。结核分枝杆菌 PE/PPE 家族因其免疫优势和病理性免疫的重要性，而被认为是分枝杆菌基因组中的免疫原之岛。既往研究发现 Rv2401（PPE41）、PE 蛋白 25 可使血清学诊断灵敏度增至 75％。作者进一步研究发现 Rv1168C(PPE)在 ELISA 检测中，以健康对照 OD 均值±3SD 为阳性标准，可达到灵敏度 72.72％，特异性 91.66％。Lagrange 等在印度进行了一项多中心研究：评估酚糖脂、PGL-Tbl 和 ESAT-6/CFP-10 融合蛋白作为包被抗原在 778 例活动性结核病患者［HIV（＋）102 例，HIV（－）336 例和 HIV 不明 360 例］及 945 例非活动性结核病患者的血清学诊断价值。结果显示：活动性结核病/HIV（＋）患者中，ELISA-PGL-Tbl 和 ELISA-ESAT-6/CFP-10 的特异性均为 91％，灵敏度各为 72.3％和 63.7％。但 Zhao 等也评估了抗结核分枝杆菌糖脂类抗体对中国结核病患者的诊断价值，结果则为 TBGL-IgG 和 TBGL-IgA 的特异性虽可达 81％和 89.7％，但其灵敏度欠理想，肺结核组灵敏度各为 68.9％和 46.7％。

Yang 等曾对我国国家食品药品监督管理局批准的四个检测抗结核抗体 IgG 的试剂盒进行了评估，252 份血清来自活动性结核病患者，其中检测抗 LAM-38kD-16kD-MPT63-IgG 抗体的试剂盒，灵敏度 71.8％、特异性 91.8％。捷克还有报道，利用离子交换层析技术，分离了 H37Rv5 个抗原。ELISA 检测结果发现 6KD、27kD、30kD、38kD 抗原对活动性肺和肺外结核具有诊断价值。采用鸡尾酒抗原，特异性、灵敏度可高达 98.06％和 98.67％。

鉴于以前曾有研究报道 RD11 区 Rv3425 蛋白抗原具有强免疫原性，Zhang 等进一步鉴定结核分枝杆菌 RD5 编码蛋白 Rv3117-Rv3121，并予以重组。经 ELISA 对 HIV（－）肺结核患者 60 例和健康对照 32 例的鉴定，发现 Rv3117 和 Rv3120 抗原可区别活动性结核病和健康对照（P＜0.05），两者的特异性均为 96.9％，但敏感性较低，各为 25％和 31.7％。Brust 等还比较了 4 种结核分枝杆菌脂溶性酶 Lipy、Rv0183、Rv1984c 和 Rv3452 在活动性结核病血清学诊断的价值。105 例活动性患者的阳性率各为 73.4％、81.0％、

81.9％和90.3％,特异性各为97.3％、93.3％、94.0％和94.6％,具有相当满意的应用价值,值得进一步研究。

(二)多种特异性抗原的联合在结核病血清学诊断的探索

鉴于结核病体液免疫应答的异质性,众多学者采用已有的和(或)新鉴定的抗原,包括蛋白抗原和脂质抗原的联合,用于结核病血清学诊断。早年,Raja 等采用了 4 个结核分枝杆菌抗原的不同组合,包括两种分泌抗原[38kD 和 30kD(Ag85B)]和两个重组抗原[16kD(MPT63)和 27kD(MPT51)]检测 476 份血清,发现 38kD＋16kD 联合涂阳培阳肺结核患者血清抗体阳性率 85％,特异性 100％,而 38kD/16kD/30kD 联合的相应抗体灵敏度 89％,特异性 99％,结果令人满意。

Kumar 等也报道 Ag85 复合物(Ag85A,B,C)和 ESAT-6 及 CFP-10 的联合可望减少成人结核病患者血清免疫应答的异质性,Ag85C 相应抗体的检测对儿童结核病具有诊断潜力,灵敏度、特异性各为 89.7％和 92％。Wu 等研究也显示重组 38kD、rMTB/48、rCFP-10/ESAT-6 三种抗原的联合 Xt-119 例菌阳肺结核灵敏度可达 90.8％,对 131 例菌阴肺结核灵敏度为 84.7％。Zhang 等构建了 ESAT-6/14kD/38kD 和 14kD/38kD 两个融合抗原,检测了活动性肺结核患者和 BCG 接种过的健康对照各 98 例,血清 IgG 的灵敏度各为 77.6％和 74.5％,特异性可达 84.3％和 90.2％。

Rv0057 和 Rv1352 蛋白是 T 淋巴细胞的新抗原,最近 Yang 等采用 WesternB10t 技术发现 Rv0057-Rv1352 和 38kD/16kD 融合抗原血清学诊断的特异性均可达 93.3％,两个融合蛋白联合的灵敏度和特异性各为 85.5％和 86.7％。Goyal 等还基于 RD1(ESAT-6,CFP-10)和 RD2(CFP-21,MPT64)的 B 细胞抗原决定簇的 7 个肽段,用于涂阳和涂阴肺结核、结节病和健康对照组的免疫学诊断,研究发现 7AI 肽段抗原中有 4 个对肺结核具有免疫反应性,可与结节病鉴别,联合检测的特异性 100％,涂阳和涂阴组的灵敏度各为 83.3％和 62.5％,而结节病组仅为 4.16％。德国也曾有报道,以 38kD(Rv0934)、MPT64(Rv980c)、AdK(Rv0733)和 BfrB(Rv3874)四个重组抗原评估肺结核(80)、HIV(＋)、结核病家庭接触者(108)和健康对照组(100)的 IgG 血清学诊断的价值,结果显示:涂阳培阳组四个抗原联合的灵敏度、特异性各为 89.6％和 89％,而 HIV/TB 则仅为 51.2％和 89％。

委内瑞拉 Araujo 还报道,采用结核分枝杆菌跨距 ESAT-6 和 Ag85A 序列的 20 个氨基酸长、无交叉覆盖的合成肽为抗原,共检测涂阳培阳肺结核 455 例、70％涂阳培阳肺外结核 60 例、非结核分枝杆菌肺外病变 40 例、麻风 33 例、健康对照 514 例的免疫反应,发现 ESAT-6 的 12033 肽和 12034 肽肺结核组的诊断灵敏度、特异性可高达 96.9％和 96.2％,Ag85A 的 29878 肽特异性为 97.4％。肺外结核组 Ag85A 的 11005 肽和 11006 肽的灵敏度 98.3％,Ag85A 的 29878 特异性 96.4％。联合 12033～12034 肽或 11005～11006 肽,肺结核和肺外结核组灵敏度可达 99.5％和 100％。但可惜的是,此等令人鼓舞的结果近年来未见进一步报道。Liu 等评估了包含结核分枝杆菌 RD1 区的新抗原 Rv3871、Rv3874(CFP-10)、Rv3875、Rv3876(ESAT-6)及 Rv3879 等 5 个抗原对 298 例活动性肺结核患者(涂阳培阳 117 例,涂阴培阳 101 例,涂阴培阴 80 例)的血清学诊断价值。结果显示:Rv3871、Rv3876 及 Rv3879 的联合对三组患者诊断特异性均可达到 90.53％,灵敏度各为 76％、85％、79.21％。对涂阴培阳的诊断灵敏度、特异性各为 85％和 90.53％。

(三)结核分枝杆菌特异性抗原相应 IgG、IgA 和 IgM 抗体联合检测

为了提高结核血清学诊断灵敏度,又鉴于体液免疫的异质性和免疫球蛋白的异质性,不少研究者评估了结核病患者血清中针对多种抗原的相应 IgS 的检测意义。Baumann 等对南非 HIV(－)肺结核患者 42 例和 67 例对照组[IGRAs＋的 LTBI47 例,IGRAs(－)/TST(＋)的 LTBI8 例和未感染者 12 例]血清中抗 MPT32(Rv1860)、HSP16.3(Rv2031c)、HSP20(Rv0251c)、LAM、PE35(Rv3872)、TPX(CFP-20,Rv1932)6 种重组抗原的 IgG、IgA 或 IgM。结果显示:LAM-IgG 灵敏度、特异性各为 71.4％和 86.6％,为鉴别结核病与 LTBI 的最佳指标,联合 5 个抗体的检测,LAM-IgA、LAM-

IgG、TPX-IgA、TPX-IgG、MPT32-IgM 鉴别结核病与 LTBI 的准确率为 86.5%。还有一些报道进行了综述,虽可提高诊断的灵敏度,但无助于提高特异性,且 IgA、IgM-抗体的阳性率较低。

Raja 也曾通过分子筛层析纯化结核分枝杆菌 16kD 抗原,同时检测涂阴培阳/涂阳培阳肺结核患者的相应 IgG、IgA 和 IgM 抗体,特异性均可达到 100% 和 95%,但灵敏度分别为 62%、52% 和 11%;三者联合灵敏度、特异性则可增至 83% 和 97%;循环免疫复合物的 IgG、IgA 和 IgM 抗体水平涂阳培阳/涂阴培阳可达 97.5% 和 100%。印度 Kaushik 等研究结果显示:16kD(HSPX,a-crystalline)具有结核病血清学诊断潜力。在肺结核、结核性脑膜炎和结核性胸膜炎的灵敏度各为 73.8%~81.2%、42.8% 和 63.3%,特异性可达 94.7%。

鉴于脂阿拉伯甘露糖(LAM)是分枝杆菌细胞壁的重要成分,早年已有研究结核病患者的血清、尿、痰的 LAM-ELISA,可获中度敏感的结果(74%~81%),特异性可达 99%。又有研究 HIV 感染相关结核病患-XpertMTB/XIF(+)中,近半数血清 LAM(+)。Gupta-Wright 等荟萃分析结果显示:1172 例艾滋病/结核病患者中,512 例(44%)尿 LAM(+),且随访 2~6 个月期间发现,尿 LAM(+)者的死亡率高于尿 LAM(-)者(RR=2.3);其中 5 项研究结果的 OR 值则为 2.5。还有作者对分枝杆菌细胞壁的各种多糖的相应抗体[包括多聚糖(glucan)、LAM、糖脂类、MPT51(27kD,Rv3803c)、分枝杆菌蛋白(81kD,Rv1837c)]在艾滋病不同状态下的结核病患者、对照者进行了比较性研究。

(四)检测技术的改进

根据以上介绍,各家采用了多种先进技术进行高度特异性抗原的筛选,取得了多方面的进展,值得进一步研究。在结核病血清学检测技术方面,在众多的临床免疫学检验技术中,最常用的仍是 ELISA。除了 ELISA 方法外,在结核病诊断方面还有免疫层析技术。最近有报道,基于波导的光学生物传感器平台可检测 LAM、ESAT-6 和 Ag85A,但由于抗体稳定性差,尚未用于临床标本检测。近年来也有一些创新性探索。Lee 等采用 Bioplex 悬浮芯片系统和 ELISA 检测了 20 岁以上、痰培养阳性肺结核患者初治诊断时和抗结核治疗 2 个月时血浆多种细胞因子,分析、比较 167 例患者及其中 26 例持续培阳患者的细胞因子水平,发现初治诊断时 RANTES(CCL5)<400pg/ml、涂阳及治疗 2 个月时 MMP-8>3000pg/ml,与痰持续培阳有关联性,可预测抗结核治疗的效果。

Mehta 等建立了以分枝杆菌 RD 抗原为基础的超敏感的免疫 PCR(immuno-PCR),该方法以特异性抗体和核酸分子的结合为基础,核酸分子用作 PCR 扩增的分子标志物,结合常用的 ELISA 技术检测了活动性肺结核(120 例)、肺外结核(35 例)、健康对照(20 例)和疾病对照(40 例)ESAT-6、CFP-21、MPT-64、RD 鸡尾酒抗原(ESAT-6、CFP-21、MPT-64)的水平。涂阳和涂阴肺结核患者痰抗原水平的检出率可达 91% 和 72%。据作者介绍,此技术具有 PCR 和 ELISA 两方面的优势。该技术检测 ESAT-6 和其他抗原可至 0.1fg 的水平。

Kasempimolporn 等根据免疫层析的原理,自制了包被 ESAT-6、MPT64 和优先表达与非复制结核分枝杆菌的 Rv3615c 和 Rv2031c 多种抗原的条带(Striptest),检测 15 岁以下儿童(包括活动性结核病、LTBI、结核病接触者和非结核性疾病患者),并与 TST、IGRAs 比较,活动性结核病组中,strip 试验灵敏度显著低于 TST 和 IGRAs,各为 58.3%、100% 和 100%。但 LTBI 组 IGRAs 和 strip 试验阳性率均为 37.5%,32 例中只有 2 例两者均为阳性,两者均为阴性者 10 例,10 例 IGRAs 阴性者 strip 试验阳性,另外 10 例 strip 试验阴性者 IGRAs 阳性,提示两者对 LTBI 有互补作用。

在结核病血清学诊断技术中,也可考虑采用近年来开发的双向侧流胶体金法。该技术为双向侧流免疫层析技术,即被检测的 IgG 抗体先与固化在检测区的抗原发生免疫结合反应,然后再与胶体金-抗人 IgG 偶合物发生反应的间接法。标本与抗原反应两次,加入样本时与抗原反应 1 次,加入缓冲液后,缓冲液和胶体金偶合物会推动未反应完的样本再次与抗原反应一次,并减少了共轭物在试条上的非特异性结合,提高了反应特异性,且该检测法步骤简单、快速、准确度高,避免了手工 ELISA 法的人为干扰因素,适合于即时检验,值得在结核病血清学诊断领域进行研究与开发。

四、细胞因子谱对结核病的诊断意义

细胞因子是由免疫原、丝裂原或其他因子刺激细胞而产生的低分子量的可溶性蛋白质,具有调节固有免疫和适应性免疫功能,通过与细胞表面高亲和受体结合而发挥刺激细胞活化、增殖、分化等生物学效应。

细胞因子多为低分子量(8~30kD)的多肽,共同特征为:高效性,低密度下即有生物学活性;多源性,即多种细胞均可产生一种细胞因子,如 IFN-γ 的主要产生细胞有活化 T 细胞、NK 细胞,又如 TNF-α 的主要产生细胞有巨噬细胞、NK 细胞和 T 细胞;多效性,即一种细胞因子可作用于不同的靶细胞,产生不同的生物学效应;重叠性,即几种不同的细胞因子可作用于一种靶细胞,产生相同或相似的生物学效应,如 IL-2、IL-4、IL-7 和 IL-15 均可刺激 T 细胞增殖;拮抗性或协同性,如一种细胞因子可拮抗其他的细胞及其因子的功能,或一种细胞因子可增强另一细胞及其因子的功能,如 IL-4 可抑制 IFN-γ,诱导 Th0 细胞向 Th1 细胞分化,而 IFN-γ 可抑制 IL-4 诱导 Th0 向 Th2 细胞分化。

根据结构和功能,细胞因子又可分为白细胞介素(是主要的细胞因子)、干扰素家族、肿瘤坏死因子家族、集落刺激因子家族和趋化因子家族等多种类型,其他还有转化生长因子 β(TGF-β)、血管内皮细胞生长因子(VEGF)、表皮生长因子(EGF)和纤维细胞生长因子(FGF)等。趋化因子家族成员尤为复杂,根据其结构特征和功能,共包括四个家族:①CC 亚家族趋化因子,如单核细胞趋化蛋白(MCP-1),对单核细胞、T细胞、树突状细胞有趋化和激活作用;②CXC 亚家族,如 IL-8 是 CXC 亚家族的趋化因子,可趋化多形核白细胞到达急性炎症部位;③C 亚家族,如淋巴细胞趋化蛋白是 C 亚家族的趋化因子,对 T 细胞、NK 细胞和树突状细胞有趋化作用;④CX3C 亚家族,如 Fractalkine 是 CX3C 亚家族趋化因子,对单核细胞和 T 淋巴细胞有趋化作用。

总之,众多的细胞因子在体内相互促进或制约,形成十分复杂的细胞因子调节网络,如以 Th1 和 Th2 细胞为核心的细胞因子调节网络以及 Th1、Th2 和 Th17 细胞因子调节网络等。此外,细胞因子间也存在共用亚单位现象,如 IL-12 是 P35 和 P40 亚单位组成的异源二聚体,IL-23 则为 P40 和 P19 亚单位组成的异源二聚体,故 P40 是 IL-12 和 IL-23 的共用亚单位。

细胞因子和其他免疫分子一样,也具有"双刃剑"的作用,既可发挥免疫调节作用,在一定条件下,如过度表达时又可参与病理性免疫损害及多种疾病的发生。例如,类风湿关节炎,常呈 TNF-α、IL-1 的高表达;又如急性呼吸窘迫综合征(ARDS)常呈"细胞因子风暴"现象-TNF-α、IL-1、IL-6、IL-12、IFN-α、IFN-β、IFN-γ、MCP-1 和 IL-8 短期内大量分泌。结核病的细胞免疫和体液免疫应答也是错综复杂的,与宿主结核分枝杆菌暴露后不同结局密切相关,在免疫应答过程中,细胞因子的表达也常是异质性的。例如,最新研究发现的 IL-10 家族包括 6 种免疫因子,分别为 IL-10、IL-19、IL-20、IL-22、IL-24 和 IL-26。其中 IL-10、IL-22、IL-24 和 IL-26 是宿主感染结核分枝杆菌后产生的重要的调节性细胞因子,尤其是 IL-10 和 IL-26 能抑制抗分枝杆菌的免疫反应、促进病原体存活;与之相反,IL-22 和 IL-24 能促进保护性免疫反应、抑制病原体在细胞内的存活。IL-10 家族作为参与结核分枝杆菌感染后免疫反应中新的细胞因子,提示可能依据患者的免疫状态(如 IL-10 家族成员的水平)进行抗结核治疗。

基于近亲繁殖,编码 IL-2、IFN-γ、TNF-α 基因缺失小鼠和缺失 CD4[+] T 细胞小鼠对结核分枝杆菌的易感性,TNF-α、IL-12 和 IFN-γ 在人类对结核病控制的重要性以及 CD4[+] T 细胞低下的 HIV 感染者常迅速死于结核病等事实,IFN-γ、IL-2 和 TNF-仪对结核病都是关键性的细胞因子。许多其他 CD4⁺ T 细胞亚群,如产生 IL-17 的 CD4⁺ T 细胞,也已证明介导募集保护性 Thl 细胞至肺结核病患处。又如,在活动性结核病时,调节性 CD4⁺ T 细胞(Treg)增多以限制 Thl 细胞过度应答,而尽可能减轻病理性免疫应答,控制过度炎症反应。

效应性 T 细胞表达的程序性细胞死亡分子(PDl)以及经典限制性 CD8⁺ T 细胞在体内抗结核分枝杆菌感染中也具有重要作用,包括穿孔素、颗粒溶酶依赖性细胞毒作用。为了增加对结核病不同发展阶段的细胞因子表达特点的了解,以期对诊断提供有益的参考信息,也有不少相关研究已见诸报道。2011 年 Walzl 等对结核病免疫学生物标志物,包括与结核分枝杆菌感染状态、LTBI、活动性结核病、疾病的严重程度相关的细胞因子、趋化因子及相关细胞多达数十篇研究进行了回顾。

五、细胞因子表达对结核病诊断的意义

2012 年,Ruhwald 等对 IP-10 释放试验在结核分枝杆菌感染中的诊断价值进行了综述:IP-10 是抗原呈递细胞表达的趋化因子,是促炎症免疫应答的重要驱动者。IP-10 的产生主要由 IFN-γ 驱动,也可由 IL-2、IFN-a、IFN-β、IL-27、IL-17 和 IL-23 等诱导。2008-2011 年研究结果显示,IP-10 对确诊和临床诊断的活动性结核病诊断价值与 QFT-IT 相似,联合诊断可增加其敏感性。对无暴露结核分枝杆菌史的健康者,两者的特异性相似或 IP-10 试验略低于 QFT-IT。而在疑似结核病但最终为其他疾病的疾病对照组,IP-10 假阳性率稍高于 QFT-ITβ5%vs27%);在艾滋病/结核病共感染者中,IP-10 较少受免疫抑制的影响。但 QFT-IT 与 IP-10 均不能鉴别活动性结核病与 LTBI。有些研究结果提示增加 IL-2、TNF-d、MIP-1B 将会作为有希望的诊断标志物。有学者建议,进行提高培养温度、延长培养时间等方法学上的调整,增加营养或促炎性细胞因子、改善培育环境、阻断 IL-10 等抗炎性细胞因子、增加 IL-7 等与存活相关的细胞因子,均可能扩大抗原特异性免疫应答;检测技术上可考虑应用定量 PCR 检测抗原刺激后 IP-10mRNA 水平,这也是研究发展的方向。

IL-27 主要由抗原提呈细胞分泌,可协同 IL-2 和(或)IL-12 促进初始 T 细胞和 NK 细胞 IFN-γ 的产生。Xia 等报道结核性胸腔积液中有 IL-27+CD4⁺ T 细胞和 IFN-γ+CD4⁺ T 细胞,部分胸腔积液还有 IL-27+IFN-γ+CD4⁺ T 细胞。30 例 IL-27+CD4⁺ T 细胞占 52.8%±1.9%,显著高于周围血(30.5%±0.8%,$P<0.001$)。进一步检查发现胸腔积液及周围血 IL-27+CD4⁺ T 细胞中 CD45RO 占 74.1%,CD45RA 占 18.3%,CD62L 占 6.5%,CCR7＋占 13.7%,是典型的周围型效应性记忆细胞。IL-31 是 2004 年美国 Dil10n 在活化的 T 细胞中分离的新型细胞因子,属 IL-6 家族,与白血病抑制因子、抑瘤素 M 等同源性很高。高岩等报道了 IL-31 在结核性胸腔积液中的表达水平及其诊断价值。黄佳也报道了结核性胸腔积液中 IL-31 高达[(534.47±307.86)ng/ml],显著高于恶性胸腔积液和心源性胸腔积液等对照组,具有明显的诊断价值。Wang 等通过化学发光免疫测定检测 IP-10,评估其对结核病的诊断价值,研究对象包括 247 例结核病、147 例非结核肺部疾病和 65 例健康对照者,经 CFP-10/ESAT-6 抗原刺激后,结核病组 IP-10 水平显著高于非结核病组和健康组;结核病诊断的灵敏度、特异性和诊断效能各为 75.3%、84.9% 和 79.7%。

Xiang 等采用液相芯片为基础的多重免疫测定,分析结核病患者(151 例)、非结核病患者和 BCG 接种过的健康者血浆中细胞因子和趋化因子的特征,结果显示:与非结核病组比较,在肺结核、支气管结核和结核性胸膜炎患者中,血浆 TNF-α、IL-6、IP-10、IFN-α 和 MIP-1p 均显著增高。此外,Naranbhai 等还报道,HIV＋成年人在启动抗逆转录病毒治疗(ART)过程中,周围血单核细胞/淋巴细胞比例与感染结核分枝杆

菌后发展为活动性结核病的风险相关。

最近,南非对 11 例 HIV(一)、无结核病史、QFT(十)的健康、15～57 岁 LTBI 者 B 细胞对抗原刺激后功能性应答进行了探索性研究。发现经人类 B 细胞分离试剂盒Ⅱ分离的 90% 以上纯度的 B 细胞,抗原刺激后培育 16 小时的上清液中存在 11-1B、IL-10、IL-17、IL-21 和 TNF-α 等促炎症和抗炎症细胞因子。T1R4、T1R9 刺激后细胞因子水平可达到最高,而 BCG 刺激后则以产生 11-1β 为明显优势。研究还发现血浆中 CD19＋CD27＋CD138＋记忆 B 细胞是产生细胞因子的最强亚群,其产生与细胞介导密切相关。

一活动性结核病与潜伏性结核分枝杆菌感染细胞因子表达谱

早在 2007 年,Wu 等曾报道 EAST-6 刺激 PBMC 后编码 IL-8(CXCL8)的 mRNA 转录子、Treg 细胞相关的转录因子 Foxp3 和 IL-12β 有希望用于活动性结核病和 LTBI 的鉴别。Casey 等通过荧光免疫斑点试验进行研究,发现 LTBI 常以分泌 IL-2 或 IFN-1 和 IL-2T 细胞亚群为优势,而只分泌 IFN-γT 细胞亚群常见于活动性结核病。有报道发现占优势的 TNFα＋结核分枝杆菌特异性 CD4$^+$T 细胞可鉴别 LTBI 和活动性结核病,而 LTBI 常以分泌 IL-2＋CD4$^+$T 细胞为主。Biselli 等发现,血清中 IL-2/IFN-γ 比值有利于活动性结核病、LTBI 及对照人群的鉴别。

Kuai 等通过 PCR 和 PCR-RFLP 检测 47 例活动性结核病和 50 例健康者巨噬细胞移动抑制因子 MIF 启动子编码基因的多态性,同时采用 RT-PCR 和 ELISA 检测 MIFmRNA 和 MIF、IFN-γ、TNF-α 血清水平。结果提示:与健康者比较,活动性结核病患者 MIF 蛋白和 MIFmRNA 表达显著增高,同时,伴有 IFN-γ 和 TNF-仅的增高,提示可作为活动性结核病的生物标志物。

最近,Suzukawa 等通过对活动性结核病(31 例)、LTBI(29 例)和健康者(10 例)经 ESAT-6、CFP-10 和 TB7.7 刺激 PBMC 的 QFT 上清液中 27 种细胞因子的检测,发现特异性抗原刺激后和未经抗原刺激的上清液中,IL-2、IL-5、IL-10、IL-1RA 和 MCP-1 水平有利于活动性结核病与 LTBI 的鉴别。其中 MCP-1 和 IL-5 最能有效区别活动性结核病与 LTBI,Wilk'slambda＝0.718(P＜0.001)。还发现未经抗原刺激的上清液中 IL-10、IFN-γ、MCP-1 和 IL-1RA4 种细胞因子的联合检测对活动性结核病的鉴定率可达 100%。此外,作者认为未经抗原刺激的上清液中,IL-2 水平高于活动性结核病是 LTBI 的独特的表现。可惜观察例数较少,且均为冻存标本,对照组中陈旧结核病史、BCG 接种史不详。

Adekambi 等采用多色流式细胞仪检测表达人类 CD38＋、HLA-DR＋、Ki67＋的 T 细胞,以期达到鉴别活动性结核病与 LTBI 的目标。研究结果显示,CD38＋IFN-γ＋CD4$^+$T 细胞、HLA-DR＋IFN-γ＋CD4$^+$T 细胞、Ki67＋IFN-γ＋CD4$^+$T 细胞各以 18%、60% 和 5% 为切割值,区别活动性结核病与 LTBI 的特异性和灵敏度可达 100% 和 96% 以上;研究还发现,这些标志物与细菌负荷量相关,可用于未治结核病与活动性结核病的鉴别。

Lichtner 等选用细胞内细胞因子仪(ICCFC),检测成人活动性结核病(18 例)、LTBI(10 例)和健康者(10 例)单功能和多功能结核分枝杆菌特异性 CD4$^+$T 细胞和 CD8$^+$T 细胞分泌。产生 IFN-γ 或 IL-2 或 TNF-α 为活化 T 细胞;产生 IFN-γ 或联合 IL-2 和(或)TNF-α 为总 IFN-γ＋T 细胞;只产生 IL-2 或联合 IFN-γ 和(或)TNF-α 为总 IL-2＋T 细胞;只产生 TNF-α 或联合 IL-2 和(或)IFN-γ 为总 TNF-α＋T 细胞;同时产生三种细胞因子则为多功能 T 细胞。分析结果显示,产生任一细胞因子 T 细胞＜0.45% 为未感染者,＞0.45% 为结核分枝杆菌感染者,多功能 T 细胞＜0.182% 为活动性结核病,＞0.182% 为 LTBI。

六、细胞因子表达与结核病病情及治疗的相关性

早年,IN$_0$mata 等通过 ELISA 方法,检测了未治肺结核 47 例、粟粒性结核病 7 例及在治疗前后 19 例

患者的循环 IFN-1、IL-12、IL-18 和骨桥蛋白[(Osteoportin，OPN，骨中一种唾液酸蛋白)]。结果显示：肺结核患者循环 IFN-γ、IL-18、OPN 水平显著高于健康对照，粟粒性结核病患者则达极度升高水平。还发现在参与 Th1 应答的相关分子中，与 IFN-γ、IL-12 比较，循环 IL-18 和 OPN 可反映疾病的活动性，经抗结核治疗后均显著下降。Ridruechai 等分别对健康对照(25 例)、ATB(23 例)、HIV(+)未治(10 例)、HIV(+)已 HARRT 治疗(17 例)和艾滋病/结核病共感染者无 HARRT 治疗(6 例)进行全长骨桥蛋白(F-OPN)、凝血酶剪切 N 末端的 OPN 片段(N-halfOPN)、IFN-γ、IP-10、IL-18、lL-12/IL-23p40、IL-10、IL-15 及 C 反应蛋白进行检测。在活动性结核病患者中发现：①新诊断的活动性肺结核患者 F-OPN、IFN-γ 和 CRP 高于健康对照；②F-OPN、N-halfOPN、IFN-γ、IP-10、IL-8 和 IL-10 水平在病变广泛、艾滋病/结核病共感染者高于单纯结核病或 HIV 患者。在活动性结核病患者中血浆 F-OPN 水平与 IP-10、IL-18 和 N-halfOPN 相关。抗结核治疗后，F-OPN、IFN-γ、IP-10 和 C 反应蛋白(CRP)水平显著降低。提示 OPN 和包括 IFN-γ 的 Th1 应答相关分子可作为结核病活动性和治疗效果的标志。

颗粒溶酶为具有细胞溶解活性的细胞释放蛋白，由人类细胞毒 T 细胞、自然杀伤细胞产生，循环颗粒溶酶水平可反映保护性细胞免疫应答水平。印度尼西亚的一项研究报道了血浆颗粒溶酶和 IFN-γ 水平与成人活动性结核病的相关性，通过检测成人活动性结核病患者治疗前、中、后与疾病轻、中、重度时，血浆颗粒溶酶和 IFN-γ 水平的动态变化，发现与对照组比较，活动性结核病患者颗粒溶酶水平显著降低，治疗 2 个月后则恢复至对照组水平；血清颗粒溶酶水平与结核病活动性呈负相关，但与疾病严重程度无关。相反，活动性结核病患者 IFN-γ 产生显著高于对照组，治疗后则恢复正常。此结果提示颗粒溶酶水平反映机体的保护性免疫应答状态。

有报道表明，Ag85A 抗原刺激后 IL-10 水平降低，IFN-γ/IL-10 比值增高与抗结核治疗成功相关，同样也可鉴别活动性结核病与 LTBI。Dheda 等报道 IL-4δ2(一种新的细胞因子，IL-4 拮抗的剪接变异体)的增高及 IL-4/IL-4δ2 比值的早期变化可预测艾滋病/结核病共感染者的结局。

最近，巴基斯坦学者采用流式蛋白阵列技术，研究了 15 例涂阳肺结核患者在治疗前及治疗 6、12 和 24 个月的血浆细胞因子的分布轮廓与胸部 X 线表现痊愈的治疗时间的关联性(<6 个月、<12 个月、>12 个月分别定为快效、中效和慢效)，经等级成簇分析发现 IL-2 和 IL-4 能准确预测抗结核治疗可获快效或慢效的结局，慢效者的基线 IL-2、IL-4 处于高水平状态。可惜观察患者数太少，且胸部 X 线表现的确切评定缺少肯定性，虽然文中提及临床症状和实验室检查，但无痰菌检查结果的确切标准。

陈涛等采用高通量人类细胞因子微芯片测定技术，追踪观察 21 例活动性结核病患者化疗前、化疗 2 个月和化疗 6 个月三个阶段的细胞因子全貌和动态变化，研究对象还包括 LTBI(21 例)、其他肺部疾病(80 例)和健康者(12 例)，结果如下。①LTBI 组 Eotaxin-2、ICAM-1、MCSF、IL-12p70 和 IL-11 显著增高；而活动性结核病组则表现为上清中 1-309、MIG、Eotaxin-2、IL-8、ICAM-1、IL-6s 和 Eotaxin 显著上调，除 IL-6 外，均伴有 mRNA 上调，1-309、MIG 和 IL-8 的 AUC 各为 0.843、0.898 和 0.888。三者联合对活动性结核病诊断的 AUC 为 0.894。②与健康对照组比较，诊断未治活动性结核病组，IFN-γ/IL-4 和 IL-2/TNF-α 比值均显著增高($p<0.001$)，而随着治疗及治愈，上述比值均降至正常。

Waitt 等采用 Luminex 检测来自 Malavian 肺结核患者的全血经抗原刺激后的上清液中 11-1β、TNF-α 和 IL-7 等细胞因子，以及治疗前、治疗 7 天和治疗 56 天的动态变化，发现单核细胞无反应性和 11-1β、TNF-α 和 IL-7 产生受损与成人肺结核治疗结局不佳相关。

早前也有报道，结核分枝杆菌特异性 T 细胞 IFN-γ 和 IL-2 动态的关系与抗原负荷相关。Diaz 等采用流式细胞仪，以 24 例年龄、性别相匹配的健康者为对照，观察分析了 41 例成人肺结核患者(其中 21 例完成了全程治疗)在抗结核治疗过程中，Tregs(调节性 T 细胞)的动态变化及其与病理性免疫应答相关的免疫内分泌介质的相关性。结果显示：与健康对照组比较，已诊未治患者的 TregsT 细胞增多（P<0.05），在治疗 2、4 个月时 TregsT 细胞数目逐渐增高（P 值分别小于 0.01 和 0.001），且伴有 IL-6、IFN-γ、TGF-B 及皮质醇的增高；在治疗开始后 9 个月，Tregs 细胞因子及皮质醇均恢复正常值。该结果提示抗结核治疗患者中较低水平的促炎症细胞因子及增高的 Tregs 可能反映出 Tregs 对炎症的下调效应。也有报道发现，临床治愈的结核病患者 T 细胞活化与促炎症细胞因子的产生呈时间依赖性，常伴有 IL-10 的上调。

　　结核病血清学诊断和细胞因子表达谱仅为宿主的体液免疫和（或）细胞免疫应答的表现，对结核病的诊断可能只具有一定的辅助性诊断价值。结核病诊断目前仍应为以病原学诊断为基础的综合性诊断。随着基因组学、蛋白组学、转录组学及代谢组学的迅速发展，在确定结核分枝杆菌感染、发病及预测抗结核治疗的结局等方面将会有更大的进步。

（彭　芳）

第四节　结核性胸膜炎

一、结核性胸膜炎疾病特点

　　结核性胸膜炎是临床上最常见的肺外结核之一，发病率仅次于淋巴结核，在结核病发病率低的国家和地区，结核性胸膜炎的发病率呈下降趋势。在结核病高流行地区，结核性胸膜炎是渗出性胸腔积液的最主要原因。在美国和巴西，结核性胸膜炎患者占结核病患者的 4%；在韩国的流行病学资料中，结核性胸膜炎患者占结核病患者的 7.3%，在南非，结核性胸膜炎可达所有结核病患者的 20%，其中在 HIV/AIDS 患者中结核性胸膜炎的发病率更高；我国第三次流行病学调查结核性胸膜炎患者占结核病患者总数的 2.5%，近年来结核性胸膜炎的发病率呈上升趋势，其中青少年和青年人发病率最高，是 45 岁以下单侧胸腔积液的首位原因，男女比例约为 2:1，我国尚缺乏结核性胸膜炎的流行病学资料。1999 年中华医学会结核病学分会把结核性胸膜炎归为Ⅳ型，国际上则把结核性胸膜炎归为肺外结核。

　　结核性胸膜炎是结核分枝杆菌及其代谢产物进入胸膜腔，当机体处于高敏状态时引起的胸膜炎症，可以是原发结核分枝杆菌感染后，也可以是继发性的，结核性胸膜炎的发生与结核分枝杆菌感染及机体的免疫状态密切相关。

　　结核性胸膜炎依照临床表现可分为干性胸膜炎和渗出性胸膜炎，干性胸膜炎多发生在肺尖部或下肺胸膜，多在体检时发现局限胸膜粘连，可无临床表现或仅表现为胸痛；在机体处于高敏状态时，结核分枝杆菌或其代谢产物进入胸膜腔，产生胸腔积液，称为渗出性胸膜炎；结核性脓胸可以是未经积极治疗的结核性胸膜炎演变而来，也可以与两种胸膜炎呈现完全不同的发病模式，此时大量的结核分枝杆菌进入胸膜腔繁殖生长，产生稠厚的脓性积液，壁层胸膜和脏层胸膜增厚形成纤维板，CT 上表现为典型的胸膜分离征象。

【病因和发病机制】

　　将灭活的结核菌素注入结核分枝杆菌致敏的豚鼠的胸膜腔内可以诱导产生胸腔积液，这个过程可以被拮抗淋巴细胞活性的血浆所抑制，临床上，胸腔积液中结核分枝杆菌分离的阳性检出率很低，基于以上原因，过去一直认为结核性胸膜炎的发病机制不是结核分枝杆菌的直接感染而是结核分枝杆菌菌体蛋白所诱导的迟发型变态反应；随着诊断技术的进步，胸腔积液中结核分枝杆菌培养的阳性率可达 50%～70%；闭式胸膜活检和胸腔镜技术开展后，发现 50%～80% 的患者胸膜呈现典型的结核结节，分子病理提示高达 80% 以上的患者胸膜组织中 TB-PCR 呈现阳性,同样,胸膜组织结核分枝杆菌培养的阳性率也在 50% 以上,因此,目前认为,结核性胸膜炎的发病是胸膜在受到结核分枝杆菌直接感染后,机体在高敏状态下,对结核分枝杆菌菌体抗原产生的变态反应。

结核性胸膜炎可以是原发感染,胸膜下干酪样病灶破溃人胸膜腔是其基本的病理过程,少量的细菌破入胸膜腔后,菌体抗原与致敏的 T 淋巴细胞相互作用,诱导迟发型变态反应,免疫反应是胸腔积液形成的主要原因,多发生于病灶破入胸膜腔后 3～6 个月内,渗出液的主要成分是血浆蛋白、CD4⁺ 淋巴细胞和各种炎症介质。临床上常表现为单纯胸腔积液,免疫功能低下如 HIV/AIDS 的患者中更易发生原发感染;结核性胸膜炎也可以表现为继发感染,可发生于结核病病程中的任一阶段,影像学多合并同侧或双侧肺实质病灶,肺实质病灶可以是陈旧的,也可以是活动的。

与肺结核相似,结核分枝杆菌进入胸膜腔后,诱导 CD4⁺ 辅助 T 细胞介导的迟发型变态反应。Th1 细胞优势介导的免疫反应是机体重要的保护性反应,INF-γ 是最重要的细胞因子,可活化巨噬细胞和 NK 细胞杀死结核分枝杆菌,Th2 型细胞因子可拮抗以上反应。胸腔积液中 INF-γ 含量显著高于外周血而 IL-4 则显著低于外周血,提示在胸膜腔局部这种隔室化效应更加强烈。在感染发生后首先应答的是多形核粒细胞,之后是巨噬细胞,随后是淋巴细胞。因此,在感染的早期胸腔积液中常见中性粒细胞为优势,2 周后转变为淋巴细胞优势,随着胸膜腔炎症反应的发生,胸膜毛细血管充血,大量富含蛋白、效应细胞和炎症介质的液体在胸膜腔集聚,形成胸腔积液。

结核分枝杆菌到达胸膜腔的途径有:①肺门或纵隔淋巴结结核时,淋巴结增大,淋巴回流受阻,结核分枝杆菌逆行到达胸膜;②机体其他部位的结核分枝杆菌通过血液循环侵犯胸膜;③邻近胸膜的肺内结核病灶、支气管淋巴瘘,脊柱结核椎旁脓肿,邻近的肋骨、胸壁的骨结核直接蔓延至胸腔,此时因大量结核分枝杆菌进入胸腔,常形成结核性脓胸。

【病理生理】

早期胸膜充血水肿,白细胞浸润,随后淋巴细胞浸润。如炎症反应轻微,不出现浆液渗出则为干性胸膜炎;炎症反应剧烈,胸膜毛细血管充血,血浆渗出,形成渗出性胸腔积液。大量纤维蛋白的渗出,胸腔积液吸收的过程中会形成包裹、纤维粘连、胸膜增厚。

干性胸膜炎对肺功能的影响不大。渗出性胸膜炎对肺功能的影响主要取决于胸腔积液的量和残留胸膜增厚的程度。少量积液时肺功能可无改变,大量胸腔积液压迫肺脏,减少呼吸面积,限制膈肌活动,表现为限制性通气功能障碍,患者肺总量、用力肺活量会显著下降,胸腔积液吸收期会留下胸膜增厚,广泛胸膜增厚时会导致限制性通气功能障碍。

结核性脓胸患者壁层胸膜和脏层胸膜广泛增厚形成纤维板,纤维组织增生使得患侧胸廓变形,肋间隙变窄,脊柱侧弯,膈肌增高,脏层胸膜增厚使得肺扩张受限,顺应性下降,可严重影响肺功能,表现为限制性或混合性通气功能障碍。

【临床表现】

结核性胸膜炎多见于青年男性,可以急性起病或亚急性起病。干性胸膜炎最常见的症状是胸痛,深呼吸和咳嗽时加重;结核性渗出性胸膜炎最常见的症状是发热,胸痛、咳嗽和活动后呼吸困难,发热可以是午后低热,也可以表现为持续高热,胸痛多发生于疾病早期胸腔积液量较少时,待胸腔渗出液增加,壁层胸膜和脏层胸膜分开时,胸痛反而可以减轻;咳嗽多为刺激性干咳,胸腔积液量增多后患者会出现活动后呼吸困难,部分患者还可以有乏力、食欲不振、夜间盗汗等症状。体格检查:疾病早期,胸腔积液量较少时,患侧呼吸音减低,可以闻及胸膜摩擦音,积液量增多出现患侧胸廓膨隆,肋间隙增宽,呼吸运动减弱或消失,积液区叩诊呈浊音或实音,右侧胸腔积液肝浊音区消失,积液区触觉语颤减弱或消失。

急性结核性脓胸全身中毒症状重,呈现持续高热、胸痛、呼吸困难、衰弱,伴有支气管胸膜瘘时,可咳出大量脓痰。慢性结核性脓胸病程往往迁延多年,可以不发热,但全身消耗表现明显,多合并轻中度贫血和缺氧,体格检查患者胸廓塌陷,肋间隙变窄,呼吸运动减弱,叩诊实音,气管向患侧移位,常伴有杵状指(趾)。

绝大多数结核性胸膜炎的患者外周血白细胞计数是正常的,慢性结核性脓胸可合并贫血,急性期血小板计数往往增高,95％的结核性胸腔积液为单侧,双侧胸腔积液需要考虑漏出液的可能,也可见于结核性缩窄性心包炎。单侧大量胸腔积液需要除外恶性胸腔积液。

二、结核性胸膜炎诊断方法

【诊断标准】

(一)结核性胸膜炎的确定诊断标准

结核性胸膜炎确定诊断实验室标准:疑诊患者痰、胸腔积液、活检的胸膜组织中查到抗酸杆菌和(或)结核分枝杆菌培养阳性;活检胸膜组织病理表现为典型的干酪样肉芽肿或非干酪样肉芽肿伴抗酸染色或 TB-PCR 阳性。

结核性胸膜炎确定诊断临床标准:在结核病高流行地区,45 岁以下的单侧渗出性胸腔积液,以淋巴细胞为主(淋巴细胞比例大于 75％),ADA 大 T_40;结核病高流行地区,活检的胸膜组织查到非典型干酪样肉芽肿病变。

在确定诊断标准中,查到抗酸杆菌还需要与 NTM 鉴别,在 NTM 发病率高的人群中,如 HIV/AIDS,查到抗酸杆菌同时需要 TB-PCR 阳性。在临床诊断标准中,需要注意的是,与能够引起 ADA 增高的其他疾病鉴别,如部分肺炎旁积液、肺脓肿、间皮瘤、淋巴瘤及其他肉芽肿疾病,如真菌感染、结节病、血管炎、类风湿等。

(二)诊断的局限性

我国结核性胸膜炎患者胸腔积液中分离到抗酸杆菌的阳性率不足 5％,胸腔积液结核分枝杆菌培养的阳性率 10％～20％,且结核分枝杆菌培养需要 4～8 周时间,不利于临床及时诊断和治疗。在我国,闭式胸膜活检和内科胸腔镜开展少,使得我国结核性胸膜炎确诊率远低于国际水平,到目前为止,绝大多数患者仍采用胸腔积液常规、生化分析、影像学结合诊断性抗结核治疗反应来综合判断。因此,需要大力开展新的诊断方法、加大开展闭式胸膜活检和内科胸腔镜,积极发展病原学检测手段,提高结核性胸膜炎的确诊率。

【诊断方法】

(一)胸腔积液检查

留取胸腔积液进行常规和生化检查是结核性胸膜炎诊断的初筛实验,对结核性胸膜炎的初步诊断和鉴别诊断具有重要的价值,只要条件允许,胸腔积液的患者均应行诊断性胸腔穿刺。典型的结核性胸腔积液外观是草黄色,透明或微混,约 10％的患者可以呈现血性胸腔积液,极少数为乳糜样胸腔积液;pH7.3～7.4,有核细胞计数在$(100～1000)×10^6/L$,90％的患者淋巴细胞占有核细胞比例大于 50％,急性期可以中性粒细胞为主,此时胸腔积液分离出结核分枝杆菌的阳性率最高,间皮细胞应小于 5％,70％的患者蛋白定量＞40g/L,85％的患者葡萄糖＞3.33mmol/L(60mg/dl),在葡萄糖低于 2.5mmol/L,pH 低于 7.2 时应考虑脓胸可能。

临床上,判断渗出液还是漏出液是诊断的第一步,结核性胸膜炎应该是渗出液,目前为止,Light 标准仍然是最好的判断渗出液和漏出液的标准。渗出液标准为胸腔积液蛋白/血浆蛋白>0.5或胸腔积液 LDH/血浆 LDH>0.6或胸腔积液 LDH>血浆上限的2/3；Light 标准对渗出液的诊断准确率高达95%以上，当胸腔积液蛋白/血浆蛋白在0.5~0.65，或胸腔积液 LDH/血浆在0.6~1.0时，Light 标准可能会将一部分漏出液判断为渗出液，尤其是使用过利尿剂的患者。此时可以使用血浆—胸腔积液蛋白梯度3.1mg/d 或血浆-胸腔积液白蛋白梯度1.2mg/dl 用于鉴别渗出液和漏出液。血浆/胸腔积液 NT-Pro-BNP 检测有助于鉴别充血性心力衰竭引起的漏出液。胸腔积液肿瘤标志物检测和胸腔积液病理检查有助于鉴别恶性胸腔积液。血浆和胸腔积液 PCT 检测有助于鉴别肺炎旁积液。

（二）病原学检查

通过痰、胸腔积液、活检胸膜组织检测抗酸杆菌和结核分枝杆菌培养对结核性胸膜炎具有确诊意义，所有结核性胸膜炎的患者均应积极寻找病原学依据。

结核性胸膜炎患者痰中找抗酸杆菌或结核分枝杆菌培养仍然非常重要，尽管结核性胸膜炎的患者经常干咳无痰或不合并肺实质病变。无痰的患者应行氯化钠吸入诱导痰进行检查，国外报道诱导痰的抗酸染色阳性率可达12%，结核分枝杆菌培养阳性率可达52%。

胸腔积液中查找抗酸杆菌的阳性率不足5%，结核性脓胸中的阳性率较高，传统的罗氏培养国外报道阳性率可达36%，国内各个临床中心阳性率不一致，但普遍低于国外，在10%~30%。罗氏培养耗时4~8周，培养阳性可进行药物敏感性试验，尤其对复治或存在耐药高危因素的患者非常重要。

胸膜活检组织抗酸染色和结核分枝杆菌培养有更高的阳性率，抗酸染色的阳性率可达26%，结核分枝杆菌罗氏培养的阳性率可达56%；使用快速的液体培养方法可以提高阳性率达81%，培养时间可以从4~8周缩短为2周。

对培养基进行改良可以提高培养的阳性率并缩短获得阳性结果的时间，1996年，美国 JOHNSTOH 金司又推出了 BactecMGIT960 型全自动快速分枝杆菌培养仪。仪器采用荧光法的原理，将 MGIT 培养管底部埋有荧光显示剂，直接感应培养管内氧气浓度。培养管内有分枝杆菌生长时，氧气被消耗，激活包埋的荧光物质，荧光显示剂在二极管的激发下发出荧光。BACTEC 系统对胸腔积液中结核分枝杆菌培养阳性率最高可提高到63%，平均时间为2~4周，与传统罗氏培养相比有很大提高。近年来，通过技术改进，还可以对一线药物进行药物敏感性试验、菌型鉴定、耐药基因的检测等，提高了对 NTM 的检出并大大缩短了获得药敏结果的时间。显微镜观察药敏检测技术（MODS）是近年来又一种结核病病原学检测新技术，利用结核分枝杆菌在适宜液体培养基中生长速度较固体培养基快，且会形成特征性的索状结构的特性，在一定时间内在显微镜下观察是否形成索状结构来判断是否存在结核分枝杆菌的方法，这种方法成本较低，不需要昂贵的设备，对技术的要求较低，同时检测的速度快，灵敏度高且可以提供药物敏感数据，更加适合发展中国家开展。来自我国的数据显示，MODS、改良罗氏培养法和抗酸染色法检测结核性胸膜炎的阳性率分别为58.1%、18.9%和6.8%，检测时间为2周。

结核性脓胸的患者胸腔积液抗酸染色和结核分枝杆菌培养的阳性率较高，因慢性结核性脓胸患者多已进行长期的抗结核治疗，应行胸腔积液或脓液的结核分枝杆菌培养并进行药物敏感性试验。HIV/AIDS 的患者胸腔积液中结核分枝杆菌分离的阳性率要高于 HIV 阴性的人群。

（三）核酸扩增试验

NAATs 是利用核酸探针通过聚合酶链反应扩增特异的结核分枝杆菌核苷酸序列的方法，有较高的灵敏度和特异性，痰、胸腔积液、胸膜组织 NAATs 阳性可以确诊结核性胸膜炎，阳性结果还有助于除外 NTM 感染，是结核性胸膜炎诊断中的重要检测方法。除痰外，还可以用于检测多种临床样本，包括胸腔积液、脓液和胸膜活检组织，NAATs 在胸腔积滚中的灵敏度并不高，Meta 分析汇总的灵敏度为62%，特异性为98%,对实验室和技术人员的要求比较高,我国胸腔积液的NAATs检测灵敏度在20%~40%,使得其临床上的应用有限。NAATs在结核性脓胸或胸膜组织中阳性率高,可用于结核性脓胸的快速诊断,通过胸膜活检获取胸膜组织病理联合NAATs有助于结核性胸膜炎的快速诊断,并且能够鉴别NTM感染。

GeneXpert是快速全自动的实时定量PCR方法用于检测结核分枝杆菌和利福平耐药的方法,痰的GeneXpert在活动性肺结核中的优异表现使得该方法得到迅速和广泛应用。但该方法在胸腔积液中的阳性率较低,Meta分析汇总的灵敏度为51.4%,特异性为98.6%,我国胸腔积液的GeneXpert检测的灵敏度不足30%,主要原因可能与胸腔积液中细菌负荷低有关。胸膜活检组织也可使用GeneXpert进行检测,阳性率明显提高,国外报道可达81.5%

(四)生物标志物

在我国,结核性胸膜炎确诊率低于50%,有的临床中心确诊率低于10%,绝大多数胸腔积液的患者仍然依赖胸腔积液化验、影像学表现和对抗结核药物的治疗反应来综合判断。此外,很多患者不愿意接受或不能接受闭式胸膜活检或胸腔镜检查来获取胸膜组织,因此,生物标志物的研究一直是结核性胸膜炎重要的辅助诊断手段。大量和种类繁多的生物标志物中,以下几个在结核性胸膜炎中均有较好的灵敏度和特异性。

1.ADA　即腺苷脱氨酶,是淋巴细胞分泌的酶,早在1978年发现胸腔积液的ADA水平可以用于结核性胸膜炎的诊断,迄今为止,仍然是临床中最稳定最可靠的生物标志物。Meta分析汇总的灵敏度为92%,特异性90%,因其较高的阳性预测值,在结核病高流行地区,部分学者认为可以替代闭式胸膜活检用于诊断结核性胸膜炎;而在结核病低流行地区,利用其较高的阴性预测值,ADA<35U/L可除外结核性胸膜炎。ADA检测价格低廉,便于开展,且大家对cut-off的认识比较统一,普遍接受的cut-off直是35~40U/L;血清ADA水平对结核性胸膜炎的诊断和鉴别诊断无明显意义。值得注意的是,ADA水平随着年龄的增加呈现下降趋势,在老年患者中,ADA在30~40U/L时,也应该考虑结核性胸膜炎的可能。在结核病高流行地区,如我国,年龄<45岁、以淋巴细胞为主的渗出性胸腔积液,ADA≥40U/L是可以被接受的临床诊断标准,但还不能作为确定诊断,还需要与其他引起ADA增高的疾病,如肺炎旁积液、肺脓肿、淋巴瘤等鉴别;值得注意的是,70%的脓胸ADA水平都增高,绝对值比结核性渗出性胸膜炎更高。ADA大于250U/L往往提示脓胸或淋巴瘤而不是结核。ADA包含有两个同工酶,ADA1和ADA2,其中ADA2是优势酶,占85%,ADA2仅由单核和巨噬细胞分泌,是结核性胸腔积液中的优势酶,而ADA1则可来源于多种细胞。单独检测ADA2可进一步提高灵敏度和特异性。

2.INF-γ　INF-γ是一种前炎症细胞因子,主要由TH1细胞、细胞毒T细胞、NK细胞分泌,可提高巨噬细胞吞噬结核分枝杆菌的活性。结核性胸膜炎是以Th1细胞为主的保护性应答,而INF-γ是Th1细胞分泌的最重要的细胞因子。直接使用ELISA的方法检测胸腔积液中INF-γ水平对结核性胸膜炎的诊断具有较高的敏感性和特异性,可接近ADA。Meta分析其汇总的灵敏度89%,特异性97%,对结核性胸膜炎而言是一个很好的生物标志物。目前而言,尚缺乏被广为接受的cut-off值,临床操作并不比ADA简便,诊断的准确性并不优于ADA,使得临床中心开展还不普及,但是联合ADA和其他检测指标对复杂胸腔积液的诊断有价值。

3.干扰素-γ诱导蛋白10　干扰素-γ诱导蛋白10(IP-10)属于趋化因子中CXC亚家族,是由病变局部的炎症细胞和单核-巨噬细胞分泌的一种细胞因子,参与将单核细胞和活化的Th1淋巴细胞运送到感染部位,从而介导Th1炎症反应性疾病,结核性胸膜炎是Th1细胞优势介导的细胞免疫反应。检测胸腔积液中IP-10对结核性胸膜炎的诊断具有较好的灵敏度和特异性,Meta分析汇总的灵敏度为84%,特异性为90%。但其诊断效能并不比INF-γ优越。

4.IL-27　IL-27 属于 IL-12 家族,是一种异二聚体的细胞因子,主要由巨噬细胞、树突状细胞等抗原呈递细胞分泌,促进 INF-γ 生成和 Thl 型细胞反应。近期研究发现,检测胸腔积液中 IL-27 具有很高的灵敏度和特异性。Meta 分析其汇总的灵敏度为 92.5%,特异性为 90%;此外,胸腔积液中 IL-27 水平与 ADA 和 INF-γ 有很好的正相关,三者的联合检查有望能够显著提高结核性胸膜炎诊断的灵敏度。在诊断的界值上,目前尚缺乏被广为接受的 cut-off 值(其界值波动于 391～1007ng/L),使得其还未能在临床中开展。

（五）IGRAs

结核性胸膜炎的患者中传统的 TST 有 1/3 的患者表现为阴性,在糖尿病,老年,HIV 阳性的患者中阳性率更低,再加上我国出生接种 BCG 的政策,使得传统的 TST 灵敏度和特异性均较差,难以满足临床诊断的需要。

IGRAs 是体外的基于 T 细胞的免疫检测手段,通过检测结核分枝杆菌 RD1 区特异抗原(ESAT-6,CFP-10)致敏的 T 淋巴细胞在受到抗原刺激后释放人血的 INF-γ 或计数分泌 INF-γ 的效应 T 细胞数量来诊断结核分枝杆菌感染的方法。有两个商品化的试剂盒,T-SPOT.TB 和 QFT-GIT,其中 T-SPOT.TB 可用于检测外周血和胸腔积液样本,而 QFT-GIT 只能用于检测血浆样本。该试验主要用于结核分枝杆菌感染的诊断,其用于结核性胸膜炎的诊断是一种拓展,该试验最大的优点是不受 BCG 接种和 NTM 感染的影响,最大的局限是不能区分结核潜伏感染和活动性结核病。在结核性胸膜炎的诊断中,Meta 分析汇总的灵敏度为 77%(血)和 72%(胸腔积液),特异性为 77%(血)和 78%(胸腔积液)。该项试验近年来在我国广泛开展,但判断其临床意义时受到陈旧结核和潜伏感染的影响,且费用较高,使得其临床价值有限。

（六）影像学

1.X 线　X 线对结核性胸膜炎的诊断具有筛查意义。发现典型的胸腔积液表现或合并肺实质病变可提示结核性胸膜炎的可能。干性胸膜炎胸片检查可无异常,结核性渗出性胸膜炎最主要的 X 线表现是单侧少到中量胸腔积液,典型表现为下胸部外高内低反抛物线型均匀致密影,患侧肋膈角消失,大量胸腔积液患侧全部为均匀致密影,纵隔向健侧移位。特殊部位的包裹性积液有一定的特点,肺底积液时膈肌升高,膈顶向外侧移位,左侧肺底积液可见膈顶与胃泡距离增大;叶间积液表现为沿着叶裂的梭形或纺锤形均匀致密影;发生在侧胸壁的包裹性积液呈现为 D 字形均匀致密影。20%～50% 的结核性胸膜炎患者 X 线上发现肺实质病变,多位于胸腔积液的同侧,其中纤维陈旧病变约占 18%,结节样浸润约占 16%,空洞约占 14%。

2.B 型　超声 B 超对胸腔积液的探测比 X 线更加灵敏,已经替代 X 线用于胸腔穿刺前定位,尤其是包裹性积液。此外,B 超还可以用于探测胸膜粘连的程度,测量胸膜厚度,还可在 B 超引导下行闭式胸膜活检术或者内科胸腔镜前标记膈肌位置及选取合适的穿刺肋间。

3.CT　CT 对结核性胸膜炎的诊断具有重要的辅助诊断价值,是发现胸腔积液的最敏感的方法。可以发现极少量的胸腔积液:对于 X 线正常的结核性胸膜炎患者,CT 扫描发现有接近一半的患者合并肺实质病变。CT 扫描中如发现合并双上肺的陈旧纤维病变、小叶中心结节、线样支气管征、实变、空洞、支气管播散征象或粟粒样结节等均对结核性胸膜炎的诊断具有重要的提示意义,可以在胸腔积液和痰培养结果回报前提供重要的辅助诊断价值。此外,CT 还可以发现 X 线不易发现部位的病变,比如肺尖部、肺底、心影后以及被胸腔积液掩盖部位的肺实质病变,并对肺实质病变与胸膜的关系做出评估,如胸膜下微结节影、支气管胸膜瘘。对非典型部位结核的诊断有一定价值,如下肺结核的诊断。CT 还可以提高其他肺外结核的发现,如合并支气管结核、纵隔淋巴结结核、颈部和腋窝淋巴结增大,能够早期发现胸壁结核、肋骨结核他脊柱结核,并对界定外科手术范围具有重要价值。CT 对结核性脓胸具有诊断意义,CT 上可见胸膜分离征、胸膜增厚和钙化。CT 还对良恶性胸膜病变具有重要的鉴别诊断价值。

近年来,使用高分辨率 CT 对结核性胸膜炎患者进行研究发现,绝大多数患者会合并肺实质病变,但并不像传统认识的那样以合并陈旧肺部病变、小叶中心结节、实变、空洞等活动性肺结核病变为主。最常见的影像学表现是胸膜下及支气管血管束周围微结节和小叶间隔增厚,提示结核性胸膜炎经淋巴管播散比经支气管播散更常见。

（七）胸膜活检

经皮胸膜活检曾经是诊断结核性胸膜炎的金标准,活检的胸膜组织病理表现为肉芽肿病变、干酪样坏死、抗酸染色阳性,胸膜活检组织典型的干酪样肉芽肿或非典型肉芽肿伴抗酸染色阳性对结核性胸膜炎具有确诊意义。50%～97%的活检组织呈现肉芽肿样病变,此外,胸膜活检组织还可以送检结核分枝杆菌培养和 NAATs 检测以提高诊断的灵敏度。

（八）内科胸腔镜

与闭式胸膜活检不同,胸腔镜不仅可以获得胸膜组织,还可以在直视下观察胸膜病变和有目的地获取胸膜组织,内科胸腔镜是诊断结核性胸膜炎和不明原因胸腔积液的最好方法。

内科胸腔镜下结核性胸膜炎常见的表现有:干酪样坏死;弥漫性粟粒样结节;单发或多发胸膜结节;胸膜充血、水肿和增厚;胸膜粘连和纤维隔。有经验的医生可以通过胸腔镜下大体表现诊断结核性胸膜炎。胸膜活检组织需送检常规病理检查,组织学上典型的干酪样肉芽肿可诊断结核性胸膜炎,肉芽肿病变或非肉芽肿病变时需要做抗酸染色或 NAATs 检查,约 10%的患者可以获得诊断。胸膜活检组织应常规送检结核分枝杆菌培养,内科胸腔镜结合病理检查和结核分枝杆菌培养可以将诊断灵敏度提高到 95%～100%。

与外科胸腔镜检查和开胸活检相比,内科胸腔镜检查损伤小,仅需局麻,在内镜室即可操作,内科胸腔镜最常见发不良反应是胸痛,多在 2～3 天内可缓解。

【诊断流程】

我国为结核病高流行国家,结核性胸膜炎是门诊胸腔积液的最主要病因之一,在不同的临床中心,结核性胸膜炎所占胸腔积液的比例不同,临床医生的临床经验也会决定进一步的检查策略,首先最重要的是进行诊断性胸腔穿刺,根据胸腔积液的生化和细胞学结果,判断为漏出液还是渗出液。漏出液应积极寻找心脏、肝脏、肾脏等容易引起漏出性胸腔积液的原因。而渗出液中,根据淋巴细胞比例、患者年龄、胸腔积液中 ADA 水平,再结合痰和胸腔积液抗酸染色、NAATs 和结核分枝杆菌培养的结果、胸部 X 线或胸部 CT、TST、胸腔积液中其他生物标志物等判断是否需要胸膜活检,获取胸膜组织进行病理和抗酸染色及 NAATs 检查。对于存在耐药高危因素的结核性胸膜炎,应积极行结核分枝杆菌培养和药物敏感试验及耐药基因检查来达到诊断目的。

（彭　芳）

第五节　结核性心包炎

结核性心包炎(TBP)占心包疾病的 21.3%～38.8%。在我国,在心包炎肯定的病因中,结核性心包炎是最常见的,其次为非特异性心包炎。近年来国内外关于此有多篇报道,但国外报道例数不多,且以个案为主,国内报道例数相对较多。结核性心包炎由于侵犯重要的脏器应视为重症结核病之一,可发生猝死。结核性心包炎同其他疾病一样,关键在于早期诊断及合理治疗。如何才能做到早期诊断,主要在于对该病的认识和警觉,另外体现在对心包疾病的鉴别诊断能力上。

心包疾病可由多种致病因素引起,可为全身疾病的一部分,也属肺外结核中结核性多浆膜腔积液的一种。由于我国是结核病高发国家,因此,在心包疾病中,结核性心包炎占有重要位置。

结核性心包炎由结核分枝杆菌侵及心包引起,常见的感染途径包括:①气管、支气管树、纵隔或肺门的淋巴结结核,经淋巴管逆行至心包;②肺结核和胸膜结核的病变直接蔓延至心包;③全身血行播散性结核病,同时播散至心包。本病好发年龄为 30~50 岁,但近年来发现,老年人发生结核性心包炎的病例也逐渐增多。诊断及时、治疗彻底,则预后良好。本病分急、慢性两种或两期,前者常伴有心包积液,后者亦引起心包缩窄。心包炎持续 3 个月以上者称为慢性心包炎。

【基本临床表现】

(一)症状

结核性心包炎可有结核病中毒症状,常见发热,以午后为著,38℃左右,可伴有心悸、胸痛、咳嗽和呼吸困难,也可伴有盗汗和乏力。食管受压时可出现吞咽困难。

(二)体征

当心包积液较多(200~300ml)或发生心包缩窄时可出现以下特征。

1.心脏体征 心尖搏动减少、消失或出现心浊音界向两侧扩大。心脏听诊心音减弱而遥远,心率可增快。早期可闻及心包摩擦音,慢性期或缩窄期可闻及心包叩击音(由于血流流入心室时突然受到限制,血液冲击心室壁和形成旋涡而产生震动,在听诊时所闻及的舒张期额外音,即心包叩击音)。在胸骨左缘第三、四肋间可听到舒张早期额外音,即病理性第三心音。

2.可出现奇脉 ①吸气时胸腔负压增加,使肺血管容量明显增加,血液潴留肺血管内,而心脏因受渗液包围的限制,右心室充盈不能显著增加,致肺静脉回流减少甚至逆流,导致左心室充盈减少;②心脏因液体包围使容积固定,吸气时右心室血液充盈增加,体积增大,室间隔向后移位,左心室容积减少,因而充盈减少;③吸气时膈下降牵拉心包,使心包腔内压力增高,左心室充盈进一步减少。三者相结合使左心室排血量锐减,动脉血压显著下降[下降幅度超过 1.33kpa(10mmHg)],即出现奇脉。

3.左肺受压迫征象 有大量心包渗液时,心脏向后移位,压迫左侧肺部,可引起左肺下叶不张。左肩胛角下常有浊音区,语颤增加,并可听到支气管呼吸音(Ewart 征)。

4.体循环瘀血体征 缩窄性心包炎的心包失去弹性而由坚硬纤维组织代替,形成一个大小固定的心脏外壳,妨碍心脏的扩张。由于心肌活动的限制,使血液充盈受阻,心室内压力迅速上升,可使体循环静脉压和肝门静脉压增高,导致静脉回流障碍。如颈静脉怒张,吸气时颈静脉充盈更明显,还可伴有肝大(肝瘀血)、肝颈回流征阳性、双下肢水肿(开始在脚踝部明显,严重者双下肢水肿可达膝关节以上)或胸腹腔积液(可单侧或双侧胸腔积液)。此时测肘静脉压可见显著升高[高于 1.5kpa(15cmH$_2$O)]。

【合并结核性胸(腹)膜炎的临床表现】

临床上结核性心包炎常常可合并结核性胸膜炎和(或)结核性腹膜炎,称为结核性多浆膜腔积液。其临床特征为不同程度的结核病中毒症状,如发热、乏力和盗汗等,发生在胸腔和腹腔则会有不同部位的相应症状和体征。如发生在胸腔可有胸痛和呼吸困难,患侧呼吸动度减弱,叩诊局部浊音或实音,听诊局部呼吸音减低或消失;如发生在腹腔,积液量不多时腹部可无明显症状,当积液量达到 1000ml 可以有腹部移动性浊音阳性。胸腹腔积液都需要通过积液常规,生化检查和相关化验等鉴别是否为渗出液,是否为结核性。

【诊断方法】

结核性心包炎由于起病症状隐匿,早期特征性不强,临床易与其他心包炎症状相混淆,且早期不容易获得病原学依据,容易导致误诊,因此,结核性心包炎也提倡综合诊断。要结合患者的症状、体征,以及实验室的相关检测,并要排除相类似的心包疾病,必要时还要参考诊断性抗结核治疗的效果进行综合分析和判断。心包积液或心包病理组织找到结核分枝杆菌才能确诊。

【辅助检查】

(一)常规检查

1.血常规、红细胞沉降率和心肌酶的检查　一般血常规多正常,少数可合并感染,使血常规中性粒细胞比例升高。红细胞沉降率一般可有轻中度升高或正常。但在结核病、炎症、结缔组织疾病、风湿和恶性肿瘤等疾病中,红细胞沉降率也均可升高,因此红细胞沉降率无特异性。如红细胞虽高,但随着抗结核治疗而不断下降,则提示结核可能性大。如果红细胞沉降率很高或在治疗中红细胞沉降率不降低或有所升高,则需注意排查恶性肿瘤和结缔组织疾病等。若肌酸激酶同工酶(CK-MB)与心肌肌钙蛋白 I(cTnl)等心肌损伤标志物增高则表明炎症累及心肌。

2.PPD 皮试　目前临床常用的 PPD 皮试特异性差,不能区分-BCG 接种、陈旧性结核病、曾经治愈的结核病、活动性结核病以及 NTM 的感染等,故目前仍然不能解决早期菌阴结核病的诊断。PPD 皮试阳性,一般为终身阳性,直到抵抗力降低时,可变为弱阳性或阴性,因而用它诊断活动性结核病,参考价值有限。但若儿童 PPD 皮试强阳性,其诊断结核病的参考价值则高于成人(但不筵仅凭此确诊)。皮试阴性不能排除结核病的诊断,因为它还受患者免疫功能等因素的影响。目前我国有两种 PPD:卡介菌纯蛋白衍生物(BCG-PPD),主要用于 BCG 接种后效果的评价或监测;结核菌素纯蛋白衍生物(TB-PPD),主要用于检测人型结核分枝杆菌的感染。

3.外周血抗结核抗体的检测　此法属于免疫学诊断方法之一,目前为血清多种特异性抗原、抗体的联合检测(有试剂盒为 14 种抗原检测)。联合检测的优点是在保证特异性的基础上有助于改善灵敏度低的缺点。联合特异性强的多种抗原、抗体检测可提高检测阳性率,但与个体免疫背景、高菌负荷、病变程度等相关,如早期轻症结核病患者,外周血抗结核抗体的检测多为阴性。因此,阴性仍不能排除结核病的诊断。阳性不能确诊结核病,因为这不能区分是活动性结核还是陈旧性结核,需要结合临床情况综合分析。因此,阳性仅对结核病诊断有一定的参考价值。

4.外周血 IGRAs 的检测　这也是免疫学诊断方法之一,它优于 PPD 皮试,但也仅能检测是否有过结核分枝杆菌感染,对患者当前体内不同结核分枝杆菌感染的不同病理状况,如治愈过的肺结核、复发的结核病、活动性结核病、陈旧性结核病、潜伏性结核分枝杆菌感染等无法区分。该法的检测结果也与患者自身的不同免疫状况如年龄、营养不良、免疫抑制剂、癌症化疗、TB-HIV 共感染等密切相关。因此,本法诊断活动性结核病的价值也有限。

(二)心电图检查

1.ST 段移位　因炎症累及和心包渗液压迫心外膜下心肌,使其产生损伤和缺血。

2.P 波增宽　50％左右的 P 波增宽有切迹,但不存在病理性 Q 波,可有右心室肥大或右束支传导阻滞。

3.T 波改变　由于心外膜下心肌纤维复极延迟。

4.P-R 段移位　除 avR 和 V,导联外,P-R 段压低,提示心包膜下心房肌受损。

5.QRS 波　QRS 波低电压推测为心包渗液的电短路作用。如抽去心包渗液仍有低电压,应考虑与心包炎症纤维素的绝缘作用和周围组织水肿有关。

6.电交替　P、QRS、T 波全部电交替为心包填塞的特征性心电图表现。

7.心律失常　90％的病例保留窦性心率,其他为房性期前收缩和房性心动过速,而心房纤颤少见。一般在结核性心包炎诊断时,要具备 ST-T 改变和 QRS 波低电压两个条件,仅有后者不能诊断。

（三）心脏超声检查

心脏超声检查为无创性检查,对判断心包积液性质及心脏活动有很高的参考价值。正常心包腔内可有20～30ml起润滑作用的液体,超声心动图常难以发现。心包腔内至少有50ml液体,可确定心包积液。心脏超声检查还可以鉴别无回声区是心包肿块还是胸腔积液或心外膜脂肪垫等。①可直接发现心包积液的液性暗区(发现少量积液、心包粘连和心包腔内渗出的纤维素);②检测心包壁层厚度,一般高于2mm为异常;③心包积液穿刺定位,可了解进针深度和进针方向;④能观察心房腔内有无附壁血栓或其他占位病变;⑤能准确观察心脏各房室内的结构、容积大小,特别是心脏的运动功能。在炎症时心肌运动功能减退,在此基础上的舒张期心房受压现象是诊断心脏压塞的敏感而特异的征象。

（四）心包积液检查

心包积液穿刺检查,是有创性检查,有一定的风险,应做好穿刺前的准备工作(签心包穿刺同意书,行血小板和凝血等检查,备好急救设备等),除心包积液常规和生化检测外,还要进行结核分枝杆菌的快速检测和药物敏感性包括结核分枝杆菌的分子检测技术,Bactec-960结核分枝杆菌的快速培养,必要时培养物DNA测序Ⅱ试验,以及ADA、结核抗原和抗体、IGRAs、细胞学(脱落细胞的病理学检查)、肿瘤标记物、细菌培养和药物敏感性、真菌培养和药物敏感性等检测。

1.常规和生化检查　心包积液呈渗出液特征,可为淡黄色或血性。细胞分类中淋巴细胞占多数。

2.心包积液结核菌的检查　检出率较低,国内外报道亦有不同,为18.4%～54%不等,相差较大。国内有个案报道心包积液检查出为耐多药结核性心包积液,采用结核分枝杆菌快速培养和药物敏感性试验的方法,显示对HRES耐药。近年开展的结核分枝杆菌的分子检测技术也可用于心包积液的检测,如Haintest和GeneXpert,2～24小时可报告结果,可快速诊断结核病,并快速筛查利福平和异烟肼耐药,或利福平耐药。2013年WHO推荐Xpert用于肺外结核诊断。但Haintest和GeneXpert这两项技术受检测基因局限性的影响,检测阴性也不能排除结核病的诊断。一项国外心包积液鉴别诊断研究显示,心包积液XpertMTB/RIF,ADA和IGRAs联合检测可提高结核性心包炎的诊断准确率。另外,国外早年有发现,心包积液是由分枝杆菌引起,故对结核分枝杆菌快速培养时,其培养物必要时需做DNA测序检查,以助判断是否为NTM引起。

3.结核菌PCR检测技术　具有快速早期诊断的参考价值,存有一定的假阳性和假阴性。国外报道此项技术检测心包积液的阳性率为15.4%～72.2%。但此项检查阳性也仅作为诊断参考依据,不能确诊。目前随着检测技术的改进,减少了污染率。

4.IGRAs的检测　T-SPOT.TB用于浆膜腔积液检测,其利用感染部位具有隔室化的特点,在结核炎症时,身体自身的防御机制促使特异的淋巴细胞被募集到局部感染部位,通过分泌细胞因子发挥免疫学效应。局部感染部位的T-SPOT.TB比外周血高,对诊断可有参考意义。但由于受检测技术等多种因素的影响,其检测结果有时各家报道不一,目前最终的诊断还要看试验性(或诊断性)治疗结果的断定。一项北京协和医院187例患者的队列研究报道称,在浆膜腔积液T-SPOT.TB检测中,胸腔积液、腹腔积液及心包积液的T-SPOT.TB检测灵敏度分别为88.9%、94.4%及100.0%。另一项荷兰的研究也用同样方法,提出T-SPOT.TB检测相比于传统的结核分枝杆菌检测,能更快速地决定开始结核病治疗。目前研究均显示浆膜腔积液IGRAs检测的灵敏度与特异性较外周血高,但报道数量不多,各个报道的患者例数也不足,因此,对非血液的体液标本进行IGRAs的研究尚需进一步经过大样本研究进行验证,从而得出更可靠的循证医学依据。

5.ADA检测　在早期诊断中具有较高的参考价值。ADA主要存在于T淋巴细胞中,它与T淋巴细胞的分化增殖密切相关。国内外有多篇关于此法的报道,其中两篇报道称,与其他病因引起的心包积液比较,ADA对结核性心包积液灵敏度和特异性均较高:如ADA活性界定值在30U/L,灵敏度和特异性分别为68%和94%,阳性预告价值是80%。有关心包积液ADA活性的诊断价值的另一篇报道:心包积液ADA>50U/L,提示结核病可能,并且与其他4组(恶性、尿毒症、化脓性、非心包疾病)比较有显著性差异(P<0.001)。中国四川一项Meta分析结果显示,ADA诊断结核性心包炎的灵敏度为90%(95%C/:0.86~0.93),特异性为86%(95‰/:0.83~0.89)。但要特别注意的是,血性心包积液、恶性淋巴瘤的心包积液以及结缔组织疾病的心包积液ADA值也可能升高。

6.细胞因子的检测　早年国外有报道结核性心包积液患者的IFN-γ含量显著高于其他疾病(恶性、NTM感染)的心包积液(P<0.0005);TNF-α含量在感染性和结核性积液中相类似,但显著高于恶性积液。IL-1和IL-2在恶性积液中检测不到,但在感染和结核性心包积液中均升高,且前者高于后者。IL-6在恶性组中显著升高。结核性心包积液中,这些细胞因子的升高是由淋巴细胞Th-1的高敏反应引起的。

7.心包积液结核分枝杆菌的抗原和抗体的联合检测　心包积液抗结核抗体早期阳性率低,即使阳性也仅作为临床诊断的参考。

8.其他细菌和真菌的检测　心包积液也应常规送检普通细菌培养加药物敏感性和真菌培养加药物敏感性,在临床上均可见这两种疾病误诊为结核性心包炎而收入结核病专科医院的。

9.细胞学检查和肿瘤标记物的检测　一般这两项检测为常规必查项目。心包积液的脱落细胞学检查很重要,查到恶性细胞可明确诊断恶性心包积液。心包积液的癌胚抗原(CEA)对鉴别良恶性心包积液也具有重要意义,它的升高几乎99%提示为恶性。

(五)心包活检和心包镜检查

在以上各项检查无阳性支持依据或试验性治疗效果不明显时,为明确诊断可行此项检查。国内外均有报道,用活检钳进行心包活检,阳性率明显提高。国内报道10例在透视监视下进行心包活检成功率为100%。有报道心包活检的心包组织PCR阳性率可达80%以上。另外,凡有心包积液需要手术引流者,可选心包镜检查。它可直接观察心包,在可疑区域做心包活检,从而提高病因诊断的准确性,但临床上较少使用。

(六)影像学检查

1.X线检查　当心包渗液超过250ml,可出现心影增大,右侧心膈角变锐,心缘的正常轮廓消失。胸膜渗出液常见,特别在左侧。在慢性或缩窄性心包炎时,心影可正常(心胸比例≤0.5,X线不易发现),但通过其他迹象可主动发现。另外要注意有50%~72%的患者合并肺结核或胸腔积液。

2.胸部CT　可显示心包积液及心包钙化的情况,对心包增厚具有相当高的特异性和分辨力。结核性心包增厚的特点是:常常壁层胸膜呈现厚薄不均的特征。胸部CT必要时要观察纵隔淋巴结大小,判断有无纵隔淋巴结结核。胸部CT同时能显示肺内病变情况与心包膜的关系。根据病变特征,可有效鉴别结核病和肿瘤。

3.MRI　可分辨心包增厚以及有无缩窄存在。国外文献报道,结核性心包炎在增强后的MRI有特征性改变,T1加权图像显示,增厚心包与心肌的图像信号相同,T2加权图像显示,增厚心包内层损伤而为低信号(由腔内血细胞及纤维素所致)。心包腔内可见长线形低信号(如肉芽组织及干酪样坏死物),增强后,增厚的心包壁层与脏层呈双轨样均匀增强(由心包脏层、壁层纤维性肥大所致)。

4.核医学检查(18F-FDGPET/CT)　一项2013年在中国上海对15例急性结核性(n=5)或特发性心包炎(n=10)患者用18F-FDGPET/CT检测法进行的回顾性分析中,通过观察心包最大厚度和SUVmax值及纵隔、锁骨上淋巴结FDG摄取的表现特征提示,心包的厚度和SINmax值在急性结核性心包炎明显高于急性特发性心包炎。结论为,根据心包FDG摄取程度和纵隔及锁骨上淋巴结FDG摄取程度,可鉴别急性结核性心包炎和特发性心包炎,有助于结核性心包炎快速诊断和治疗。

(七)其他检查

为进一步排除其他原因引起的心包积液,必要时还需进行其他检查,如甲状腺功能减退,要查甲状腺功能;结缔组织疾病要查血抗核抗体谱;肺栓塞要查双下肢 B 超和 D-二聚体等。

【诊断与鉴别诊断】

结核性心包炎要与心肌炎、充血性心肌病、风湿性心包炎、病毒感染、化脓性心包炎、慢性细菌性心包炎、真菌性心包炎、甲状腺功能减退症、红斑狼疮等相似疾病鉴别。

(一)结核性心包炎与其他心包炎鉴别

结核性心包炎与其他心包炎鉴别要点见表 12-5-1。

表 12-5-1　结核性心包炎与其他心包炎鉴别要点

鉴别项目	结核性心包炎	风湿性心包炎	化脓性心包炎	非特异性心包炎
病史	常伴结核病灶或与其他浆膜腔结核同时存在	起病前 1～2 周常有上呼吸道感染,伴其他风湿病的表现,为风湿性全心炎的一部分	常有原发的感染病灶,伴明显的毒血症表现	起病前 1～2 周常有上呼吸道感染,起病多急骤,可复发
发热	低热或常不显著	多数为不规则的轻度或中度发热	高热	持续发热,为稽留热或弛张热
胸痛	常无	常有	常有	常极为剧烈
心包摩擦音	少有	常有	常有	明显,出现早
心脏杂音	无	常伴有显著杂音	无	无
抗链"O"滴定度正常	常增高	正常或增高	正常或增高	
白细胞计数	正常或轻度增高	中度增高	明显增高	正常或增高
血培养	阴性	阴性	可阳性	阴性
心包渗液量	一般少至中等量	较少	较多	较少至中等量
积液性质	可为血性	多为草黄色	脓性	草黄色或血性
细胞分类	淋巴细胞较多	中性粒细胞较多	中性粒细胞较多	淋巴细胞较多
ADA 活性	≥30 U/L	<30U/L	<30U/L	<30U/L
细菌	有时找到结核分枝杆菌	无	能找到化脓性细菌	无
胸部 CT	心包壁层增厚,心包可有钙化	心包增厚不明显,无钙化	心包增厚不明显	心包增厚不明显,无钙化
治疗	抗结核治疗	抗风湿病治疗	抗生素治疗	肾上腺皮质激素治疗

(二)缩窄性心包炎与心肌病鉴别要点

缩窄性心包炎与心肌病鉴别要点见表 12-5-2。

表 12-5-2　缩窄性心包炎与心肌病鉴别要点

鉴别项目	缩窄性心包炎	心肌病
疲劳和呼吸困难	逐渐发生,后期明显	一开始就明显
吸气时颈静脉怒张	有	无
心尖搏动	常不明显	常扪及
奇脉	常有	无
二尖瓣与三尖瓣关闭不全杂音	无	常有
舒张期的心音	第二心音之后较早出现,较响,为舒张早期额外音(心包叩击音)	在第二心音之后较迟出现,较轻,为第三心音,常可听到第四心音
胸部 X 线	心脏轻度增大,可见心包钙化	心脏常明显增大,无心包钙化,限制型者可有心内膜钙化
心电图	QRS 波群低电压和广泛性 T 波改变,可有心房纤颤或提示左房肥大的 P 波改变	可有 QRS 波群低电压和 T 波改变,有时出现异常 Q 波,常有房室和心室内传导阻滞和心室肥大劳损,也可有心房纤颤
胸部 CT	心包增厚或伴有心包钙化	心包正常

(三)缩窄性心包炎并发腹腔积液时应与下列疾病相鉴别

1.肝硬化腹腔积液　腹腔积液为漏出液,可伴有脾大、血小板减少、蜘蛛痣、有乙肝病史或酗酒史等;无颈静脉怒张、肘静脉压升高和双下肢水肿等体循环瘀血表现,胸部 CT 无心包积液和心包增厚的特征。

2.结核性腹膜炎　伴腹腔积液腹腔积液为渗出液,无伴发肝结核时,肝脏不大,肝功能正常。腹腔积液检测 T-SPOT-TB、抗结核抗体和 ADA 等如升高则有助于结核病诊断,腹腔积液找到结核分枝杆菌或结核分枝杆菌分子诊断阳性可确诊。如结核性腹腔积液与结核性心包积液共存,为结核性多浆膜腔积液。如腹腔积液为漏出液,则可能为结核性缩窄性心包炎所致,此时的腹腔积液是体循环瘀血的体征之一。

(四)结核性心包积液与恶性肿瘤心包积液的鉴别

1.积液性质　两者均为渗出液,均可为血性心包积液。结核性心包积液多伴有结核病中毒症状;而恶性肿瘤心包积液多不伴有发热。

2.积液增长速度　结核病较慢;肿瘤较快。

3.积液 B 超观察　结核性心包积液可显示心包壁层有增厚或心包腔内有纤维素样渗出物;肿瘤少见或无。

4.积液检查　抗结核抗体检测或 TFN-1 检测或结核分枝杆菌 PCR 定量检测或结核分枝杆菌快速培养或结核分枝杆菌分子检测等,以及心包积液检查细胞学和肿瘤标志物等有助于诊断。

5.心电图　同时具备两项 ST-T 改变和 QRS 波低电压,对诊断结核性心包炎有一定的参考价值。

6.胸部 CT 特征　结核性心包积液可显示心包壁层有不规则增厚;肿瘤较少。

7.诊断性(试验性)抗结核治疗　结核性心包积液有效,但要注意排除耐多药结核性心包积液;恶性肿瘤心包积液无效。

(五)结核性缩窄性心包炎与布加综合征鉴别

临床可见把结核性缩窄性心包炎误诊为布加综合征(BCS)的病例。布加综合征是由各种原因所致的肝静脉和邻近的下腔静脉狭窄闭塞,肝静脉和下腔静脉血液回流障碍,男性发病率高。腹腔积液和肝大是最常见的临床征象,常伴有下肢水肿、下肢溃疡、色素沉着,甚至下肢静脉曲张等。鉴别两病关键看心包膜壁层的厚度和结核病的相关检查等,布加综合征心包膜壁层的厚度应正常。

综上所述,结核性心包炎症状、体征特异性不强,当患者有结核中毒症状伴有胸闷或呼吸困难时,胸部CT要注意观察心包膜的厚度。心包积液的相关结核检测或诊断性抗结核治疗及排除类似心包疾病可协助结核性心包积液的诊断。

(彭　芳)

第六节　结核病的预防

一、卡介苗与卡介苗接种

卡介苗是活的减毒牛结核分枝杆菌制成的疫苗。卡介苗接种是用人工方法,使未受结核分枝杆菌感染的儿童产生一次轻微的没有临床发病危险的原发感染,从而产生一定的特异性免疫力,是结核病预防和我国免疫规划工作内容之一。卡介苗在发展中国家常规接种,而在西欧和北美许多国家已经停止或减少接种。

【卡介苗】

法国医师卡默特(A.Calmette)和兽医介兰(C.Guerin)于 1907-1920 年将 Nocard 在 1901 年从一头患结核性乳腺炎的母牛中分离出的强毒性牛结核分枝杆菌,通过在含 5％甘油的牛胆汁马铃薯培养基上每 3 周传代转移一次,共经 230 次减毒,使此菌变为无害,即不引起结核病,但保留了它的抗原性、活力和适当的残余毒力,达到了疫苗菌株的标准,在被接种的宿主体内可以增殖,产生特异性免疫能力。1920 年该菌株被命名为卡介菌,用它制造的疫苗称为卡介苗。1921 年卡介苗首次应用于人类,经几年实践观察证明,卡介苗预防结核病安全有效,遂于 1924 年公布,在全世界逐步推广应用。

尽管卡默特和介兰清楚地说明了卡介苗培养的方法,但在不同的实验中还是改变了维持的条件,导致次代菌株基因型和表型变异,而产生了几种具有不同成活力、残余毒性、免疫原性和反应原性的卡介苗菌次代株,主要有丹麦株、法国株、巴西株、日本株和英国 Glaxo 株等。为了研究和实际使用,世界卫生组织建立了国际卡介菌参比中心,保存卡介菌次代株,当今通过各种分子生物学方法,分析卡介菌次代株的遗传特性,来改进和发展卡介苗。过去我国制造卡介苗的菌株不统一,有丹麦菌株1、丹麦菌株2、巴西菌株等。1993 年起生产的卡介苗均采用丹麦菌株2。

(一)卡介苗预防结核病的主要机制

人体感染结核分枝杆菌后,巨噬细胞吞噬和摄取结核分枝杆菌,结核分枝杆菌的抗原与细胞内受体偶联成为复合物,具有强免疫原性,通过抗原呈递细胞将抗原呈递给 T 淋巴细胞,形成对相应抗原具有记忆和反应能力的 T 细胞。

当同一抗原继续或再次刺激时,T 淋巴细胞经抗原识别、活化、增殖,合成并分泌一系列细胞因子。

巨噬细胞受到活化的 T 淋巴细胞产生的巨噬细胞活化因子、γ-干扰素等刺激而加强了吞噬杀菌能力,释放大量细胞蛋白溶酶体酶、反应性氧中间产物等,对被吞噬的病原体具有很强的杀伤、消化和清除能力,从而对结核分枝杆菌产生特异性抵抗和抑制感染的结核分枝杆菌生长繁殖,使多数结核分枝杆菌被杀死,少数残留结核分枝杆菌可长期潜伏。

少数抵抗力低下者,特别是年幼的儿童,尤其是 2 岁以下的幼儿免疫功能不完善,在感染较严重时可发展为临床结核病,主要表现为原发病灶恶化,严重的发生全身结核分枝杆菌播散和结核性脑膜炎。

卡介苗对健康儿童是没有危害性的,不会致病,但其免疫原性可产生一定水平的特异性抵抗力,可减少感染,当感染自然结核分枝杆菌时,可限制细菌的生长繁殖,减少体内结核分枝杆菌数量而起到预防作用。由于其保护作用不是很强,因此,接种卡介苗后不能完全防止结核病的发生,但可通过减少人体内结核分枝杆菌的数量来减少儿童原发结核病、血行播散结核病和结核性脑膜炎的发生和病情严重程度。

(二)卡介苗预防结核病的效果

多项有对照的研究结果显示,不同地区人群卡介苗的保护效果有明显差异。

卡介苗预防结核病效果的观察存在如此大的差异,可能与以下因素有关:使用疫苗的差异,包括菌株、菌株毒力和疫苗剂量的差异;地区外源性再感染结核分枝杆菌机会的差异;受接种者遗传性、营养状况的差异,环境分枝杆菌流行情况的差异和研究观察方法、对象等差异的影响。比较一致的是成人接种卡介苗几乎没有保护作用。

(三)卡介苗剂型

1.液体卡介苗　出厂活菌数不能低于 400 万/毫克,有效期短,在冷暗处(2～8℃)一般为 15 天,若在 30℃环境下放置 3 天几乎没有存活菌,直接日光下 5 分钟和间接日光下 15 分钟有 50% 活菌死亡。由于液体卡介苗不便保存和运输,已基本不用。

2.冻干卡介苗　目前采用的主要剂型出厂活菌数一般为 100 万～300 万/毫克,有效期为 1 年,在 2～8℃冷藏条件下活菌下降缓慢,如在常温条件下随着时间延长,菌苗活性下降,有效期不超过 1 个月。温度超过 30℃时,活菌数量迅速下降。

【卡介苗接种】
(一)卡介苗接种对象和政策

1.接种对象及方法　卡介苗接种对象为新生儿,在出生时接种,未及时接种者,要求在 12 月龄内完成接种。新生儿因各种原因未能及时接种的,应进行补种,原则是:小于 3 月龄儿童直接补种;3 月龄至 3 岁儿童先行结核菌素试验,阴性反应者补种;3 岁以上的儿童一般不考虑补种,初种成功后不再考虑复种。

世界卫生组织建议,在结核病疫情重的国家,应对新生儿(至少在 1 岁内)接种卡介苗,在儿童结核病发生率很低的地区,没有必要接种,应用结核菌素试验来决定卡介苗复种没有科学的证据,因此,对已进行卡介苗初种的儿童不再进行复种。

目前我国仍是结核病疫情较严重的国家之一,执行对新生儿普种卡介苗政策。由于卡介苗对成人的预防作用尚无科学证据,一般不主张对成人进行卡介苗接种工作,除非证明卡介苗对某些具有高度被感染危险性的对象有预防作用时才能考虑。

2.儿童不考虑接种卡介苗的情况　体温超过 37.5℃,体重在 2500g 以下,顽固性呕吐和明显消化不良,急性传染病,严重肝、肾、心和呼吸系统疾病,脓皮病,全身湿疹以及患有免疫缺陷等的儿童不考虑接种卡介苗,无禁忌证时可予补种。

人类免疫缺陷病毒(HIV)抗体阳性母亲所生的儿童,若儿童 HIV 阳性或不详,暂缓接种卡介苗,在确认儿童 HIV 阴性后予以补种。在感染 HIV 的儿童中,有少数报道卡介苗接种导致结核分枝杆菌全身播散,但赞比亚对平均 15 月龄的 HIV 感染儿童的研究显示,卡介苗导致菌血症的非常少见。世界卫生组织于 1987 年建议,除非儿童有 HIV 感染的症状,否则不改变卡介苗接种政策,但随着观察数量的增多,发现 HIV 阳性儿童发生结核分枝杆菌全身播散的并不少见,因此,世界卫生组织于 2007 年纠正之前的看法,认为 HIV 阳性儿童不宜接种卡介苗。

3.世界卫生组织停止卡介苗接种规划的建议标准

(1)停止接种卡介苗前 3 年,痰涂片阳性肺结核患者平均登记率在 5/10 万人口或以下。

(2)停止接种卡介苗前 5 年,5 岁以下儿童结核性脑膜炎平均登记率低于 1/1000 万人口;结核平均年感染率在 0.1% 或以下。

(二)我国卡介苗接种技术的发展

1.卡介苗接种免疫程序的变化 新中国成立前,由于仅仅是少数试种和观察阶段,常以婴幼儿为对象。新中国成立初期卫生部(2013 年改为卫生计生委)决定在全国免费接种卡介苗,接种对象为各年龄组儿童,实施普种。1957 年卡介苗接种工作方案中提出了除新生儿初种外,每隔 3 年复种 1 次,1978 年规定了复种的具体年龄为 3 岁、7 岁、11 岁和 14 岁。随着研究的深入,人们发现频繁复种不但任务大、问题多,而且缺乏科学依据,因此,1982 年我国卡介苗接种方案中将复种对象调整为小学一年级和初中一年级学生。1986 年卫生部颁发新的儿童基础免疫程序,规定出生时接种卡介苗,7 岁复种 1 次。农村地区 12 岁再复种 1 次(城市地区 12 岁是否复种,根据当地结核病流行情况决定)。

20 余年来.随着免疫学研究的进展和流行病学的发展,动物实验研究发现,迟发变态反应和细胞免疫并非完全一致和平行,而有关卡介苗的研究观察到,结核菌素反应和抗结核免疫二者之间没有肯定的关联。20 世纪 90 年代初,北京市首先开始在 2 个区停止根据结核菌素阴性给予卡介苗复种的试点流行病学的观察。1995 年世界卫生组织发表声明,提出依据结核菌素阴性反应而给予复种卡介苗缺乏科学依据,不提倡卡介苗复种。1997 年卫生部发布《关于停止卡介苗复种的通知》(卫疾控发[1997]26 号),决定停止卡介苗复种工作,任何人群已经初种的,不再进行复种。目前我国卡介苗接种要求卡介苗初种尽可能在出生后 24 小时内完成,达不到此要求的地区,应保证在 12 月龄内尽可能早地获得卡介苗免疫。

2.接种方法的变化 我国卡介苗接种方法的变化大致可分为 4 个阶段。

(1)1950—1952 年基本采用皮内注射法,少数采用口服法。

(2)1953—1957 年采用皮内注射法和口服法。

(3)1958—1989 年采用皮内注射法和皮上划痕法,由皮上划痕法代替口服法。而且我国简化了国际上传统的皮上划痕法,采用浓度为 75mg/ml 的菌苗 1~2 滴,只留一个井形划痕,实践证明效果良好。因此,自 1958 年起,对新生儿采用此法接种的较多。20 世纪 80 年代以前,皮内注射法和皮上划痕法一直并存,但随着时间的推移,多数专家认为皮内注射法是注入规定计量最准确的方法。

(4)20 世纪 90 年代以来,各地逐步采用皮内注射法,而生物制品研究所也仅生产皮内注射用的卡介苗,因此,进入 21 世纪后,我国全部采用皮内注射法。

3.卡介苗接种相关技术的变化

(1)不做结核菌素试验,直接接种卡介苗。20 世纪 50 年代,卡介苗接种工作方案规定:未受结核分枝杆菌感染的人才可予以卡介苗接种,除 2 个月内新生儿外,在接种前均需先做结核菌素试验,反应阴性者才能接种卡介苗。1958 年后,全国不少地区进行了不做结核菌素试验,直接皮上划痕法接种卡介苗的观察研究。1960 年,青岛召开的全国结核病防治工作学术会议对不做结核菌素试验,直接用卡介苗皮上划痕法接种的安全问题做了综合报告,认为对结核菌素试验呈阳性反应者接种卡介苗全身无反应,10% 左右出现局部早发强反应,活动性肺结核患者 20% 左右出现病灶反应,未加强治疗也可自行好转,因此,认为卡介苗皮上划痕法可以直接接种。1982 年卡介苗接种工作方案中提出,不做结核菌素试验而直接接种卡介苗已被认为是安全的接种方法,各地可根据疫情情况,采用结核菌素试验后接种或不做结核菌素试验直接接种。进入 20 世纪 90 年代后,我国已普遍推行皮内注射法,且因直接接种可能引起肺结核患者的病灶反应,因此,直接接种卡介苗的做法已被放弃,目前要求新生儿出生3个月以上应先进行结核菌素试验,阴性者才能接种卡介苗。

(2)卡介苗与其他疫苗同时接种。20世纪50年代,我国规定,卡介苗接种后1个月可接种其他疫苗,其他疫苗接种2周后可接种卡介苗。1957年国内进行了卡介苗与牛痘同时接种的观察,认为2种疫苗可以同时接种,互不影响;此后,又对卡介苗与百白破疫苗、麻疹疫苗、脊髓灰质炎疫苗分别同时接种进行了研究,证明互不影响。1982年卡介苗接种工作方案中规定:卡介苗与百日咳、麻疹和小儿麻痹疫苗同时不同臂接种是可行的,但其他生物制品疫苗接种后半个月可进行卡介苗接种,卡介苗初种后1个月可进行其他疫苗接种。1986年卫生部颁发新生儿基础免疫程序,又确认与上3种疫苗可以同时接种。20世纪80年代开始对卡介苗与乙型肝炎疫苗同时接种进行研究,结果证明卡介苗可以与乙型肝炎疫苗同时接种。目前认为卡介苗与上述疫苗可在不同部位同时接种,每次最多只能接种2种疫苗,如未同时接种,间隔时间不应少于28天。

(3)注射器的要求。因皮内注射法不抽回血,一般认为不引起毛细血管出血,注射时仅换针头,不换注射器。1982年卡介苗接种工作方案中规定:卡介苗和结核菌素针头必须分开使用,不能做其他注射用。针管、针头严格消毒.每接种一人应换一个针头,没有要求换针管。20世纪80年代中期,我国学者研究认为,皮内注射也有可能传播乙型肝炎病毒或艾滋病毒,因此,在卡介苗皮内注射接种时,应一人一针一管。此后逐渐推行采用一次性注射器,杜绝医源性传播。

(三)卡介苗接种质量监测

卡介苗接种质量监测是保证有效接种的重要手段,低质量的卡介苗接种工作不但不能达到应有的接种效果,反而会造成大量人力、物力资源的浪费,通过对卡介苗接种进行连续、系统的质量监测,以便及时发现问题,提高接种质量。监测内容主要有以下几方面。

1.卡介苗接种后12周结核菌素阳转率　一个地区抽取一定数量接种卡介苗的新生儿,于12周进行结核菌素试验,采用卡介苗制成的结核菌素纯蛋白衍生物(BCGPPD)51U皮内注射法,72小时观察反应,以硬结直径不小于5mm为阳性。一般阳转率要求达到90%以上,最少不低于85%。

2.结核菌素反应平均直径和反应大小分布图　一般平均硬结直径应在8mm以上,反应大小频度分布呈单峰常态分布,结核菌素阳转说明建立了过敏反应,间接反映卡介苗接种成功,但也有极少数儿童多次接种卡介苗也不能使结核菌素试验呈阳性反应。有人认为结核菌素反应平均直径和分布图对卡介苗接种质量的评价更为重要。

3.卡瘢出现率和卡瘢平均直径　接种卡介苗后一般会在接种部位留下瘢痕,平均直径在5mm左右,找到卡瘢可以说明该儿童已接种卡介苗,没有找到卡瘢也不能完全否定卡介苗接种或认为接种不成功。大量数据分析显示,接种卡介苗后12周,结核菌素试验阳性反应的儿童中有5%~10%找不到卡瘢或难以辨认,因此,不能将卡瘢出现率视为接种率,卡瘢也不能完全替代卡介苗接种后的结核菌素试验,尽管二者有密切相关性。

在进行卡介苗接种质量评价时,要综合考虑结核菌素阳转率、硬结平均直径、卡瘢出现率和卡瘢平均直径。如结核菌素阳转率低于85%,硬结平均直径小于8mm,卡瘢出现率低于80%,卡瘢平均直径小于4mm时,应及时找原因。

4.影响卡介苗接种质量的因素

(1)菌苗。包括菌种、制备技术、活菌数(200万~800万/毫升)等方面是否符合要求。

(2)菌苗运输和保存要求。保持在暗处,热度、结冰、阳光照射均可明显减少活菌数,使菌苗活性下降,放置不当可能被污染。

(3)有效期。菌苗活菌数与保存时间成反比,一定要在有效期内使用。

(4)接种技术。若接种技术不规范,如菌苗未摇均匀,注射不规范、剂量不合要求,均可能影响接种质量或引起不良反应。

(四)卡介苗接种不良反应及处理

1.正常反应 接种后 24 小时内部分儿童可在接种处出现轻微红肿(为局部充血,非硬结,属非特异性反应),很快能消退。1 个月左右局部可出现红肿浸润、硬结形成或脓疱,保持局部清洁,不需包扎,2 个月左右结痂脱落,形成小瘢。个别儿童腋下出现直径小于 1cm 的肿大淋巴结,可热敷并观察。

2.异常反应 异常反应指的是排除菌苗、接种技术因素后的非正常反应。

(1)局部强反应。接种局部脓肿或溃疡,直径大于 1cm,愈合时间超过 6 个月。一般可见肿块增大,皮肤呈暗红色,中心软化或形成脓疱,破溃,如深部注射,可在深部形成脓肿而皮肤表面不易显现。

处理原则:表面形成脓肿或溃疡时,可用注射器抽吸脓液,外敷 20%对氨基水杨酸钠软膏、异烟肼或利福平粉。无菌包扎,2～3 天换一次药。如反应较重,可同时服用异烟肼或利福平抗结核治疗。如为深部(肌层)脓肿,常需手术清除,同时抗结核治疗、换药。抗结核治疗者待局部愈合可停药。

(2)淋巴结反应。同侧腋下淋巴结肿大超过 1cm,一个或几个,大小不等,可发生液化和破溃。较少发生于锁骨上下及颈部。

处理原则:早期淋巴结不是很大时可以热敷,每日 3 次。如液化应抽出脓液,当有破溃起向时可切开引流。破溃时用对氨基水杨酸钠软膏、异烟肼或利福平粉外敷,引流。淋巴结较大时同时应用异烟肼或利福平口服治疗,疗程根据病变情况而定,必要时外科手术清除。

(3)瘢痕疙瘩。接种局部结缔组织增生,纤维过度增长,病变高出皮肤,呈蘑菇状较多,表面光滑,有弹性,多发生于接种卡介苗后 1～15 年或更长,生长缓慢,青春期可增快,无明显不适。

处理原则:无特殊方法,不宜手术,手术有可能引起更严重的瘢痕增生。常用的方法有理疗(红外线灯、白炽灯)、激素封闭、中药等,但效果不明确。

(4)骨髓炎。卡介苗接种后发生骨髓炎不常见,欧洲国家报道相对较多,全球报道的发生率在 0.01～50/100 万。骨髓炎多发生在接种后 6～24 个月,一般呈慢性过程,症状较轻,可有低热,单发或多发,病变部位肿胀、轻痛。可形成局部脓肿,也可伴有区域淋巴结肿大。常见于股骨、胫骨、骨骺和骰骨颈,但全身各骨均可发生。

处理原则:及时发现并进行抗结核治疗,效果较好,一般采用异烟肼、利福平联合(因牛结核分枝杆菌对氨基水杨酸钠天然耐药,链霉素和乙胺丁醇存在耳毒性和视神经损害),预后良好,不影响生长、发育。国外学者也有主张外科治疗。

(5)全身性卡介苗播散病变。为卡介苗接种后少见的严重并发症,多见于免疫缺陷者。1948-1973 年全球报告接种卡介苗 13.85 亿儿童,发生卡介苗播散 30 例。各地区报告的发生率为 0.01～2/100 万。随着 HIV 阳性儿童的增多,发生卡介苗播散者也有所增加。卡介苗播散多发生在接种后半个月至 1 年内,表现为发热、虚弱、食欲下降、体重减轻,淋巴结、肝、脾肿大,胸部 X 线可显示粟粒状影,其他脏器也可发生结核病变。常伴继发感染,确诊需进行菌种鉴定。

处理原则:抗结核治疗、免疫治疗,但病死率较高。

(6)寻常狼疮。为卡介苗所致的皮肤病变,病理显示为结核增殖性改变。帝表现在接种局部愈合后皮肤增厚,呈暗红色斑块,表面粗糙,病损周围可有暗红色的结节逐渐融合,使斑块增大蔓延,或在卡瘢部位出现丘疹,融合、破溃、渗出,向周围蔓延。

处理原则:经异烟肼、利福平抗结核治疗可治愈,治愈后有可能留下收缩性瘢痕,也有不治疗逐渐自愈者。

3.预防接种差错事故的不良反应　常见的接种差错有皮下、肌内注射时超量接种、多次接种,菌苗未摇匀及未掌握禁忌证等。

(1)严格执行接种的技术规范,掌握接种禁忌证,注意不宜接种的新生儿应在条件符合后再补种。

(2)了解儿童家族史和儿童总体情况。

(3)及时发现和处理接种过量、过深情况,可用异烟肼封闭。24 小时内可用 5% 异烟肼 1~2ml,加 0.5% 普鲁卡因适量局部环状封闭,三天 1 次,3~4 次。必要时口服异烟肼。

尽管 90 多年来卡介苗的接种为全球儿童结核病的防治做出了重要贡献,但对控制结核病的流行病学作用十分有限,免疫保护不够强,远不能满足结核病控制工作的要求。20 多年来国内外不少地区和单位正在开展结核病新疫苗的研究,希望能在不远的将来有比卡介苗保护效果更强、更好的新疫苗的产生和实际应用。

(五)与卡介苗相关的新疫苗的研究

目前不少新疫苗研究的重点是强化卡介苗而非完全取代卡介苗。

(1)通过补充或改良重组卡介苗(rBCG)达到比现在使用的卡介苗有更强、更持久的保护力。如 rBCG85B、rBCG85A 和 rBCGAB 对结核分枝杆菌感染动物均显示比卡介苗有更强的保护力。

(2)用亚单位疫苗作为卡介苗的辅助疫苗,提高对结核的免疫力。如 ESAT6 和 TB10.4 融合 Ag85B 抗原,加入佐剂 IC31 构成亚单位疫苗。可与卡介苗同时接种,也可用于对卡介苗早期强化或后期强化。

(3)通过病毒或细菌为载体的疫苗提升卡介苗的作用,如一种重组改良的安哥拉牛痘病毒 MVA85A 疫苗显示能提高卡介苗的保护作用。

二、结核病预防性化疗

【预防性化疗的机制】

目前控制结核病的三大干预措施中,除了卡介苗和患者治疗外,预防性化疗是重要的措施之一,特别是在疫情较轻的国家和地区,对降低发病率、减少结核病的传播发挥重要作用。英国通过对 1913-1990 年结核病案例的流行病学分析,并对 1953 年以来采用卡介苗、患者治疗和预防性化疗三大干预措施对结核病发病的作用进行量化研究,结果显示:1953-1990 年,由于应用卡介苗,避免发生呼吸系统结核病的患者数为 57085 例,患者治疗减少发病数为 206996 例,而预防性化疗可减少患者数为 288318 例,尤其在 20 世纪 70 年代之后更为明显。该研究提示,在结核病控制工作中,预防性化疗的作用可能比原来设想的要大。但对发展中国家,由于疫情严重、资金、人力缺乏,普遍开展预防性化疗尚存在困难,国际防痨和肺病联合会认为,至少应对涂阳肺结核患者有密切接触的 5 岁以下儿童进行预防性化疗。

多项研究证实,对未感染者进行预防性治疗难以达到预防感染的目的,仅在处于被严重感染和发病可能的特殊情况下才予实施,且只在治疗期间有保护作用。对已感染者进行预防性化疗可以减少感染者体内的结核分枝杆菌数量,以减少新近感染者发生临床结核病,特别是发生严重结核病(血行播散结核病和结核性脑膜炎)的危险性和减少结核分枝杆菌潜伏感染者以后"复燃"而发生继发性结核病的机会。所以,结核病防预性化疗主要是对已感染结核分枝杆菌尚未发病者的抗结核药物治疗。

当结核分枝杆菌进入人体后,巨噬细胞将其黏附并吞噬,通过溶菌酶、蛋白水解酶等发挥杀菌作用,活性差的结核分枝杆菌被杀死,活性强的结核分枝杆菌通过其保护机制能够生长繁殖并刺激宿主产生细胞反应而造成感染,同时结核分枝杆菌可沿淋巴系统至胸内淋巴结,继续繁殖的结核分枝杆菌从淋巴系统进入血液循环,少数免疫能力差、感染严重者可发生临床结核病,甚至发生严重的血行播散结核病。大多数被感染者在结核分枝杆菌的刺激下产生特异性免疫力,结核分枝杆菌繁殖被控制,多数结核分枝杆菌被杀死,未被杀死的少数结核分枝杆菌在体内一些器官中残存下来,因缺氧、低 pH 环境等使残留的结核分枝杆菌难以繁殖。相对静止状态的结核分枝杆菌通过改变自身特征和代谢途径以逃避机体的免疫作用而不能被杀灭,但结核分枝杆菌也不能引起临床结核病,细菌和宿主处于共存状态,称为潜伏感染。一旦人体因某种原因免疫力下降,潜伏的结核分枝杆菌重新繁殖,成为继发性肺结核的重要根源。抗结核药物对积极繁殖的结核分枝杆菌具有很好的杀菌作用,对缓慢代谢的结核分枝杆菌的杀菌作用次之,而完全静止的结核分枝杆菌对目前的抗结核药物显示表型耐药,药物不可能将潜伏的结核分枝杆菌全部杀死。因此,预防性化疗对新感染者和长期潜伏感染者有发病高危因素时具有重要意义,可以减少他们发病的概率。因为尚不能将体内潜伏的细菌全部清除,所以,难以达到使感染者完全不发病的预防效果。

【结核分枝杆菌感染的诊断】

(一)结核菌素皮肤试验

结核菌素皮肤试验是结核分枝杆菌感染的传统诊断方法,目前仍广泛应用。结核菌素是结核分枝杆菌蛋白质制成的特异性反应原,在已被感染的机体受到结核菌素刺激时,免疫记忆细胞迅速活化为效应细胞,释放一系列淋巴因子,这一阶段称为反应阶段。在淋巴因子的综合作用下,结核菌素注射局部的淋巴细胞和单核细胞浸润积聚形成硬结,该阶段为效应阶段。反应阶段需 6 小耐以上,效应阶段则更长。整个反应时间为 48～72 小时,因此,结核菌素反应为迟发型变态反应。

1.结核菌素试验要求　应采用标准的结核菌素(结核菌素纯蛋白衍生物,PPD),因旧结核菌素(OT)成分复杂,不易标准化,易发生非特异性反应。PPD 比 OT 纯得多,非特异性反应少,1951 年世界卫生组织推荐 lotno49608 结核菌素纯蛋白衍生物(PPD)为国际标准,称 PPD-S。目前全球均采用 PPD。在确定结核分枝杆菌感染 PPD 反应标准时,确定最佳剂量十分重要,多项研究提示,在灵敏度和特异性之间达到最好平衡的剂量是 5 结核菌素单位(STU)。因为我国 PPD 剂量单位是以国际单位表示,故采用的是 5 国际单位(5IU)。结核菌素试验有多种方法,如皮上乳剂法、纸片法、皮上划痕法、皮内注射法、多孔刺皮法等,只有皮内注射法能准确控制剂量,在前臂掌侧中心皮内注射 0.1mlPPD(5IU),48～72 小时测量硬结最大横径和竖径大小,并记录有无水疱、溃疡坏死和淋巴管炎。

2.影响 PPD 反应特异性的因素　在广泛接种卡介苗地区,卡介苗是最重要的影响因素,卡介苗是活的减毒牛结核分枝杆菌,PPD 对卡介苗和结核分枝杆菌的自然感染存在不同程度的交叉反应,卡介苗所致 PPD 反应的大小,大多在 10mm 左右。根据北京市统计,15mm 及以上者不到 1.4%,而随着接种后时间的推移,PPD 反应强度变弱。

非结核分枝杆菌感染是另一影响因素,不同地区非结核分枝杆菌感染率不同,非结核分枝杆菌感染和结核分枝杆菌感染对 PPD 反应也存在一定程度的交叉反应。一般情况下,结核分枝杆菌感染的 PPD 反应较强,而非结核分枝杆菌感染的 PPD 反应相对较弱,硬结直径大多在 10mm 以下。

卡介苗接种和非结核分枝杆菌感染是影响 PPD 诊断结核分枝杆菌感染特异性的主要因素,虽然反应强度和表现有差异,但就个人来说,有时根据 PPD 反应来判定是结核分枝杆菌感染还是卡介苗或非结核分枝杆菌感染会存在一定的准确性问题。

3.影响 PPD 反应灵敏度的因素　除反应前期和技术因素外,病毒、支原体感染性疾患,尤其是 HIV 感染者或艾滋病患者随着 CD4 细胞的减少,使 PPD 反应减弱和成为阴性。麻疹、腮腺炎、水痘、流感、传染性单核细胞增多症、病毒性肝炎和支原体感染等均可使 PPD 反应减弱。严重疾病(包括严重结核病)、晚期肿瘤、营养不良、老年人及部分结节病患者,长期使用免疫抑制剂或患有免疫缺陷疾病的患者等,也可使 PPD

反应减弱或阴性。

4.预防性化疗的结核菌素反应标准　由于结核菌素试验应用的目的不同和一些因素影响结核菌素反应的强度,因此,不同目的对结核菌素反应的强度标准也有所区别。在用于流行病学的结核分枝杆菌感染率调查时,受当地非结核分枝杆菌感染或卡介苗接种的交叉影响,这种影响在不同地区有很大差别,常需要通过结核菌素反应大小的组合分布模型来确定结核分枝杆菌感染的标准。以选择预防性治疗对象为目标的标准,主要依据通过结核菌素反应大小与发病关系的研究,来确定阳性分界点。大量研究显示,结核菌素反应大小与结核病发生的危险性之间存在正相关,在反应较强者中,发生结核病的危险性较大,强反应者更可能是结核分枝杆菌的感染,并可能是近期感染。但标准需要达到灵敏度与特异性之间的最佳平衡,有较高的特异性,而不至于漏掉太多的发病高危人群。不少研究显示反应在5~14mm的结核病发病率较低,而15mm及以上发病率明显增加。结核菌素反应的灵敏度也受营养不良、严重疾病、老年人、HIV感染、肿瘤、免疫抑制剂等因素影响。因此,美国将预防性治疗对象的结核菌素反应标准分为3个不同层次,一般人群以15mm及以上为标准,来自结核病疫情较重国家的移民、患有与结核病有关的疾病(如糖尿病、硅沉着病、恶性肿瘤等)、吸毒者、医疗机构人员,及年龄4岁以下儿童的标准为10mm及以上,HIV感染者、与传染性结核病患者密切接触者、胸部X线异常并与既往结核病相符者及接受免疫抑制药物治疗超过1个月者的标准为5mm及以上。对一般结核病发病高危对象,我国目前按15mm及以上或有水疱作为预防治疗的标准。但与涂阳肺结核有密切接触的5岁以下儿童、HIV感染者和接受免疫制剂药物治疗超过1个月者,结核菌素反应为5mm及以上时可作为预防性化疗的对象。

如果在2年内结核菌素反应硬结增加了10mm及以上,则可认为是新近感染,尽管可能会受复强的影响而误判,但仍可考虑作为预防性化疗的对象,特别是存在结核病高发因素时。

(二)γ-干扰素释放试验

当人体感染结核分枝杆菌后,刺激免疫细胞可产生各种免疫因子,其中最重要的是γ-干扰素(IFN-γ)。γ-干扰素释放试验采用的是早期分泌靶抗原6(ESAT-6)和培养滤液蛋白10(CFP10)特异性抗原,通过结核分枝杆菌比较基因学发现,在卡介苗和大部分非结核分枝杆菌中,此2种抗原都不存在。因此,可以区分结核分枝杆菌自然感染与卡介苗和大部分非结核分枝杆菌感染,其特异性明显高于PPD试验,同时一些研究显示能提高HIV阳性者诊断结核分枝杆菌感染的灵敏度。

目前采用的检测方法有2种,一是QuantiFERON-TBGold(QFT-G)和QuantiFERON-TBGoldIn-Tube试验(QFT-GIT),通过特异性抗原与全血细胞共同孵育检测T细胞释放到上清液中的γ-干扰素水平,称为全血ELISA法;另一种为结核分枝杆菌T细胞斑点试验(T-SPOTTB),在特异性抗原刺激后,检测释放γ-干扰素的T细胞。但该方法尚存在一定的假阴性和假阳性,价格高,技术相对复杂。各地区可根据当地条件选择应用。有研究提出,先进行结核菌素试验,阳性者再进行γ-干扰素释放试验,可以降低成本。

【预防性化疗的重点对象】

(一)结核分枝杆菌和人类免疫缺陷病毒(TBIHIV)双重感染者

HIV感染者容易感染结核分枝杆菌并促使发病,已感染结核分枝杆菌者一旦感染HIV后,发病概率明显提高,并能使已愈的结核病复发。有报道,TB/HIV双重感染者每年发生结核病的危险性是5%~10%,是HIV阴性的结核分枝杆菌感染者发病概率的30倍。对TB/HIV双重感染者的预防性化疗不仅可减少结核病的发生和结核分枝杆菌的传播,也可减少和延缓艾滋病的发病。目前推荐HIV感染者或可疑感染者PPD反应为5mm及以上,对疫情严重地区也可不考虑PPD反应,在排除活动性结核病后应预防性化疗。

（二）有密切接触史或新感染儿童

与新发现菌阳肺结核有密切接触、PPD反应为5mm及以上的儿童，或虽无接触史，但近2年PPD反应值增加10mm及以上的新感染儿童，可给予预防性化疗。与传染源有密切接触的5岁以下儿童，可不考虑PPD反应，给予预防性化疗。

近期感染结核分枝杆菌者其结核病的发病率最高，5岁以下儿童还容易发生结核性脑膜炎和血行播散性结核病。近3个月内与涂阳肺结核有密切接触，而PPD反应小于Smm的儿童也应是预防性化疗的重点对象，并在末次接触后12周再进行PPD试验，如果PPD反应为Smm及以上，应继续治疗直至满疗程，如果反应仍然阴性，离开接触环境可以停药。母亲在分娩或其后短期内发现肺结核时，婴儿有感染和发生结核病的高危险性，应予预防性化疗3个月后进行PPD试验，如果阴性可停止化疗接种卡介苗，如果PPD阳性反应则继续化疗至满疗程。

（三）结核病流行时

学校、工厂等集体单位发生学生或青年工人结核病流行时，在指示病例的密切接触者中PPD反应为15mm及以上者。

对他们进行预防性化疗是控制该单位结核病流行进一步扩展的重要措施之一，应努力提高他们预防性化疗的接受率。

（四）新进入高结核分枝杆菌感染环境者

高结核分枝杆菌感染环境中的工作者包括医务人员、卫生保健人员，尤其是结核病防治机构工作人员，应进行PPD试验及随访，在发现PPD反应为15mm及以上或有水疱反应者应予预防性化疗。

（五）长期使用免疫抑制剂者

由于脏器移植、某些免疫性疾病治疗的需要，使用免疫抑制剂超过1个月，PPD反应为5mm及以上时，应给予预防性化疗。免疫抑制剂使PPD反应灵敏度降低，同时增加结核病发病的危险性，而且还容易使结核分枝杆菌在体内播散。

（六）患有增加结核病发病危险疾病的患者

糖尿病、尘肺、慢性营养不良、未经正规治疗的陈旧性结核病、胃肠手术后以及吸毒者等均可不同程度地增加结核病发生的危险性，上述患者PPD反应为15mm及以上或有水疱时可考虑预防性化疗。

各地区可根据当地疫情、结核病控制工作基础和条件，有重点地逐步开展预防性化疗工作。

必须说明的是，不是所有结核分枝杆菌感染者或PPD反应为15mm及以上时均需要进行预防性化疗，在无危险因素存在时，成人即使PPD反应为15mm及以上，也不需要进行预防性化疗。

【预防性化疗方案的选择和实施】

（一）单用异烟肼方案

异烟肼预防性治疗效果已被肯定，多份对照研究报道显示，单用异烟肼预防治疗，减少结核病发病概率的范围为25%～93%，多数在60%～70%。

国际防痨和肺病联合会对完成疗程者的统计结果显示，12个月疗程保护率为93%，6个月为68%，3个月为32%。但分析所有的研究对象（包括未完成疗程者），6个月和12个月无明显差别，因为疗程越长，坚持服药率越低。因此，提出异烟肼预防性治疗的疗程为6～12个月，但如果考虑服药依从性、不良反应及费用等因素，疗程以6～9个月为宜。

停止预防性治疗后的有效保护期一般为4～5年，但与当地结核病疫情有关，在感染概率高和存在大量新感染病例的地区，保护作用持续时间较短，反之则较长。Ferebee1969年报道结核菌素阳性者中的

7755 人服异烟肼 1 年,7996 人作为对照,观察第 1 年结核发病率分别为 2.5‰。和 10.8‰,第 2～5 年分别为 5.4‰和 10.‰,第 6～10 年分别为 3.2‰和 5.3‰,可以看到预防性治疗保护作用随时间推移而减弱。

TB/HIV 双重感染者虽然预防性化疗的效果与 HIV 阴性结核分枝杆菌感染者差别不大,但保护期较短。过去有人提出需更长的疗程,现在认为疗程可与 HIV 阴性的结核分枝杆菌感染者相同。

目前异烟肼预防治疗剂量为成人 300mg/d,顿服,儿童 5～10mg/(kg-d)。有人提出,用异烟肼 15mg/(kg•d),一周 2 次的方法也有相似的效果,但单用异烟肼的间歇疗法资料有限。

异烟肼是比较安全药物,不良反应发生率较低,常见无症状的血清转氨酶一过性轻度升高,发生率为 10%～20%。异烟肼的肝损害随年龄增长而增加,35 岁以下很少发生。

异烟肼预防性治疗存在的主要问题,一是异烟肼治疗结核病已数十年之久,耐异烟肼菌感染机会增多;二是所需疗程较长,患者坚持服药率低,管理存在困难;三是如果存在少数未被发现的活动性结核病灶,单用异烟肼易发生耐药。

单用异烟肼进行预防性治疗主要适用于异烟肼原发耐药率低的地区、依从性良好者和不适合使用利福平(利福喷丁)者。

(二)单用利福平方案

随着利福平在结核病短程化疗中的广泛应用,对利福平用于预防性治疗进行了观察研究,显示 3～4 个月单用利福平与 6 个月单用异烟肼取得相同的效果,不良反应少。如果活动性结核病排除不够严格,则有产生利福平耐药的风险。目前推荐单用利福平预防治疗的疗程为 4 个月,剂量成人为 450～600mg/d,儿童为 10mg/(kg•d)。主要适用于不宜用异烟肼和长期用药依从性差者。

(三)异烟肼和利福平联合方案

综合动物实验和临床研究结果,3～4 个月利福平、3～4 个月利福平加异烟肼、6 个月异烟肼效果相似。中国香港对 652 名结核菌素阳性的硅沉着病患者进行临床分组观察,随机分为 3 个月利福平(600mg/d)、3 个月利福平加异烟肼(600mg/d 和 300mg/d)、6 个月异烟肼 β00mg/d)和对照组,5 年内的结核病发病率分别为 10%、16%、14%和 27%,显示 3 个月利福平加异烟肼与 6 个月异烟肼有相似的结果,同时有利于防止个别情况的耐药性发生,可缩短疗程,提高服药者的依从性。本方案适用于各年龄组的结核分枝杆菌感染者的发病高危对象,特别用于存在或可能存在耐异烟肼或利福平肺结核患者密切接触者的预防性治疗。

(四)异烟肼和利福喷丁的联合间歇方案

由于利福喷丁具有长效作用,更适合用于预防性治疗中的短程间歇方案。北京市于 1996 年开始应用 3 个月异烟肼加利福喷丁一周 2 次方案进行预防性治疗的观察,通过对大学生结核分枝杆菌感染者的对照研究,显示该方案的保护率在 75% 左右,不良反应发生率低。该方案在国内已有不少地方使用。成人利福喷丁 450mg-周 2 次,异烟肼 600mg-周 2 次或 300mg/d。近来美国有报道采用异烟肼和利福喷丁一周 1 次的方案,每次各服 900mg,取得较好效果。

(五)利福平和吡嗪酰胺联合方案

2 个月利福平加吡嗪酰胺方案在动物实验和临床观察均显示有较好效果,但不良反应相对较多。有报道该方案可导致严重的甚至致命的肝炎,为此,美国胸科学会和疾病预防控制中心认为利福平加吡嗪酰胺方案不适合用于结核分枝杆菌感染的预防性治疗,建议使用其他替代方案。目前该方案使用不多,我国不推荐使用。

与耐多药结核病(MDR-TB)患者有密切接触,可能同时感染耐异烟肼和利福平结核分枝杆菌者中,对发生结核病危险性特别高的对象,可考虑用乙胺丁醇加吡嗪酰胺或氧氟沙星加吡嗪酰胺进行预防性治疗,但对其有效性和存在的问题尚无评价,对儿童也不一定适用。目前尚无有科学依据的建议方案。

（六）预防性化疗的实施

1.对每个预防对象在实施前必须严格排除活动性结核病　通过问诊了解结核病史和抗结核药物用药史，了解有无结核病相关症状，如怀疑可能存在浅表淋巴结结核、消化系统结核、泌尿生殖系统结核或骨与关节结核等，应做必要的相应检查，并通过胸部 X 线检查排除肺结核。

2.掌握不适宜使用预防性化疗的对象

（1）病毒性肝炎等肝病患者和高酶血症者。

（2）精神疾病、癫痫患者。

（3）血液系统疾病患者。

（4）对所用抗结核药物过敏者

（5）不能配合，不能坚持规律服药者。

（6）已进行过抗结核治疗，包括预防性化疗者。

（7）预防性化疗需在自愿的基础上实施，未签预防性化疗同意书，不进行化疗。

3.管理措施

（1）服药应有监管措施，以保证规律服药，完成要求疗程。

（2）观察和处理不良反应。服药前应查肝肾功能和血常规，检查结果正常者实施预防性化疗，服药期间要了解服药者的各种症状，出现可能不良反应症状应及时进行相应检查，确认药物不良反应时，应停药对症处理，并观察至不良反应完全消失。

（3）健康教育。在开始治疗前，治疗中均应对服药者或儿童的家长进行结核病防治知识宣传，使他们了解为什么要预防服药、如何服药、可能的不良反应和处理方法以及其他注意事项，以便配合规律完成治疗和及时发现药物不良反应等。

（4）服药情况的登记。记录是否按时取药、规律服药及有无不良反应等，必要时进行家庭访视了解情况，发现问题及时纠正。

三、传染源的及时发现和彻底控制

【传染源】

肺结核的传染性取决于患者痰中结核分枝杆菌的数量和患者日常的咳嗽症状。痰涂片阳性的肺结核患者排菌量大，是主要的传染源，痰涂片阴性培养阳性和痰菌阴性的肺结核患者传染性较小，肺外结核病一般很少有传染性。结核病传染源一旦被发现并有效治疗，会很快失去传染性。同时，患者的咳嗽症状与传播具有明显关联。

【控制传染源的主要方法】

（一）及时发现肺结核患者

1.患者发现与化疗工作相结合　患者发现必须与化疗工作相结合才能起到预防作用，如果只发现患者而没有进行合理治疗，有可能造成耐药性并使耐药菌传播，则其危害性更大。高发现率与高治愈率相结合是控制传染源不可分割的整体。

2.患者发现工作目标　连续、早期发现隐藏在人群中的肺结核患者，特别是涂阳患者，并给予彻底治疗，才能有效缩短传染期。因此，要做好对可疑症状者的检查，加强日常的病例发现。

3.疫情报告及追踪　做好疫情报告及追踪到位,使每个可疑肺结核病例能够得到及时正确的诊断,特别要注意提高病原学诊断的比例。

4.肺结核患者特别是涂阳患者密切接触者的检查　在结核病低发地区,涂阳患者密切接触者中约30%受结核分枝杆菌感染,1%～4%患活动性肺结核;高发地区50%受感染,平均6%～10%患有肺结核。有研究显示,涂片阳性肺结核的接触者中受感染比例为35%,而偶然接触者中受感染比例为10%,涂片阴性肺结核的密切接触者中受感染比例为10%,而偶然接触者中受感染比例为2.2%,说明密切接触者的检查能获得较高的检出率。

5.结核病高危人群的检查　结核病发病的高危人群包括未经正规治疗的陈旧性结核病患者、糖尿病患者、HIV感染者、长期使用免疫抑制剂患者及老年人等发病较高人群。对他们进行有针对性的检查,以及对结核病高发单位或地区的人群进行检查也是主动发现患者的重要措施之一。

(二)正确实施化疗

1.采用规范的化疗方案　遵循早期、联合、全程、规律、适量的原则,制定合理的治疗方案,可达到快速杀灭细菌、促使病灶痊愈、减少复发的目的。

2.加强治疗管理　管理的目的是保证患者能规律用药,完成规定疗程。宜采用全程督导的管理形式,能使患者达到90%以上的治愈率,减少耐药的发生。

3.正确地化疗　正确的化疗能使患者的传染性迅速减少和消失。

化疗开始后患者对接触者的传染性是很低的,而且涂阳与涂阴患者对其接触者的传染性无明显差别。

4.化疗使患者传染性下降的机制

(1)化疗一旦开始,患者排菌量迅速下降,治疗2周后可减少约95%。

(2)细菌活性迅速降低,化疗后患者表现涂片阳性而培养阴性病例增多。

(3)患者咳嗽症状好转,据调查治疗2周后患者咳嗽减少65%,减少了细菌的传播。

(4)化疗中患者咳嗽时喷出的飞沫随着水分蒸发,其中的药物浓度增加,可高达100倍,可杀死其中残存的细菌而使飞沫核失去传染性。

结核病的预防除以上主要措施外,感染控制措施包括通风、紫外线、个人防护以及机构的布局、防护设备等,这些措施对减少结核分枝杆菌的传播也十分重要。

预防结核病的措施还包括增强抗病能力,减少结核病的发生,根据既往研究,结核分枝杆菌感染者中约有10%可能发生结核病,而90%感染者并没有发病。分析其原因,除遗传因素外,主要存在两个方面的高危因素:一是个人的不良习惯和行为使机体免疫力下降,如吸烟、吸毒、生活不规律、嗜酒、饮食失调造成营养不良等;二是患有与结核病相关的疾病,如艾滋病、糖尿病、尘肺病,以及长期使用免疫抑制剂。积极开展结核病控制的健康教育工作,提高公众对结核病防治知识的认知水平,纠正个人不良习惯和行为,注意生活规律,合理营养,适当锻炼;预防与结核病发生的相关疾病,增强对结核病的抵抗力,能在一定程度上防止结核病的发生。

（彭　芳）

第七节 结核病感染控制

一、结核病感染控制基础

（一）结核分枝杆菌发病机制、流行病学及传播

结核分枝杆菌由一种称为飞沫核的空气传播粒子携带,这种飞沫核可由患有肺部或喉部结核者咳嗽、喷嚏、大喊或唱歌时产生。这种粒子直径为 $1\sim5\mu m$,正常气流可使其在室内或建筑内长时间通过空气存在并扩散。结核分枝杆菌通常只经空气传播而非接触传播。飞沫核进入肺泡后可发生局部感染,继而播散入流动的淋巴或者血液,再扩散至全身。感染在易感者吸入含有结核分枝杆菌的飞沫核时发生,而飞沫核穿过口或鼻腔、上呼吸道及支气管到达肺泡。胸腔积液结核病患者也可能并发未知肺部或喉部结核病灶。

通常在结核分枝杆菌初始感染后 $2\sim12$ 周,免疫反应限制了结核分枝杆菌的增殖,且结核分枝杆菌感染免疫检测呈阳性。然而,某些菌体在体内可存活数年。这种情况被称为潜伏结核分枝杆菌感染(LTBI)。潜伏结核分枝杆菌感染者无症状(没有结核病表现)且无传染性。

通常,5%～10%的感染结核分枝杆菌且未进行 LTBI 治疗者在其一生中可最终发展成结核病患者。由 LTBI 发展成结核病的风险在感染后的最初几年内最高。

（二）结核分枝杆菌感染高风险人群

暴露于结核分枝杆菌者的可能造成感染发生的风险尚无明确界定,发生感染的概率大小取决于空气中感染性飞沫核的浓度以及暴露于传染性结核病患者的时长。接触距离越近、接触时间越长,感染发生的风险就越高。

密切接触者指与肺结核患者在室内或其他封闭环境中共用呼吸环境时间较长(指数天或数周而非数分钟或数小时)者。疑似肺结核病患者指考虑进行结核病诊断的对象,不论抗结核治疗是否已经开始进行。一般被视作疑似结核病患者的时间不应超过 3 个月。

除密切接触者外,下列人员也存在较高的结核分枝杆菌暴露及感染风险。

(1)高危聚集环境(如监狱、救助中心等)中的居民及职员。

(2)服务于高危患者的医务人员。

(3)在患者确诊及正确的防护措施实施前暴露于这些患者的医务人员。

(4)低收入的特定人群。

(5)暴露于成年高危级别人群的婴儿、儿童及青少年。

（三）结核病患者增加其传染性的特征

下列特征存在于结核病患者时会增加该病的传染性。

(1)咳嗽。

(2)胸片可见空洞。

(3)抗酸杆菌(AFB)涂片试验结果阳性。

(4)涉及喉部的呼吸道疾病(高度传染性)。

(5)涉及肺或胸膜的呼吸道疾病(仅有胸膜症状时传染性较其他情况弱)。

（6）咳嗽时未掩盖口鼻。

（7）错误、缺乏或时长过短的抗结核治疗。

（8）咳嗽诱导或气溶胶产生操作过程中（如支气管镜检查、痰诱导以及气溶胶状药物用药时）。

（四）可使结核分枝杆菌传播风险增加的环境因素

结核分枝杆菌传播风险在多种环境因素条件下会有所增加。

（1）小型、封闭空间内的结核暴露。

（2）局部或总体通风不足导致传染性飞沫核扩散或消除不充分。

（3）含有传染性飞沫核的空气再流通。

（4）医疗设备清洁及消毒不充分。

（5）处理样品步骤不恰当。

（五）医疗机构等卫生保健机构相关结核分枝杆菌传播的风险

卫生保健环境中存在结核分枝杆菌传播的风险。传播风险的级别根据环境、职业群体、社区结核病患病率、患者群体以及结核分枝杆菌感染控制措施的效力而定。卫生保健机构相关结核分枝杆菌的传播与密切接触产生气溶胶的肺结核患者有关。以下操作易造成气溶胶产生：支气管镜检查、气管插管术、痰诱导术、其他呼吸系统手术、开放脓疮冲洗、尸检、痰诱导，以及诱发咳嗽的气溶胶治疗。

在被报告的卫生保健环境结核暴发事件中，有多次暴发涉及患者以及医务工作人员的多重耐药性结核分枝杆菌株。导致这些暴发的因素包括结核病诊断延误、空气预防措施开始时机延误以及实施不足、空气感染隔离措施失效以及缺乏充分的呼吸防护。多项研究表明，某些特定机构中观察到的卫生保健相关传播风险的降低与严格的感染控制措施的实施相关。由于多种干预措施同时实施，每一种干预的效力无法确定。

卫生保健环境中，卫生保健相关的结核分枝杆菌传播风险主要来自未能检出的结核病患者，这些患者未能迅速实施恰当的空气预防措施，或者过早从医院空气感染隔离病房中转出。在欧美一些国家，卫生保健机构的结核病传播问题已通过在治疗初始期标准化抗结核治疗方案的应用、快速药物灵敏度检测、全程督导治疗法以及改进的感染控制措施等策略的综合应用而显著降低。所有卫生保健环境均应制定一套结核分枝杆菌感染控制方案，以保证疑似或确诊结核病患者的快速检出、空气预防措施快速实施以及患者及时治疗（或者疑似结核病患者迅速隔离）。该方案应基于3个层面的控制措施：管理方面、环境方面以及呼吸防护方面。

二、结核病感染控制措施

【管理控制】

结核病感染控制措施中，第一个也是最重要的层面就是利用管理措施减少对可能患有结核病者的暴露风险。管理控制包括以下措施。

（1）对该环境中结核分枝杆菌感染控制的责任分配。

（2）对该环境执行结核分枝杆菌处理和操作的风险评估。

（3）设计并建立一份书面结核分枝杆菌感染控制方案，以保证疑似或确诊结核病患者的快速检测、空气预防措施实施以及患者治疗。

（4）确保能够及时进行实验室处理、检测以及向送检医师和感染控制团队报告检测结果。

（5）执行有效的工作实践以管理疑似或确诊结核病患者。

（6）确保对有潜在污染的医疗设备（通常指内镜）进行恰当的清洁以及灭菌或消毒。

（7）对医务人员进行结核相关的训练及教育，重点在于预防、传播及症状。

（8）筛检及评价存在结核病发病风险或可能有结核分枝杆菌暴露的医务人员（如结核筛检项目）。

（9）执行以流行病学为基础的预防原则，包括应用与该环境相关的感染控制数据。

（10）通过恰当的引导建议呼吸卫生及咳嗽礼仪。

（11）与卫生部门协作努力。

（12）患结核病的医务人员返回岗位工作的制度。

【环境控制】

环境控制是结核分枝杆菌感染控制中位于管理控制措施之后的第二道防线。环境控制包括环境中结核分枝杆菌的排出或使其失活的措施。这些措施包括局部排气通风、一般通风、高效空气过滤器（HEPA）过滤，以及紫外线空气杀菌（UVGI）。上述措施有助于阻止空气中传染性飞沫核的扩散并降低其浓度。

（一）局部排气通风

局部排气通风是一种在空气污染物（如传染性飞沫核或其他传染性粒子）播散入一般环境之前将其捕获的源头控制措施。局部排气通风方法使用外部罩、封闭罩以及帐篷等。局部排气通风设备（如封闭式通风罩）应用于咳嗽诱导和卢生气溶胶的操作过程。当局部通风不可行时，咳嗽诱导和产生气溶胶的操作处理需在达到空气感染隔离病房标准的房间内进行。

（二）一般通风

一般通风系统可稀释及排出污染的空气，并控制房间或环境内气流模式。卫生保健环境中应有一名通风方面的专业工程师或相关专业人员，或者有一名熟知卫生保健环境通风工程的顾问，确保通风系统设计符合相关标准。

在可能存在传染性飞沫核的环境中最好使用单向通风系统。如必须使用空气循环，应使用 HEPA。

每小时空气交换次数（ACH）是评估通风最简单的方法，病房的气流量应不小于 6ACH。如可行，应通过下述方式将气流增加至 12ACH 及以上：调整或改进通风系统；使用空气清洁方法（如包含 HEPA 或 UVGI 系统的室内空气循环装置）。新建或更新的卫生保健环境空气感染隔离病房应达到气流量 12ACH 及以上。卫生保健环境中，其他区域的通风率也应该达到相关具体标准。如在空气感染隔离病房内使用可变风量（VAV）通风系统，该系统设计应使房间内始终保持负压状态。应根据该环境风险评估情况确定其所需空气感染隔离病房、其他负压房间以及局部排气通风设备的数量。这些房间和设备的安置地点部分取决于哪些地方可以达到推荐的通风条件。某一区域全方位空气感染隔离病房设计可促进对结核病患者的安全护理以及有助于最优环境控制条件的安装和维护。

空气感染隔离病房在使用前应通过烟管或其他可视手段检测其负压情况，且这些病房在有疑似或确诊结核病患者使用期间应每日进行负压检测。一般通风系统的设计、建造及维护应保证气流从清洁区域流向非清洁区域（污染更严重的区域）。另外，一般通风系统设计应提供室内最优气流模式，以预防气流停滞或气流供应区至排出区短路等情况。

服务于高结核病患病率人群的卫生保健环境可能需要改进现存的一般通风系统或在一般区域（如候诊区、EMS 及放射科等）内使用空气清洁技术。可应用的手段包括：单通、非循环系统，将空气排至户外；循环系统，空气循环入一般通风系统之前先通过 HEPA；室内空气循环装置，配备 HEPA 和（或）UVGI 系统。

（三）空气清洁方法

1.HEPA　HEPA 可将空气中的传染性飞沫核滤除，且下述情况中必须使用：直接将局部排气通风罩或隔间内空气排至周围房间或区域时；将空气感染隔离病房（或其他负压房间）内的空气排入一般通风系统中时(如某些环境中通风系统或建筑结构不能实现将废气排至户外时)。

HEPA可用于滤除某环境循环空气或直接排出户外的空气中的传染性飞沫核。HEPA还可作为安全措施用于排风管道中滤除排至室外的空气中的飞沫核。可采用HEPA进行空气循环的区域包括:没有一般通风系统;现行通风系统无法保证足够的ACH;不影响新鲜空气供应的空气清洁(粒子清除)或负压系统。该设备可以增加室内或某区域等效ACH数量。

经HEPA过滤的空气循环过程为:将室内空气排入导管,通过安装在导管内的HEPA,再返回该房间内或一般通风系统。另外,空气循环还可以利用安装在墙壁或天花板的HEPA系统,或者通过便携式室内空气循环装置过滤空气。

为保证其充分发挥功能,HEPA过滤器应按照生产者提供的指南谨慎安装和维护。书面记录所有初滤器、HEPA维护以及监督等数据。室内空气循环装置的生产者应提供安装说明以及为某特定范围的空间清除空气污染粒子的过滤效率和装置总体效能(清洁空气输送率)的相关文件。

2.UVGI系统　UVGI是一种空气清洁技术,可用于房间或走廊内照射房间或走廊的上层空气(上层空气照射),安装在导气管内照射通过导管的空气(导管照射)或者整合在房间的空气循环装置内部。UVGI可安装在将空气循环回同一房间或直接将空气排出室外的导管内。然而,UVGI不能在有HEPA的情况下用于将隔离罩或隔间内空气直接排入周围房间或区域,或者将空气感染隔离病房内的空气直接排入一般通风系统。有效的UVGI可保证包含在传染性飞沫核内的结核分枝杆菌暴露于充分的紫外线(UV-C)剂量(253.7nm)以达到灭活效果。由于剂量包括辐射照度和时间,该系统的效率取决于其通过足够的辐射照度,经过足够长的时间而使传染性飞沫核内的微生物充分灭活的能力。达到充分剂量以实现空气灭活可能较为困难,因为暴露时间十分有限,因此,达到充分的辐射照度十分关键。

对每一套系统,都应遵照设计指南使UVGI效率在等效ACH方面达到最大化。由于气流速度、气体混合、相对湿度、UVGI强度和灯具位置等都会影响UVGI系统的效率,购买及安装前应咨询UVIG系统设计人员或专业人员。

为保证功能正常并尽可能降低对医务人员和房间内其他人员的潜在危险,紫外线上层空气杀菌(UP-UVGI)系统应正确、恰当地安装、维护及标示。熟知紫外线辐射计或光度计的人员应监测紫外线辐射水平以保证该工作区域内的紫外线暴露在安全范围内,还应对上层空气(即进行紫外消毒的区域)的紫外线照射水平进行监测,以确定辐射水平在有效范围内。

UVGI系统的导管应根据生产者指示说明或辐射测量表明其输出低于有效水平时予以更换。在使用UVGI系统的环境内,对医务人员的教育应包括:UVGI系统的基本原理(机制与局限);过度暴露造成的潜在危险效应;与某些医学情况或药物服用相关的潜在光敏反应;系统维护操作及相关记录的重要性。在使用UVGI系统的环境内,患者及其访视者应被告知该系统的用途、潜在危险以及安全预防措施。

3.环境工作流程、制度问题　工程、维护、安全和感染控制以及环境卫生方面的人员应进行合作,以确保环境控制措施的选择、安装、操作及维护都达到最优效果。应制定书面的维护方案,包括环境控制设施维护的责任与授权,并指明医务人员培训的必要性。标准操作规范应包括在对结核病患者处置区域的通风系统进行维护前通知感染控制人员。

应制定规划对通风系统的所有部分(如风扇、过滤器、导管、供应扩散器以及排气格栅等)和空气清洁设备进行常规预防性维护。应开展质量控制(QC)检查以确定环境控制设施按设计要求发挥功能且有相关记录。应建立应急电力系统,以保证断电时期核心环境控制设施仍能正常运转。

【呼吸防护】

感染控制系统的前2个层次,即管理和环境控制,可最大限度减少可能发生结核分枝杆菌暴露的区域数量。另外,这些管理和环境控制措施还可以降低(但不能消除)少数暴露仍可能发生的区域内(如空气感染隔离病房和进行咳嗽诱导或产生气溶胶操作步骤的房间)的风险。由于进入这些区域的人员可能会暴露于结核分枝杆菌,应在暴露风险高的情况下使用呼吸防护设备。

1.应用适应证　下列人员应采用呼吸防护措施。

(1)进入有疑似或确诊结核病患者隔离的房间内的所有人员,包括医务人员及访视者。

(2)对疑似或确诊结核病患者进行咳嗽诱导或产生气溶胶操作过程中的在场人员。

(3)其他在管理及控制措施可能无法防止其吸入传染性飞沫核的环境中的人员。这些人还可能包括负责运送疑似或确诊传染性结核病患者(如救护车等)以及对疑似或确诊结核病患者提供紧急外科或口腔处理的人员。

开展产生气溶胶操作的实验室可能需要采取呼吸防护。根据不同实验室的具体情况确定呼吸防护的需要,判定依据包括实验室操作采用的通风类型以及实验室操作造成活性分枝杆菌气溶胶化的可能性等。

2.呼吸防护项目　必须制定、执行并维护一套呼吸防护制度。所有采用呼吸防护措施的医务人员都应执行这项制度。

(1)培训医务人员。应每年度对医务人员进行多种主题的培训,包括该卫生环境中结核病的性质、程度及风险等。此类培训可与其他通过空气传播的传染性疾病的相关培训联合进行。另外,培训主题应包括:风险评估过程及其与呼吸防护制度的关系,包括在必须佩戴口罩的某些区域采用的标识及符号,以及使用口罩的原因;预防传染性飞沫核传播及降低其浓度所采取的环境控制措施;为某特定风险情况选择特定的口罩;口罩佩戴的操作、功能和局限;面部毛发与口罩使用相关注意事项。

培训过程中,应为受训者提供操作如何佩戴口罩的机会,直至其熟练掌握。还应向受训者提供讲座材料以备参考。

(2)口罩的选择。卫生保健环境中防护结核分枝杆菌所采用的呼吸防护设备应达到下列标准:①通过药监局认证的医用防护口罩(符合 GB19083-2%);②充分适合口罩佩戴者的能力(如一次性口罩或半面口罩拟合系数≥100);③适合不同面部尺寸和特征的医务人员的能力(这一标准通常可通过制作不同尺寸和模式的口罩来实现)。

1)口罩的适合度。面部过滤口罩的适合度由于不同的脸型和不同的口罩特征,因人而异。选择口罩过程中应从口罩适合度测试专家、CDC、职业卫生及感染控制专业组织、同类评价研究、口罩生产者以及高级口罩培训课程等渠道获得帮助。

适合度测试试验用于确定哪类口罩充分适于佩戴者,并确保佩戴者知晓何种情况下可认为口罩佩戴合适。在风险评估过程确定需要采用呼吸防护之后,按照相关法规,在初始呼吸防护项目培训过程中进行适合度测试试验,并在此后进行周期性检测。

适合度测试试验可确定哪种尺寸或类型的口罩最适合某佩戴者,以及确定佩戴者戴上口罩后可达到良好的效果。医务人员周期性适合度测试试验可作为有效的工具,成为新职工培训及在职培训的内容之一。周期性适合度测试试验的频率可由下述情况的出现确定:结核分枝杆菌传播风险;佩戴者面部特征改变;可能影响呼吸功能的医学情况;口罩的物理特征(不考虑相同型号);口罩相应型号或尺寸的改变。

2)一般情况下的口罩选择。在需要采用呼吸防护的情况下,最低级的呼吸防护设备是一个过滤面罩(非电动、空气清洁、半面,如一次性 N95 口罩)。这种 CDC 或美国职业安全与卫生研究院(NIOSH)批准的口罩可达到疑似或确诊结核病患者可能存在的场所中进行呼吸防护的最低标准。对于由咳嗽诱导及产生气溶胶的操作导致结核分枝杆菌暴露风险尤其高的情况,可能需要保护功能更强的口罩。

3)特殊情况下的口罩选择。进入空气感染隔离病房或其他有疑似或确诊结核病患者区域的访视者,应提供医用防护口罩,并由医务人员在其进入空气感染隔离病房前对其进行口罩使用方面的指导。

对该环境的风险评估过程可能会发现存在更高风险的情况(如对疑似或确诊结核病患者进行支气管镜检查、尸检或某些实验室操作等)下,需要考虑采用 N95 医用防护口罩级别以上的呼吸防护设备。这些情况下,考虑为医务人员提供即超过最低防护标准,又不影响对患者开展临床操作的呼吸防护设施。此类防护设施可能包括防护能力更强的口罩(如全面口罩、N99 医用防护口罩)。

对疑似或确诊结核病患者进行外科手术(或其他需要无菌环境的操作)时,医务人员佩戴的呼吸防护设施还应能够保护手术操作区域。应保护患者不受医务人员呼吸道分泌物污染,同时保护医务人员不受患者或操作步骤可能排出的传染性飞沫核的感染。

无疑似或确诊结核病患者出现的环境中不需要针对结核分枝杆菌暴露采取呼吸防护。然而,这类环境应有关于早期检出有结核病症状或表现者以及将这类患者转至可对其进行评价管理的其他环境相关步骤的书面规范。

外科或手术口罩的设计目的是防止佩戴者的呼吸分泌物进入空气。为减少飞沫核排入空气,疑似或确诊的结核病患者在空气感染隔离病房以外的环境中应在指导下遵守严格的呼吸卫生和咳嗽礼仪,并尽可能佩戴外科或手术口罩。这些患者不需要佩戴微粒防护口罩。

(彭　芳)

参考文献

1.李为民,刘伦旭.呼吸系统疾病基础与临床.北京:人民卫生出版社,2017

2.刘世清.呼吸系统疾病药物治疗学.北京:化学工业出版社,2010

3.张翔.呼吸系统疾病.北京:人民卫生出版社,2012

4.郇时民.呼吸系统疾病合理用药.上海:华东理工大学出版社,2017

5.陈亚红,杨汀.慢性阻塞性肺疾病.北京:人民卫生出版社,2017

6.孟靓靓,韩丽萍.呼吸系统疾病防治手册.北京:金盾出版社,2014

7.李云霞,王静.呼吸系统疾病.北京:人民卫生出版社,2014

8.沙杭.呼吸系统疾病用药速查.北京:人民军医出版社,2011

9.吴小军.呼吸系统疾病并发症鉴别诊断与治疗.北京:科学技术文献出版社,2011

10.曹彬,范红.社区获得性肺炎.北京:人民卫生出版社,2017

11.王良兴,余方友.呼吸系统疾病的检验诊断(第2版).北京:人民卫生出版社,2016

12.贺蓓,肖毅.呼吸系统疾病.北京:人民卫生出版社,2017

13.徐灵彬,刘延梅,马少君.临床呼吸系统疾病的诊断与治疗精粹.陕西:陕西科学技术出版社,2012

14.罗红,吴尚洁.呼吸系统常见疾病最新诊治指南解读.长沙:中南大学出版社,2017

15.徐永健,熊盛道,张珍祥.呼吸系统疾病1000问.湖北:湖北科学技术出版社,2012

16.吕坤聚.现代呼吸系统危重症学.北京:世界图书出版社,2013

17.黄志俭,陈轶强.呼吸与各系统疾病相关急危重症诊治通要.厦门:厦门大学出版社,2014

18.王健.呼吸系统危重症.北京:化学工业出版社,2013

19.王辰.呼吸危重症临床思维与实践.北京:人民卫生出版社,2016

20.钟南山,刘又宁.呼吸病学(第2版).北京:人民卫生出版社,2012

21.朱蕾.机械通气(第4版).上海:上海科学技术出版社,2016

22.蔡柏蔷,李龙芸.协和呼吸病学(第2版).北京:中国协和医科大学出版社,2011

23.王辰.呼吸与危重症医学.北京:人民卫生出版社,2013

24.吴昌归,李志奎.西京呼吸与危重症医学科临床工作手册.西安:第四军医大学出版社,2012

25.王辰,迟春花.呼吸与危重症医学.北京:科学技术文献出版社,2017

26.王辰,高占成.内科学呼吸与危重症医学科分册.北京:人民卫生出版社,2016

27.陈荣昌.呼吸与危重症医学.北京:人民卫生出版社,2017

28.应岚.呼吸系统疾病护理知识和技能问答.北京:人民军医出版社,2010

29.苗青,赵兰才.呼吸系统疾病验方妙用.北京:科学技术文献出版社,2010

30.胡成平,林江涛.呼吸系统疾病专辑.北京:人民卫生出版社,2013

31.郑劲平,汤彦.呼吸疾病戒烟治疗.北京:人民卫生出版社,2013

32.郑劲平,张子丽.呼吸疾病生物资源库—管理规范与标准操作流程.北京:人民卫生出版社,2016

33.苏惠萍.呼吸疾病安全用药手册.北京:科学出版社,2015

34.高占成,刘又宁.药用对了才治病·呼吸系统疾病合理用药问答.北京:人民卫生出版社,2014

35.李庆祥,张莹,苏敬泽.睡眠呼吸暂停与心血管疾病.北京:人民军医出版社,2015

36.赵洪文,高占成.呼吸系统症状与全身性疾病.北京:人民卫生出版社,2015

37.王刚,宋涛.呼吸系统疾病防与治.北京:中国中医药出版社,2017

38.何权瀛.基层常见呼吸疾病诊疗常规.北京:人民军医出版社,2015

39.康健.呼吸疾病临床病例精粹.北京:人民卫生出版社,2016

40.陈平,周锐,陈燕.呼吸疾病诊疗新技术.北京:人民卫生出版社,2012

41.王欢.呼吸疾病.北京:科学出版社,2011

42.朱毅.呼吸科疾病诊疗指南荟萃.南京:东南大学出版社,2013

43.陈愉生,高占成.慢性阻塞性肺疾病.北京:人民卫生出版社,2014